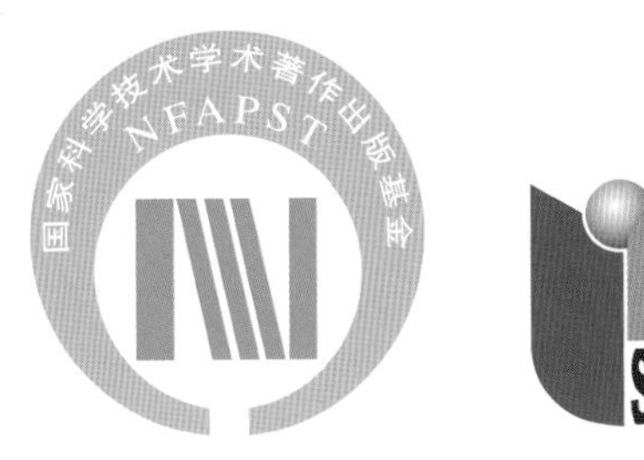

SSMPF

总主编　周康荣　严福华　刘士远

Modern MRI Diagnostics of the Body

现代体部磁共振诊断学

胃肠道及腹膜后分册

主　编　汪登斌　张　欢

復旦大學出版社

编委会

总 主 编 周康荣　严福华　刘士远

主　　编 汪登斌　张　欢

副 主 编 刘欢欢　程增辉

编　　委（按姓氏笔画排序）

王彦姝　四川大学华西医院
王凌云　上海交通大学医学院附属瑞金医院
卢巧媛　北京大学肿瘤医院
刘一婷　北京大学肿瘤医院
任　刚　上海交通大学医学院附属新华医院
刘欢欢　上海交通大学医学院附属新华医院
池润民　上海交通大学医学院附属新华医院
汪心韵　上海交通大学医学院附属新华医院
张　欢　上海交通大学医学院附属瑞金医院
张　阳　浙江省人民医院
李华莉　浙江大学医学院附属邵逸夫医院
李芳倩　中山大学附属第六医院
张财源　上海交通大学医学院附属新华医院
李佳铮　北京大学肿瘤医院
李金凝　上海交通大学医学院附属新华医院
陈　勇　上海交通大学医学院附属瑞金医院
陈　健　复旦大学附属儿科医院
张晓燕　北京大学肿瘤医院
汪登斌　上海交通大学医学院附属新华医院
张霆霆　上海交通大学医学院附属新华医院
罗明月　中山大学附属第六医院
周建军　复旦大学附属中山医院、
　　　　复旦大学附属中山医院厦门医院
孟晓春　中山大学附属第六医院
贺文广　浙江大学医学院附属第一医院
侯　亮　上海交通大学医学院附属新华医院
赵雪松　上海交通大学医学院附属瑞金医院
唐　文　山东省青岛市中心医院
唐永华　上海交通大学医学院附属瑞金医院海南医院
郭　辰　上海交通大学医学院附属上海儿童医学中心
夏益涵　上海交通大学医学院附属瑞金医院
倪　婧　浙江大学医学院附属第一医院
唐　磊　北京大学肿瘤医院
黄子璇　中山大学附属第六医院
曹务腾　中山大学附属第六医院
阎伟伟　复旦大学附属中山医院
童　彤　复旦大学附属肿瘤医院
路怡姝　上海交通大学医学院附属新华医院
谭晶文　上海交通大学医学院附属瑞金医院
程增辉　上海交通大学医学院附属瑞金医院

学术秘书 李金凝　赵雪松

总主编简介

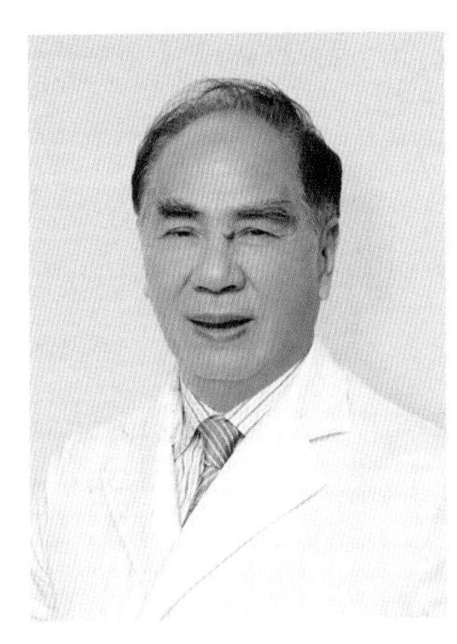

周康荣　复旦大学附属中山医院终身荣誉教授，主任医师，博士生导师。1965年毕业于上海第一医学院（现复旦大学上海医学院），师从我国放射学奠基人之一、学界泰斗荣独山教授。1981年被选拔为我国第一批赴美访问学者，在美国麻省医学中心及哈佛大学医学院学习。曾任复旦大学附属中山医院放射科主任、上海市影像医学研究所所长。教育部“211”工程重点学科及复旦大学“985”重点建设学科“影像医学与核医学”负责人、卫生部临床学科重点建设项目负责人、上海市临床医学中心（肝肿瘤诊治中心和心血管病中心）主要负责人。

学术方向为肝癌的影像学早期诊断及综合介入治疗。先后承担国家“九五”攻关项目“肝癌综合性介入治疗技术的应用研究”，卫生部临床学科重点项目“小和微小肝癌的诊断影像学新技术研究”“小和微小肝癌影像学检出定性和介入治疗的深入研究”等科研项目20多项，项目资金逾1 000万，总计发表论文456篇。以第一完成人获得国家级及省部级奖项18项，其中“影像学和介入放射学新技术在肝癌诊断和介入治疗中的系列研究”获得国家科学技术进步奖二等奖（2005）。主编著作10余部，其中《腹部CT》《胸部颈面部CT》《螺旋CT》《体部磁共振成像》已成为国内学者的案头必备书籍。培养博士后，硕士、博士研究生60余名。2006年获复旦大学校长奖，2008年获上海市最高医学荣誉奖，2019年被评为“中华医学会放射学分会终身成就专家”。

总主编简介

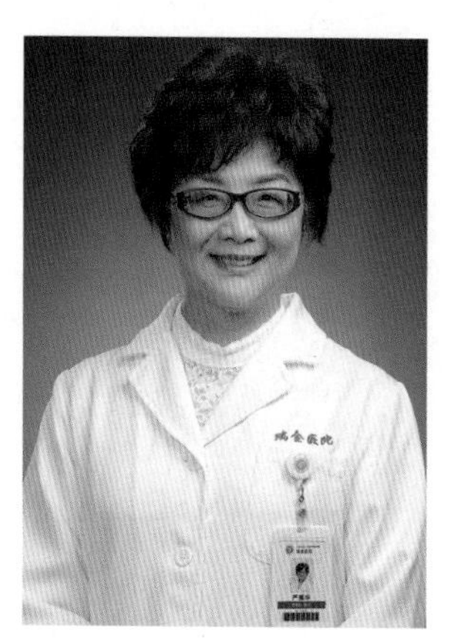

严福华 教授，主任医师，博士生导师。现任上海交通大学医学院附属瑞金医院放射科主任、上海交通大学医学院医学影像学系主任、医学技术学院医学影像技术系主任、“十三五”国家重点研发计划首席科学家、国家临床重点专科（医学影像学）负责人、上海市高水平地方高校协同创新团队负责人。担任国际医学磁共振学会（ISMRM）中国区主席、亚洲医学磁共振学会（ASMRM）第一届主席、中华医学会放射学分会常委兼磁共振学组组长、中国医师协会放射医师分会副会长、中国研究型医院学会磁共振专业委员会副主任委员、国际心血管CT协会中国区委员会副主任委员、中国医学装备协会磁共振应用专业委员会副主任委员、中国医疗保健国际交流促进会影像医学分会副主任委员等职务。担任《磁共振成像》副主编、《诊断学理论与实践》副主编、《中华放射学杂志》等10余种杂志的编委。

学术方向主要为CT及MRI新技术的研发及转化应用，尤其在肝脏影像学领域造诣深厚。作为项目负责人承担“十三五”国家重点研发计划项目1项，主持“十三五”国家重点研发计划课题1项、国家自然科学基金6项，在*Radiology*等国内外期刊发表论文300余篇。主译专著2部，主编、副主编、参编专著20余部。其中参与编写的《中华影像医学丛书 · 中华临床影像库（12卷）》获得第五届中国政府出版奖，并担任《中华影像医学：肝胆胰脾卷》主编。培养博士后，硕士、博士研究生50余名。获国家科学技术进步奖二等奖、中华医学科技奖二等奖、上海市科技进步奖一等奖等10余项奖项。

总主编简介

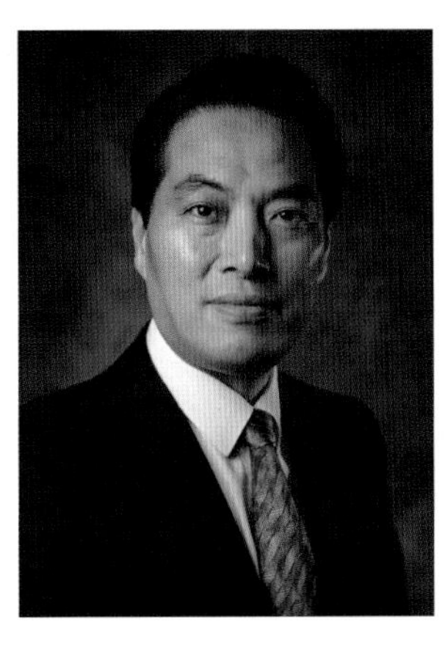

刘士远 教授，主任医师，博士生导师。现任海军军医大学第二附属医院影像医学与核医学科主任。担任亚洲胸部放射学会主席、中华医学会放射学分会主任委员、中国医师协会放射医师分会副会长、中国医疗装备协会CT应用专委会主任委员、中国医学影像AI产学研用创新联盟理事长、第二届中国DICOM标准委员会副主任委员、第九届上海市医学会放射科专科分会主任委员等。担任《肿瘤影像学》总编、名誉总编,《中华放射学杂志》等7本核心期刊副总编。

从事医学影像诊断工作30余年。主要研究方向为肺癌早期诊断、慢性阻塞性肺疾病早期预警及医学影像人工智能的研发和应用。肺癌整体诊断正确率达98.2%，早期肺癌诊断正确率达95%以上。作为课题第一负责人主持国家自然科学基金重点项目2项、国家科技部重点研发计划2项、国家自然科学基金面上项目4项、上海市重大课题4项等，获得4 000余万元科研资助。在*Nature Review Clinical Oncology*、*Radiology*、*Chest*、*European Radiology*、*American Journal of Roentgendogy*、*British Journal of Radiology*等国内外专业杂志上以第一或通信作者身份发表学术论著321篇，SCI收录71篇。获批国家发明专利授权6项。主译专著4部,主编著作及教材9部,副主编著作及教材5部，参编著作6部。

入选上海市领军人才、上海市优秀学科带头人及21世纪优秀人才，上海市黄浦区人大代表，获第二届“国之名医·优秀风范”“上海市拥政爱民先进个人”及“全军首席放射专家”等称号。获得上海市科技进步奖一等奖等省部级二等奖以上科技奖7项。

主编简介

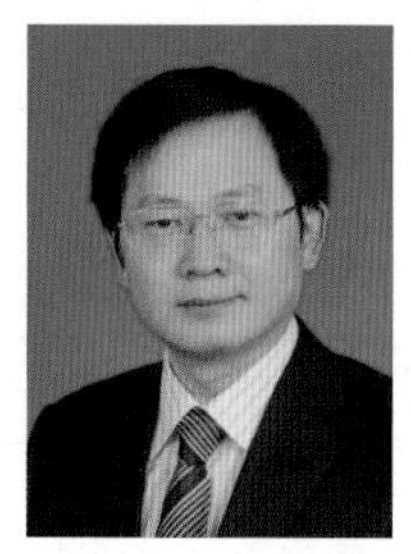

汪登斌　医学博士，主任医师，二级教授，博士生导师，博士后合作导师。上海交通大学医学院附属新华医院放射科主任、医学影像学教研室主任、规培基地主任，上海市卫生系统优秀学科带头人。中国妇幼保健协会放射医学专业委员会主任委员，中华医学会放射学分会副秘书长，中华医学会放射学分会国际讲师团成员，中国医师协会放射医师分会委员，中国研究型医院学会肿瘤影像专业委员会副主任委员，上海市医学会放射学分会副主任委员，“长三角”妇儿影像医学专科联盟会长。担任上海市卫生系列高级专业技术职务评审委员，《放射学实践》副主编，*Radiology*、*Hepatology*、*Nature Communications* 等杂志审稿人，北美放射学会（RSNA）等国际学会通信会员。

主持国家自然科学基金重大研究计划重点支持项目1项、面上项目4项，国家重点研发项目子课题等项目18项。作为第一作者或通信作者发表论文178篇，其中SCI收录58篇（Q1区30篇）。主编、参编、主译专著20余部。授权发明专利3项。获上海市科技进步三等奖、上海市医学科技三等奖等奖项；获上海市“优秀青年教师”荣誉称号；主讲的“Medical Imaging”课程被上海市教育委员会评为上海高校“示范性全英语课程”。

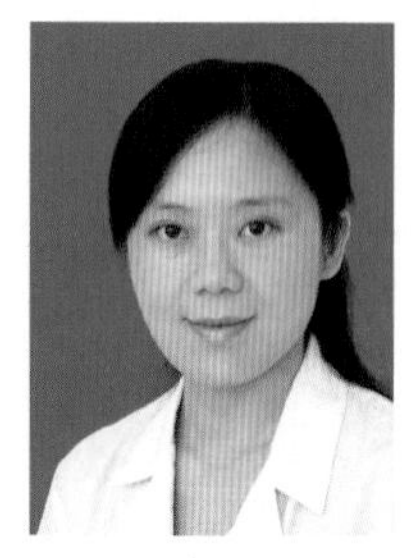

张欢　医学博士，主任医师，教授，博士生导师。上海交通大学医学院附属瑞金医院放射科主任医师。中华医学会放射学分会腹部学组委员，中国医师协会放射医师分会消化影像专业委员会委员，中国抗癌协会胃癌专业委员会委员，上海生物医学工程学会放射医学工程专业委员会副主任委员，中国抗癌协会肿瘤影像分会委员，上海市社会医疗机构协会影像医学专业委员会副主任委员，上海市抗癌协会胃肠专业委员会常委，上海市中西医结合学会医学影像专业委员会委员，上海市医学会放射学分会腹部学组副组长。担任国家自然基金同行评审专家以及*American Journal of Roentgenology*等期刊的审稿人。

主持国家自然基金面上项目、科技部和市科委等多项课题研究。作为第一作者或通信作者在*Radiology*、*European Radiology*、*American Journal of Roentgenology*、*Journal of Magnetic Resonance Imaging*以及*Acta Biomaterialia*等Q1区杂志发表相关学术文章，共发表SCI收录论文50余篇；在国内核心期刊发表论著50余篇。参与撰写著作10余种。申请专利3项，获批2项。

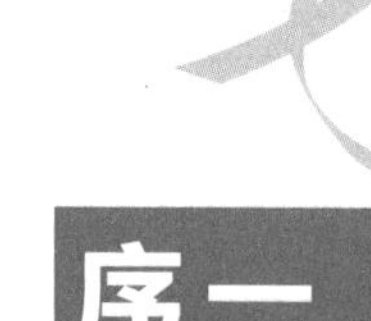

序一

在由周康荣、严福华和刘士远 3 位教授主编的《现代体部磁共振诊断学》(共 9 个分册)即将出版之际，我应邀作序，备感荣幸。

9 个分册除技术分册外，其余 8 个分册涉及除头颅外的所有部位，包括头颈五官，胸部(含胸壁和纵隔)，乳腺，上腹部(含肝、胆、胰、脾)，中下腹部(含泌尿、生殖)，腹腔、腹膜及腹膜后区域(包括胃肠道、肾上腺)，骨骼、肌肉及儿科。

进入 21 世纪，临床医学、现代影像学，尤其是 MRI 的发展十分迅速，两者相辅相成。精准诊断是精准治疗的前提和关键。影像学参与疾病诊治，尤其是肿瘤诊治的整个过程，包括疾病的筛查和早期诊断、协助制定治疗计划、治疗后随访和疗效评估等。翻阅本书，我感受到这部巨著不仅对影像医学，对整个临床医学也是有巨大贡献的。

令人惊喜的是，本书写作阵容豪华，集全国影像学界不同专业领域的诸多精英，乃精诚合作之结晶。本书涵盖的内容十分丰富，真正体现临床、病理和影像三结合。

最后，对该书的出版表示祝贺，并竭诚推荐给所有临床和影像学界的同道。

樊嘉

2021 年 11 月

序二

《体部磁共振成像》自2000年出版至今已20余年了。该书涵盖了当年MRI领域几乎所有的先进技术，临床病例资料也颇丰富，出版至今前后重印了十几次，赢得了放射界同仁的一致赞誉。

进入21世纪后，随着国民经济飞速发展，我国人民生活水平日益提高，医疗需求不断提升，医疗水平与20世纪相比不可同日而语。影像医学，尤其是MRI的发展更为迅猛，相关领域积累的临床资料和经验也十分丰富。在这样的大背景下，《体部磁共振成像》的修订再版势在必行。在放射界广大同仁的积极响应和支持下，我们以上海市三甲医院为核心，组成了豪华的写作阵容。编委们发挥各自的专业特长，将全书按系统或区域分成9个分册，书名也改为《现代体部磁共振诊断学》，按既定目标，做到了广度和深度的结合。在内容上，文字数和病例数量均大幅增加，且图片、病例全部更新。在扩容的同时，我们也十分注重质量和深度的提升，期望做到集先进性、科学性、系统性和实用性于一体。在内容上，我们仍然坚持以常见病和多发病为重点，临床、病理与影像紧密结合；对疑难病例、不典型表现和罕少见病例也尽可能涉及，均配有一定数量的病例图片。本书不失为一部重要的参考书和工具书，希望能对临床工作者有所帮助。

学术的发展永无止境，新的技术不断涌现和成熟。本书对AI、波谱、功能代谢和分子影像学等领域的发展及潜能也做了一些探讨。但这些领域仍存在不少难题，希望有志同道共同努力，一起深入研究。

最后，衷心感谢复旦大学附属中山医院院长、著名肝外科专家樊嘉院士为本书作序，这对编者是巨大的鼓励！感谢所有分册的主编、副主编和编写人员的辛勤劳动及认真负责的精神！感谢复旦大学出版社的大力支持，感谢《体部磁共振成像》读者的热忱和支持。实践是检验真理的标准，读者的意见是最宝贵的，望不吝赐教，以便今后再版时修正和提高。

周康荣　严福华　刘士远

2021年11月

前言

进入 21 世纪以来，影像学新技术层出不穷，促进了影像医学迅速发展。当前，影像医学在预防医学、临床医学、康复医学等方面的价值无可替代。自从周康荣、陈祖望两位教授领衔主编的《体部磁共振成像》出版发行以来，已经过去 20 多年，全身各个系统的磁共振成像(MRI)技术及其临床应用均已取得了长足的发展，特别是 MRI 多参数的技术得到了很好的应用。

《现代体部磁共振诊断学：胃肠道及腹膜后分册》是周康荣、严福华、刘士远三位教授联袂主编的系列丛书中的一部，聚焦于腹部主要实质脏器之外的所有腹部内容，主要包括整个消化道、腹膜、腹膜后、肾上腺、腹壁等。此分册共分 8 章，每个章节的每个疾病都分别从检查方法、正常结构的影像学表现、疾病影像诊断、鉴别诊断等方面来阐述，便于读者按照临床思维的逻辑进行研读。本书共邀请了 39 位临床经验丰富的专家及青年骨干参与编写，全书病种比较齐全，病例资料较为丰富，共配有 2 200 余幅质量优良的 MRI 图像；其中少数罕见病例无合适的 MRI 图像，则配以 CT 图像，希望同样能达到阐述其主要特征的效果；本书兼顾展示了多模态影像学技术在临床应用中的互补优势。此外，本书中还纳入一些罕见、少见疾病，使本书在整体上比大部分已出版的相关专著的内容更为全面，这也是我们所有编撰者的初心，希望能站在前辈的肩膀上，尽可能把最好的内容奉献给读者。当然，本书中仍然有少数疾病缺少影像学资料，希望将来能继续努力，把缺项补齐。

虽然编者团队尽可能努力地把好质量关，但是囿于水平有限、时间仓促等因素，书中难免存在错误和不足之处，敬请广大读者批评指正！

汪登斌　张欢
2023 年 7 月

目录

1 食　管

1.1　正常解剖

食管是一个前后扁平的肌性管状器官，是人体消化管道中最狭窄的部分，长度为 25～30 cm，其上端与喉咽部相连，平第 6 颈椎下缘，下端与胃贲门相连续，约平第 11 胸椎水平。食管按照解剖走行可分为颈段、胸段及腹段。颈段自咽部食管入口至胸骨柄上缘（即颈静脉切迹），长约 5 cm，其前方借助疏松结缔组织附于上段气管后壁。胸段自胸骨柄上缘至膈肌食管裂孔处，长 18～20 cm，又分为上、中及下段，胸上段自胸骨柄上缘至主动脉弓上缘，胸中段自主动脉弓上缘至下肺静脉下缘，胸下段自下肺静脉下缘至膈肌食管裂孔处。腹段自食管裂孔至贲门，长 1～2 cm。

1.1.1　食管壁解剖结构及 MRI

食管壁厚度约 4 mm，具有消化道典型的 4 层结构，由内到外依次是黏膜层、黏膜下层、肌层及外膜。正常食管黏膜层湿润光滑，色泽浅红或浅黄；黏膜下层富含血管、神经和淋巴管及分泌黏液的腺体结构；肌层较厚，上 1/3 为骨骼肌，中 1/3 为骨骼肌与平滑肌混杂，下 1/3 为平滑肌；外膜由疏松结缔组织构成。组织学结构分为 8 层，由内而外分别为黏膜上皮层、黏膜固有层、黏膜肌层、黏膜下层、内环形肌层、肌间结缔组织层、外纵肌层及外膜层。磁共振成像（MRI）因具有良好的软组织分辨率，其在食管壁解剖、组织结构辨别能力显著优于 CT，尤其是近年来，随着 MRI 技术的发展，高分辨率、小视野、薄层 MRI——以自旋回波（spin echo，SE）T_2 加权成像（T_2 weighted imaging，T_2WI)序列显示为佳，可显示出正常食管壁的组织学结构。采用1.5 T/3.0 T MRI对离体标本进行T_2WI序列的体外成像(外部表面线圈，采集时间为30～44 min)均可显示正常食管壁的8层组织学结构：上皮层(低信号)、黏膜固有层(高信号)、黏膜肌层(低信号)、黏膜下层(高信号)、内环形肌层(低信号)、肌间结缔组织层(高信号)、外纵肌层(低信号)、外膜层(高信号)(图1-1-1、2)。而1.5 T/3.0 T MRI对活体进行T_2WI仅能显示3层组织学结构：黏膜层(中等信号)、黏膜下层(高信号)及固有肌层(等、低信号)(图1-1-3)。

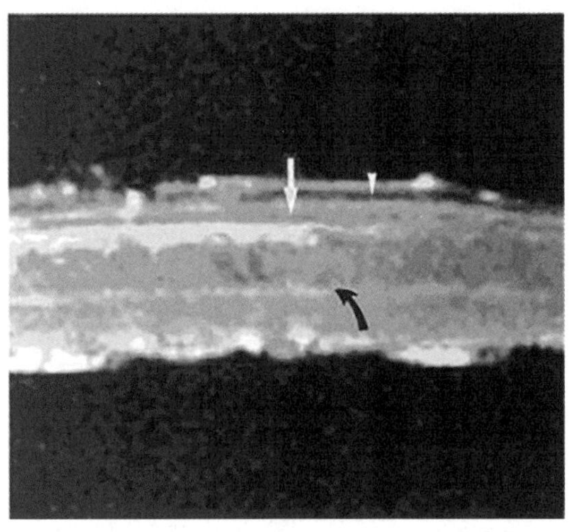

图1-1-1　正常食管壁的MRI(1.5 T)解剖结构

注：T_2WI显示离体正常食管壁的8层组织学结构——上皮层(白箭头)、黏膜固有层、黏膜肌层(白箭头)、黏膜下层、内环形肌层、肌间结缔组织层(黑箭头)、外纵肌层及外膜层。

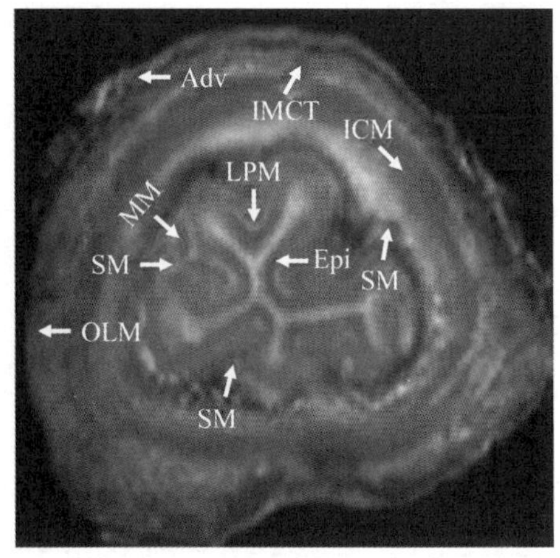

图1-1-2　正常食管壁高分辨MRI(3.0 T)解剖结构

注：高分辨率(high resolution，HR) T_2WI显示正常食管壁的8层组织学结构——黏膜上皮层(Epi，低信号)、黏膜固有层(LPM，高信号)、黏膜肌层(MM，等-低信号)、黏膜下层(SM，混杂信号)、内环形肌层(ICM，低信号)、肌间结缔组织层(IMCT，高信号)、外纵肌层(OLM，低信号)及外膜层(Adv，高信号)。

1.1.2　食管毗邻结构及MRI

食管颈段前方为气管膜部、甲状腺前外侧，两侧为颈动脉鞘、喉返神经及甲状腺下血管，左侧有胸导管末端，后方为椎前筋膜(图1-1-3 A)。食管胸上段前方为气管及其分叉、主动脉弓及分支、左侧喉返神经，左侧为左锁骨下动脉、胸导管上段、主动脉弓及左侧纵隔胸膜。食管胸中、下段前方为左侧主支气管、左心房及左侧迷走神经，左侧为胸主动脉及左侧纵隔胸膜。胸段食管右侧毗邻奇静脉弓及右侧纵隔胸膜，后方毗邻奇静脉、半奇静脉、副半奇静脉、胸导管、胸主动脉、右肋间后动脉及迷走神经(图1-1-3 B、C)。MRI具有良好的软组织分辨率，且可以任意平面成像，即使在缺乏脂肪组织作为背景对比的条件下，仍然可以对食管与周围的结构关系予以评估(图1-1-4)。因此，MRI可以很好地对肿瘤可切除性予以评估。尤其是高分辨率MRI，可清晰显示位于后纵隔区域的食管周围的结构。右侧胸膜反折直接覆盖于邻近食管。其他正常解剖结构如胸导管、奇静脉，也被证实可清晰显示。

1.2　MRI检查技术

除病变位于食管-胃结合部外，食管其他部位病变患者检查前一般无须特殊准备。对于食管-胃结合部病变患者，检查前需要服用500～1 000 ml饮用水以扩张胃腔，并注射平滑肌松弛剂以减轻胃蠕动造成的伪影。设置扫描序列时，应用心电门控技术，在R波时给予射频脉冲刺激，以减轻心脏搏动所致的图像伪影。目前常用体表线圈代

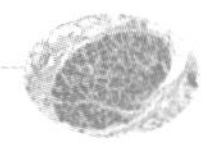

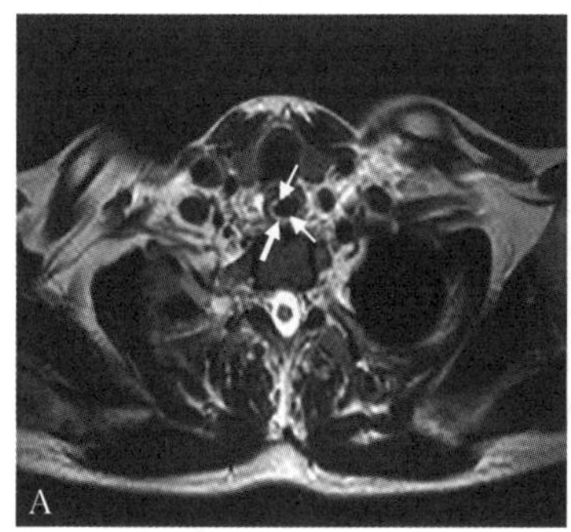
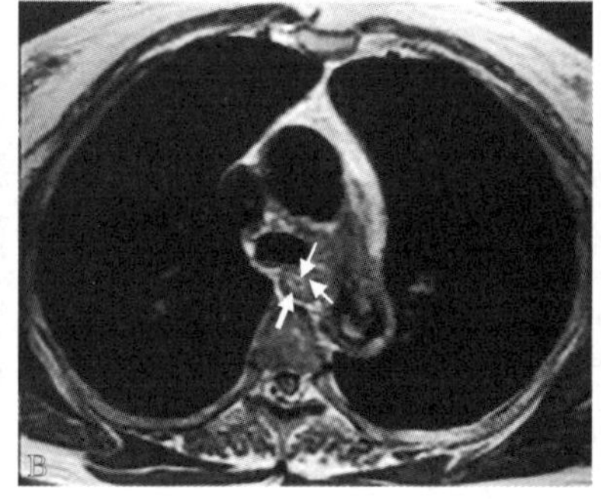
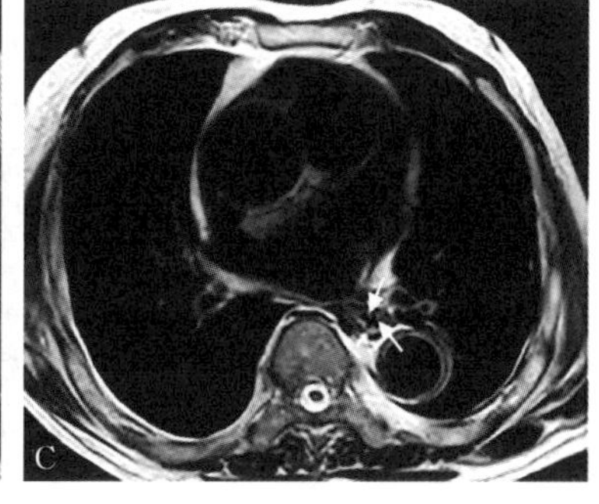

图 1-1-3 1.5 T/3.0 T MRI 正常食管壁(胸中段)的解剖结构

注：横断位快速自旋回波(turbo spin echo, TSE) T_2WI 可显示活体正常食管壁的三层结构——黏膜层(中等信号，弯细箭头)、黏膜下层(高信号，直细箭头)及固有肌层(等-低信号，粗直箭头)。A. 3.0 T 颈段食管高分辨率 T_2WI 图像；B. 1.5 T 胸中段 T_2WI 图像；C. 3.0 T 胸下段食管高分辨率 T_2WI 图像。

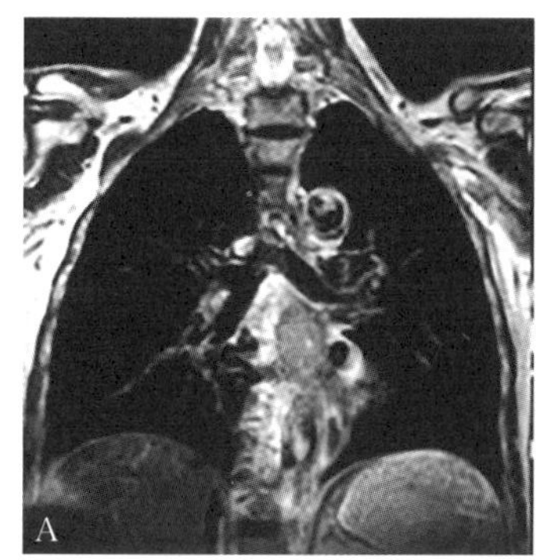
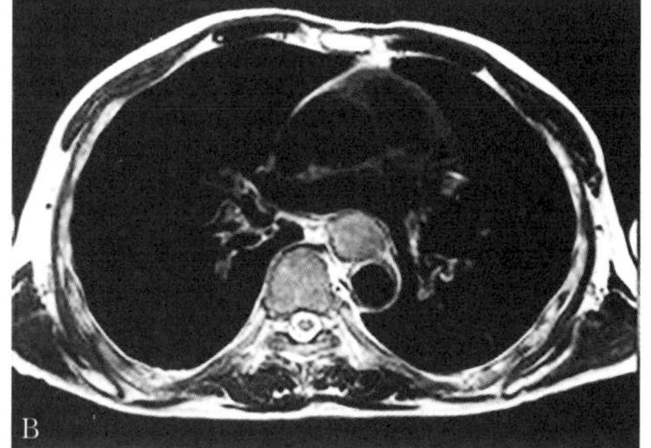
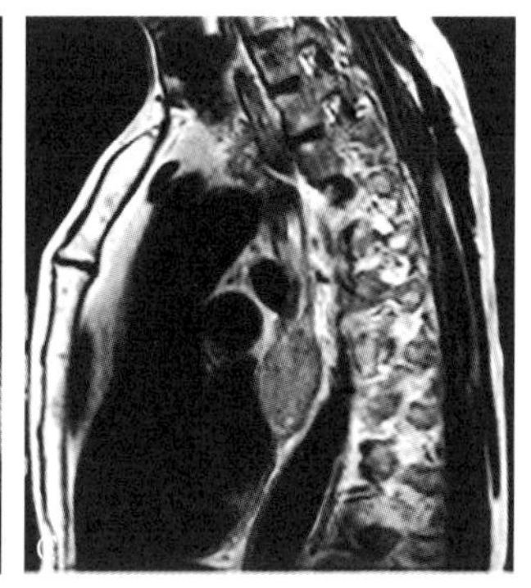

图 1-1-4 不同平面食管 MRI 对肿瘤及周围毗邻结构的显示

注：冠状面(A)、横断面(B)及矢状面(C)非压脂 T_2WI 显示食管胸中段肿瘤位于左侧主支气管下方，左心房与降主动脉间，邻近结构脂肪间隙显示清晰。

替既往的腔内小线圈，线圈的中心位置必须与病变相一致，这样可以保证病变部位足够的信号噪声比。单次快速激发 T_2WI，可以减少因呼吸、吞咽及心脏大血管搏动所导致的运动伪影，但在显示食管解剖层次方面不如自旋回波 T_2WI。因此，一般两者都需要采集。

最初将 MRI 用于食管癌评估的场强一般在 0.35～1.5 T，采用层厚 3～10 mm。横断面与矢状面采集 ECG 门控的 T_1WI 和 T_2WI。近年来，随着高分辨率成像技术的发展，越来越多的研究发现可采用高分辨率 MRI 对食管病变及其周围毗邻结构进行清晰成像。采用多通道体表线圈可提高食管结构显示的信号噪声比。里德尔(Riddell)等采用体表心脏 5 通道线圈，1.5 T 成像仪采集的食管高分辨率图像体素可达 1.62～2.65 mm^3。3.0 T 成像仪采集图像的体素可达 1 mm^3。常采集横断面自旋回波 T_2WI 图，同时采集垂直于肿瘤纵轴的矢状面自旋回波 T_2WI 图，以便显示病变黏膜下累及的深度，以及病变与后纵隔解剖结构的关系(图 1-2-1)。对于位于食管-胃结合部的肿瘤，还需要采集单次激发冠状位 T_2WI(图 1-2-2)。冠状位图像可显示肿瘤上下累及的范围及其与食管裂孔的关系。依据肿瘤与食管裂孔的关系，西沃特(Siewert)和斯坦因(Stein)将食管-胃结合部肿瘤分为 3 型：Ⅰ型肿瘤位于裂孔上；Ⅱ型肿瘤骑跨裂孔；Ⅲ型肿瘤原发于胃贲门，向上延及裂孔。这种分型有利于手术方案的制定，Ⅰ型肿瘤需要胸腹入路以确保肿瘤切缘的阴性与纵隔淋巴结清扫。Ⅲ型肿瘤仅需要腹部入路，一般全胃切除。Ⅱ型肿瘤手术选择多样，

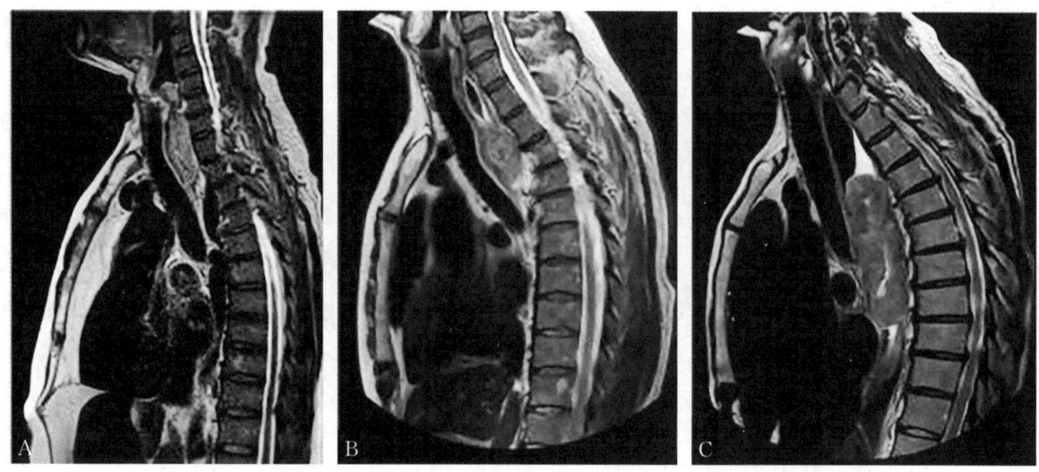

图 1-2-1 食管的矢状位 T_2 加权成像对肿瘤累及程度的显示

注：矢状位 T_2WI 显示食管肿瘤累及固有肌层，椎前脂肪间隙尚存在。A. 63 岁，男性，颈段食管鳞状细胞癌；B. 46 岁，男性，胸上段食管鳞状细胞癌；C. 62 岁，男性，胸上、中段食管鳞状细胞癌。

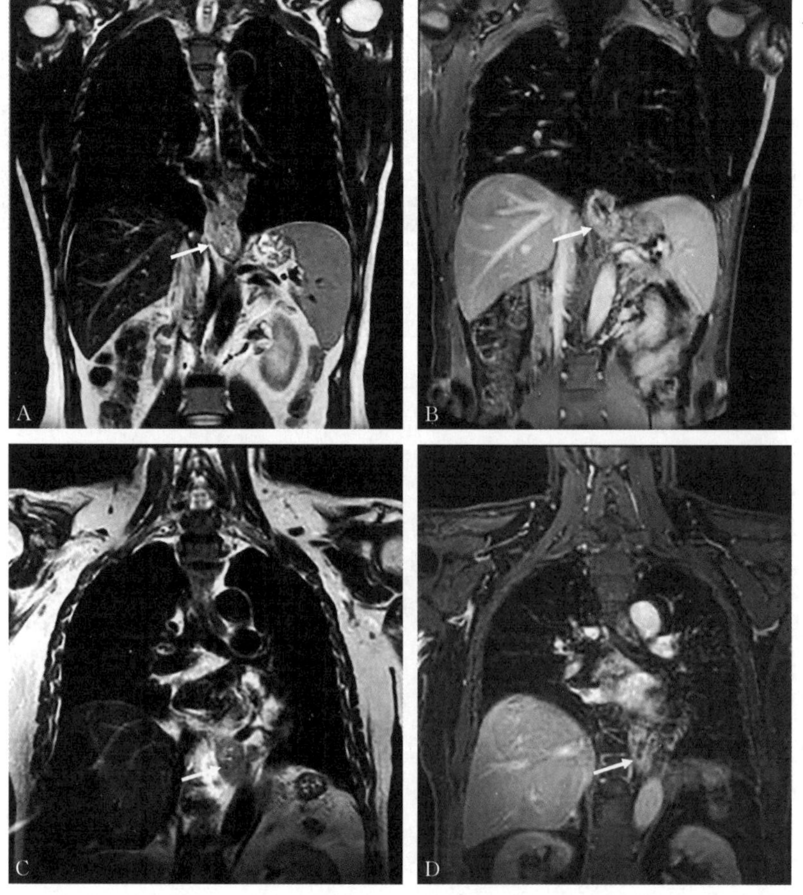

图 1-2-2 食管-胃结合部冠状位 MRI 对肿瘤上下累及范围的显示

注：冠状位 T_2WI(A、C)及增强 T_1WI(B、D)显示食管肿瘤横跨食管裂孔[箭头，A、B，44 岁，男性，低分化鳞状细胞癌，伴部分小细胞神经内分泌癌(10%)]；大部位于食管裂孔上(C、D，66 岁，男性，中低分化鳞状细胞癌)。

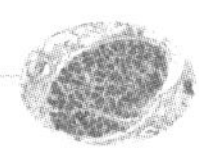

但相对统一的观点是因其生物学特性跟Ⅲ型相似，应该采用Ⅲ型手术方式。由此可见，冠状位 T_2WI 对食管-胃结合部肿瘤手术方案的确定至关重要。此外，较常规 MRI 序列，高分辨率 MRI（high-resolution magnetic resonance imaging，HR-MRI）已被证实对食管-胃结合部肿瘤的 T 分期判断效能更佳（图 1-2-3）。该研究中主要扫描参数见表 1-1-1。

功能 MRI 在食管癌术前评估及术后随访中有重要参考价值。T_1WI 增强 MRI 采集常在静脉泵入钆对比剂后进行，用量参照 0.1 mmol/kg，注射速率为 2.5 ml/s，横断面 3D-GRE 序列或者 TSE 序列采集图像，层厚一般 3～5 mm，平面分辨率可采用 1 mm×1 mm。鉴于 MRI 采集的时间分辨率，多采用横断面对肿瘤累及段食管进行成像，其他段食管周围淋巴结情况无法进行评估。因此，很有必要在横断面多期或者动态增强期间，加一期冠状位成像。冠状位增强 MRI 不仅可以显示肿瘤上下累及的范围，还可以显示整个食管走行区周围淋巴结肿大情况（图 1-2-4）。既往增强 MRI 因扫描时间长、患者耐受性差，图像质量不佳。近年来，随着 MRI 及图像后处理技术的发展，自由呼吸状态下增强 MRI 得以实现。研究证实基于放射状 K 空间填充的成像方式在食管癌评估方面明显优于屏气或者呼吸触发采集方式，且可与超声内镜相媲美。尤其是延迟期高分辨率 starVIBE 序列，它在食管癌新辅助放化疗后 T 分期判断方面明显优于 T_2WI 及常规增强starVIBE

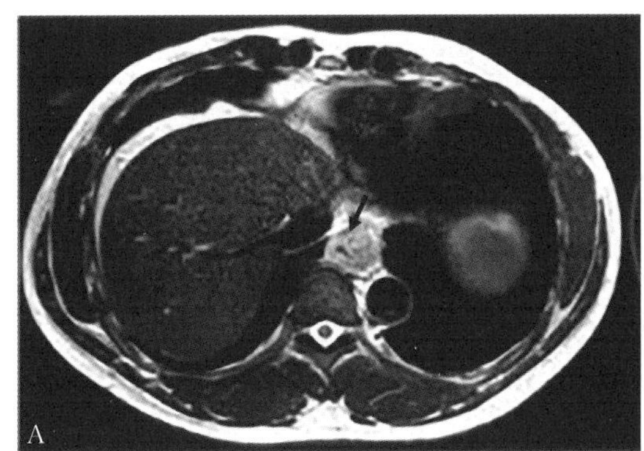

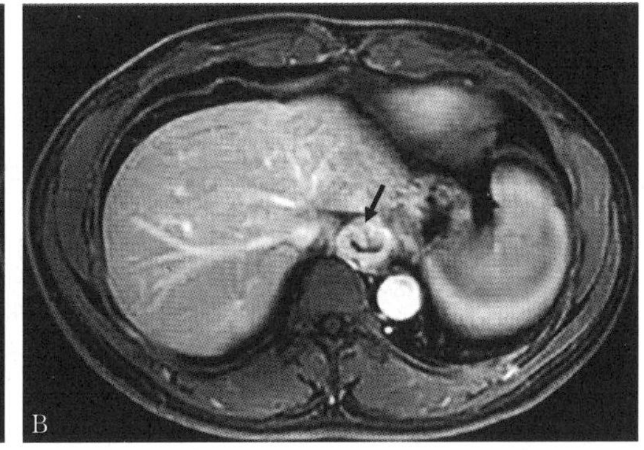

图 1-2-3　高分辨率 MRI 对食管-胃结合部肿瘤 T 分期的显示

注：横断面高分辨率非压脂 T_2WI（TSE，层厚 3 mm）及增强压脂 T_1WI（层厚 4 mm）显示肿瘤（与图 1-2-2 A、B 为同一病例）突向管腔，累及食管全层，突破前侧外膜层（A 图高信号外膜层不连续，B 图强化外膜欠连续，黑箭头），病理亦证实。

表 1-1-1　高分辨率与常规 MRI 的主要参数

分类	序列	TR/TE(ms)	FOV(mm)	矩阵	层厚(mm)	层间距	层数	扫描时间
HR-MRI	T_2WI	6 500/87	260×260	2 560×256	3	0.6	30	3.5～4.5 min
	DWI	2 000/51	195×260	180×240	3	0.6	30	4～5 min
	T_1WI	4.23/1.13	175×280	160×256	3	0	28	16s
	T_1W+C	4.23/1.13	175×280	160×256	3	0	28	16s
常规 MRI	T_2WI	4 560/79	380×380	320×320	6	1.2	28	3～4 min
	DWI	2 200/55	296×395	96×128	6	1.2	20	31 s
	T_1WI	3.97/1.26	325×400	195×320	3	0	64	15 s
	T_1W+C	3.46/1.32	308×380	195×320	3	0	64	14 s

注：DWI，磁共振弥散加权成像（diffuse-weighted imaging）。

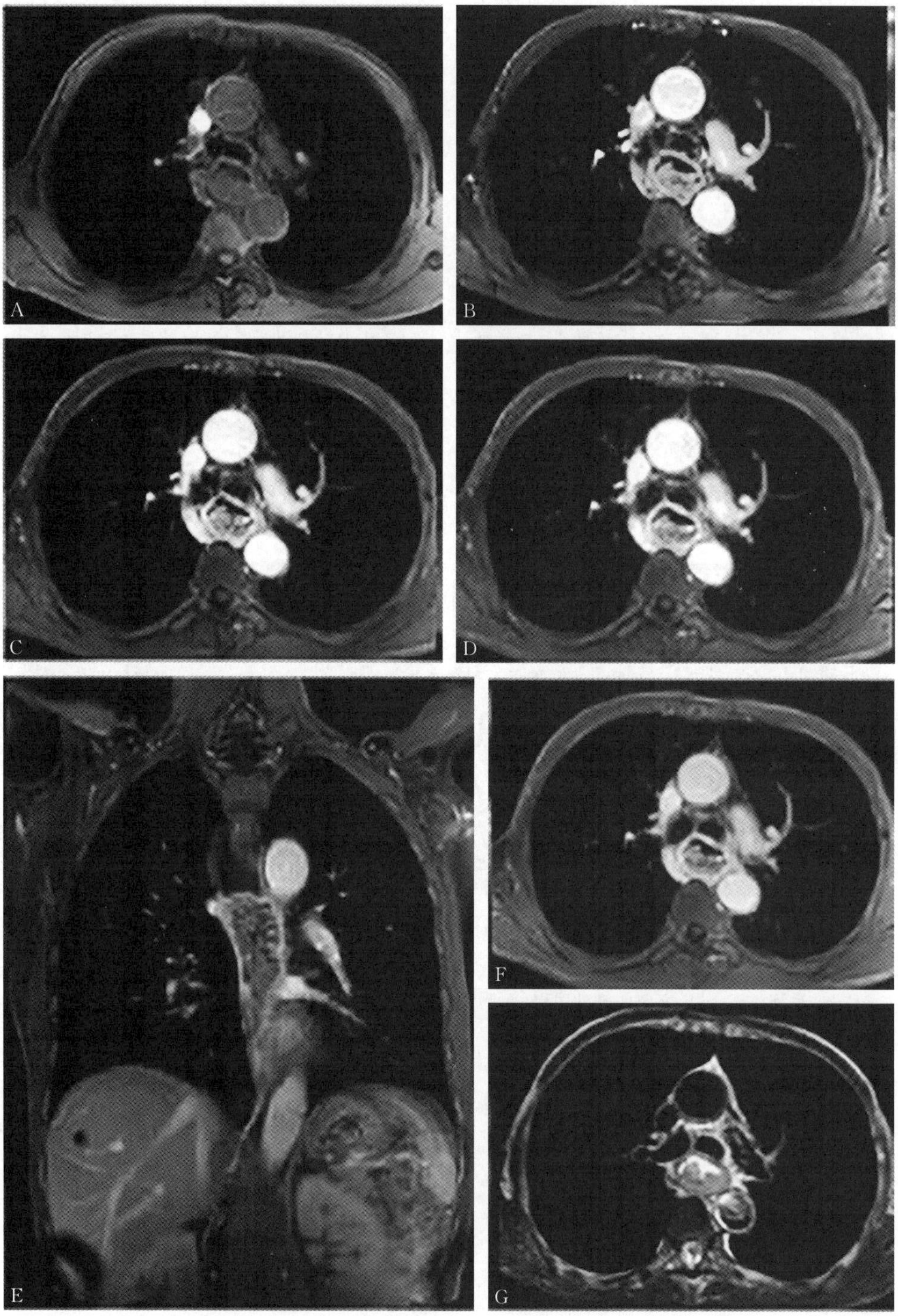

图 1-2-4　高分辨率增强 T_1WI 用于食管癌术前评估

注：患者，男性，63 岁。食管胸中段鳞状细胞癌，肿瘤偏心性生长，局部突向管腔，浸润全层，但未突破外膜。肿瘤上达主动脉弓下，下抵左下肺静脉（A. 横断位增强前 T_1WI 蒙片；B～D. 对比剂注射后 25 s、65 s、125 s 的横断位增强 T_1WI；E. 对比剂注射后 165s 的冠状位增强 T_1WI；F. 对比剂注射后 200 s 的横断位增强 T_1WI；G. 横断面非压脂 T_2WI）。增强后期（F）对肿瘤浸润深度的显示相对较好。

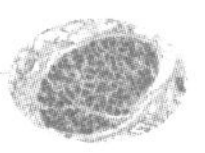

序列。该研究中使用的高分辨 starVIBE 序列主要参数：TR/TE 4.12/1.95 ms，FOV 240 mm×240 mm，矩阵 300×300，体素 0.8 mm×0.8 mm×1.0 mm，对比剂注射 1704 s 后采集。此外，增强 MRI 可鉴别食管高级别上皮内瘤变与早期浸润性鳞癌，前者明显均匀强化，后者不均匀轻度强化。

弥散加权成像(DWI)在评估食管癌的 T 分期与 N 分期方面亦有一定价值(图 1-2-5)。目前多采用 T_2WI 与 DWI 融合图像进行定性与定量评估。一项纳入 24 例局部晚期食管癌的前瞻性研究发现肿瘤存在明显弥散受限，但无法鉴别肿瘤的早期阶段。在 N 分期方面，DWI 可通过组织弥散受限程度鉴别良恶性淋巴结，这将弥补既往单纯基于淋巴结大小判断良恶性淋巴结的不足。该研究结果提示转移性淋巴结弥散受限程度较良性反应性淋巴结高。但两组结果存在交叉、重叠。而另外一项纳入 86 例的研究发现基于 DWI 的参数表面弥散系数(apparent diffusion coeffecient，ADC)值既不能鉴别病理学类型也不能判断淋巴结转移，但可预测食管癌的组织病理分级。2020 年，日本一项回顾性研究(入组 76 例，手术切除 1 229 站淋巴结，其中 94 个病理证实转移)发现 DWI 在判断食管鳞癌淋巴结转移方面灵敏度高于 PET-CT，且随着淋巴结内肿瘤体积的增大，DWI 检出转移的能力明显提高。此外，DWI 亦可预测食管鳞癌术后患者的生存率。因此，DWI 在食管癌评估方面的确切价值需要大样本、前瞻性的研究予以明确。一项通过对比常规 MRI 联合 DWI、内镜超声、CT 和 PET-CT 4 种影像评估方法在食管癌术前分期中价值的前瞻性研究发现，常规 MRI 联合 DWI 判断 T 分期的特异度 92%、准确度 83%，N 分期的灵敏度 100%，总体准确度 66%，其在食管癌术前分期及临床决策制订方面可提供重要的附加信息。近年来，随着 DWI 新技术的发展，一些基于非高斯分布的弥散模型被用于判断食管癌的临床分期、病理分级及预后等。一项纳入 81 例食管鳞癌的前瞻性研究，采用 3.0 T，横断面平面回波、快速自旋回波序列，进行体素内非相干运动成像(intravoxel incoherent motion，IVIM；采用 b 值为 0、20、50、80、100、

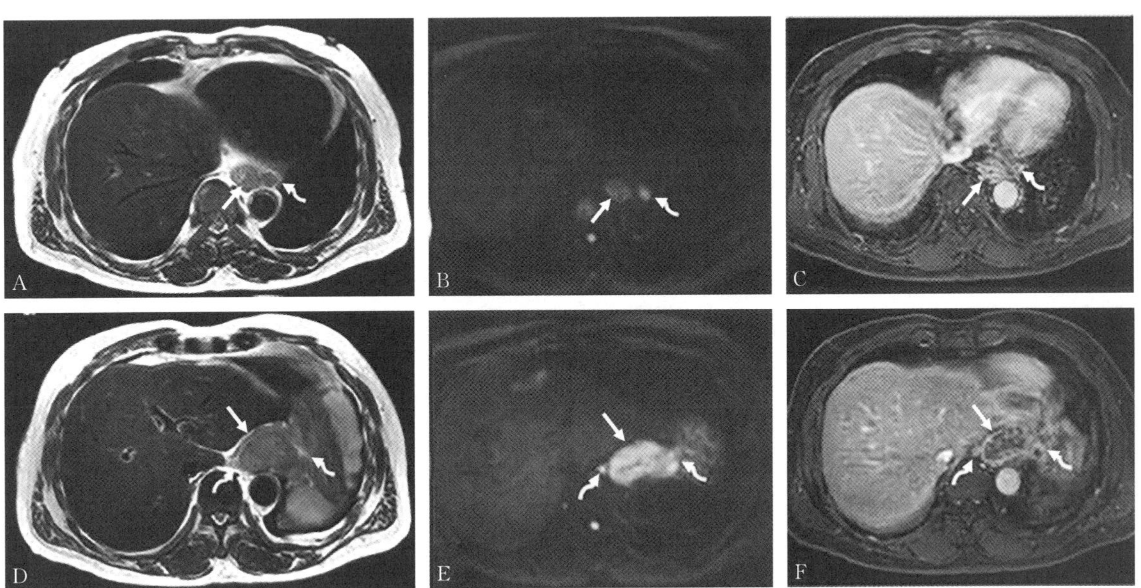

图 1-2-5　DWI 对食管癌 T 分期和 N 分期的评估

注：患者，男性，66 岁。胃镜显示距门齿 35 cm 处至贲门黏膜僵硬，右侧壁不规则新生物突入管腔，病理证实为食管鳞癌，中低分化。MRI 显示食管胸下段(A～C)至贲门(D～F)壁明显增厚，管腔狭窄。肿瘤(直箭头)T_2WI(非压脂，MVXD，HR，A、D)呈高信号，DWI(b=1 000)呈高信号(B、E)，增强后明显不均匀强化(C、F)。肿瘤周围见转移淋巴结(弯箭头)，信号及强化同原发肿瘤。

150、200、400、600、800、1 000、1 200)，结果发现表面弥散系数与真性 ADC 在鉴别肿瘤分级方面均优于假性 ADC 和灌注分数(perfusion fraction，*f*)，且真性 ADC 明显优于基于常规高斯分布模型的 ADC。另一项研究发现 IVIM 定量参数与 PET 参数及食管-胃结合部肿瘤分期存在相关性，IVIM 可对食管-胃结合部肿瘤进行定量评估。

此外，DWI 在食管癌放化疗后早期疗效评估方面的价值也被一项荟萃分析所证实，该研究发现 ADC 绝对变化值与放化疗后 ADC 值可以作为食管癌放化疗后早期疗效预测的可靠预测因子。MRI(T_2WI 联合 DWI)在食管癌新辅助放化疗后残留肿瘤预测方面具有价值，可提高单纯依靠内镜与超声内镜对残留病灶的检出率，一项基于 1.5 T，采用 T_2 加权联合 DWI 的前瞻性研究(纳入 51 例局部晚期食管癌病例)发现 MRI 对食管癌新辅助放化疗后残留肿瘤的术前诊断具有较高灵敏度，但特异度较低，因此可能导致临床上的过度治疗。

1.3 先天性病变——食管重复囊肿

1.3.1 概述

食管重复囊肿，又称为食管重复畸形(esophageal duplication)，是一种少见的先天性胃肠道发育畸形。常发生于食管下 1/3，食管的右侧，多为单发，男性多于女性(约 2∶1)。食管重复囊肿可与食管相通或者不相通，约有 20%的病例明确与食管相通。此外，食管重复囊肿可继发感染、出血及穿孔。

1.3.2 病理

一般来说，食管重复囊肿可分为囊肿型、管状型及憩室型。囊肿型多不与食管相通，管状型多与食管平行，可与食管相通或者不相通，憩室型表现为食管局部囊袋样突出，多与正常食管相通。组织病理同正常食管组织学结构，由内而外分别为黏膜上皮层、黏膜固有层、黏膜肌层、黏膜下层、内环形肌层、肌间结缔组织层、外纵肌层及外膜层。

1.3.3 临床

临床症状出现与否多与食管重复囊肿的发生部位、大小及有无并发症有关。可无任何症状，于体检发现。压迫邻近气管或者支气管可引起呼吸不畅或者呼吸困难。压迫主食管可导致食管部分梗阻或呕吐。如继发感染、溃疡可出现胸背痛。

1.3.4 MRI 表现

同其他囊肿相似，食管重复囊肿 T_2WI 呈明显高信号，T_1WI 可因囊液成分的不同，信号可表现为低、等，甚至高信号。囊壁一般较薄，光整，增强后无明显强化。囊肿继发感染时，囊壁可毛糙，增强后可有轻度强化。

1.3.5 诊断要点

食管走行区，类圆形或管状囊性信号灶(继发感染或蛋白成分较多时，可为软组织信号灶)。增强后多无明显强化(图 1-3-1 A～D)。如发现与主食管相通，则更支持食管重复囊肿的诊断。

1.3.6 鉴别诊断

主要鉴别诊断为食管平滑肌瘤(leiomyoma)、胃肠道间质瘤，前者鉴别点为软组织信号，典型者有钙化，增强后有轻度-中度强化；后者鉴别点同样是软组织信号，增强后多有明显强化(图 1-3-1 E～F)。若重复囊肿与食管相通还需与憩室鉴别。憩室的内壁为食管上皮组织。根据憩室的成因，临床上多将憩室分为牵引型憩室和膨出型憩室两类。牵引型食管憩室好发于食管中段气管分叉水平，憩室直径一般不超过 2 cm，往往与隆突下淋巴结或气管支气管淋巴结的炎症瘢痕组织的收缩有关。憩室壁包含食管的各层组织，即食管黏膜、黏膜下层和肌层。这类憩室的开口通常较为宽敞，开口上方较为固定，食物不容易潴留。如果不发生炎症、出血、恶变以及食管气管瘘等并发症，则不需外科手术。咽食管憩室和膈食管憩室以膨出型食管憩室为主。这两处的食管肌层存在薄弱点，当环咽肌或食管下段括约肌张力异常增

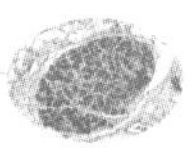

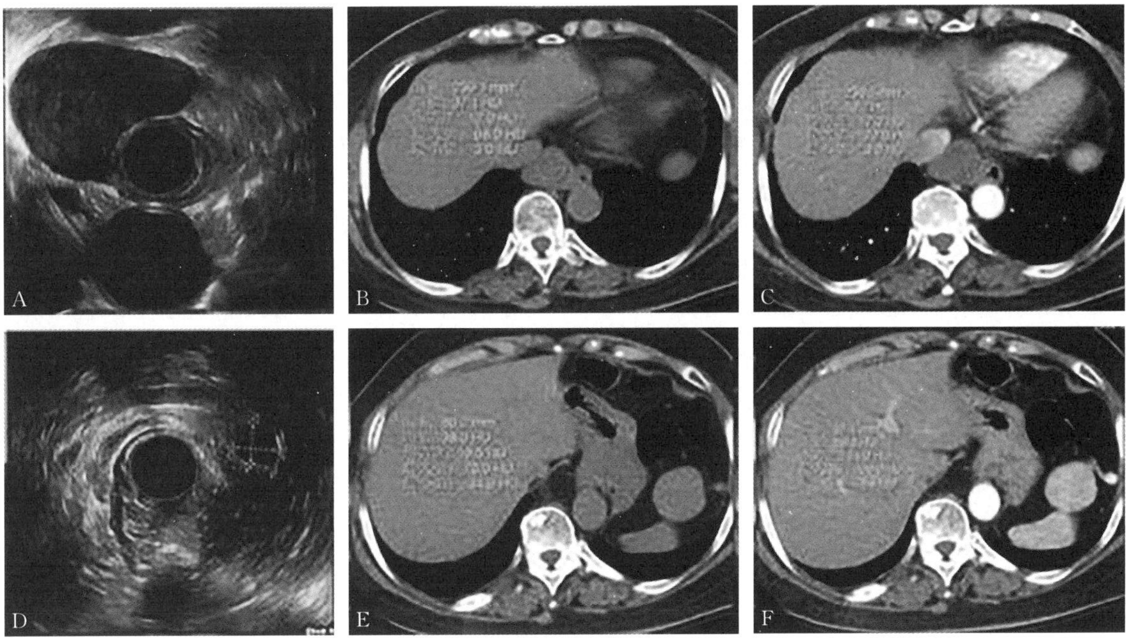

二维码 1-3-1　　二维码 1-3-2

图 1-3-1　食管重复囊肿及胃肠道间质瘤内镜超声及增强 CT 表现

注：68 岁，女性。体检发现食管胸下段右侧及胃底占位性病变。内镜下超声发现食管胸下段右侧黏膜下病变及类圆形低回声占位(A)，CT 平扫显示边界清晰，密度均匀，CT 值约 37 HU(C)，增强后 CT 值约 40 HU(D)。该病例同时发现胃底偏左侧黏膜下肌层结节、略低回声灶(B)，CT 平扫显示边界不清晰，CT 值约 38 HU(E)，增强后 CT 值约 59 HU(F)。手术病理证实前者为食管重复囊肿，后者为胃肠道间质瘤(内镜彩图见二维码 1-3-1、1-3-2)。

高时，食管黏膜经食管肌层的薄弱点突出于食管腔外，形成膨出型食管憩室。这种憩室只含有食管黏膜和黏膜下的结缔组织。膨出型食管憩室的特点是口小、腔大，可以压迫食管引起食管潴留，也容易并发炎症、溃疡、出血和癌变等，往往需要手术治疗。食管重复囊肿与支气管源性囊肿同属前肠源性囊肿，单纯从影像学很难将其与支气管源性囊肿相鉴别，最终诊断需组织病理学。

1.4　肿瘤性病变

食管肿瘤性病变既有良性，又有恶性肿瘤性病变。良性肿瘤性病变常见的有平滑肌瘤、血管瘤(hemangioma)及食管静脉曲张。恶性肿瘤性病变有鳞癌、腺癌、黏液表皮样癌、小细胞神经内分泌癌、恶性黑色素瘤、淋巴瘤、癌肉瘤及转移。MRI 在肿瘤性病变的检测、诊断、分期、治疗方案的制定及治疗后随访等诸多方面有重要价值。本节重点讲述常见的良、恶性肿瘤及肿瘤样病变。

1.4.1　良性肿瘤

(1) 平滑肌瘤

1) 概述：食管平滑肌瘤(esophageal leiomyoma)是食管最常见的间叶源性良性肿瘤，多见于平滑肌相对较多的食管中、下段。其直径常在 2～6 cm，可单发，也可以多发，多发者称为弥漫性平滑肌瘤病，可伴发于奥尔波特综合征(Alport syndrome)，表现为巨大弥漫性平滑肌瘤。

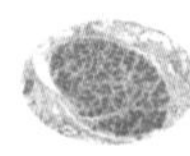

2）病理：大体病理表现为圆形或卵圆形肿物，包膜完整，切面灰白，可见“旋涡”状条纹。组织病理学表现为由富含胶原纤维的长梭形平滑肌细胞束交织成编织状，其间可见结缔组织。可发生囊变、钙化，很少恶变。

3）临床：可无任何临床症状，体检发现。亦可出现咽部不适、吞咽困难、呕吐及体重下降，症状主要由肿瘤发生的部位及大小所决定。手术切除是食管平滑肌瘤的唯一治疗方法。

4）MRI表现：MRI表现为边界清晰的圆形或卵圆形结节或肿块。与正常食管壁层信号相比：T_1WI常呈高信号，T_2WI低或等信号。增强后均匀强化。与MRI相比，CT可清晰显示肿瘤内典型的“爆米花”样钙化（图1-4-1、2），因此，对于这类病例，CT诊断的灵敏度更高。

5）诊断要点：食管黏膜下肿物，边界清晰，圆形或卵圆形，MRI信号相对均匀，T_2WI接近正常食管肌层信号，增强后轻、中度均匀强化。

6）鉴别诊断：需与食管癌、胃肠道间质瘤、前肠源性复杂囊肿、食管静脉曲张、后纵隔肿瘤等鉴别。食管癌通常累及黏膜层及黏膜下层，信号常不均匀，增强后明显不均匀强化。胃肠道间质瘤与平滑肌瘤同属于间叶源性肿瘤，MRI表现重叠，鉴别相对困难。前肠源性复杂囊肿可与主食管相通，通常为液性信号，增强后无强化。食管静脉曲张多存在慢性肝病、肝硬化及门脉高压背景下，T_1WI多为等、低信号，T_2WI高信号，增强后强化方式同静脉。后纵隔肿瘤多数为神经源性肿瘤，定位多与椎间孔关系密切。其信号及强化方式与食管平滑肌瘤相仿。

（2）食管静脉曲张

1）概述：食管静脉曲张（esophageal varices）是由食管或与食管相连的静脉回流受阻引起的一类疾病，最常见、最主要的病因是慢性肝硬化所致的门脉高压。肝硬化患者一生中发生食管静脉曲张的概率为80%～90%。其中，约1/3的患者会发生食管出血。初次出血患者死亡率可达20%～35%，初次出血存活者6个月内再次出血发生率可达70%。初次出血后2年总体存活率为30%～40%。因此，早期对肝硬化患者进行食管静脉曲张检测与评估对患者预后至关重要。

2）病理：根据静脉回流受阻位置，分为下行性食管静脉曲张和上行性食管静脉曲张。下行性食管静脉曲张常因颈部或上纵隔占位性病变压迫上腔静脉及上段食管静脉所致。上行性食管静脉曲张常因门脉高压或贲门占位压迫下腔静脉所致。

3）临床：早期食管静脉曲张可无任何临床症状，进展期多因曲张静脉破裂出血导致上消化道出血症状。此外，肝硬化、门脉高压导致的静脉曲张同时存在并发症相关症状，如肝功能异常、脾功能亢进及腹水。

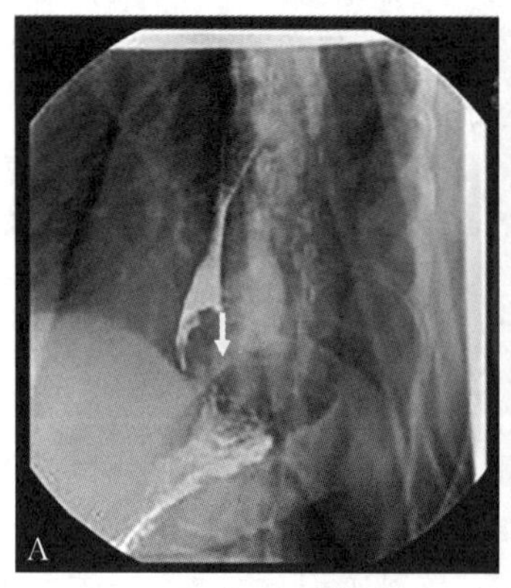

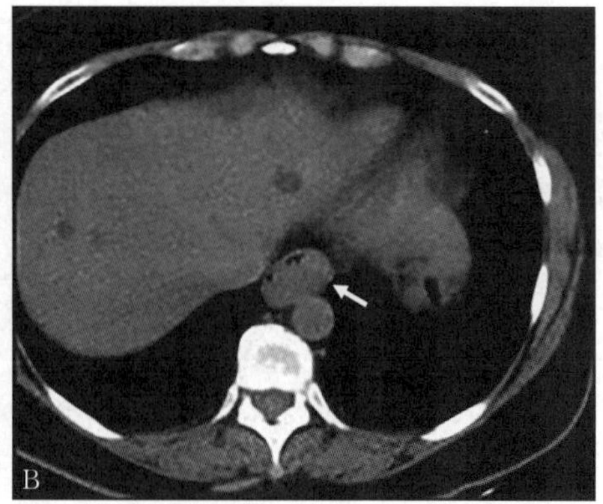

二维码1-4-1

图1-4-1　食管平滑肌瘤的影像表现

注：A. 上消化道吞钡造影显示食管胸下段分叶状充盈缺损影（箭头）；B. CT平扫显示食管胸下段左后外侧壁明显增厚，密度相对均匀（箭头）（内镜彩图见二维码1-4-1）。

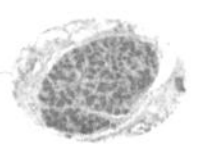

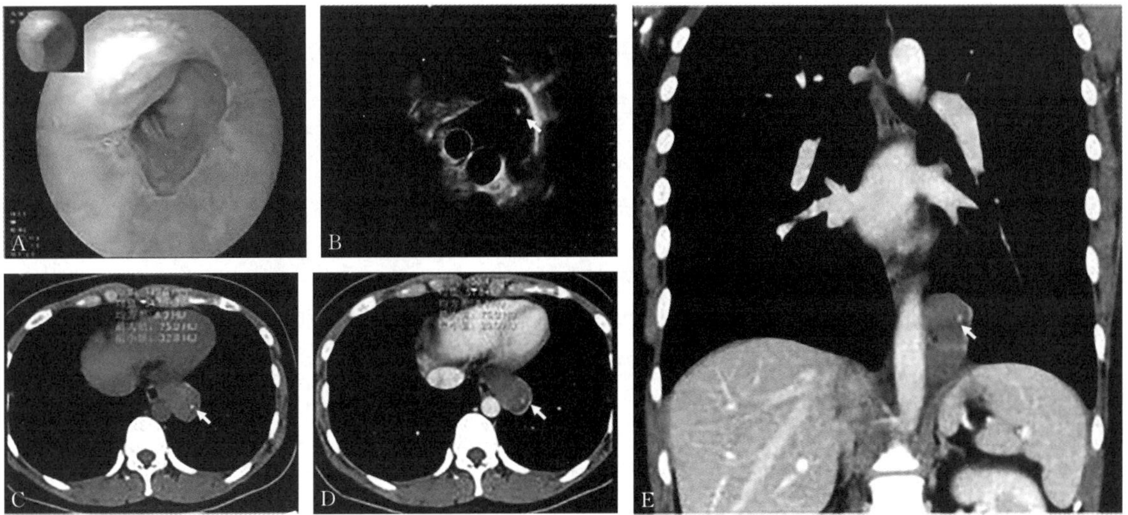

图 1-4-2 食管平滑肌瘤的影像表现

注：患者，女性，24 岁。体检发现食管肿物 1 周，胃镜显示食管下段近贲门黏膜下肿物，黏膜颜色无明显改变，可推动（A）。超声内镜显示黏膜下低回声占位，内见小灶强回声（B）。CT 显示食管胸下段左侧、胸主动脉旁占位，与邻近食管关系密切，食管管腔无明显狭窄。肿瘤总体密度相对均匀，可见小点状钙化灶（箭头），增强后肿瘤轻度强化（C～E）。

4）MRI 表现：既往食管静脉曲张的诊断及程度评估多依赖消化内镜技术。但因为内镜的有创性及检查费用较贵，其他辅助检查如食管钡餐、多普勒超声、CT、增强 MRI 及 MRA（MR angiography）被逐步研究及应用于临床。因 MRI 具有良好的软组织对比度，且无电离辐射的优点，近年来，MRI 被用于食管静脉曲张检测、评估及预测。因曲张静脉血流相对缓慢，T_1WI 可呈等、低信号，T_2WI 高信号，增强后明显强化，强化方式同静脉（图 1-4-3）。对比增强 MRI 不仅可诊断食管静脉曲张，还可以判断曲张程度。一项研究通过对 72 例慢性肝脏损伤患者进行肝脏 MRI 增强及内镜结果分析发现，对比增强 MRI 联合非增强 MRI 诊断食管静脉曲张的灵敏度高于非增强 MRI，且对比增强 MRI 评估的食管静脉曲张程度与内镜评估曲张程度存在正相关。另一项纳入 57 例食管静脉曲张患者的对比研究发现 MR 血管成像测量的食管黏膜下静脉直径与食管静脉曲张内镜分级存在相关性，但与食管下段旁曲张静脉无明显相关性。静息态相干序列 MRA 可在不注射对比剂的条件下对血管进行显像。有研究对比了静息态相干序列 MRA 与常规增强 MRI 在慢性肝功能损害患者食管静脉曲张的检测及评级能力，结果发现静息态相干序列 MRA 并未进一步提高食管静脉曲张的检测与评估能力。食管内镜仍然是肝脏 MRI 检查怀疑食管静脉曲张时的首选检查。提示 MRA 可作为一种评估门脉高压引起食管下端黏膜下静脉曲张程度的无创手段。MR 弹性成像（MR elastography，MRE）是一种无创的测量组织硬度或弹性的 MR 新技术。MRE 常用来评估慢性肝病患者肝脏硬化的程度。研究证实通过肝脏和/或脾脏 MRE 评估的硬度或者弹性可以无创性预测肝硬化患者食管静脉曲张发生。以上 MRI 技术在食管静脉曲张的预测、检测及评估方面提供了一种无创性颇具潜能的方法，但仍需要大样本、前瞻性的研究予以证实。

5）诊断要点：多见于慢性肝病、肝硬化及门脉高压患者，食管管壁肿胀、黏膜面管状迂曲，T_1WI 等或低信号，T_2WI 高信号，增强后明显强化，强化方式同静脉。

6）鉴别诊断：食管静脉曲张需要与血管瘤、淋巴瘤及息肉样病相鉴别。血管瘤多发生于食管上段，多为卵圆形，黏膜下病变，T_2WI 明显高信号，增强后明显强化。淋巴瘤多为黏膜下、信号均

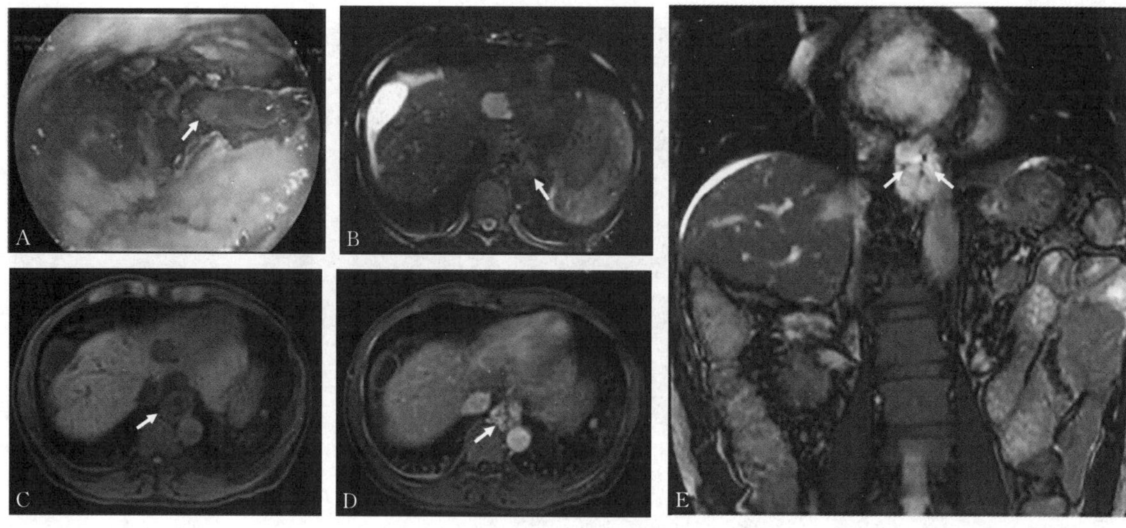

图 1-4-3 食管静脉曲张的 MRI 表现

注：患者，男性，61 岁。慢性肝病、肝硬化伴门脉高压。内镜显示食管下段黏膜面被覆白苔，黏膜下见明显曲张的静脉（A，箭头）。横断面 T_2WI（B，箭头）与冠状面（E，箭头）显示食管下段管壁明显增厚，呈高信号，管腔变窄，内面迂曲不平。横断面 T_1WI 平扫（C，箭头）显示等、低信号，增强后明显强化（D，箭头），并见腔内面迂曲血管断面。

匀的占位，T_1WI 常较邻近肌肉信号略高，T_2WI 高信号，增强后轻度均匀强化。息肉样病变，尤其多发息肉，多为突向管腔内的结节状异常信号，增强后多轻度强化。

1.4.2 恶性肿瘤

（1）食管癌

1）概述：食管癌是食管上皮来源的恶性肿瘤，是我国常见的恶性肿瘤之一，发病率居所有恶性肿瘤第 6 位（世界人口标准化发病率为 11.28/10 万），死亡率居所有恶性肿瘤第 4 位（世界人口标准化发病率为 8.36/10 万），男性发病率及死亡率均高于女性，农村发病率及死亡率高于城市。近年来，随着科普及健康体检的开展，以及新辅助放化疗、肿瘤免疫治疗等新型治疗方法的兴起，食管癌总体死亡率有下降趋势。

2）病理：我国食管癌主要病理类型为鳞状细胞癌（90%以上），最常见于食管中段（50%），下段次之（30%），上段最少。病理类型以鳞状细胞癌和腺癌为主，少见病理类型为腺鳞癌、黏液表皮样癌、未分化癌、神经内分泌肿瘤（神经内分泌瘤、神经内分泌癌及混合性腺神经内分泌癌）。大体病理分型如下：早期食管癌（巴黎分型）分为隆起型、表浅型和凹陷（溃疡）型。进展期食管癌（国内分型）分为髓质型（食管壁增厚为特点，边缘坡状隆起）、蕈伞型（肿瘤边缘隆起，唇状、蘑菇样外翻，表面可伴有浅溃疡）、溃疡型（中央区明显溃疡，并常伴有边缘隆起，该型少见，亦可见于早期癌）、缩窄型（以管腔明显狭窄为特点）及腔内型（肿瘤呈蘑菇样或息肉样，有细蒂）。

3）临床：早期食管癌症状一般不明显，可表现为吞咽异物感或哽咽感，随病程进展，可表现出明显的吞咽哽咽感，甚至出现吞咽困难，胸骨后疼痛。病程中如出现突发胸痛加重、咳嗽或者发热等症状，需警惕食管癌穿孔可能；如出现声音嘶哑、呼吸困难、颈部及锁骨上淋巴结肿大，多提示肿瘤已处于晚期。

4）MRI 表现及研究进展：食管癌的诊断，治疗前、后评估及预测预后方面都离不开影像学，尤其是诊断准确率高、可重复性好的影像学方法。目前，食管恶性肿瘤的诊断多采用内镜检查并镜下取活组织进行病理学鉴定。采用超声内镜对肿瘤累及范围及其周围结构关系进行评估。但以腔内生长为主的肿瘤常常导致管腔狭窄，内镜探头不能通过，且两种方法均为有创操作。PET-CT 因受限于较低空间分辨率，无法判断 T 分期及食

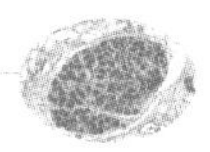

管癌周围局部淋巴结转移情况，且检查费用昂贵，故其价值主要在于发现远处淋巴结转移及其他脏器转移。而CT或者MRI不仅可对腔内情况、管壁受累情况进行判断，而且可以对周围毗邻结构及远处淋巴结情况进行评估。因此，临床上多采用这两种影像学手段进行治疗前后评估。笔者单位常采用食管癌治疗前分期增强CT初步对食管恶性肿瘤的T分期、N分期进行评估，并对新辅助放化疗后疗效进行评估(图1-4-4)。

但因CT对软组织的分辨率有限，其在T分期和N分期方面存在局限性，尤其是T分期，T_1与T_2期几乎无法确定。而MR结构和功能成像有望改变这一不足。来自意大利的一项前瞻性研究通过对比MRI(包括DWI)、MDCT、超声内镜和PET-CT对食管癌术前分期诊断效能，发现MRI判断T分期的特异度(92%)和准确度(83%)最高，MRI和超声内镜判断N分期的灵敏度最高(100%)，MRI判断N分期的准确度最高(66%)。因此，研究者建议将MRI联合DWI纳入食管癌术前分期流程。一项纳入管54例食鳞

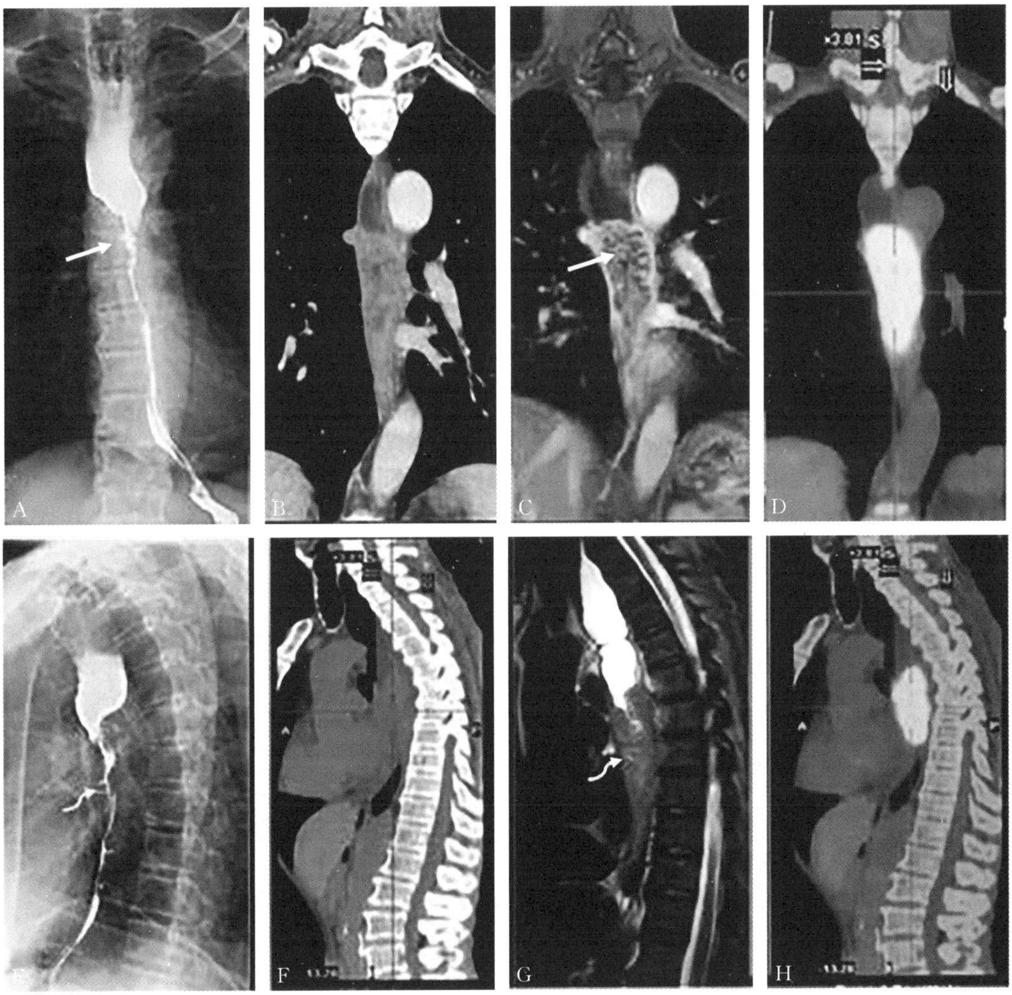

图1-4-4 不同影像学方法对食管癌的评估

注：患者，男性，63岁。食管钡餐显示食管中段僵硬，黏膜线中断破坏伴管腔环形狭窄，上段管腔扩张，对比剂滞留(A，直箭头；E，弯箭头)，肿瘤局部突向管腔，在食管钡餐显示为充盈缺损影(A，直箭头)，冠状位MRI增强(C，直箭头)较CT增强显示更为清晰；冠状位增强CT(B)和MRI(C)、矢状位平扫CT(F)和T_2WI(G，弯箭头)显示肿瘤部分向管腔内生长，致使相应管腔狭窄，上段管腔扩张积液(G)。肿瘤上至主动脉弓，下达左下肺静脉，增强后明显不均匀强化，外膜及邻近结构显示MRI(C)明显好于CT(B)。FDG-PET-CT显示肿瘤明显高代谢(D、H)。

癌的研究发现基于 1.5 T 的 MRI 上肿瘤 T_1WI 及 T_2WI 信号相似，T_1WI 矢状位肿瘤显示最佳。只有肿瘤大于 3 cm，且处于 T_3 及 T_4 期才可能显示。MRI 诊断的灵敏度为 81%。基于 3.0 T 的 MRI 对食管癌切除标本进行的研究发现 MRI 判断 T 分期的准确度高达 90.6%，判断黏膜层、黏膜下层、固有肌层及外膜累及的准确度为 93.8%、90.6%、96.9%及 100%。而利用基于更高场强 4.5 T 的 MRI 对 70 个食管鳞癌标本的研究发现 T 分期准确度达 94%(66/70)。采用腔内线圈对切除食管癌标本进行 MRI 的分期研究发现 T 分期可高达 89%，但 N 分期淋巴结转移漏诊率高达 60%。但该研究受限于小样本量，且为体外标本、腔内线圈进行图像采集，仍需要更大样本、采用体表线圈的活体试验予以明确。

高分辨率 MRI 对 T 分期判断的准确率仅次于超声内镜(前者 81%，后者 81%～92%)，基于 1.5 T 的高分辨率 T_2WI 可对 T_2～T_4 进行相对准确判断，但无法对 T_1 期食管癌进行判断。高分辨率 MRI 上，T_2 期肿瘤 T_2WI 表现为等信号(与周围骨骼肌信号相比，以下信号强度均以此为参照)，其内侧黏膜下层表现为高信号，而外侧固有肌层表现为低信号，且低信号线清晰、连续；T_3 期肿瘤 T_2WI 表现为等信号，病灶外周呈结节状、不规则状突破固有肌层，凸向食管邻近组织(图 1-4-5)；T_4 期肿瘤表现为等信号肿块侵犯食管周围结构，其间表现为高信号的脂肪结构消失(图 1-4-6)。基于超高场强(7.0 T)的弥散张量 MRI 可分辨出正常食管的 8 层组织学结构，即黏膜上皮层、黏膜固有层、黏膜肌层、黏膜下层、内环肌层、肌间结缔组织层、外纵肌层及外膜。它对切除食管癌标本的 T 分期判断准确率高达 100%，甚至可以区分 T_{1a} 和 T_{1b} 期。

有学者通过对 13 例食管癌患者进行咀嚼口香糖、采用稳态序列(true fast imaging with steady-state procession, Ture-FISP)的电影 MRI(cine-MRI)检查，发现 T_3 和 T_4 期食管癌患者食管蠕动波部分或完全消失。一项基于多模态(T_2WI，增强 T_1WI 和 DWI)MRI 对食管鳞癌 T 和 N 分期的研究发现肿瘤总体积与 T 分期和 N 分期存在相关性，且增强 T_1WI 的肿瘤总体积判断 T 分期更佳，而 b 值在 500 s/mm^2 的 DWI 可很好地预测 N 分期(图 1-4-7)。基于 DWI 的 ADC 值在肿瘤预后方面存在潜在价值。另有研究发现食管癌患病总群体和接受手术治疗的食管癌群体中 ADC 值≤ 1.4×10^{-3} mm^2/s 提示预后不佳。接受放化疗的

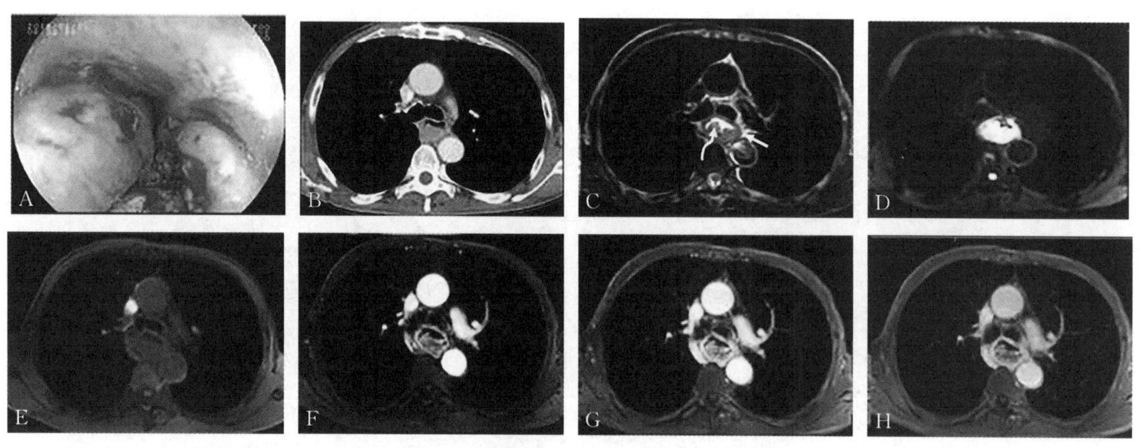

图 1-4-5　MRI 对食管肿瘤的 T 分期评估

注：患者，63 岁，男性(同图 1-4-4 病例，不同层面)。胃镜检查发现距门齿 30 cm 处不规则溃疡增殖性病灶，累及管腔全周，质地脆，触之易出血，管腔明显狭窄，内镜无法通过(A)。食管癌分期增强 CT 显示食管胸中段后壁明显增厚，局部突向管腔，增强后明显强化，局部强化欠均匀(B)。高分辨 T_2WI(C)显示稍低信号的黏膜不连续(弯箭头)，邻近周围脂肪间隙尚清晰(直箭头)，提示 T_3 期。DWI 显示肿瘤明显高信号(D)。T_1WI 平扫呈等、略低信号(E)，增强后明显不均匀强化(F～H)，肿瘤与邻近奇静脉及胸主动脉间隙尚存在，进一步提示 T_3 期。

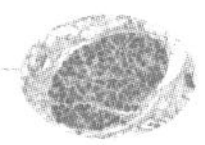

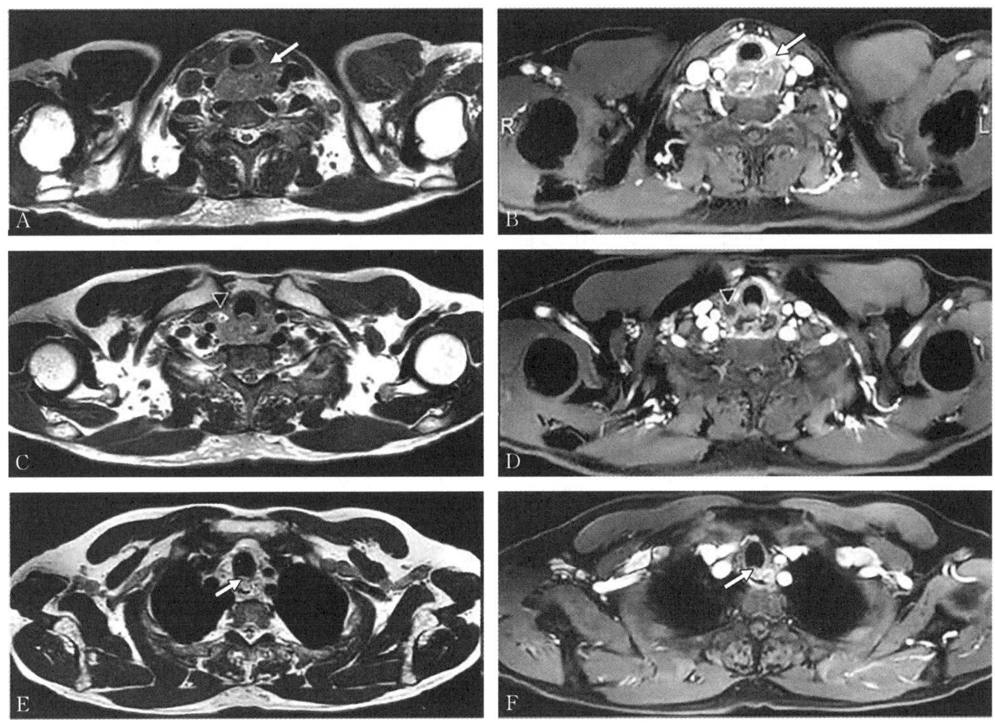

图 1-4-6　MRI 对食管肿瘤的 T 及 N 分期评估

注：患者，男性，63 岁。声音嘶哑、进食哽咽及喝水呛咳，喉镜检查提示左侧声带固定。MRI 显示肿瘤位于颈段（A～D），累及胸上段（E、F），与甲状腺左侧叶后缘（A、B，白箭头）及气管后壁（E、F，白箭头）间隙消失，提示受累。右侧气管食管沟肿大、坏死淋巴结（C、D，黑色三角），提示淋巴结转移。临床分期为 $T_4N_1M_0$（A、C、E 为横断面非压脂 T_2WI；B、D、F 为横断面压脂 T_1WI 增强）。

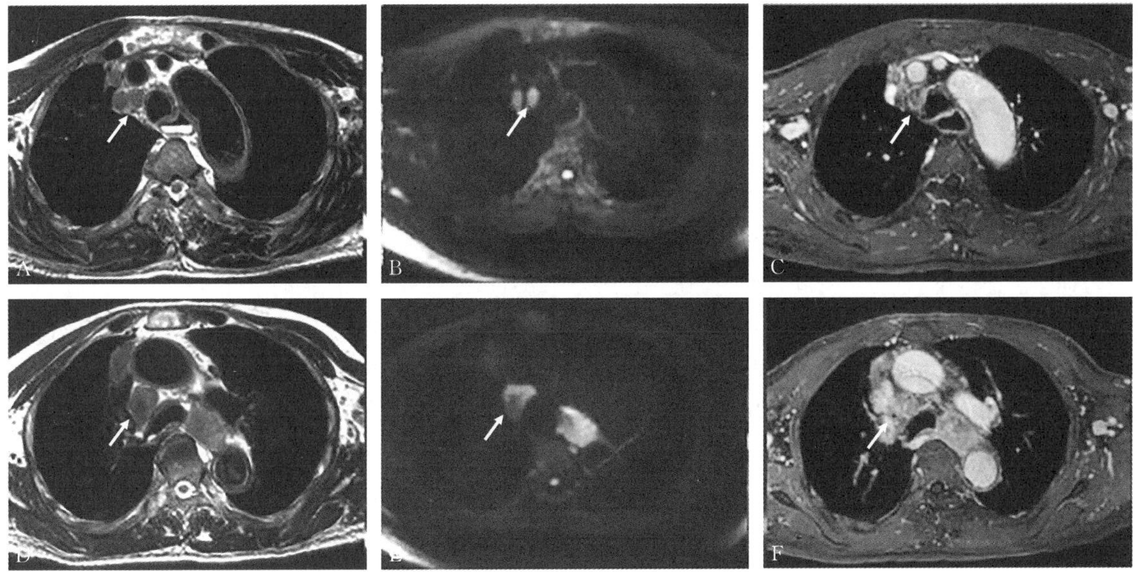

图 1-4-7　MRI 对食管肿瘤的 T 及 N 分期评估

注：患者，男性，79 岁。进食哽咽感就诊，胃镜提示距门齿 28～30 cm 处环管腔半周溃疡增殖灶，表面溃烂，覆污苔，周围呈围堤状隆起，触之易出血。病理：鳞状细胞癌。MRI 显示上腔静脉周围及气管右前方增大淋巴结（箭头），T_2WI 呈等、稍高信号（A、D），DWI 呈明显高信号（B、E），增强后不均匀强化（C、F），PET-CT 提示明显高代谢，提示局域淋巴结转移。

食管鳞癌患者中，ADC 值≤1.076×10^{-3} mm^2/s 提示生存率较低。说明多模态 MRI，尤其功能成像参数不仅可以评估食管癌的分期，还可以进行治疗疗效预测。但由于受到不同研究中使用的成像设备不同、扫描序列参数不一致、检查过程中食管的蠕动等因素影响，目前食管癌检查的 MRI 技术及诊断质量控制方面仍未达成共识，将来仍需要更大样本量、多中心的前瞻性研究予以明确。

此外，MRI 可评估食管癌切除术后重建管状胃的结构与功能。患者口服含有钆剂的酸奶后进行静息态基于快速 FLASH 的动态 T_1WI 采集，可对重建的新食管功能进行评估。该研究纳入的食管癌术后 1～4 年的 10 例患者中，新食管动力完全确立者 3 例，新食管动力轻、中度异常（包括食物通过时间延长、反流和对比剂滞留）6 例，新食管全程扩张、重度反流及食物滞留者 1 例。

5）诊断要点：临床上，早期可无明显症状，进展期出现胸骨后疼痛和进行性吞咽困难。

MRI 表现：早期（黏膜或黏膜下层，即 T_1/T_2 期）食管癌可无明显异常发现，或局部管壁略增厚，T_1WI 低信号，T_2WI 等或略高信号，DWI 高信号，增强后可见轻度-中度强化；进展期（固有肌层、外膜及累及邻近结构，即 T_3/T_4 期）管壁明显局限性增厚或累及管壁一周，肿物样突向管腔及跨管壁向腔内、外生长。肿瘤 T_1WI 低信号，T_2WI 高信号，DWI 明显高信号，ADC 图信号下降，增强后明显不均匀强化。肿瘤出现坏死时，坏死区呈 T_2WI 明显高信号，增强后无强化。肿瘤出现深溃疡时，表现为不规则条状异常信号，从管腔延伸至肿瘤内部，甚至达外膜，提示存在穿孔风险。HR－T_2WI 显示表现为高信号的外膜中断提示肿瘤突破外膜（图 1－4－7A），肿瘤与邻近结构（如支气管、肺静脉、主动脉）脂肪间隙消失，常提示邻近结构受累及可能。病变段食管周围及局部淋巴结转移时，典型表现为淋巴结肿大，MRI 信号及增强方式同原发肿瘤，有时可出现病变段食管周围转移淋巴结与肿瘤融合。短径小于 1 cm 的转移淋巴结诊断比较困难，需要结合形态、信号及强化方式。

6）鉴别诊断：主要与食管平滑肌瘤、胃肠道间质瘤、食管静脉曲张鉴别，详见前述小节。

1.5 炎症性和感染性疾病

1.5.1 反流性食管炎

食管-胃结合部是一个括约肌复合体，包括食管下端括约肌和膈肌脚。食管胃结合部增宽、食管胃角（又称 His 角或贲门切迹）开放及膈疝可导致胃食管反流（gastro-esophageal reflux disease，GERD）。库林娜·科森蒂尼（Kulinna-Cosentini）等提出吞咽含有钆对比剂的流质、在动态 MRI 扫描下可对食管胃结合部的形态结构和功能进行评估。该研究对 37 例有 GERD 症状的患者前瞻性采用 1.5 T 成像仪、体表线圈、仰卧位条件下进行动态图像采集，具体扫描序列及参数：冠状位采用单次激发 TSE（明确食管走行及食管-胃结合部）：TR 830 ms，TE80 ms，FA 90°，矩阵 256×256，视野 375 mm；参考食管下段冠状位 T_2WI，采集贲门切迹显示最佳的斜矢状位真稳态进动快速成像（balanced fast field echo sequences，B－FFE）序列（采集连续 3 层一方面可以观察整个食管走行，另一方面可弥补因呼吸运动导致的容积误配）；食管-胃结合部采集轴位 B－FFE 序列。所有 B－FFE 序列扫描参数：TR 2.9 ms，TE 1.5 ms，FA 60°，矩阵 256×256，视野 375 mm，层厚/层间距 15 mm/0.4 mm，共 3 层，采集时间 1 s/幅，采集周围 60 s。动态 MRI 与食管压力测试及 24 h pH 监测对比，结果发现该方法诊断 GERD 的准确率为 82%（23/28），诊断食管动力性疾病的准确率为 67%（4/6），总体准确率为 79%（27/34）。动态 MRI 反流程度与膈疝大小及 pH 监测酸度异常（DeMeester 评分）间存在明显统计学差异。MRI 反流程度越重，膈疝越大、DeMeester 评分越高（图 1－5－1）。

另有研究证实了 GERD 患者食管胃结合部解剖结构存在异常。该研究采用 3D 动态 MRI 对 24 例 GERD 患者与 24 例健康对照进行观察，发现 GERD 患者 His 角大于健康对照（宽 7°±3°）、食管-胃结合部开口 GERD 患者大于对照（19.3 mm *vs* 16.8 mm）。

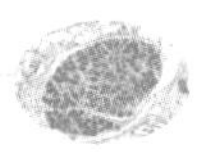

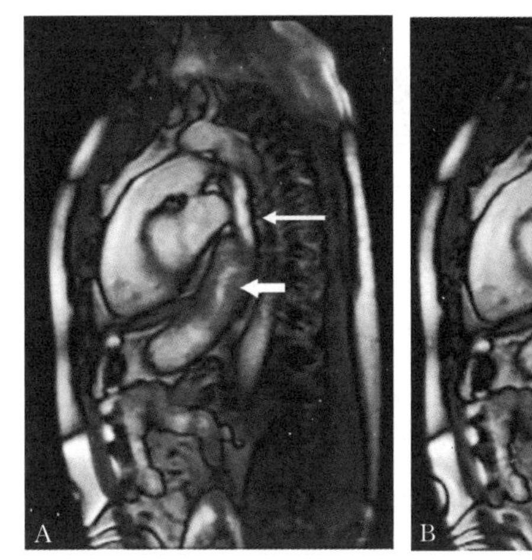
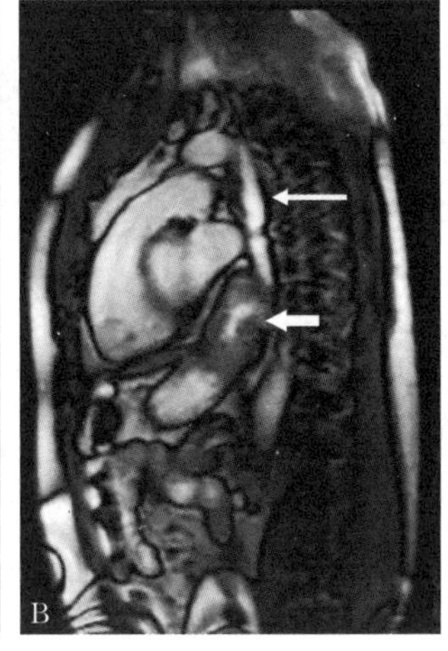
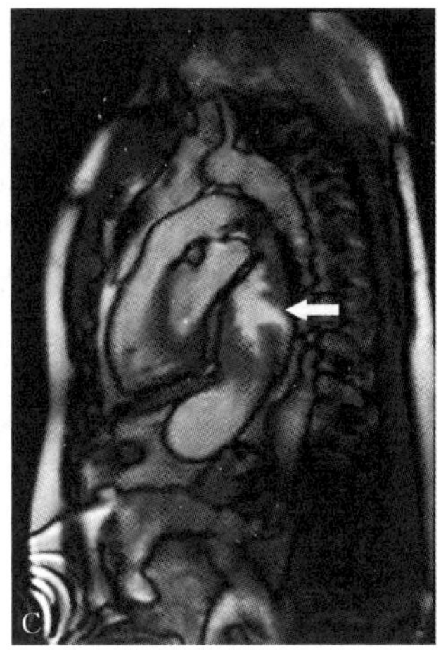

图 1-5-1 矢状位动态 FFE 序列

注：A～C 的细箭头处为典型自发的胃食管反流（足部至头部方向）；粗箭头处为膈疝。

此外，动态 MRI 造影在 GERD 术后评估中也有价值。它可协助判断 Nissen 胃底折叠术后折叠胃结构位置及造成包裹功能障碍的折叠位置异常、包裹破裂、狭窄及继发性食管动力异常（图 1-5-2、3），且不同观察者间总体评估一致性较高，一致性从高到低依次为复发性膈疝、包裹破裂及动力异常。总之，动态 MRI 造影不受阅片者经验影响，可以帮助判断抗反流手术后失败的原因。

1.5.2 放射性食管炎

放射性食管炎是由于大剂量纵隔放疗后引起的食管损伤，可发生在治疗后 4～5 周，或者治疗后 1～10 年，主要表现为吞咽困难或胸骨后灼痛。食管造影通常表现为食管运动功能障碍、形态上食管局部狭窄、成角，有时候会出现溃疡（图 1-5-4）。

1.5.3 腐蚀性食管炎

腐蚀性食管炎是由具有腐蚀性的化学试剂及药物烧伤及食管黏膜及黏膜下组织损伤引起的食管炎，临床上以食管化学性烧伤最为多见，包括酸性和碱性化学性烧伤。化学腐蚀性食管炎的基本病理生理改变有以下几种。①急性期（发病 10 d 内）：发病 1 d 内呈急性炎症反应，表现为食管黏膜

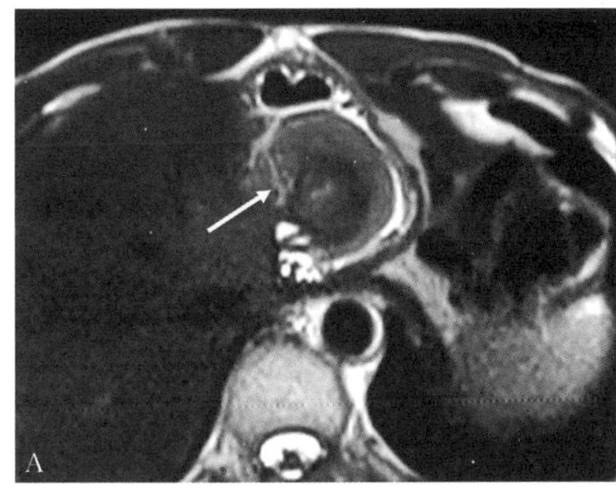
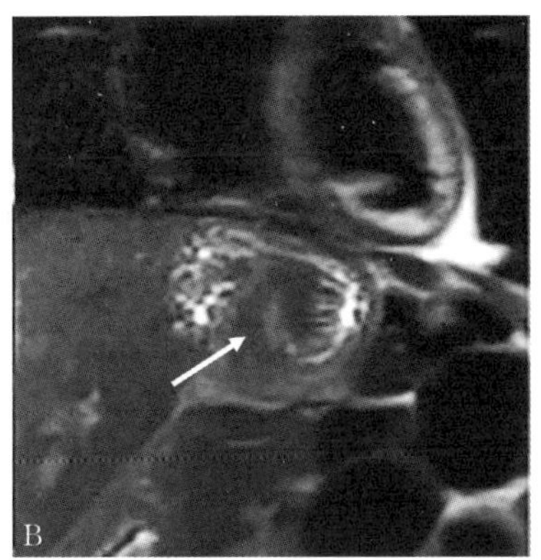

图 1-5-2 胃底折叠术后正常表现

注：轴位（A）和冠状位（B）T_2 HASTE 序列显示正常折叠胃底呈典型的“假肿瘤”征，箭头示完整的折叠包裹。

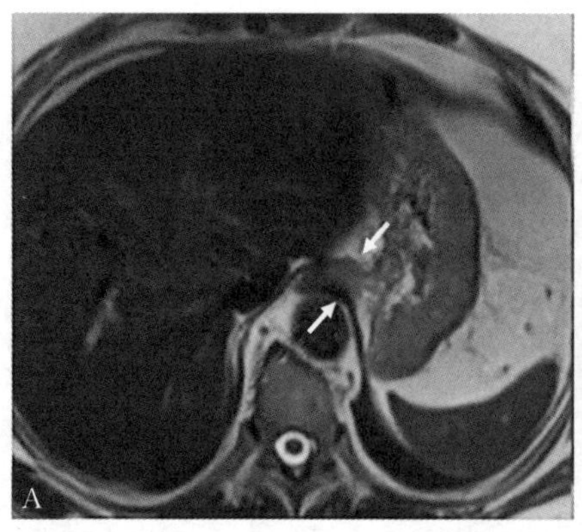

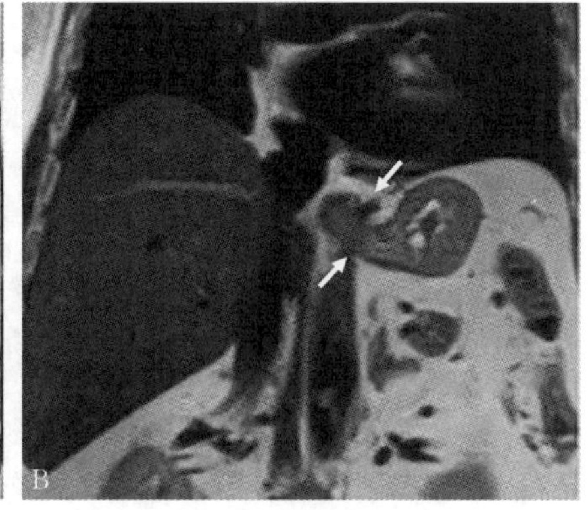

图 1-5-3　胃底折叠术后折叠包裹破裂表现

注:轴位(A)和冠状位(B) T_2 HASTE 序列显示折叠包裹完全消失,即“假肿瘤”征消失(箭头)。

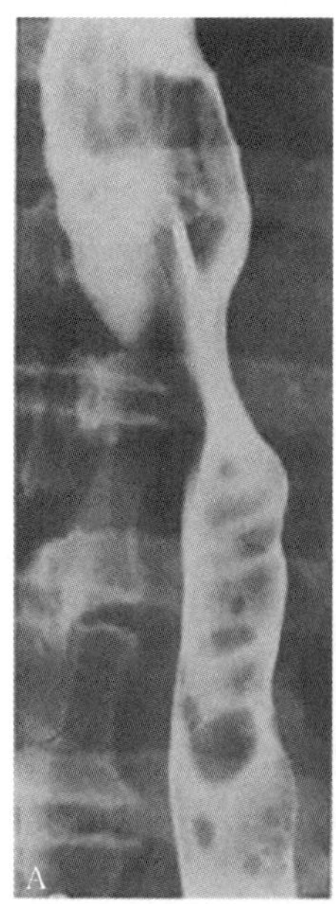

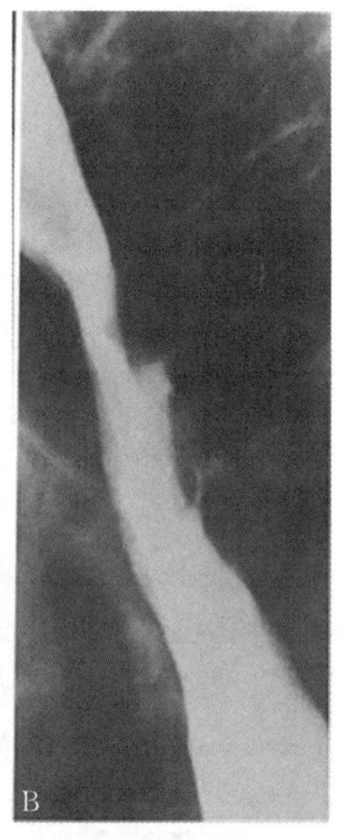

图 1-5-4　放射性食管炎的食管吞钡造影表现

注:乳腺癌患者肺转移放疗后 6 个月,食管吞钡造影显示食管上、中段交界处光滑、局灶性狭窄,且于狭窄处可见成角(A)。支气管肺癌放疗后 5 个月食管造影显示投照放射区域食管后壁不规则龛影,提示溃疡形成(B)。

明显水肿、糜烂、渗出、出血,肌层坏死与炎性反应。水肿反应多在 3 d 后开始消退。②亚急性期(11～20 d):食管黏膜水肿消退,溃疡及瘢痕形成导致局部食管出血狭窄。③慢性期(21 d 后):食管腔严重狭窄,管壁明显增厚。食管损伤的程度与化学试剂或药物本身的性质、浓度、剂量及接触时间长短等因素有关。一般来讲,食管下段与贲门连接处因括约肌存在,化学性试剂或药物在食管中、下段停留时间相对较长,因此,此段食管损伤相对较严重。食管化学性烧伤是一种急症,处理不及时或操作不当可能导致严重并发症,甚至致残或死亡。

化学腐蚀性食管炎的诊断主要依据误服史、胸骨后剧烈灼痛及吞咽疼痛及困难。急性期一般不采用内镜等有创检查,以免造成医源性损伤。通常采用吞钡或泛影葡胺进行 X 线食管造影,可清晰显示食管损伤程度、范围、累及长度及狭窄发生部位与程度,食管蠕动情况,同时还可以显示有无食管穿孔与瘘管,如果对比剂能通过狭窄处进入胃与小肠,还可以观察胃与小肠有无受累及损伤情况。基本影像表现为损伤处食管黏膜紊乱、消失,不同形状龛影,局部管壁增厚、僵硬,蠕动消失。上段食管腔继发扩张表现。CT 或 MRI 检查可无创性显示局部食管壁损伤程度,尤其是其可对损伤食管周围结构受累及情况进行判断。CT 或 MRI 表现为损伤食管局部管腔不规则,黏膜线不连续,壁水肿、增厚,外膜层模糊,周围脂肪线显示不清(图 1-5-5)。因 MRI 检查时间较 CT 长,因此,不适合急症期腐蚀性食管炎。MRI 多用于对亚急性期或慢性期局部损伤食管的愈合情况及并发症进行评估,以指导后续临床诊疗方案。

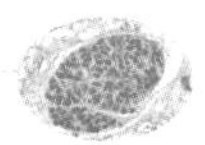

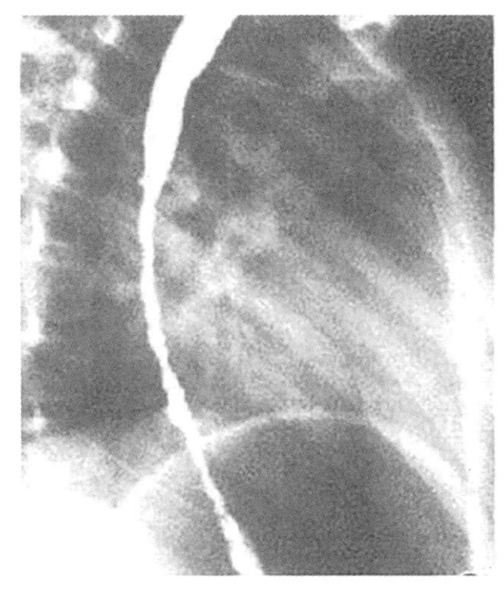

图 1-5-5 化学腐蚀性食管炎的 X 线钡剂造影

注：患者，6 岁，女孩，误服 20%过氧乙酸 15 ml，食管 X 线钡剂造影显示食管中、下段严重狭窄，管壁僵硬，蠕动丧失，食管黏膜紊乱、消失，可见多发小毛刺状龛影。钡剂通过明显受阻。食管上段继发扩张。

1.5.4 感染性疾病

感染性食管炎多发生于免疫受损或免疫抑制人群，如人类免疫缺陷病毒（human immunodeficiency virus，HIV）感染、移植后状态、长期口服糖皮质激素、炎症性肠病用免疫调节剂（硫唑嘌呤、氨甲蝶呤、抗肿瘤坏死因子），属于食管的机会性感染。其临床表现多样，可无任何症状，可出现咽痛、吞咽困难、胸骨后疼痛及发热等症状。结合临床病史、内镜表现可作出感染性食管炎的初步诊断，但最终确诊及病原体类型仍依据组织病理学。感染性食管炎最常见的病原体为假丝酵母（*Candidiasis*）、单纯疱疹病毒（herpes simplex virus，HSV）及巨细胞病毒（cytomegalovirus，CMV）。HIV 感染人群中多为假丝酵母感染，移植术后人群多为 HSV 与 CMV。

念珠菌性食管炎是食管黏膜的一种真菌性感染，最常见的菌株为白色念珠菌。内镜典型表现为食管黏膜表面出现乳白色斑，随着病程进展可出现浅或深溃疡及局部管腔狭窄。组织病理学表现：过碘酸希夫（periodic acid-Schiff，PAS）染色可发现假菌丝及酵母形成，食管黏膜上皮脱落。

疱疹性食管炎通常由于感染 HSV-1 所致，常作为免疫抑制背景下的一种潜伏感染存在。见于 CD4 阳性 T 细胞计数低于 200 个/μl 的 HIV 感染患者，更常见于实体器官或骨髓移植术后患者。多数存在其他部位的 HSV 感染播散。疱疹性食管炎内镜表现：早期水泡形成，非特异性侵蚀性改变，伴或不伴浅表及深溃疡（典型者呈现“火山口”样）形成，可伴有斑块、假膜或淡黄色渗出液。组织病理学表现：病毒感染的典型特点为溃疡伴混杂巨噬细胞（多核巨细胞及玻璃样嗜酸性细胞核内病毒包涵体形成）的渗出及鳞状上皮内多种细胞病变。

消化道中，食管是仅次于结肠的 CMV 感染好发部位。巨细胞病毒性食管炎除了见于 HIV 与移植后患者，还可见于接受放化疗的肿瘤患者。内镜下表现为非特异性浸润与溃疡，溃疡多见于食管中、下段，常常少而大，呈线型。组织病理学表现：巨细胞、核仁大，核内包涵体呈“枭眼”状，染色质边缘化。食管造影检查表现：阶段性或局灶性累及；黏膜颗粒状，糜烂，边界不清的浅表溃疡形成；单发或多发深溃疡；卵圆形或半月状亏溃疡，部分突向管腔，基底部有透亮边缘（图 1-5-6）。

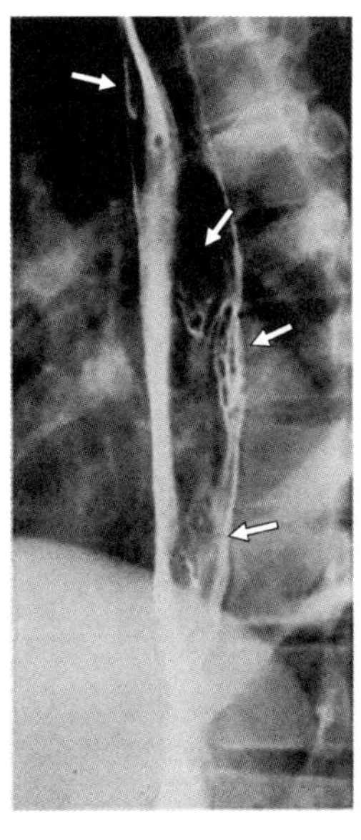

图 1-5-6 巨细胞病毒性食管炎的食管钡剂造影

注：患者，男性，40 岁，AIDS 患者，食管气钡双重相显示食管上、中及下段边界清晰的溃疡（箭头），呈纵行、卵圆状、外形略不规则。

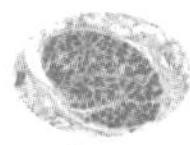

1.5.5 贲门失弛缓症

贲门失弛缓症(achalasia)又名贲门痉挛、巨食管，是食管贲门结合部神经肌肉功能障碍所致食管下端括约肌弛缓不全，致使食物无法顺利通过而滞留，最终导致食管蠕动减弱、继发扩张。主要诊断手段有内镜、高分辨食管压力测定、上消化道钡餐检查及MRI。内镜主要用于排除器质性狭窄或腔内新生物。内镜表现正常者需行食管压力测定，但仅凭压力测定无法最终确诊。临床常用食管钡餐X线检查，典型钡餐表现为食管扩张、蠕动减慢，食管末端狭窄呈典型“鸟嘴状”。年龄较大、临床症状不典型、伴有体重下降者需警惕因恶性肿瘤所致的假性贲门失弛缓症。内镜超声及CT可协助判断，但CT存在电离辐射，且对软组织分辨率不高，内镜超声操作有创，且易受操作者经验影响。而MRI对假性贲门失弛缓症的判断有优势，它不仅可以通过结构成像清晰显示食管壁及周围可能存在的其他病变，还可以通过口服含有钆剂的食物或者水进行功能成像。帕内比安科(Panebianco)等在1.5 T成像仪上，初步对口服含有Gd-DTPA食物的14例食管胃动力异常患者采用动态turbo-FLASH T_1WI，结果发现食管功能MRI亦可显示食管下端狭窄，伴有近段食管反常扩张，胃食管结合部松弛困难(图1-5-7)。此后，意大利研究团队对食管功能MRI技术进行优化，将成像分为两部分：首先，采用屏气半傅里叶单次激发快速SE序列(half-Fourier single-shot turbo-spin echo, HASTE)进行横断面和冠状位成像(图1-5-8)，判断食管位置及其走行，尤其注意观察食管-胃结合部。然后，团注混有钆对比剂的酸奶(1∶100, 10～15 ml)至口腔，嘱患者做单次吞咽动作，立即采用T_1WI(快速FLASH)序列动态采集经食管正中的矢状位图像、冠状位及斜横断面(更好显示食管下段括约肌)图像，以便观察对比混合物通过食管的情况。与食管压力测量和内镜相比，该方法可显示对比混合物通过食管延缓及食管扩张(图1-5-9)，这与食管蠕动紊乱或丧失有关。

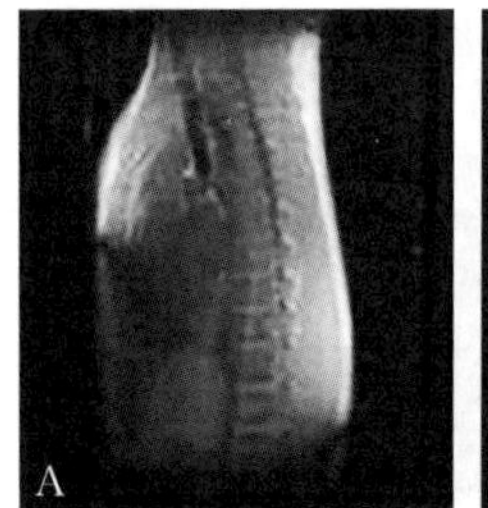

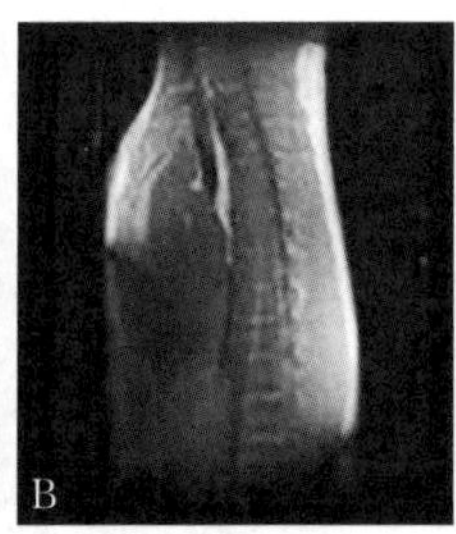

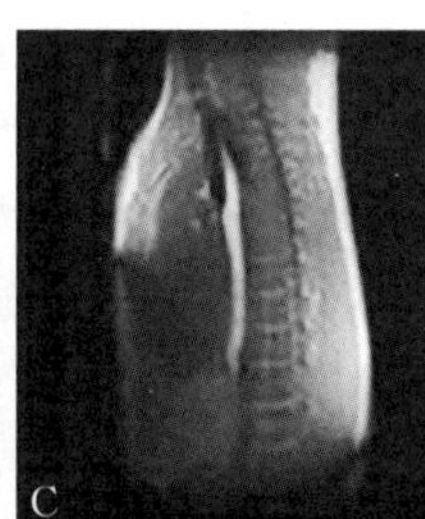

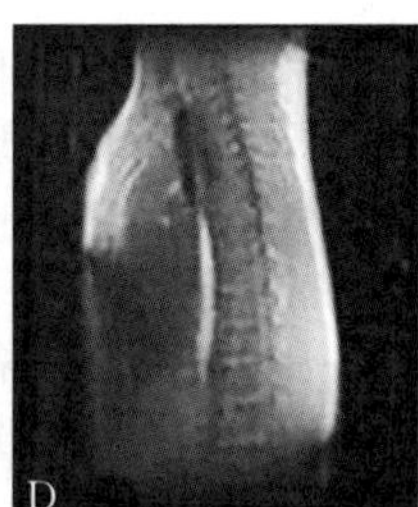

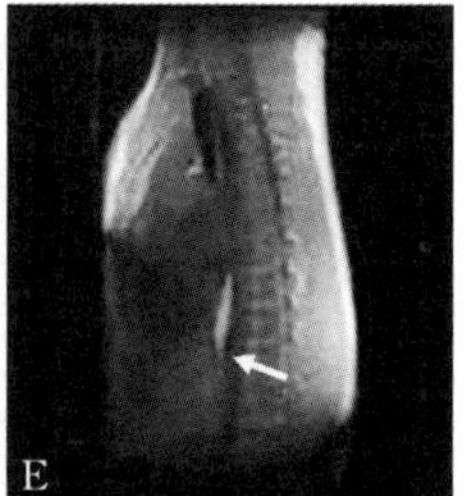

图1-5-7 健康志愿者口服对比剂动态T_1WI

注：A～E分别为1 s、2 s、4 s、6 s、8 s成像图；显示对比混合物通过食管的全过程，箭头所示食管-胃结合部完全张开。

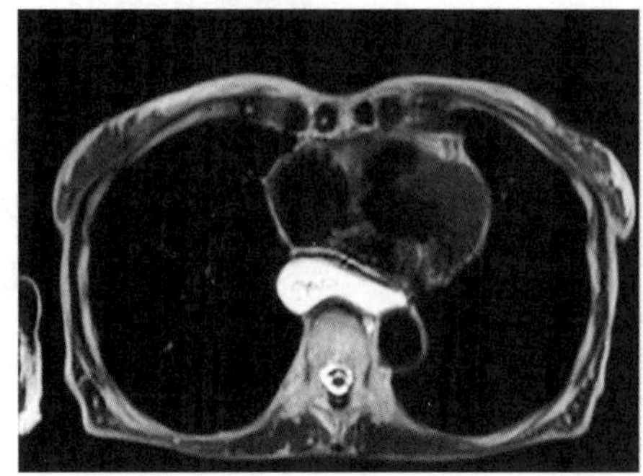
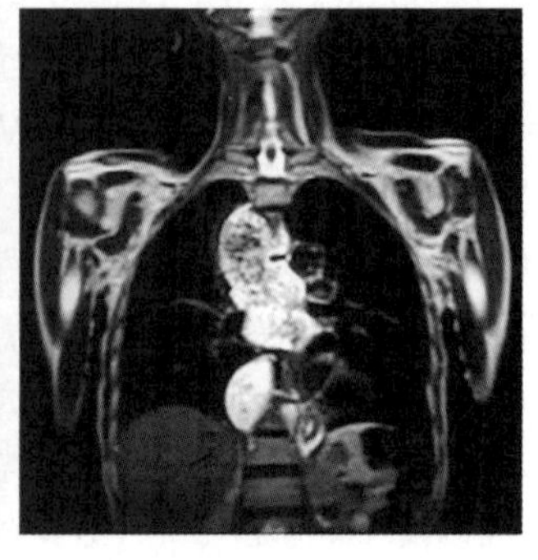

图1-5-8 横断面与冠状面T_2WI显示食管明显扩张

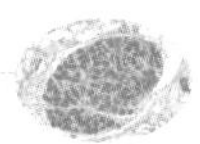

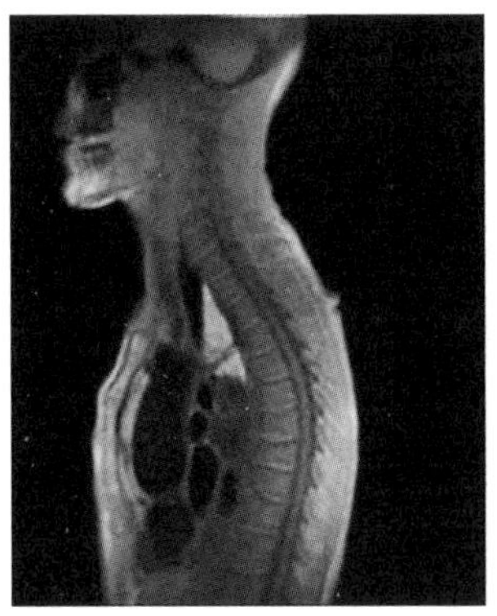
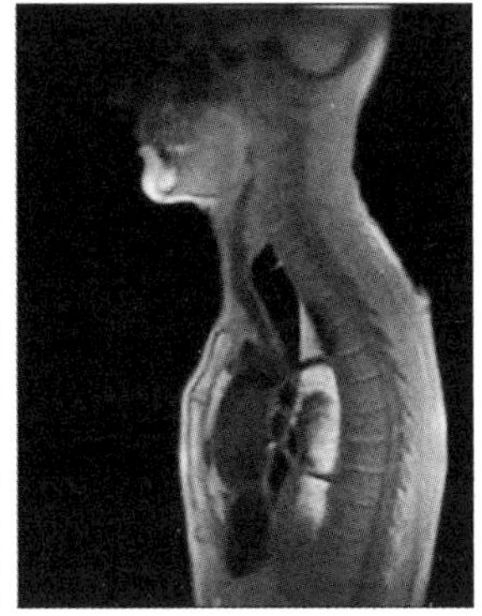

图 1-5-9 重度贲门失弛缓症

注：动态 T_1WI(口服对比剂 5s、20 s)矢状位图像显示食管管腔明显扩张(>60 mm)，正常食管蠕动消失，代之以第三蠕动波。因食管下段括约肌失弛缓对比混合物未进入胃内。

（程增辉）

参考文献

[1] 魏毅，务森，朱绍成，等. 3.0TMR 高分辨率成像对食管癌侵犯食管黏膜固有层至肌层肿瘤分期诊断的价值[J]. 中华放射学杂志，2016，50(11)：852-855.

[2] 魏毅务，朱绍成，史大鹏，等. 3.0 T MR 高分辨率成像对食管癌侵犯食管 黏膜固有层至肌层肿瘤分期诊断的价值[J]. 中华放射学杂志，2016，50(11)：852-855.

[3] 中国国家卫生健康委. 食管癌诊疗规范(2018 版)[EB/OL]. [2022-05-01]. http://www.nhc.gov.cn/yzygj/s7659/201812/b21802b199814ab7b1219b87de0cae51.shtml.

[4] ABE H, MIDORIKAWA Y, MATSUMOTO N, et al. Prediction of esophageal varices by liver and spleen MR elastography [J]. European Radiology, 2019, 29(12): 6611-6619.

[5] ARNOLDNER M A, KRISTO I, PAIREDER M, et al. Swallowing MRI—a reliable method for the evaluation of the postoperative gastroesophageal situs after Nissen fundoplication [J]. European Radiology, 2019, 29(8): 4400-4407.

[6] BALTHAZAR E J, MEGIBOW A J, HULNICK D, et al. Cytomegalovirus esophagitis in AIDS: radiographic features in 16 patients [J]. American Journal of Roentgenology, 1987, 149(5): 919-923.

[7] CHENG B, YU J. Predictive value of diffusion-weighted MR imaging in early response to chemoradiotherapy of esophageal cancer: a meta-analysis [J]. Diseases of the Esophagus, 2019, 32(4): doy065.

[8] CURCIC J, ROY S, SCHWIZER A, et al. Abnormal structure and function of the esophagogastric junction and proximal stomach in gastroesophageal reflux disease [J]. The American Journal of Gastroenterology, 2014, 109(5): 658-667.

[9] DE COBELLI F, PALUMBO D, ALBARELLO L, et al. Esophagus and stomach: is there a role for MR imaging? [J]. Magnetic Resonance Imaging Clinics of North America, 2020, 28(1): 1-15.

[10] ERDEN A, IDıLMAN R, ERDEN I, et al. MR angiography of esophageal mural veins in portal hypertension: a correlation with endoscopic grades of esophageal varices [J]. The Turkish Journal of Gastroenterology, 2010, 21(3): 275-279.

[11] GIGANTI F, AMBROSI A, ESPOSITO A, et al. Oesophageal cancer staging: a minefield of measurements-author's reply [J]. The British Journal of Radiology, 2017, 90(1071): 20170054.

[12] GIGANTI F, AMBROSI A, PETRONE M C, et al. Prospective comparison of MR with diffusion-weighted imaging, endoscopic ultrasound, MDCT and positron emission tomography-CT in the pre-operative staging of oesophageal cancer: results from a pilot study [J]. The British Journal of Radiology, 2016, 89(1068): 20160087.

[13] GIGANTI F, SALERNO A, AMBROSI A, et al. Prognostic utility of diffusion-weighted MRI in oesophageal cancer: is apparent diffusion coefficient a potential marker of tumour aggressiveness? [J]. La Radiologia Medica, 2016,121(3):173-180.

[14] GOLDSTEIN H M, ROGERS L F, FLETCHER G H, et al. Radiological manifestations of radiation-induced injury to the normal upper gastrointestinal tract [J]. Radiology, 1975,117(1):135-140.

[15] GOSHIMA S, KANEMATSU M, KONDO H, et al. Detection and grading for esophageal varices in patients with chronic liver damage: comparison of gadolinium-enhanced and unenhanced steady-state coherent MR images [J]. Magnetic Resonance Imaging, 2009,27(9):1230-1235.

[16] LIU S, ZHEN F X, SUN N N, et al. Apparent diffusion coefficient values detected by diffusion-weighted imaging in the prognosis of patients with locally advanced esophageal squamous cell carcinoma receiving chemoradiation [J]. OncoTargets and Therapy, 2016,9:5791-5796.

[17] MAGUIRE A, SHEAHAN K. Pathology of oesophagitis [J]. Histopathology, 2012,60(6):864-879.

[18] MD I Y, MD Y I, MD T K, et al. Superficial esophageal carcinoma: an *in vitro* study of high-resolution MR imaging at 1. 5T [J]. Journal of Magnetic Resonance Imaging, 2001, 13(2): 225-231.

[19] PANEBIANCO V, HABIB F I, TOMEI E, et al. Initial experience with magnetic resonance fluoroscopy in the evaluation of oesophageal motility disorders. Comparison with manometry and Barium fluoroscopy [J]. European Radiology, 2006, 16(9): 1926-1933.

[20] PATEL N C, CAICEDO R A. Esophageal infections: an update [J]. Current Opinion in Pediatrics, 2015,27(5):642-648.

[21] QU J R, WANG Z Q, QIN J J, et al. MRI features in differentiating mucosal high-grade neoplasia from early invasive squamous cell cancer of the esophagus [J]. European Radiology, 2020,30(6):3455-3461.

[22] QU J R, ZHANG H K, WANG Z Q, et al. Comparison between free-breathing radial VIBE on 3-T MRI and endoscopic ultrasound for preoperative T staging of resectable oesophageal cancer, with histopathological correlation [J]. European Radiology, 2018,28(2):780-787.

[23] ROSOŁOWSKI M, KIERZKIEWICZ M. Etiology, diagnosis and treatment of infectious esophagitis [J]. Przeglad Gastroenterologiczny, 2013,8(6):333-337.

[24] SAKURADA A, TAKAHARA T, KWEE T C, et al. Diagnostic performance of diffusion-weighted magnetic resonance imaging in esophageal cancer [J]. European Radiology, 2009,19(6):1461-1469.

[25] SCHAWKAT K, SAH B R, TER VOERT E E, et al. Role of intravoxel incoherent motion parameters in gastroesophageal cancer: relationship with 18F-FDG-positron emission tomography, computed tomography perfusion and magnetic resonance perfusion imaging parameters [J]. The Quarterly Journal of Nuclear Medicine and Molecular Imaging, 2019, 65(2): 178-186.

[26] SHIN S U, LEE J M, YU M H, et al. Prediction of esophageal varices in patients with cirrhosis: usefulness of three-dimensional MR elastography with echo-planar imaging technique [J]. Radiology, 2014,272(1):143-153.

[27] SHUTO K, KONO T, SHIRATORI T, et al. Diagnostic performance of diffusion-weighted magnetic resonance imaging in assessing lymph node metastasis of esophageal cancer compared with PET [J]. Esophagus, 2020,17(3):239-249.

[28] SUN H Y, LEE J M, HAN J K, et al. Usefulness of MR elastography for predicting esophageal varices in cirrhotic patients [J]. Journal of Magnetic Resonance Imaging, 2014,39(3):559-566.

[29] TOMITA H, MIYAKAWA K, WADA S, et al. The imaging features of protruding esophageal lesions [J]. Japanese Journal of Radiology, 2016,34(5):321-330.

[30] VOLLENBROCK S E, VAN DIEREN J M, VONCKEN F E M, et al. Added value of MRI to endoscopic and endosonographic response assessment after neoadjuvant chemoradiotherapy in oesophageal cancer [J]. European Radiology, 2020,30(5):2425-2434.

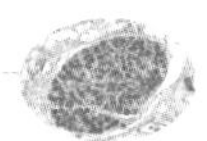

[31] VOLLENBROCK S E, VONCKEN F E M, VAN DIEREN J M, et al. Diagnostic performance of MRI for assessment of response to neoadjuvant chemoradiotherapy in oesophageal cancer [J]. British Journal of Surgery, 2019,106(5):596 - 605.

[32] WANG H W, KUO C J, LIN W R, et al. The clinical characteristics and manifestations of cytomegalovirus esophagitis [J]. Diseases of the Esophagus, 2016,29(4):392 - 399.

[33] WANG Y, BAI G, GUO L, et al. Associations between apparent diffusion coefficient value with pathological type, histologic grade, and presence of lymph node metastases of esophageal carcinoma [J]. Technology in Cancer Research & Treatment, 2019,18:1533033819892254.

[34] WANG Z Q, GUO J, QIN J J, et al. Accuracy of 3-T MRI for preoperative T staging of esophageal cancer after neoadjuvant chemotherapy, with histopathologic correlation [J]. American Journal of Roentgenology, 2019,212(4):788 - 795.

[35] WEI Y, WU S, GAO F F, et al. Esophageal carcinoma: *ex vivo* evaluation by high-spatial-resolution T2-mapping MRI compared with histopathological findings at 3. 0T [J]. Journal of Magnetic Resonance Imaging, 2017,45(6):1609 - 1616.

[36] WU L, OU J, CHEN T W, et al. Tumour volume of resectable oesophageal squamous cell carcinoma measured with MRI correlates well with T category and lymphatic metastasis [J]. European Radiology, 2018,28(11):4757 - 4765.

[37] YAMADA I, HIKISHIMA K, MIYASAKA N, et al. Diffusion-tensor MRI and tractography of the esophageal wall *ex vivo* [J]. Journal of Magnetic Resonance Imaging, 2014,40(3):567 - 576.

[38] YAMADA I, HIKISHIMA K, MIYASAKA N, et al. Esophageal carcinoma: *ex vivo* evaluation with diffusion-tensor MR imaging and tractography at 7 T [J]. Radiology, 2014,272(1):164 - 173.

[39] YAMADA I, MIYASAKA N, HIKISHIMA K, et al. Ultra-high-resolution MR imaging of esophageal carcinoma at ultra-high field strength (7. 0 T) *ex vivo*: correlation with histopathologic findings [J]. Magnetic Resonance Imaging, 2015,33(4):413 - 419.

[40] YUAN Y, CHEN L G, REN S N, et al. Diagnostic performance in T staging for patients with esophagogastric junction cancer using high-resolution MRI: a comparison with conventional MRI at 3 tesla [J]. Cancer Imaging, 2019,19(1):83.

[41] ZAKHARIA K, TABIBIAN J H. Infectious esophagitis in the immunosuppressed: candida and beyond [J]. Journal of Community Medicine, 2018,1:1004.

[42] ZHANG F G, QU J R, ZHANG H K, et al. Preoperative T staging of potentially resectable esophageal cancer: a comparison between free-breathing radial VIBE and breath-hold Cartesian VIBE, with histopathological correlation [J]. Translational Oncology, 2017,10(3):324 - 331.

[43] ZHANG S W, SUN K X, ZHENG R S, et al. Cancer incidence and mortality in China, 2015 [J]. Journal of the National Cancer Center, 2021,1(1):2 - 11.

[44] ZHU S C, WEI Y, GAO F F, et al. Esophageal carcinoma: Intravoxel incoherent motion diffusion-weighted MRI parameters and histopathological correlations [J]. Journal of Magnetic Resonance Imaging, 2019,49(1):253 - 261.

2 胃

2.1 正常解剖

2.1.1 胃的结构

胃(stomach)是各消化部中最膨出的部分，其形态易受体位、体型、年龄、性别和胃的充盈状态等多种因素的影响。胃在完全空虚时略呈管状，其容量仅为约 50 ml；而在高度充盈时呈凸面向左的球囊形，容量可达 2 L。胃上经贲门与食管相连，下接十二指肠，分为前后两壁、大小两弯和进出两口。胃前壁朝向前上方，后壁朝向后上方。胃小弯(lesser curvature of stomach)凹向右上方，其最低点弯度明显折转处称角切迹(angular incisure)。胃大弯(greater curvature of stomach)大部分凸向左下方。胃的近端与食管连接处是胃的入口称贲门(cardia)。贲门的左侧，食管末端左缘与胃底所形成的锐角称贲门切迹(cardiac incisure)。胃的远端接续十二指肠处，是胃的出口称幽门(pylorus)。由于幽门括约肌(pyloric sphincter)的存在，在幽门表面有一缩窄的环行沟，是确定幽门的标志，幽门前静脉常横过幽门前方。胃分为贲门部(cardiac part)、胃底(fundus of stomach)、胃体(body of stomach)和幽门部(pyloric part)四部。贲门部是贲门附近的部分，界域不明显；胃底是指贲门平面以上向左上方膨出的部分，内含吞咽时进入的空气，约 50 ml；胃体是自胃底向下至角切迹处的中间部分；幽门部(临床上称胃窦部)是胃体下界与幽门之间的部分。幽门部的大弯侧有一不太明显的浅沟称中间沟，将幽门部分为右侧的幽门管

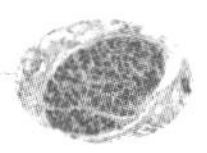

(pyloric canal)和左侧的幽门窦(pyloric antrum)。幽门窦通常位于胃的最低部,幽门窦近胃小弯处是胃溃疡及胃癌的好发部位。胃的形态与体型有一定的关系,矮壮体型者多呈牛角状,瘦长体型常呈钩型,中间体型者胃的形态介于二者之间。

(1) 胃的毗邻

胃的大部分位于左膈下,小部分位于肝脏下方。胃小弯由于小网膜的悬吊,其位置较固定,而胃大弯则活动度较大。卧位时胃蜷曲于中上腹部和左季肋下,立位时位置下降,尤其对于低张力的胃其位置及形态的变化更为明显。胃大弯可降入盆腔。胃底上部与左膈穹隆相邻,胃底左后与脾接触,有时脾或结肠可位于胃底和左膈之间。胃后壁与左肾上腺、左肾和胰腺相毗邻。胃前壁与肝左叶外段、内段相邻。胃大弯的下方为横结肠及结肠系膜。

(2) 胃壁结构

一般将胃壁分为 3 层,外层为浆膜层,中层为肌层,内层为黏膜层(图 2-1-1)。

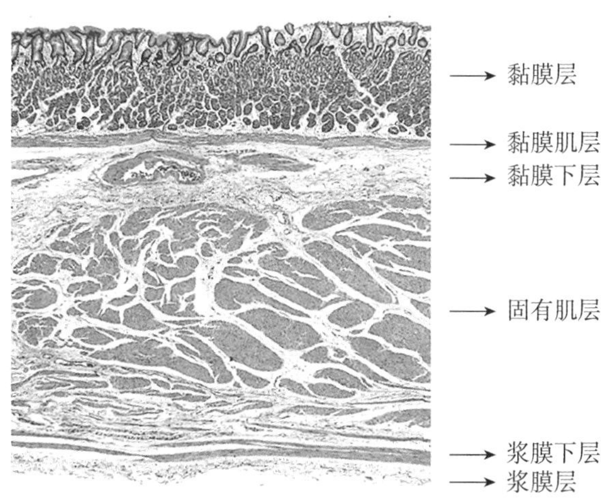

图 2-1-1 正常胃壁结构组织学示意图

1) 浆膜层:它包围在除大、小弯边缘部以外的胃表面,为一层内皮细胞和薄层纤维结缔组织所构成。

2) 肌层:为平滑肌,又分为 3 层,最外层为纵肌层,是食管纵肌层的延续,沿小弯的肌纤维较厚,而沿大弯的比较弱而稀疏。中层为环肌层,较厚,胃底部环肌缺少,而其他各部均有。上、下分别与食管和十二指肠的环肌层相延续,环肌层在幽门处特别厚,称为幽门括约肌。在幽门前区环肌层呈扇形分布,此扇形分布的环肌层较厚,其近端和小弯侧各有一增厚的肌束,此肌束主要由环肌与纵肌组成。小弯侧的增厚肌束略呈结节状,称幽门前区小弯肌结节。内层为斜纤维层,为食管环肌层在贲门左侧延续,并以分叉状由贲门左侧沿胃前后壁分布。

3) 黏膜层:又可分为黏膜固有层、黏膜肌层和黏膜下层。黏膜层是以黏膜下层的疏松结缔组织与肌层相连的,因此,黏膜层在肌层上略可活动。胃空虚或半空虚时,黏膜层在肌层上形成许多皱褶,叫作黏膜皱襞。当胃充满扩大时,黏膜皱襞之间的沟纹变浅,以至消失,随之黏膜皱襞也变低,以至变平。

(3) 胃周淋巴结

胃周淋巴结分为下列 16 组(表 2-1-1、图 2-1-2):

表 2-1-1 胃周淋巴结分组

分组	胃周淋巴结
No. 1	贲门右淋巴结
No. 2	贲门左淋巴结
No. 3	胃小弯淋巴结
No. 4sa	胃短血管淋巴结
No. 4sb	胃网膜左血管淋巴结
No. 4d	胃网膜右血管淋巴结
No. 5	幽门上淋巴结
No. 6	幽门下淋巴结
No. 7	胃左动脉淋巴结
No. 8a	肝总动脉前淋巴结
No. 8p	肝总动脉后淋巴结
No. 9	腹腔干淋巴结
No. 10	脾门淋巴结
No. 11p	脾动脉近端淋巴结
No. 11d	脾动脉远端淋巴结
No. 12a	肝十二指肠韧带内沿肝动脉淋巴结
No. 12b	肝十二指肠韧带内沿胆管淋巴结
No. 12p	肝十二指肠韧带内沿门静脉后淋巴结
No. 13	胰头后淋巴结
No. 14a	肠系膜上动脉淋巴结
No. 14v	肠系膜上静脉淋巴结
No. 15	结肠中血管淋巴结
No. 16	腹主动脉旁淋巴结

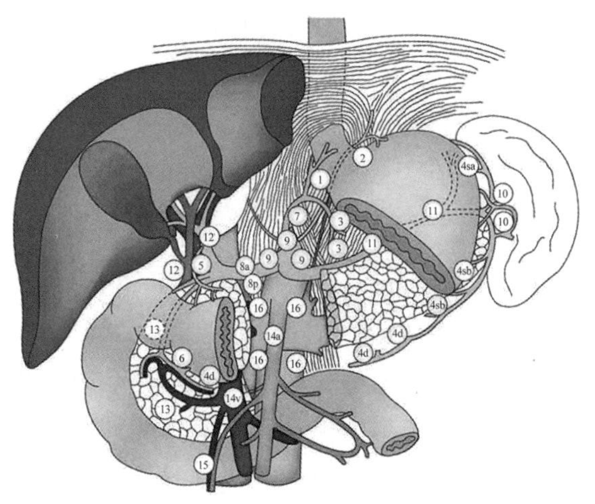

图 2-1-2　胃淋巴结分区

注：图中序号为淋巴结分组。

2.1.2　胃的 MRI 表现

近年来，MRI 新技术为胃肠道影像学的发展带来了新的契机。MRI 的优势主要表现在快速图像采集技术可提高成像速度，减少运动伪影；梯度场性能的提高和线圈技术的发展显著提高图像信噪比和空间分辨力；还有 MRI 固有的多角度、多方位及多参数成像方式和高软组织分辨力及无辐射损伤等。这些优势使之逐渐成为评价胃部病变的强大工具。

（1）胃 MRI 检查的影响因素及优势

由于所处位置的特殊性，胃 MRI 检查受到毗邻脏器及自身生理特点的影响。主要包括：①呼吸运动及心脏、大血管搏动，产生运动伪影，导致图像的模糊；②胃肠道自身蠕动引起运动伪影，导致病变显示模糊；③胃壁厚度、形态受到充盈度影响变化较大，当信号差异不明显时，可能导致错位诊断；④胃腔内气体导致磁敏感伪影干扰图像的显示，当有气液平存在时尤为明显；⑤胃周解剖结构较为复杂，脏器众多，影响病变鉴别及侵犯范围的判断；⑥胃走行纡曲，在胃角及胃窦容易因部分容积效应或切面成角影响成像及厚度判断。

胃 MRI 也存在独特优势：①胃存在天然分层结构，可作为 MRI 判断病变侵犯深度的依据，辅助评价癌肿分期；②胃壁外侧为脂肪，内侧为胃腔内的水或气体，可产生良好对比衬托胃壁显示；③胃处于腹腔中部，可避免体周梯度场不稳定造成的干扰；④胃周脂肪可衬托淋巴结的显示，丰富的血管可作为淋巴结分组的标志；⑤MRI 的多参数、多序列成像，提供多种对比，丰富了信息量；⑥脂肪浸润、腹膜转移及肝转移的高敏感性，使 MRI 对胃部病变的外侵情况具有良好的判断能力。

（2）正常 MRI 表现

MRI 对于两层以上正常胃壁的显示率在 30%～70%。采用高场强高分辨率的体内研究，可在 T_1 和 T_2 序列上清楚显示主要胃壁层信号，T_1WI 上表现为低信号的黏膜层，低或高信号的黏膜下层以及低信号的固有肌层；动态增强 MRI 可以显示明显强化的黏膜层，中间低信号的黏膜下层以及增厚的肌层和浆膜层（图 2-1-3）。

1）胃的形态：胃腔在扫描过程中，胃壁结构随着充盈程度的变化会有差异，胃大致会经历 3 种形态上的改变。①扩张不良型：胃腔萎陷，胃壁厚，T_1WI 呈中等信号。T_2WI 胃壁的信号可分为内外两层，内层呈稍高信号，外层则为厚薄较均匀的低信号带，胃外缘清晰光滑。②适度扩张型：胃腔扩张，胃壁显示均匀，胃黏膜散开成纤细而柔和的小锯齿状，注射解痉剂后黏膜变低平或展平。可显示 2～3 层胃壁。胃腔内气液交界处形成液平，水侧胃腔（即近地侧）充盈程度常较空气侧好。③充分扩张型：胃腔明显扩张，胃壁薄且均匀，黏膜展平。空气与水两侧胃腔扩张都很充分。此时胃体积明显增大，挤压邻近脏器，受检者常有饱胀不适感。胃壁可呈中度均匀强化。水随重力影响，近地侧胃腔充盈程度优于远地侧，因此在同一胃中，不同部位胃壁可表现为不同类型。胃窦及贲门处胃壁较厚，正常情况下其厚度应小于 8 mm，而扩张良好的体部胃壁则较薄，其厚度一般小于 5 mm。胃壁与腹腔脂肪间可见一低信号带，为观察胃肿瘤的癌周侵犯提供了天然的对比（图 2-1-4）。

2）胃各部表现及其与毗邻关系：

A. 食管下段、贲门与胃底：食管经过食管裂孔后向下向左延伸，与贲门延续。贲门是区分食管下段、胃体和胃底的标志，贲门在胃壁适度扩张

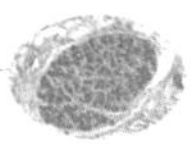

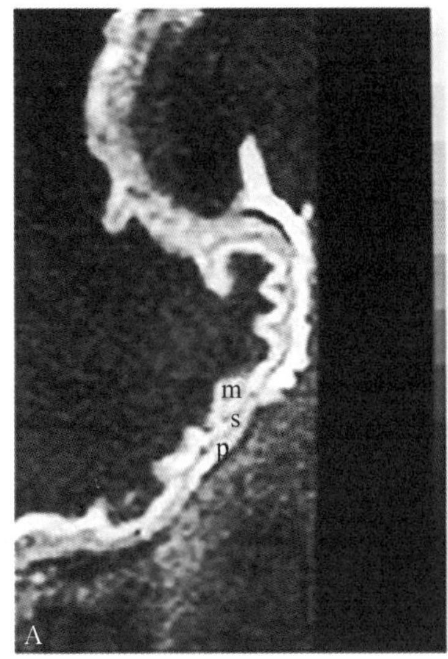

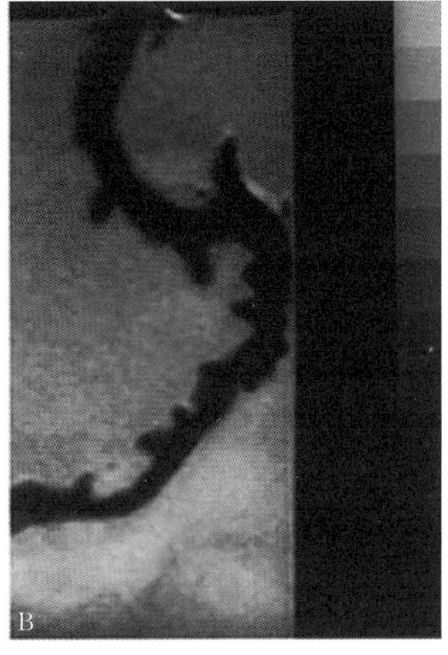

图 2-1-3 手术切除正常胃壁的体外 MRI

注：A. 三层胃壁结构的矢状位 T_1WI 成像（TR/TE＝500 ms/20 ms），分别为内层高信号的黏膜层（m）、中间低信号的黏膜下层（s）以及外层高信号的固有肌层及浆膜层（p）；B. 相对应的 T_2WI（TR/TE＝2 500 ms/90 ms），黏膜层及固有肌层显示为低信号，而黏膜下层则相对为高信号。

呈“喇叭”状，较同一层面胃壁略厚，“喇叭”的两侧与邻近胃壁移行，逐渐变薄，“喇叭口”常稍凹陷。扩张不良时则不易分辨贲门位置与形态，充分扩张时，“喇叭”变得更薄。贲门周围约 2.5 cm 的区域称为贲门区。贲门以上部分即为胃底，胃底黏膜较丰富。胃底贲门在轴位、冠状位上显示较好。

B. 胃体：贲门以下为胃体，胃体分前、后壁、小弯侧和大弯侧，此处黏膜亦较丰富，在横断位和胃短轴位上显示较好。

C. 胃窦：胃体胃窦常相互逐渐移行，冠状位有利于确定胃窦胃体的分界以及观察胃大弯与胃小弯。胃窦黏膜多沿胃长轴走行，矢状位或胃短轴位能较好显示胃窦黏膜，此时也能清晰显示胃与胰腺的位置。

D. 幽门与十二指肠：幽门处胃壁稍厚且常处于关闭状态，在蠕动波到达时开放。十二指肠球部呈三角形，常向外、后行走，继而折向下，延续为降部。

肝脏位于右上腹，肝左叶与贲门、胃小弯相邻；胃明显充盈扩张时，胃窦、幽门及十二指肠可与肝门、胆囊紧贴。胰腺位于胃的后下方，胰头、颈与胃窦、十二指肠关系紧密，但是胰腺在 T_1WI 上呈稍高信号，可与邻近解剖结构较好分辨开来，胰体、尾则多与胃逐渐分离。脾脏位于胃的左侧，胃底充盈时，可扩展至脾门附近。横结肠的肝曲和脾曲可分别邻近胃的幽门侧和胃底胃体的前外侧壁。

3）MRI 对胃肿瘤分期的显示：准确地评估局部肿瘤的浸润深度，即 T 分期，对于胃肿瘤患者的治疗方式的选择及改善预后至关重要。多期动态增强扫描增大病变和正常胃壁的对比，较小的病变也能得到清晰显示：肝脏快速三维容积多期动态采集（liver acceleration vdume acquistion，LAVA），范围大，图像清晰且信号均匀，对早癌及小的黏膜下肿瘤有较高的显示能力，但对胃周脂肪内细节显示能力有限，不利于淋巴结的检出。大弯侧尤其接近胃底部时增强扫描常出现类似肿瘤的高强化，可结合 DWI 序列进行鉴别。数据显示，联合 T_2WI、MRI 多期动态增强扫描及 DWI 对 T 分期的评价准确性可达 64%～88%，其表现稍好于 CT 与内镜超声；尤其在评价浆膜浸润方面，其准确性达到 77%～100%。多数学者认为增强 MRI，特别是动态增强 MRI（多以 Gd-DTPA 作

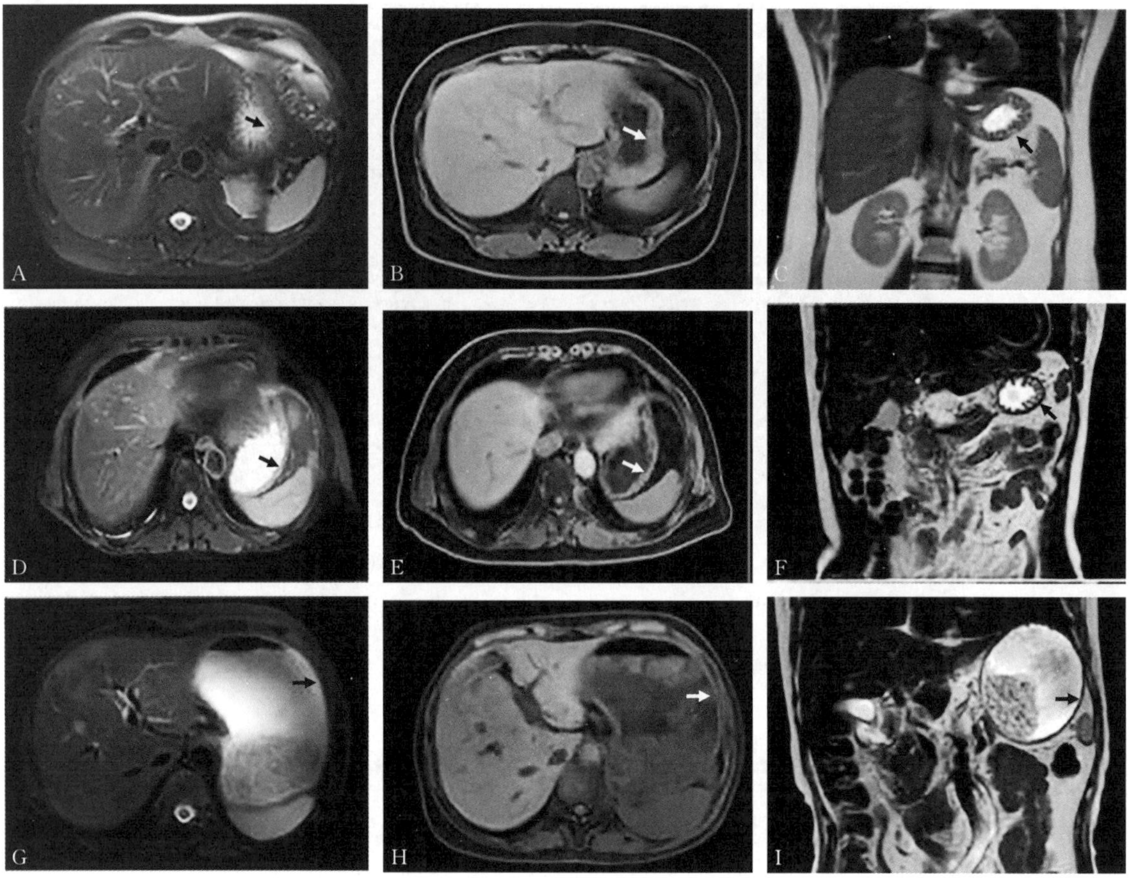

图 2-1-4　正常胃在三种不同充盈状态下的 MRI 表现

注：A～C 为扩张不良胃壁的 MRI 表现，其中 A 为轴位 T_2WI 示胃充盈不佳，胃壁厚，呈稍高信号（白箭头），B 示胃壁在轴位 T_1WI 上呈等信号（黑箭头）；C 为冠状位 T_2WI 内层稍高信号与外层低信号（黑箭头）。D～F 示适度扩张型胃壁：图 D 轴位 T_2WI 示胃壁中度扩张，呈三层“三明治”结构，内层及外层为稍高信号，中间层为低信号（黑箭头）；E 示轴位 T_1WI 上呈现出内层和外层为等信号，中间层为低信号（白箭头）；F 示冠状位 T_2WI 见胃黏膜散开呈小锯齿状（黑箭头）。G～I 为充分扩张型胃壁表现。轴位（G）及冠状位（I）示 T_2WI 胃壁舒展呈低信号（黑箭头），轴位 T_1WI（H）示胃壁呈等信号（白箭头）。

为对比剂）有助于胃癌的诊断和分期。胃癌在增强 MRI 上呈胃壁局灶性增厚和/或增强，进展期胃癌在动态增强 MRI 上表现为从黏膜面至浆膜面逐步强化，增强早期有利于病灶的检出，而增强晚期则有利于准确分期。

胃癌及胃淋巴瘤等较易发生淋巴结转移，术前对淋巴结转移的检出和评估是影像需要解决的重要问题。MRI 对胃周淋巴检出存在一定优势，高软组织分辨力，多方位、多参数、多序列和选择性对比剂的应用，都是检出的有利因素：但不利之处也是比较明显的，主要受伪影干扰和低空间分辨力的影响。淋巴结在脂肪抑制扰相梯度回波序列的强化间质期显示较为清晰，表现为低信号背景中的中等信号强度结节。DWI 上高信号也被认为是淋巴结转移的可靠证据，其表现优于单独的 T_2WI。而高场强（3.0 T）MRI 的诊断效能也高于中、低场强（1.5 T）MRI。MRI 对于淋巴结转移的诊断准确性可达到 66%～100%，而 MRI 对于淋巴结 N 分期（N_0～N_3）的区分能力为中等水平（55%～57%）。MRI 对于淋巴结转移的诊断准确性与 CT 及内镜超声相当。

腹膜转移对所有的影像检查手段来说，都是困难的。MRI 有可能发现腹膜浸润，使用脂肪抑制序列和动态增强检查可以显示腹膜的增强和结

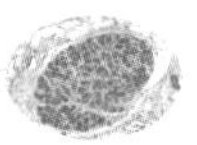

节状病变。DWI对于诊断腹膜转移的准确性、灵敏度和特异度分别可达到83%、84%和82%，与PET－CT相当。然而，检测腹膜病变最敏感、直观的方法还是腹腔镜。当CT发现肝脏有可疑恶性病变，又难以定性的时候，采用动态钆增强MRI和延迟期成像，进一步明确地判定病变的性质，将有助于对患者实施根治性的、可治愈的治疗方案。

2.2 MRI检查技术

2.2.1 胃MRI检查前的准备、训练和体位

（1）受检者的准备

检查前12h禁食，检查前1h饮水1000ml充盈肠道。如无禁忌证，检查前5～10min肌内注射山莨菪碱20mg抑制胃肠蠕动，检查前再口服纯水600～1000ml使气胃腔充盈。检查前训练患者屏气，寻找最佳屏气耐受点。

（2）快速成像序列屏气扫描

快速成像序列屏气扫描的出现，大大推动了胃MRI的发展。除了扫描时间的缩短以外，快速的亚秒采集最大限度消除了呼吸、心脏大血管搏动等相关生理运动的影响，即使自由呼吸也不会产生运动伪影，主要包括单次激发快速自旋回波序列(single shot fast spin echo，SS－FSE)、快速进动稳态采集成像(fast imaging employing steady-state acquisition，FI－ESTA)及回波平面成像(echo planar imaging，EPI)等。尽管单层采集不再受到呼吸运动的影响，但是在实际应用中，为了减少错层采集，保持连贯性，得到连续的胃MRI图像，仍然需要进行屏气扫描。以扰相梯度回波(spoiled gradient recalled echo，SPGR)为主的T_1加权成像，也需要患者良好的屏气配合，否则得到的图像无法满足临床诊断需要。

为了得到满意的屏气效果，在扫描前需要对患者进行屏气训练。一般要求患者采用腹式呼吸，深吸气—呼气后屏气扫描。检查者应通过训练掌握患者的大致屏气耐受时长，并了解患者最佳屏气点的位置。嘱患者在整个检查过程中避免深长呼吸，尽量克制咳嗽等剧烈运动，屏气不佳者检查时尽量采用小幅度胸式呼吸以配合屏气序列。由于较多患者在深呼气末的屏气基线水平较稳，在吸气末则可能出现缓慢“撤气”的情况，同时也为了和呼吸门控序列的图像保持一致，一般采用呼气末屏气扫描。但对于少数合并肺部病变、肺功能差的患者，呼气末屏气耐受时间较短，采用吸气末屏气的方法，可适当延长屏气时间。

对于屏气时间非常短(<10 s)的患者，除了分段多次扫描，在GE公司的设备上还可采用分次屏气技术，在扫描到达患者的屏气耐受点时，利用“Pause Scan”键暂停扫描，患者可换气后重新屏气完成剩余的扫描。

动态增强扫描时，分次采集可能影响增强时相的把握，对屏气差的患者不宜采用分次屏气技术，除了调整参数和范围以使扫描时间尽量缩短，也可由人于旁侧掩住受检者口鼻，常可取得较好的屏气效果。

除了屏气序列，呼吸门控的快速自旋回波序列(fast spin echo，FSE)也可作为胃MRI的常规序列，其采用多信号平均技术而提高了图像的信噪比，并可采用较大的矩阵，这些都提高了图像的质量。但是，该序列不能完全克制运动伪影，呼吸不匀的患者，以及未行低张而有明显蠕动的患者，都可能在图像上见到运动伪影，造成病变影像显示模糊。检查前应嘱患者不要紧张，尽量放松平静呼吸(图2－2－1)。

（3）受检者体位

胃MRI检查一般采用仰卧位，对于胃底贲门及上部胃体一般可得到满意的图像，而当水充盈不足时，仰卧位可见气体积聚于胃窦或下部胃体，并在胃体下部、胃角及胃窦部形成气液平，加重磁敏感伪影，干扰该部位病变的显示。故下段胃病变，口服水充盈不足时可考虑采用俯卧位或左/右前斜位扫描，使胃腔内水与病变充分接触，改善对比。检查时一般要求受检者双臂交叉高举于头上，若扫描时间长，或受检者因各种原因无法耐受，可将双臂置于身体两侧。手臂置放于身体两侧并不影响横断面的扫描，只是在冠状位扫描时，有可能在图像的两侧出现卷褶伪影，结合并行采集技术后，可基本得到消除。

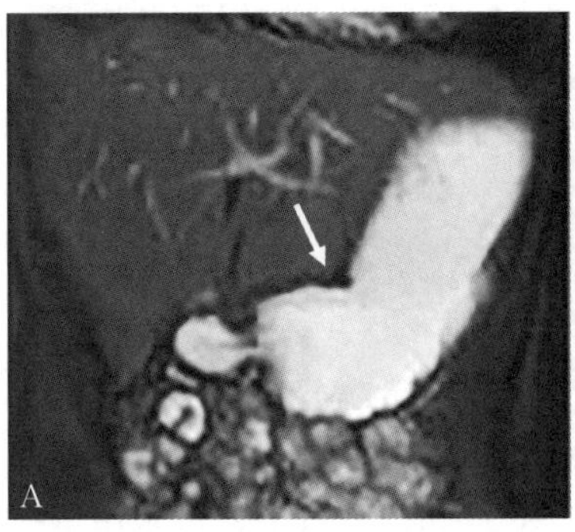

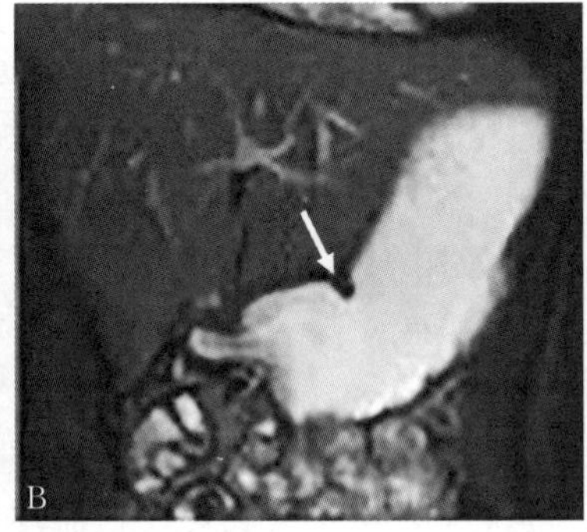

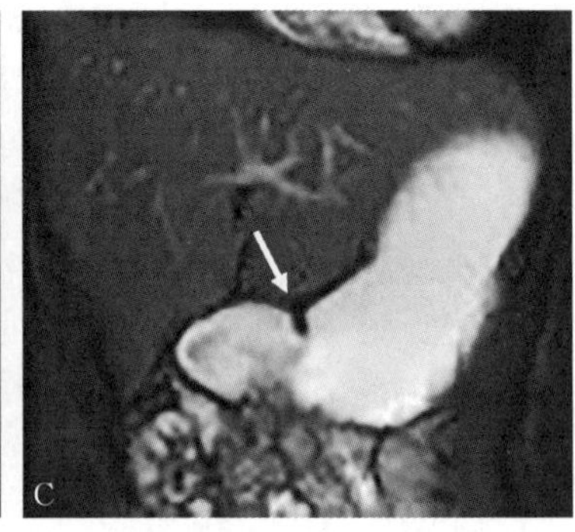

图 2-2-1　二维全聚焦稳态快速梯度回波 True-FISP 显示胃蠕动波

注：A～C. 胃体-胃角-胃窦部连续蠕动波（箭头）。

呼吸门控波纹管一般绑缚在中腹部，呼吸运动最明显的部位，需紧贴腹壁，以不引起患者不适为度。根据扫描机上显示的受检者呼吸情况调节位置及松紧。调节好后，视受检者体形情况，于其下方放置海绵垫，防止线圈绑缚后影响呼吸门控的灵敏度。胃窦部病变取俯卧位扫描时，可在波纹管偏足侧腹部下方垫放棉枕，悬空波纹管所处的腹部，以不影响呼吸门控的灵敏度。

线圈的放置基本与肝脏一致，一般将剑突下缘置于线圈中心点的位置，若患者体形瘦长、钩形胃或胃下垂，需适当下调中心点的位置。线圈的中点置于主磁体的中心。

2.2.2　胃 MRI 检查口服对比剂的选择

与 CT 检查相同，胃 MRI 检查时也需要向胃腔内引入对比剂，其作用除了使胃得到适度的充盈、增大对比外，还可以避免胃腔内气体造成的磁敏感伪影。但两者机制不同。CT 对比剂是通过 X 线衰减的不同构成对比，MRI 对比剂则是通过改变胃腔内质子环境而得以实现，这也决定了 MRI 对比剂的种类要丰富得多。对用于 MRI 胃内对比剂的要求是：①安全，不为机体吸收，无毒副作用；②分布均匀，可使胃腔得到适度的充盈；③有效增大对比，可提高诊断的灵敏度和特异度；④不刺激胃肠蠕动产生运动伪影，不会产生磁敏感伪影；⑤配合相关 MRI 扫描序列，信号特征较为稳定；⑥价廉易用。

目前 MRI 口服对比剂大致可分 3 类。

1）阳性对比剂（positive agent）主要通过缩短 T_1 弛豫时间，而在 T_1 上呈现高信号，腔内高信号有助于鉴别低信号的胃壁和同样为低信号突出的癌肿，以及与腹腔内高信号的脂肪进行区分；它的缺点是不利于静脉增强后观察，在胃内分布的均匀性也常难令人满意。最早应用的是钆喷酸葡甲胺盐（即 Gd-DTPA）和甘露醇的混合溶液，还有近期的双葡甲胺钆喷酸、柠檬酸铁胺、绿茶、植物油等。

2）阴性对比剂（negative agent）多数乃基于氧化铁颗粒的超顺磁性物质，所引起的超顺磁性效应包括 T_2 弛豫时间，导致 T_1WI 和 T_2WI 上信号的降低，优点是可与增强后的正常胃壁或癌肿形成明显对比，并且可以避免造成伪影。全氟溴辛烷是第一个获得美国 FDA 认证的 MRI 口服对比剂，此外还有口服磁颗粒、超顺磁性氧化铁（SPIO）、硫酸钡等。

3）双相对比剂（biphasic agent）在不同的序列可以各自表现出阳性对比剂和阴性对比剂的特点，如在 T_2WI 可以增高胃腔信号，而在 T_1WI 则降低胃腔信号，包括纯水、甲基纤维素溶液、蓝莓汁和聚乙醇溶液等。各类对比剂各有优缺点，目前纯水以其价廉易用、无不良反应等优势在相关研究中占据主导地位（图 2-2-2）。

2.2.3　胃 MRI 检查的常用序列

进行胃 MRI 序列选择时，首先需要明确的是，尽管可用于成像的序列众多，但每个序列在具

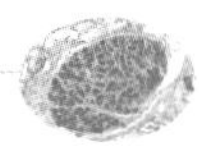

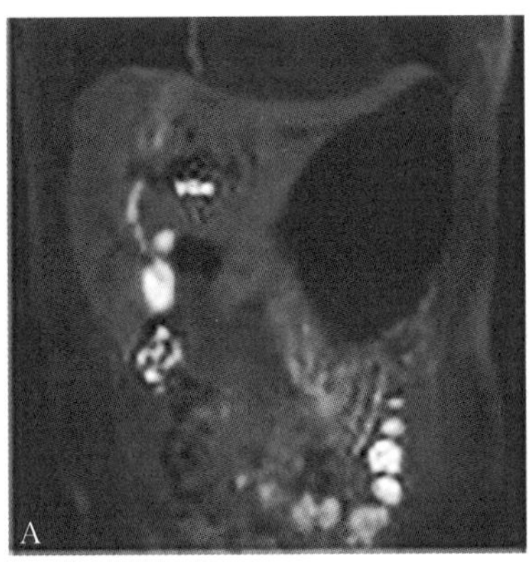

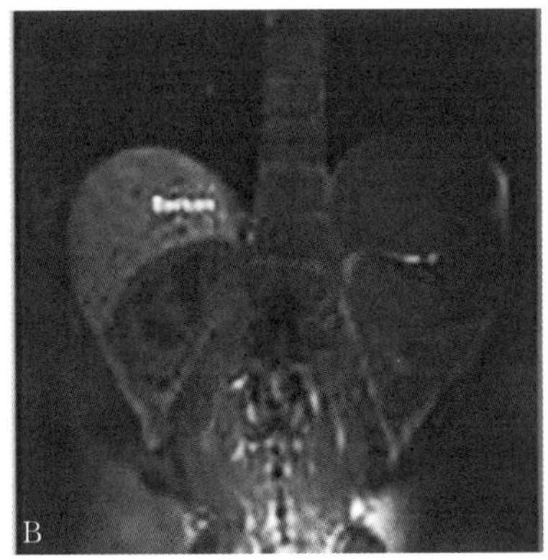

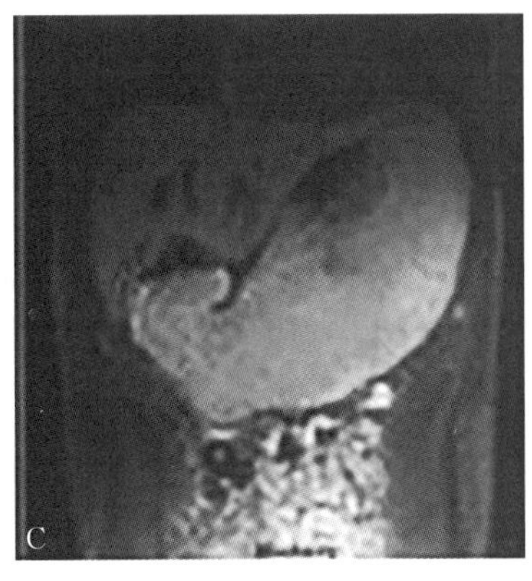

图 2-2-2 VIBE 下 3 种不同 MRI 对比剂

注：VIBE，容积式插入法屏气检查序列（volumetric interpolated breath-hold examination）；A. 水；B. 钡剂；C. 蓝莓汁。

备某方面优势的同时，又有各自难以克服的缺陷，没有一个序列可以稳定地满足诊断的全部需求，这也是目前多序列共存的意义所在。合理搭配各种序列，才能为临床诊治提供尽可能多的信息。

胃 MRI 主要包括以快速自旋回波（FSE；turbo spin echo，TSE）及扰相梯度回波（SPGR）序列为基础的 T_2 加权及 T_1 加权成像。实际应用中常配合呼吸触发或采用屏气扫描以达到消除运动伪影的目的，常用的序列如快速恢复快速自旋回波序列（fast recovery FSE，FRFSE）、单次激发快速自旋回波序列（SS-FSE）、快速进动稳态采集成像（FI-ESTA）、快速扰相梯度回波（fast SPGR，FSPGR）、双回波梯度成像（dual-echo gradient recalled echo，dual-echo GRE）序列等。

（1）T_2 加权序列

T_2 加权可分辨胃的分层结构，并可反映病变内部的组织成分，为胃 MRI 的主要选择。

1）FSE/TSE 及快速恢复 FSE（FRFSE）：FRFSE 是在传统的 FSE 脉冲序列末尾施加一个 180°聚焦脉冲，之后再施加一个 90°脉冲将汇聚的横加磁化矢量快速转化为纵向磁化矢量。FSE 及 FRFSE 结合呼吸门控使用，可采用多次信号平均以提高图像质量。其 T_2 对比好，SNR 高。目前是腹部获得 T_2 加权像的主要序列。应用于胃成像，一般不采用抑脂技术，低信号的胃壁在内侧高信号水和外侧高信号脂肪的衬托下显示清晰。成像参数：TR＝1～3 个呼吸周期，TE＝60～90 ms，FOV＝36～40 cm，层厚/层间距＝5.0 mm/1.0 mm，矩阵＝384×256，ETL＝15，NEX＝4，采用矩形 FOV 以缩短采集时间，常采用呼吸触发技术。通过成像参数的调整，也可进行屏气扫描。

本序列的不足之处在于对呼吸和运动的要求较高，呼吸不匀时得到的图像会出现较明显的运动伪影。成像时间长是其另一个不足之处，在受检者呼吸频率慢时尤为明显，造成扫描时间和扫描范围、层厚之间的矛盾。本序列在结合抑脂后，胃浆膜面与腹腔脂肪可分界不清，不利于病变范围的显示，因此除非为了鉴别肝脏占位，一般不采用抑脂技术。

2）半傅里叶采集单次激发快速自旋回波（half-Fourier acquisition single-shot turbo spin echo，HASTE）：该序列在一次激发后完成一个层面所有数据的采集，成像速度可＜1s/幅，它采用半傅里叶采集，利用 K 空间的共轭对称性推算出另一半。由于其成像速度快，可用于屏气扫描和不能配合的患者及儿童，即使不屏气时也不产生明显运动伪影。该序列回波链长，可获得重 T_2 加权，用于囊实性病变的鉴别诊断。其不足之处是胃腔内液体流动或大的运动可导致腔内假病变出现，另外 K 空间滤过效应可导致系膜血管和小淋巴结显示的模糊。成像参数：TR＝无穷大，TE＝60～90 ms，FOV＝36～40 cm，矩阵＝384×22，层厚/层间距＝5.0 mm/1.0 mm。

3）平衡式稳态自由进动序列（balance steady

state free precession, Balance-SSFP)：该序列在 GE 公司的设备上被称为快速进动稳态采集成像(FIESTA)，在西门子公司设备上被称为真稳态进动快速采集序列(True - FISP)，在飞利浦设备上被称为平衡式快速场回波(balance fast field echo, Balance-FFE)。该序列的优点是图像信噪比高，成像速度快，运动伪影少。该序列图像的对比由 T_2/T_1 决定，因而使脑脊液、水、脂肪、血管均表现为高信号，软组织则呈现出中等信号；不过正因为如此，其软组织对比很差，病变内部组织成分差异的辨识能力很低，因此不能取代 T_2WI。由于化学位移效应导致黑线伪影的存在，在胃浆膜面和腹腔脂肪之间可见到线状无信号带，可作为病变突破浆膜的参考。另外一个不足是对磁敏感伪影较为敏感，尤其是含气胃腔附近会产生伪影，可表现为明显的高或无信号区域；同时因为 3.0 T MRI 比 1.5 T 对磁化率伪影更敏感，因而 3.0T MRI 较少用这个序列进行腹部冠状位扫描。成像参数：TR = 3.0 ～ 5.0 ms，TE=1.5～3.0 ms，翻转角=50°～70°，FOV=36～40 cm，矩阵=224×224，层厚/层间距=5.0 mm/1.0 mm，NEX=1。

4) 平衡式稳态自由进动脂肪抑制序列：在 Balance-SSFP 序列的基础上增加脂肪饱和，抑制腹腔脂肪信号后，使脏器结构对比更加鲜明。应用于胃病诊断时，可显示正常胃壁，尤其是胃底、体部胃壁的分层结构。不足之处是对磁敏感伪影仍较为敏感，SNR 和 T_2 对比也较差。成像参数：TR=3.0～5.0 ms，TE=1.5～2.3 ms，翻转角=50°～70°，FOV=36～40 cm，矩阵=224×224，层厚/层间距=5.0 mm/1.0 mm，NEX=1，采用脂肪饱和技术进行脂肪抑制(图 2-2-3)。

(2) T_1 *加权序列*

T_1 加权序列对胃的分层及病变内部细节结构显示较佳，故多运用在胃部较大的占位病变并可同时发现肝脏占位，为鉴别诊断，需要提供 T_1 对比或在对比增强扫描时应用。

1) SE 序列：SE 序列由于成像速度慢，受运动伪影干扰重而不作为胃 MRI 序列的首选，一般只在受检者不能满意屏气，快速梯度回波序列伪影干扰重时使用。该序列结合呼吸补偿作为补充序列以提供 T_1 对比。成像参数：TR = 300 ～ 500 ms，TE=10～20 ms，FOV=36～40 cm，矩阵=320×160，层厚/层间距=5.0 mm/1.0 mm，NEX=4，采用呼吸补偿技术。

2) 快速扰相梯度回波序列(FSPGR/FLASH/T_1 - FFE)：一般应用二维成像序列，采用较大的翻转角和较短 TR 获得 T_1 加权。成像速度较 SE、FSE 快，单层图像获取时间<1s，可于一次屏气实现全胃的 T_1 加权薄层扫描。不足之处是空气和胃壁交界面受磁敏感伪影干扰较重；另外对运动也较为敏感，屏气不佳或胃肠道蠕动干扰可产生较明显的伪影。成像参数：TR=110～250 ms，TE 选择最短，翻转角=70°～85°，FOV=36～40 cm，矩阵=320×160，层厚/层间距=5.0 mm/1.0 mm，NEX=1。

3) 快速扰相双回波梯度成像(FSPGR - dual echo)：应用于胃病诊断时，对于反相位图像上胃浆膜面与网膜脂肪界面的勾边黑线伪影的连续性的观察，有助于判断病变是否突破浆膜。成像参数：TR=110～250 ms，TE=2.3 ms(反相位)/4.6 ms(同相位)，翻转角 70°～85°，FOV=36～40 cm，矩阵=288×160，层厚/层间距=5.0 mm/1.0 mm，NEX=1(图 2-2-4)。

(3) *动态增强扫描序列*

与胃的 CT 检查一样，MRI 也需要根据病变与正常胃壁血供的差异，通过静脉注射对比剂的方式加大两者之间的信号对比，利于病变的检出和性质的判定。对比剂的选择较为单一，除了一些具有特殊功能的对比剂，如用于判断胃癌淋巴结转移的选择性对比剂微小超顺磁性氧化铁(ultrasmall superparamagnetic iron oxide, USPIO)，多数仍为顺磁性对比剂 Gd - DTPA。常规按 0.1 mmol/kg 静脉团注，行横轴位、冠状位及矢状位的 T_1WI 扫描，常以扰相梯度回波序列为基础，包括二维和三维成像。

1) 二维扰相梯度回波序列(FSPGR/FLASH/T_1 - FFE)：采集速度快，一次屏气可以完成全胃增强扫描，图像有较好的信噪比和组织对比，但屏气不佳者，图像有较明显的运动伪影；层厚一般也大于三维采集序列，且有层间距，不利于微小病灶

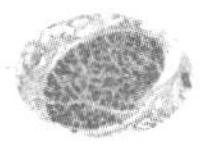

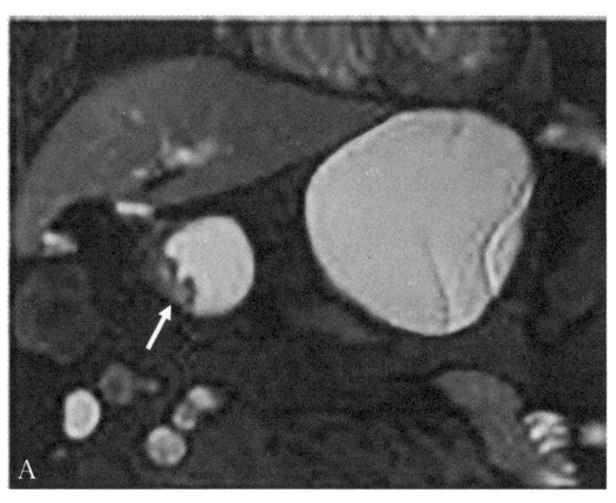

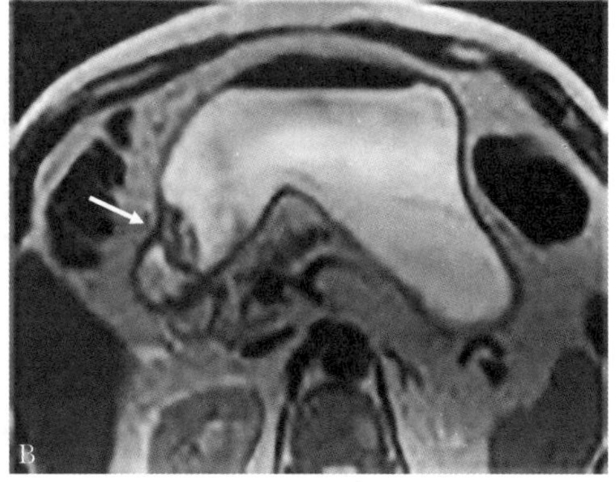

图 2-2-3 胃窦黏膜表面宽基底肿瘤病变的 MRI 表现

注:真稳态进动快速采集序列(True-FISP)(A)和快速自旋回波(TSE)(B)T_1WI 序列显示胃窦部宽基底病灶局限于黏膜层(T_1)(箭头)。

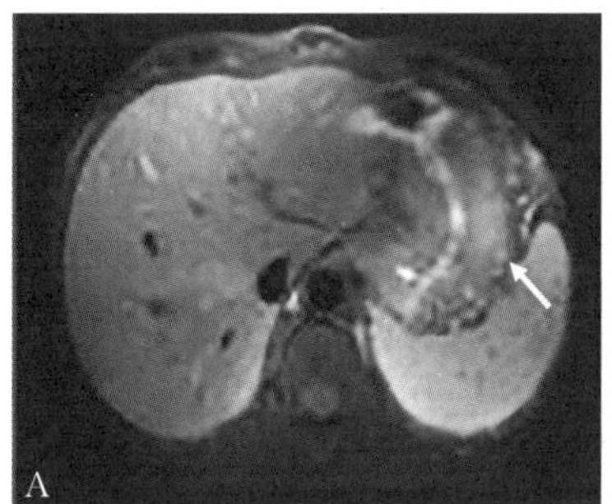

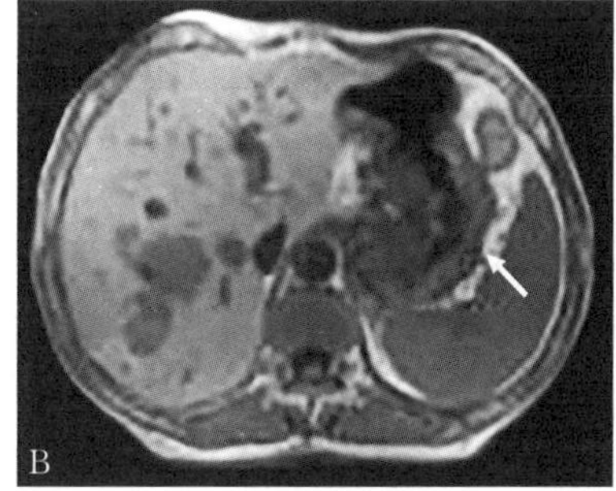

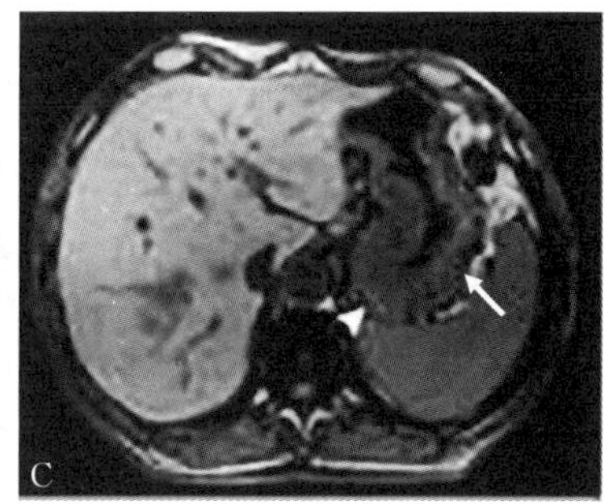

图 2-2-4 快速扰相双回波梯度成像(FSPGR-dual echo)

注:贲门-胃体部胃壁明显增厚,T_2WI(A,箭头)呈稍高信号,FSPGR-dual echo T_1WI 同相位图像(B,箭头)病灶呈低信号,反相位图像(C,箭头)可见病变大弯侧胃壁勾边黑线伪影连续,与网膜脂肪界限清楚;而胃底-小弯侧胃壁则连续性中断,提示肿瘤突破浆膜层。

如早期胃癌和小的结膜下肿瘤的显示。成像参数:TR=110～250 ms,选择最短 TE, FOV=36～40 cm,矩阵=384×160,层厚/层间距=5.0 mm/1.0 mm, NEX=1,最好采用脂肪抑制技术。

2) 三维容积内插扰相梯度回波序列:该类序列包括 GE 公司的 LAVA、西门子公司的 VIBE 及飞利浦公司的 THRIVE。LAVA 序列通过结合并行采集技术及层面内和层间的部分 K 空间采集技术,进一步提高了成像速度和图像的分辨力。LAVA 序列具备较高的图像质量,更快的成像速度,使一次屏气自肝顶至胃下极的薄层扫描成为可能。成像参数:TR 和 TE 选择最短,T_1=7.0 ms,反转角=15°,矩阵=256×224,层厚=4～6 mm,重建层厚=2～3 mm, BW=83.3 Hz, NEX=0.75。

增强扫描时相的选择是影响诊断的重要因素之一。早期应用由于 MRI 扫描时间长,一般仅能行单期增强。随着快速序列的出现及发展,成像速度的提高,胃的 MRI 双期甚至多期扫描成为可能。目前已可进行 5 期甚至更多期的扫描,分别为平扫、增强早期(30 s)、增强中期(60 s)、增强晚期(2 min)及延迟期或称间质期(5 min)等,多期扫描的图像经过后处理还可以得到时间-信号强度曲线(图 2-2-5)。

(4) 其他成像技术

1) MRI 水成像:磁共振水成像(MR hydrography)根据体内静态或缓慢流动的液体具有长 T_2 弛豫呈高信号,周围组织 T_2 弛豫值较短呈低信号的特点,应用长 TR 加超长 TE 产生重

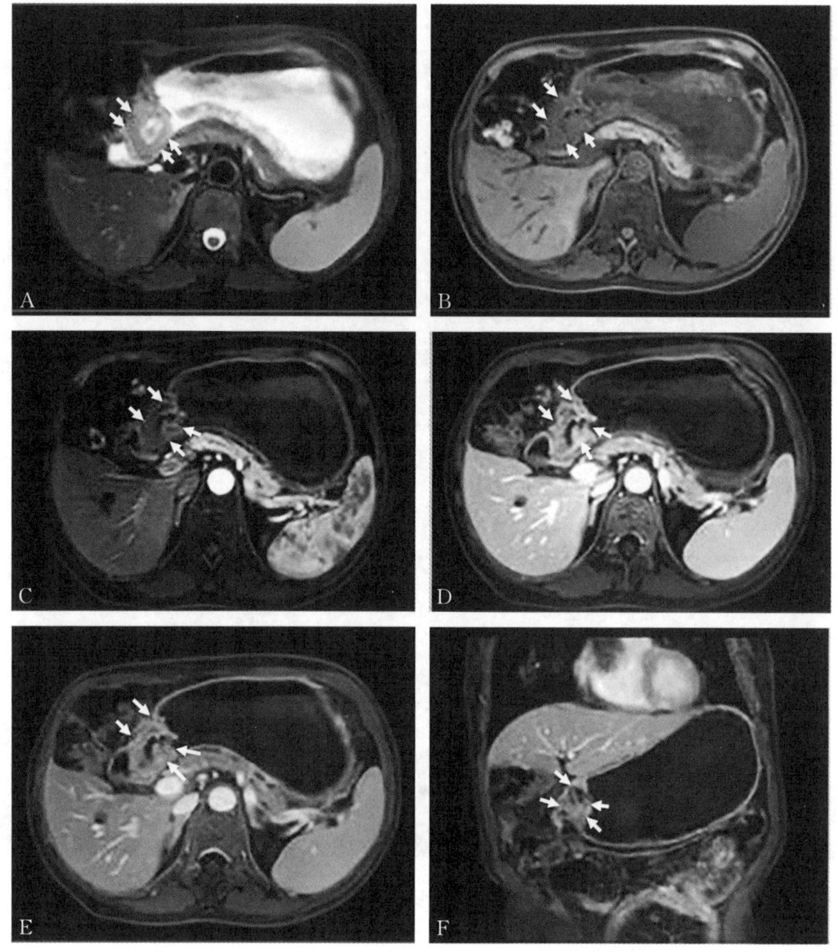

图 2-2-5　胃窦部胃癌三期增强扫描 MRI 表现 1 例

注：胃窦部胃壁明显增厚（箭头），轴位 T_2WI(A)呈稍高信号，轴位 T_1WI(B)呈等低信号，增强扫描动脉期(C)不均匀强化，静脉及延迟期(D～F)明显强化，病变胃壁黏膜面不光滑，浆膜面毛糙伴周围絮状模糊影(T_4)，病变处管腔狭窄伴其近端胃腔扩张。

T_2 效果，使含水器官显影。磁共振胃肠道水成像技术 MRGIH，是在快速扫描方法出现后实现的，初步研究结果已显示出其在胃肠道磁共振研究领域中的价值。与钡剂胃肠造影或 CT 检查相比，MRGIH 具有下列优点：①方法简便，诊断迅速；②便于发现病变及病变定位；③不受高浓度钡剂影响，无伪影问题，对进行钡剂胃肠道检查的患者可以立即进行 MR 检查；④MRGIH 无电离辐射，可用于孕妇和儿童。

2D MRGIH 序列成像参数：TR＝6 000 ms，TE＝500 ms，矩阵＝384×288，NEX＝1，FOV＝36～40 cm，层厚＝2～4 cm，层数＝2～4。3D MRGIH 序列成像参数：TR＝3 000～6 000 ms，TE＝600 ms，矩阵＝256×256，NEX＝2，FOV＝36～40 cm，层厚＝1.5 mm，层数＝60～80，对 3D 原始图像进行最大密度投影重建（maximum intensity project，MIP）。

2）磁共振弥散加权成像：磁共振弥散加权成像(DWI)，作为 MRI 发展过程中的一个重要的里程碑，其临床价值正得到越来越多学者的重视，应用的疾病谱也在不断扩大。作为一种非侵袭性技术，DWI 对肿瘤评价有其独特的优势。它提供了 T_1 及 T_2 之外新的组织特征对比，并有相对稳定的量化值即 ADC 值。

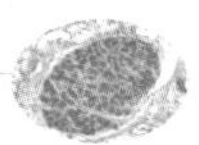

胃DWI成像参数：弥散敏感梯度 $b=0\ s/mm^2$，$b=1\,000\ s/mm^2$，TR=2 750 ms，TE选择最小，NEX=4，层厚=5 mm，层间距=1 mm，FOV=36～40 cm，矩阵=128×128，弥散方向=3。结合分次屏气技术，视患者耐受情况，分2～3次屏气完成，保持每次屏气基线位于同一水平(图2-2-6)。

2.3 先天性病变

2.3.1 胃重复囊肿

(1) 概述

胃重复囊肿(gastric duplication cyst)是一种罕见的先天性消化道发育异常，多见于女性。消化道重复畸形最常见于回肠(35%)，其次是食管、空肠、结肠、胃和十二指肠，其中，胃重复囊肿仅占消化道重复畸形的2%～9%。胃重复囊肿可并发胃肠道重复畸形，也可并发其他先天性畸形，如呼吸系统异常等，其病因目前仍存在争论。

(2) 病理

胃重复囊肿直径1.3～10 cm，重复胃腔可与正常胃腔相通。罗林(Rowling)等提出胃重复囊肿的病理诊断标准：①病灶囊壁内有平滑肌层；②囊肿内面被覆消化道黏膜(可出现胃黏膜、肠黏膜，其内出现异位胰腺组织也曾有报道)；③病灶附着于胃壁并具有统一血供。胃重复囊肿的恶变偶见报道。

(3) 临床

胃重复囊肿多发病于婴幼儿期，在1岁左右发现，成人偶发，常表现为囊性灶，出生时通常较小，之后由于分泌物聚集而逐渐增大，多见于胃大弯侧，也可见于胃小弯及幽门。胃重复畸形可分为管状型、囊状型及憩室型，其中，囊状型较为多见(80%)，通常不与胃腔相通。

胃重复囊肿多数无症状，也可出现腹痛、出血、胃肠道穿孔等症状，发生于胃窦者可能造成幽

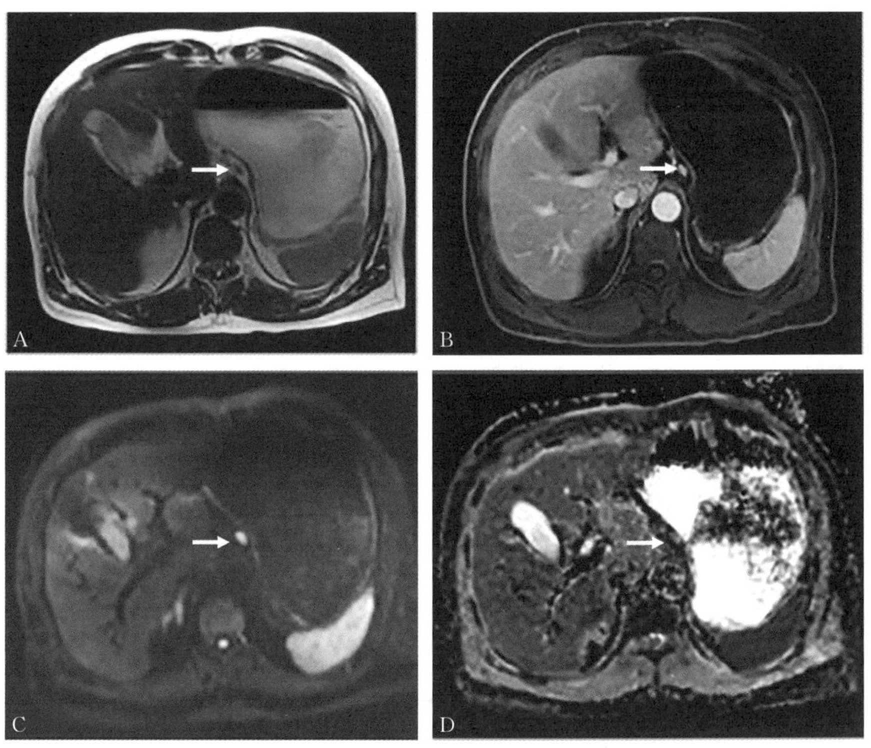

图2-2-6 胃癌伴淋巴结转移的MRI表现

注：轴位 T_2WI(A，箭头)、增强扫描(B，箭头)、DWI($b=800\ s/mm^2$)(C，箭头)及ADC map(D，箭头)见胃小弯侧淋巴结转移，T_2WI 呈等信号，DWI弥散受限，ADC信号减低，增强可见明显强化。

门梗阻。术前诊断相对困难，常规内镜下主要表现为黏膜完整的局限性隆起性病变，不易与胃平滑肌瘤等黏膜下病变相鉴别。

（4）MRI 表现

胃重复囊肿呈位于胃肠道腔内、壁内或腔外邻近部位的囊性肿块，以长 T_1 长 T_2 液性高信号为主，偶可因含出血或蛋白成分而呈短 T_1 信号。囊肿为单房或多房，与所附着的消化管壁相连，囊壁厚，光滑，界限清晰，可伴钙化，增强扫描囊壁可有强化，偶见分层（图 2-3-1）。囊壁增厚和周围炎性渗出提示重复囊肿合并感染。囊肿内实性成分强化提示恶性改变。

（5）诊断要点

与胃壁相连囊性肿物，囊壁可见分层强化。

（6）鉴别诊断

胃重复囊肿需与肠系膜囊肿（mesenteric cyst）、胰腺假性囊肿、大网膜囊肿等鉴别，但征象缺乏特异性，可结合临床症状及相关病史判断。肠系膜囊肿多位于肠管系膜侧，囊肿边界清晰、锐利，囊壁薄且均匀，囊肿与胃的关系是鉴别诊断的关键。胰腺假性囊肿多继发于急性胰腺炎的亚急性期与慢性期，血、尿淀粉酶的增高具有提示意义，可伴有胰腺周围脂肪间隙模糊或消失。假性囊肿早期囊壁较薄，晚期增厚，也是鉴别的一个要点。

2.3.2 异位胰腺

（1）概述

异位胰腺（heterotopic pancreas）是指正常胰腺解剖部位以外的孤立胰腺组织，又称“迷走胰腺”，尸检发现率仅 0.5%～13%，好发于胃窦及十二指肠。异位胰腺可具备正常胰腺组织的任何成分，根据各种成分所占比例的不同而表现出不同的影像征象。

（2）病理

异位胰腺是由于胚胎时期胰芽与原肠产生非

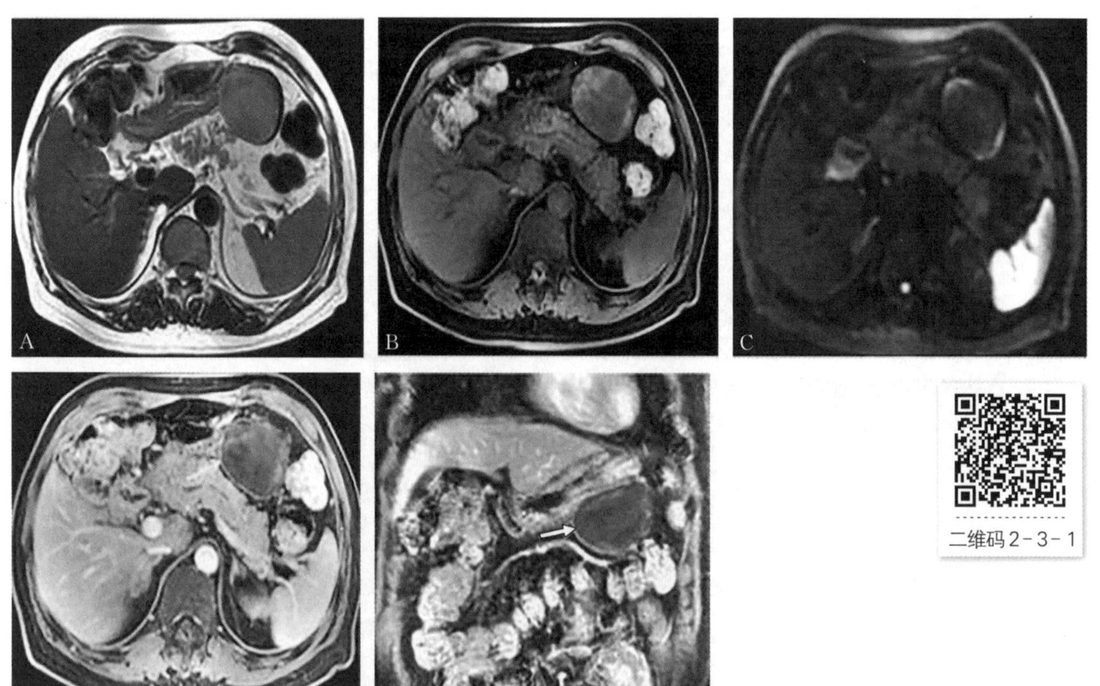

图 2-3-1　胃体大弯侧重复囊肿

注：患者，男性，58 岁，体检超声发现腹腔占位。横断位 T_2WI（A）与 T_1WI（B）可见胃体大弯侧外生性囊性肿物，内部呈混杂等短 T_1 等 T_2 信号，考虑合并出血。DWI 内部囊性成分呈低信号，周围壁稍高信号（C）。增强扫描内部无强化，可见囊壁厚度均匀，稍高强化[D 为轴位增强，E 为冠状增强（箭头），病理彩图见二维码 2-3-1]。

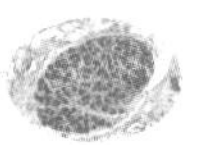

炎性粘连，在发育过程中随原肠旋转，继而在胃壁或肠壁等位置发育而成。起源于黏膜下层或肌层，很少累及黏膜和浆膜，多突向腔内生长。

异位胰腺的组织学分型有 Heinrich 分型及 Fuentes 分型。Heinrich 分型分为 3 类：第一类最常见，与正常胰腺的比例成分类似，包括腺体、导管和胰岛细胞，第二类和第三类则主要以腺体或以导管为主。Fuentes 分型增加了仅含有胰岛细胞的第四类分型。

（3）临床

临床症状与部位、大小、黏膜受累情况等相关，多数表现为腹痛、腹胀等非特异性症状，如异位胰腺分泌消化液破坏组织和血管，则可导致消化道出血等症状；如合并炎症或假性囊肿，则可能引起梗阻。

（4）MRI 表现

1）胃黏膜下结节或肿块，常突向腔内生长。

2）体积多数较小，一般直径不超过 3 cm。

3）病灶常呈梭形或扁平形态，肿瘤长短径之比多>1.4，边界常模糊欠清。

4）病灶可呈实性、囊性或囊实混合性。实性成分与胰腺组织成分相同，主要由腺泡组成，平扫 T_1WI 上具有胰腺组织特征性的高信号。

5）被覆黏膜层常增厚且伴高强化，为黏膜继发炎性改变所致。

6）黏膜面可见脐凹征；可伴中心导管征，即异位胰腺内扩张的导管。

7）增强扫描病灶强化特征与病变内部成分相关：与正常胰腺成分相似者，强化与胰腺同步；腺体成分为主者强化程度高于正常胰腺；导管及间质成分为主者呈低强化；伴扩张导管或假性囊肿者甚至可表现为囊性密度（图 2-3-2）。

（5）诊断要点

黏膜下突向腔内生长的扁平结节，被覆黏膜增厚、高强化，可伴脐凹征、中心导管征，强化程度取决于内部腺体和间质成分的比例。

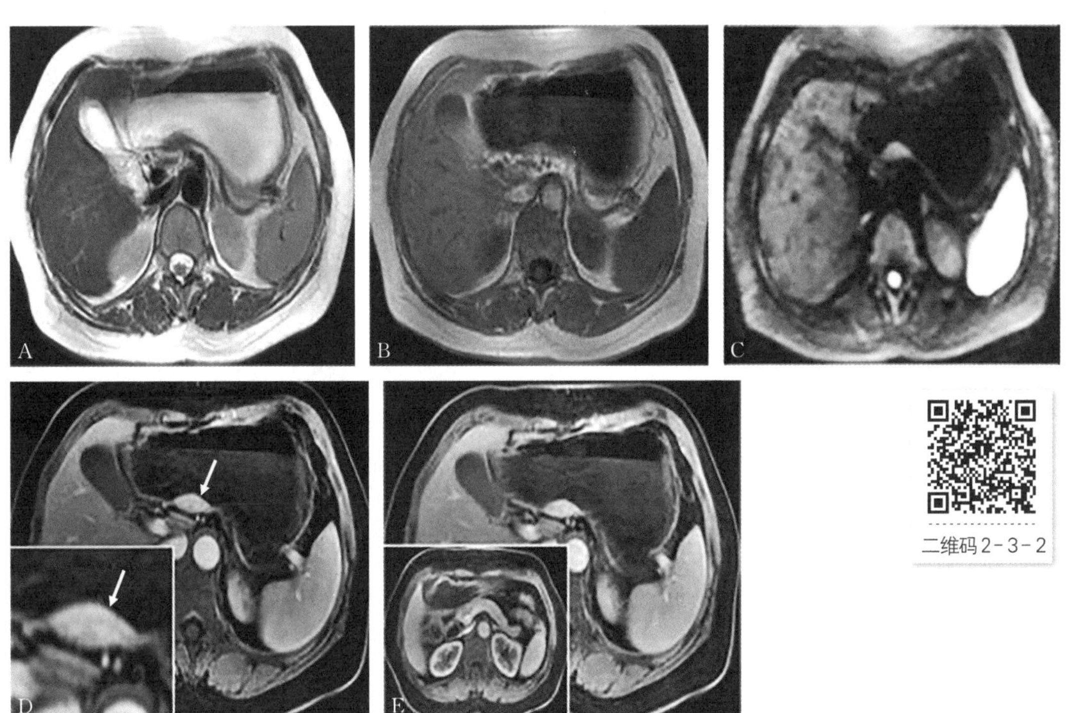

图 2-3-2　胃异位胰腺

注：患者，女性，57 岁。胃角后壁突向腔内实性结节，呈梭形，长短径比>1.4，呈等 T_2（A，箭头）等 T_1 信号（B，箭头），DWI 呈稍高信号（C，箭头）。增强扫描动脉期呈高强化（D，箭头），左下角放大像可见表面被覆强化更高黏膜层（箭头）。增强扫描延迟期呈持续高强化（E，箭头），强化幅度高于正常胰腺（E 左下角，箭头），说明内部以腺体成分为主（病理彩图见二维码 2-3-2）。

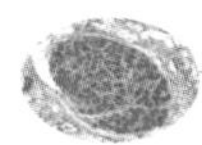

(6) 鉴别诊断

异位胰腺需与胃肠间质瘤、平滑肌瘤、神经鞘瘤(Schwannoma)等黏膜下占位鉴别。异位胰腺多呈扁平形态，长短径比>1.4，T_1WI 类似胰腺组织的高信号及 T_2WI 的"中心导管征"对鉴别诊断具有意义。异位胰腺的被覆黏膜常增厚并高强化，肿瘤较小时因含扩张腺管结构也可出现囊性灶，而其他黏膜下肿瘤多呈类圆形或椭圆形态，较小时密度多较均匀，边界较清晰，被覆黏膜厚度强化多正常。

2.3.3 先天性憩室

(1) 概述

先天性胃憩室(congenital gastric diverticula)为胃壁囊样膨出，是一种发病率非常低的消化道憩室类疾病。胃壁肌层发育不良，导致黏膜下层及黏膜层从薄弱处疝出是形成胃憩室的重要因素。

(2) 病理

胃憩室的病理类型包括真性憩室及假性憩室。真性憩室包括胃壁各层，多由胃周炎症及粘连所致，假性憩室仅有胃黏膜及浆膜层，是进食后在胃内压的作用下，胃壁局限性向外膨隆所致。先天性胃憩室一般位于胃后壁贲门附近小弯侧，多为真性憩室，因该处纵行肌薄弱而形成。

(3) 临床

先天性胃憩室可见于任何年龄，以 50～60 岁居多。多数患者无症状，偶尔表现为餐后饱胀感或上腹隐痛，偶伴出血、穿孔及扭转。

(4) MRI 表现

先天性胃憩室表现为突向胃腔外部的囊袋状薄壁病灶，大小不一，边缘光滑，内壁被覆黏膜可见线样强化。憩室多有狭颈与胃体连接，其内容物与胃内容物相同，可表现为液囊、气液平，增强扫描无强化表现(图 2-3-3)。

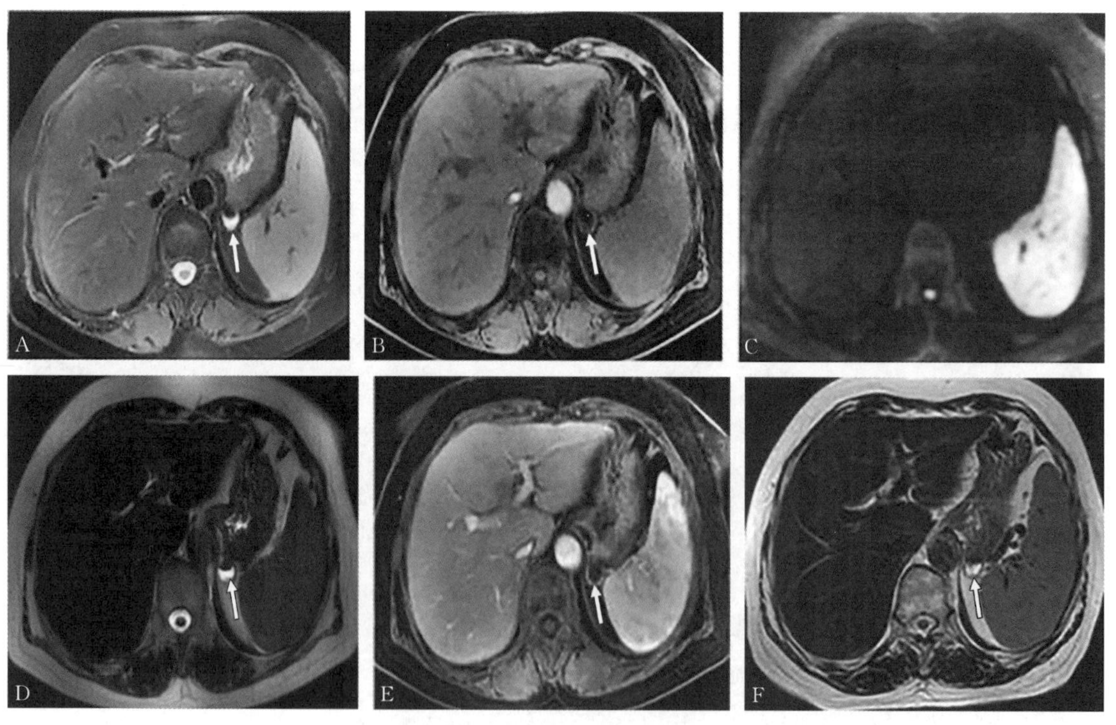

图 2-3-3 胃底后方憩室

注：患者，女性，77 岁。直肠癌上腹核磁分期检查发现胃底后方囊性结节，直径约 1.5 cm。轴位 T_2WI 抑脂序列(A，箭头)和 T_1WI(B，箭头)显示憩室内气液平，DWI 呈无信号(C)，SSFSE 重 T_2 成像(D，TE=200 ms，箭头)明显高信号，确定为液体成分。增强扫描(E，箭头)见环周壁光滑，均匀稍高强化。患者两年后复查，屏气 FRFSE 重 T_2 成像(F，TE=200 ms，箭头)，病灶变化不大，液性成分仍呈明显高信号。

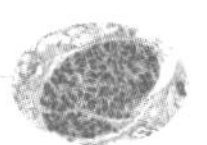

(5) 诊断要点

圆形或椭圆形囊袋结构突出于胃腔外，其内被覆黏膜可见分层。

(6) 鉴别诊断

先天性胃憩室需与毗邻器官的病变鉴别，包括左侧肾上腺囊肿(adrenal cyst)与腺瘤、胰腺和肾脏囊肿，尤其是左侧肾上腺肿物，临床上不乏误诊的报道。当内容物含有气体时，需要与脓肿及肿瘤坏死鉴别。胃壁脓肿一般有术后及误食异物的病史，胃黏膜增厚伴环形强化则提示脓肿形成。与肿瘤相比，胃憩室的囊壁较为菲薄，且更光滑锐利，与肿瘤的实性成分较容易区分。

2.4 肿瘤性病变

2.4.1 良性肿瘤

(1) 胃息肉

1) 临床概述：

A. 胃息肉(gastric polyps)是起源于黏膜的隆起性病变，分为增生性息肉和腺瘤性息肉，多数直径不超过3 cm。

B. 大于2 cm的胃息肉存在恶变可能，应行外科切除。

C. 增生性息肉多见，占75%～90%，好发于65～75岁女性，常见于慢性胃炎、肥厚性胃炎或胆汁反流性胃炎患者，较少恶变倾向。

D. 腺瘤性息肉少见，多较大，孤立，常见于萎缩性胃炎，可发生恶变。

2) MRI表现：由于息肉与胃肠道壁信号相似，且易被胃肠腔内容物掩盖，因此MRI检查前应做好充分胃肠道准备，如禁食8 h、注射低张药物以及口服对比剂。

A. 增生性息肉形态光滑，圆或椭圆形，直径常在1 cm左右，有时较扁平而难以检出；常多发，集中于胃底体及后壁，多无症状，常为偶然发现(图2-4-1)。

B. 腺瘤性息肉常伴分叶或菜花状外观，可带蒂，多见于胃窦；较大肿瘤浆膜面可见脐样凹陷，可见粗大供血血管由此进入。病变较大且增强扫描持续强化或强化不均、出现变性坏死者应警惕恶变可能。

3) 鉴别诊断：胃息肉需与黏膜下起源肿瘤如(gastrointestinal stromal tumor，GIST)、神经鞘瘤等鉴别，后两者表面被覆黏膜可出现桥样皱襞征象，可与起源于胃黏膜的息肉鉴别。宽基底的大息肉，表面不光滑或带有分叶，应与Ⅰ型早癌或Borrmann Ⅰ型进展期胃癌鉴别，腺瘤基底及表面相对较为光滑，附着侧胃壁柔软，浆膜侧可见血管进入征象；而胃癌黏膜面粗糙，邻近胃壁较僵硬，内部罕见血管穿行。

(2) 平滑肌瘤

1) 概述：

A. 胃平滑肌瘤(gastric leiomyomas)起源于胃肠道固有肌层。约占所有胃肿瘤2.5%，典型者好发于近端胃贲门区，腔内或腔外生长。

B. 平滑肌瘤无恶性倾向，不发生转移，除引起梗阻或压迫症状，否则无须手术治疗。

2) MRI表现：

A. 好发于食管-胃结合部，突向腔内生长。

B. 黏膜面可见桥样皱襞，溃疡少见。

C. 边缘光滑锐利，形态扁长。

D. 病灶信号多均匀，T_1WI及T_2WI序列均表现为稍低信号，增强扫描均匀中低强化，DWI呈等或稍高信号。

E. 肿瘤内部出血及坏死少见(图2-4-2)。

3) 鉴别诊断：消化道平滑肌瘤与胃肠间质瘤病理上结合免疫组化可区分，但影像学上难以区别，目前以间质瘤常见。后者T_2信号更高，且肿瘤体积更大，内部坏死、胶样变、出血等变性更为常见，实性部分强化更高。有研究以长短径比值>1.4为标准区分平滑肌瘤和GIST，特异度84.6%，灵敏度52.6%，测量时应注意结合多平面，轴位断面类圆形，不代表肿瘤整体为类圆，需结合轴冠矢三平面判定。

(3) 胃血管球瘤

1) 临床概述：

A. 血管球瘤(gastric glomus tumor)是血管周围球体细胞的肿瘤性增生所致，是一种起源于血管球细胞的少见良性软组织肿瘤；胃血管球瘤好

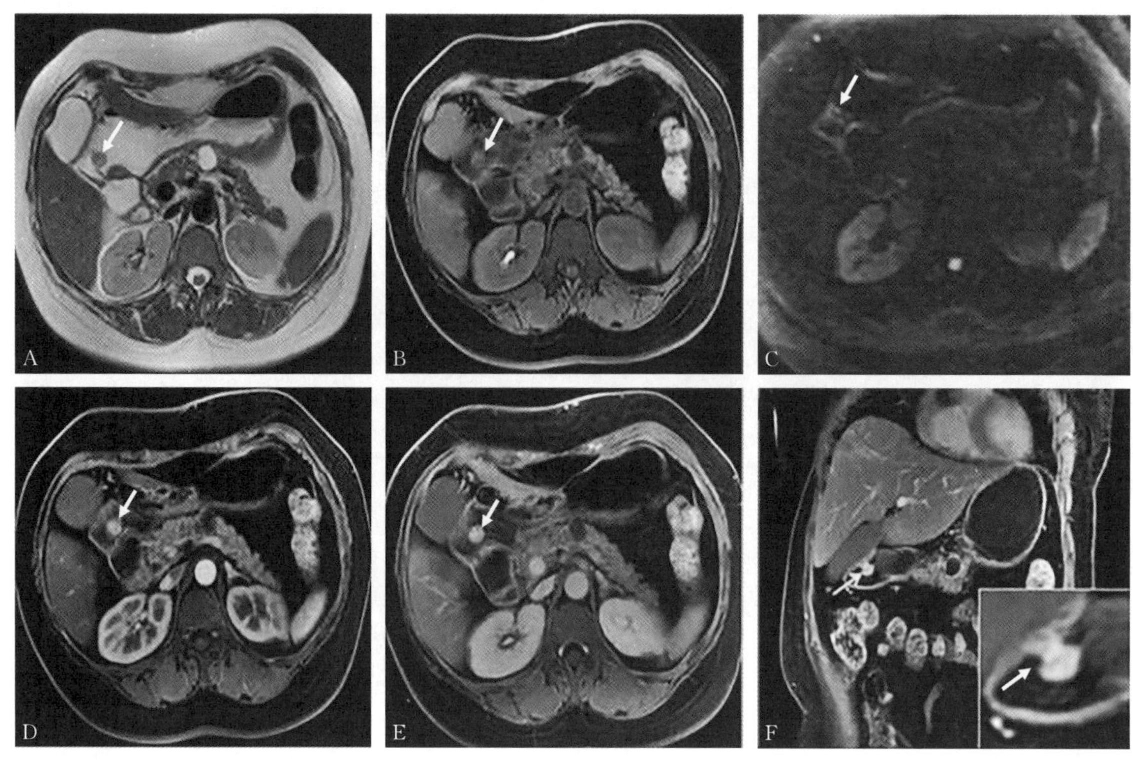

图 2-4-1　胃增生性息肉

注：患者，女性，64 岁。上腹隐痛不适两月余。T_2WI(A)及 T_1WI(B)可见胃窦远端长 T_1 稍长 T_2 信号结节(箭头)，DWI(C)呈稍高信号。增强扫描动脉期(D)及延迟期(E)均呈高强化。增强扫描冠状位见结节基底部呈蒂状与胃壁相连(右下放大像，箭头)。

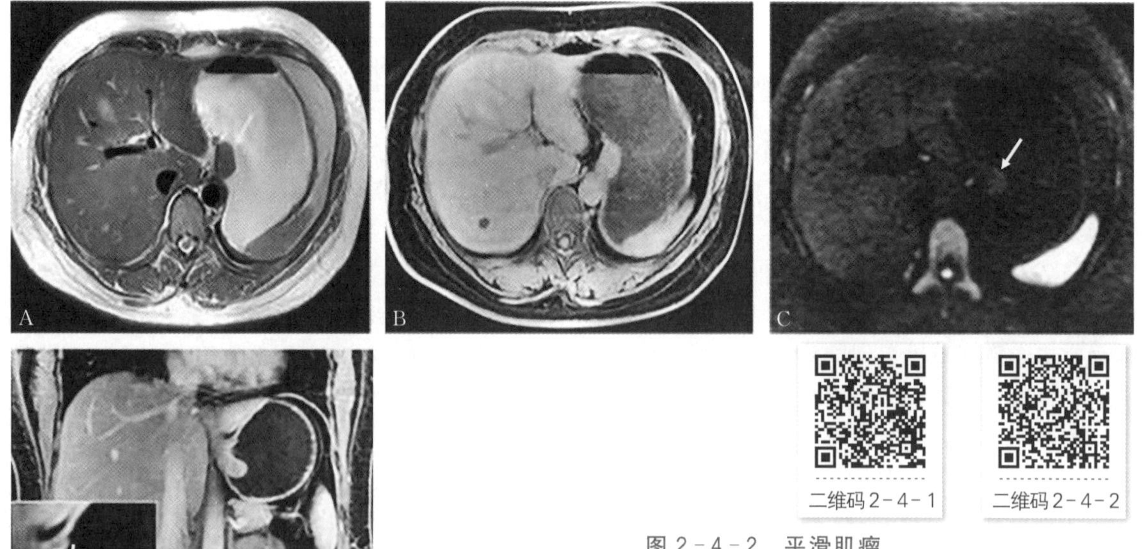

图 2-4-2　平滑肌瘤

注：患者，女性，36 岁。胃镜发现胃黏膜下占位 1 个月。T_2WI(A)及 T_1WI(B)示近端胃小弯侧长 T_1 长 T_2 信号类圆形结节(箭头)，长短径比 1.2。DWI(C)呈稍高信号(箭头)。增强扫描冠状位(D)显示形态扁长，长短径比 2.3，均匀中等强化，可见表面黏膜强化桥样皱襞(箭头)(病理彩图见二维码 2-4-1、2-4-2)。

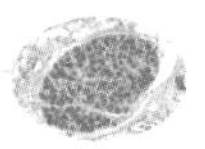

发于胃窦部黏膜下，占所有胃良性肿瘤的 2%。少数直径大于 5 mm 的血管球瘤可恶变。

B. 患者常无症状，也可表现为胃周不适，较大的肿瘤形成溃疡会引起上消化道出血，手术切除可治愈。

C. 如影像怀疑该病诊断，忌行内镜活检，避免造成大出血。

2）MRI 表现：典型表现为胃黏膜下的单发富血供病变，体积较小，因增生的血管球体细胞围成宽大血管窦，增强扫描表现为肝海绵状血管瘤样强化模式。肿瘤被覆黏膜厚度常较其他黏膜下肿瘤为厚，文献报道平均近 4 mm（图 2-4-3）。

3）鉴别诊断：血管球瘤的鉴别诊断包括 GIST、神经鞘瘤、异位胰腺和平滑肌瘤等黏膜下病变。其他黏膜下肿瘤的强化方式常为持续低强化或渐进性强化，血管球瘤动脉期即可表现为高强化并渐进充填，与肝海绵状血管瘤强化模式类同。血管球瘤被覆黏膜厚度常较其他黏膜下肿瘤为厚，以 2.6 mm 为阈值鉴别血管球瘤与其他肿瘤的灵敏度为 72.7%、特异度为 82.1%。

（4）脂肪瘤

1）临床概述：

A. 胃脂肪瘤（gastric lipomas）由成熟脂肪细胞构成，覆以纤维包膜。4%～8%的脂肪瘤发生于胃，占胃良性肿瘤的 1%～3%。90%～95%的脂肪瘤发生于黏膜下层，5%～10%发生于浆膜下。

B. 临床表现无特异性，多数无症状，肿瘤较大时可出现腹痛，肿瘤表面黏膜形成溃疡可出现消化道出血，部分脂肪瘤带蒂，可脱入幽门造成幽门梗阻。

C. 脂肪瘤较软，可因胃蠕动而改变其形态或

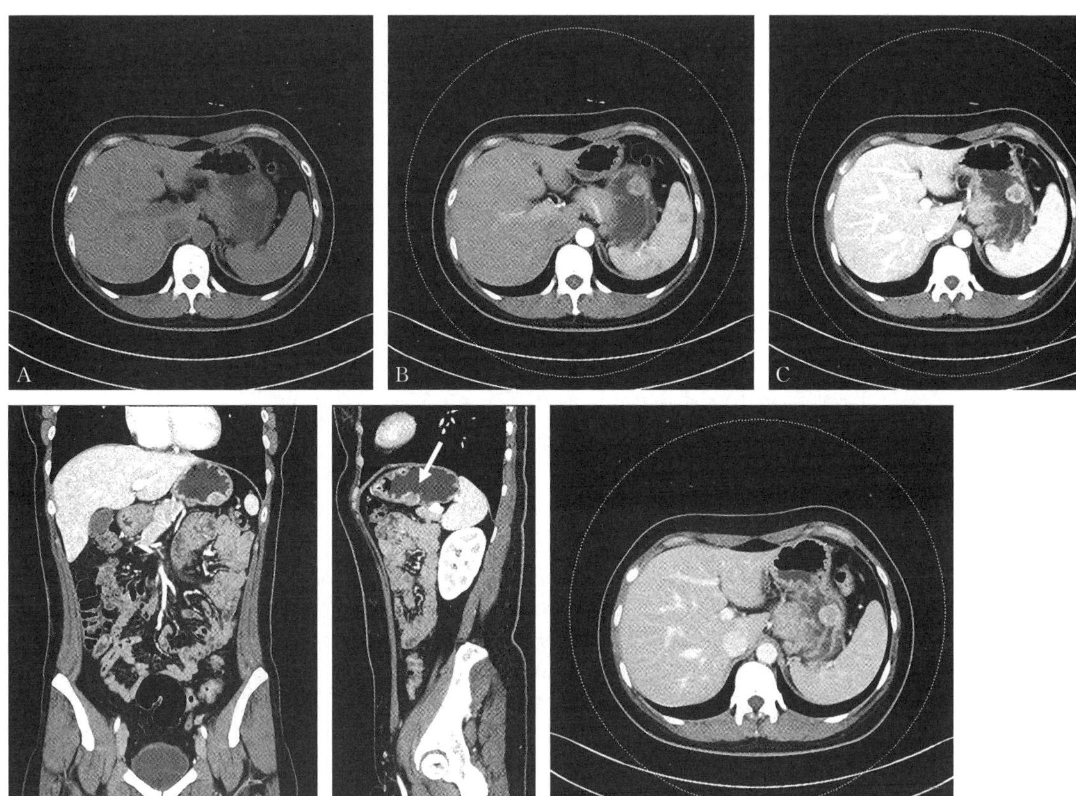

图 2-4-3 胃血管球瘤

注：患者，女性，36 岁。横断面 CT 平扫（A）见胃大弯出软组织密度结节影，三期增强（B、C、E）显示病灶明显强化，冠状面（D）及矢状面（E）门脉期重建图像可见黏膜线样强化，提示病灶起源于黏膜下层，矢状面上还可见黏膜层溃疡形成（箭头）。

大小。

2）MRI 表现：

A. 多数肿瘤为检查时意外发现，常单发，好发于胃幽门，腔内生长，可有溃疡。

B. MRI 检查可呈典型短 T_1 长 T_2 脂肪信号，抑脂序列信号减低。病灶内部偶见分隔，T_1WI 呈低信号，脂肪抑制 T_2WI 图像呈高信号（图 2-4-4）。

3）鉴别诊断：脂肪瘤的鉴别诊断包括分化良好的脂肪肉瘤，脂肪肉瘤内部可见实性软组织成分，有一定侵袭性，内部分隔可不均匀增厚。

（5）胃神经鞘瘤

1）临床概述：

A. 胃神经鞘瘤起源于胃肠道壁内神经丛的施万细胞，好发于胃体。

B. 好发于女性，40～60 岁，多数无症状，也可出现腹痛等非特异症状，肿瘤表面形成溃疡时可发生消化道出血，肿瘤较大时可出现梗阻表现。

C. 文献报道 75%～81% 胃神经鞘瘤可伴肿大淋巴结；除了胃周，腹腔干甚至远隔的腹主动脉旁亦常见肿大淋巴结；确切的病理生理机制尚未明确，有病理专家推测可能为肿瘤分泌的化学介质刺激导致的淋巴结反应性增生。

2）MRI 表现：

A. 肿瘤好发于胃体，外生或壁内生长。

B. 肿瘤边缘光滑，偶见溃疡形成，信号均匀，呈等 T_1 长 T_2 信号，DWI 呈高信号，增强扫描表现为渐进性中等强化。

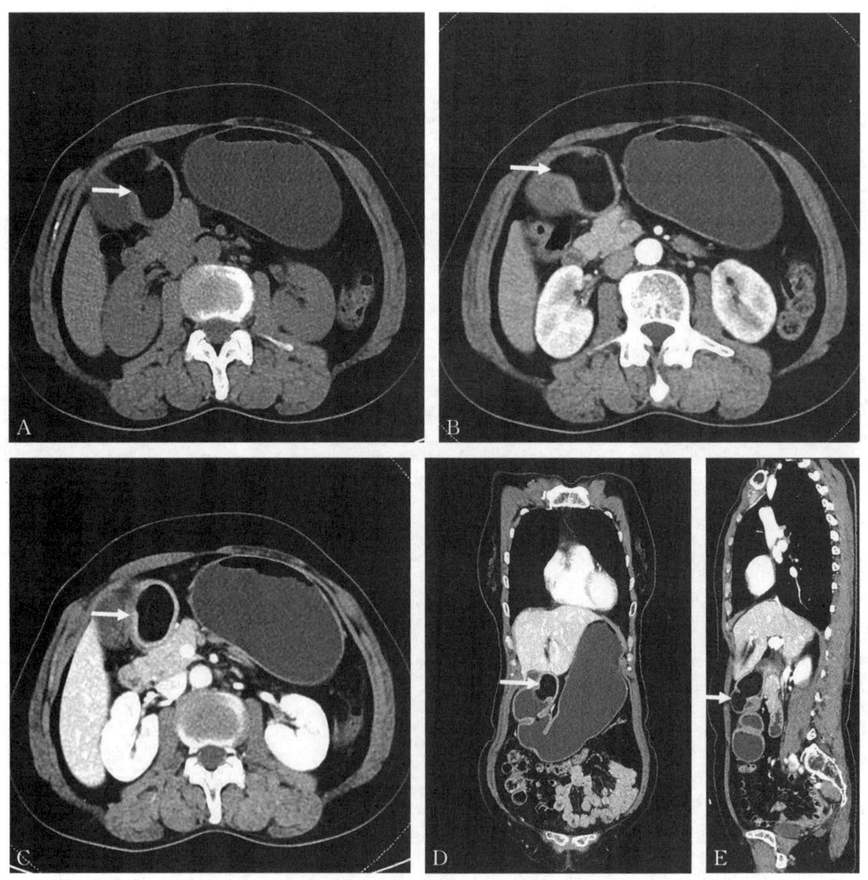

图 2-4-4　胃脂肪瘤

注：患者，女性，54 岁。横断面 CT 平扫（A，箭头）见胃窦黏膜下脂肪密度肿块影，平扫密度约 -102.7 HU，三期增强（B、C、E，箭头）显示病灶未见明显强化，冠状面（D，箭头）及矢状面（E，箭头）门脉期重建图像可见黏膜线样强化，黏膜面完整光滑，提示病灶起源于黏膜下层。

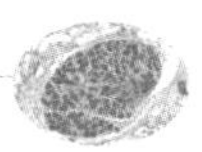

C. 胃神经鞘瘤出血、坏死及囊变少见。引流区域可见肿大淋巴结，多数信号均匀（图 2-4-5）。

D. 鉴别诊断：胃神经鞘瘤的鉴别诊断包括胃GIST和平滑肌瘤。GIST体积较大时常会出现出血及坏死。平滑肌瘤少见，MRI信号较低。病灶周围的肿大淋巴结应与胃癌或其他恶性病变的淋巴结转移鉴别。肿瘤边缘光滑，强化均匀为良性病变的特点。

（6）*胃石症*

1）临床概述：

A. 胃石症（gastric bezoars）为摄入的外源性物质在胃内聚集，根据其成分不同而分不同类型。诱发因素包括咀嚼不充分、高纤维化饮食以及既往胃部手术等。患者可无症状，当胃石引起胃出口梗阻或进入小肠引起梗阻时可出现急腹症。

B. 植物性胃石相对常见，可由进食难以消化的水果（如柿子以及蔬菜纤维）所引起。患者常有胃手术史。常同时存在小肠石症。

C. 动物性胃石也相对常见，常因年轻女性吞咽毛发在胃内积聚引起。

D. 乳酸性胃石，由未被消化的奶制品在胃内积聚形成；药物性胃石，由药物在胃内积聚形成。

2）MRI表现：

上消化道造影、CT可用于诊断胃石症，MRI应用较少。胃石为胃腔内边界清晰的形态不规则结节或肿块，其内偶见气体，可移动。胃石可引起胃腔扩张，并发小肠石症时可引起小肠梗阻的表现（图 2-4-6）。

3）鉴别诊断：胃石为无活性成分，T_1WI及T_2WI均呈低信号，增强扫描无强化，结合体位翻转，观察到病变移动可确诊。胃石较大时，可结合临床病史、胃镜或探查。

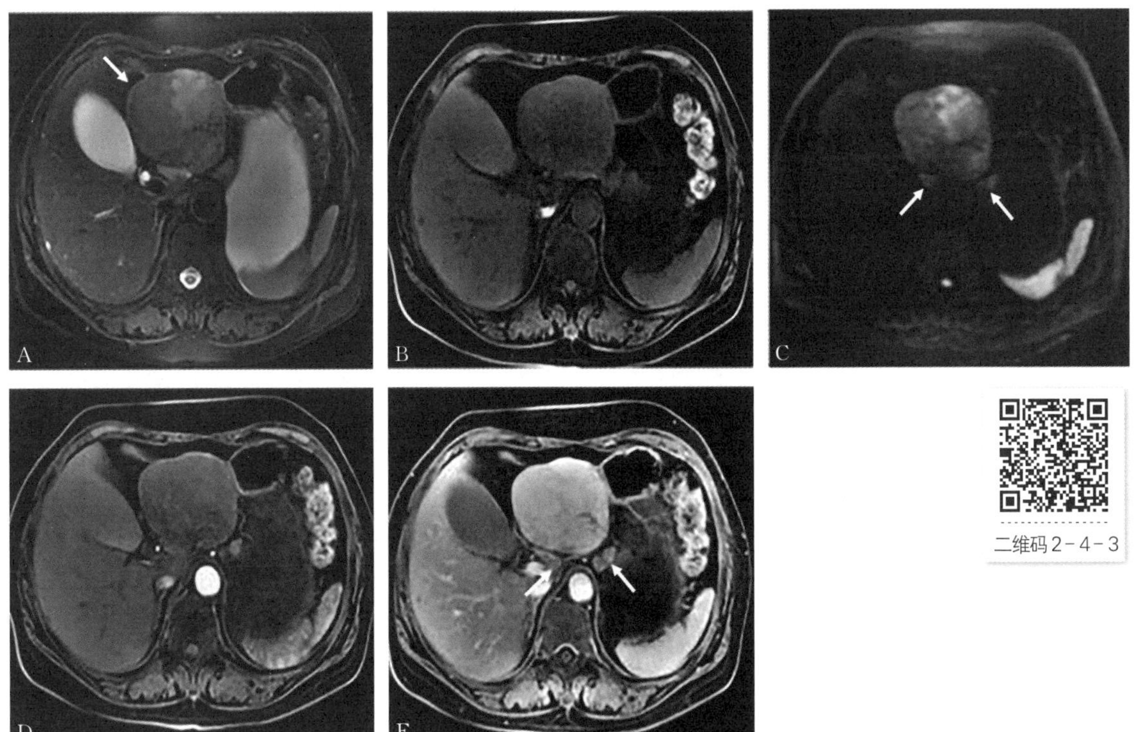

图 2-4-5 胃神经鞘瘤

注：患者，女性，68岁。体检发现肝胃间隙占位。T_2WI（A）及T_1WI（B）示胃小弯侧长T_1混杂长T_2信号类圆形肿物（箭头）。DWI（C）内见片状稍高信号，后方胃周脂肪间隙内见多发肿大淋巴结（箭头）。增强扫描动脉期（D）及静脉期（E）显示肿块延迟高强化，强化较均匀；注意箭头所指肿大淋巴结，强化与上述胃肿块类似。病理示神经鞘瘤，可见淋巴"袖套"征象，免疫组化S100（+）（病理彩图见二维码 2-4-3）。

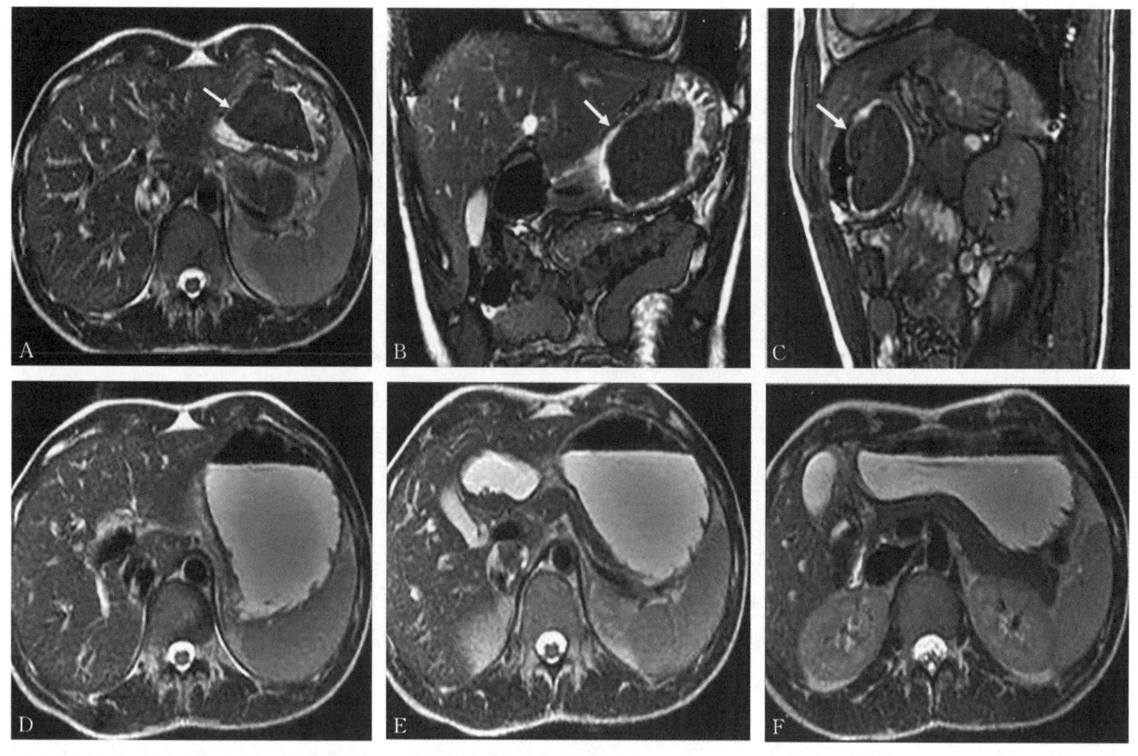

图 2-4-6　胃石

注：患者，男性，32 岁，食用生柿子 2 d 后上腹闷胀不适。T_2WI 显示胃腔内低信号不规则团块，轴位(A)、冠状位(B)及矢状位(C)均显示肿块与胃壁无相连(箭头)。1 周后复查，病灶消失(C～E)。

(7) 食管胃底静脉曲张

1) 临床概述：轻度食管胃底静脉曲张(esophageal-fundus varices)可无明显临床症状，较严重的静脉曲张，由于病变部位食管黏膜变薄，曲张的静脉容易受到食物磨损或黏膜溃烂而破裂，导致呕血，甚至大出血导致死亡。

2) MRI 表现：胃黏膜下层静脉曲张 T_1WI 表现为食管或胃底壁增厚，管腔轮廓不规则，曲张静脉向管腔内突出，严重者呈肿块样，于 T_2WI 可见流空血管影。增强扫描明显均匀强化，强化程度与腔静脉或降主动脉相似，但强化高峰出现相对较晚，强化持续时间较长，呈现延迟性强化。曲张的静脉可呈圆形、类圆形或结节样凸向管腔，使管腔呈波浪或锯齿状。这些表现可单独出现或伴随食管胃底旁静脉曲张的出现(图 2-4-7)。

3) 鉴别诊断：食管胃底静脉曲张需与其他引起食管和胃壁增厚的占位病变鉴别，T_2WI 表现为流空血管影，增强扫描显示黏膜下迂曲增粗的血管即可明确区分。

2.4.2　恶性肿瘤

(1) 腺癌

胃癌(gastric cancer，GC)是上消化道最常见的恶性肿瘤之一，本病好发于 40～60 岁的中老年男性，近年来发病年龄呈低龄化趋势。2010 年修订的 WHO 分型将凡腺上皮来源的胃肿瘤统称为腺癌，其中乳头状腺癌、管状腺癌、黏液腺癌及低黏附性癌(包括印戒细胞癌和其他变异型)都归属腺癌。胃腺癌可以发生在胃的任何部分，以胃窦幽门居多。胃腺癌的发生、发展和幽门螺杆菌的感染具有紧密的关系。在临床工作中，胃癌最常用的术前分期方法包括内镜超声(EUS)和 CT，二者对肿瘤浸润深度分期(T 分期)的准确率分别为 78%～92%和 77%～89%，对淋巴结转移(N 分期)的准确率分别为 57%～91%和 71%～90%。

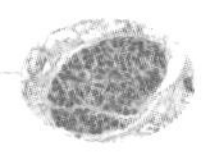

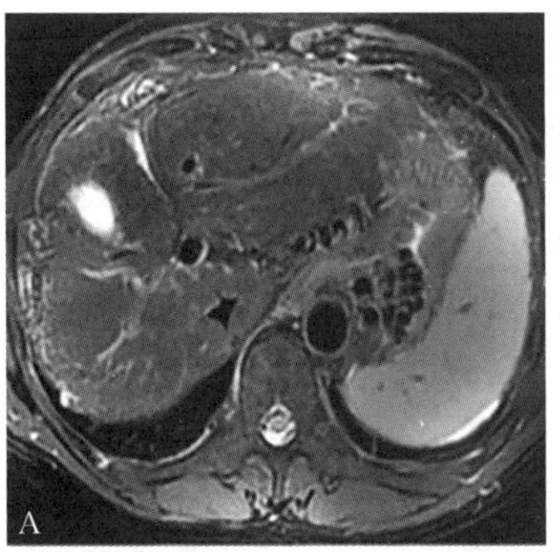

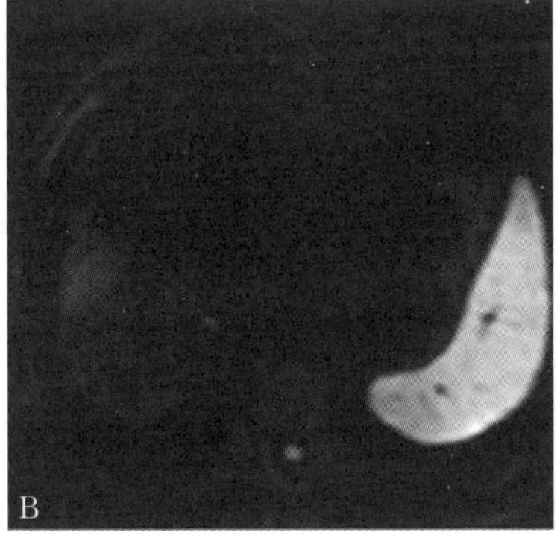

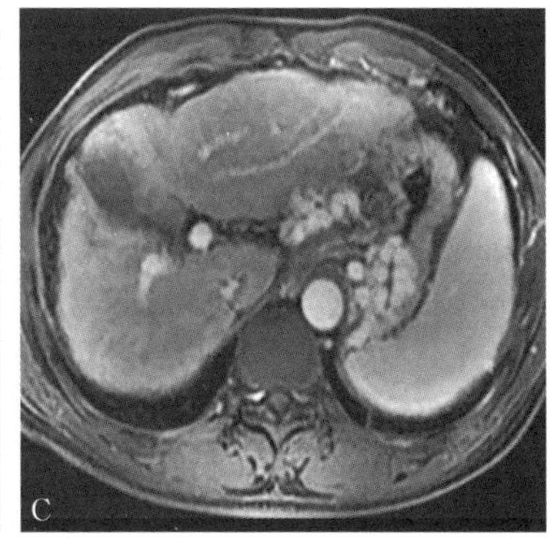

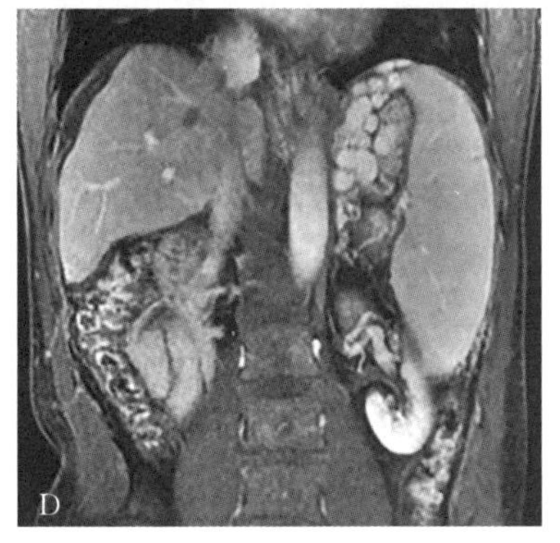

图 2-4-7 食管静脉曲张

注：患者，男性，50 岁，乙肝、肝硬化 10 余年，原发性肝癌射频消融术后 2 年。T_2WI 轴位图像显示胃底后壁低信号影(A)，内见多发迂曲流空血管影；DWI 呈无信号(B)；轴位增强(C)及冠状位增强(D)显示为迂曲扩张血管。

1）病理：腺癌是胃癌中最多见的组织学类型，癌细胞呈立方形或柱状。按照大体形态分类，可分为以下 4 类。

A. 蕈伞型呈息肉状或菜花状，突向胃腔，表面高低不平，肿瘤表面可见表浅溃疡形成，肿瘤与周围的胃壁有比较明显的分界，转移发生较晚。

B. 浸润型癌细胞弥漫浸润胃壁各层，胃壁增厚变硬，大多数较局限，少数累及胃壁的大部分或全部，称之为“皮革胃”。该型特点：既不形成结节，也很少发生溃疡，癌肿生长速度快，癌细胞分化差，恶性程度最高，早期容易发生转移。

C. 溃疡型生长特点是向深部浸润，肿瘤的中心坏死并形成深溃疡，边缘隆起呈环堤状，质硬。该型早期即可侵入浆膜层，并可广泛浸润胃壁淋巴管。

D. 混合型具有以上所述的两种及以上的形态特征，如既有溃疡形成，又有大量增生或明显浸润。

2）转移途径：

A. 直接蔓延：直接侵及邻近器官，如肝脏、脾、胰、横结肠及其系膜和大网膜。

B. 淋巴转移：一般先转移至肿瘤邻近淋巴结，以后由浅入深，发生深组淋巴结转移。

C. 血行转移：最容易转移至肝脏，其次为肺和卵巢等。

D. 种植转移：癌细胞脱落到腹腔内，可种植到器官、腹膜、网膜和系膜，形成转移结节，广泛的腹膜转移可伴有腹腔积液。胃癌卵巢转移又称克鲁肯贝格瘤（Krukenberg's tumor）绝大多数为双侧转移。

3）胃癌的 TNM 分期：目前主要参考 AJCC/UICC 第 8 版胃癌 TNM 分期（表 2-4-1）。

表 2-4-1 胃癌的 TNM 分期

分期	含义
T	代表原发肿瘤
Tis	原位癌，上皮内肿瘤，未侵及固有层
T_{1a}	肿瘤侵犯黏膜固有层或黏膜肌层
T_{1b}	肿瘤侵犯黏膜下层

续 表

分期	含义
T_2	肿瘤侵犯固有肌层
T_3	肿瘤穿透浆膜下结缔组织
T_{4a}	肿瘤侵犯浆膜(脏层腹膜)
T_{4b}	肿瘤侵犯邻近结构
N	代表淋巴结
N_0	区域内淋巴结无转移
N_1	1～2 个区域淋巴结有转移
N_2	3～6 个区域淋巴结有转移
N_{3a}	7～15 个区域淋巴结有转移
N_{3b}	16 个以上区域淋巴结有转移
M	代表远处转移
M_0	无远处转移
M_1	有远处转移

4) 临床:胃癌早期往往没有明显的症状,中晚期胃癌临床表现无特异性。患者通常以上腹部不适为初发症状就诊。常见的其他症状有呕吐、吞咽困难、呕血、黑便和疼痛等。食欲减退、消瘦和乏力也很常见。部分患者消化道症状不明显,而以腹部肿块或其他部位的转移症状为主诉,甚至有的表现为急腹症。晚期患者可出现腹腔积液、贫血和恶病质等。当病灶较大时,查体可触诊到腹部肿块,质硬、有压痛,多位于上腹部,病灶小时不易触及。易发生肝转移,有时导致肝脏体积增大,远处淋巴结转移可引起左锁骨上淋巴结肿大。

5) MRI 表现:早期胃癌主要通过胃镜或钡餐检查发现,MRI 扫描对早期胃癌的诊断有一定的作用。早期胃癌胃壁增厚不明显或不增厚、黏膜面毛糙,MRI 扫描难以发现,因此,MRI 在早期胃癌中的诊断意义不大。中晚期胃癌多数出现局限性或广泛胃壁增厚或肿块,在胃适度充盈下易于被 MRI 发现。与胃镜跟钡餐检查相比,MRI 检查既能显示肿瘤腔内和壁内生长情况,又能显示肿瘤浆膜外浸润,向腔外生长,侵犯邻近周围器官和远处转移的情况。

病变胃壁大多数为不规则增厚,病灶向腔内或腔外生长,有时与周围肿大淋巴结融合成不规则的软组织肿块,表面凹凸不平,伴局部不规则溃疡形成,病灶与邻近正常胃壁分界欠清。中晚期胃癌往往突破浆膜层侵及邻近的组织和器官,表现为胃轮廓不清,浆膜面毛糙,胃周脂肪层模糊不清或消失,胃周见不规则条状和带状信号影。大网膜受累最常见,其次是胰腺、肝脏、食管下段、横结肠和十二指肠等。轻度侵犯与粘连不易区分,若表现为胃与邻近脏器轮廓或者信号改变,则为局部受侵的可靠征象。有时局部脂肪层消失并非脏器受侵犯的可靠征象,尤其在消瘦和恶病质病例。MRI 增强扫描是显示脏器早期受侵犯的重要技术因素。当胃癌病灶行增强扫描检查时,病灶多数在动脉期不规则强化,门脉期及延迟期出现延迟强化。多数病灶侵及一个及以上的胃分区,少数病例胃壁广泛弥漫性增厚形成"皮革胃"。病变处胃壁环形增厚或胃腔不规则变形或狭窄。

胃癌在 T_1WI 上呈低信号或等信号,T_2WI 上呈中等或偏低信号,T_1WI 加脂肪抑制上病灶表现为略低信号或略高信号,DWI 上呈高信号,少数广泛浸润的胃癌在 T_1WI 和 T_2WI 均表现为较低信号。增强 MRI 上呈病变胃壁局灶性增厚、强化,早期胃癌表现为黏膜层线样明显强化,与完整的低信号黏膜下层呈鲜明的对比(图 2-4-8);进展期 MRI 增强表现为从黏膜层到浆膜层的逐层强化,周围淋巴结也随之逐渐增强,强化程度低于病灶(图 2-4-9、10、12～14)。

MRI 判断其浸润深度如下:MRI-T_1,未检出明显病灶,或相应于黏膜下层的中间低信号带基本完整;MRI-T_2,肿瘤浸润胃壁全层,但外边界光滑或轻度增强的外层尚完整;MRI-T_3,肿瘤浸润胃壁全层,外边界不规则或呈网格状,或轻度增强的外层遭破坏;MRI-T_4,肿瘤浸润周围组织器官。在扰相位梯度回波成像时,MRI 以肿瘤与胃周脂肪间的低信号带是否清晰和光滑来判断有无浆膜浸润。胃周淋巴结短径超过 6 mm 和胃周外淋巴结短径超过 8 mm 视为转移淋巴结。当 MRI 发现第 12 组以上转移淋巴结、肝脏转移灶和腹膜增厚模糊伴腹水等均视为远处转移(M_1)(图 2-4-11)。

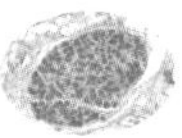

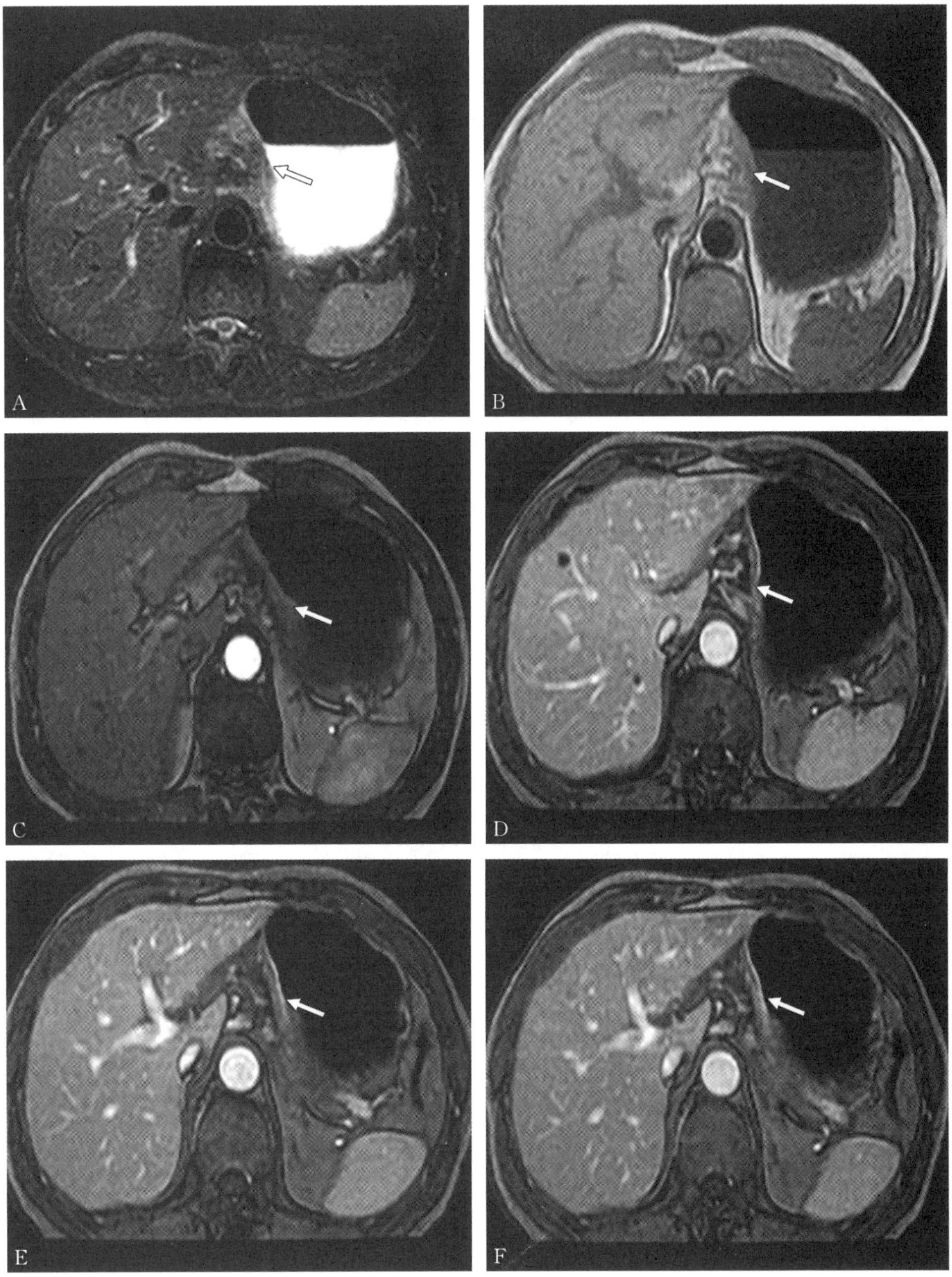

图 2-4-8 胃小弯中分化腺癌

注：A、B. MRI 平扫 T_2WI 和 T_1WI，胃癌病灶未见明显显示；C～F. MRI 多期动态增强，早期胃癌表现为黏膜层明显强化，呈线状强化，与完整的低信号黏膜下层呈鲜明的对比，平衡期黏膜下层仍完整（箭头所指为病灶处）。

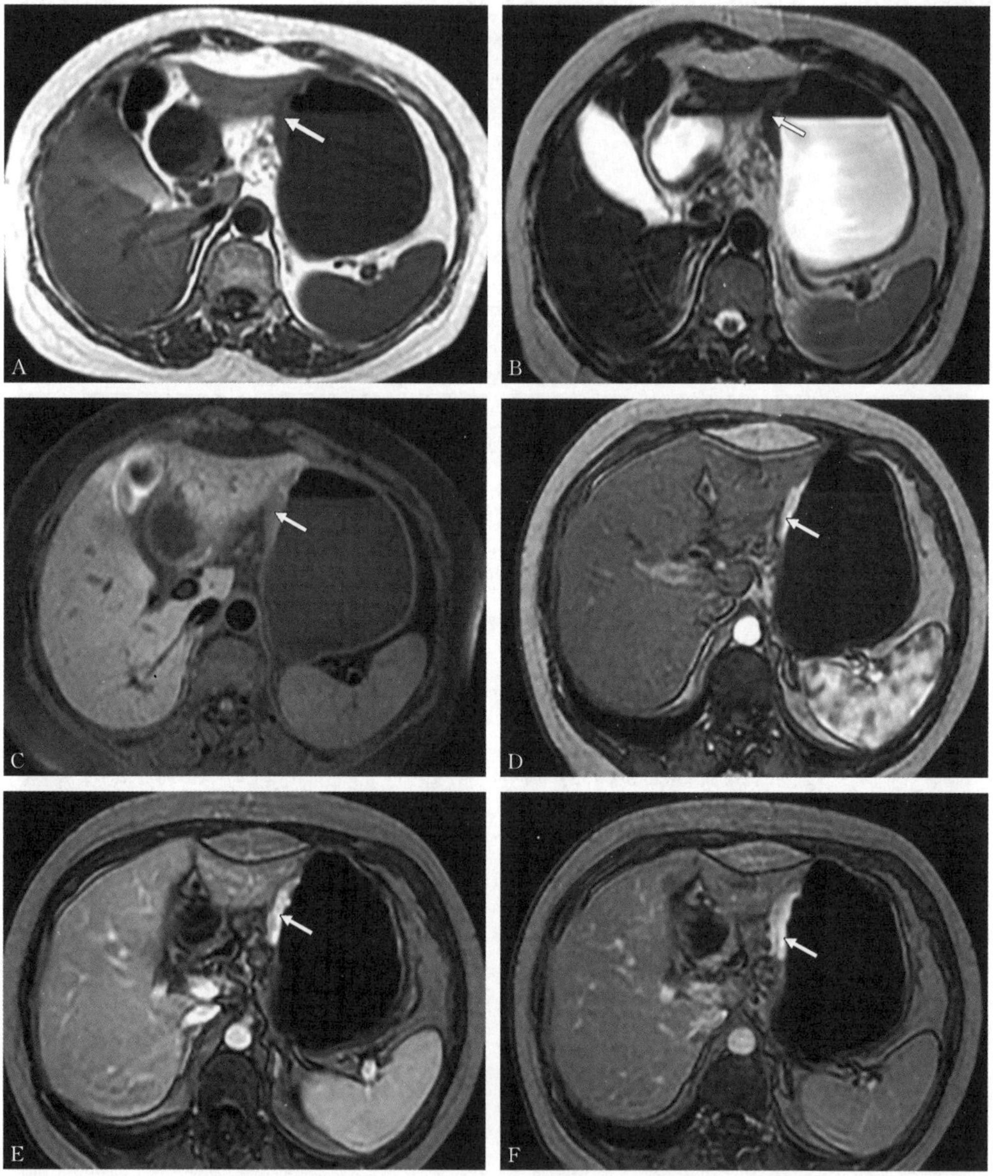

图 2-4-9　胃小弯高分化腺癌

注：A～C. MRI 平扫 T_1WI 和 T_2WI 以及 T_1WI 抑脂，胃壁局限性增厚，均表现为中等偏低信号；D～F. MRI 动态增强，胃癌表现为逐层强化明显，全层明显增强，病灶外层模糊，并且随着延迟时间而强化（箭头所指为病灶处）。

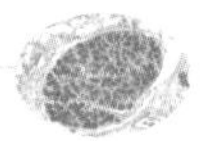

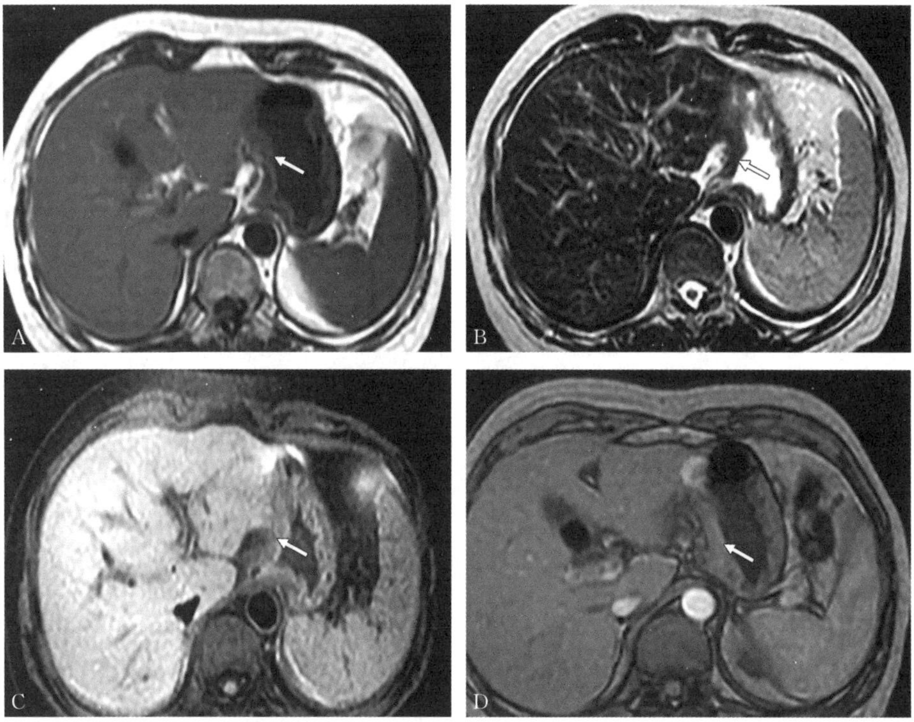

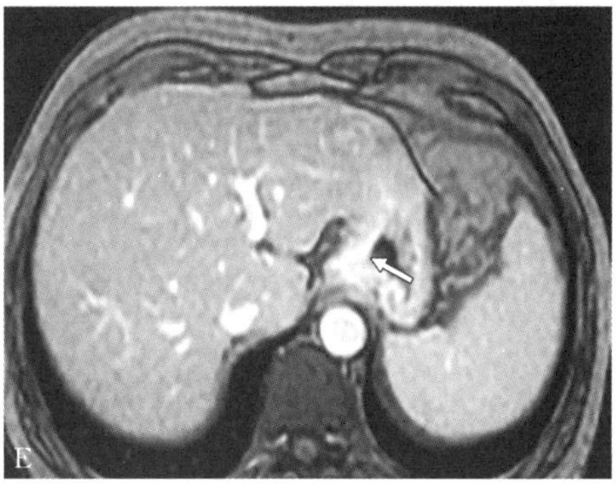

图 2－4－10 贲门低分化腺癌

注：A～C. MRI 平扫 T_1WI 和 T_2WI 以及 T_1WI 抑脂，贲门小弯侧局限性增厚，均表现为中等偏低信号；D～E. MRI 动态增强，胃癌表现为逐层强化明显，与肝左叶交界处模糊，提示病变已突破浆膜层，侵及肝左叶（箭头所指为病灶处）。

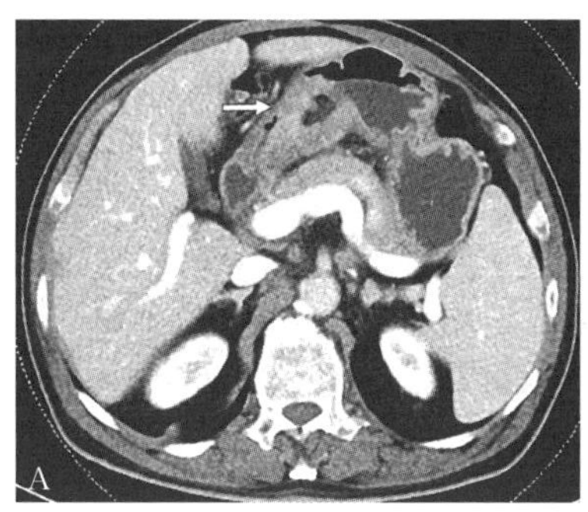

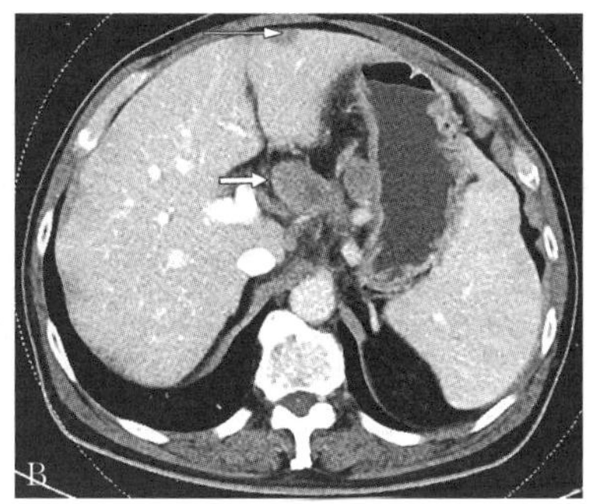

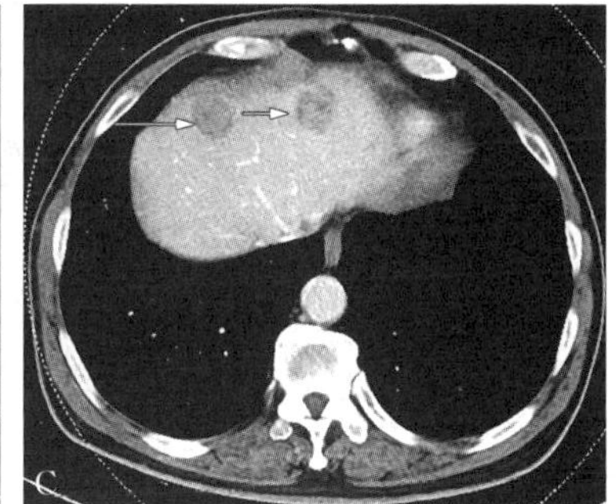

图 2－4－11 胃窦癌伴肝脏及淋巴结转移

注：患者，男性，62 岁。门脉期 CT 横断位见胃窦局限性增厚（白箭头），胃壁三层结构显示欠清，表面见凹陷形成。胃壁外缘毛糙，见纤维条索影，胃周脂肪间隙模糊，胃小弯及肝门区多发肿大淋巴结显示（白箭头）。肝内多发环形强化转移灶（白细箭头）。

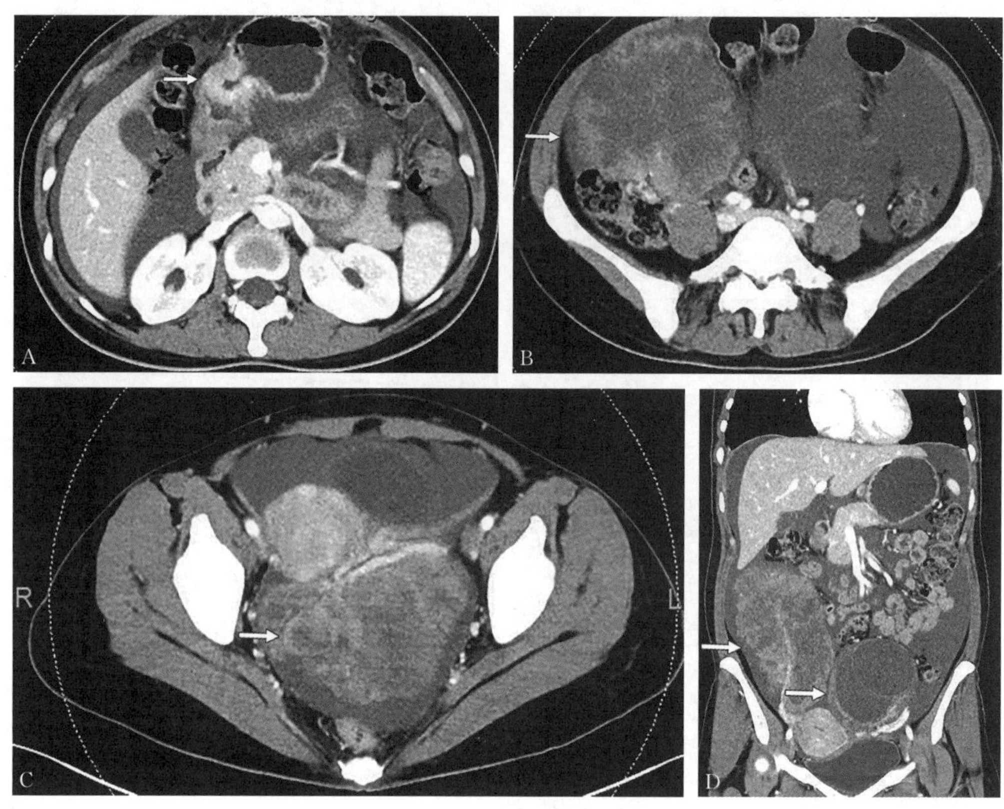

图 2-4-12　胃角癌伴腹膜及双侧附件转移

注：患者，女性，39 岁。门脉期 CT 横断位（A～C）及冠状面重建（D）胃角局限性增厚（箭头），胃周脂肪间隙模糊，腹腔内脂肪间隙浑浊，内见多发小条索影。双侧附件区囊实性病灶，增强实性部分中度强化（箭头）。腹盆腔内见大量积液。

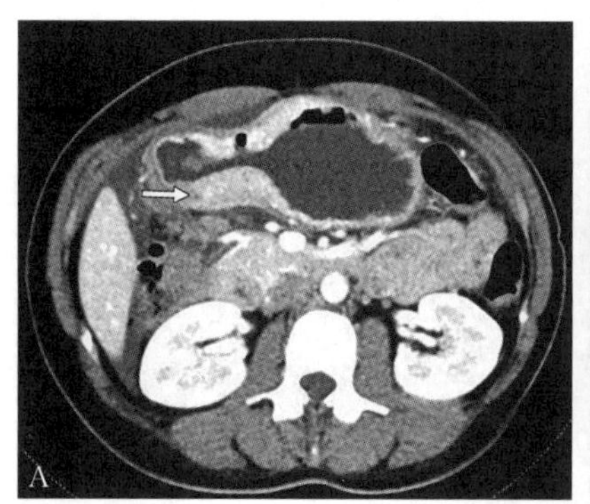

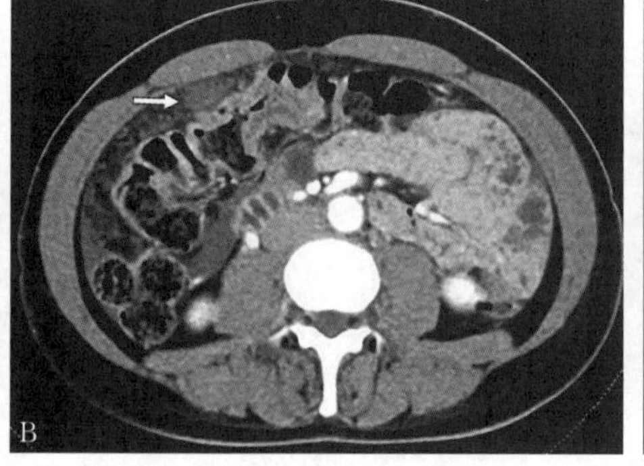

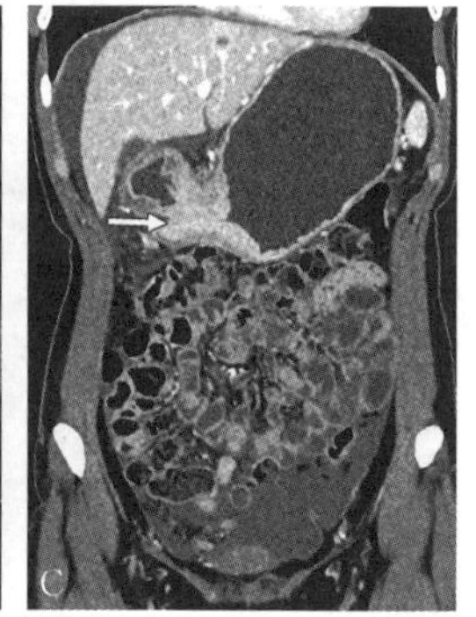

图 2-4-13　胃体-胃窦癌伴腹膜转移

注：患者，女性，45 岁。门脉期 CT 横断位（A、B，箭头）及冠状面重建（C，箭头）示胃体下段-胃窦局限性增厚，胃壁三层结构显示欠清，表面见凹陷形成；腹膜增厚、浑浊，腹腔、盆腔见大量液性密度影。

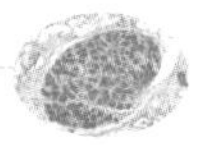

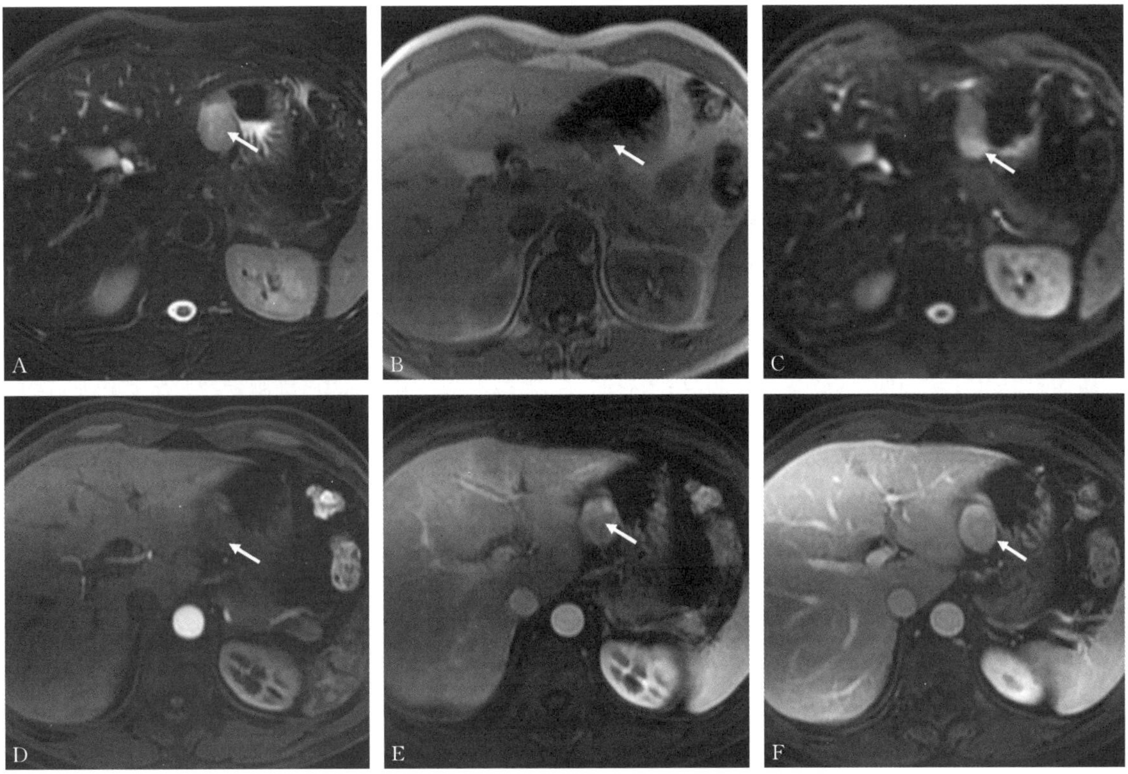

图 2-4-14 胃间质瘤

注：A～C. MRI 平扫 T_2WI 和 T_1WI 以及 DWI，胃小弯侧软组织肿块向腔外生长，形态较规则，边界较清晰，T_2 呈稍高信号，T_1 呈略低信号，DWI 弥散受限；D～F. MRI 动态增强，胃间质瘤表现为渐进性填充式强化（箭头所指为病灶处）。

6）诊断要点：病变处胃壁局限性或弥漫性增厚，表面凹凸不平，有时伴不规则溃疡形成，与邻近胃壁分界欠清。癌肿在 T_1WI 上呈低信号或等信号，T_2WI 上呈中等或偏低信号，T_1WI 加脂肪抑制上病灶表现为略低信号或略高信号，DWI 上呈高信号，增强呈明显强化。

7）鉴别诊断：胃腺癌需要与胃息肉、脂肪瘤、淋巴瘤鉴别。胃息肉为局部隆起，形态规则、均匀和光滑，壁外无改变，和周围正常胃壁分界清楚。脂肪瘤，可以根据它的脂肪信号来做出诊断。胃淋巴瘤多位于胃体大弯侧后壁，累及范围比较广泛，胃壁增厚呈明显不对称性，多数病例胃壁呈波浪状，胃壁较柔软，浆膜面多数完整，侵犯周围组织和器官相对少见。胃淋巴瘤多数乏血供，增强扫描 MRI 强化程度较胃腺癌明显低，多数没有延迟强化的特点。胃淋巴瘤可见局部和远处淋巴结肿大，可伴脾脏肿大等。

（2）胃间质瘤

胃肠道间质瘤（gastrointestinal stromal tumor，GIST）过去多归为平滑肌类肿瘤，目前多数学者认为 GIST 是一类来源于胃肠道原始间叶组织的非定向分化的肿瘤，部分可伴平滑肌和神经鞘细胞的不完全分化，占消化道肿瘤的 1%～3%。曾被命名为胃肠道间质细胞瘤、胃肠道间质肿瘤、胃肠道间质细胞瘤等。

1）病理：GIST 起源于胃肠道原始间叶组织，可能是胃肠道卡哈尔间质细胞（interstitial cell of Cajal，ICC）或起源于幼稚细胞向 ICC 分化。大体病理：肿瘤多位于肌壁间或向浆膜外生长，黏膜下生长者少见。光镜：肿瘤细胞呈梭形或上皮样多边形，排列成编织状、旋涡状或栅栏状，核旁常可见到空泡，核呈椭圆形或梭形，细胞质着色偏淡或透亮。良性者核分裂象少见，恶性者细胞密度和细胞异型性均增加，围绕血管呈簇状排列，核分裂象≥10 个/50 个高倍镜野，肿瘤坏死常见。超微结构：丰富的线粒体、粗面内质网、胞质指突状突起。GIST 生物学行为包括良性、交界性、恶性，以良性和交界性多见。恶性者可发生血行或种植转移，淋巴结转移少见，常转移到肝、腹膜和肺部。

2）临床：GIST 好发于 40～69 岁的男性。可以发生在胃肠道任何部位，以胃部最常见，其次为小肠，大肠相对少见。临床多表现为上腹部不适、黑便、腹痛及腹部包块等，缺乏特异性表现。小肠间质瘤有时可导致肠梗阻、肠套叠或肠穿孔，有时为体检偶然发现。

3）MRI 表现：根据生长方式分为 3 型：①胃内型，肿瘤位于黏膜下，主要向腔内生长，形成肿块，表面易溃疡、出血；②胃外型，肿瘤位于胃浆膜下，主要向腔外生长，有时可见蒂挂于胃壁上，此型少见；③胃壁型，又叫腔内腔外型，恶性 GIST 发生于肌层，肿瘤同时向黏膜下及浆膜下生长，形成哑铃状肿物。

黏膜下软组织肿块向腔外或腔内生长，形态规则或不规则，边界多清晰，肿块 T_1WI 上呈均匀等或低信号，T_2WI 上呈均匀略高信号，增强扫描肿块呈均匀增强（图 2-4-14）；肿瘤较大时可发生坏死、液化，信号不均，部分肿瘤内部可见出血点及斑点状钙化，增强扫描后肿瘤实质呈不均匀强化，肿瘤液化及坏死部位无强化表现，且肿瘤旁边出现条带状或簇状增粗肿瘤血管影（图 2-4-15～18）。

4）诊断要点：肿块向腔外或腔内生长，形态规则或不规则，边界多清晰，肿块 T_1WI 上呈均匀等或低信号，T_2WI 上呈均匀略高信号，增强扫描肿块呈均匀增强；较大肿瘤可发生坏死和液化，信号不均，增强扫描后肿块不均匀强化。

5）鉴别诊断：胃间质瘤需要与胃癌、胃息肉、脂肪瘤鉴别。溃疡增殖型胃癌绝大多数向腔内生长，形态欠规整，表面溃疡形成，边界欠清，增强扫描病灶动脉期明显强化，门静期及延迟期延迟强化，多伴淋巴结转移或远处转移；胃息肉为局部隆起，形态规则，病灶与周围正常胃壁分界清楚。脂肪瘤可以根据它的脂肪信号来做出诊断；腔外型间质瘤还需与腹腔内肿块相鉴别，后者对胃呈压迫性改变，找到供血动脉也有助于对病变的定位。

（3）淋巴瘤

1）概述：原发性胃淋巴瘤（primary gastric lymphoma，PGL）属于结外淋巴瘤，是一种发病率相对较低的胃原发恶性肿瘤，以非霍奇金淋巴瘤（non-Hodgkin lymphoma，NHL）为主。PGL 预后一般较差，多见于中老年男性人群。目前临床诊断 PGL 的主要依据：①浅表淋巴结无肿大；②纵隔淋巴结无肿大；③白细胞计数及分类正常；④肝脾无异常；⑤病变以胃为主，可伴有区域淋巴结转移。

2）病理：PGL 主要病理类型包括弥漫性大 B 细胞淋巴瘤（diffuse large B cell lymphoma，DLBCL）（占 45%～59%）、黏膜相关淋巴组织（mucosa-associated lymphoid tissue，MALT）淋巴瘤（占 38%～48%）、滤泡性淋巴瘤（follicular lymphoma，FL）（0.5%～2.0%）、套细胞淋巴瘤（mantle cell lymphoma，MCL）（占 1%左右）、伯基特（Burkitt）淋巴瘤（占 1%左右）及 T 细胞淋巴瘤（占 1.5%～4.0%）等。

3）临床：临床表现缺乏特异性。PGL 多表现为上腹部不规则疼痛、消瘦、消化道出血、食欲差、恶心呕吐，乏力、盗汗、肝脾肿大、黄疸、发热及幽门梗阻症状相对少见。

4）MRI 表现：淋巴瘤表现为病变胃壁增厚，但仍具有一定的柔软度，呈等 T_1、T_2 信号，增强扫描轻度强化（图 2-4-19、20）。DWI 在诊断淋巴结转移中具有较大优势，表现为高信号结节，相对于 CT 而言更加敏感。

5）诊断要点：PGL 多表现为上腹部不规则痛，MRI 上淋巴瘤表现为病变胃壁增厚，呈等 T_1、T_2 信号，增强扫描呈轻度强化。

6）鉴别诊断：原发性胃淋巴瘤需要与胃癌、胃间质瘤鉴别。胃癌病变处胃壁局限性或弥漫性增厚，表面凹凸不平，有时伴不规则溃疡。癌肿 T_2WI 呈高或稍高信号，T_1WI 呈低或等信号，DWI 上呈高信号，增强扫描时癌肿可见不规则或分层强化，延迟期强化消退，胃淋巴瘤不会导致胃壁僵硬、胃腔缩小，有别于胃癌所致的皮革胃。胃

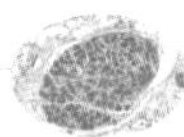

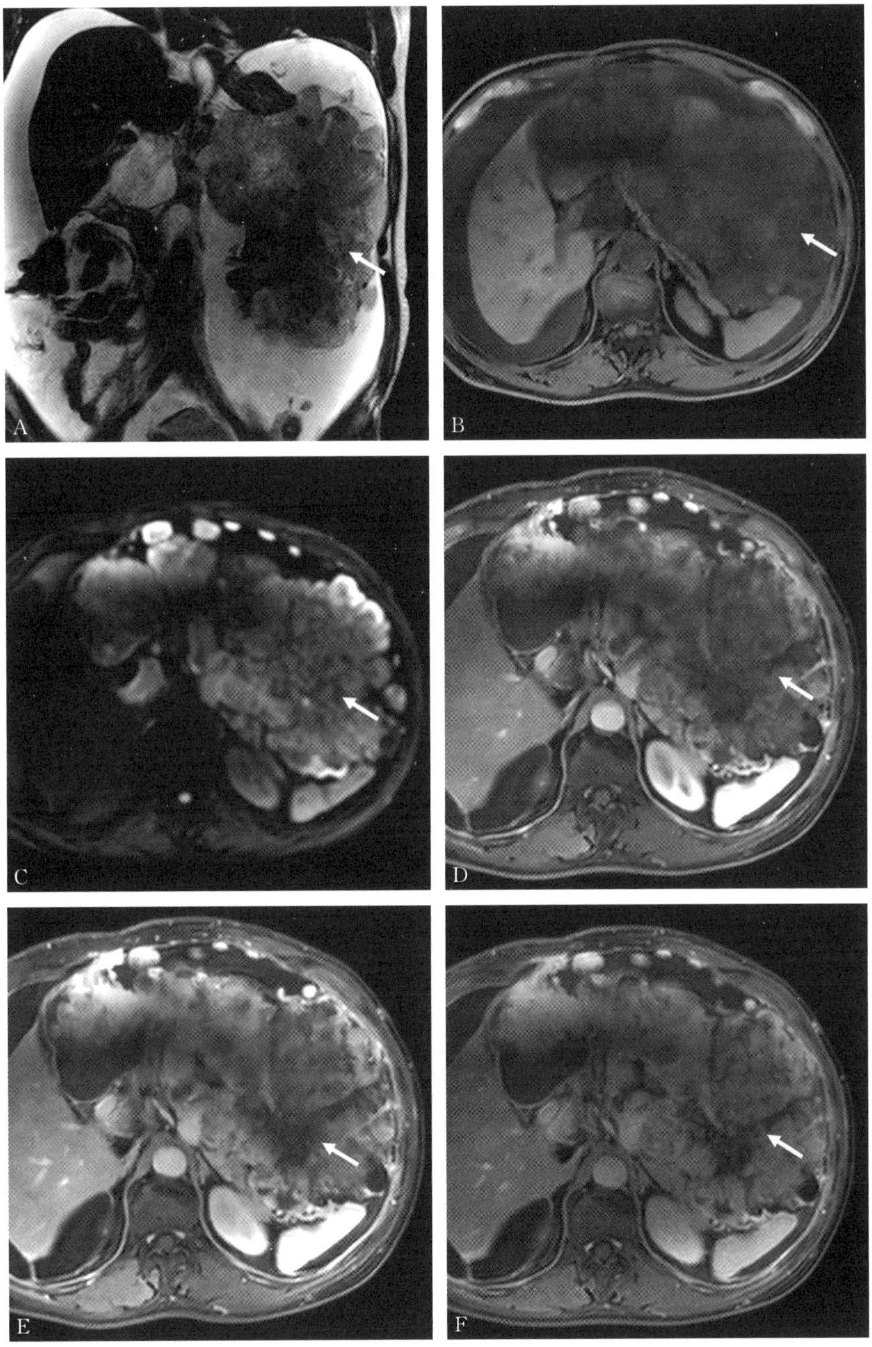

图 2-4-15 胃间质瘤

注：A～C. MRI 平扫 T_2WI 冠状位和 T_1WI 以及 DWI，T_2 呈欠均匀等或低信号，T_1 呈欠均匀等或低信号，DWI 欠均匀高信号；D～F. MRI 动态增强，胃间质瘤表现明显不均匀强化，另外该患者还可见大量腹水，大网膜多发异常强化结节影，提示间质瘤腹膜种植转移（箭头所指为病灶处）。

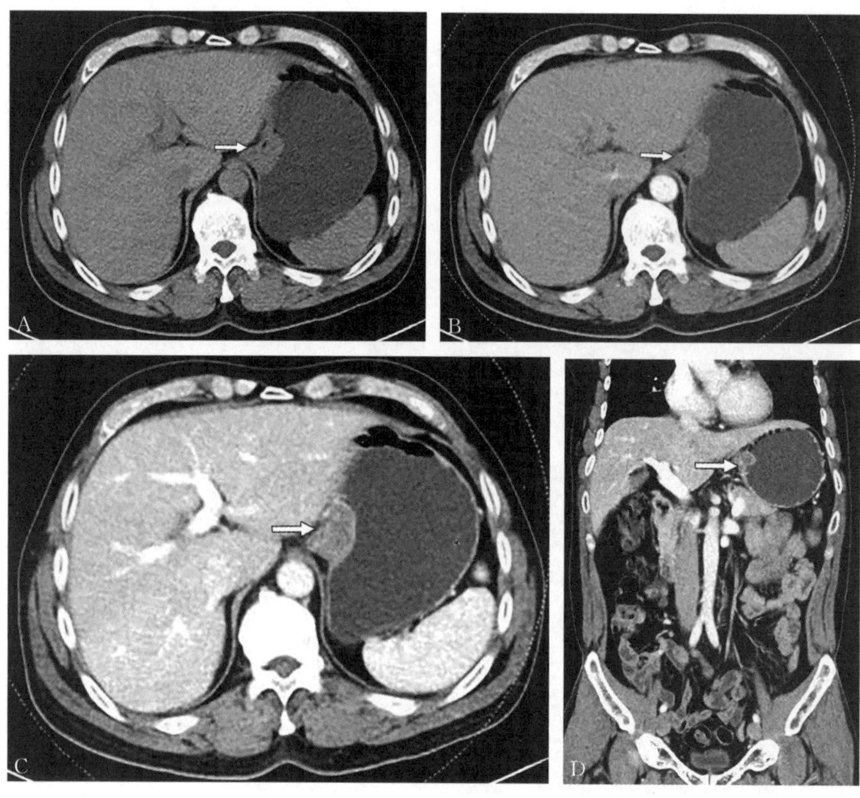

图 2-4-16 胃间质瘤

注：患者，男性，50岁。CT平扫(A)见贲门下方隆起性病变(箭头)，动脉期(B)及门脉期CT(C)及冠状面重建(D)示病灶中度强化，病变处胃壁黏膜光整，提示病灶为黏膜下起源。

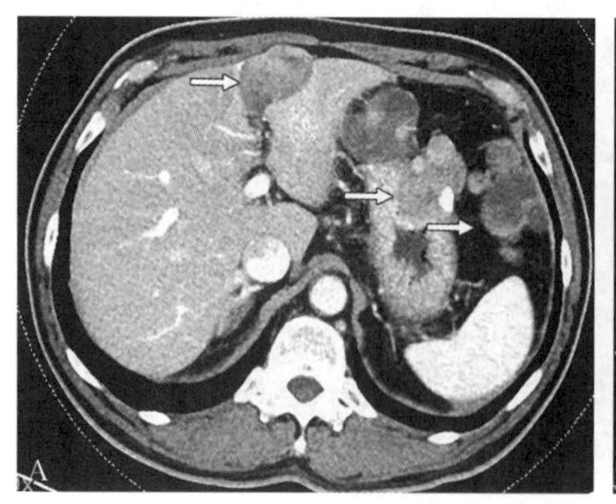

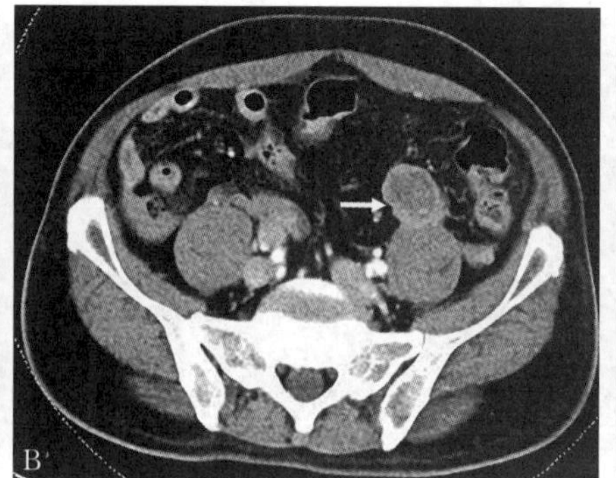

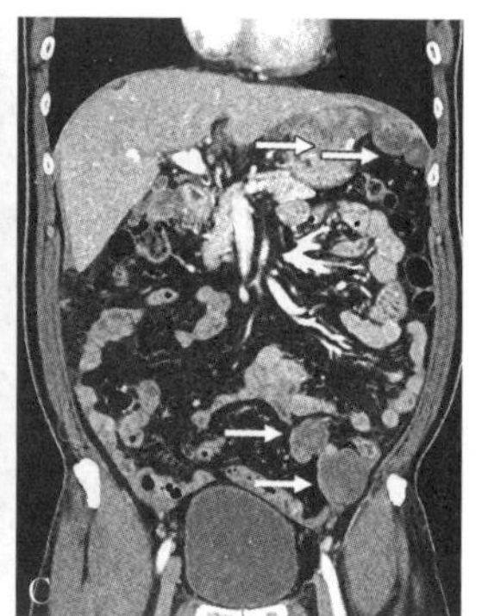

图 2-4-17 恶性胃间质瘤伴腹腔转移

注：患者，男性，67岁。门脉期CT横断位(A、B)及冠状面重建(C)示胃体外生性隆起性病变(箭头)，肝胃周、腹腔内见多发低密度结节，增强强化同胃体病变(箭头)。

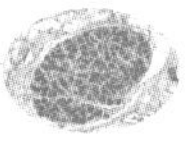

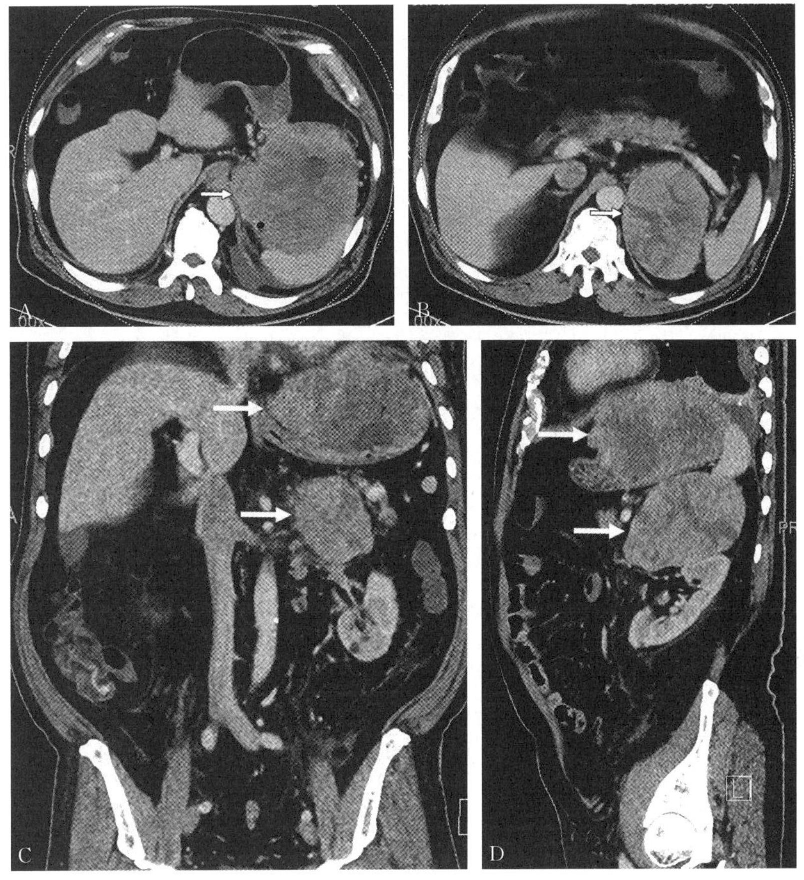

图 2-4-18　恶性胃间质瘤伴左侧肾上腺转移

注：患者，男性，79 岁。门脉期 CT 横断位（A、B）及冠状面（C）、矢状面（D）重建见胃底隆起性病灶（箭头），向腔外生长为主，内见坏死，与左膈膈肌粘连，左侧肾上腺不均质肿块影，增强强化同胃底病变（箭头）。

间质瘤肿块向腔外或腔内生长，形态规则或不规则，边界多清晰，肿块 T_1WI 上呈等或低信号，T_2WI 上呈略高信号，增强扫描肿块呈均匀或欠均匀强化。

（4）胃神经内分泌肿瘤

1）概述：胃的神经内分泌肿瘤（gastric neuroendocrine tumors，g-NETs）来源于胃的肽能神经元和神经内分泌细胞的肿瘤，具有内分泌功能。年发病率为（1～2）/10 万，占所有胃肠内分泌功能肿瘤的 8.7%，近 50 年发病率逐渐增高。

2）病理：原发于胃黏膜上皮内分泌细胞的恶性肿瘤，可根据肿瘤的最大直径、浸润深度、组织异性（细胞异型性、核分裂数和脉管浸润）、增殖指数（Ki-67 比率）等将其分为 3 级（表 2-4-2）。

表 2-4-2

分级	核分裂象数（10 HPF）[a]	Ki-67 阳性指数（%）[b]
G1（低级别）	1	≤2
G2（中级别）	2～20	3～20
G3（高级别）	＞20	＞20

注：[a]10 HPF＝2 mm（视野直径 0.50 mm，单个视野面积 0.196 mm^2），于核分裂活跃区至少计数 50 个高倍视野；[b]用 MIB1 抗体，在核标记最强的区域计数 500～2 000 个细胞的阳性百分比。

3）临床：g-NETs 具有显著异质性，生物学行为通常表现为缓慢生长、低度恶性，至高转移性等。好发于中老年人，60～69 岁为发病高峰，男女比例约为 3∶1。其中，神经内分泌瘤好发于女性，而神经内分泌癌好发于男性。胃神经内分泌

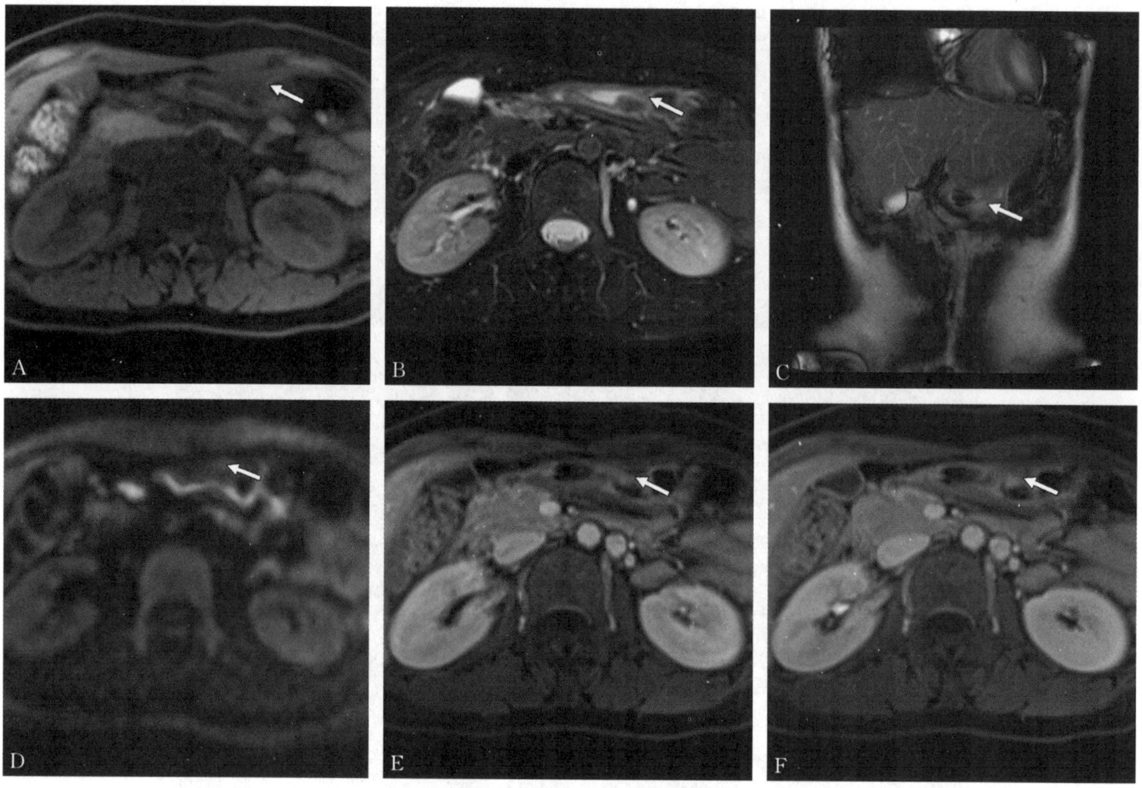

图 2-4-19 胃淋巴瘤

注：A～D. MRI 平扫 T_1WI、T_2WI、T_2WI 冠状位以及 DWI，胃窦部胃壁增厚，呈等或略低 T_1、T_2 信号，弥散信号增高；E～F. MRI 动态增强，胃淋巴瘤表现为轻度强化（箭头所指为病灶处）。

肿瘤的临床表现多样，且出现时间较晚，包括上腹饱胀不适、吞咽困难、恶心呕吐、便血腹泻等非特异性症状，无症状者亦不在少数。研究认为 CgA 是目前最有价值的提示胃肠道神经内分泌肿瘤的标志物。

g-NETs 临床分 3 个亚型，如下所述。

Ⅰ型：在慢性萎缩性胃炎的基础上发生，血清胃泌素增加，胃镜下可以看到多发的胃的息肉样病灶，绝大多数病灶<1 cm，发生部位主要是胃体和胃底，转移的发生率<5%，预后良好，但易复发，病理分级多为 G_1 级。

Ⅱ型：胃泌素明显增高，不合并有慢性萎缩性胃炎，往往是在胃泌素瘤的基础上发生，因而胃酸分泌过多，分布部位以及病灶大小与Ⅰ型相似，预后与合并的胃分泌素瘤的严重程度有关，病理分级为 G_1 或 G_2 级。

Ⅲ型：胃泌素正常，单发居多，多数病灶直径>2 cm，可以分布在胃各个部位，以胃窦部多见，预后较差，病理分级为 G_3 级，转移多见。

4）MRI 表现：影像表现与临床分型及病理分级有很大关系（图 2-4-21、22）。

Ⅰ型：好发于胃底/胃体，通常为黏膜或黏膜下的多发小结节，压脂 T_1WI 上呈等或稍低信号，T_2WI 上呈等或稍高信号，DWI 高 b 值水分子弥散受限，动态增强扫描表现为轻中度强化的息肉样小结节，肿瘤直径一般小于 1 cm，分化好不伴转移，易漏诊。

Ⅱ型：多表现为胃体边缘光滑的 1～2 cm 的结节，MRI 上可见胃壁增厚，黏膜或壁内结节，增强呈中度强化。

Ⅲ型：与一般腺癌 MRI 表现相似，表现为菜花状、溃疡状肿物或管壁的浸润性增厚，病变强化方式不一，以中度延迟强化方式多见，多数在门静脉期达到强化峰值，且大多呈均匀强化，少数有囊

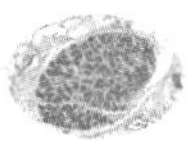

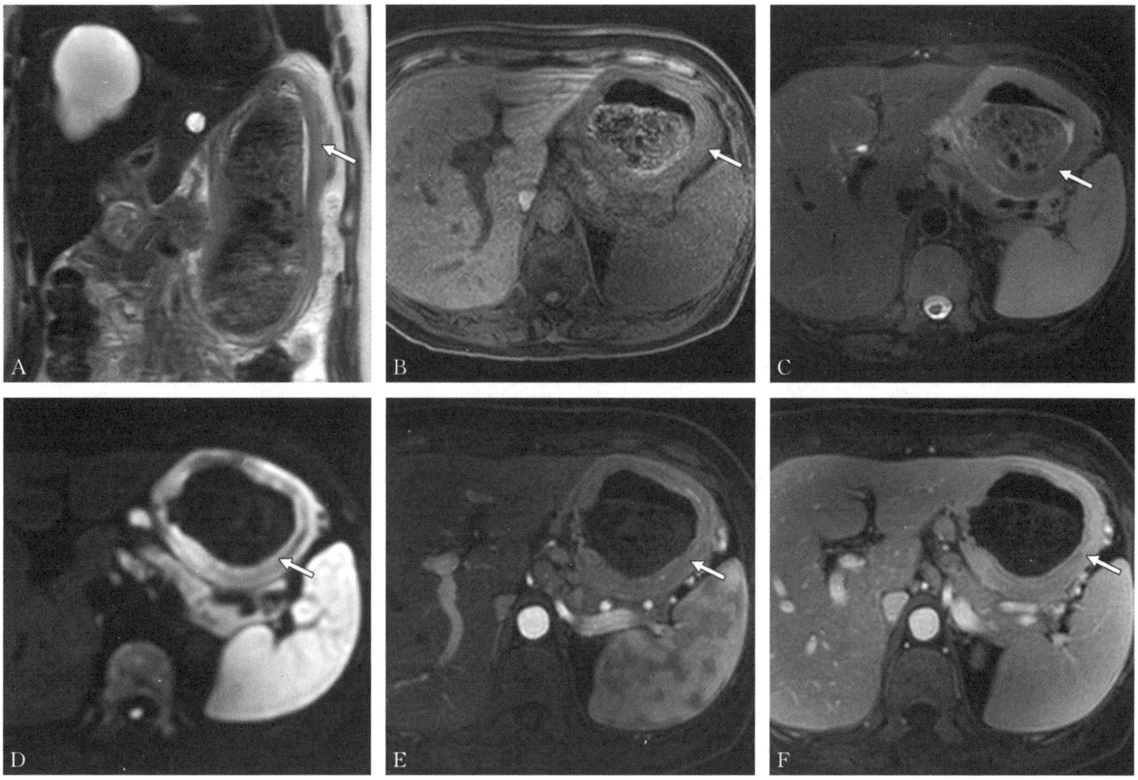

图 2-4-20 胃淋巴瘤

注：A～D. MRI 平扫 T_2W 冠状位、横断位 T_1WI、T_2WI 以及 DWI，胃底及体部胃壁弥漫性增厚，呈等或略低 T_1、T_2 信号，弥散信号增高；E～F. MRI 动态增强，胃淋巴瘤表现为轻度强化（箭头所指为病灶处）。

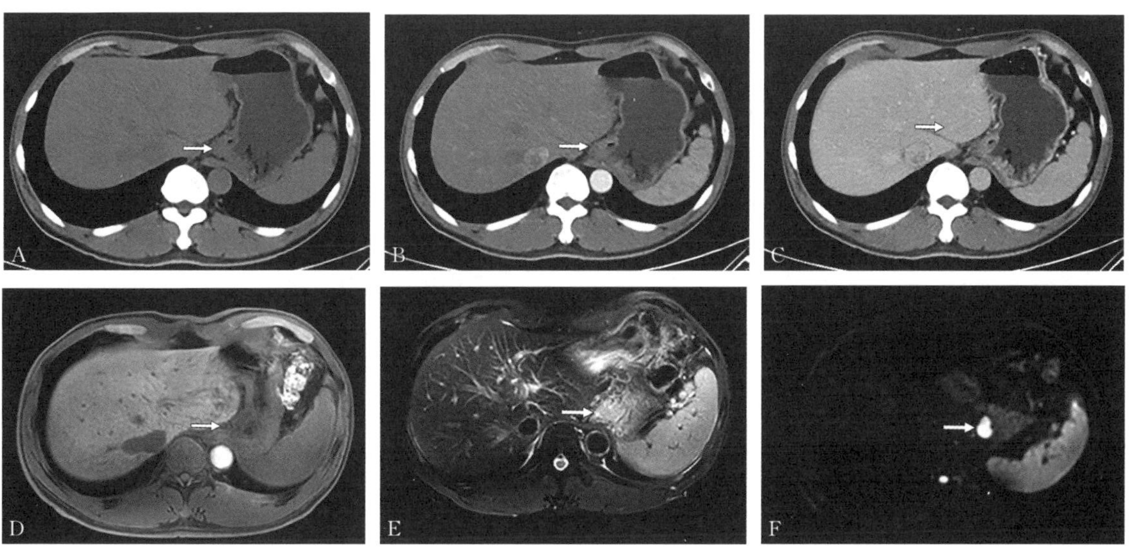

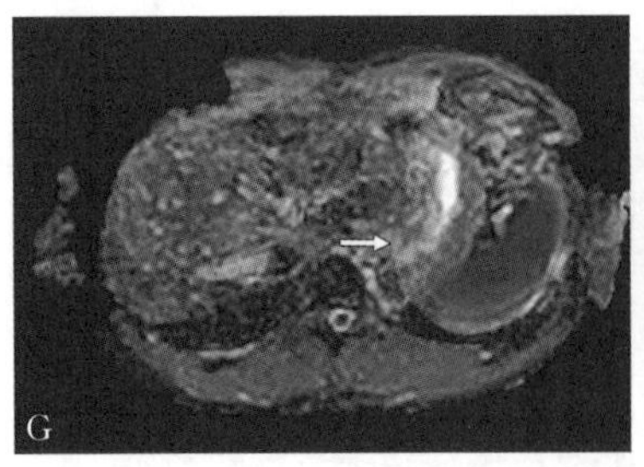
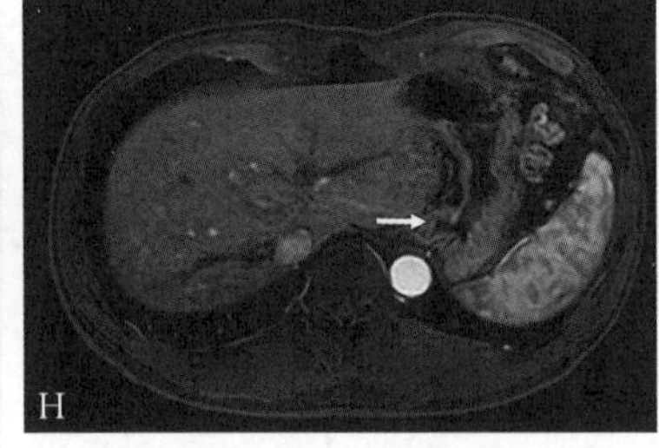
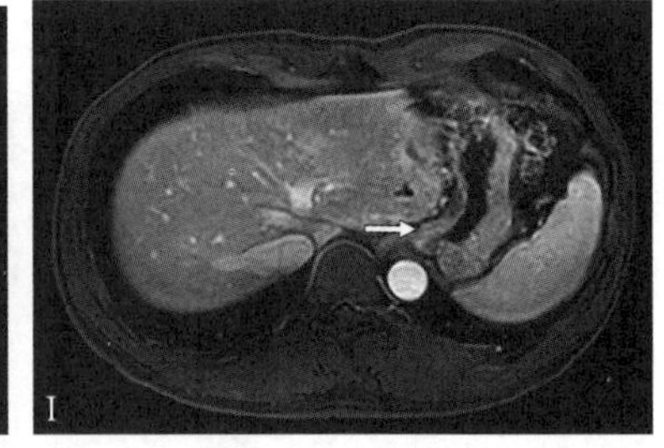

图 2-4-21 胃神经内分泌癌

注：患者，男性，50 岁。横断面 CT(A～C)见贲门黏膜明显增厚，表面见溃疡形成，增强显示病灶呈渐进性强化，门脉期达高峰。MRI 显示病灶呈 T_1WI 低信号(D)、T_2WI 高信号(E)，弥散明显受限表现(F～G)，增强(H～I)表现同 CT(箭头)。

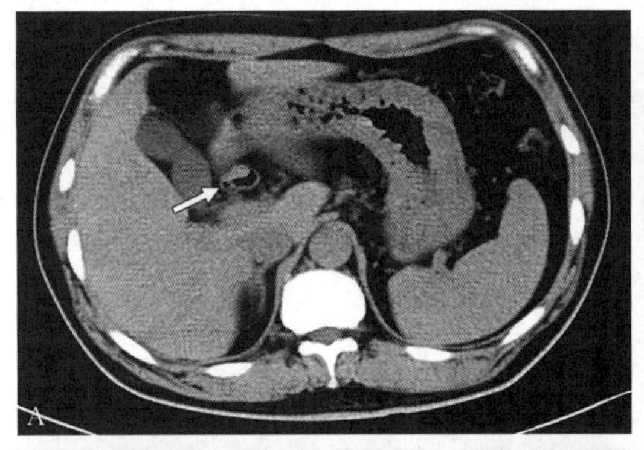
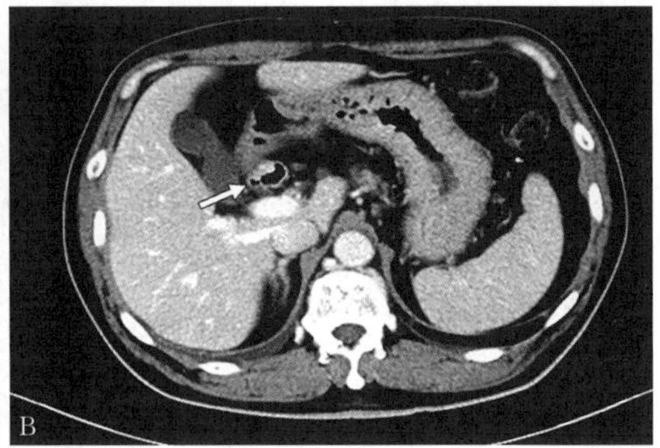
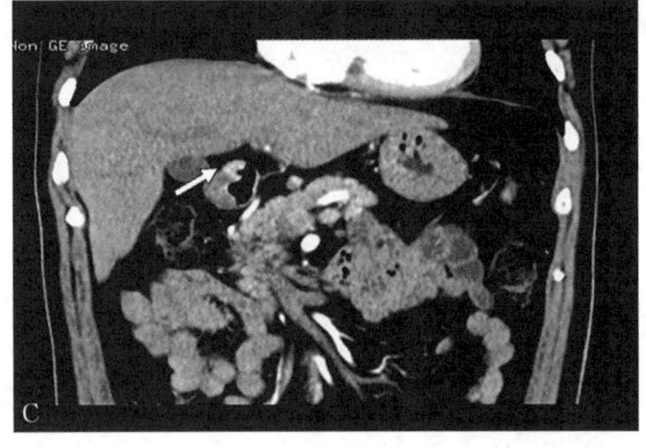

图 2-4-22 胃神经内分泌肿瘤

注：患者，男性，55 岁。CT(横断位 A、B，冠状位 C)见幽门管结节影，表面见溃疡形成，增强显示病灶强化明显(箭头)。术后病理示：幽门神经内分泌肿瘤，G_2，浸润至浆膜层，累及十二指肠。

变、坏死者呈不均匀强化。Ⅲ型神经内分泌肿瘤比一般腺癌恶性程度更高，更易发生转移，溃疡发生率较高。

当肿瘤 MRI 增强表现为动脉期黏膜面明显强化，转移淋巴结及肝内转移灶亦在动脉期明显强化时高度提示Ⅲ型胃神经内分泌肿瘤。

胃神经内分泌癌转移淋巴结以胃小弯侧、肝胃间隙及腹膜后好发，淋巴结通常较大呈串状分布，MRI 征象为淋巴结肿大伴强化，淋巴结较大较多者可融合，中央可出现长 T_2 液化坏死区。淋巴结的强化程度及方式与肿瘤原发灶有关。

肝脏转移的发生率明显高于腺癌，增强后强化方式与原发肿瘤相似，呈两种强化方式：①周边环形强化；②动脉期团状明显强化，静脉期强化程度降低。

5）诊断要点：根据临床症状、胃镜及病理组织生化检查诊断。

6）鉴别诊断：

A. 胃间质瘤：CT 平扫肿瘤多呈圆形或类圆形，少数呈不规则形，可以出现钙化，钙化多呈斑点状或环形、弧形。增强检查，均匀等密度者多呈均匀中度或明显强化，静脉期显示较明显(静脉期

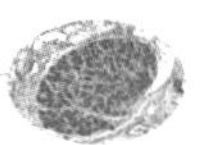

达峰值)，但不及神经内分泌癌强化明显。坏死、囊变者，常表现肿瘤周边实体部分强化明显；恶性者，常出现腹水或腹腔出血，肝、肺可出现转移，少数可发生肾上腺及骨转移，淋巴转移相当少见。

B. 胃淋巴瘤：淋巴瘤密度较均匀，不论肿块型还是弥漫增厚的胃壁，均较少发生液化坏死，增强扫描后呈轻度至中度均匀强化。

C. 进展期胃癌：常见征象为胃壁不均匀性增厚且柔韧性消失呈僵直硬化改变，可呈凹凸不平或结节状，增强呈显著强化。部分研究证实，癌肿强化方式差异性可反映癌肿生物学特征，表面线状强化的“线”从动脉期到静脉期自轻度开始增厚，但癌肿整体血供并非极其丰富，肿瘤侵袭力较弱；团块状强化则提示肿瘤具有丰富血供，且侵袭力强、强化较迅速；不均匀强化具有丰富血供，但相较于团块状强化其强化效应略慢。当胃癌穿透浆膜层时CT征象主要包括胃癌癌肿所对应浆膜面毛糙、脂肪间隙模糊及结节、浆膜面结节状外突3种类型。

(5) 转移瘤

胃转移瘤(metastases)是不常见的胃恶性肿瘤，文献报道发病率为0.2%～7%。多源于恶性黑色素瘤，其次为乳腺癌、支气管肺癌、食管癌和肾癌等。通过血行播散、淋巴道转移和直接播散等方式转移。血行播散主要见于恶性黑色素瘤、乳腺癌等；淋巴道转移主要见于食管癌，特别是中1/3的食管鳞癌；直接播散见于胰腺尾部胰腺癌、直肠癌，主要通过肝结肠韧带、脾胃韧带播散。

1) 病理：转移瘤有多种大体形态，一般＜2 cm的转移瘤多呈黏膜下孤立结节或多发病灶，边缘较光滑；＞3 cm的肿块表现为黏膜下肿块，可见黏膜抬高，顶部见溃疡，呈火山口样改变。多数与原发性胃癌难以区别，部分转移瘤呈黏膜下浸润性生长，胃壁呈革袋状，多见于乳腺癌。

2) 临床：转移瘤临床表现无特异性，多为腹部不适、消瘦、厌食、恶心和呕吐，少数表现为黑便、消化道梗阻等。一般转移瘤多有原发肿瘤的病史，个别转移瘤引起的症状为首发症状和体征。个别患者在化疗中会出现消化道出血、穿孔。

3) MRI表现：MRI表现没有特异性，有的表现为独立、光滑的肿块，有的为弥漫型胃壁增厚。文献报道，弥漫型者似有一定的特点，浸润性的病灶多位于胃窦和胃体部，黏膜下生长，胃壁明显增厚，以黏膜下层组织增厚明显，胃壁韧性明显降低但仍有一定的韧性，胃壁增厚而无明显僵硬可能是其特点，这与原发浸润性胃癌有所区别；胃壁增厚导致胃腔明显缩窄，与原发浸润性胃癌相比，胃的浆膜面改变较轻，黏膜面往往完整，黏膜皱襞明显增粗、紊乱，动态增强扫描增厚的黏膜面明显强化，较黏膜下的肿瘤强化明显(图2-4-23)。

4) 诊断要点：转移瘤表现无特异性，有时为孤立的、光滑的肿块，有时为浸润溃疡型的肿块，表现为胃壁的明显增厚，但胃壁尚有一定的柔软度，少数表现为皮革胃。当临床上有原发肿瘤史时，要考虑到发生转移瘤的可能。

5) 鉴别诊断：转移瘤与胃癌、胃间质瘤、胃息肉鉴别。转移瘤可表现为浸润性病灶，黏膜下生长，胃壁增厚而不明显僵硬可能是其特点，这与原发浸润性胃癌有所区别；胃壁增厚导致胃腔明显缩窄，与原发浸润性胃癌相比，胃的浆膜面改变较轻，黏膜面往往完整。胃间质瘤肿块向腔外或腔内生长，边界较清，T_1WI呈等或低信号，T_2WI呈略高信号，增强扫描肿块呈强化改变。胃息肉为局部隆起结节，形态规则，边缘光滑，壁外无改变，和周围正常胃壁分界清楚。

2.5 炎症性和感染性疾病

2.5.1 胃溃疡与胃炎

(1) 概述

胃溃疡(gastric ulcer, GU)是一种常见的胃肠道疾病，好发于胃小弯侧或胃窦部，特别是胃角，胃底或大弯侧很少发生溃疡。老年人胃溃疡常发生于胃体前后壁，以后壁居多。胃溃疡的发生主要与黏膜损害和黏膜自身防御修复等因素之间失衡有关。幽门螺杆菌(Hp)感染，服用非甾体抗炎药物、胃酸刺激等因素是其主要病因，治疗上予以抑酸、保护胃黏膜等对症治疗及抗Hp感染。胃溃疡的患病率随着年龄的增长和非甾体类抗炎

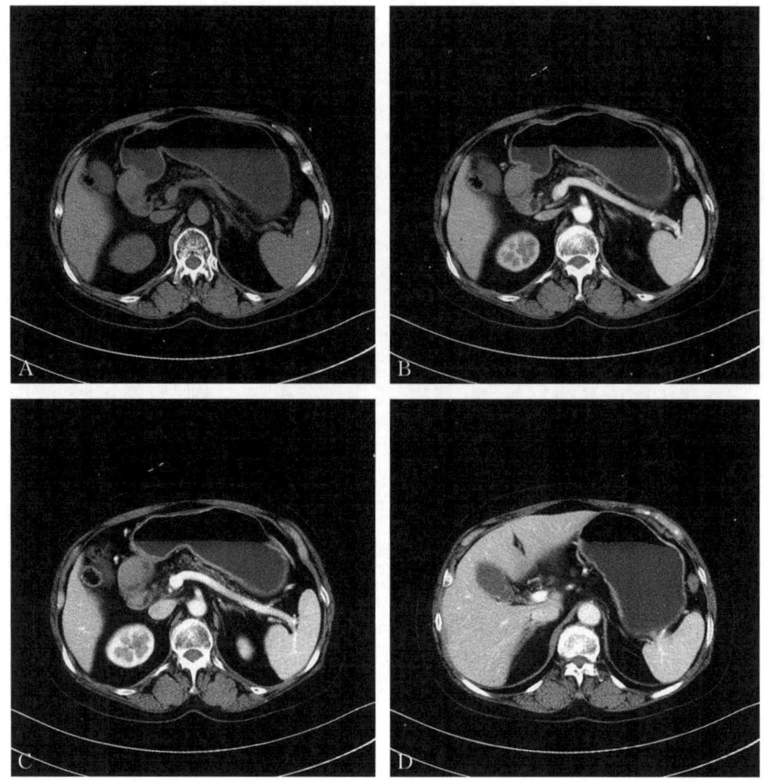

图 2-4-23　卵巢高级别浆液性癌胃转移

注：患者，女性，67岁。横断面CT(A～C)见胃窦大弯侧壁增厚，增强显示病灶轻度持续强化。同一患者稍高层面胃大弯尚可见厚壁环形强化结节，内部可见低密度浆液成分(D)。

药的长期使用而增加。据估计，25%的慢性非甾体抗炎药使用者会患上胃溃疡。吸烟导致胃溃疡的相对风险是不吸烟者的2.0倍。

（2）病理

1）大体病理：溃疡多呈圆形或卵圆形，从直径0.5 cm至直径2.5 cm不等，少数直径可大于2.5 cm。溃疡边缘整齐、锐利，其周围黏膜皱襞呈放射状向溃疡中心集中；切面可见溃疡基底部为灰白色的纤维瘢痕组织，肌层常已破坏，浆膜面常有脂肪组织粘连。

2）镜下病理：典型的溃疡有4层结构，由浅至深依次为：①渗出层，主要为中性粒细胞和纤维蛋白；②坏死层，为因组织退变坏死而无结构的嗜伊红组织；③肉芽层，为炎性肉芽组织，含丰富的毛细血管和大量炎性细胞，其中毛细血管常与溃疡面呈垂直排列；④瘢痕层，为较多致密的胶原纤维，与溃疡面呈平行排列，常发生玻璃样变性。活动性溃疡的渗出层和坏死层较厚，长期迁延不愈的溃疡底部常有大量纤维瘢痕组织。

（3）临床

胃溃疡可发生于任何年龄，以45～55岁最多见；在性别上，男性和女性基本相同，男性稍占优势。

上腹部疼痛是本病的主要症状。多位于上腹部，也可出现在左上腹部或胸骨、剑突后，常呈隐痛、钝痛、胀痛、烧灼样痛，进食后疼痛加重，经1～2 h后逐渐缓解，直至下餐进食后再复现上述节律。部分患者可无症状，或以出血、穿孔等并发症作为首发症状。

（4）X线钡餐检查

X线钡餐检查特征如下(图2-5-1)：

1）龛影：为消化性溃疡的直接征象。切线位，龛影凸出于胃内壁轮廓之处，呈乳头状或半圆形；正位，龛影为圆形或椭圆形，其边缘光滑整齐。

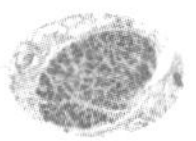

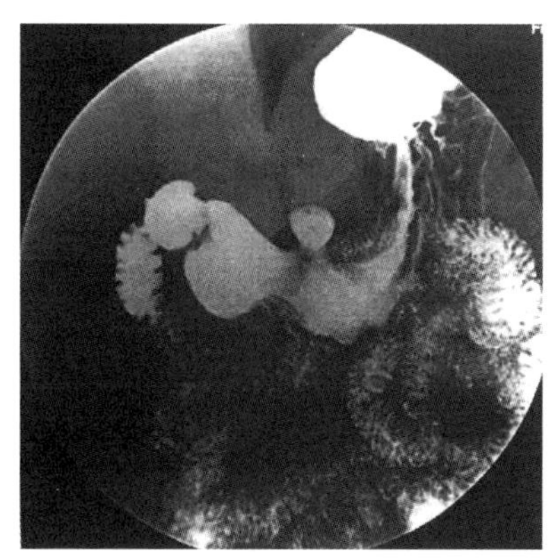

图 2-5-1 良性胃溃疡龛影及汉普顿(Hampton)线表现

2) Hampton 线：切线位，龛影与胃交界处显示 1～2 mm 的透明细线影，见于龛影的上缘或下缘，或龛影的整个边缘。

3) 狭颈征：切线位，龛影口部与胃腔交界处有 0.5～1 cm 一段狭于龛影的口径，称为“狭颈征”。

4) 项圈征：在龛影口部有一边缘光滑细线状密度减低区，如颈部戴的项圈，称为“项圈征”。

5) 放射状黏膜纠集：以龛影为中心的黏膜皱襞纠集，呈放射状分布，其外围逐渐变细消失，为慢性溃疡的另一征象。

6) 其他 X 线征象：①胃大弯侧指状切迹；②胃小弯侧缩短；③胃角切迹增宽；④幽门管狭窄性梗阻，胃内滞留液。

(5) MRI 表现

MRI 对较浅胃溃疡诊断价值不大；对于深溃疡，在胃充盈良好的情况下主要表现为黏膜面向壁内不同程度的凹陷，增强显示胃黏膜线状强化的断裂。

(6) 诊断要点

典型的周期性上腹疼痛，X 线钡餐检查显示腔外龛影、狭颈征、项圈征等，内镜检查可进一步确诊。

(7) 鉴别诊断

应注意良、恶性胃溃疡的鉴别：鉴别点主要从龛影的位置、形态、边缘、底部、周围黏膜皱襞及局部胃壁 6 个方面进行。良性溃疡龛影位于正常胃轮廓之外，形态规则(多为圆形、椭圆形)，边缘整齐、光滑锐利，底部平坦，周围黏膜皱襞呈放射状集中直达龛影口部，邻近胃壁柔软；而恶性溃疡反之(图 2-5-2)。

与十二指肠溃疡的鉴别：胃溃疡疼痛多在饭后疼，十二指肠溃疡多在饭前疼痛且夜间疼痛也较多见，再加上影像检查予以鉴别。

2.5.2 胃黏膜巨肥症

(1) 概述

胃黏膜巨肥症(Menetrier's disease)是一种罕见的病因不明的胃黏膜腺体增生病，以胃内黏膜良性增生肥厚为主要表现。通常累及胃底和胃体，但基本不累及胃窦。特异性表现为胃黏膜巨大肥厚。胃内消化液通常是碱性的。该病被认为具有增加胃癌的风险，但这种风险的大小并不确定。患者全身血栓事件的发生率增加，这可能是由于血管内容积的减少所致。

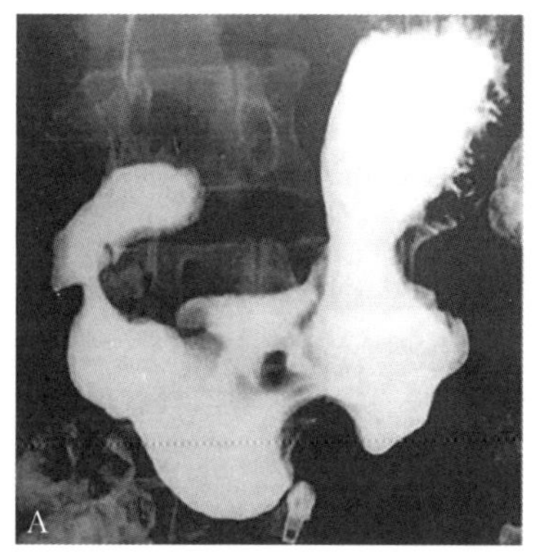

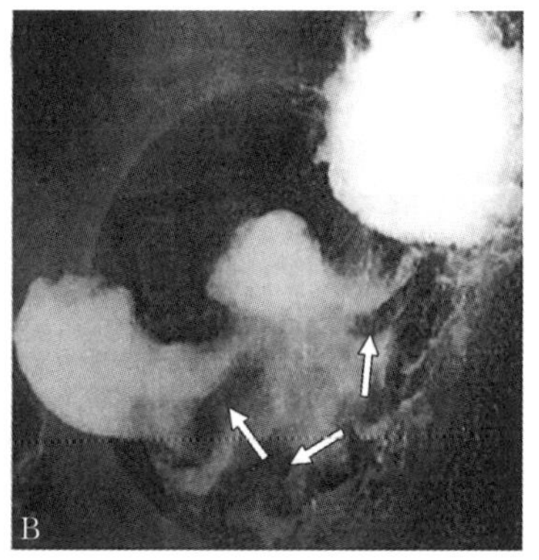

图 2-5-2 恶性胃溃疡半月征及黏膜皱襞僵硬、中断

注：A. 充盈相见胃角小弯处胃黏膜中断，病变处呈“半月征”，相应胃大弯处收缩正常。B. 压迫相(箭头)示正常胃黏膜皱襞中断。

(2) 病理

1) 大体病理：胃壁柔软光滑，黏膜皱襞异常粗大，向腔内突出成脑回样，胃大弯侧较显著。胃内有大量黏液。

2) 镜下病理：黏膜增厚，黏膜上皮完整，黏液细胞增多，胃小凹增生延长、迂曲，伴有囊样扩张，腺体萎缩，壁细胞减少。

(3) 临床

可发生于任何年龄，成人确诊的平均年龄约55岁，男性比女性更常见，亦可见于儿童。在成人中它是一种进行性疾病，但研究表明儿童期的疾病与巨细胞病毒感染有关，会自行消退。

主要表现为非特异性的胃肠道症状，如腹痛、恶心、呕吐、贫血(由于胃失血)、低胃酸或无胃酸(由于壁细胞数量明显下降)、周围组织水肿(由于胃黏膜蛋白渗漏)等。以血浆蛋白自肥厚的胃黏膜渗漏至胃肠道引起的低蛋白血症为其特征。

(4) X线钡餐检查(图2-5-3)

胃黏膜皱襞异常粗大，向腔内突出形成"脑回样"或结节样充盈缺损，且较广泛呈连续性；巨大的黏膜皱襞多沿胃大弯延伸，常于胃窦上缘突然终止，部分界线可不甚清楚；增粗的黏膜仍有移动性和可变性，胃壁仍柔软。

(5) CT检查(图2-5-4)

1) 黏膜皱襞明显粗大呈指状、脑回或息肉状，皱襞间隙较规则，少部分不规则，但间隙区基底部的胃壁厚度基本正常，这是诊断该病的关键点。

2) 胃的浆膜面光整。

3) 病变以弥漫性多见，尤以胃体、底部大弯侧明显。

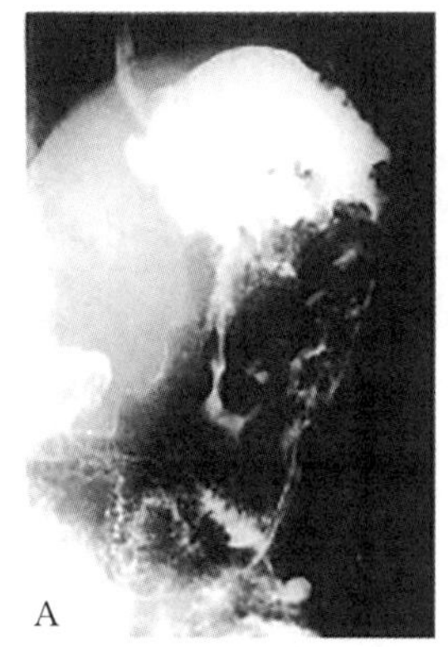

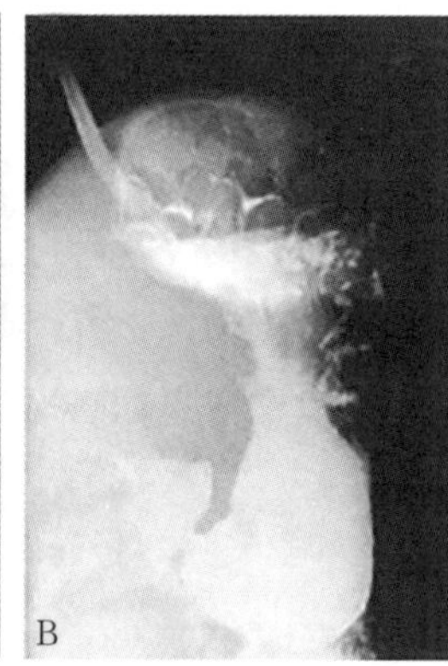

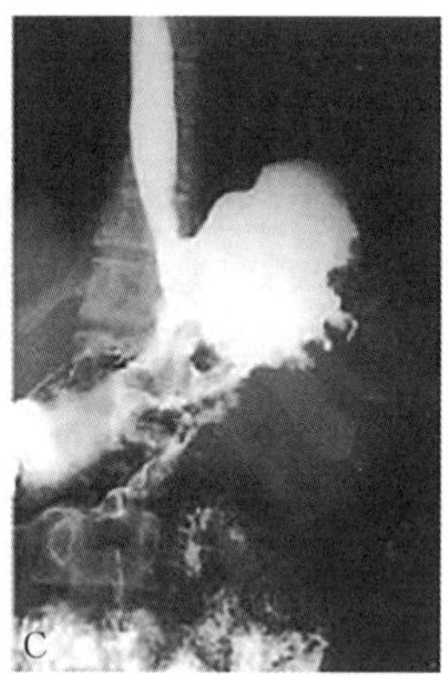

图2-5-3 胃黏膜巨肥症X线表现

注：A. 胃体黏膜像示胃体黏膜增粗、肥厚、扭曲、紊乱。B. 胃充盈像示胃体和胃底大弯侧黏膜呈锯齿状、脑回状增粗。C. 胃底、体大弯侧呈息肉样充盈缺损。

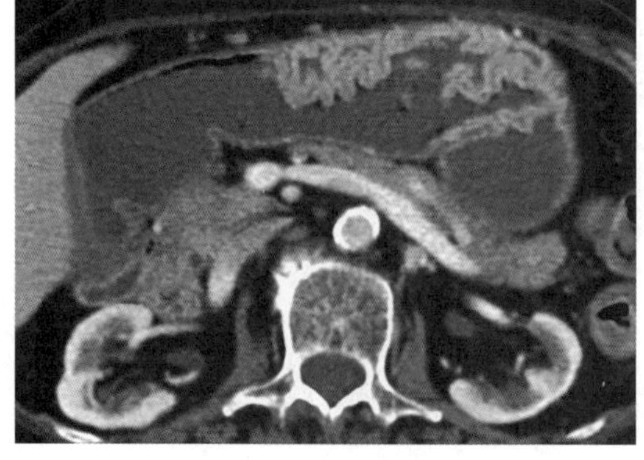

图2-5-4 胃黏膜巨肥症CT表现

注：服水低张螺旋CT动脉后期图像显示，胃体大弯侧胃黏膜皱基襞粗大，呈息肉和脑回状，明显强化。

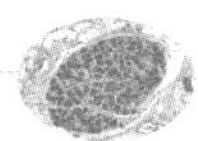

4）胃皱襞厚度随胃的充盈程度而变化，是较具特征性的。

（6）诊断要点

胃黏膜皱襞粗大、低蛋白血症和组织学表现胃小凹上皮增生是本病的特征性表现。

（7）鉴别诊断

应注意与肥厚性胃炎和浸润型胃癌相鉴别。本病与一般胃炎不同之处为黏膜异常粗大紊乱。本病与胃癌不同之处为增粗的黏膜仍有移动性和可变性，胃壁仍柔软。

应注意与佐林格-埃利森综合征（Zollinger-Ellison syndrome，卓-艾综合征）相鉴别，后者由胃泌素瘤引起，胃黏膜皱襞粗大肥厚，伴有顽固性溃疡，组织学为胃腺体增生、主细胞和壁细胞增多，引起高胃酸分泌。

2.5.3 术后胃

（1）概述

术后胃主要包括3类，即胃部分切除术、胸腔胃食管胃吻合术及全胃切除食管空肠吻合术。

胃部分切除术包括胃十二指肠吻合术（Billroth Ⅰ式）和胃空肠吻合术（Billroth Ⅱ式），可用于治疗胃的良、恶性肿瘤。切除部位和范围取决于肿块的部位和性质。Billroth Ⅰ式手术胃和十二指肠间采用端-端吻合，有时在CT和MRI扫描时较难发现，应结合病史。Billroth Ⅱ式手术胃和空肠间采用端-侧吻合，根据术后方式的不同又可分为环形胃空肠吻合和R－Y重建。前者CT和MRI扫描可清楚显示残胃、吻合口情况及近端小肠，但后者常引起多样性及扭曲走行，较难显示。胸腔胃食管胃吻合术适用于食管及近端胃的良、恶性病变，影像扫描可见胸腔胃表现及较高的吻合口。全胃切除食管空肠吻合术适用于近端胃癌及严重的胃运动功能障碍性疾病，影像扫描可见R－Y重建吻合口及近端空肠情况。

术后胃常见的并发症包括吻合口瘘、吻合口狭窄、残胃癌等。吻合口瘘患者口服水溶性对比剂X线或CT检查可明确具有渗漏的部位；吻合口狭窄患者影像可见残胃扩张、积液等梗阻的表现；残胃癌患者CT及MRI能显示胃壁增厚、周围淋巴结肿大及远处转移情况（图2－5－5、6）。

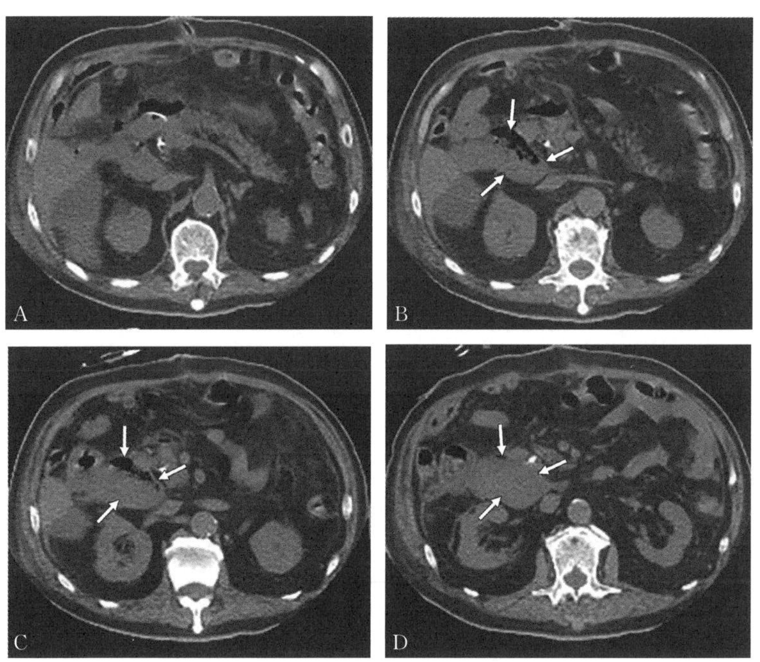

图2－5－5 胃术后吻合口瘘CT表现

注：患者，男性，81岁。远端胃大部切除＋Billroth Ⅰ吻合术后；CT发现胃十二指肠吻合口周围出现气-液聚集征象（箭头）；患者术后住院65 d，结果引流出消化液确诊吻合口瘘。

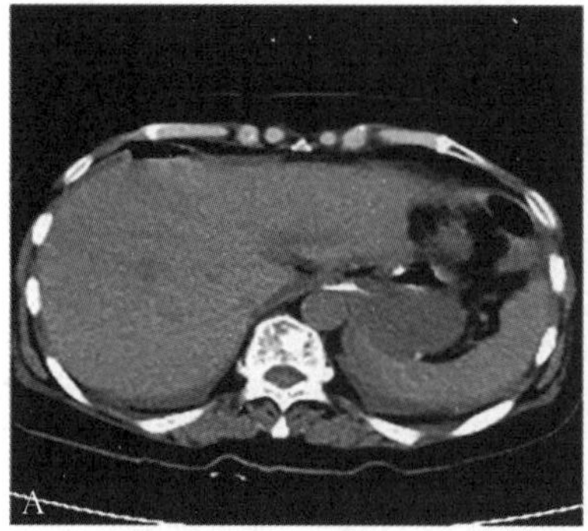

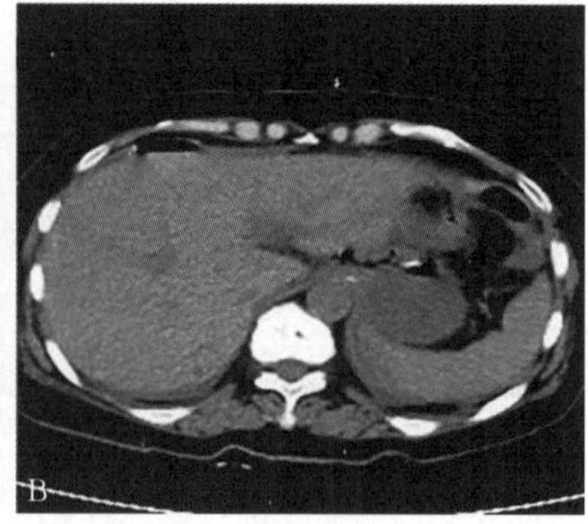

图 2-5-6　胃术后吻合口瘘 CT 表现

注：患者，女性，68 岁，全胃切除术后；CT 发现食管空肠吻合口周围出现气-液聚集征象；患者术后住院 41 d，结果引流出消化液确诊吻合口瘘。

（张　欢　陈　勇　唐　磊　王　兰　李家铮　刘一婷　张　阳）

参考文献

[1] AHN H S, LEE H J, YOO M W, et al. Diagnostic accuracy of T and N stages with endoscopy, stomach protocol CT, and endoscopic ultrasonography in early gastric cancer [J]. Journal of Surgical Oncology, 2009,99(1):20-27.

[2] ANTHONY L, ERVIN C, LAPUERTA P, et al. Understanding the patient experience with carcinoid syndrome: exit interviews from a randomized, placebo-controlled study of telotristat ethyl [J]. Clinical Therapeutics, 2017,39(11):2158-2168.

[3] BENNANI A, MIRY A, KAMAOUI I, et al. Gastric duplication cyst in an adult with autoimmune hemolytic anemia: a case report and review of the literature [J]. Journal of Medical Case Reports, 2018,12(1):380.

[4] BORGGREVE A S, GOENSE L, BRENKMAN H J F, et al. Imaging strategies in the management of gastric cancer: current role and future potential of MRI [J]. The British Journal of Radiology, 2019, 92(1097):20181044.

[5] CHIAO-YUN C, WU D, KANG W, et al. Dynamic contrast-enhanced ultrasound of gastric cancer correlation with gastric cancer on computed tomography [J]. Radiology, 2007,242(11):472-482.

[6] CHOI Y R, KIM S H, KIM S A, et al. Differentiation of large (≥5 cm) gastrointestinal stromal tumors from benign subepithelial tumors in the stomach: Radiologists' performance using CT [J]. European Journal of Radiology, 2014,83(2):250-260.

[7] DOGLIONI C, PONZONI M, FERRERI A J M, et al. Gastric lymphoma: the histology report [J]. Digestive and Liver Disease, 2011, 43 (Suppl 4): S310-S318.

[8] FERLAY J, SOERJOMATARAM I, DIKSHIT R, et al. Cancer incidence and mortality worldwide: sources, methods and major patterns in GLOBOCAN 2012 [J]. International Journal of Cancer, 2015,136(5): E359-E386.

[9] GIGANTI F, DE COBELLI F, CANEVARI C, et al. Response to chemotherapy in gastric adenocarcinoma with diffusion-weighted MRI and 18F-FDG-PET/CT: correlation of apparent diffusion coefficient and partial volume corrected standardized uptake value with histological tumor regression grade [J]. Journal of Magnetic Resonance Imaging, 2014, 40(5): 1147-1157.

[10] GROZINSKY-GLASBERG S, GROSSMAN A B, GROSS D J. Carcinoid heart disease: from pathophysiology to treatment: 'something in the way it moves' [J]. Neuroendocrinology, 2015,101(4):263-273.

[11] GUNIGANTI P, BRADENHAM C H, RAPTIS C, et al. CT of gastric emergencies [J]. Radiographics, 2015,35(7):1909-1921.

[12] HALPERIN D M, SHEN C, DASARI A, et al. Frequency of carcinoid syndrome at neuroendocrine tumour diagnosis: a population-based study [J]. The

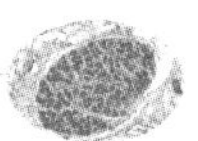

Lancet Oncology, 2017,18(4):525 - 534.

[13] HUR B Y, KIM S H, CHOI J Y, et al. Gastroduodenal glomus tumors: differentiation from other subepithelial lesions based on dynamic contrast-enhanced CT findings [J]. American Journal of Roentgenology, 2011,197(6):1351 - 1359.

[14] JOO I, LEE J M, KIM J H, et al. Prospective comparison of 3T MRI with diffusion-weighted imaging and MDCT for the preoperative TNM staging of gastric cancer [J]. Journal of Magnetic Resonance Imaging, 2015,41(3):814 - 821.

[15] KANG H C, MENIAS C O, GABALLAH A H, et al. Beyond the GIST: mesenchymal tumors of the stomach [J]. Radiographics, 2013, 33 (6): 1673 - 1690.

[16] KIM I Y, KIM S W, SHIN H C, et al. MRI of gastric carcinoma: results of T and N-staging in an *in vitro* study [J]. World Journal of Gastroenterology, 2009, 15(32):3992 - 3998.

[17] LAM W, LEE J, HO G. MRI: imaging of stomach [J]. Australasian Radiology, 2007, 51 (5): 432 - 436.

[18] LEVY A D, PATEL N, DOW N, et al. From the archives of the AFIP: abdominal neoplasms in patients with neurofibromatosis type 1: radiologic-pathologic correlation [J]. Radiographics, 2005, 25 (2): 455 - 480.

[19] LIN Y M, CHIU N C, LI A F Y, et al. Unusual gastric tumors and tumor-like lesions: Radiological with pathological correlation and literature review [J]. World Journal of Gastroenterology, 2017, 23 (14): 2493 - 2504.

[20] MA L, XU X W, ZHANG M, et al. Dynamic contrast-enhanced MRI of gastric cancer: correlations of the pharmacokinetic parameters with histological type, Lauren classification, and angiogenesis [J]. Magnetic Resonance Imaging, 2017,37:27 - 32.

[21] MACHNITZ A J, REID J R, ACORD M R, et al. MRI of the bowel—beyond inflammatory bowel disease [J]. Pediatric Radiology, 2018,48(9):1280 - 1290.

[22] MANSFIELD S A, STAWICKI S P A, FORBES R C, et al. Acute upper gastrointestinal bleeding secondary to Kaposi sarcoma as initial presentation of HIV infection [J]. Journal of Gastrointestinal and Liver Diseases, 2013,22(4):441 - 445.

[23] MOTA J M, SOUSA L G, RIECHELMANN R P. Complications from carcinoid syndrome: review of the current evidence [J]. Ecancermedicalscience, 2016,10:662.

[24] MURAKAMI S, ISOZAKI H, SHOU T, et al. Foregut duplication cyst of the stomach with pseudostratified columnar ciliated epithelium [J]. Pathology International, 2008,58(3):187 - 190.

[25] RADERER M, KIESEWETTER B, FERRERI A J M. Clinicopathologic characteristics and treatment of marginal zone lymphoma of mucosa-associated lymphoid tissue (MALT lymphoma) [J]. CA, 2016, 66(2):152 - 171.

[26] REZVANI M, MENIAS C, SANDRASEGARAN K, et al. Heterotopic pancreas: histopathologic features, imaging findings, and complications [J]. Radiographics, 2017,37(2):484 - 499.

[27] RICHMAN D M, TIRUMANI S H, HORNICK J L, et al. Beyond gastric adenocarcinoma: Multimodality assessment of common and uncommon gastric neoplasms [J]. Abdominal Radiology, 2017,42(1): 124 - 140.

[28] SAITO S, YAN C, FUKUDA H, et al. Synchronous gastric leiomyoma and intramuscular abdominal wall granular cell tumor with similar imaging features: a case report [J]. International Journal of Surgery Case Reports, 2018,44:207 - 211.

[29] SCHULZ T F, CESARMAN E. Kaposi sarcoma-associated herpesvirus: mechanisms of oncogenesis [J]. Current Opinion in Virology, 2015, 14: 116 - 128.

[30] SCIDA S, RUSSO M, MIRAGLIA C, et al. Relationship between *Helicobacter pylori* infection and GERD [J]. Acta Bio-Medica, 2018, 89 (8-S): 40 - 43.

[31] SMYTH E, SCHÖDER H, STRONG V E, et al. A prospective evaluation of the utility of 2-deoxy-2-[18F] fluoro-D-glucose positron emission tomography and computed tomography in staging locally advanced gastric cancer [J]. Cancer, 2012, 118 (22): 5481 - 5488.

[32] SOHN K M, LEE J M, LEE S Y, et al. Comparing

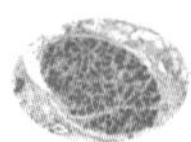

MR imaging and CT in the staging of gastric carcinoma [J]. American Journal of Roentgenology, 2000, 174 (6):1551 - 1557.

[33] SOUSSAN M, DES GUETZ G, BARRAU V, et al. Comparison of FDG-PET/CT and MR with diffusion-weighted imaging for assessing peritoneal carcinomatosis from gastrointestinal malignancy [J]. European Radiology, 2012,22(7):1479 - 1487.

[34] TAKEDA M, AMANO Y, MACHIDA T, et al. CT, MRI, and PET findings of gastric schwannoma [J]. Japanese Journal of Radiology, 2012, 30(7): 602 - 605.

[35] TANG L, SUI Y, ZHONG Z, et al. Non-Gaussian diffusion imaging with a fractional order calculus model to predict response of gastrointestinal stromal tumor to second-line sunitinib therapy [J]. Magnetic Resonance in Medicine, 2018,79(3):1399 - 1406.

[36] TANG L, SUN Y S, LI Z Y, et al. Diffusion-weighted magnetic resonance imaging in the depiction of gastric cancer: initial experience [J]. Abdominal Radiology, 2016,41(1):2 - 9.

[37] THIEBLEMONT C, CASCIONE L, CONCONI A, et al. A MALT lymphoma prognostic index [J]. Blood, 2017,130(12):1409 - 1417.

[38] WOOLF A, ROSE R. Gastric Ulcer [M]. Treasure Island (FL) : StatPearls Publishing LLC, 2019.

[39] YAMADA I, MIYASAKA N, HIKISHIMA K, et al. Gastric carcinoma: *ex vivo* MR imaging at 7.0 T-correlation with histopathologic findings [J]. Radiology, 2015,275(3):841 - 848.

[40] YOO J, KIM S H, HAN J K. Multiparametric MRI and ^{18}F-FDG PET features for differentiating gastrointestinal stromal tumors from benign gastric subepithelial lesions [J]. European Radiology, 2020, 30(3):1634 - 1643.

[41] YU J X, TURNER M A, CHO S R, et al. Normal anatomy and complications after gastric bypass surgery: helical CT findings [J]. Radiology, 2004, 231(3): 753 - 760.

[42] ZELENETZ A D, GORDON L I, WIERDA W G, et al. Non-hodgkin's lymphomas, version 4. 2014 [J]. Journal of the National Comprehensive Cancer Network, 2014,12(9):1282 - 1303.

[43] ZHENG Z Q, YU Y J, LU M D, et al. Double contrast-enhanced ultrasonography for the preoperative evaluation of gastric cancer: a comparison to endoscopic ultrasonography with respect to histopathology [J]. The American Journal of Surgery, 2011,202(5):605 - 611.

3 小　　肠

3.1　正常解剖

3.1.1　小肠的解剖

小肠(small intestine)是消化管道中最长的一段，在成人长5～7 m，是食物消化吸收的主要场所，盘曲于腹腔内，上端接幽门与胃相通，下端通过回盲部与大肠相连，分为十二指肠(duodenum)、空肠(jejunum)和回肠(ileum)三部分。

(1) 十二指肠

位于腹腔的后上部，相当于成人12个手指并列横向的长度而得名，全长约25 cm。其为小肠最短的一段，管径最大、位置最深、最为固定，其始末两端被腹膜包裹成为腹膜内器官，活动度较大，其余大部分为腹膜外器官，固定于腹后壁。它的上部(又称球部)连接胃幽门，是溃疡的好发部位。肝脏分泌的胆汁和胰腺分泌的胰液，通过胆总管和胰腺管开口十二指肠，故十二指肠的消化功能非常重要。十二指肠呈“C”形，从右侧包绕胰头，可分为上部、降部、水平部和升部 4 个部分（图 3-1-1）。

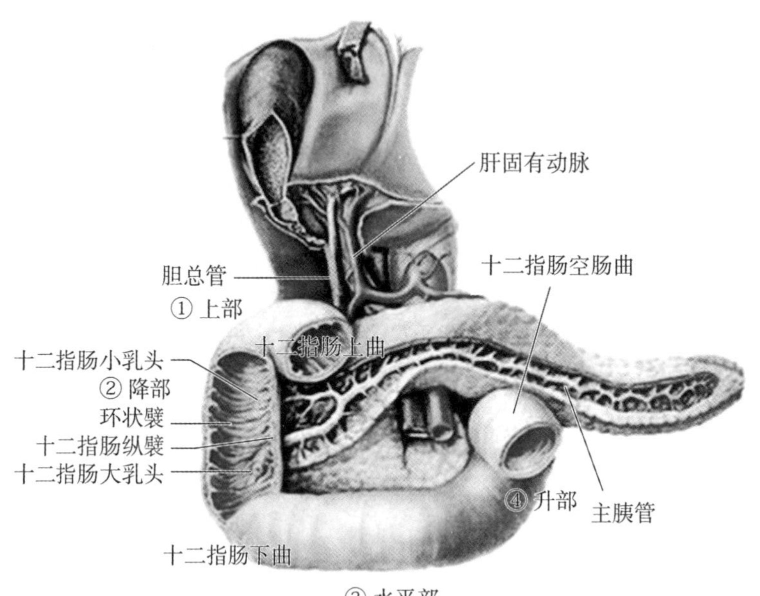

图 3-1-1 十二指肠解剖结构示意图

1）上部（superior part）：在第 1 腰椎的右侧起自胃的幽门，行向右后方至肝门下方急转向下移行为十二指肠降部，上部与降部转折处形成弯曲、称为十二指肠上曲（superior duodenal flexure）。十二指肠上部与幽门相接长约 2.5 cm 的一段肠管，管壁较薄，黏膜光滑无环形皱襞又称十二指肠球（duodenal bulb），是十二指肠溃疡及其穿孔的好发部位。

2）降部（descending part）：沿第 1～3 腰椎右侧下降，至第 3 腰椎体平面和胰头右侧折转向左移行为水平部、转折处弯曲，称为十二指肠下曲（inferior duodenal flexure）。降部的黏膜为发达的环形黏膜，其中部后内侧壁有一纵行黏膜皱襞，称十二指肠纵襞（longitudinal fold of duodenum），其下端有十二指肠大乳头（major duodenal papilla），为胆总管与胰管的共同开口处，它距中切牙约 75 cm，可作为插放十二指肠引流管深度的参考值。在大乳头近侧上方 1～2 cm 处，有时可见到十二指肠小乳头（minor duodenal papilla），为副胰管的开口（santorini duct）。

3）水平部（horizontal part）：第 3 腰椎平面由右向左横过下腔静脉和第 3 腰椎体的前方，在腹主动脉前方移行为升部。水平部的前方有肠系膜上动、静脉紧贴此部前面上下走行。通常情况下肠系膜上动脉与腹主动脉之间夹角为一锐角，将十二指肠远端夹于其间，但在某些情况下该角过小、则水平部肠管被勒挤压迫、发生梗阻。如因受空回肠重力的影响被牵拉、在发育过程中当小肠系膜过紧附着于腹后壁；肠系膜血管自腹主动脉发出的位置过低等均可其夹角角度过小，发生梗阻。

4）升部（ascending part）：最短，自水平部末端斜向左上方升至第 2 腰椎的左侧，转向前下移行为空肠，十二指肠与空肠移行处形成弯曲，称十二指肠空肠曲（duodenojejunal flexure）。十二指肠空肠曲的后上壁被十二指肠悬肌（suspensory muscle of duodenum）固定于右侧膈肌脚上，十二指肠悬肌由肌纤维与结缔组织构成，表面有腹膜覆盖，临床上称十二指肠悬韧带（suspensory ligament of duodenum），又称屈氏（Treitz）韧带，是腹腔手术

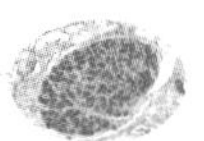

中确认空肠起始部的重要标志。

(2) 空肠和回肠

上端起自十二指肠空肠曲，下端连接盲肠。空肠和回肠共同被小肠系膜悬系于腹后壁，合称系膜小肠，有系膜附着的称为系膜缘、其对侧缘称对系膜缘或游离缘。一般将系膜小肠近侧 2/5 称为空肠，远侧 3/5 称为回肠。空肠和回肠的形态结构变化是逐渐发生、不完全一致的，虽然两者之间无明显界限，但可根据以下几点进行鉴别(表 3-1-1)。

表 3-1-1 空肠和回肠特点的比较

比较项	空肠	回肠
长度	占小肠近侧 2/5	占小肠远侧 3/5
位置	腹腔左上部	腹腔右下部
环状皱襞	密且高	疏而低
淋巴滤泡	只有孤立淋巴滤泡	有孤立和集合淋巴滤泡两种
管径	粗	细
管壁	厚	薄
颜色	较红	较浅
肠系膜	薄、脂肪少	厚、脂肪多
动脉弓	级数少	级数多

1) 从位置上来看：空肠多位于腹腔的左上部及脐区，回肠多位于右下腹、脐区及盆腔。

2) 从外观上来看：空肠管径较粗，管壁较厚，血管较多、色较红、略呈粉红色；而回肠管径较细，管壁较薄，血管较少，颜色较淡，呈粉灰色；此外，系膜的厚度从上向下逐渐变厚，脂肪含量越来越多。

3) 从肠系膜血管的分布来看：空肠与回肠的血供来自肠系膜上动脉，肠系膜上动脉分出胰十二指肠下动脉、中结肠动脉、右结肠动脉、回结肠动脉以及 10 余支空肠、回肠动脉。但空肠的动脉弓级数较少(有 1～2 级)，直血管较长；而回肠的动脉弓级数较多(可达 4～5 级)，直血管较短。

4) 从组织学上看：空、回肠都具有消化管道的典型 4 层结构：黏膜、黏膜下层、肌层和浆膜(图 3-1-2)。空肠黏膜有隆起的环形皱襞，近端较密，越往远端越稀疏，至回肠末段环形皱襞消失，环形皱襞在腹部 X 线片上表现为“鱼骨刺”样形态，有助于病变的定位(图 3-1-3)。淋巴结丰富，在黏膜固有层和黏膜下组织内含有孤立淋巴滤泡(solitary lymphatic follicles)和集合淋巴滤泡(aggregated lymphatic follicles)，前者散在于空肠和回肠的黏膜内，后者多见于回肠下部。集合淋巴滤泡又称 Peyer 斑，有 20～30 个，呈长椭圆形，其长轴与肠管长轴一致，常位于回肠下部对系膜缘的肠壁内。肠伤寒的病变发生于回肠壁集合淋巴滤泡，可并发肠穿孔或呈出血。

此外，约 20% 的成人，在距回肠末端 30～100 cm 范围内的回肠对系膜缘上，有长 2～5 cm 囊袋状突起，直径 2 cm，自肠壁向外突出称美克尔憩室(Meckel's diverticulum)，此为胚胎时期卵黄囊管未完全消失形成。美克尔憩室是真性憩室，包括有回肠肠壁的各层，并常常可见有异位的组织，以胃黏膜最常见(62%)，其他的异位组织有胰腺组织(5%)、空肠黏膜(2%)、Brunner 腺体(2%)、胃及十二指肠黏膜(2%)及其他组织(10%)等。在临床上，美克尔憩室因异位组织分泌消化液，损伤肠黏膜而引起溃疡、出血及穿孔，可因异物、寄生虫或粪石而发生急性炎症、坏死及穿孔，亦可因扭转、套叠、疝入、压迫、粘连而引起各种急性肠梗阻表现；因其位置靠近阑尾，临床急腹症常与阑尾炎症状相似。

(3) 小肠的静脉

小肠的静脉与动脉伴行，最后汇合成肠系膜上静脉，后者与脾静脉汇合成为门静脉。

(4) 小肠的神经支配

小肠的神经包括副交感神经和交感神经。副交感神经来源于迷走神经，交感神经来源于腹腔神经丛和肠系膜上神经丛的交感神经节后纤维。上述神经沿肠系膜血管分布到肠壁，并在肠壁内形成两个非常重要的神经丛：肌层的奥厄巴赫(Auerbach)神经丛和黏膜下层的麦斯纳(Meissner)神经丛。这些神经丛可以自主控制小肠的电活动和平滑肌收缩，故也被称为“肠脑”(gut brain)。迷走神经兴奋则肠蠕动和肠腺分泌增加；交感神经兴奋则肠蠕动减弱，肠血管收缩。

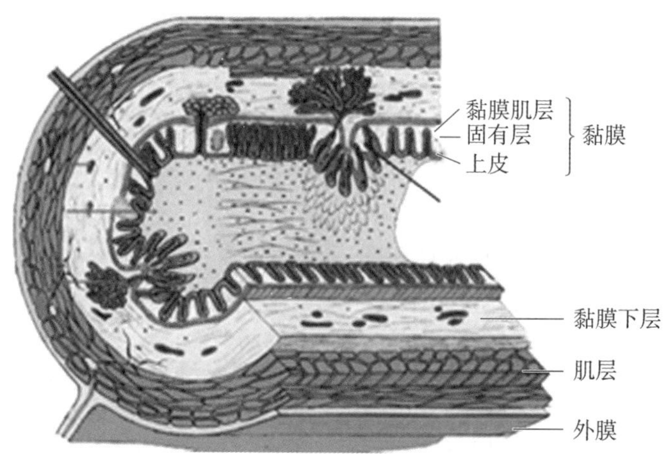

图 3-1-2 消化管道典型 4 层结构

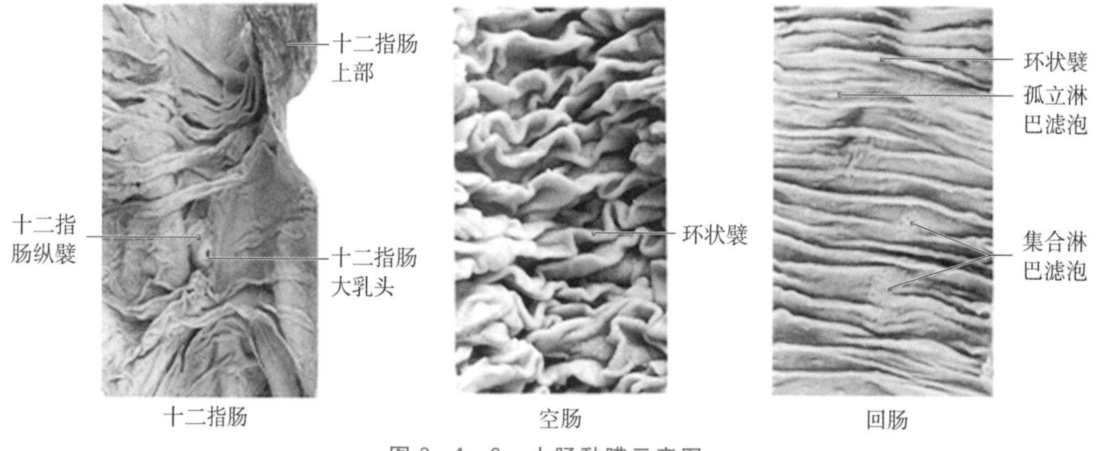

图 3-1-3 小肠黏膜示意图

（5）小肠的淋巴管

起源于小肠绒毛中央的乳糜管，小肠淋巴液在黏膜内的淋巴管汇集后，离开肠壁，沿血管进入系膜内淋巴结，再汇入腹主动脉旁的腹腔淋巴结，最后汇入乳糜池。

3.1.2 小肠的生理功能

食物的消化与吸收功能主要由小肠来完成。小肠是消化和吸收的主要部位，分十二指肠、空肠和回肠，各具某些结构特点。

（1）小肠分层结构

其管壁由黏膜、黏膜下层、肌层和浆膜构成。其结构特点是管壁有环形皱襞，黏膜有许多绒毛，绒毛根部的上皮下陷至固有层，形成管状的肠腺，其开口位于绒毛根部之间（图 3-1-4）。绒毛和肠腺与小肠的消化和吸收功能关系密切。

1）黏膜：由上皮、固有层及黏膜肌层构成。小肠腔面的环行皱襞从距幽门约 5 cm 处开始出现，在十二指肠末段和空肠头段极发达，向下逐渐减少和变矮，至肠中段以下基本消失。黏膜表面还有许多细小的肠绒毛（intestinal villus），是由上皮和固有层向肠腔突起而成，长 0.5～1.5 mm，形状不一，以十二指肠和空肠头段最发达。绒毛于十二指肠呈叶状，于空肠如指状，于回肠则细而短。环行皱襞和绒毛使小肠表面积扩大 20～30 倍，总面积达 20 m^2 左右。绒毛根部的上皮下隐至固有层形成管状的小肠腺（small intestinal gland），又称肠隐窝（intestinal crypt），故小肠腺与

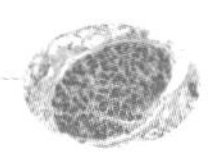

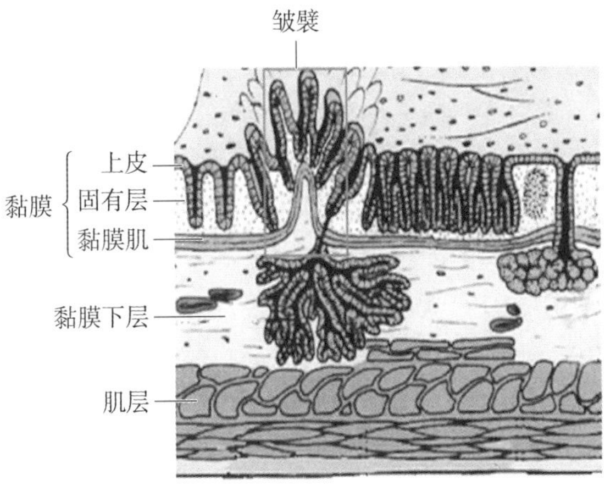

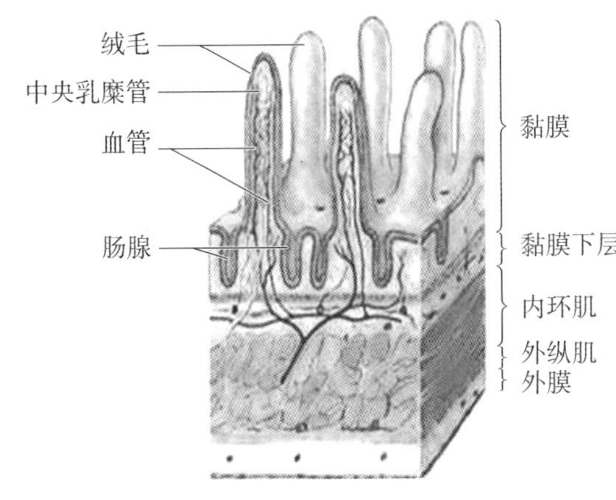

图 3-1-4　小肠壁切片结构图

绒毛的上皮是连续的，小肠腺直接开口于肠腔。

A. 上皮层：绒毛部上皮由吸收细胞、杯状细胞和少量内分泌细胞组成；小肠腺上皮除上述细胞外，还有潘氏细胞（Paneth cell）和未分化细胞。①吸收细胞（absorptive cell）：最多，呈高柱状，核椭圆形，位于细胞基部。绒毛表面的吸收细胞游离面在光镜下可见明显的纹状缘，电镜观察表明它是由密集而规则排列的微绒毛构成。每个吸收细胞约有微绒毛 1 000 根，每根长 1～1.4 μm，粗约 80 nm，使细胞游离面面积扩大约 20 倍。小肠腺的吸收细胞的微绒毛较少而短，故纹状缘薄。微绒毛表面尚有一层厚 0.1～0.5 μm 的细胞衣，它是吸收细胞产生的糖蛋白，内有参与消化碳水化合物和蛋白质的双糖酶和肽酶，并吸附有胰蛋白酶、胰淀粉酶等，故细胞衣是消化吸收的重要部位。微绒毛内有纵行微丝束，它们下延汇入细胞顶部的终末网。吸收细胞胞质内有丰富的线粒体和滑面内质网。滑面内质网膜含有的酶可将细胞吸收的甘油一酯与脂肪酸合成甘油三酯，后者与胆固醇、磷脂及 β-脂蛋白结合后，于高尔基复合体形成乳糜微粒，然后在细胞侧面释出，是脂肪吸收与转运的方式。相邻细胞顶部之间有紧密连接、中间连接等构成的连接复合体，可阻止肠腔内物质由细胞间隙进入组织，保证选择性吸收的进行。②杯状细胞（goblet cell）：散在于吸收细胞间，分泌黏液，有润滑和保护作用，从十二指肠至回肠末端，杯状细胞逐渐增多。③潘氏细胞：是小肠腺的特征性细胞，位于腺底部，常三五成群。细胞呈锥体形，胞质顶部充满粗大嗜酸性颗粒，内含溶菌酶等，具有一定的灭菌作用。④内分泌细胞（endocrine cell）：分泌多种胃肠激素，如肠促胰泌素、生长抑素、肠高糖素、胃动素、胃泌素、胆囊收缩素、血管活性多肽等。⑤未分化细胞（undifferentiated cell）：位于小肠腺下半部，散在于其他细胞之间。胞体较小，呈柱状，胞质嗜碱性。细胞不断增殖、分化、向上迁移，以补充绒毛顶端脱落的吸收细胞和杯状细胞。绒毛上皮细胞的更新周期为 2～4 d。一般认为，内分泌细胞和潘氏细胞亦来源于未分化细胞。

B. 固有层：在细密的结缔组织中除有大量小肠腺外，还有丰富的游走细胞，如淋巴细胞、浆细胞、巨噬细胞，嗜酸性粒细胞等。绒毛中轴的固有层结缔组织内有 1～2 条纵行毛细淋巴管，称中央乳糜管（central lacteal），它的起始部为盲端，向下穿过黏膜肌进入黏膜下层形成淋巴管丛。中央乳糜管管腔较大，内皮细胞间隙宽，无基膜，通透性大。吸收细胞释出的乳糜微粒入中央乳糜管输出。此管周围有丰富的有孔毛细血管网，肠上皮吸收的氨基酸、单糖等水溶性物质主要经此入血。绒毛内还有少量来自黏膜肌层的平滑肌纤维，可使绒毛收缩，利于物质吸收和淋巴与血液的运行。固有层中除有大量分散的淋巴细胞外，尚有淋巴小结。在十二指肠和空肠多为孤立淋巴小结，在回肠多为若干淋巴小结聚集形成的集合淋巴小结，它们可穿过黏膜肌层抵达黏膜下层。

C. 黏膜肌层：由内环行与外纵行两层平滑肌组成。

2）黏膜下层：为疏松结缔组织，含较多血管和淋巴管。十二指肠的黏膜下层内有十二指肠腺（duodenal gland），为复管泡状的黏液腺，其导管穿过黏膜肌开口于小肠腺底部。此腺分泌碱性黏膜（pH 8.2～9.3），可保护十二指肠黏膜免受酸性胃液的侵蚀。最近研究表明，人十二指肠腺尚分泌尿抑胃素（urogasterone），释入肠腔，具有抑制胃酸分泌和刺激小肠上皮细胞增殖的作用。黏膜下组织内含有孤立淋巴滤泡（solitary lymphatic follicles）和集合淋巴滤泡（aggregated lymphatic follicles），前者散在于空肠和回肠的黏膜内，后者多见于回肠下部。

3）肌层：由内环行与外纵行两层平滑肌组成。

4）外膜：除十二指肠后壁为纤维膜外，小肠其余部分均为浆膜。

（2）小肠壁的肌肉运动

小肠的运动功能对食糜的消化吸收具有重要的作用。通过小肠壁的环行肌和纵行肌有规律的收缩和舒张的协同运动，小肠形成分节运动，即混合性收缩和蠕动推进性收缩。分节运动使小肠内容物充分混合，利于消化酶的作用。蠕动可使小肠内容物沿小肠向下推进而最终进入大肠。蠕动的强弱决定于肠内食物的刺激，在正常情况下，吃富含纤维多的食物，如蔬菜、白薯时肠蠕动就加强。

小肠运动的调节是通过神经内分泌系统来完成的。小肠的神经支配包括外在神经支配和内在神经支配，其中内在神经的肌间神经丛在小肠的运动反射中起主要的作用，而外在神经支配仅起到调制的作用。小肠黏膜分泌的一些激素如胃动素、生长抑素和胰多肽等在调节小肠平滑肌运动中也起到重要的作用。

（3）小肠的消化和吸收

小肠绒毛增大了小肠内壁的表面积，如果把所有的绒毛展开抻平，其面积可以覆盖半个网球场，巨大的表面积使营养物质能够在 1～2 h 内得以迅速吸收。根据推测，成人的小肠每天能吸收 3 000 ml 液体、35～55 g 蛋白质、10～15 g 脂肪，碳水化合物在西方国家为 400 g，在我国则为 600 g。

摄入的淀粉一小部分在口腔经唾液淀粉酶的作用分解为麦芽糖，麦芽糖以及食物中的蔗糖、乳糖经小肠黏膜上皮细胞刷状缘内的双糖酶（麦芽糖酶、异麦芽糖酶、乳糖酶、果糖酶）分解为单糖（葡萄糖、半乳糖、果糖）。生成的单糖经黏膜细胞的载体转运至细胞内并进入血液，缺乏乳糖酶的患者，乳糖不能分解与吸收，未被吸收的乳糖则分解为乳酸，引起腹泻。

食糜进入小肠后，刺激十二指肠黏膜产生“促胰酶素”，促使胰腺分泌大量胰液。同时小肠内食糜还能够刺激肠黏膜，促使小肠腺分泌小肠液。胰液中还包含胰脂肪酶与胰淀粉酶，可以将脂肪分解为脂肪酸与甘油，将淀粉分解为葡萄糖。小肠液中的双糖酶，还能够将蔗糖、乳糖分解为单糖。小肠液与胰液中都有碳酸氢钠，以维持小肠内的弱碱性环境，保证胰液中消化酶的活力。

食糜的脂肪、蛋白质分解产物与盐酸等刺激十二指肠黏膜产生“激胆素”，激胆素经血液循环促使胆囊收缩，排出胆汁。胆盐酸还能够增进脂溶性维生素 A、维生素 D、维生素 E、维生素 K 的吸收，刺激肠蠕动，抑制肠道腐败细菌的生长与繁殖。

食糜经过十二指肠的机械作用和化学消化作用后，很多营养物质都在小肠被吸收进入机体。留下未消化的食物残渣和水分，送至大肠。

（4）小肠的体液免疫和细胞免疫功能

小肠是一个重要的免疫器官。它是机体黏膜免疫的主要组成部分。小肠的免疫系统形成肠道的屏障，其作用不仅将有害的微生物拒之门外，而且能防止异源性大分子抗原物质通过抗原引起变态反应。小肠的免疫功能也涉及其他器官，如初乳内 IgA 的分泌，呼吸道和泌尿生殖系黏膜的免疫，均与小肠免疫有关。同时，小肠的免疫系统也参与全身性免疫的调节。因此，小肠免疫功能的失调如缺陷可造成消化道甚至全身性的疾病。小肠具有免疫作用的组织由消化道淋巴组织、各种辅助细胞和黏膜上皮细胞共同组成。

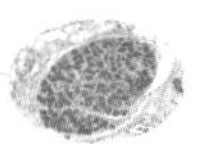

3.2 小肠MRI检查技术

3.2.1 小肠检查技术概述

(1) 传统的X线钡剂小肠造影

传统的X线钡剂小肠造影(small-bowel barium enema, SBE)是以小肠灌注稀钡造影法或小肠灌肠气钡双对比造影法为首选和常用检查方法,可以直观观察小肠黏膜的细节,对小肠黏膜的病变有很高的诊断价值,而且可以动态观察病变肠段的功能改变,但难以直接观察肠壁和肠腔外的病理改变,且对病变的检出和诊断均依赖于操作者的技术、熟练程度和经验,同时SBE检查的时间较长,患者接受的辐射剂量较大,检查过程还需要患者很好的配合才能完成。

(2) 多排螺旋CT

多排螺旋CT(multi-slices computed tomography, MSCT)技术的发展使得在一次屏息下完成全腹部扫描成为现实,并且可以显示胃肠道壁增厚和病变对腔外结构的侵犯,具有扫描速度快、空间分辨率高、图像后处理功能强大等优点,大大减少了蠕动和呼吸伪影,成为小肠疾病中应用广泛的影像学技术,但存在射线辐射、对比剂过敏及安全问题等。

(3) 内镜技术

消化内镜检查是消化内科学重要组成部分,也是疾病诊断的主要手段。常规的消化内镜检查,可以对上消化道(食管至十二指肠降段)、部分下消化道(直肠至回肠末段)进行腔内直视检查。然而,长期以来,整个消化管腔中长度最长的小肠,一直被认为是消化内镜检查的盲区。其对应内镜技术——小肠镜的发展却明显滞后,致使小肠疾病的整体诊治水平低下,对部分小肠疾病的认知和概念、疾病转归的理解也存在一定的缺陷。小肠的长度、盘曲式排列和常规的进镜方式成为制约内镜检查的主要原因。在20世纪末,小肠内镜虽然种类不少,但临床实用性、便利性远未达到临床医师能接受的程度,包括双气囊电子内镜(double-balloon endoscopy, DBE)和胶囊内镜。它们的检查限度包括:①出血性病变出血量大时病灶被遮盖;②肠腔积液对观察的影响;③病变致肠腔狭窄及痉挛使肠镜不能通过;④不能对进行病灶反复、多方位的观察;⑤移动不可控性和进入憩室等。

(4) MRI技术

很长的一段时间内,MRI小肠影像学检查由于扫描时间过长以及呼吸和肠道蠕动伪影的影响而限制了其使用。近年来,快速扫描序列使得在一次屏气下完成图像采集,加之MRI技术无辐射,具有很高的软组织分辨力,能够进行多方位成像,对比剂增强的灵敏度高,以及对比剂相对安全的优点使得MRI检查在小肠疾病中的应用已日趋广泛,发挥着不可替代的作用。它既能显示肠腔内、外的结构,又无射线辐射,尤其适用于孕妇、儿童和青少年的检查。

小肠MRI最主要的作用是对小肠克罗恩病(Crohn's disease)疾病活动度的诊断以及对疾病疗效的检测,另外,对诊断术后粘连性梗阻、放射性肠炎、腹膜肿瘤转移、美克尔憩室、息肉以及息肉综合征以及区分良恶性狭窄等具有重要的价值。

本节以MRI小肠造影为主介绍小肠MRI技术,包括对比剂和解痉药的使用、检查前准备、各序列的应用与价值、正常小肠MRI、如何减少伪影以及小肠基本病变的MRI表现。

3.2.2 小肠MRI

要获得最佳的小肠MRI检查效果,须使肠腔充盈足量的对比剂使肠管充分扩张,清楚显露肠壁,结合MRI多轴面扫描、钆剂增强、低张药物及脂肪抑制技术的应用及屏气快速序列扫描。

(1) 小肠MRI造影对比剂和解痉药的使用

1) 对比剂的摄入:对比剂可口服或小肠插管灌入肠道对比剂扩张小肠。

A. 口服法:是在MRI扫描前45 min开始分次口服液体1 500 ml左右,每次口服500 ml,间隔15 min左右,分3次服完。注意纯水易被近端肠管吸收,导致远端肠管充盈欠佳;2.5%的甘露醇为等渗液体,不易被肠道吸收,口感微甜,易被患者接受,患者无须小肠插管,该方法简单易行,规范的服用可以保证小肠充盈满意。

B. 插管法：在 MRI 检查前将小肠导管插入十二指肠远端，向小肠灌入液体或气体作为小肠对比剂，然后行 MRI 小肠检查。该方法充盈小肠效果更好，但患者会感有插管的不适，操作较繁杂耗时。注意气体在 GRE 序列检查时易产生磁敏感性伪影，会影响图像质量，选择检查方法时要注意。肠梗阻患者可利用梗阻肠管腔内原本已存在的液体作为对比剂，无须另外输入液体。

2）对比剂的种类：根据口服对比剂在 T_1WI 和 T_2WI 的信号特点分为三大类，即为阳性对比剂、阴性对比剂及双相对比剂。阳性对比剂在 T_1WI 和 T_2WI 上均呈高信号，阴性在 T_1WI 和 T_2WI 均呈低信号，双相对比剂是指在某个序列上呈高信号而在另一个序列上则呈相反信号。

A. 阳性对比剂：大部分阳性对比剂都是顺磁性物质，如钆剂、亚铁剂及锰剂等。顺磁性物质因为缩短了 T_1 弛豫时间而使 T_1 信号增加，对 T_2 弛豫时间没有影响，T_2WI 上呈高信号是由于肠腔内水而呈现高信号。阳性对比剂对肠壁增厚显示最佳，但肠壁的高信号易与强化的肠壁相混淆。Gadopentate dimeglumine 是一种目前商业应用的阳性对比剂，它是 1.0 mmol/L gadolinium-DTPA 和 15 g/L 的甘露醇的混合溶液。大约有 11% 的患者会有腹胀、腹泻及稀便等不良反应。Ferric ammonium citrate 是另外一种阳性对比剂，它是颗粒状和晶状的铁盐粉末，可产生顺磁效应。另外有些天然物质如牛奶、绿茶以及蓝莓汁也可缩短 T_1 弛豫时间，缺点是它们在胃肠道内的信号不均匀。

B. 阴性对比剂：是一些基于氧化铁颗粒的超顺磁性物质。它们可以降低磁场不均匀性，缩短 T_1 和 T_2 弛豫时间，因此 T_1WI 和 T_2WI 的信号都降低。尤其是对 T_1WI 梯度回波序列，因其对磁场不均匀性极为敏感。磁场不均匀性所产生的伪影会低估对肠壁增厚的诊断。静脉注入对比剂增强后，一些病理状态（炎症或是肿瘤）异常强化，与肠腔内的低信号形成良好的组织对比。

C. 双期相口服对比剂：是目前 MRI 小肠造影广泛使用的对比剂，表现为 T_1WI 低信号，T_2WI 高信号。水是最常用的口服对比剂，因其价格低廉、相对安全而被患者广泛接受，缺点是在其抵达末端回肠之前，大部分已被吸收。甘露醇是一种最常见的添加剂，但通常会有渗透反应如腹泻和肠痉挛。聚乙二醇和硫酸钡也是一种常用的添加剂，但味道不易被患者耐受。

3）解痉剂：为了减少肠道蠕动产生的伪影，通常使用抗胆碱药，如山莨菪碱等，推荐剂量为 0.2 mg/kg，青光眼、前列腺肥大和心律不齐等疾病为禁忌证。

（2）小肠 MRI 造影检查前的准备

患者于检查前一天晚餐后禁食，晚餐后半小时左右口服缓泻剂（硫酸镁或番泻叶）。检查当日早上禁食，检查前配制 2.5% 等渗甘露醇溶液，有完全性肠梗阻等禁忌证的患者不宜服用。扫描前 45～50 min 患者分次饮甘露醇溶液 1 000～1 500 ml，使远端小肠充盈扩张，MRI 扫描前 10 min 注射山莨菪碱 10 mg，再饮甘露醇溶液 500 ml，可使小肠处于低张状态，保证近段小肠充盈扩张并减少小肠的蠕动。

（3）小肠 MRI 造影检查的序列

患者通常采用仰卧位，主要序列为以下几个。

1）half-Fourier single shot RARE（HASTE）或者是 T_2 single-shot fast spin-echo（T_2SSFSE）：产生重 T_2 图像，肠壁呈低信号，肠腔内呈高信号（图 3-2-1）。HASTE（T_2SSFSE）序列由于肠道蠕动而肠腔内通常会产生流空伪影，因此需要在扫描前使用抗胆碱药。其对化学位移不敏感，因而可以清晰观察肠壁增厚。肠壁呈高信号常提示炎性水肿，可以增加脂肪抑制来区分水肿和脂肪沉积信号。

2）True-FISP 或者是 FIESTA（fast imaging employing steady state acquisition）：组织对比来自于 T_2/T_1，肠壁呈等低信号，肠腔内的液体呈高信号（图 3-2-2），通常加做脂肪抑制序列，图像类似小肠钡剂造影（图 3-2-3）。True-FISP 序列对肠道蠕动和磁场不均匀性较为敏感，但由于梯度平衡和对称设计，肠道内不产生流空伪影。True-FISP 或者是 FIESTA 序列通常用来观察肠系膜（脂肪、淋巴结、血管）等结构（图 3-2-4）。

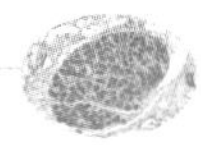

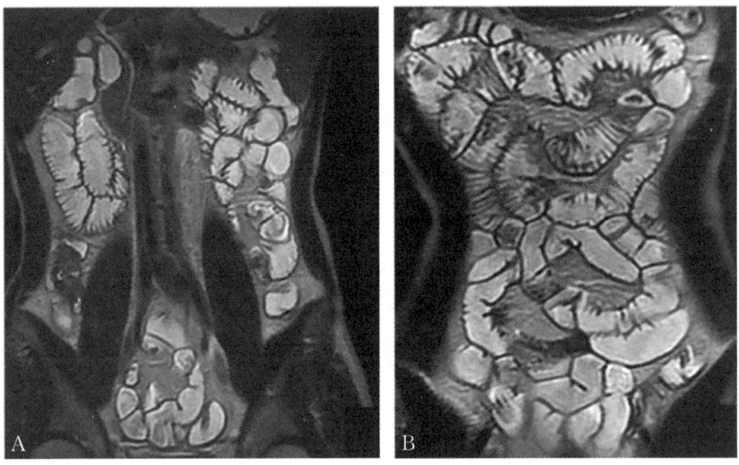

图 3-2-1 正常小肠 MRI 造影检查冠状面 T_2 SSFSE 图像

注：A、B 图显示肠壁呈低信号，肠腔内因口服等渗甘露醇溶液而呈高信号，空肠黏膜皱襞呈羽毛状，显示清晰，回肠黏膜皱襞稀少。

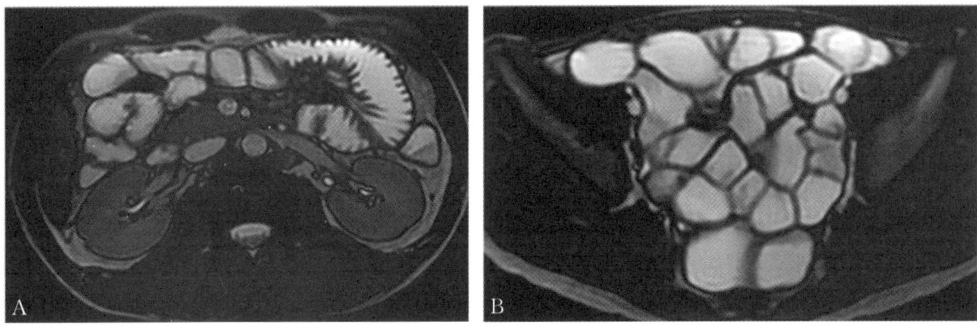

图 3-2-2 正常小肠 MRI 造影检查横断面 FIESTA 图像

注：A 图显示空肠肠壁呈等低信号，肠腔内呈高信号，空肠黏膜呈羽毛状。B 图显示回肠肠壁呈等低信号，肠腔内呈高信号，回肠黏膜皱襞稀少。

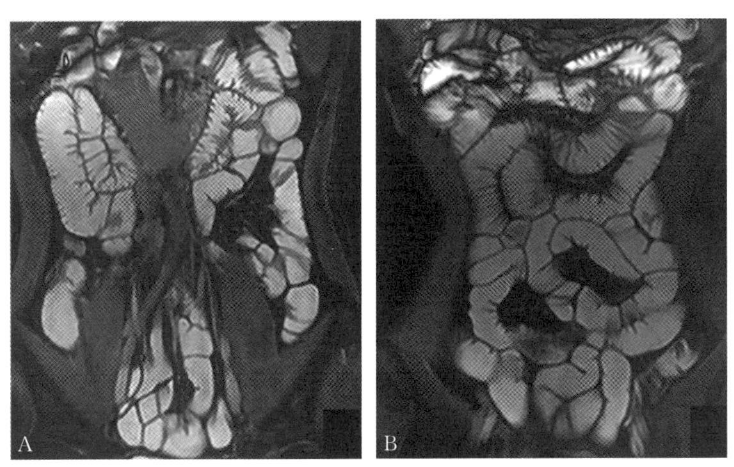

图 3-2-3 正常小肠 MRI 造影检查冠状面 FIESTA 图像(加抑脂序列)

注：A、B 图显示肠壁呈等低信号，肠腔内呈高信号，腹腔内脂肪呈低信号。

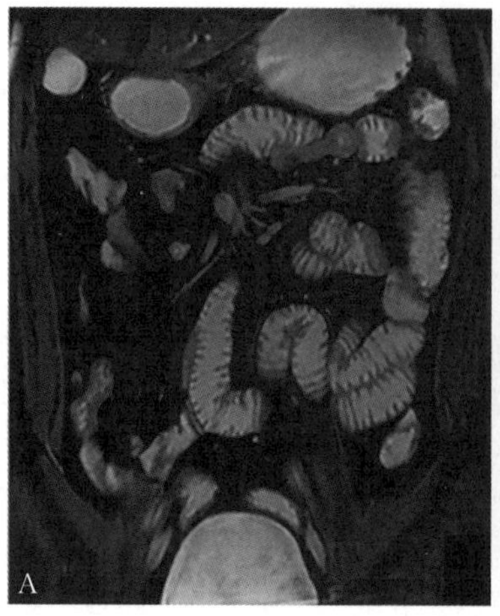

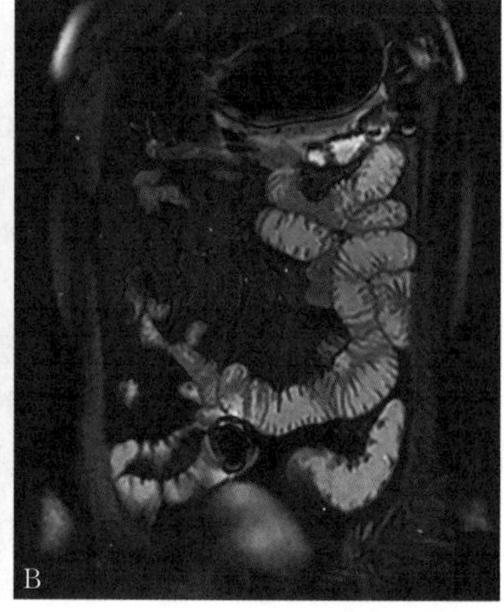

图 3-2-4　正常小肠 MRI 造影检查 FIESTA 序列(加抑脂序列)

注:A 图显示肠系膜脂肪呈低信号,肠系膜根部血管以及肠系膜根部淋巴结显示清晰;B 图显示肠系膜血管末梢分支血管及血管弓。

克罗恩病患者的黏膜溃疡、梳状征及肿大的肠系膜淋巴结在此序列上显示最清晰。True-FISP 序列最常见的伪影是化学位移引起的黑边伪影,这种伪影通常在水和脂肪同时存在的像素内出现,是由二者产生的失相位所致。

3) 弥散加权成像(DWI):DWI 反映了大分子和细胞膜由于交互作用而产生的水分子的移动情况,通常用表面弥散系数(ADC)值来量化。在活动性克罗恩病中,ADC 值下降,反映了水分子的弥散受限。弗洛里(J. Florie)等报道其对炎症疾病的灵敏度和特异度分别为 95%和 82%。

4) functinal cine MRI:电影序列通常用来观察肠道的蠕动情况,肠粘连通常表现为粘连成角,肠管位置相对固定以及肠管的正常蠕动消失。

5) VIBE(volumetric interpolated breath-hold examination)或者是 LAVA(liver acquisition with volume acceleration):均为 T_1 序列,用来观察有没有异常强化灶。通常用 3D-T_1 对比增强扫描,为了降低图像采集时间,通常采用短的 TR 时间以及加翻转角。建议在增强之前加冠状面平扫,以及在增强后使用冠状面和横断面序列来观察肠壁的强化(图 3-2-5)。此序列对肠道蠕动也很敏感,因此在扫描前需使用抗胆碱药。

(4) 小肠 MRI 的特殊序列

1) 磁化传递成像(magnetization transfer imaging, MTI):MTI 是基于体内自由池和结合池之间质子磁化交叉弛豫和交换的组织特异性对比机制的一种成像技术,主要通过测量自由进动的水分子及大分子(如胶原蛋白)之间的能量传递,进而判断炎症性肠病患者病变肠段纤维化程度。

2) 正电子发射体层成像(PET/MRI):PET 是一种功能性成像,主要采用 ^{18}F-FDG 来显像,已广泛应用于对肿瘤的评价,对炎症性病变的评价应用较少,而 PET/MRI 可以同时反映病理及代谢两方面信息,对小肠克罗恩病及溃疡性结肠炎的诊断也有一定价值。

3) 磁共振波谱(magnetic resonance spectroscopy, MRS)成像:MRS 成像是一种利用磁共振现象和化学位移作用进行一系列原子核和化合物分析的技术,组织内的一些化合物和代谢物的含量差异,在 MRS 中的峰值都会有微小变化。这些化学信息代表组织或体液中相应代谢物的浓度,反映组织细胞的代谢状况,即 MRS 从组织细胞代谢方面来反映肠壁的病理改变。

3.2.3　小肠 MRI 造影的正常表现

口服 2.5%的等渗甘露醇溶液为双相对比剂,T_2SSFSE 序列上肠壁呈低信号,FIESTA 序列上肠壁呈等低信号,肠腔呈显著高信号,空肠羽毛

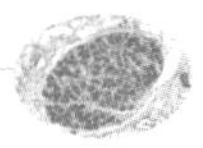

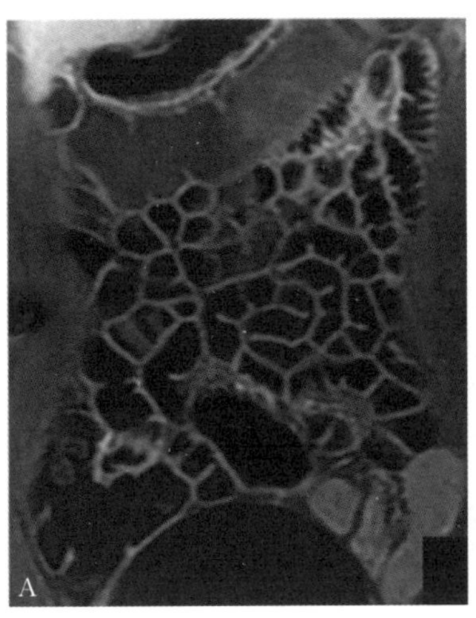

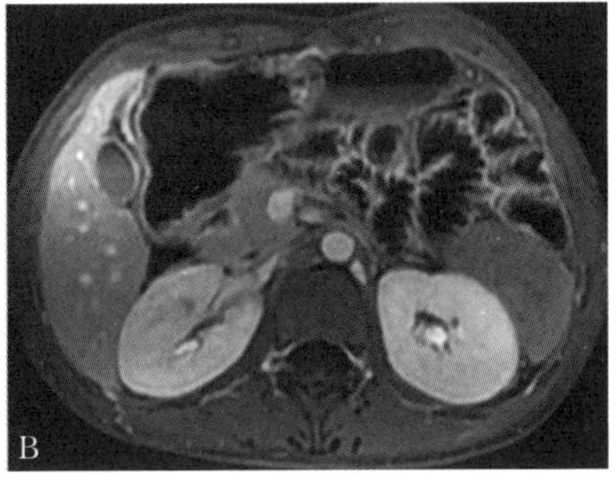

图 3-2-5 正常小肠 MRI 造影检查冠状面及横断面 LAVA 增强图像

注：A 图为冠状面增强图像，B 图为横断面增强图像，显示小肠壁明显强化。

状黏膜皱襞显示更清晰，回肠黏膜皱襞稀少，肠壁外脂肪呈高信号，通常加脂肪抑制序列，整个图像类似于小肠钡剂造影。静脉注射钆剂增强并加脂肪抑制 MRI 扫描，肠腔内呈低信号，肠壁因强化而呈高信号，在肠腔低信号背景的衬托下，显示更加清楚。

1）正常 MRI 小肠造影解剖横断面图像：如图 3-2-6～14 所示。

2）正常 MRI 小肠造影解剖冠状面图像：如图 3-2-15～18 所示。

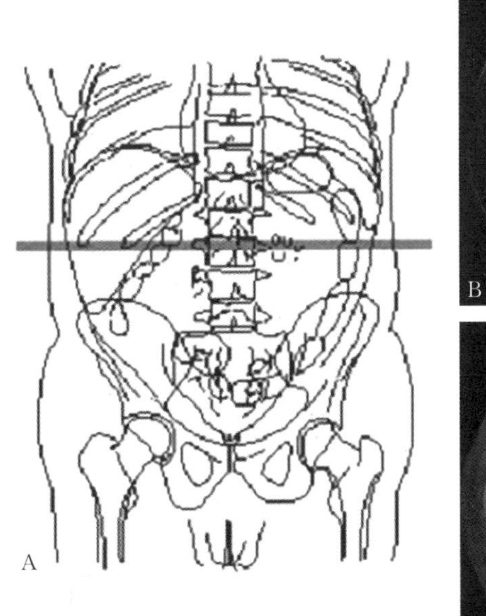

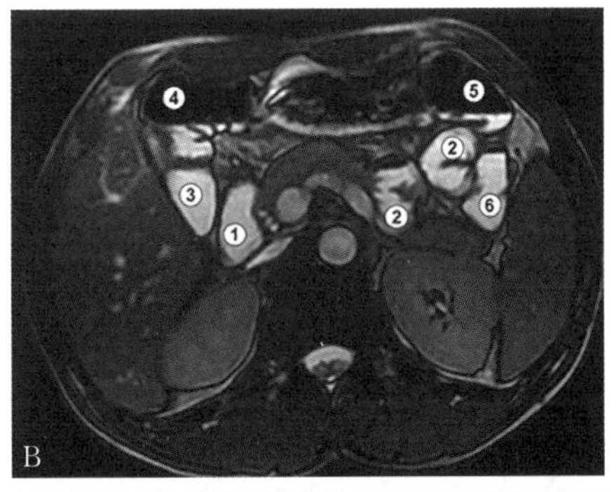

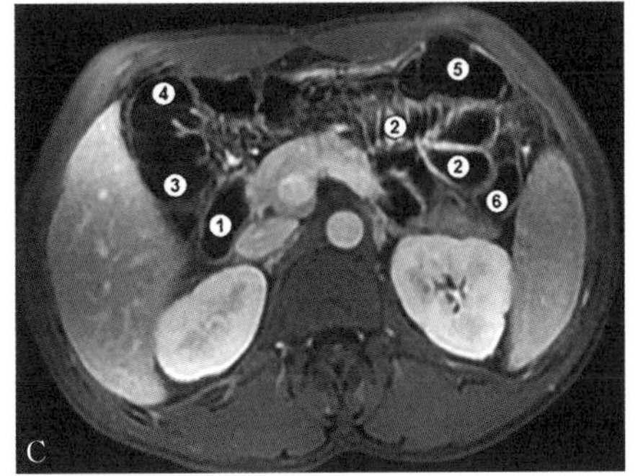

①十二指肠降段；②空肠；③升结肠；④横结肠肝区；⑤横结肠脾区；⑥降结肠。

图 3-2-6 正常 MRI 小肠造影解剖横断面图像（经 L_3 上缘水平）

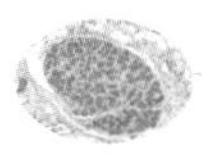

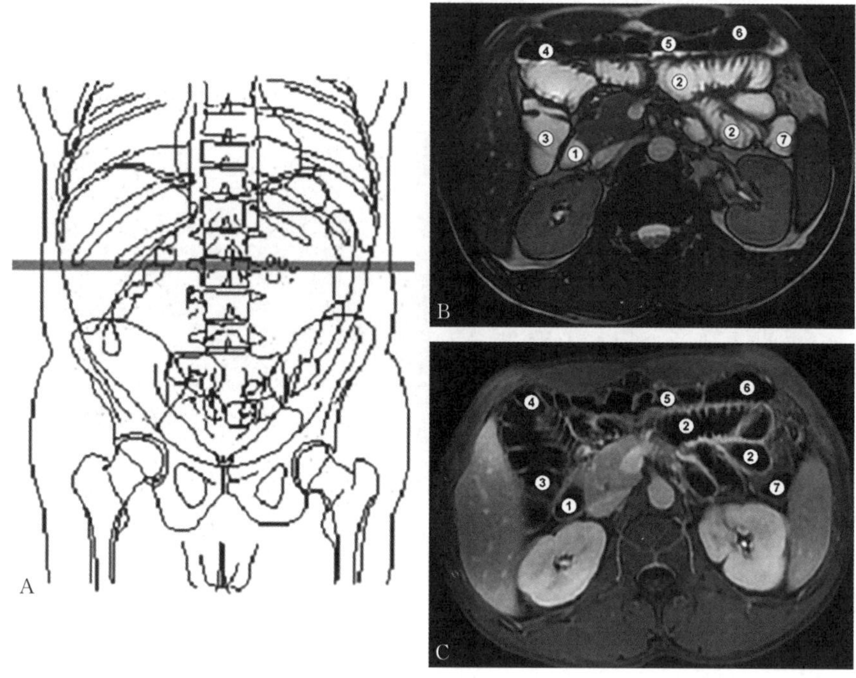

①十二指肠降段；②空肠；③升结肠；④横结肠肝区；⑤横结肠；⑥横结肠脾区；⑦降结肠。

图 3-2-7　正常 MRI 小肠造影解剖横断面图像(经肾门水平)

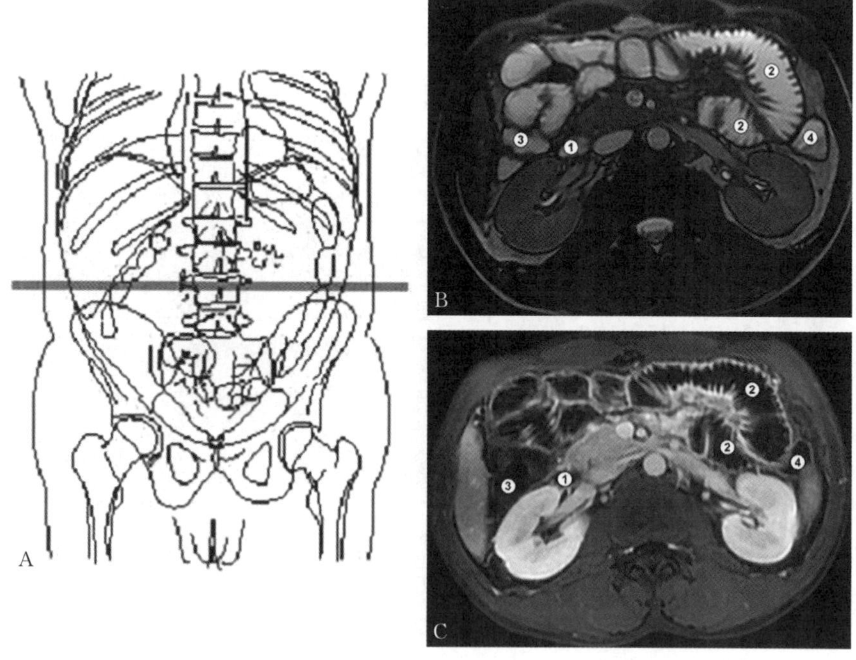

①十二指肠水平段；②空肠；③升结肠；④降结肠。

图 3-2-8　正常 MRI 小肠造影解剖横断面图像(经 L_4 上缘水平)

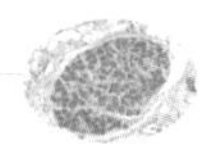

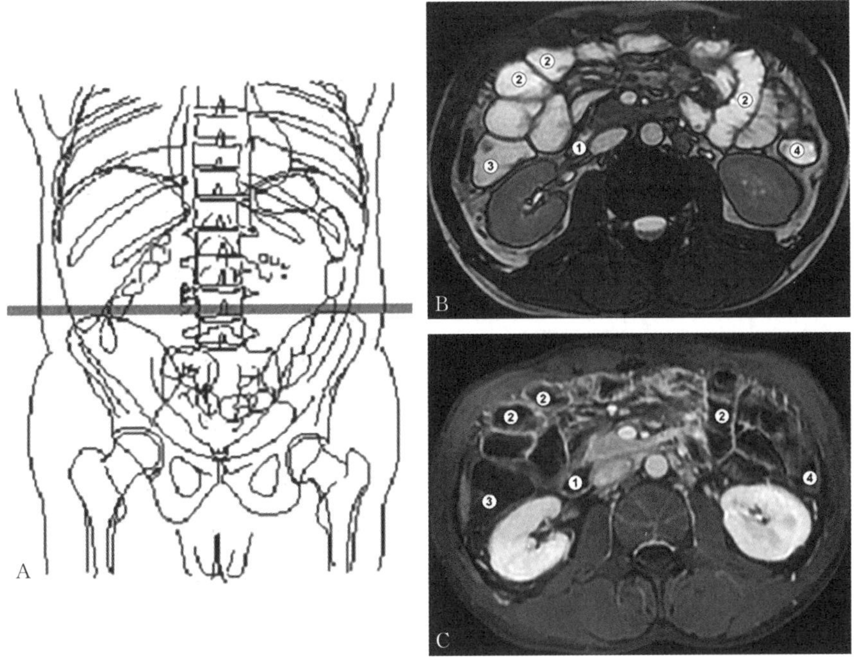

①十二指肠水平段；②空肠；③升结肠；④降结肠。

图 3-2-9　正常 MRI 小肠造影解剖横断面图像（经 L_4 下缘水平）

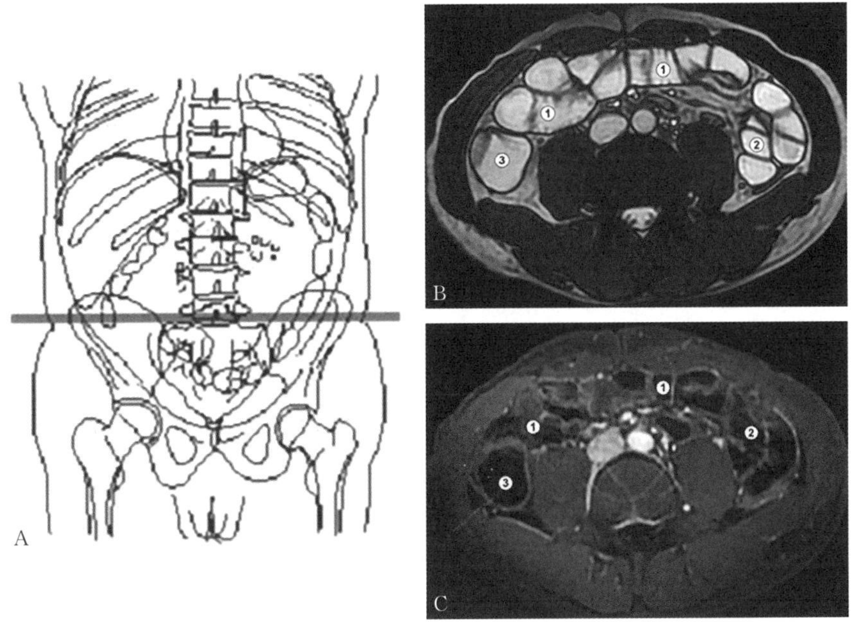

①空肠；②回肠；③升结肠。

图 3-2-10　正常 MRI 小肠造影解剖横断面图像（经 L_5 下缘水平）

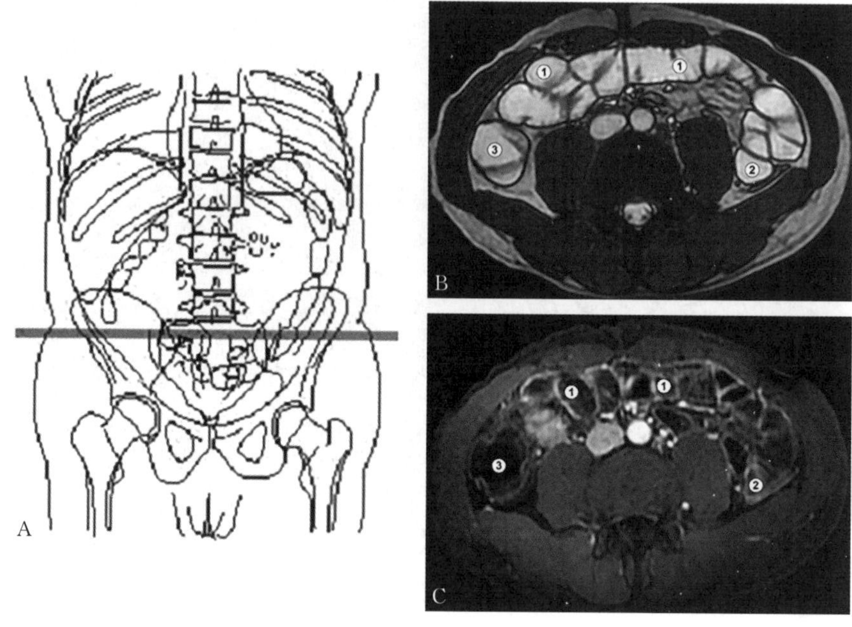

①空肠；②回肠；③升结肠。

图 3－2－11　正常 MRI 小肠造影解剖横断面图像(显示升结肠)

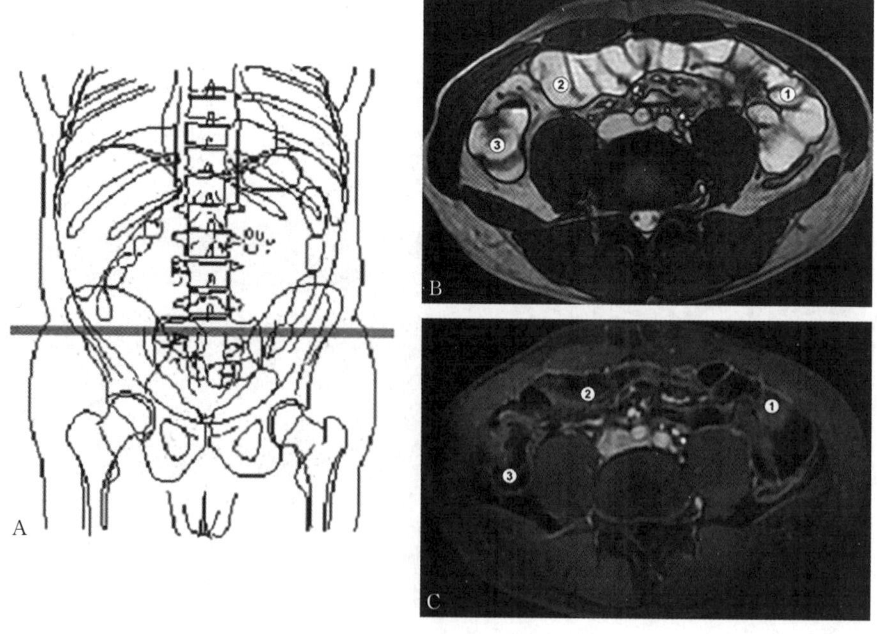

①空肠；②回肠；③盲肠。

图 3－2－12　正常 MRI 小肠造影解剖横断面图像(显示盲肠)

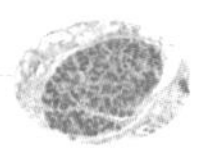

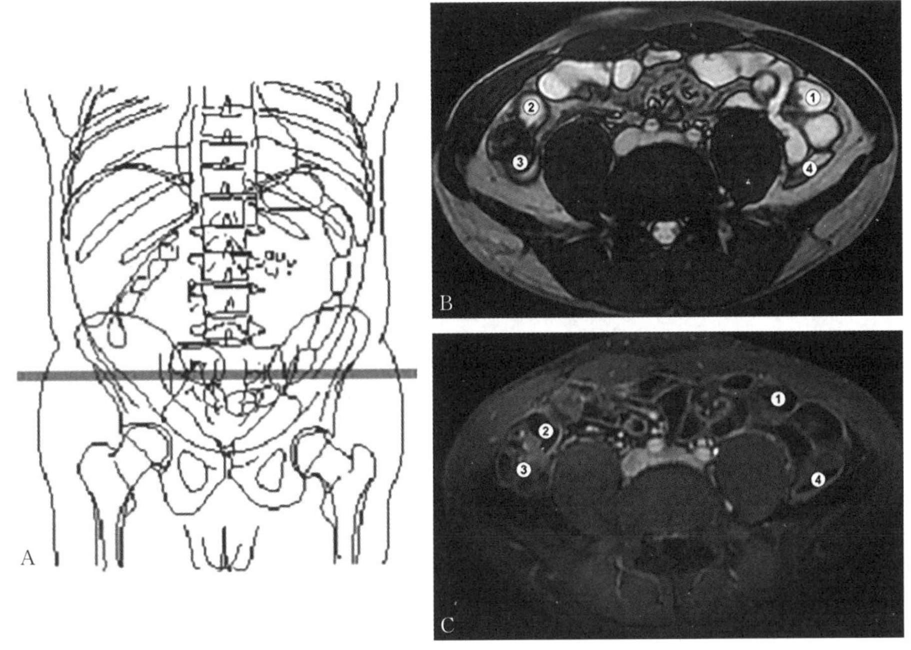

①空肠；②回肠末端；③盲肠；④降结肠。

图 3-2-13 正常 MRI 小肠造影解剖横断面图像(骶髂关节水平)

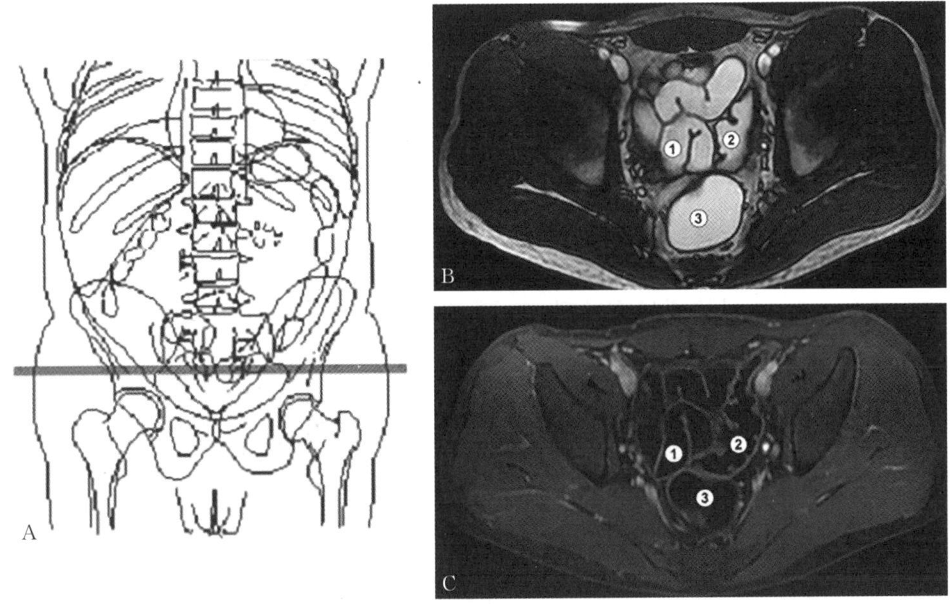

①回肠；②乙状结肠；③直肠。

图 3-2-14 正常 MRI 小肠造影解剖横断面图像(髋臼上缘水平)

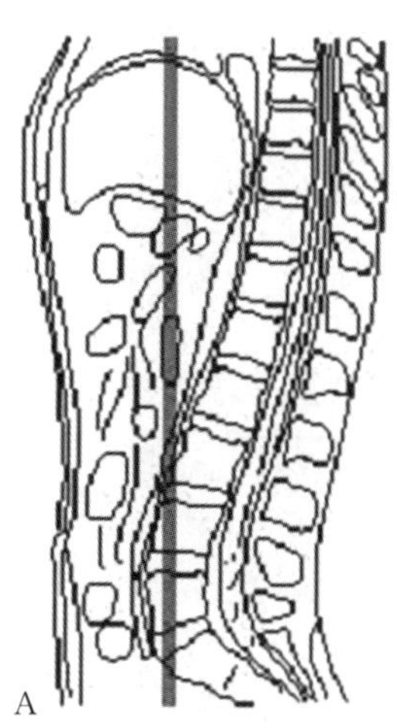

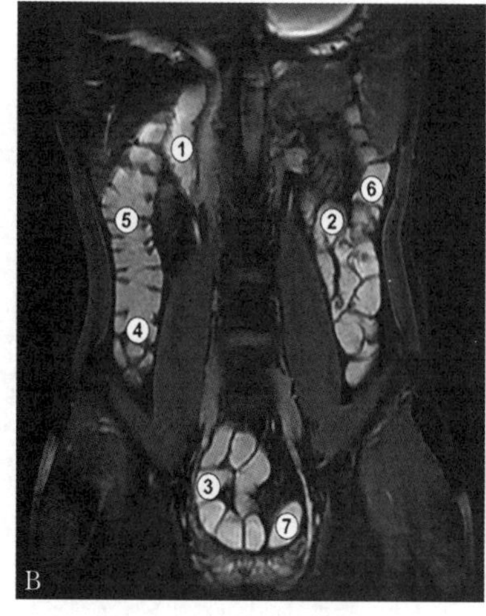

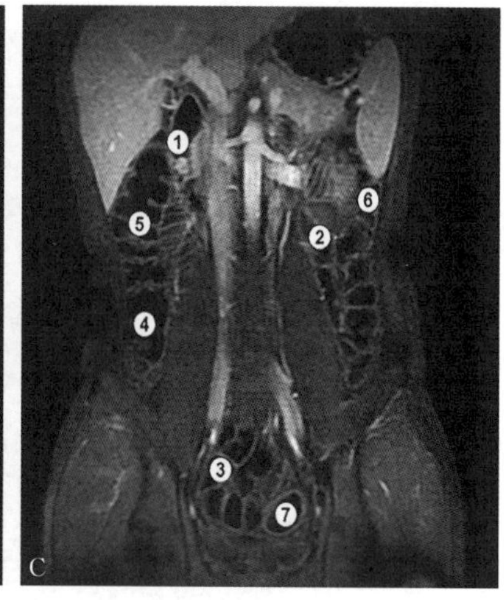

①十二指肠降段；②空肠；③回肠；④盲肠；⑤升结肠；⑥降结肠；⑦乙状结肠。

图 3-2-15　正常 MRI 小肠造影解剖横断面图像(经骶骨水平)

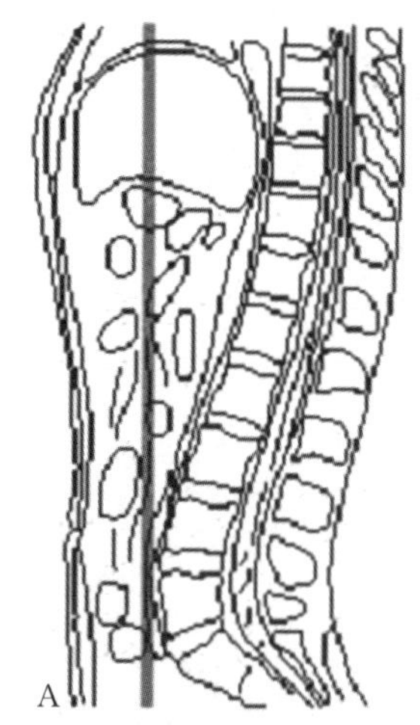

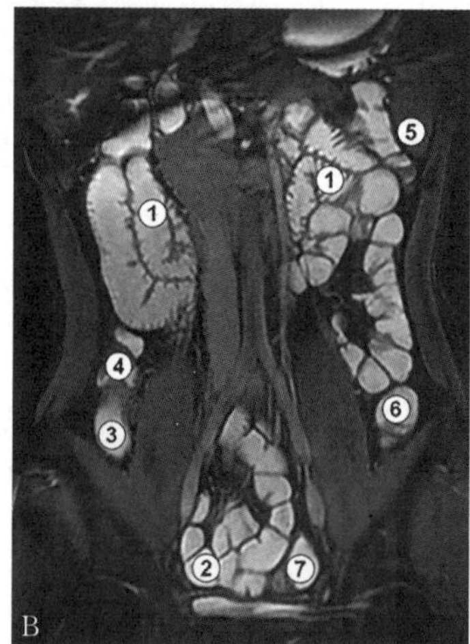

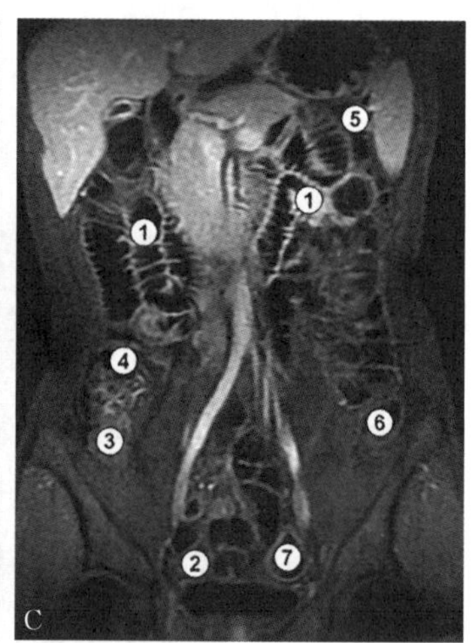

①空肠；②回肠；③末端回肠；④盲肠；⑤横结肠脾区；⑥降结肠；⑦乙状结肠。

图 3-2-16　正常 MRI 小肠造影解剖横断面图像(经 L_4 前缘水平)

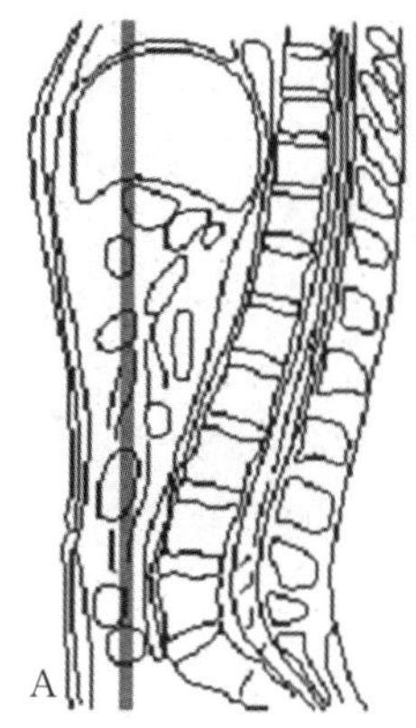

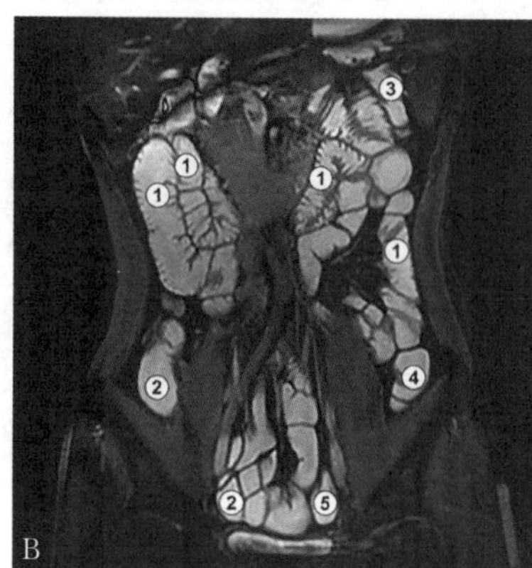

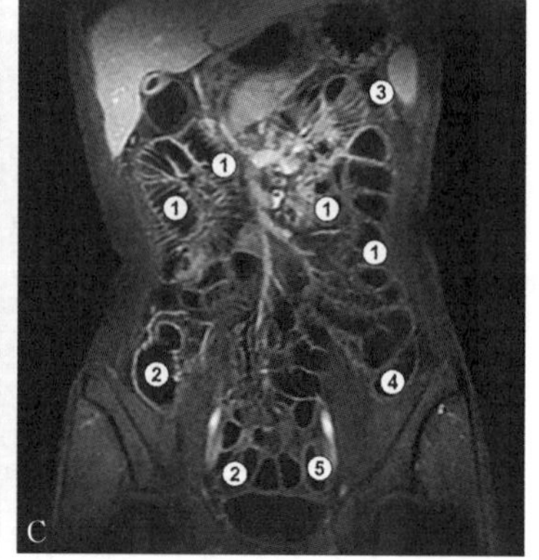

①空肠；②回肠；③横结肠脾区；④降结肠；⑤乙状结肠。

图 3-2-17　正常 MRI 小肠造影解剖横断面图像(十二指肠前缘水平)

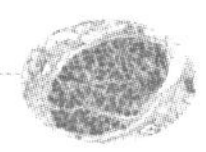

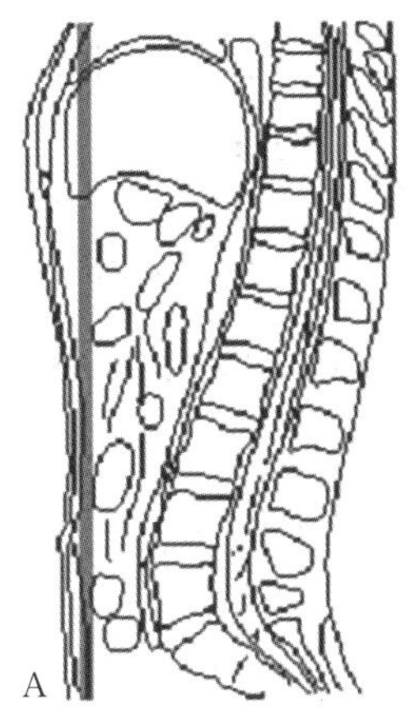

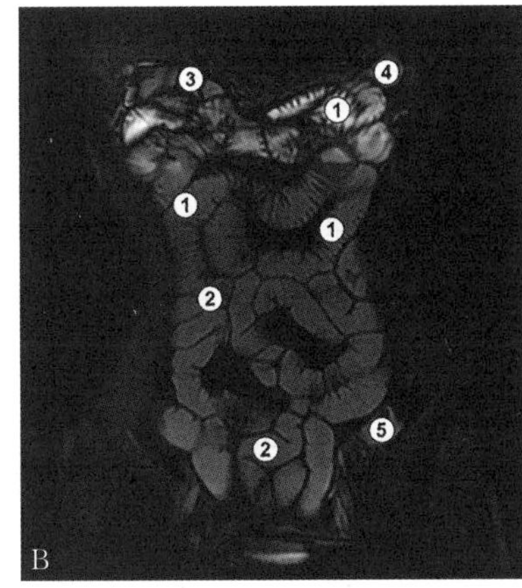

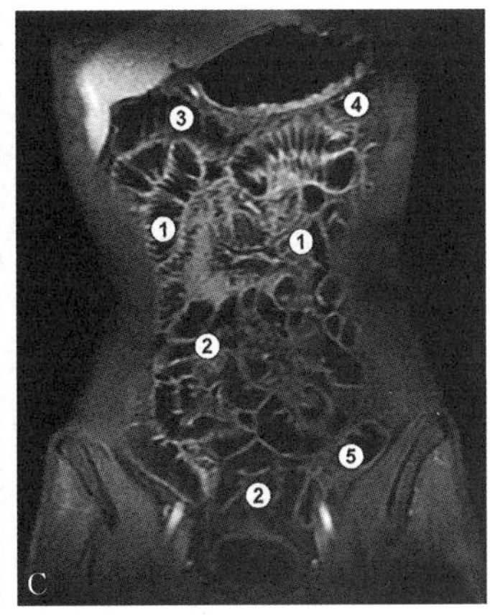

①空肠；②回肠；③横结肠；④横结肠脾区；⑤降结肠。

图 3-2-18 正常 MRI 小肠造影解剖横断面图像(前腹壁水平)

3.2.4 小肠 MRI 造影检查的常见伪影及解决对策

小肠 MRI 造影检查的常见伪影包括 FIESTA 或是 True-FISP 序列、T_2SSFSE 或是 HASTE 序列以及 LAVA 或是 VIBE 动态增强序列产生的伪影。

(1) 磁场不均匀性伪影

在组织气体交界处，磁场均匀性受到干扰从而产生的频移(图 3-2-19)。解决方法是患者检查前天避免服用豆制品等产气食物，当天充分饮水以排空肠腔内气体。

(2) FIESTA 或是 True-FISP 序列产生的黑边伪影

通常在轴位图像皮下脂肪的近 1/4 处出现(图 3-2-20)，是与磁场均匀性和 TR 时间相关的相位累积所产生的相位突然转换所致。解决方法除了降低 TR 时间外，大部分解决此问题的方法为采用比一次屏气时间长的采集时间。

(3) FIESTA 或是 True-FISP 序列上的黑边效应

通常发生在脂肪和水同时存在的像素内，是磁场的不均匀性造成的(图 3-2-21)。解决方法是加脂肪抑制序列，黑边效应消失，肠壁增厚可以

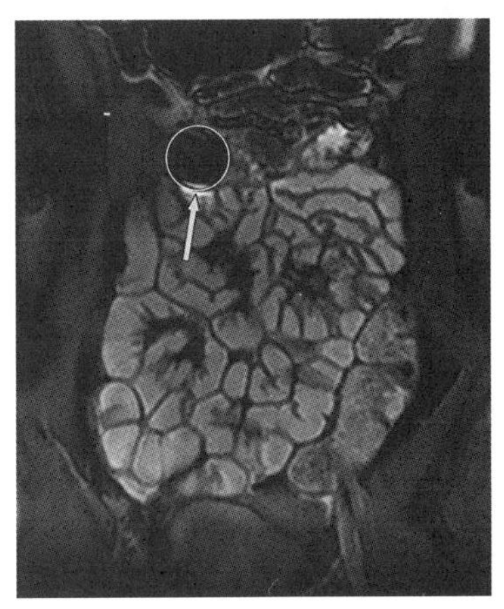

图 3-2-19 FIESTA 序列磁场不均匀性伪影

注：显示在结肠内气体与小肠肠腔交界处由于磁场不均匀性而产生的黑边伪影(箭头)。

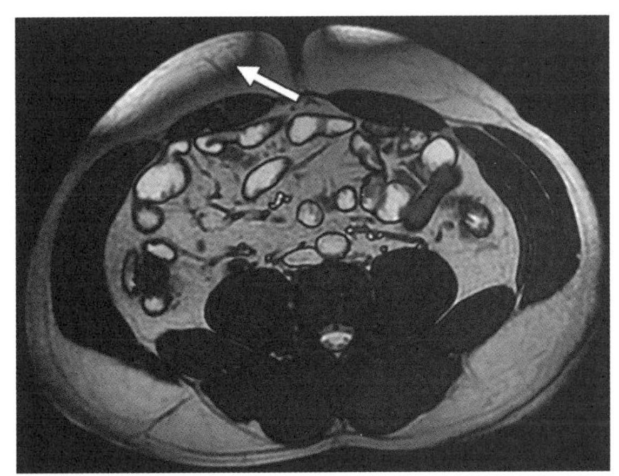

图 3-2-20 FIESTA 序列产生的黑边伪影

注：显示在皮下脂肪近 1/4 处产生的黑边伪影(箭头)。

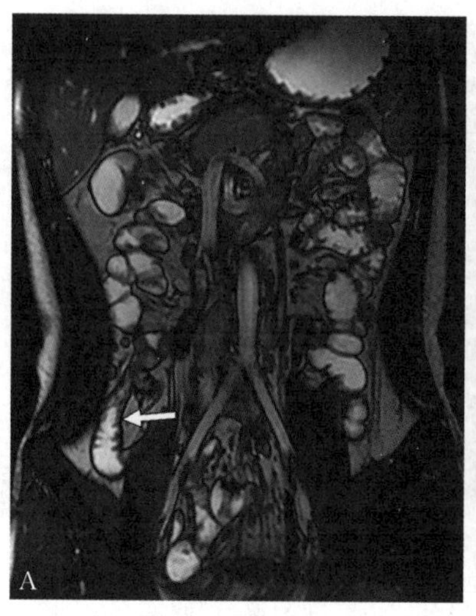
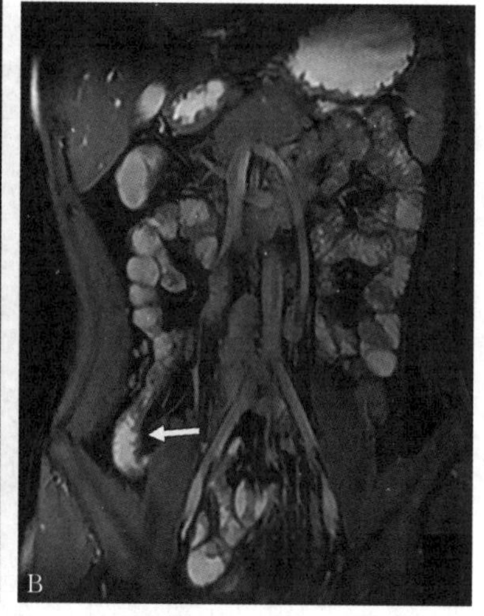

图 3-2-21　FIESTA 序列产生的黑边效应

注：A 图显示在肠腔内液体与肠系膜脂肪交界处产生的黑边（箭头）；B 图为加抑脂序列，黑边效应消失（箭头）。

清晰明确显示。

（4）T_2SSFSE 或是 HASTE 序列产生的液体流空伪影

在肠腔的中央产生由于液体流动而形成的低信号伪影，是液体流动而导致的像素的失相位所致（图 3-2-22）。解决的方法为使用抗胆碱药，使用较厚的层厚以及降低有效回波时间。

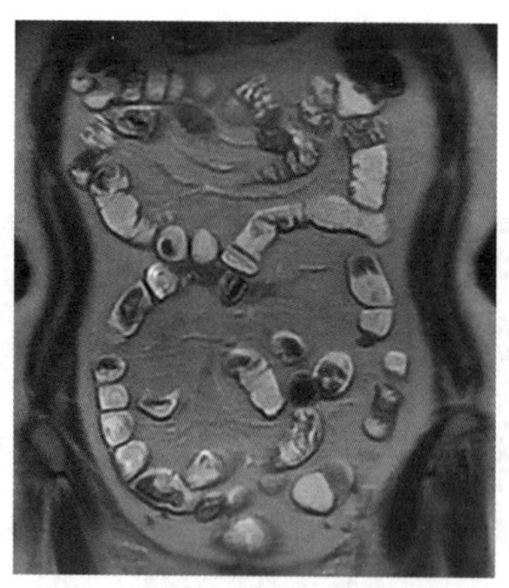

图 3-2-22　T_2SSFSE 序列产生的液体流空伪影

注：显示在肠腔内多发团片状低信号留空伪影，系肠腔内液体流动所致。

（5）抑脂不均匀伪影

LAVA 或是 VIBE 动态增强扫描所产生的抑脂不均匀伪影通常在边界出现，由于磁场的不均匀性所产生的抑脂不均匀伪影（图 3-2-23）。解决方法可以让患者俯卧位扫描来减少扫描范围，从而减少抑脂不均匀伪影。

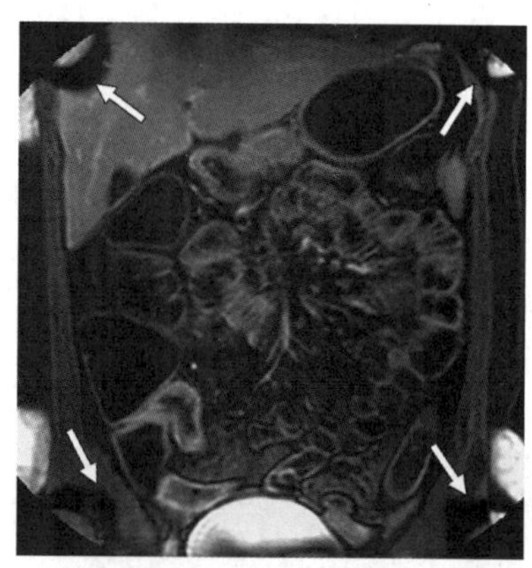

图 3-2-23　LAVA 动态增强序列产生的抑脂不均匀伪影

注：显示由于抑脂不均匀性而在扫描范围的周边产生的黑边伪影（箭头）。

3.2.5　小肠基本病变的 MRI 表现与对应的内镜解剖内面观

（1）小肠黏膜肿胀

小肠黏膜肿胀是黏膜层和黏膜下层的水肿。MRI 表现为黏膜皱襞增粗，T_2WI 可见肠壁呈分层改变，黏膜层和浆膜层呈低信号，黏膜下层水肿

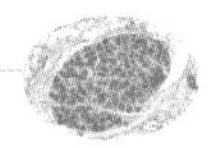

呈高信号改变(图3-2-24)。解剖内面观多表现为黏膜皱襞增粗,呈黏膜红斑、糜烂及溃疡等改变(图3-2-25)。多见于缺血性肠病、嗜酸性胃肠炎、低蛋白血症、肝硬化、血管神经性水肿、小肠淋巴管扩张症等。

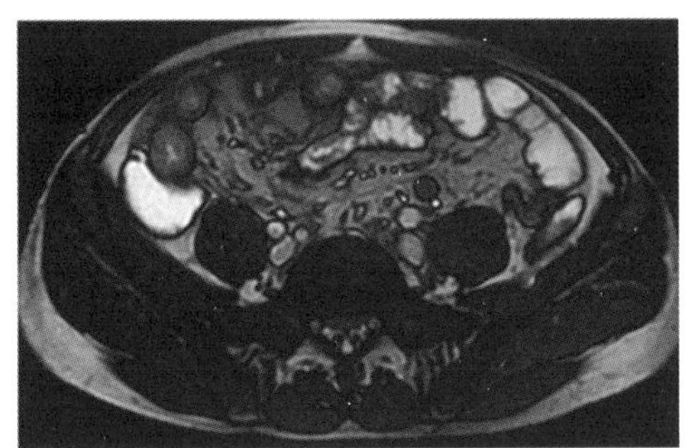

图3-2-24　小肠黏膜肿胀

二维码3-2-1

注:克罗恩病,MRI横断面FIESTA图像,显示末段回肠节段性肠壁增厚,呈分层改变,黏膜层和浆膜层呈低信号,黏膜下层水肿呈高信号(小肠镜彩图见二维码3-2-1,可见表面红斑及溃疡,肠腔狭窄)。

(2) 小肠黏膜破坏

二维码3-2-2

小肠黏膜的正常结构破坏,MRI表现为正常黏膜皱襞的影像消失,代之杂乱的不规则影,皱襞中断、凹凸不平、破坏及消失,这些特点CT与之类似。可以是恶性肿瘤侵蚀,也可以是炎症溃疡(图3-2-25)。解剖内面观表现为肠管正常黏膜消失,常见糜烂、不规则溃疡和充血,肠腔可有水肿及部分狭窄(小肠镜彩图见二维码3-2-2,为一例空肠腺癌,显示肠腔内增生肿块,表面出血、溃疡及坏死肠腔呈偏心性狭窄)。

(3) 小肠肠壁增厚

小肠肠壁增厚是指肠壁内炎症或肿瘤细胞浸润,伴黏膜下充血肿胀或结缔组织增生。小肠黏膜皱襞增厚,表现为黏膜条纹增粗,直径大于3mm,迂曲紊乱、扭曲不规则,与肠腔不垂直,与邻近的黏膜亦不平行。MRI表现为小肠肠壁增厚(图3-2-26),可以信号均匀,也可呈分层改变,信号不均匀。多见于炎症性肠病及小肠肿瘤等。

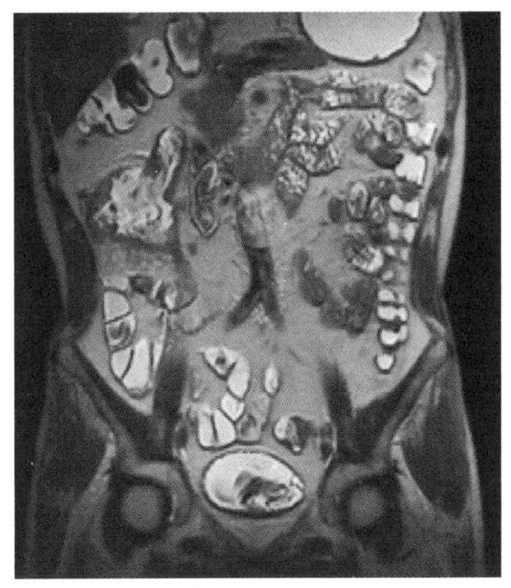

图3-2-25　小肠黏膜破坏

注:肠结核,MRI冠状面T_2SSFSE图像显示回盲部肠壁增厚,黏膜面呈凹凸不平溃疡改变,回盲瓣挛缩变形,回盲瓣口张开。

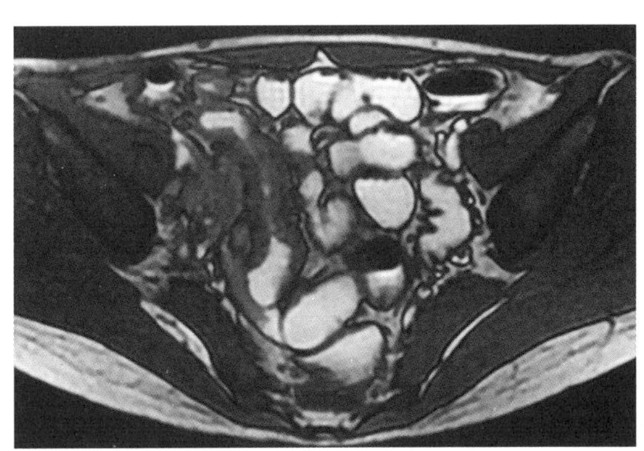

图3-2-26　小肠肠壁增厚

注:克罗恩病,MRI横断面FEISTA序列显示盆腔内回肠肠壁呈对称性环形增厚,肠腔狭窄,增厚的肠壁信号不均匀,黏膜层和浆膜层呈低信号,黏膜下层水肿呈高信号。

(4) 小肠肠腔狭窄

小肠肠腔的管径狭窄变细,小于正常范围。可见于先天性,如先天性闭锁。后天病变可有克罗恩病、肠结核等炎症后期由纤维组织增生所致狭窄、狭窄的范围一般较广,形态多规则(图3-2-27);肿瘤浸润性狭窄,范围较小,边缘锐利和不规则,肠壁僵硬,肠管位置相对固定;粘连性狭

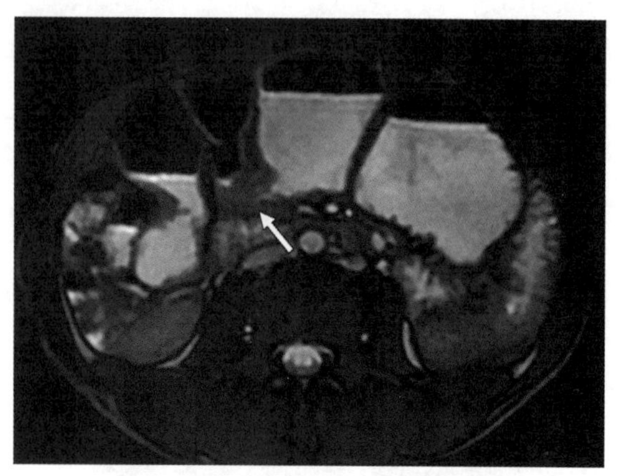

图 3-2-27　小肠肠腔狭窄

注：克罗恩病，MRI 横断面 FIESTA 序列显示小肠节段性肠壁增厚，肠腔狭窄（箭头），近端肠管明显积液扩张，并可见气液平面。

窄，狭窄边缘不规则，肠管动度受限、互相聚拢；外压性狭窄，一侧有整齐的压迹并伴移位；功能痉挛性狭窄，管壁柔软，形态可变，可恢复正常。内镜下显示肠腔管径变细，内镜下行受阻（彩图见二维码 3-2-3，图为一例克罗恩病，显示黏膜皱襞明显肿胀，肠腔呈偏心性狭窄）。

二维码 3-2-3

（5）小肠套叠

小肠肠管向远端或近端的肠腔内套入称肠套叠，以回肠套入结肠多见，也可小肠套入小肠，85%见于小儿，成年人多继发于肿瘤。因其 X 线与 CT 表现也十分经典，且与 MRI 表现相似，故在此一同描述。平片显示套叠近端肠梗阻征象。回结肠套叠于钡灌肠可见钡剂头端受阻，呈杯口状或圆形充盈缺损，钡剂进入套叠的反折处，形成一薄层弹簧状钡影。CT 典型表现为三层结构，最内层代表套入的肠管，中间为陷入的含脂肪密度的肠系膜，最外层是套入部的鞘部，如果扫描层面与套叠肠管平行，则表现为层状结构，如果扫描层面垂直于套叠肠管，则形成同心圆状。CT 可以显示引起套叠的原发病变，MRI 亦如此（图 3-2-28～30）。

（6）其他

小肠还有其他一些疾病，MRI 表现无特殊之处，多取决于病变肠管的生理功能异常。这些疾病往往采用钡剂造影、X 线检查，因其具有方便、快捷、经济的特点而仍作为首选。

1）小肠分泌过多：主要表现为在钡剂造影时钡剂分布不均，小肠皱襞模糊，钡剂分散沉积在分泌液中，呈不规则的点片状、雪花状致密影，常见于小肠吸收不良综合征的早期。

2）小肠蠕动过快或过慢：蠕动亢进表现为蠕动波增多、加深、速度快，见于炎症或肠梗阻早期等；蠕动减弱表现蠕动波浅小、波速慢，或无蠕动波出现，见于慢性炎症或肠梗阻晚期等，肿瘤浸润、肠麻痹可使蠕动广泛性消失。一般口服钡剂后，1.5～6 h 钡剂可达回盲部，6～9 h 后小肠应全部排空，2 h 内钡剂到达盲肠为动力过速，多于 6 h 为运动过慢，超过 10 h 为排空迟缓。但局部的蠕动改变不一定导致整个胃肠道排空时间的改变。

3）小肠梗阻：小肠内容物由于病理原因不能正常运行和通过障碍，阻塞以上的肠管积聚气液而扩张，一般梗阻后 3～6 h 可见。严重或长期的梗阻，肠腔内压增高，肠壁淤血、水肿，可导致血液浓缩、循环衰竭；病变进一步进展，毛细血管通透性增加，肠壁可有出血点；最后局部肠管坏死、破裂、穿孔。如发病一开始就有肠系膜血管受压、血供中断，即为绞窄性肠梗阻。

3.2.6　MRI 小肠技术新进展

目前 MRI 小肠造影检查的研究热点在于使用弥散和灌注成像来评价克罗恩病的疾病活动度。MRI 新技术致力于研究评价强化程度更客观的指标即为 T_1 map 图像，若有了所谓的 T_1 map 图像，T_1 的绝对值可以测量，因此肠壁的绝对强化值也可以测量。另外，克罗恩病的动态增强 MRI 检查（DCE-MRI）是目前研究的热点，黏膜的血流动力学参数与疾病的活动度有关，而微血管密度与黏膜的血流有关，这可能是由于肠腔狭窄导致的低氧状态促进了克罗恩病患者黏膜的血管生成。将 MRI 小肠造影检查与胶囊内镜检查一起使用，取长补短，从而为更多的小肠疾病患者带来福音。

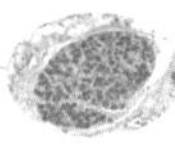

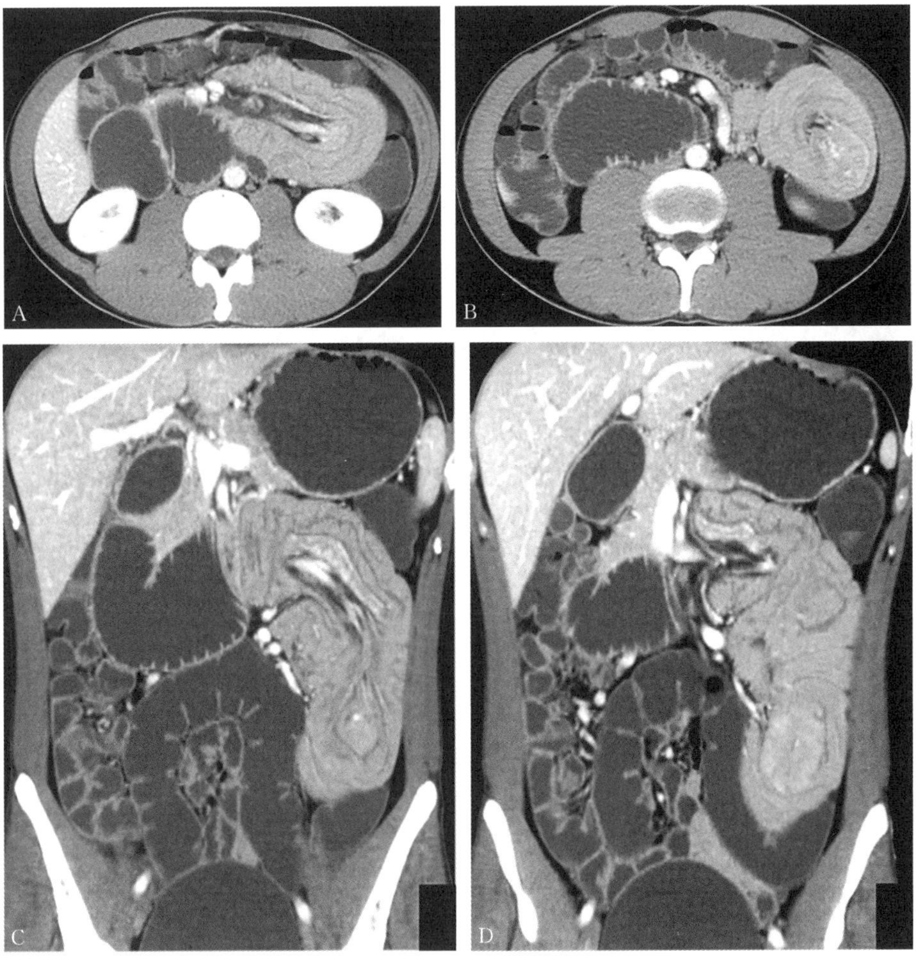

图 3-2-28 小肠套叠(空肠绒毛管状腺瘤伴套叠)

注：A、B图为门脉期CT增强图像，C、D图为冠状面重建图像，显示近段空肠呈“同心圆状”改变，清晰可见套入三层结构，并可见套入肠管内类圆形异常强化灶，术后病理证实为空肠绒毛管状腺瘤。

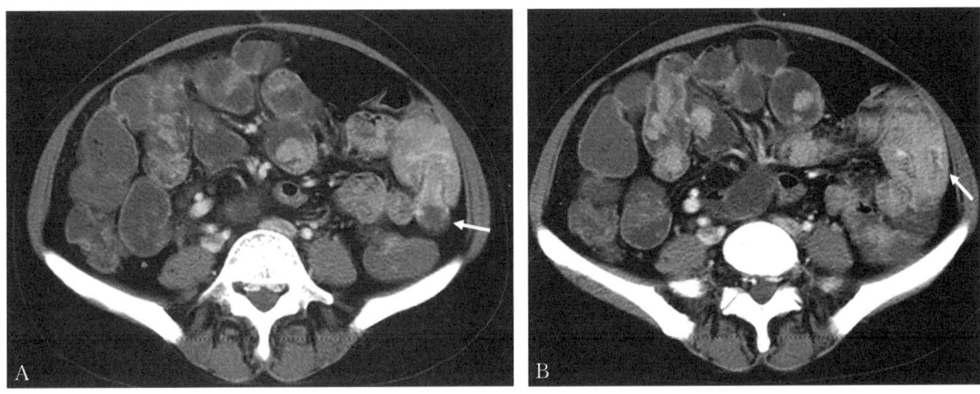

图 3-2-29 小肠套叠(小肠多发息肉伴套叠)

注：CT增强图像显示小肠内多发类圆形息肉，呈异常强化，并可见左下腹小肠呈套叠改变，可清晰显示套叠的肠管(箭头)。

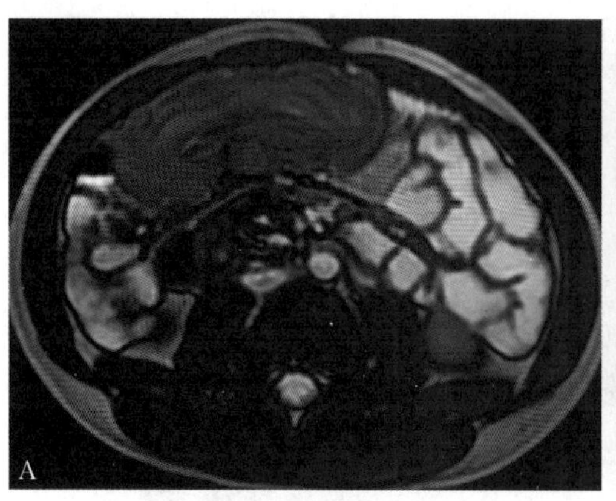
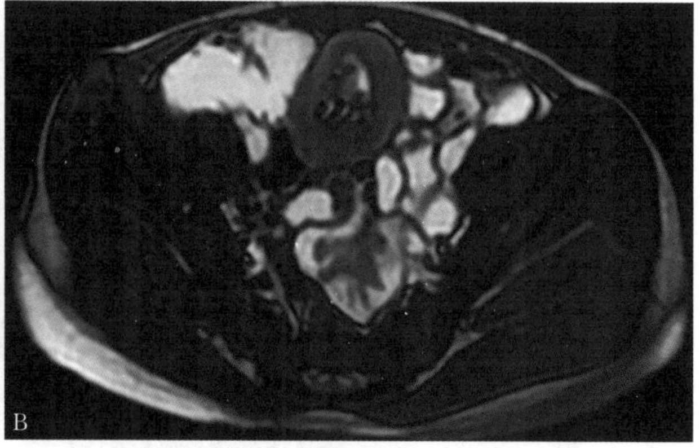

图 3-2-30　小肠套叠(小肠多发息肉伴套叠)

注:MRI横断面 FIESTA 序列图像显示中下腹小肠呈"同心圆状"改变,提示小肠套叠。

3.3　先天性病变

3.3.1　憩室

(1) 概述

消化道憩室(diverticulum)是胃肠道壁层局部向外膨出形成的袋状突出。可发生于胃肠道的任何部位,十二指肠憩室最为多见,多发生于十二指肠降部后壁,尤其是壶腹周围,其次是十二指肠水平段及与空肠曲交界处。十二指肠上部很少见。十二指肠腔内憩室是少见的十二指肠降部发育异常。小肠憩室在 50 岁以后多见,男性多于女性,以近端空肠多见,常在 Treitz 韧带附近,可单发,但常为多发,约 30% 合并有十二指肠或结肠憩室。

空肠憩室和回肠憩室具有不同的特点。空肠憩室:①通常多发,憩室颈部较结肠憩室宽;②可形成盲袢,伴细菌大量繁殖及叶酸缺乏;③是除腹膜炎及外科手术之外导致气腹的主要原因。回肠憩室:①最不常见的小肠憩室;②体积小,多发,位于回肠末段邻近回盲瓣处;③回肠憩室炎(罕见)引起临床症状,与阑尾炎不易鉴别。

(2) 病理

憩室可以多发,也可以单发,以单发者为多。根据憩室壁的结构不同,小肠憩室分为真性和假性两种。前者为黏膜、肌层和浆膜均膨出,而假性憩室则只有黏膜和浆膜两层突出。假性憩室多为先天性。真性憩室则以获得性多见。

(3) 临床

消化道憩室没有发生炎症时,可以没有任何临床症状,憩室较大或多发时,仅有上腹饱胀感。常在 X 线钡餐、钡灌肠或纤维内镜检查时偶然发现。并发憩室炎时出现:腹部不适,腹部隐痛、恶心、呕吐、食欲减退及腹泻等症状;当炎症侵犯到浆膜层时,可伴有少量腹水、低热;这种憩室偶可发生肠梗阻、憩室穿孔等急腹症。如憩室内炎症加之食物磨损,内表面出现破溃,就会出现出血,少量出血不会出现大便性状改变,表现为隐性出血,大便可以出现潜血阳性,憩室内的溃疡愈合后,可以没有任何症状。当憩室内的溃疡伤及较大的血管时,可以出现大量、长时间的出血,患者可以有黑便,贫血症状,长期会有头晕、乏力、脸色苍白、四肢冰冷、精神差、免疫力低下等一系列贫血的症状。实验室检查:反复出血的患者有贫血及低蛋白血症。

(4) 影像学表现

1) X 线表现:表现为由肠壁向外膨出的囊袋状结构,钡剂充盈时多呈圆形,可见肠黏膜皱襞伸入憩室内。良好的双对比像呈圆形或环形,立位时可见气液钡面。正面观,充满钡剂的憩室与小肠相互重叠,与龛影相似,双对比造影的环形影与小肠重叠,类似隆起性病变,适当加压或转到切线位观察,憩室位于肠外,常有比较宽大的开口与肠

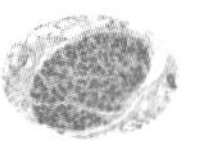

腔相通，多位于肠系膜侧（图 3－3－1）；多发的小肠憩室，大小不一，多发生在空肠中上段，多发憩室可见排列于肠系膜侧的多个大小不等的囊袋影。双对比像可以清晰显示内部轮廓，部分充盈时，立位能见到液气平面（图 3－3－2）。手术标本可见单发的小肠假性憩室，缺乏肌肉层，位于空肠系膜侧。

2）CT 表现：表现为局限性扩张的盲袋影，平扫时呈等密度，不易识别，增强后，动脉期憩室壁黏膜明显强化，静脉期持续强化，在 MSCT 的曲面重建（curved plannar reconstruction，CPR）图像能显示开口情况和憩室底部盲端对其诊断有很大的价值；显示憩室壁厚薄、憩室与周边系膜关系等，对伴发憩室炎具有较大的诊断意义（图 3－3－3）。

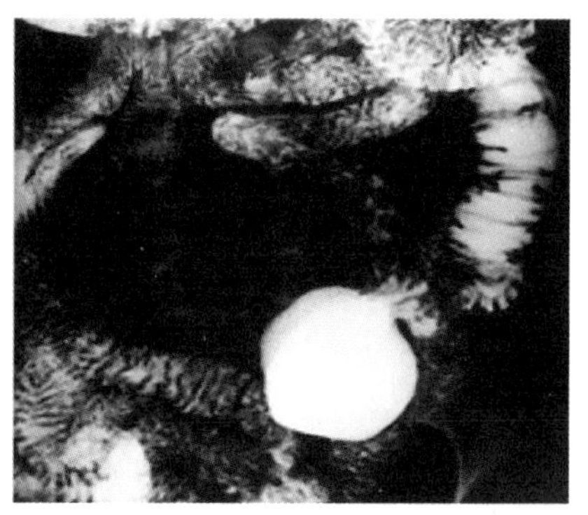

图 3－3－1　单发空肠憩室

注：小肠 X 线造影检查显示空肠系膜侧的突出于肠管外囊袋状影，狭颈，肠黏膜深入其内，充盈像底壁常光滑，不易排空。

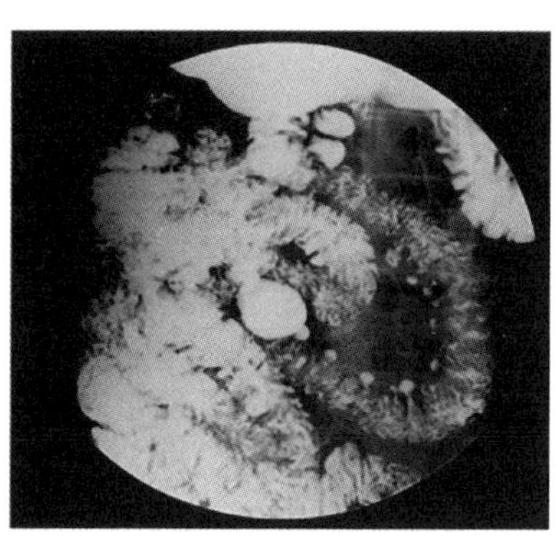

图 3－3－2　多发空肠憩室

注：小肠 X 线造影检查显示空肠系膜侧多个突出肠管外囊袋状影，大小不一，狭颈，肠黏膜深入其内，充盈像底壁常光滑，较大的不易排空。

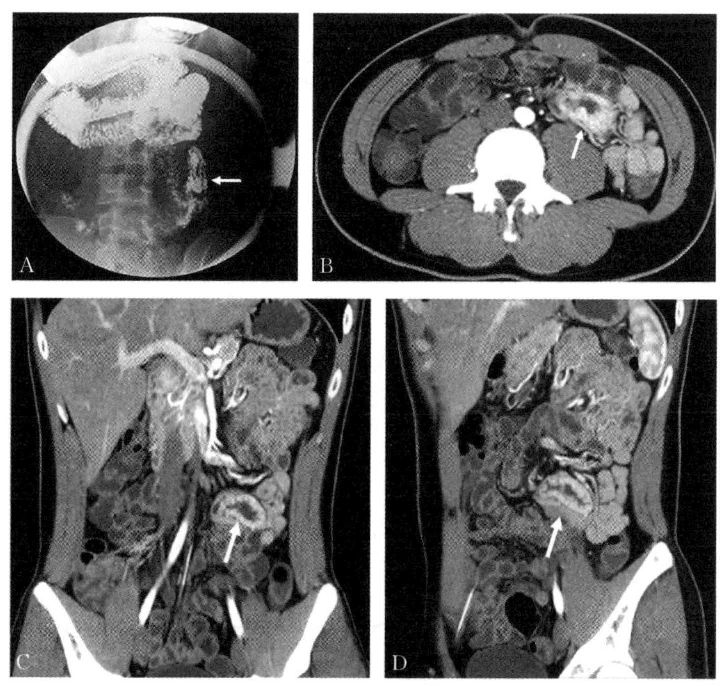

图 3－3－3　单发较大的空肠憩室

注：A 图为小肠 X 线造影图像，（箭头）显示空肠突出于肠管外囊袋状影，狭颈，肠黏膜深入其内；B 图为动脉期 CT 增强图像，C、D 图为冠状面和矢状面重建图像，（箭头）显示空肠突出于肠管外囊袋状影，深入其内的肠黏膜明显强化，提示憩室炎改变。

3）单发较大的憩室：当充满内容物时，憩室能如钟摆一样运动，它可以带动小肠发生扭转，而憩室本身不参与扭转，小肠围绕系膜发生扭转，患者发生剧烈的腹痛；扭转的小肠可以复扭，恢复正常状态，腹痛症状消失。临床上患者常有过剧烈腹痛病史。造影检查可见小肠移动性大，伴有单发的、较大的憩室，较大的憩室底壁薄弱处，能再发生憩室，形成子母憩室，成葫芦状，子憩室壁就更加薄弱，内容物更不易排出，更易发生憩室炎症及出血。反复发生憩室炎症、愈合，牵拉，常造成憩室底壁不规则（图3-3-4A）。CT扫描检查可见小肠系膜扭转，出现血管"漩涡"征（图3-3-4B）。

（5）鉴别诊断

单发的小肠憩室需与局部小肠袢扭曲重叠以及美克尔憩室相鉴别；多发的小肠憩室需与克罗恩病慢性期引起的假性憩室相鉴别。

1）局部小肠肠袢扭曲重叠：充钡小肠的轴位相X线钡餐造影时可类似于小肠憩室，加压观察重复摄片可以明确。

2）美克尔憩室：美克尔憩室是具有肌层的一段未退化的肠管，是真性憩室，位于回肠的游离缘，透视下观察，具有收缩及蠕动；单发的小肠憩室因缺乏肌肉层，而无收缩蠕动，内容物不易排出。

3）克罗恩病慢性期形成的假性憩室：克罗恩病形成的假性憩室是因系膜侧反复溃疡愈合后短缩，形成小肠游离缘的囊袋状影，并非为憩室，而是一段一段扩张的肠管（图3-3-5）。

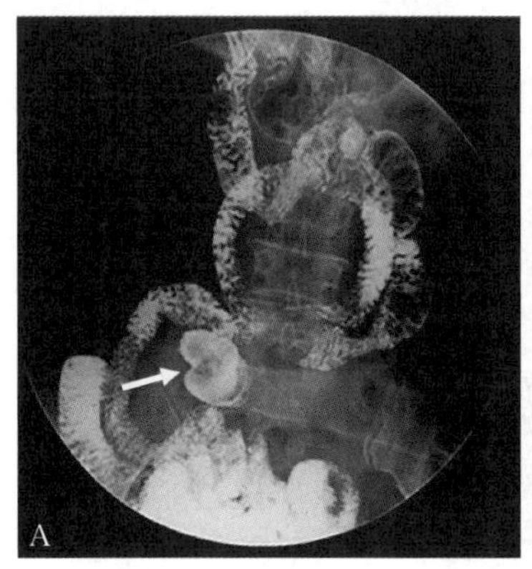

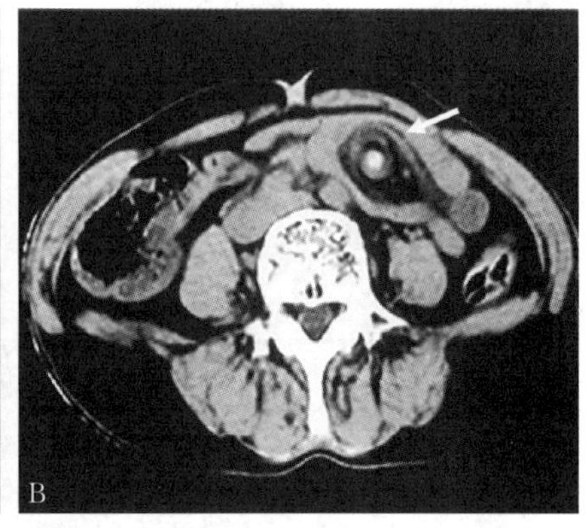

图3-3-4　单发较大的空肠憩室

注：A图为小肠X线造影图像，显示小肠移动性大，憩室能如钟摆一样运动，带动空肠发生扭转，憩室本身不参与扭转，小肠围绕系膜发生扭转。憩室底部溃疡愈合后牵拉，扩张受限（箭头）。B图为CT增强图像，显示憩室围绕系膜发生扭转形成的典型的"漩涡"征（箭头）。

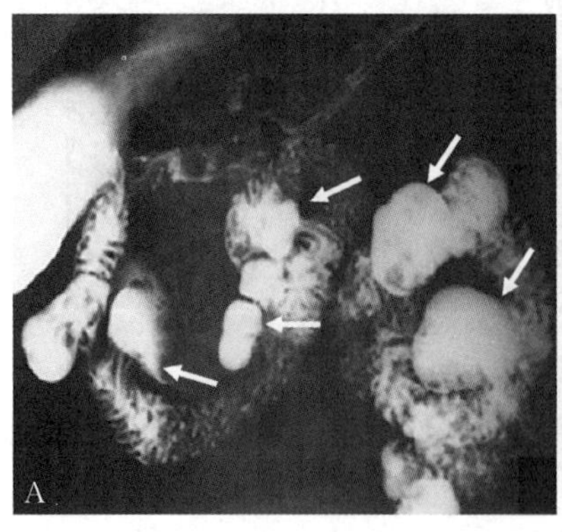

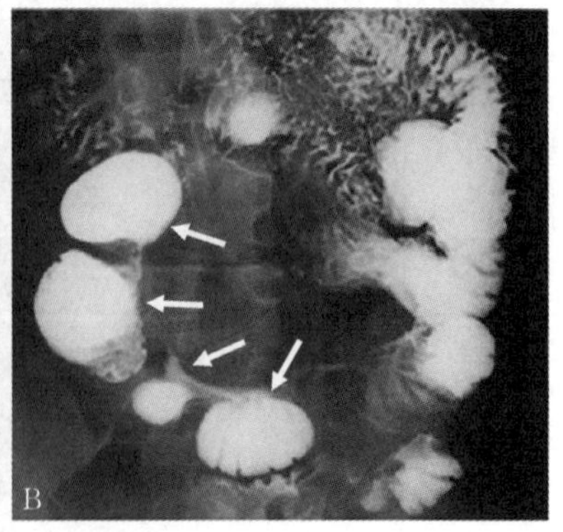

图3-3-5　小肠假性憩室

注：A图显示十二指肠、空肠多发小肠假性憩室，发生在小肠系膜侧，不易排空（箭头）；B图显示空肠克罗恩病的小肠假憩室，肠管系膜侧短缩、牵拉；游离缘小肠形成一个一个似憩室样的"袋状影"，实质是肠管，游离缘见小肠黏膜（箭头）。

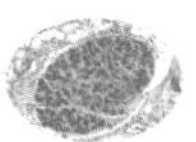

3.3.2 美克尔憩室

(1) 概述

美克尔憩室是卵黄管在肠管侧退化不全而遗留的、未闭合的先天性管腔畸形，是有全层小肠壁组织结构的一段重复小肠结构。1809 年，由约翰·美克尔(Johann Meckel)首先对本病的病因及临床表现做了详细描述而得名。美克尔憩室是胃肠道先天性畸形中最常见的一种，常发生在距回盲瓣 100 cm 范围内的回肠系膜对侧，发生率 2%(0.3%～2.5%)，男女比例约为 3∶2。憩室常伴有异位组织存在，最常见的是胰腺和胃黏膜组织，并且伴有一定的腺体分泌功能，是 10 岁以下儿童肠道出血的最常见病因。

(2) 病理

美克尔憩室属真性憩室，具有与肠壁同样的组织层次，其黏膜 90%为回肠型，在有症状的憩室患者中，50%以上有异位黏膜或迷走组织，以含有壁细胞的胃黏膜组织最常见，其次为异位胰腺组织。异位组织在憩室开口处最多见。由于卵黄管残余部分退化程度不同，憩室形状可多种多样：①连于腹壁，卵黄管远端完全退化，憩室位于回肠上，一般距回盲瓣 30～60 cm，盲端游离于腹腔内，长 2～5 cm，甚至 10 cm，形状为圆锥形或柱形。②卵黄管远端闭合，但保留有纤维索带，憩室由此索带连于脐部，肠袢可环绕此索带扭绞或被索带压迫引起肠梗阻。③索带与脐分离，游离端可粘于肠壁或肠系膜上，也可发生肠梗阻，有时内翻可引起肠套叠。

(3) 临床

美克尔憩室含有胃黏膜异位组织时，可以发生消化性溃疡。美克尔憩室的并发症包括出血、肠梗阻、憩室炎、肠石和肿瘤。

1) 肠梗阻：为美克尔憩室的最常见并发症，占 50%～60%。原因较多，常见为肠套叠，是憩室内翻，套入回肠腔内，牵连肠壁而形成。其次为肠扭转，此外憩室内的结石也可引起肠梗阻。

2) 消化道溃疡出血：消化道出血比较常见，由异位的胃黏膜或胰腺组织引起溃疡性病变所致。

3) 急性憩室炎：胃黏膜、胰腺组织迷走于憩室内，约占 30%。发病时可突然出现大量便血，大便呈鲜红色或暗红色，患者可出现面色苍白、口渴、烦躁不安、休克等症状。

(4) 影像学表现

1) X 线表现：小肠钡剂造影具有诊断价值。表现为回肠中、下段系膜对侧缘突出肠腔外囊袋、盲端状结构，其盲部可扩张，也可呈哑铃状，长短不一，一般为 2～5 cm 长，比回肠管腔细(图 3-3-6～9)。憩室口部黏膜呈“三叉路口”或“T”字形(图 3-3-10)狭颈，憩室透视下大小可以收缩、蠕动、排空，具有一定张力。合并憩室炎者可与邻近肠袢粘连，边缘不光滑，憩室内粪块或血块可显示为充盈缺损。

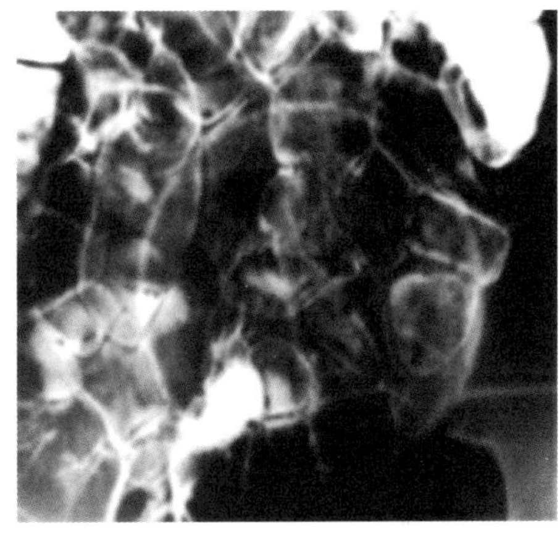

图 3-3-6 美克尔憩室

注：小肠 X 线气钡双对比造影图像显示回肠中段系膜对侧缘突出肠腔外囊袋、盲端状结构，憩室的中部有环形狭窄，盲端光滑。

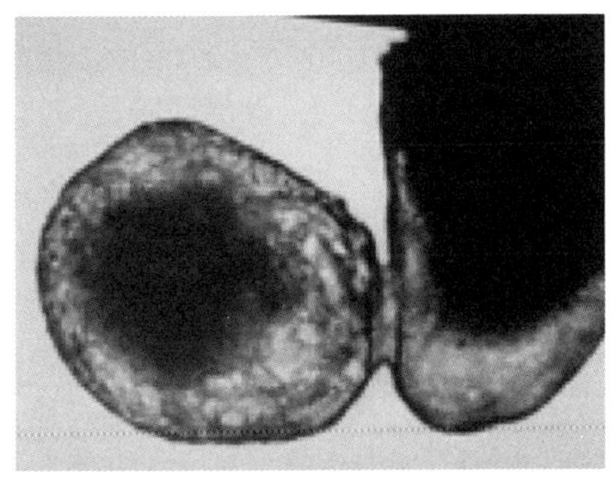

图 3-3-7 美克尔憩室切除标本

注：与图 3-3-6 为同一病例，切除的憩室注入钡与气体的离体双对比造影片，清晰显示憩室内微细结构及中间的环形狭窄。

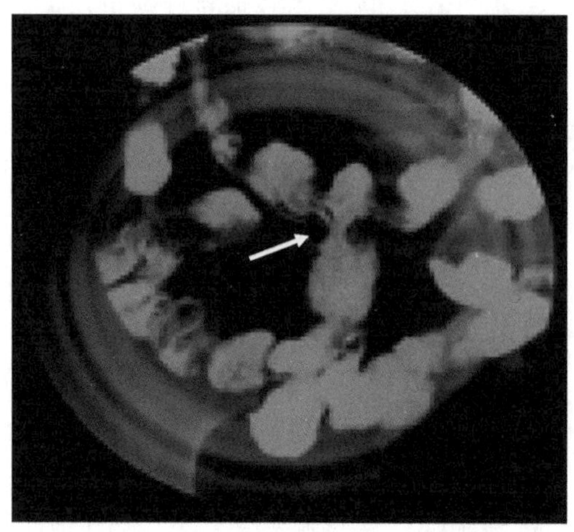

图 3-3-8 美克尔憩室 X 线图像

注：小肠 X 线造影图像显示憩室开口处的黏膜呈“T”字形（箭头）。

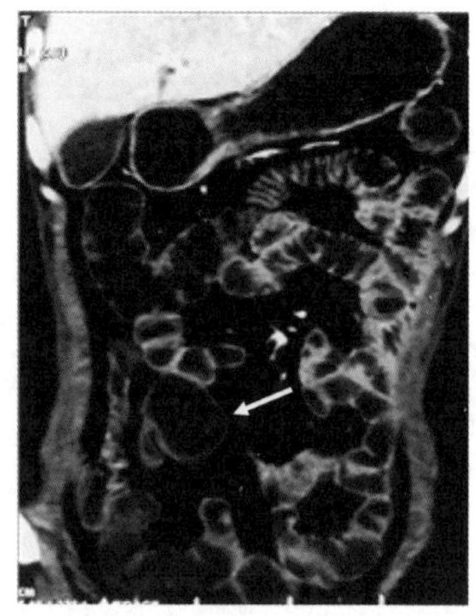

图 3-3-9 美克尔憩室冠状面重建

注：冠状面 CT 增强图像显示局部扩张的憩室呈盲袋影（箭头）。

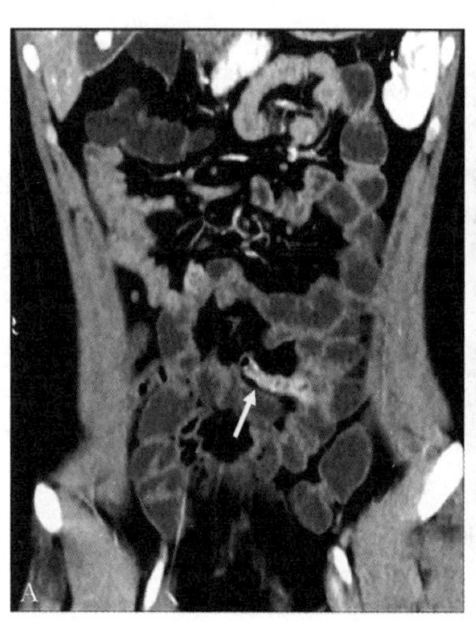

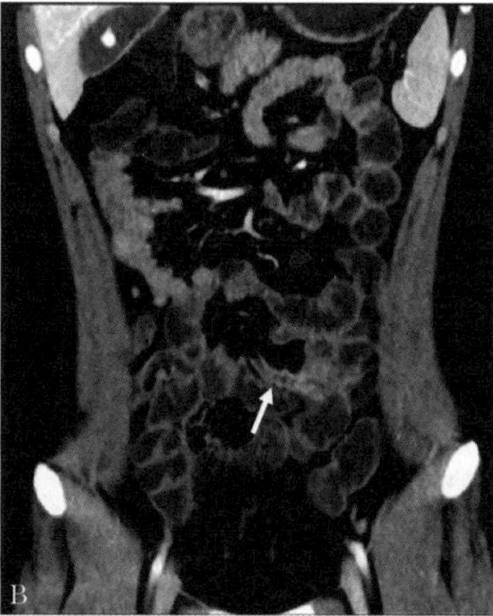

二维码 3-3-1

二维码 3-3-2

图 3-3-10 美克尔憩室及小肠镜

注：A、B 图为动脉期和门脉期冠状面 CT 增强图像，显示回肠囊袋状向外突出影，呈盲袋状，憩室黏膜较邻近小肠黏膜强化更明显（箭头）。小肠镜彩图见二维码 3-3-1、3-3-2，显示憩室开口及状态。

2）CT 表现：回肠末段肠壁局部扩张的憩室盲袋影（图 3-3-9），伴有胃黏膜异位时增强扫描可显示较邻近小肠肠壁增厚，强化明显（图 3-3-10）。

3）MRI 表现：MRI 增强扫描对伴有胃黏膜异位时的美克尔憩室的诊断有帮助，增强扫描可显示美克尔憩室黏膜较邻近小肠黏膜强化更明显。

（5）鉴别诊断

A. 与肠道相通的小肠重复畸形：可以出现类似小肠憩室样的 X 线表现，容易与美克尔憩室混淆，但其发生部位在回肠的系膜侧，其被包裹在系膜内，与美克尔憩室相反。

B. 单发的小肠憩室：因局部肠壁缺少肌肉层，故憩室在透视线下是无蠕动的，对比剂也不排空，狭颈明显，不会有中段狭窄。

C. 克罗恩病慢性期形成的假性憩室：克罗恩病由系膜缘的溃疡反复愈合牵拉所致，也具有全层肠壁结构的肠管，憩室也都发生在肠管的游离缘，但假憩室为多发，很少为单发，透视下见其具

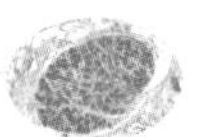

有肠管的运动。

3.3.3 重复畸形

(1) 概述

小肠重复畸形(duplication of small intestine)是指在小肠的近系膜侧出现的一种圆形或管状结构的空腔器官,与其毗邻的小肠有相同的组织结构,其血液供应亦非常密切。小肠重复畸形为不常见的先天性异常,系胚胎发育阶段空化不全所引起的两侧闭合的重复肠段。小肠重复畸形可发生在胃肠道任何部位,以回肠多见,其次好发于十二指肠。小肠重复畸形的病因有多种学说,但每种学说均不能全面阐述在各个部位重复畸形发生的原因,其病因可能是多源性的,不同部位及不同病理变化的病因可能不同。

(2) 病理

小肠重复畸形主要有肠外囊肿型重复畸形、肠壁内囊肿型重复畸形和管状型重复畸形 3 种。

1) 肠外囊肿型重复畸形:为重复畸形中最多见类型,约占 80%;表现为圆形或卵圆形与小肠肠腔不交通的囊性肿物,紧密附着于小肠肠系膜的两叶间。囊肿大小很不一致,小者直径仅 1 cm,大者可占据腹腔的大部分。囊肿内充满无色或淡黄色黏膜分泌液。

2) 肠壁内囊肿型重复畸形:囊肿发生在空、回肠肌层内或黏膜下,与小肠肠腔互不交通。该型多发于末端回肠或回盲部。

3) 管状型重复畸形:管状型重复畸形有 2 种形态。①长管状畸形:畸形呈长管状,附着于肠系膜侧,与主肠管并列而行。畸形壁具有完全正常的肠管结构,常与主肠管共有肠系膜和血管供应。畸形大小不一,小者长数厘米,大者可长达 50～70 cm,甚至波及全部小肠。②憩室状畸形:畸形呈憩室状,从主肠管肠系膜内伸向腹腔的任何部位。其末端呈游离状态,与所接触的肠管或脏器粘连,近端长短不一的肠段向主肠管开口。

(3) 临床

小肠重复畸形因病理解剖特点、所在部位、病理形态、范围大小、是否与肠道相通、有无并发症等复杂因素,临床症状变异很大。60%～83%于2 岁以内发病,不少病例出生 1 个月内出现症状,少数病例无症状。主要症状包括以下几种。

1) 肠梗阻:常为与主肠管不交通的囊肿型重复畸形临床表现,尤其是肠壁内囊肿。囊肿向肠腔突出,堵塞肠腔引起不同程度肠梗阻。囊肿容易成为套入点诱发肠套叠,表现为突发的呕吐、腹痛、果酱样血便等急性肠梗阻症状。这类病例发病年龄均较小。

2) 消化道出血:黏膜腔内衬有异位胃黏膜或胰腺组织与主肠管相通的重复畸形,因溃疡形成引起消化道出血。

3) 腹部肿物及腹痛:约 2/3 病例于腹部触及肿物,囊肿型畸形呈圆形或卵圆形,表面光滑具有囊性感,不伴压痛。肿物界线很清楚,有一定活动度。

4) 畸形:重复畸形可并存小肠闭锁、肠旋转不良、脐膨出。

(4) 影像学表现

若重复畸形的肠管与正常小肠相通时,可见钡剂流入,显示畸形界限,从而得出准确的诊断;如两者不相通,由于重复畸形肠管内充满液体,可对相邻肠管产生不同范围、不同形态的压迹并使其移位,长管型者可使相邻正常肠管互相分离,表现为肠袢间距明显增宽。

1) X 线表现:X 线平片可见腹内软组织肿块,可伴有小肠梗阻表现。钡剂造影见小肠腔外肿块,与小肠相通时可见钡剂流入显示畸形界限。

2) CT 表现:CT 平扫多表现为位于小肠壁内或小肠旁的圆形、积液囊肿,或呈管状结构,少数可合并囊内出血而呈高密度,少数管形囊肿内可见气体。囊肿大小不一,壁薄,小部分囊壁可见钙化,增强扫描囊壁轻度强化;对于无合并症的单纯性消化道重复畸形,CT 对于小病灶及管形病灶的发现以及显示病变细微结构、周围结构的能力较 B 超强。CT 诊断消化道重复畸形合并肠旋转不良、肠闭锁等畸形和/或伴发肠梗阻、肠扭转等病变具有独特的优势(图 3-3-11～16)。

3) MRI 表现:位于小肠壁内或小肠旁囊性结构,T_1WI 为不均匀信号,T_2WI 为均匀高信号。

(5) 鉴别诊断

1) 腹内所有囊性肿块:如肠系膜囊肿、胰腺

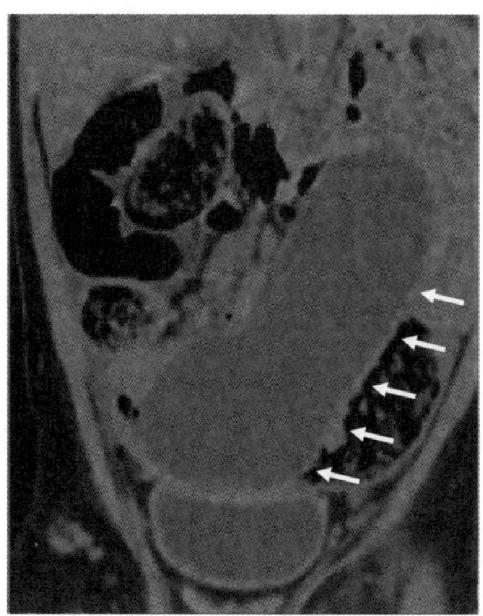

图 3-3-11　小肠重复畸形

注：CT 平扫冠状面重建图像显示中下腹部长管状液性占位性病变（箭头）。

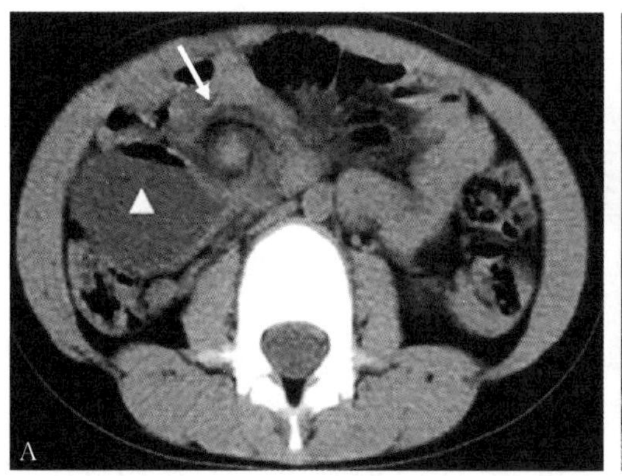

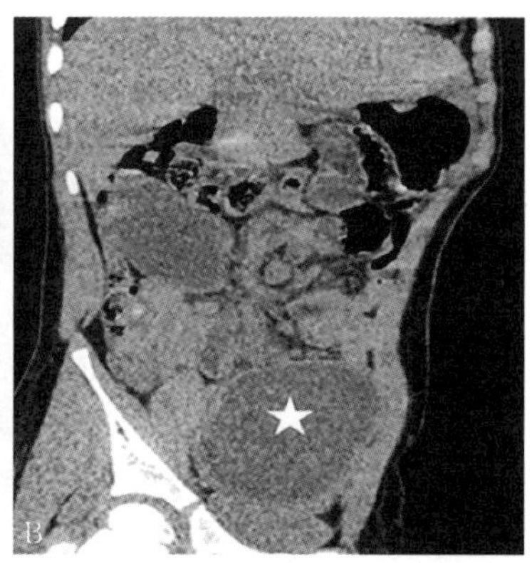

图 3-3-12　小肠重复畸形

注：A 图为 CT 平扫图像，显示右下腹局部肠曲及肠系膜呈漩涡状改变示肠扭转（箭头），其右侧为扩张的肠曲（三角形）；B 图为矢状面重建图像，显示膀胱上方圆形囊性占位，壁略厚（五角星）。

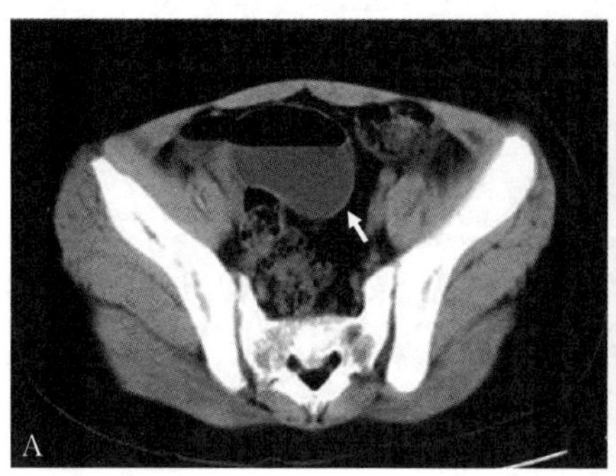

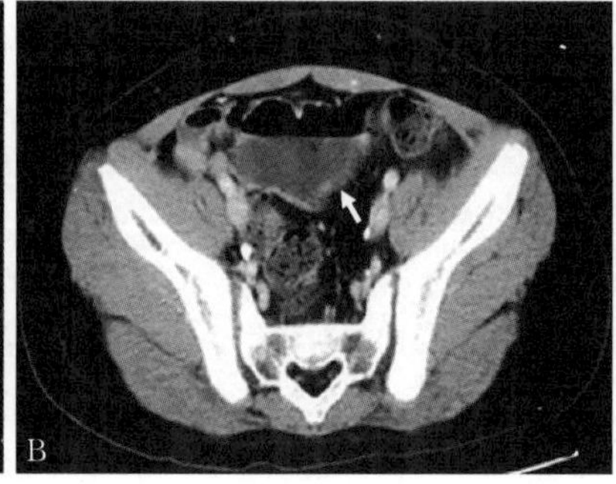

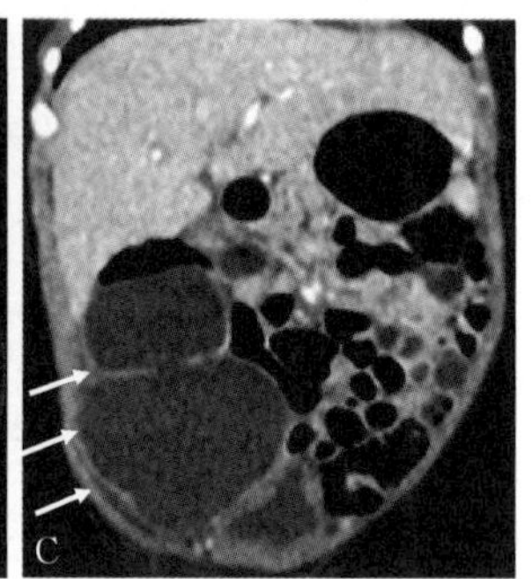

图 3-3-13　小肠重复畸形

注：CT 增强冠状面重建图像显示右腹部长管状占位，大部分为液性密度，边缘可见气体，囊壁厚伴分隔（箭头）。

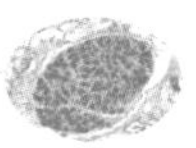

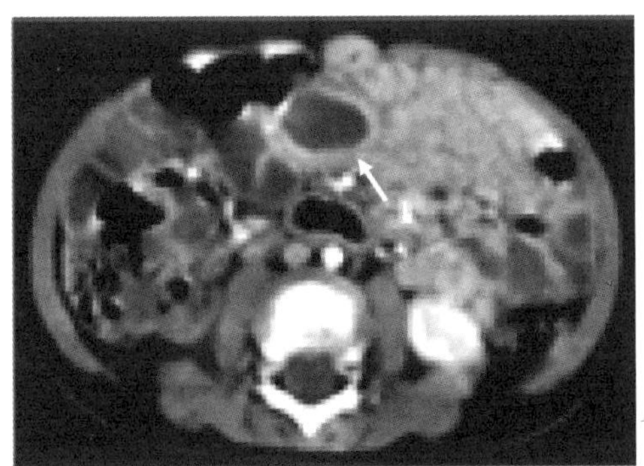

图 3-3-14 小肠重复畸形

注：CT 增强图像显示中腹部小囊性占位，囊壁厚约 2 mm，囊壁轻度强化（箭头）。

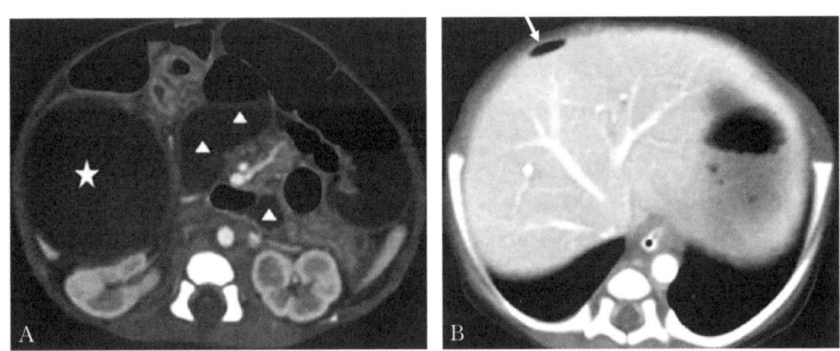

图 3-3-15 小肠重复畸形合并肠闭锁和肠穿孔

注：A 图为 CT 增强图像，显示右腹部囊性占位（五角星）伴小肠完全性梗阻（三角形）；B 图显示肝前缘少量游离气体（箭头）。

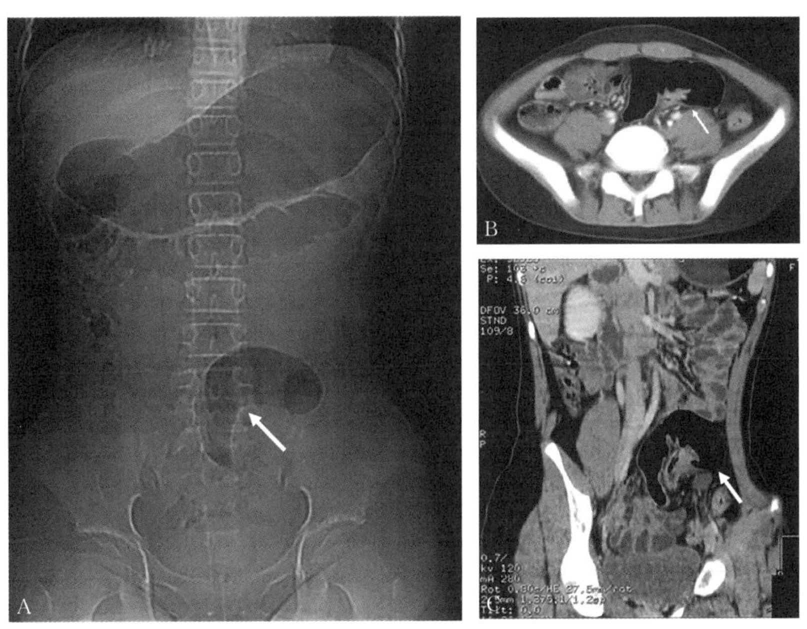

图 3-3-16 小肠重复畸形

注：A 图为 CT 定位像，显示左中下腹局部异常含气囊腔（箭头）；B 图为 CT 增强图像，C 图为斜冠状位重建图像，显示囊性含气占位，壁薄（箭头）。

假性囊肿、卵巢囊肿等。

A. 肠系膜囊肿：囊壁为结缔组织，无肌层和黏膜，CT表现为囊性肿块，壁菲薄光滑甚至看不到囊壁，单房亦可有分隔；而重复畸形囊壁相对较厚，甚至比邻近正常肠管更厚。

B. 淋巴管瘤：有沿腔隙生长的特点，一般小病变的占位效应不明显，大的囊肿则有明显占位改变。CT特征为边界清楚、壁薄、多房的囊性包块，有分隔，囊内可为水密度或负值（乳糜液），合并感染或出血时CT值可增高，并见液体分层。增强扫描囊内见有肠系膜血管显影时诊断本病可靠性较大，据此可与其他疾病相鉴别。

2）小肠憩室：常无症状，钡剂造影时憩室呈圆形或柱形、囊袋状突出，憩室内可见黏膜皱襞贯入。

3）美克尔憩室：美克尔憩室与肠道相通的小肠重复畸形可以出现类似的小肠憩室样的X线表现，容易混淆，但与肠道相通的小肠重复畸形发生部位在回肠的系膜侧，与美克尔憩室相反。

3.3.4 异位胰腺

（1）概述

异位胰腺（heterotopic pancreas），亦称迷走胰腺（aberrant pancreas）或副胰（accessory pancreas），凡在胰腺本身以外生长的与正常胰腺组织既无解剖上的联系，又无血管联系的孤立的胰腺组织，均称为异位胰腺。属于一种先天性畸形，1727年首次由让·舒尔茨（Jean Schultz）在一例尸检新生儿的回肠憩室时发现。其确切发病率国内外无文献报道，在尸体解剖中发现率为0.11%～0.21%。最常见于中老年人，男性多于女性。

异位胰腺可见于腹腔的任何部位，以十二指肠最多见，约占27.7%；胃次之，约占25.5%；空肠约占异位胰腺15%；回肠与美克尔憩室约占3%；偶尔也可见于胆囊、胆管、肝脏、脾脏、肠系膜、大网膜、横结肠、阑尾、脐孔等处。病变通常较小，生长缓慢；一般无症状，易漏诊，常偶见于其他原因的手术和尸检患者。

（2）病理

异位胰腺组织大多数呈淡黄色或淡红色，单个分叶状结节，偶见多个。异位胰腺组织的直径多为1～2 cm，6 cm以上者极为少见。小肠的异位胰腺多位于肠道壁内黏膜下。

（3）临床

异位胰腺多无临床症状，可在手术或尸检中偶然发现。由于生长于某些特殊位置或发生其他病理变化时，可出现以下6种临床表现。

1）梗阻型：生长于消化道的异位胰腺，可引起所在器官的压迫或狭窄而出现梗阻症状。如位于胃窦部可引起幽门梗阻；位于法特壶腹部可引起胆道梗阻；位于肠道可引起肠梗阻或肠套叠等。

2）出血型：异位胰腺易引起消化道出血，其原因可能系异位胰腺周围胃肠道黏膜充血、糜烂，或侵蚀胃肠道黏膜血管导致消化道出血。

3）溃疡型：位于胃肠道的异位胰腺，由于受消化液的刺激，可分泌胰蛋白酶，消化胃、肠黏膜而形成溃疡；位于黏膜下的异位胰腺，可压迫上层黏膜引起黏膜萎缩，然后发生溃疡。

4）肿瘤型：异位胰腺如位于胃肠道的黏膜下层，可使黏膜局部隆起；位于肌层内则可使胃壁或肠壁增厚，容易被误诊为消化道肿瘤。偶尔异位胰腺组织会发生胰岛素瘤，引起血糖过低；恶性变时则出现胰腺癌的表现。

5）憩室型：异位胰腺组织可位于胃肠道的先天性憩室内，尤其在美克尔憩室内最为常见，并可出现憩室炎、出血等症状。

6）隐匿型：由于异位胰腺是先天性发育异常，有些病例可终身无任何症状，或在手术或尸检时偶然被发现。

7）并发症：常见并发症如急性胰腺炎、慢性胰腺炎、囊肿、腺瘤、腺癌。

（4）影像学表现

1）X线表现：钡餐检查显示空回肠局部充盈缺损，表面光滑，界线清楚，基底部较宽、不活动。如在充盈缺损中心见到小钡斑（似溃疡龛影），称为“牛眼征”（bull’s eye sign）。在切位片上，有时可在充盈缺损中有一细管状致密影伸入其中，称为“导管征”（club shaped structure）。脐样征和导管征是异位胰腺的特征性表现。

2）CT表现：异位胰腺表现为类圆形的黏膜

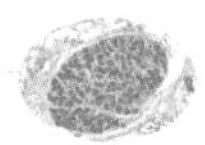

下的肿块影，黏膜表面可破溃形成溃疡，CT 口服水对比剂呈软组织影，口服阳性对比剂呈结节状充盈缺损，溃疡型表现为中心对比剂聚集，类似愈后溃疡。增强扫描时呈明显均一强化，强化程度与胰腺组织一致，部分病例中可以看到异位胰腺组织的胰管，表现为一细管状影延续至肿块表面，导管征是异位胰腺的特征性 CT 表现（图 3-3-17、18）。

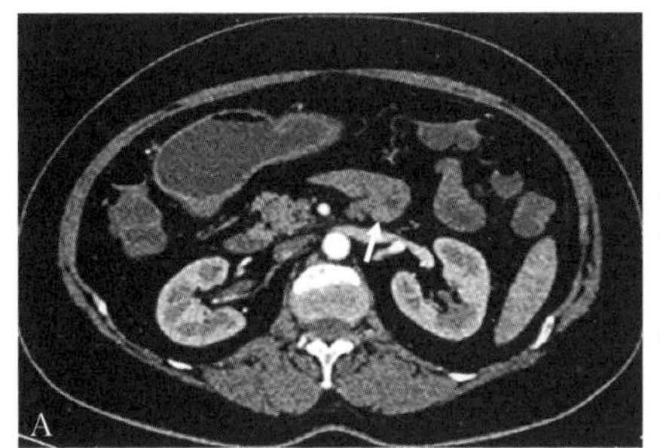

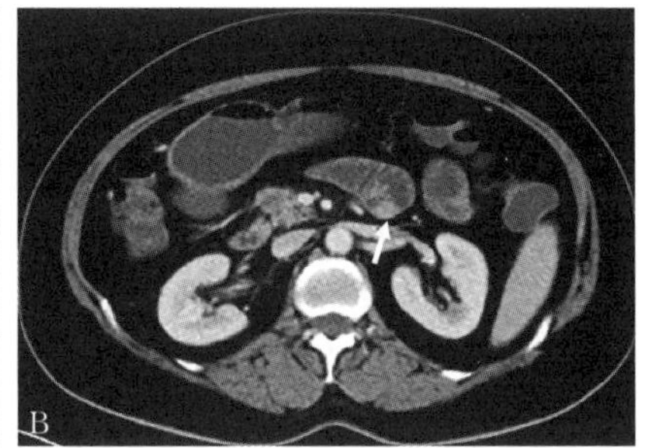

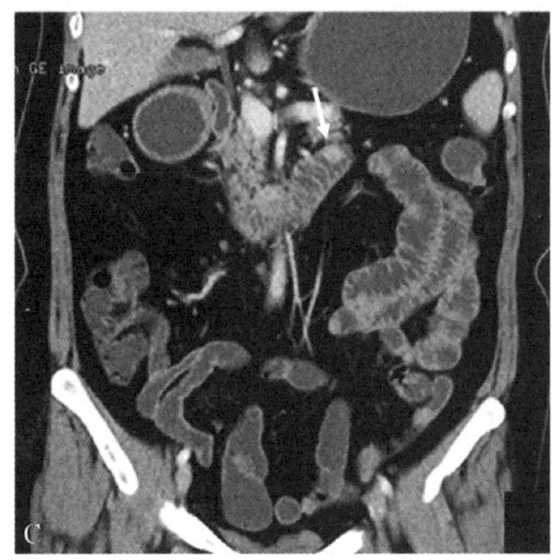

图 3-3-17 空肠异位胰腺（一）

注：A、B 图为动脉期和门脉期 CT 增强图像，C 图为冠状面重建图像，显示近端空肠腔内占位性病灶，均匀明显强化，与正常胰腺组织强化程度相当（箭头）。

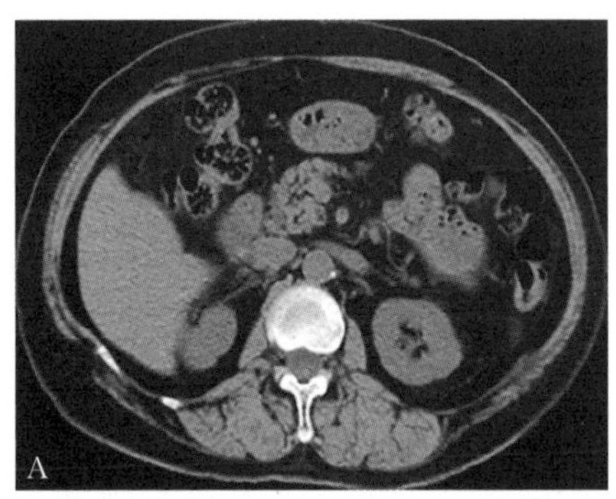

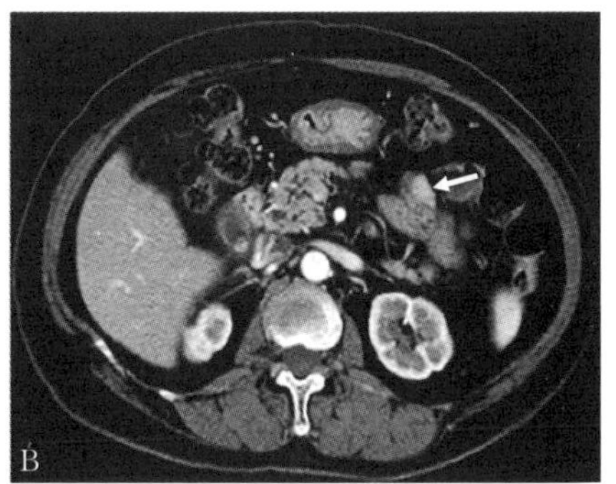

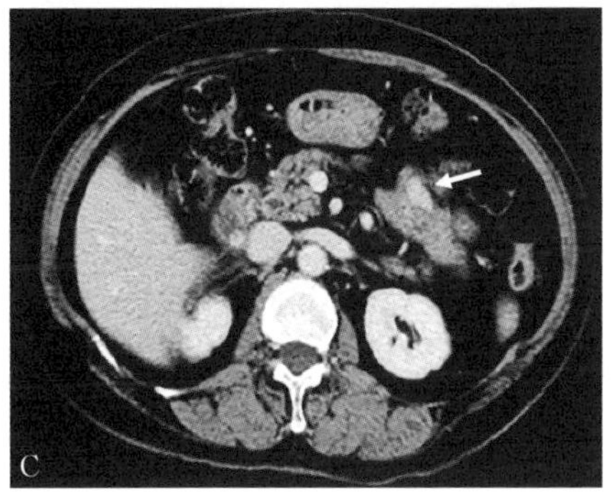

图 3-3-18 空肠异位胰腺（二）

注：A 图为 CT 平扫图像，未发现病灶；B、C 图为动脉期和门脉期增强图像，显示空肠内病灶明显均匀强化并延迟强化，边界清晰（箭头）。

（5）鉴别诊断

1）胃肠道间质瘤：起源于小肠黏膜下的间质瘤和异位胰腺有时候鉴别困难，CT 动态增强扫描观察病灶与胰腺组织的强化程度差别对鉴别诊断有帮助。

2）小肠腺瘤：典型的腺瘤较小，1～3 cm，通常单发，边缘光滑，息肉状，CT/MR 检查呈边缘光滑的息肉状，密度/信号均匀和均匀一致的增强，有时与异位胰腺难以鉴别，CT 动态增强扫描观察病灶与胰腺组织的强化程度差别对鉴别诊断有帮助。

3.4 肿瘤性病变

（1）概述

小肠约占胃肠道总长度的 75%，其黏膜面积占消化道总面积的 90%，但小肠肿瘤却比较少见。约占消化道肿瘤的 10%，其中约 60%为良性，消化道良性肿瘤中约 25%发生在小肠。小肠原发性恶性肿瘤更为少见，占全身恶性肿瘤的 0.1%～0.3%，而小肠原发性恶性肿瘤仅占胃肠道恶性肿瘤的 1%～3.6%。一般认为，小肠肿瘤发病率较低可能与下列因素有关：①小肠黏膜中含有大量淋巴样组织，分布着大量免疫细胞，免疫细胞产生的分泌性 IgA 在肠道局部发挥高效的免疫功能，使许多致癌因子对小肠上皮不起作用。临床发现，患者发生免疫缺陷或接受免疫抑制治疗者，小肠恶性肿瘤发生率明显增加。②小肠内的 Paneth 细胞具有很多保护和分泌功能，包括分泌很多酶蛋白、IgA、IgG、防御素以及抗肿瘤因子等。在小肠恶性肿瘤患者中，有潘氏细胞减少的现象，这可能是小肠黏膜恶性变的重要机制之一。③小肠内存在对一些致癌物去毒的酶系统，如苯并芘羟化酶，其水平及活性明显比胃及结肠内高，且小肠内消化液偏碱性，此环境不适于肿瘤生长。④小肠蠕动快，分泌功能强，其内容物吸收快，使黏膜与致癌物质接触时间短，接触机会少。⑤小肠内细菌数量，尤其是厌氧菌，远较结肠内少，使某些需要细菌参与代谢的致癌物（如胆酸），在小肠内不易发挥作用。⑥小肠内容物为液体，对黏膜的机械性刺激作用相对较小。⑦人类小肠黏膜上皮更新很快，每 16 min 就有 1 g 小肠黏膜细胞被更新，一些损伤或者突变的小肠上皮细胞很快掉入肠腔，被新生的上皮细胞所代替。⑧此外，小肠干细胞位于小肠隐窝深部，较少受细菌分解产物及其他致癌物质的直接侵袭。

（2）病理分类

2009 年，WHO 法国里昂工作会议（2010 年发表）将小肠肿瘤的组织学（2000 年版）修改为四大类，即上皮肿瘤、间质肿瘤、淋巴瘤和继发肿瘤（表 3－4－1）。

表 3－4－1　WHO 小肠肿瘤分类

肿瘤分类	代码
上皮肿瘤（epithelial tumours）	
癌前病变（premalignant lesions）	
腺瘤（adenoma）	8140/0
管状（tubular）	8211/0
绒毛状（villous）	8261/0
管状绒毛状（tubulovillous）	8263/0
异型增生（上皮内瘤变），低级别[dysplasia (intraepithelial neoplasia), low grade]	8148/0
异型增生（上皮内瘤变），高级别[dysplasia (intraepithelial neoplasia), high grade]	8148/2
错构瘤（hamartomas）	
幼年性息肉（juvenile polyp）	
Peutz-Jeghers 息肉（Peutz-Jeghers polyp）	
癌（carcinoma）	
腺癌（adenocarcinoma）	8140/3
黏液腺癌（mucinous adenocarcinoma）	8480/3
印戒细胞癌（signet ring cell carcinoma）	8490/3
腺鳞癌（adenosquamous carcinoma）	8560/3
髓样癌（medullary carcinoma）	8510/3
鳞状细胞癌（squamous cell carcinoma）	8070/3
未分化癌（undifferentiated carcinoma）	8020/3
神经内分泌肿瘤（neuroendocrine neoplasms）	
神经内分泌瘤（neuroendocrine tumour, NET）	
NET G_1（类癌，carcinoid）	8240/3
NET G_2	8249/3
神经内分泌癌（neuroendocrine carcinoma, NEC）	8246/3
大细胞 NEC（large cell NEC）	8013/3
小细胞 NEC（small cell NEC）	8041/3
混合腺神经内分泌癌（mixed adenoneuroendocrine carcinoma）	8244/3

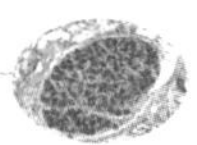

续 表

肿瘤分类	
内分泌细胞，产血清素 NET(EC cell, serotonin-producing NET)	8 241/3
神经节细胞副节瘤(gangliocytic paraganglioma)	8 683/0
胃泌素瘤(gastrinoma)	8 153/3
L 细胞，产胰高血糖素样肽和 PP/PYY NET (L cell, glucagon-like peptide-producing and PP/PYY-producing NETs)	8 152/1
产生长抑素 NET (somatostatin-producing NET)	8 156/3
间质肿瘤(mesenchymal tumours)	
平滑肌瘤(leiomyoma)	8 890/0
脂肪瘤(lipoma)	8 850/0
血管肉瘤(angiosarcoma)	9 120/3
胃肠间质瘤(gastrointestinal stromal tumour)	8 936/3
卡波西肉瘤(Kaposi sarcoma)	9 140/3
平滑肌肉瘤(leiomyosarcoma)	8 890/3
淋巴瘤(lymohomas)	
继发肿瘤(secondary tumours)	

注：按医学名词分类(Systematized Nomenclature of Medicine)和国际肿瘤学疾病分类(International Classification of Diseases for Oncology)的形态学编码(ICD-O)。肿瘤行为编码："/0"为良性肿瘤；"/1"为非标定的、边界性的，或不确定的行为；"/2"为原位癌和Ⅲ级上皮内瘤形成；"/3"为恶性肿瘤。

旧版 WHO(2000 年版)书名为《消化系统肿瘤病理学与遗传学分类》，其涉及的领域突破了以往将肿瘤分类局限在组织学的范围，它通过将肿瘤的病理学与遗传学结合来认识肿瘤的本质。尽管新版分类保留着肿瘤的遗传学内容，但将这些内容归并于分子病理学范畴，这样似乎更反映了肿瘤分子病理学诊断中的近代发展和作用。

1) 对一些诊断名词进行解释及重新定义：新版分类并未在非浸润性肿瘤的命名上达成一致。首先，浸润性癌的前驱病变所具有的特异性细胞学和/或形态异常差距明显，这与它们的解剖部位(器官)局部上皮的组织学和生物学特点以及恶性潜能有关。其次，就我们目前的认识而言，在一定时限内，遗传学分子的类型以及分子的序列都会导致肿瘤的转化，已经弄清了克隆性和分子学异常会导致细胞增生和分化失调控，加大了发生肿瘤的危险性，尽管没有典型的非浸润癌的形态学特征，但可以转化成癌。例如，TP53 和 CDKN2A 的非整倍性或突变，可以导致巴雷特(Barrett)食管、炎性肠病(inflammatory bowel disease, IBD)以及结肠的广基锯齿状腺瘤/息肉(SSA/P)发生形态学的异型增生；结肠的 SSA/P 可能存在极少异型增生，即使几乎看不到异型增生，目前也被视为结肠癌的前驱病变。

2) 关于神经内分泌肿瘤：

A. 新版分类：作者试图建立一个桥梁，通过介绍一个分级方案推荐使用已经被欧美临床医师所广泛接受的名词"NET"和"NEC"来弥补旧版分类中存在的分类鸿沟，应用名词"神经内分泌"显示肿瘤细胞表达神经标志物，并且具有内分泌特性和表型。

B. 分级分类：分级是以形态为标准，并按照欧洲神经内分泌协作组方案来进行增殖指数评估有证据表明，对于前肠(包括胃和胰)的神经内分泌肿瘤，增殖指数可用于指示预后。根据增殖指数，推荐分 3 级(G_1、G_2、G_3)以下是关于核分裂象计数和 Ki-67 指数。①G_1：<2 个/10 HPF 核分裂象，和/或 Ki-67 为 2%。②G_2：2～10 个/10 HPF 核分裂象，和/或 Ki-67 为 3%～20%。③G_3：>20 个/10 HPF 核分裂象，和/或 Ki-67>20%这个分级需要计数至少 50 个高倍视野(1 个高倍视野 = 2 mm^2)；要使用 MIB 抗体，并对核标记染色最强的区域(热点)进行计数最少 500～2 000 个细胞中的阳性率。如果核分裂象分级与 Ki-67 指数分级对比有差异，按级别高的分级。有证据显示，这个分级方案适用于胃、十二指肠和胰的神经内分泌肿瘤，但小肠除外。

C. 神经内分泌肿瘤的定义：高分化的神经内分泌肿瘤，肿瘤细胞特点类似于正常胃肠道的内分泌细胞，根据部位不同，表达神经内分泌分化的广泛性标志物(常弥漫或强表达 CgA 和 Syn)和激素(常强表达但不一定弥漫表达)，具有轻至中度的核不典型性、核分裂象低(<20 个/10 HPF)，根据增殖指数和组织学分级为 G_1 和 G_2 这个定义包括了旧版分类中的"类癌"。

D. 神经内分泌癌的定义：为低分化、高度恶性的肿瘤，由小或中等大的细胞构成，有时具有神

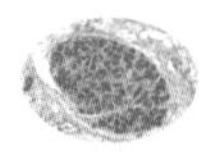

经内分泌肿瘤的器官样结构，弥漫表达神经内分泌分化的广泛性标志物(弥漫表达 Syn，灶状或弱表达 CgA)，核不典型性明显，多灶坏死，核分裂象多见(＞20 个/10 HPF)，根据增殖指数和组织学分级为 G_3。这个定义适用于以前分类的小细胞癌、大细胞(神经)内分泌癌或低分化(神经)内分泌癌。

E. 混合性腺神经内分泌癌(MANEC)的定义：形态上既可看出腺样上皮分化，又能看出神经内分泌分化表型。因为这两种成分均为恶性，故将其定义为癌，并应该定级。含有鳞状细胞癌成分的 MANEC 非常罕见，MANEC 中每种成分不到＜30%，才能符合该定义，在一个腺癌中免疫组化标记出散在的神经内分泌细胞不构成该诊断。

3) 关于 GIST 的定义及免疫组化：旧版分类中未提及 GIST 存在血小板源性生长因子受体 α 多肽(platelet derived growth factor receptor alpha，PDGFRA)突变，新版则在定义中首次提出了 GIST 的大部分病例存在 KIT 或 PDGFRA 激活突变内容，并且提出少部分 GIST(＜5%的病例)，特别是存在 PDGFRA 突变的病例几乎不表达 CD117 使用抗体 DOG1 来检测氯化物途径蛋白 Anoctamin-1(ANO1)，表现出与 CD117 相同的灵敏度和特异度。

3.4.1 小肠良性肿瘤与肿瘤样病变

(1) 腺瘤

1) 概述：小肠腺瘤(adenoma)是小肠的良性上皮性肿瘤，亦称腺瘤性息肉。见于小肠各段，以十二指肠和空肠为常见，亦可累及全部小肠。其发生率占小肠良性肿瘤的 30%～35%。塞尔纳(Sellner)综合了 1957—1986 年间有关文献，提出小肠和大肠一样，存在腺瘤—癌的演变顺序，其主要依据是：①大约 1/3 小肠腺瘤可找到癌变，许多小肠腺癌内可残留腺瘤组织；②腺瘤患者的平均年龄低于腺癌患者的平均年龄；③腺瘤与腺癌在小肠的分布部位一致；④较大腺瘤具有较高恶变潜能。临床上，根据病变的数量和分布，将小肠腺瘤分为：①弥漫结节型，腺瘤呈界限不清的多发性结节，弥漫分布；②多发结节型，表现为多个散在孤立的结节；③单发腺瘤型，为有蒂或无蒂的单个息肉样腺瘤。

2) 病理：根据组织学结构，小肠腺瘤可分成 3 种类型——管状腺瘤、绒毛状腺瘤、混合型腺瘤(图 3-4-1)。

A. 管状腺瘤：以发生于十二指肠最多，其次是回肠，空肠较少，是十二指肠内最常见的良性肿瘤。可以单发或多发，镜下表现可为有蒂、亚蒂或无蒂型。管状腺瘤腺上皮细胞数增多，核细长，如笔杆状，可呈假复层，排列呈大小形态不一的腺管状结构，腺管上皮细胞可出现不同程度的排列紊乱、失去极性等异型性改变。

B. 绒毛状腺瘤：又称乳头状腺瘤，较少见。镜下观呈绒毛状、分叶状，绒毛表面覆以分化成熟的单层柱状上皮细胞。

C. 混合型腺瘤：又称管状绒毛状腺瘤，具有管状腺瘤和绒毛状腺瘤的结构，容易癌变。

3) 临床：多数患者无症状。出现症状者以出血为多，表现为黑便或粪便隐血试验阳性，长期慢性出血可导致贫血。亦可表现为腹部不适或疼痛、嗳气及呕吐。少数因瘤体较大而发生机械性肠梗阻。

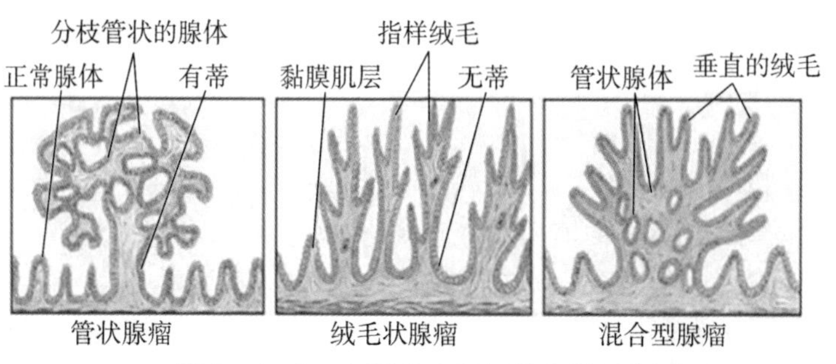

图 3-4-1 小肠腺瘤组织学分型示意图

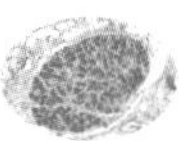

实验室检查多无特异性表现。出血可导致大便潜血试验阳性；由于长期慢性出血可导致白蛋白降低等。

4）影像学表现：小肠X线钡剂造影主要表现为：①肠腔内软组织影，呈现边界锐利、有蒂或无蒂宽基底的圆形、类圆形或分叶状充盈缺损。②绒毛状腺瘤表现为较为典型的肥皂泡样征象，为钡剂涂布在肿瘤分叶皱襞和绒毛间隙之间所形成的征象。③带蒂肿物可见蒂与肠壁相连，压迫肿物可移动，移动的幅度大小与蒂的长短有关，长者活动幅度大。不带蒂腔内肿物在切线位可见肿物突入腔内形成充盈缺损，基底部较宽，用力压迫肿物不能上下移动。④肿块周围黏膜规则、肠壁柔软，可以扩张。⑤多发性腺瘤的形态与单发基本相似，表现为多发的如葡萄串样充盈缺损，边界清楚光滑，大部分腺瘤的基底部是宽基底或广基底，带长蒂者少见，移动度小。

腺瘤恶变仅靠X线征象诊断价值有限，恶变病灶往往较小，可发生在肿瘤的任何部位。一般认为需结合CT检查，出现以下征象要考虑腺瘤恶变的可能：①瘤体直径较大，大于2 cm，边缘不规则，并出现明显的分叶状改变，CT可见肿瘤有明显的坏死，甚至囊变。②瘤体表面可见明显的裂隙征象或肿瘤较大，因而供血不足而导致瘤内出现溃疡，表现为不规则的龛影。③如肿瘤已侵犯肌层可引起肠腔狭窄，肠壁僵硬，蠕动消失。④肿瘤短期随访出现迅速增大或出现远处转移可诊断为恶变。

CT小肠造影对小的腺瘤检出率较低，大的腺瘤表现为突入肠腔内的软组织肿块，相邻肠壁无增厚，增强扫描肿块有轻至中度的强化（图3-4-2）。如腺瘤恶变累及肌层，则表现为局部肠壁增厚、肠腔狭窄，肠壁蠕动差，肿块强化较明显。肿瘤周围肠系膜受累表现为相应肠系膜脂肪密度增高、浑浊改变。

5）鉴别诊断：

A. 息肉：小肠息肉可分为炎性息肉、增生性息肉、错构瘤性息肉等，腺瘤属于肿瘤性息肉，影像学检查鉴别二者较为困难，组织病理学可鉴别腺瘤与其他小肠非肿瘤性息肉。

B. 腺癌：腺癌多表现为腔内不规则软组织肿块或肠壁不规则增厚，有时可见龛影，肿瘤所在肠管管壁僵硬，蠕动消失，肿块强化较明显。肠管周围肠系膜脂肪密度增高浑浊。

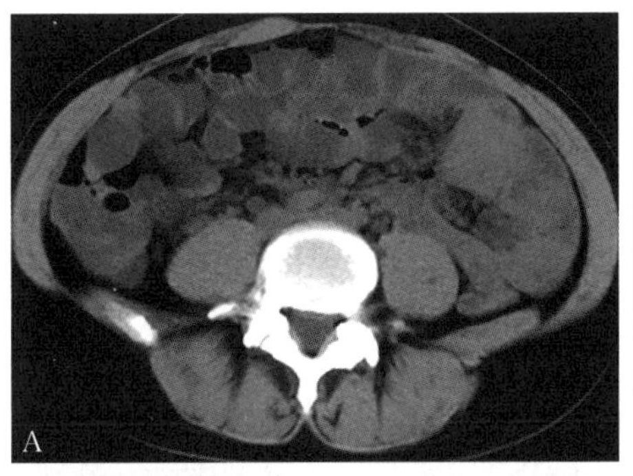

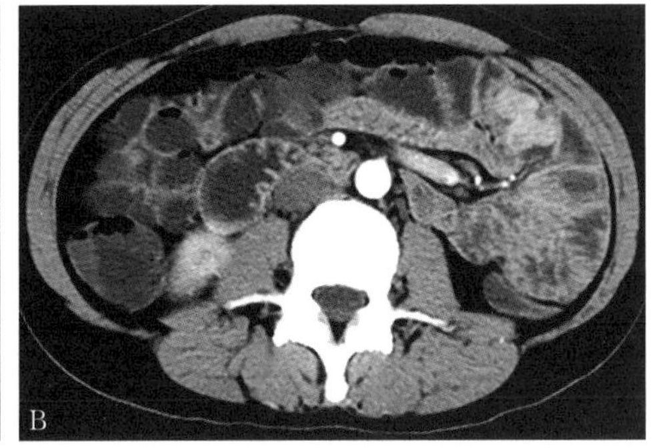

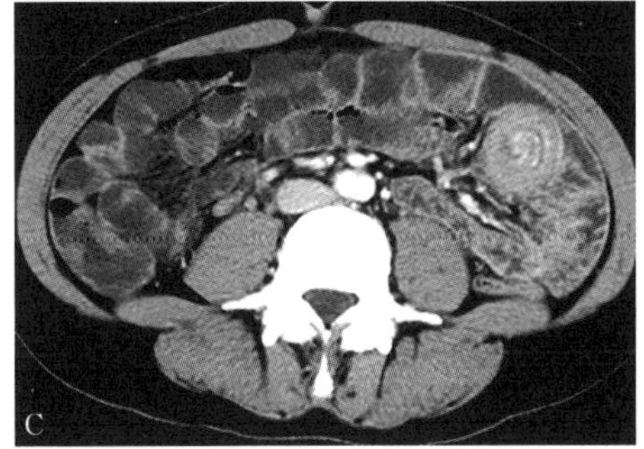

图3-4-2 空肠腺瘤伴套叠

注：A图为CT平扫图像，显示左上腹空肠腔内团块状团组织影，B、C图像为门脉期增强图像，B图显示腔内分叶状软组织影伴异常强化，C图显示肠套叠改变。

C. 间质瘤：间质瘤多呈腔外生长，腔内生长间质瘤需与腺瘤相鉴别。间质瘤起源于黏膜下组织，增强扫描呈延迟强化改变，动脉期 MIP 重建可见供血血管为肠系膜分支动脉，肠系膜上动脉造影有助于诊断，主要从肿瘤的供血动脉和肿瘤染色情况来判断。

D. 异位胰腺：发生于十二指肠的腺瘤应与十二指肠内异位胰腺相鉴别。异位胰腺是因胚胎发育时期残留于肠壁的胰腺结节，由于肠道的纵行生长而被带入胃肠道，位于十二指肠黏膜下最常见，也可异位在肌层。X 线钡餐检查可见十二指肠圆形或卵圆形边缘锐利的充盈缺损，约有 50% 病例在充盈缺损中心可见到细小钡点，它相当于胰腺导管开口部，此征象具有诊断意义。

（2）脂肪瘤

1）概述：脂肪瘤为界限明显的脂肪组织肿块，95%以上位于黏膜下向腔内生长，另有 5%可来源于肌壁间或是位于浆膜下向腔外生长。好发于回肠末端，多见于老年患者（60～70 岁），以男性为多。上海交通大学附属瑞金医院（以下简称瑞金医院）2008—2012 年的 CT 小肠造影检查统计结果显示，小肠脂肪瘤约占整个胃肠道脂肪瘤的 90%以上，其中发生于回肠者占 54%；其次是发生于空肠者，占 25%；发生于十二指肠者占 12.5%。脂肪瘤也可发生于阑尾及结肠。脂肪瘤常为单发，也可为多发，一般血管少，血管丰富的脂肪瘤称为血管脂肪瘤。

2）病理：脂肪瘤通常表现为黏膜下有包膜的圆形或卵圆形的肿物突入腔内，肿瘤边界清晰，呈淡黄色。肿瘤所在黏膜为黄色，是潜在的沉积的脂肪所致。黏膜面有时可以有溃疡形成。镜下脂肪瘤由成熟的脂肪细胞构成，肿瘤内可以有坏死及溃疡，可以有炎性纤维增生以及纤维间隔形成贯穿在脂肪组织中。

对于小肠脂肪瘤的组织发生目前尚无一致意见，主要有以下几种观点：①强调炎症和刺激可能起主要作用；②可能由结缔组织变性引起；③可能是纤维小梁的管周脂肪浸润的结果；④阿尔韦奥利（Alveoli）推测脂肪组织的堆积，是由于局部脂肪的淋巴供应和血液循环发育不良造成；⑤博尔斯夫（Borsf）则认为是由于结缔组织进入各种脂肪组织时的化生。

3）临床：肿瘤较小时，常无症状，多为偶尔发现。肿瘤较大时主要表现为阵发性腹痛、黑便或便血，大便潜血实验阳性。腹痛可以继发于肠套叠，表现为腹痛、呕吐、发热、寒战及腹部包块等。对于继发性肠套叠或肠梗阻的患者，应仔细检查有没有原发性的脂肪瘤的存在。

实验室检查无特异性，脂肪瘤可能会使覆盖黏膜发生溃疡造成明显消化道出血，表现为黑便、大便潜血实验阳性。伴发肠道套叠时，会有白细胞计数增高等。

4）影像学表现：

A. 腹部 X 线平片：腹部 X 线平片对脂肪瘤的诊断有限，仅能看到肠梗阻等间接征象。

B. 双对比钡剂造影表现：尤其是小肠钡剂灌肠，有助于小肠脂肪瘤的诊断。肿瘤通常表现为圆形、卵圆形或分叶状边界清晰的腔内充盈缺损（图 3-4-3A）。所谓“挤压征象”，是指肿瘤的形状由于肠道蠕动或是外来压力而变形。某些带蒂的脂肪瘤可随体位的改变而移动位置。所谓“牛眼征”，即由于溃疡而在射线穿过的充盈缺损处形成小龛影，小肠的蠕动正常，黏膜完整。但是，钡剂检查仍然在很多方面存在缺陷：①肠道的重叠，导致显示不佳以及误诊；②与其他显示充盈缺损的肿瘤难以区分；③对于小的脂肪瘤显示不佳；④对于肠梗阻或肠套叠的患者钡剂检查是禁忌证。

C. CT 表现：CT 小肠造影对小肠脂肪瘤的诊断具有决定性的价值。显示腔内规则圆形或类圆形的低密度肿块，边界清晰，边缘光滑，CT 为 −100～−50 HU。肿瘤密度可以均匀，也可以因有条状的分隔而密度不均匀。增强扫描时肿瘤无明显强化，条状分隔可有轻度强化改变（图 3-4-3～5）。脂肪瘤大多数起源于黏膜下层，也可发生于平滑肌间（图 3-4-5）。脂肪瘤也可多发（图 3-4-6）。肠道内脂肪瘤易发生肠套叠，可显示套叠的邻近肠管（图 3-4-4）。

D. MRI 表现：表现为 T_1W 及 T_2W 发生或起源于肠壁的高信号，边界清晰，抑脂序列上高信号

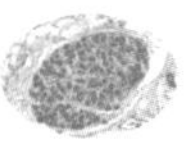

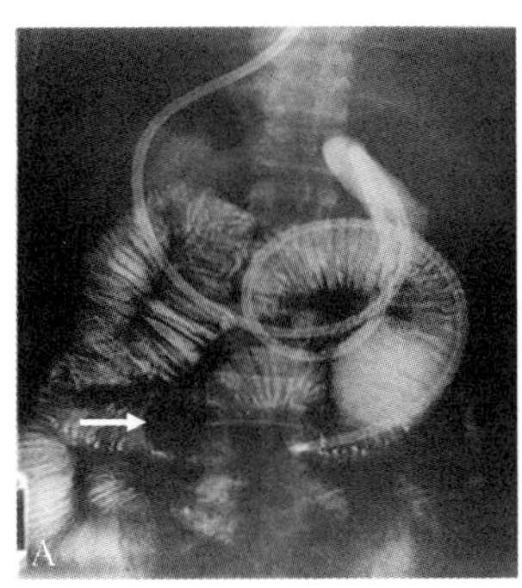
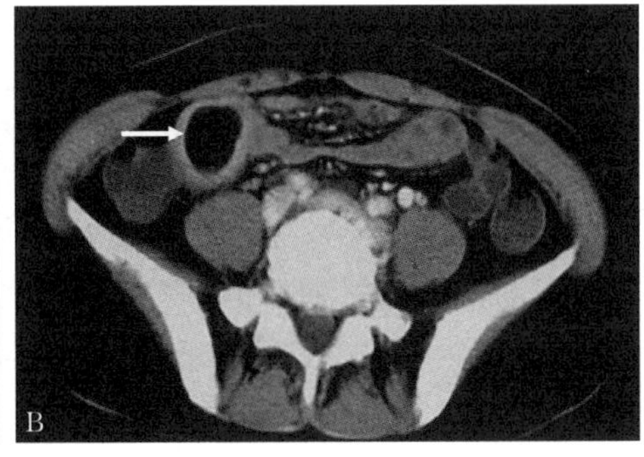

图 3-4-3 空肠脂肪瘤

注：A 图为插管小肠 X 线钡剂造影图像，显示空肠腔内类圆形充盈缺损（箭头）；B 图为 CT 增强图像，显示空肠腔内脂肪密度肿块（箭头），密度约－92.3 HU。

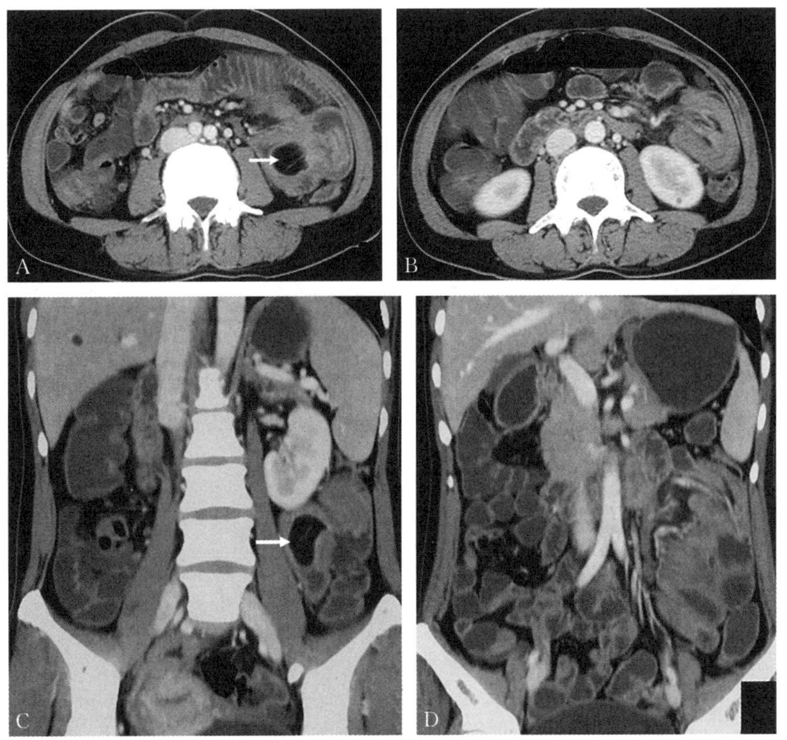

图 3-4-4 空肠脂肪瘤伴套叠

注：A、B 图为门脉期 CT 增强图像，C、D 图为冠状面重建图像，显示空肠腔内脂肪密度肿块（箭头），平扫密度约－112.3 HU，其内可见条状分隔强化，并呈肠套叠改变。

被抑制，呈低信号。LAVA 动态增强检查表现为无强化的低信号肿块，若有条状分隔可有轻度强化改变（图 3-4-5）。

5）鉴别诊断：常规 X 线区分小肠脂肪瘤和其他小肠良性肿瘤具有一定的困难，CT 对脂肪瘤的诊断具有决定性的作用，故鉴别诊断不难。值得注意的是肠道要适当的充盈，并且要有适当的窗宽、窗位，以避免把脂肪瘤误认为肠道内的气体。对于那些脂肪瘤导致肠套叠的患者，须仔细观察，以免与肠系膜的脂肪相混淆。还应与回盲部脂肪堆积（图 3-4-7）以及肠道内的口服石蜡油相鉴别（图 3-4-8）。

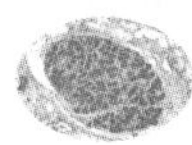

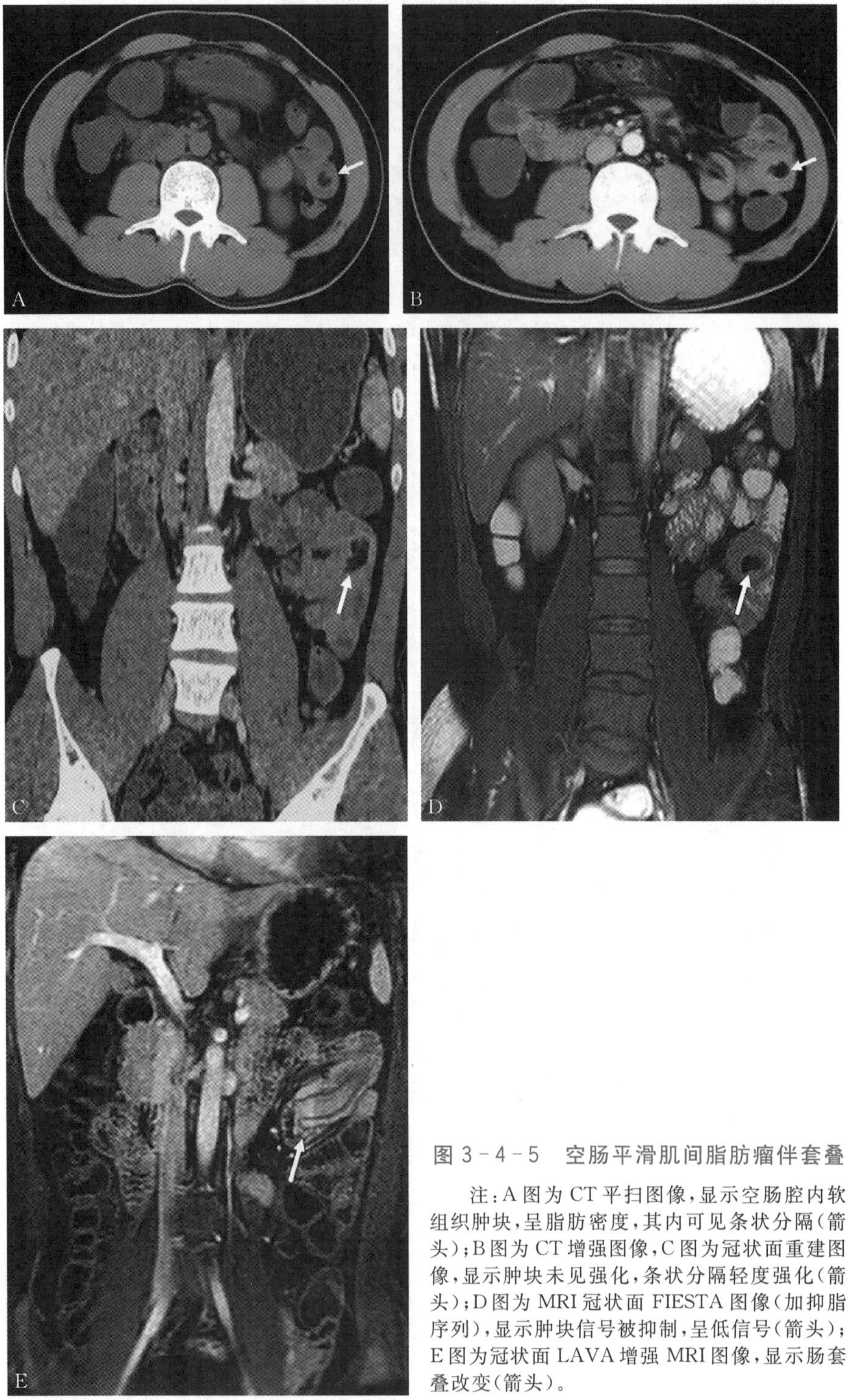

图 3－4－5　空肠平滑肌间脂肪瘤伴套叠

注：A 图为 CT 平扫图像，显示空肠腔内软组织肿块，呈脂肪密度，其内可见条状分隔（箭头）；B 图为 CT 增强图像，C 图为冠状面重建图像，显示肿块未见强化，条状分隔轻度强化（箭头）；D 图为 MRI 冠状面 FIESTA 图像（加抑脂序列），显示肿块信号被抑制，呈低信号（箭头）；E 图为冠状面 LAVA 增强 MRI 图像，显示肠套叠改变（箭头）。

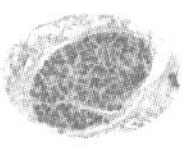

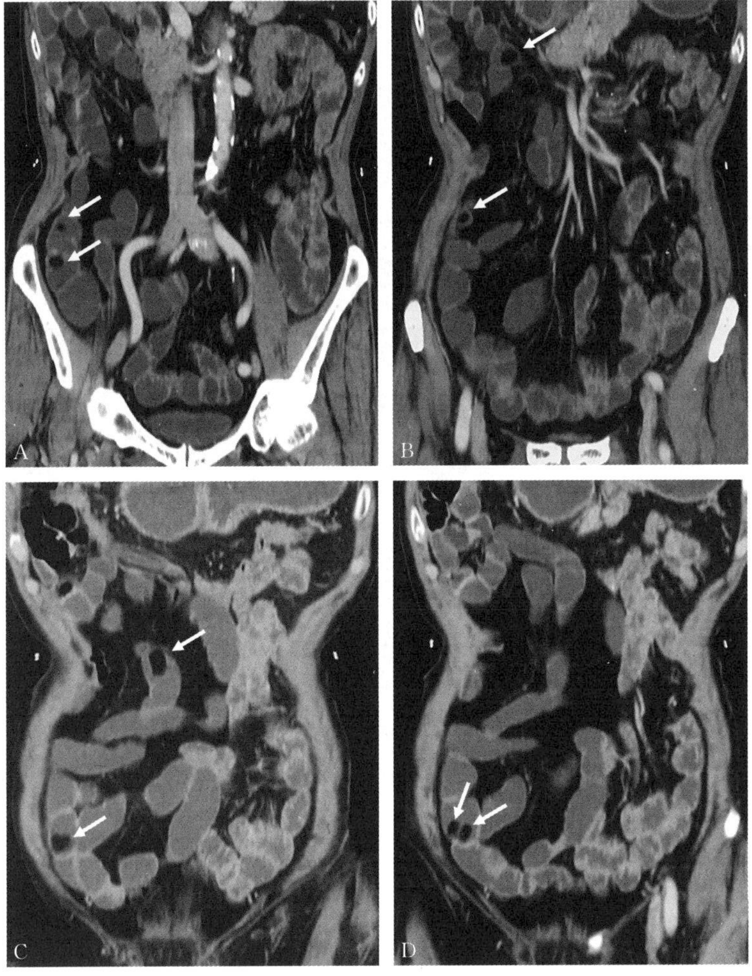

图 3-4-6 小肠多发脂肪瘤

注：A～D图为CT冠状面重建图像，显示小肠内多发类圆形脂肪密度肿块影，边界清晰，较大者密度约-127.5 HU（箭头）。

(3) 平滑肌瘤

1) 概述：小肠平滑肌瘤(leiomyoma of small intestine)以现代病理学的诊断标准，主要来源于胃肠道固有肌层、黏膜肌层或血管有关的平滑肌细胞，类似于子宫、食管和其他部位的平滑肌肿瘤。

2) 病理：平滑肌瘤好发于空肠与回肠，多单发，由极类似正常肌肉的平滑肌组成。肿瘤质地坚韧，外观灰色、分叶状。尽管肿瘤边界很清楚，但无包膜。15%～20%的平滑肌瘤可发生恶性变。

可分为腔内、壁间、腔外及腔内外4种生长方式。腔内型肿瘤突向肠腔表面，可造成黏膜糜烂和溃疡，瘤体多在数厘米以内；壁间型一般较小，直径常在1 cm以下；腔外型多见，瘤体较大；腔内-腔外型可同时向腔内外生长，形成哑铃状。肿瘤呈扩张性生长，常因供血不足发生溃疡、糜烂、出血，或由于向浆膜面生长而发生肠套叠，肿瘤扭转导致肠梗阻。

瘤结节多为圆形、质硬、边界清楚，无包膜，切面呈编织状改变。组织结构其瘤细胞近似于正常平滑肌细胞，呈梭形，胞质丰富红染，核呈短棒状，两头钝圆。细胞成分成熟，无异型性，核分裂罕见。细胞排列成短束状，通常被纤维血管分隔

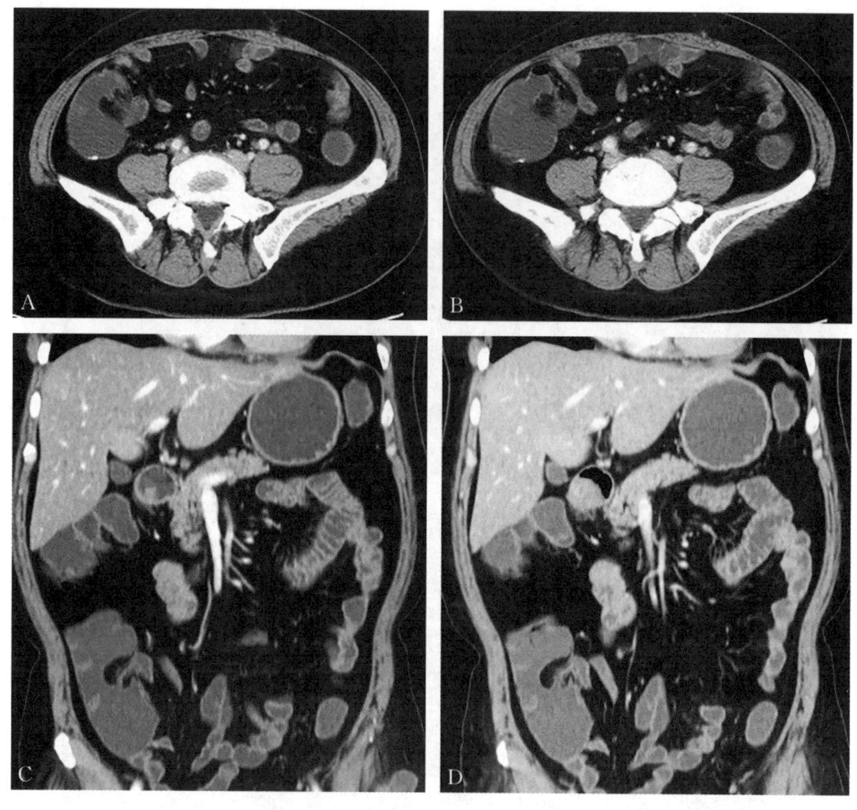

图 3-4-7　回盲部脂肪堆积

注：A、B 图为门脉期 CT 增强图像，C、D 图为冠状面重建图像，显示回盲部片状脂肪密度影堆积，而非脂肪瘤。

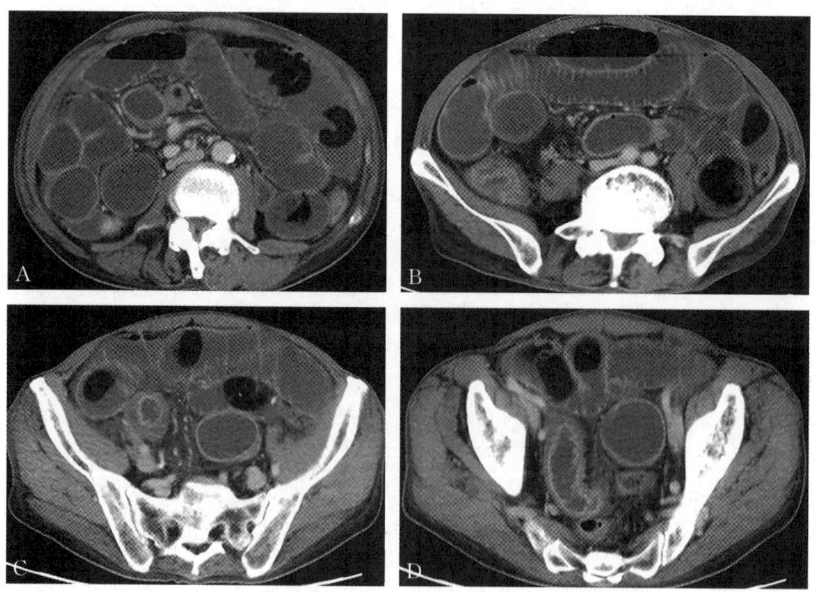

图 3-4-8　不全性肠梗阻患者肠腔内石蜡油

注：A～D 图为一肠梗阻患者 CT 增强图像，显示小肠广泛积液扩张，肠腔内充满片状脂肪密度影，为口服的石蜡油，而非脂肪瘤。

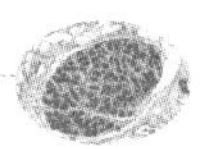

成小结节状，而形成独特的器官样结构。肿瘤供血不足可出现坏死、囊性变而穿孔。

免疫组化证实有平滑肌肌动蛋白和结蛋白，同时有神经源性标志物及 CD34、CD117 等多阴性表达，超微结构证实为胞饮小泡，质膜下致密斑及胞质微丝伴有局灶性密点。

3）临床：早期无特异性临床表现，有的仅表现为上腹部或不适、乏力及体重减轻。主要表现为上消化道出血、肠梗阻、腹部肿块、肠套叠等。

4）影像学表现：

A. 常规 X 线表现：主要是胃肠钡剂造影和插管小肠造影。平滑肌瘤多发生于回肠，大多数为单发，腔外生长者小肠造影表现为肠管受压推移改变，肠曲间距增宽；腔内生长者则表现为充盈缺损，局部黏膜皱襞撑开变平(图 3－4－9A、B)。

B. CT 表现：平扫肿瘤多呈圆形或类圆形，少数周边可呈分叶状改变。肿瘤密度多均匀，边界清楚。增强扫描肿瘤呈均匀中度或明显强化，呈延迟强化改变，以门脉期显示较为明显。肿块内出血、坏死、囊变等改变不多见(图 3－4－9C、D)。

C. MRI 小肠造影检查：肿瘤形态与 CT 表现类似，肿瘤内由于出血、坏死、囊变等致信号欠均匀(图 3－4－9E～H)。

5）鉴别诊断：平滑肌类肿瘤与 GIST 很相似，二者的鉴别诊断较为困难。即使是病理学检查，单纯依靠 HE 切片水平的观察也无法做出可靠的诊断。因此平滑肌类肿瘤与 GIST 的鉴别诊断须依靠免疫组化或电镜检查。

(4) 神经源性肿瘤

1）概述：神经源性肿瘤(neurogenic tumour)较为少见，占小肠良性肿瘤的 5%～10%，以回肠较多见(47.6%)，其次为空肠(37.5%)，十二指肠较少见(13.1%)。包括神经鞘瘤、神经纤维瘤(neurofibroma)以及胃肠道自主神经肿瘤(gastrointestinal autonomic nerve tumors，GANTs)等，可能源于胃肠道神经丛的施万细胞或神经细胞。

2）病理：

A. 组织学特征：大体上肿瘤边界清楚，无真正包膜，切面呈实性，灰黄或灰白色，无囊性变。低倍镜下肿瘤外周可见到淋巴细胞套，并可伴有淋巴滤泡及生发中心形成。高倍镜下梭形的肿瘤细胞排列成束，细胞核具有一定的异型性，并排列成模糊的栅栏状。细胞核的异型性是一种退行性改变，并非肿瘤恶性程度的反应。核分裂少见提示该瘤的增殖活力不高。

B. 免疫表型和遗传学：瘤细胞弥漫性强阳性表达 S－100 蛋白和灶性表达 GFAP，部分灶性表达 nestin，不表达 CD34、CD117、DOG1 和 SMA，可与消化道其他的间叶性肿瘤相鉴别。遗传学上，神经鞘瘤无 c－kit 基因和 *PDGFRA* 基因的突变，在分子水平上提示神经鞘瘤和间质瘤的发病机制不同，应为两种不同的肿瘤。另外，神经鞘瘤也不同于一般的神经鞘瘤，无 *NF2* 基因突变而常有 *NF1* 基因突变。

3）临床：临床症状通常不典型，多为腹痛和腹部不适，少数因肿块较大黏膜溃疡而出现黑便或肠梗阻。

4）影像学表现：

A. 常规 X 线表现：主要是胃肠钡剂造影和插管小肠造影。神经鞘瘤多发生于回肠，大多数为单发，腔外生长者小肠造影表现为肠管受压推移改变，肠曲间距增宽；腔内生长者则表现为充盈缺损，局部黏膜皱襞撑开变平。

B. CT 表现：平扫肿瘤多呈圆形或类圆形，少数周边可呈分叶状改变。肿瘤密度多均匀，边界清楚。增强扫描肿瘤呈均匀中度或明显强化，呈延迟强化改变，以门脉期显示较为明显。肿块内出血、坏死、囊变等改变不多见。

C. MRI 表现：T_1WI 和 T_2WI 表现为黏膜下来源软组织肿块，边界清晰，与肌肉等信号，增强扫描与 CT 小肠造影表现相同。

5）鉴别诊断：神经鞘瘤需与下述肿瘤相鉴别。

A. 间质瘤：间质瘤可发生于小肠任何部位，以胃和空肠较为多见，CT 平扫可出现钙化，高度风险者肿块内多伴有出血、坏死和囊性变；腔外生长者当溃疡与肠腔相通时，可见气液平面改变，MIP 重建图像可清晰显示肿块供血血管，有助于诊断。免疫组化间质瘤 100%CD117 阳性，部分

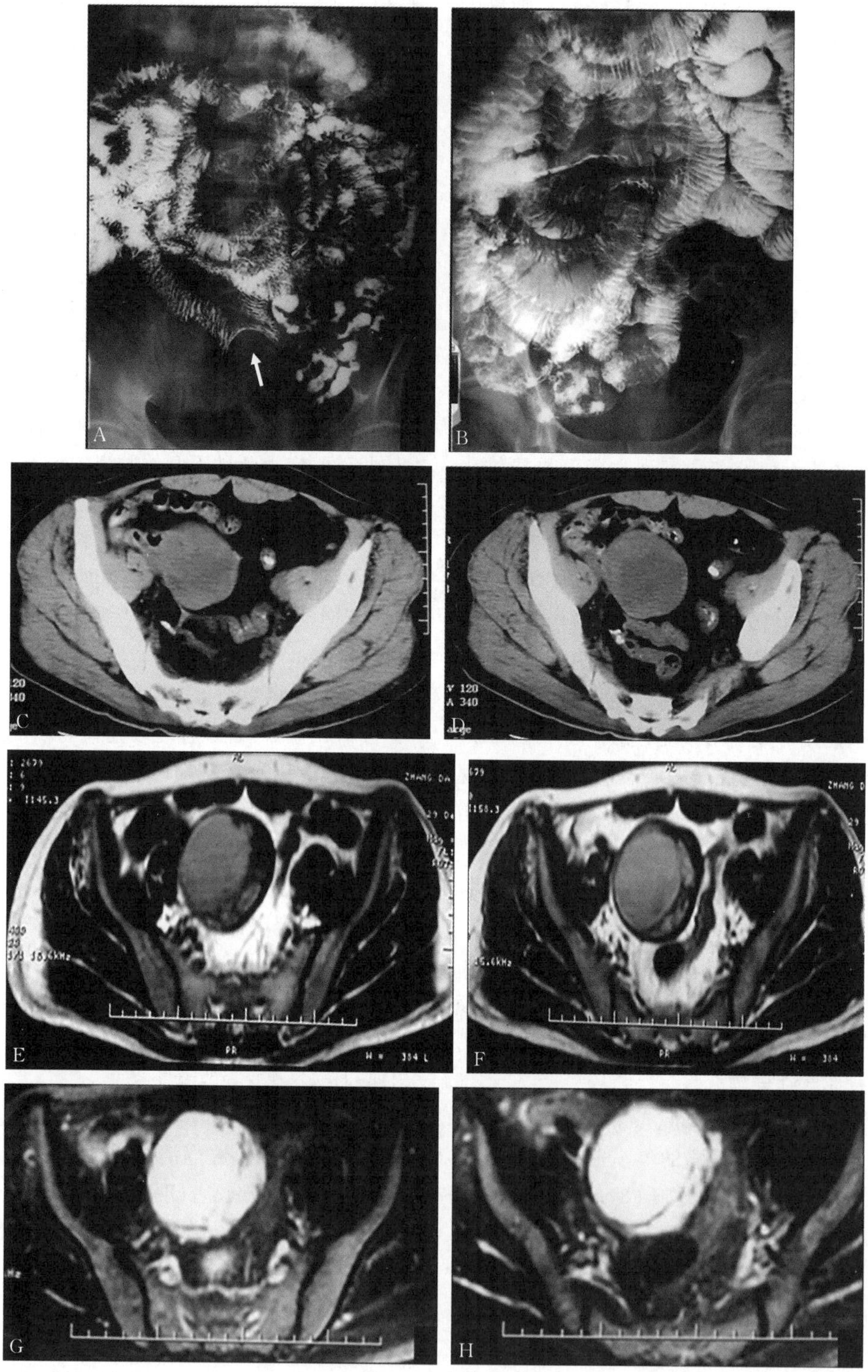

图 3-4-9　小肠平滑肌瘤

注：A、B 图为小肠 X 线钡剂造影图像，A 图显示回肠腔外弧形压迹，呈“抱球征”（箭头），B 图显示黏膜皱襞局部撑开展平；C、D 图为 CT 平扫图像，显示回肠黏膜下来源外生性生长肿块，边界清晰，呈类圆形。E、F 图为 MRI 横断面 T_2WI 图像，显示肿块呈等低混杂信号；G、H 图为横断面 LAVA 增强图像，显示肿块明显异常强化。

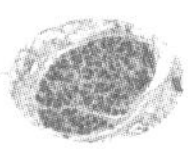

CD34 阳性、SMA 和 desmin 灶阳性和 S－100 阴性或弱阳性表达可与神经鞘瘤相鉴别。

B. 平滑肌类肿瘤：平滑肌类肿瘤与神经源性肿瘤的影像学表现类似，影像学表现鉴别二者较为困难，须依靠免疫组化或电镜检查。平滑肌类肿瘤免疫组化显示弥漫性 SMA 和 desmin 强阳性。值得注意的是，胃神经源性肿瘤可同时合并平滑肌瘤。

C. 炎症性肌成纤维细胞性肿瘤（inflammatory myofibroblastic tumors，IMTs）：好发于儿童和青少年，最常见的部位是肺、肠系膜和网膜，也可见于胃肠道。肥胖或梭形肌成纤维细胞排列疏松，水肿黏膜样背景中除浆细胞和淋巴细胞浸润外，还可见是酸性细胞浸润。梭形细胞 SMA 和 MSA 从局灶至弥漫性阳性，多数病例 desmin 阳性和 S－100 阳性可与神经源性肿瘤相鉴别。

（5）淋巴管瘤

1）概述：淋巴管瘤（lymphangioma）是胚胎时期原始淋巴囊及淋巴系统发育异常或所形成的一种错构瘤，是起源于间胚叶组织的一类良性肿瘤，最常发生在头、颈部或腋区，发生在胃肠道者较为少见（约占全部肠系膜肿瘤的 3％），肠系膜淋巴管瘤属肠系膜肿瘤性囊肿，约占全部肠系膜肿瘤的 30％。肿瘤好发于 5 岁以下幼儿，以男孩多见。病因上分为原发性及继发性淋巴管瘤。原发性淋巴管瘤是因淋巴管系统先天发育异常，胚胎塑形不良的淋巴组织与大循环之间的淋巴管通路闭塞，导致肿瘤形成。继发性淋巴管瘤是因外伤或手术引起淋巴管损伤，导致淋巴液引流不畅而最终发展形成。

2）病理：按其病理学分类可分为 4 类：单纯性淋巴管瘤，海绵状淋巴管瘤，囊状淋巴管瘤（囊状水瘤）及弥漫性淋巴管瘤（淋巴管瘤性巨肢症）。松田（Matsuda）等报道了 279 例患者中的 148 例患者，囊性淋巴管瘤有 104 例，海绵状淋巴管瘤占 43 例，单纯性淋巴管瘤仅 1 例。因此囊性淋巴管瘤占大多数。

肉眼观呈大小不等乳白囊状结构，直径为数毫米至 1 cm。镜下囊壁由单层淋巴管内皮细胞与纤维结缔组织构成，偶有少量平滑肌纤维。少数囊肿管壁可并发慢性炎症或钙化。囊肿内常含有黄色透明的淋巴液或乳糜液，出血时则为血性液体。黏膜下病灶表现为黏膜下息肉样的或囊样的隆起，表面不规则，包含牛奶样的液体。囊壁包含平滑肌细胞和纤维细胞，内壁覆盖扁平内皮细胞，并伴有淋巴细胞的浸润。肠道的固有肌层含有大量扩张的淋巴管或上皮样组织。淋巴管瘤的重要形态学特点是沿着疏松结缔组织间隙生长蔓延。

3）临床：约 50％的患者无症状，只是在无意中被发现。主要临床表现有急性腹痛、腹泻、反酸、慢性贫血、黑便、咯血、肿瘤大者引起肠扭转和套叠。腹块、腹痛是常见的表现。小的囊肿可无症状，增大后囊内出血或感染时可引起腹痛。腹块通常具有侧向自由移动，而纵向移动受限的特点。囊肿压迫肠管引起肠梗阻，多具有慢性间歇性发作的特点。囊肿破裂则引起腹膜炎表现。在儿童患者，60％出现急腹痛及消化道症状，常误诊为其他急腹症。

4）影像学表现：

A. X 线钡餐表现：表现为充盈缺损，边缘光滑，黏膜皱襞展平，也可表现为囊肿带蒂。也可显示肠管的受压和移位，对诊断有间接帮助。

B. CT 表现：多为单发，也可多发，平扫表现为病灶所在肠管肠壁增厚，肠腔不狭窄，邻近的肠管无扩张，可以有少许钙化（图 3－4－10A）。增强表现为黏膜下边界清楚、边缘光整的圆形或卵圆形的囊性密度无强化病灶，密度均匀，壁很薄，无分隔，病灶被强化的黏膜层和浆膜层所覆盖，其所在的黏膜完整（图 3－4－10、11）。发生于肠系膜者多在肠管的系膜缘，冠状面重建图像表现为呈扇形张开的囊样病灶，其间有肠系膜脂肪、血管走行，增强扫描肠系膜血管强化，病灶本身无强化，邻近肠管呈受压推移改变（图 3－4－10）。大的病灶可导致肠扭转和肠套叠。

C. MRI 表现：MRI 小肠造影多序列、多参数成像以及高的软组织分辨率对小肠淋巴管瘤的显示优于 CT 小肠造影，有定性诊断的作用。FIESTA 序列上表现为肠壁增厚，肠腔不狭窄，邻近肠管无扩展，肠管可见分层，黏膜层和浆膜层呈等低信号，黏膜下表现为圆形或卵圆形的高信号，

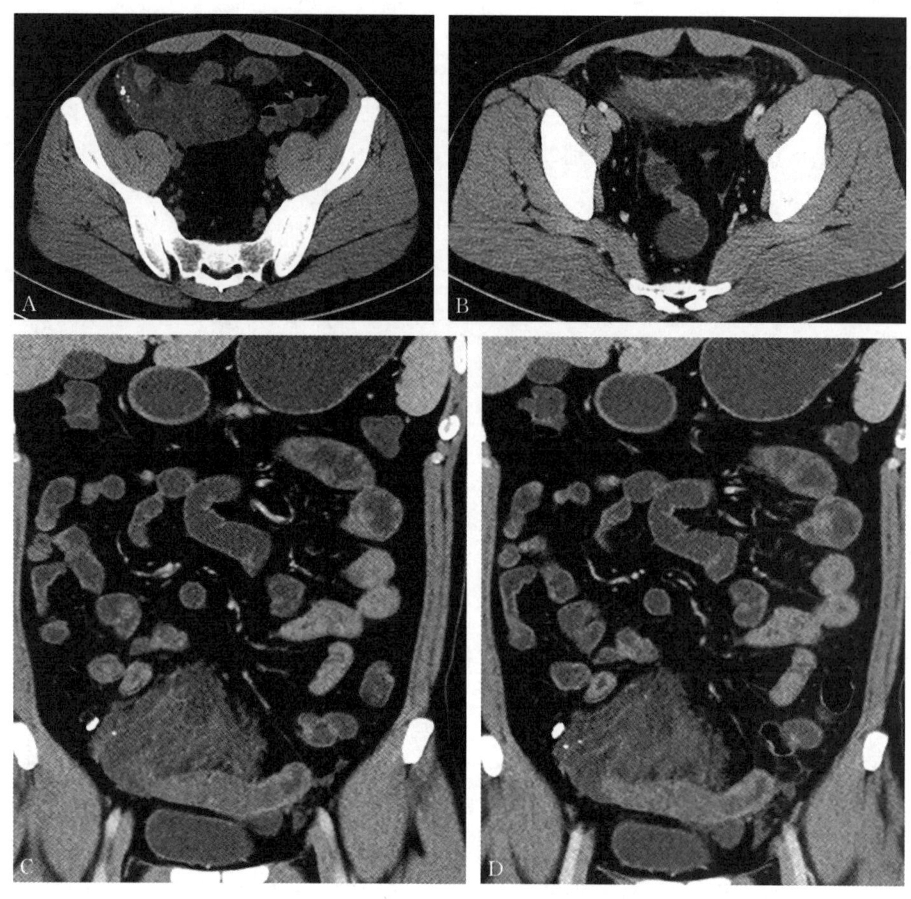

图 3-4-10　空肠及系膜淋巴管瘤

注：A 图为 CT 平扫图像，显示空肠系膜囊样稍低密度影，并可见斑片状钙化灶；B 图为门脉期 CT 增强图像，C、D 图为动脉期和门脉期冠状面重建图像，显示远段空肠黏膜下囊样稍低密度影，肠系膜可见呈扇形展开轻度强化病灶，其内可见肠系膜血管穿梭其中。

病灶所在的黏膜完整，无溃疡。抑脂 FIESTA 或 T_2WI 有助于诊断，尤其是冠状面图像，可清晰显示黏膜下高信号不被抑制，呈水样信号，肠管的系膜缘呈扇形展开的异常高信号，而病灶内正常走行的肠系膜血管呈等低信号。DWI 上病灶呈稍高信号。LAVA 动态增强冠状面图像显示病灶被异常强化的黏膜层和浆膜层所覆盖，病灶呈水样低信号改变，边界清晰，病灶所在黏膜完整，无溃疡缺损形成，病灶所在其他肠管正常强化。位于肠系膜者表现为包绕的肠系膜血管明显强化，病灶本身无强化（图 3-4-11、12）。

5）鉴别诊断：腹腔内巨大囊性淋巴管瘤应与肠系膜囊肿、卵巢囊肿相鉴别。虽然没有报告淋巴管瘤恶变的病例，并发症如穿孔、回肠炎或出血，提示这些病灶可能会发生增殖或局限性浸润的过程。CT 和 MRI 小肠造影以及内镜检查对于诊断淋巴管瘤具有重要意义，尤其是 MRI 小肠造影检查。

3.4.2　间变性及恶性肿瘤

（1）间质瘤

1）概述：胃肠道间质瘤（gastrointestinal stromal tumor，GIST）的定义：GIST 是胃肠道最常见的间叶来源肿瘤，由突变的 c-kit 或血小板源性生长因子受体 α（*PDGFRA*）基因驱动；组织学上多由梭形细胞、上皮样细胞、偶或多形性细胞，排列成束状或弥漫状图像，免疫组化检测通常为 CD117 或 DOG-1 表达阳性。间质瘤最好发

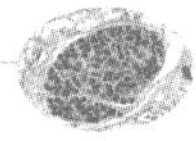

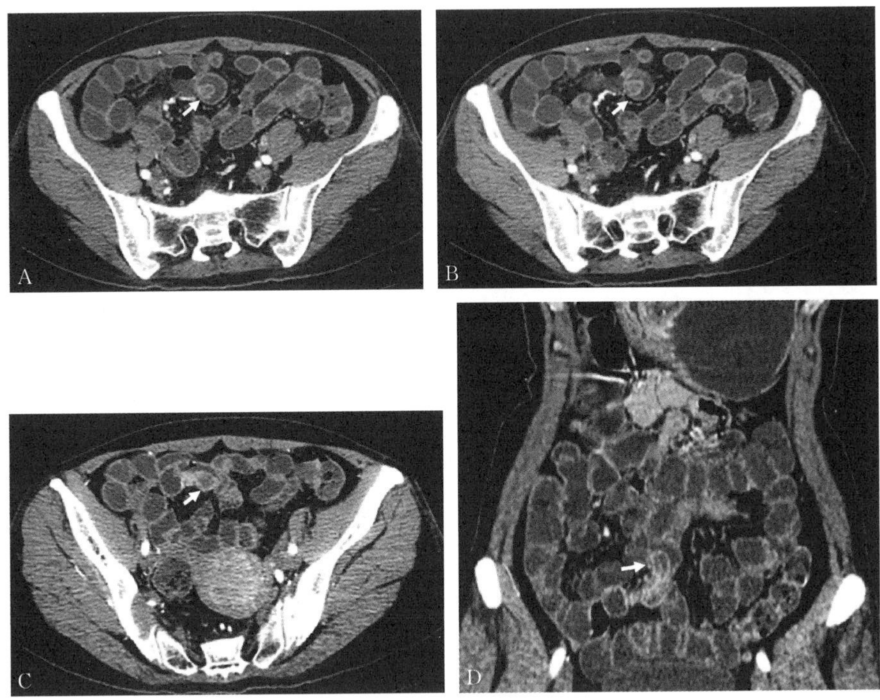

图 3－4－11　回肠淋巴管瘤

注：A～C 图为门脉期 CT 增强图像，D 图为冠状面重建图像，显示回肠内黏膜下来源腔内隆起性病灶（箭头），增强扫描病灶表面黏膜层强化稍增加，病灶内可见条状分隔强化。

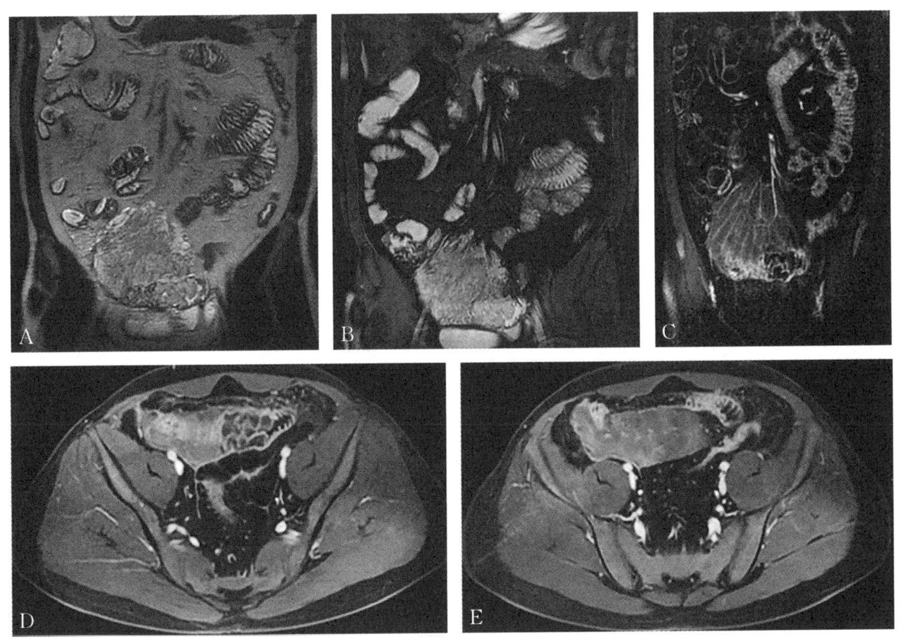

图 3－4－12　空肠及其系膜淋巴管瘤

注：与图 3－4－10 为同一患者，A 图为 MRI 冠状面 T_2 SSFSE 图像，显示空肠黏膜下异常高信号，其系膜亦可见囊样高信号病灶；B 图为冠状面 FIESTA 图像（加抑脂序列），显示空肠黏膜下及其系膜病灶未被抑制，仍呈高信号；C～E 图为冠状面及横断面 LAVA 增强图像，清晰显示空肠黏膜下结节灶呈低信号，未见强化，表面所覆盖黏膜异常强化，系膜病灶呈"扇形"张开，其间可见肠系膜血管穿梭。

于胃(60%)，其次是小肠(30%)，据瑞金医院统计，2008—2012 年的 168 例间质瘤中，空肠占 42.9%，回肠占 28.6%，十二指肠占 14.3%。

2) 病理：GIST 的病理诊断必须依据组织学和免疫组织化学检测做出。手术后的标本必须及时固定，标本离体后应在 30 min 内送至病理科，采用足够的中性 10%甲醛溶液(至少 3 倍于标本体积)完全浸泡固定。对于长径≥2 cm 的肿瘤组织，应该每隔 1 cm 予以切开，达到充分固定。固定时间应为 12～48 h，以保证后续的免疫组化和分子生物学检测的可行性和准确性。

A. GIST 大体病理学特征：肿块体积可大可小，体积范围可以从微小到巨大，以体积大者多见，可向腔内生长，使黏膜隆起，常继发黏膜溃疡形成，也可向浆膜外生长，或肿瘤主体在壁外，有蒂与肠壁相连，或腔内外生长呈哑铃状，以腔外生长者多见。大多数肿瘤呈膨胀性生长，圆形、卵圆形，切面平坦，灰白色或鱼肉状，质地较软，可有出血坏死、囊性变、黏液样变及钙化。

B. GIST 组织病理学特征：在组织学上，依据细胞形态可将 GIST 分为三大类：梭形细胞型(70%)、上皮样细胞型(20%)和梭形细胞/上皮样细胞混合型(10%)。免疫组化检测 CD117 阳性率约 95%，DOG-1 阳性率 98%，CD34 阳性率 70%，α-SMA 阳性率 40%，S-100 蛋白阳性率 5%，以及 Desmin 阳性率 2%。诊断思路和标准(图 3-4-13)：①对于组织学形态符合 GIST，同时 CD117 阳性的病例，可以做出 GIST 的诊断；②对于组织学形态符合 GIST，但是 CD117 阴性和 DOG-1 阳性的肿瘤，可以做出 GIST 的诊断；③组织学形态符合 GIST、CD117 和 DOG-1 均为阴性的肿瘤，应交由专业的分子生物实验室检测是否存在 c-kit 或 *PDGFRA* 基因突变的病例，如果能够排除平滑肌肿瘤、神经源性肿瘤等其他肿瘤，可以做出 GIST 可能的诊断。

C. GIST 的基因检测：应该在符合资质的实验室进行基因检测，推荐采用聚合酶链式反应(PCR)扩增-直接测序的方法，以确保检测结果的准确性和一致性。

基因突变检测十分重要，有助于一些疑难病例的诊断、预测分子靶向治疗药物的疗效和指导临床治疗。存在以下情况时，应该进行基因学分析：①所有初次诊断的复发和转移性 GIST，拟行分子靶向治疗；②原发可切除 GIST 手术后，中-高度复发风险，拟行伊马替尼辅助治疗；③对疑难病例应进行 c-kit 或 *PDGFRA* 突变分析，以明确 GIST 的诊断；④鉴别 *NF1* 型 GIST、完全性或不完全性 Carney's 三联症、家族性 GIST 以及儿童 GIST；⑤鉴别同时性和异时性多原发 GIST。

检测基因突变的位点，至少应包括 c-kit 基因的第 11、9、13 和 17 号外显子以及 *PDGFRA*

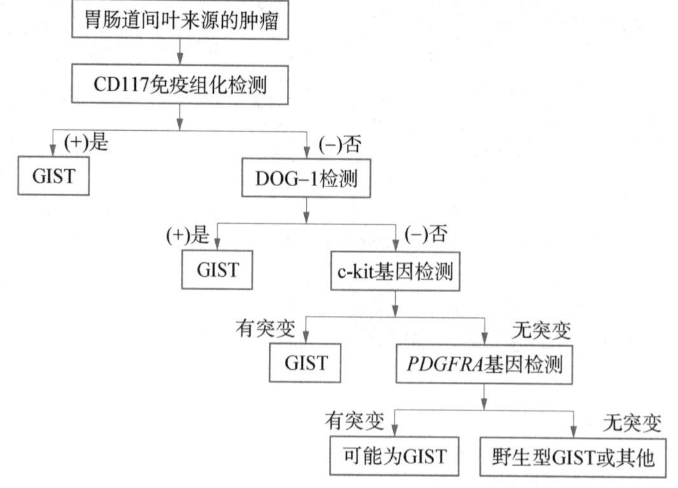

图 3-4-13 GIST 病理诊断思路

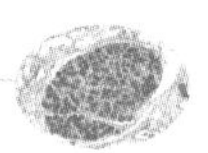

基因的第 12 和 18 号外显子。由于大多数 GIST(65%～85%)的基因突变发生在 c-kit 基因的第 11 号或第 9 号外显子，对于经济承受能力有限的患者，在鉴别诊断时，可以优先检测这两个外显子；但是，对于继发耐药的患者，宜增加检测 c-kit 基因的 13、14、17 和 18 外显子。

D. GIST 危险度的评估：对于局限性 GIST 危险度的评估，应该包括原发肿瘤的部位、肿瘤的大小、核分裂象以及是否发生破裂等。既往采用 2002 版美国国家卫生研究院(National Institutes of Health, NIH)的危险度分级，包括肿瘤的大小和每 50 个高倍镜视野下的核分裂数(表 1 的数据依据物镜数值孔径为 0.65 的显微镜镜头；强调必须计数核分裂象较丰富的 50 个高倍视野)。多项回顾性研究也已证实上述两项指标与 GIST 的预后明显相关；同时也发现，仅仅依赖这两项指标预测 GIST 患者的预后是不充分的。因此，2008 年 4 月，NIH 专家组重新讨论了原发 GIST 切除后的风险分级，并达成新的共识；在 2008 版新的危险度分级中，将原发肿瘤部位(非原发于胃的 GIST 较原发胃的 GIST 预后差)和肿瘤破裂也作为预后的基本评估指标(表 3-4-2)。

表 3-4-2 NIH 原发 GIST 切除后的风险分级(2008 版)

危险度分级	肿瘤大小(cm)	核分裂数(/50 HPF)	肿瘤原发部位
极低	<2.0	≤5	任何
低	2.1～5.0	≤5	任何
中	2.1～5.0	>5	胃
	<5.0	6～10	任何
	5.1～10.0	≤5	胃
高	任何	任意	肿瘤破裂
	>10	任意	任何
	任何	>10	任何
	>5.0	>5	任何
	2.1～5.0	>5	非胃原发
	5.1～10.0	≤5	非胃原发

完整切除的局限性 GIST，可以依据形态学特征区分为良性、潜在恶性和恶性。诊断恶性 GIST 的最低标准为出现以下形态特征之一：①瘤细胞显著异型，肿瘤性坏死，肌层浸润，围绕血管呈古钱币样生长，核分裂象≥10 个/50 HPF；②黏膜浸润、神经浸润、脂肪浸润、血管浸润和淋巴结转移等；具有以上指征越多，其恶性程度越高。如果没有上述形态学特点，但是瘤体较大、细胞较丰富和出现少量核分裂象者，可视为潜在恶性 GIST。至于瘤体积小、细胞稀疏和无异型的 GIST，往往合并于消化道上皮性恶性肿瘤，可视为良性 GIST。这一形态学规律与生物学行为的关系有助于指导辅助治疗和评估预后，但是还需要进一步的循证医学证据的充分支持和结合临床情况。

3) 临床：GIST 最常累及的部位为胃和小肠，结肠和直肠相对少见。肿瘤可以单发也可以多发。小肠间质瘤的临床表现各异，但以消化道出血最为常见，其次为腹块和腹痛，较小肿瘤者可无明显的临床症状。

4) 影像学表现：

A. CT 表现：

a. 平扫及增强检查：肿瘤多呈圆形或椭圆形(图 3-4-14～18)，少数呈分叶状或不规则形状(图 3-4-19～27)，多呈腔外生长，也可在腔内生长。肿瘤的直径可以从几厘米到十几厘米不等，肿块内可出现钙化，多呈斑点状或环形、弧形(图 3-4-21A、3-4-24A)。增强扫描肿块动脉期显著均匀强化，门脉期延迟强化(图 3-4-14、15、17、18)。肿块因囊变坏死可呈现不均匀强化，坏死区多位于肿块中央，增强扫描表现为肿块强化欠均匀，周边实性部分明显强化，囊变坏死区无强化(图 3-4-16、20、22、27)；肿块中央可发生溃疡(图 3-4-23、26),当坏死区与胃肠道相通时,显示明显气液平面改变(图 3-4-25),也可发生在服用甲磺酸伊马替尼的治疗后,表现为肿块中央出现空洞及气液平面,表面凹凸不平。肿瘤本身也可以坏死后继发感染形成脓肿,患者通常以腹痛、发热来就诊,需要与单纯的感染相鉴别,前者通常壁厚薄不均,甚至有结节状突出。肿瘤周围的肠管呈受压推移或受侵犯改变。肿块附近肠系膜密度可有增高,呈"磨玻璃样"改变,增强可呈线、点状轻到中度强化。高度风险间质瘤常出现远处脏器转移,以肝脏最为常见,转移灶常呈低密度(图 3-4-26～28),也可发生腹膜及腹腔种植转移(图 3-4-29～31)。肺也可出现转移灶,少数甚至发生肾上腺及骨转移,淋巴结转移少见。多发 GIST 的表现与单发的肿瘤表现相似,可以是多个部位同时生长,也可以同一部位生长多个肿瘤(图 3-4-32、33)。需要注意的是,由于小肠系膜活动度较大,有的小肠间质瘤可以随系膜的活动而发生位置的改变,需要仔细观察(图 3-4-34、35)。

b. 小肠间质瘤的 CT 表现及其病理基础:①本病是一种实体肿瘤,绝大多数呈梭形细胞型,大多呈交叉串状和栅栏状排列,良性者通常呈车轮状紧密排列;②肿瘤血窦丰富,无动静脉瘘形成,窦内血流缓慢,这两点与肿瘤实质部分动脉期明显强化、静脉期持续强化的表现有密切关系;③小肠高度风险间质瘤间质中常出现明显的出血、胶原化、黏液样变,常合并坏死、囊变,这是造成肿瘤密度不均匀的主要原因。

c. CT 重建技术的应用:间质瘤通常由肠系膜动脉供血,MIP 重建技术可以清晰显示肿瘤的供血动脉和引流静脉均为肠系膜血管,有时可见引流静脉提前显影。多平面重建技术尤其是冠状面重建图像可以清楚显示肿瘤的部位、数量,与肠管及邻近结构的关系,有助于间质瘤的定性诊断(图 3-4-36)。

B. MRI 表现:GIST 的 MRI 信号较为复杂。低度风险的肿块多呈圆形或类圆形,边界清晰,T_1WI 与肌肉信号类似,呈均匀等或低信号,T_2WI 呈均匀等信号或略高信号;体积较大肿瘤,内部出现坏死、囊变或出血时,T_1WI 和 T_2WI 肿瘤的信号常混杂,可以是 T_1WI 不均匀等低信号,T_2WI

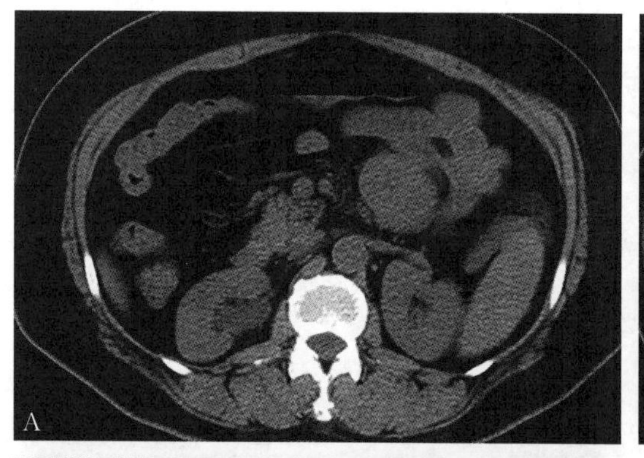

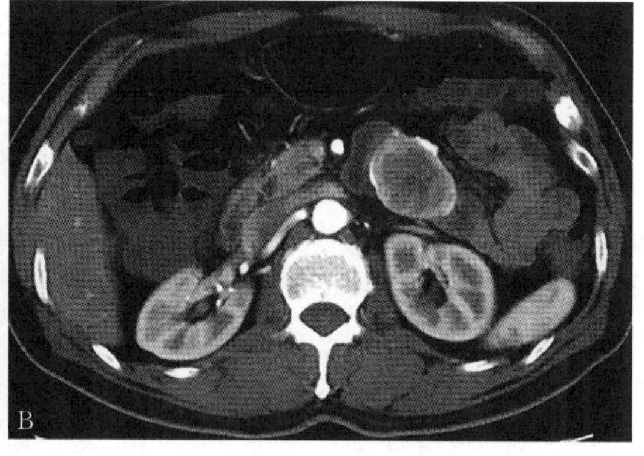

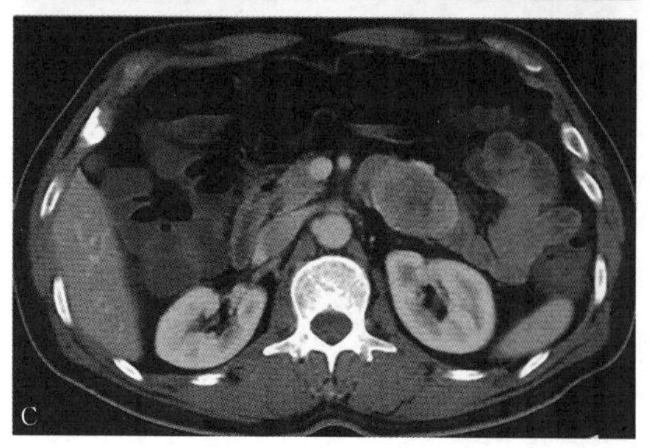

图 3-4-14　空肠间质瘤(中度风险)(一)

注:A 图为 CT 平扫图像,B、C 图为动脉期及门脉期 CT 增强图像,显示空肠腔外生长椭圆形软组织肿块,边界清晰,平扫密度尚均匀,动脉期及门脉期肿块实质部分延迟强化,中央可见囊变坏死区,未见强化。

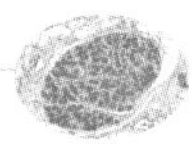

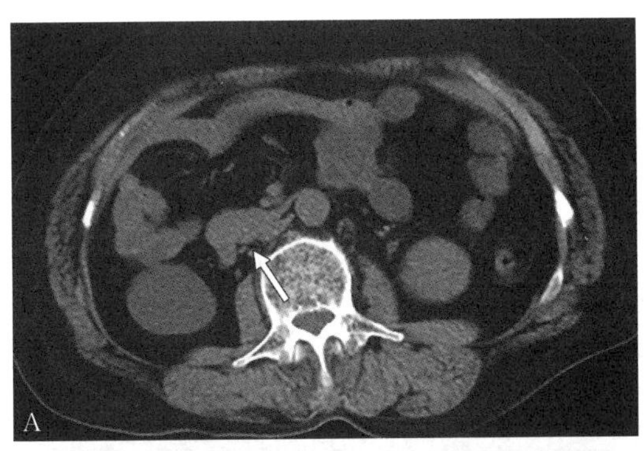

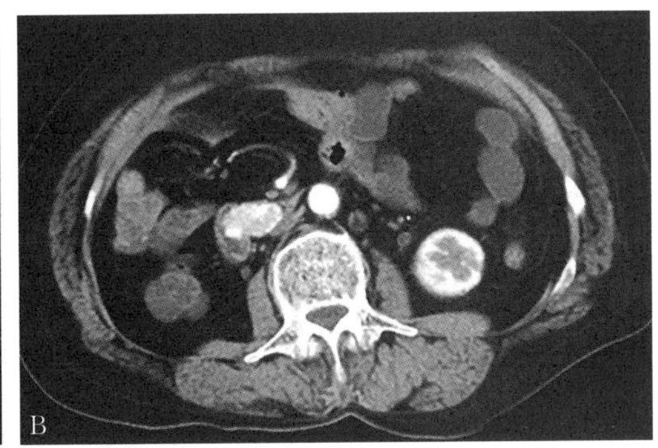

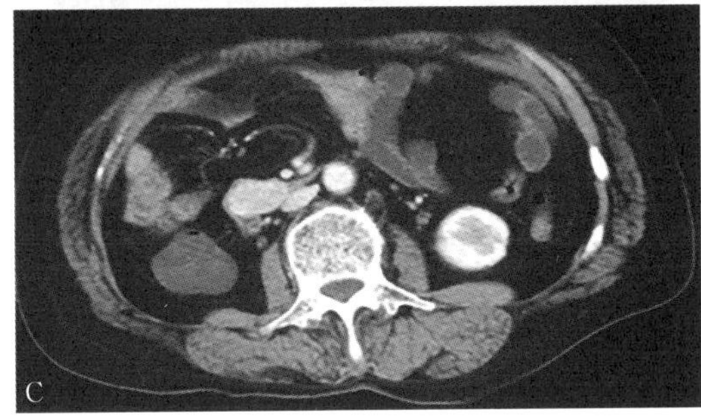

图 3-4-15　空肠间质瘤(低度风险)

注：A 图为 CT 平扫图像，B、C 图为动脉期及门脉期 CT 增强图像，平扫肿块与邻近空肠等密度，分界不清(箭头)，增强扫描显示空肠腔外生长椭圆形软组织肿块，边界清晰，增强扫描延迟强化，门脉期呈均匀一致强化改变。

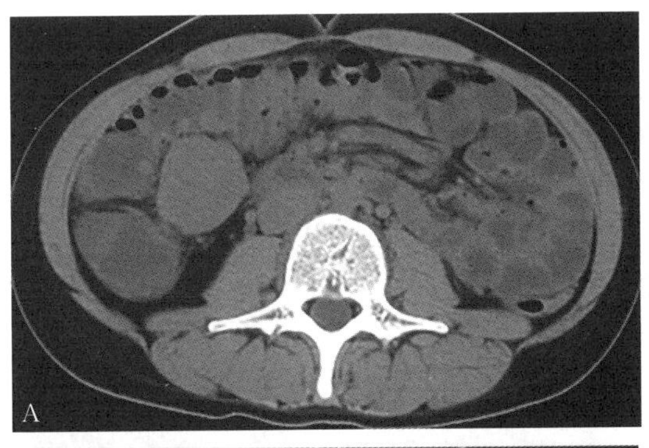

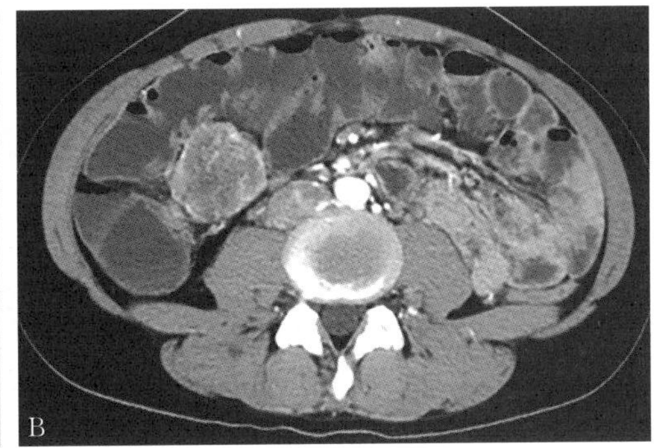

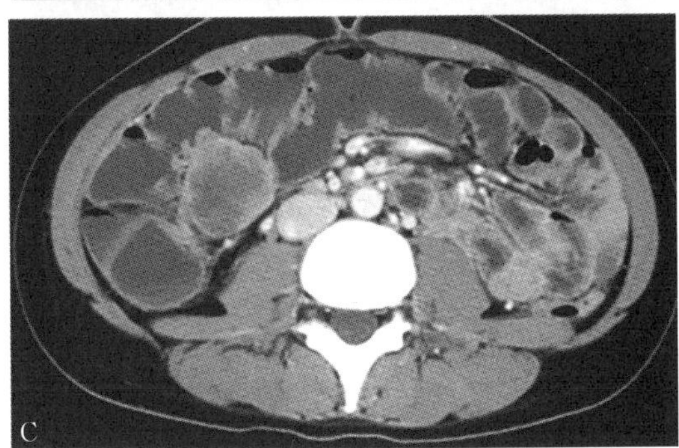

图 3-4-16　间质瘤(中度风险)

注：A 图为 CT 平扫图像，B、C 图为动脉期及门脉期 CT 增强图像，显示右中腹部圆形软组织肿块，平扫密度均匀，增强扫描显示肿块实性部分延迟强化，强化欠均匀，中央可见囊变坏死。

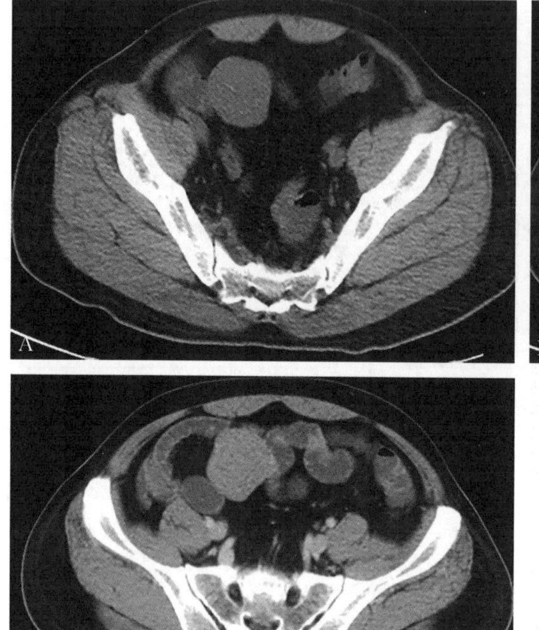

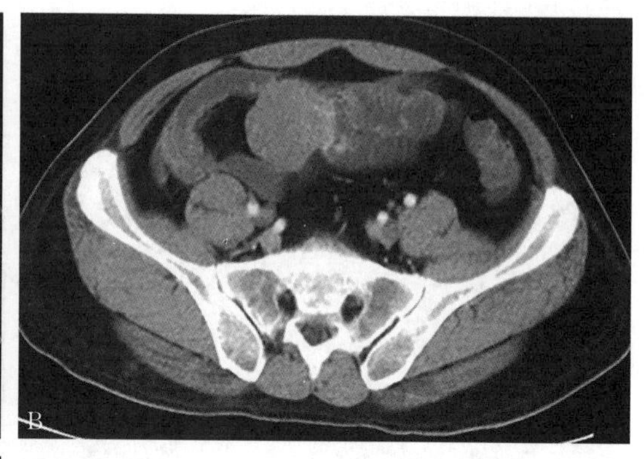

图 3－4－17　回肠间质瘤(低度风险)(一)

注:A 图为 CT 平扫图像,B、C 图为动脉期及门脉期 CT 增强图像,显示盆腔右下腹回肠腔外生长圆形软组织肿块,边界清晰,平扫密度均匀,增强扫描延迟强化并均匀强化。

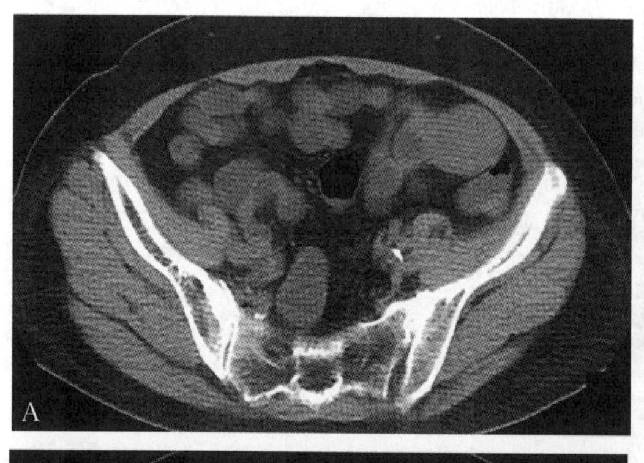

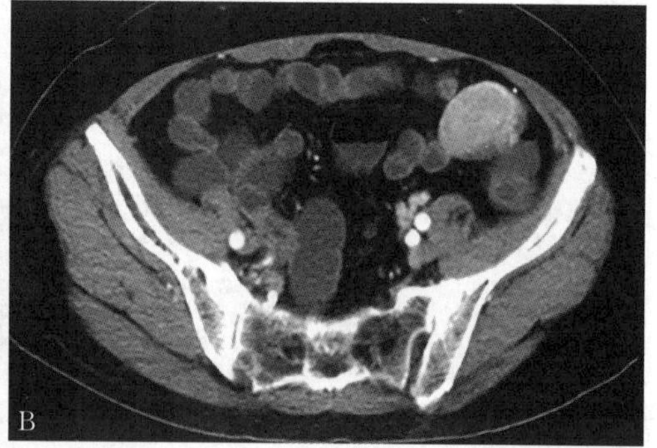

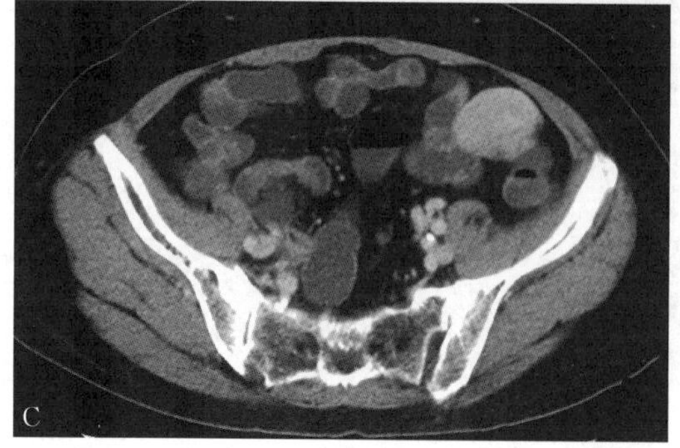

图 3－4－18　回肠间质瘤(低度风险)(二)

注:A 图为 CT 平扫图像,B、C 图为动脉期及门脉期 CT 增强图像,显示盆腔左下腹回肠腔外生长圆形软组织肿块,边界清晰,平扫密度均匀,增强扫描延迟强化并均匀强化。

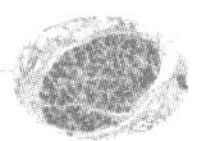

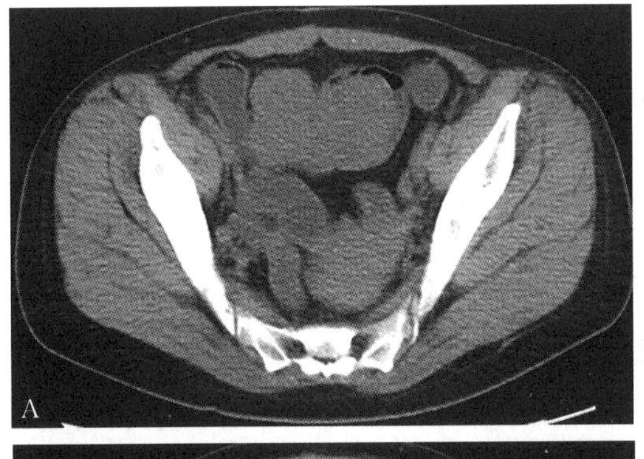

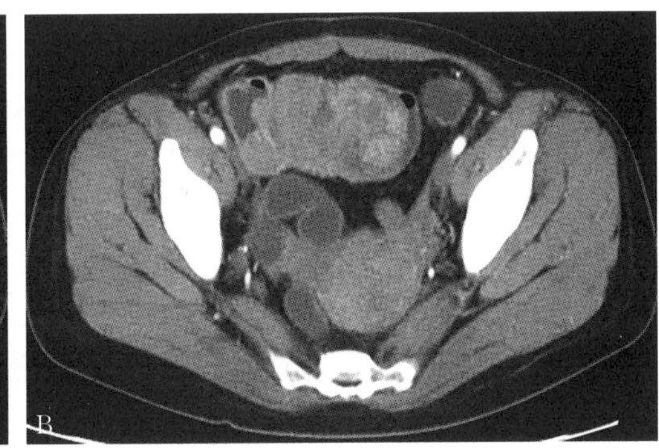

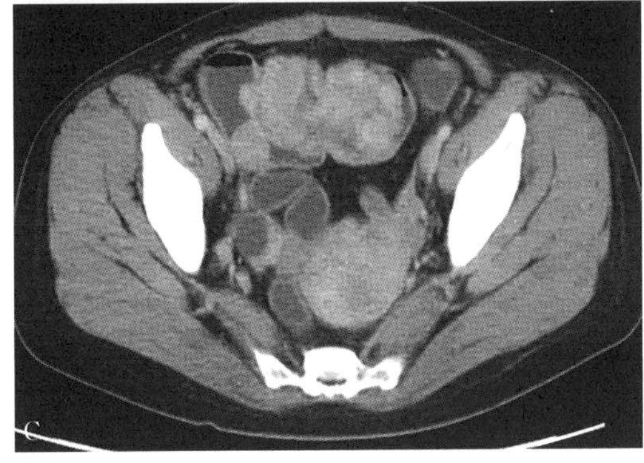

图 3-4-19 回肠间质瘤(高度风险)(一)

注:A 图为 CT 平扫图像,B、C 图为动脉期及门脉期 CT 增强图像,显示盆腔回肠腔外生长肿块,呈不规则分叶状改变,增强扫描肿块实质部分延迟强化,中央囊变坏死区未见强化。

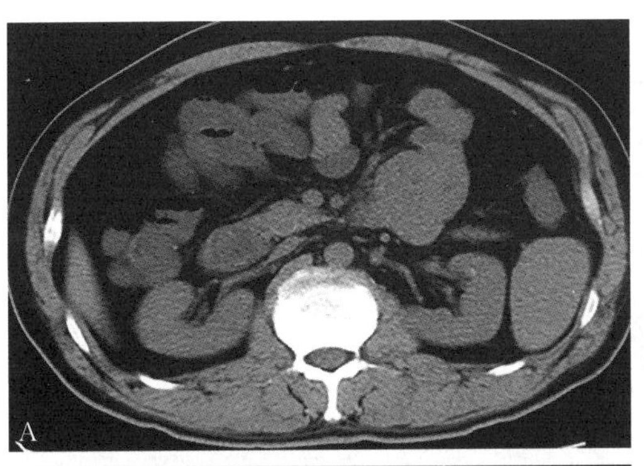

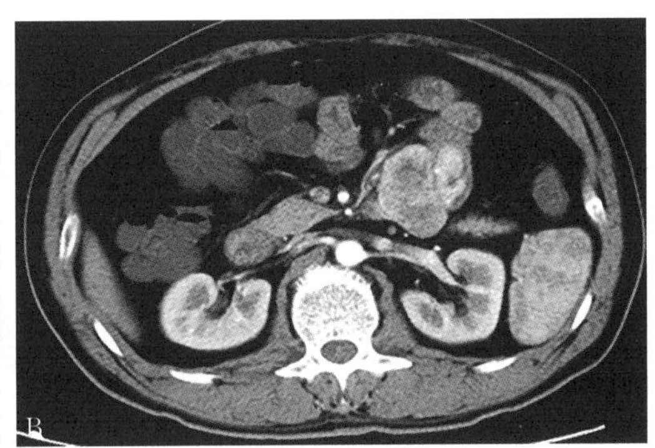

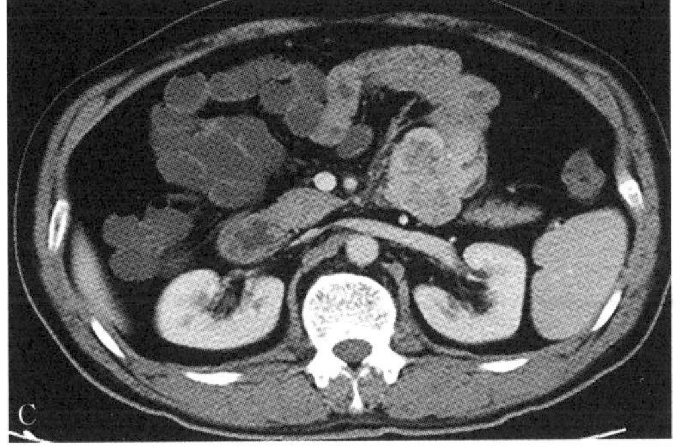

图 3-4-20 空肠间质瘤(中度风险)(二)

注:A 图为 CT 平扫图像,B、C 图为动脉期及门脉期 CT 增强图像,显示左上腹空肠近 Treitz 韧带处腔外生长肿块,平扫与空肠分界不清,呈腔外生长肿块,不规则分叶状改变,增强扫描肿块实质部分延迟强化,中央囊变坏死区未见强化。

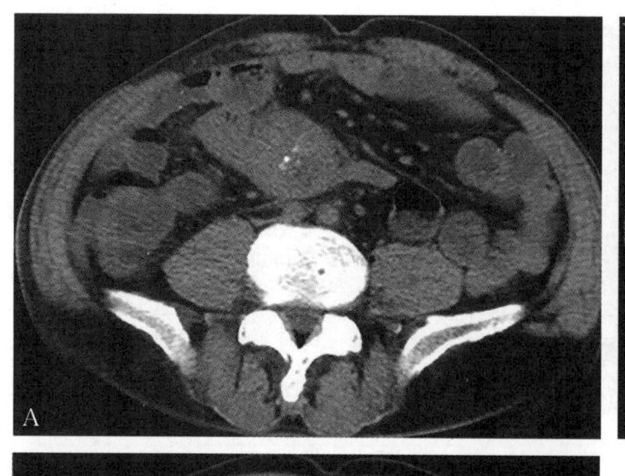

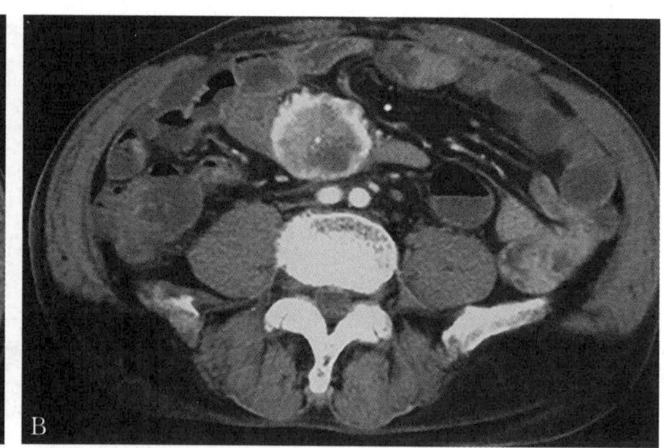

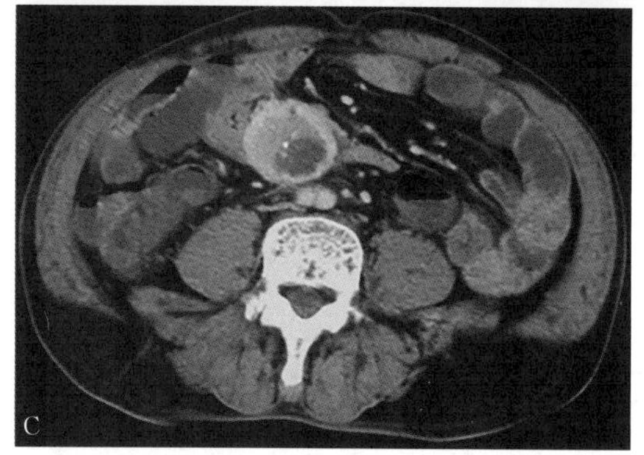

图 3－4－21　空肠间质瘤(高度风险)(一)

注：A 图为 CT 平扫图像，B、C 图为动脉期及门脉期 CT 增强图像，显示远段空肠腔外生长肿块，平扫与空肠分界不清，并可见点状钙化灶，病灶形态稍欠规则，增强扫描肿块实质部分延迟强化，中央囊变坏死区未见强化。

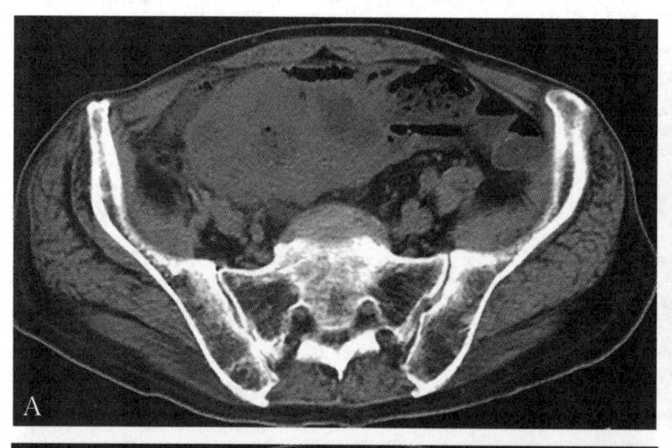

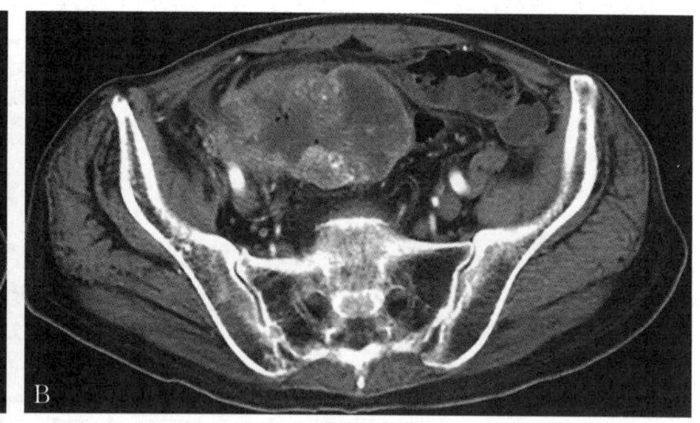

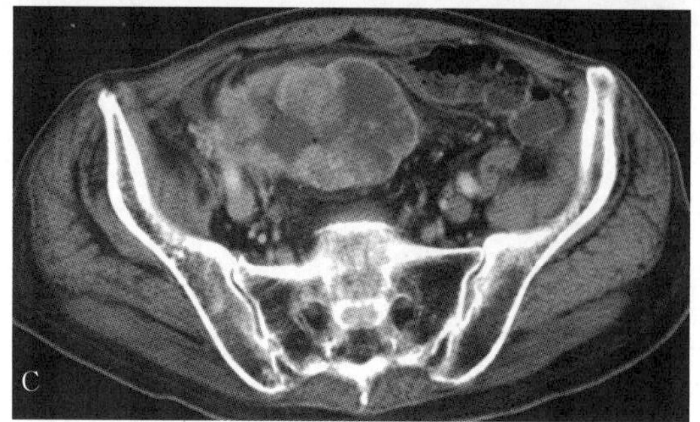

图 3－4－22　回肠间质瘤(高度风险)(二)

注：A 图为 CT 平扫图像，B、C 图为动脉期及门脉期 CT 增强图像，显示盆腔回肠分叶状软组织肿块，密度不均，其内可见囊变坏死区，并可见小气泡影；增强扫描肿块实质部分延迟强化，中央囊变坏死区未见强化。肿块周围可见渗出，脂肪密度增高。

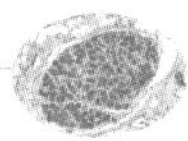

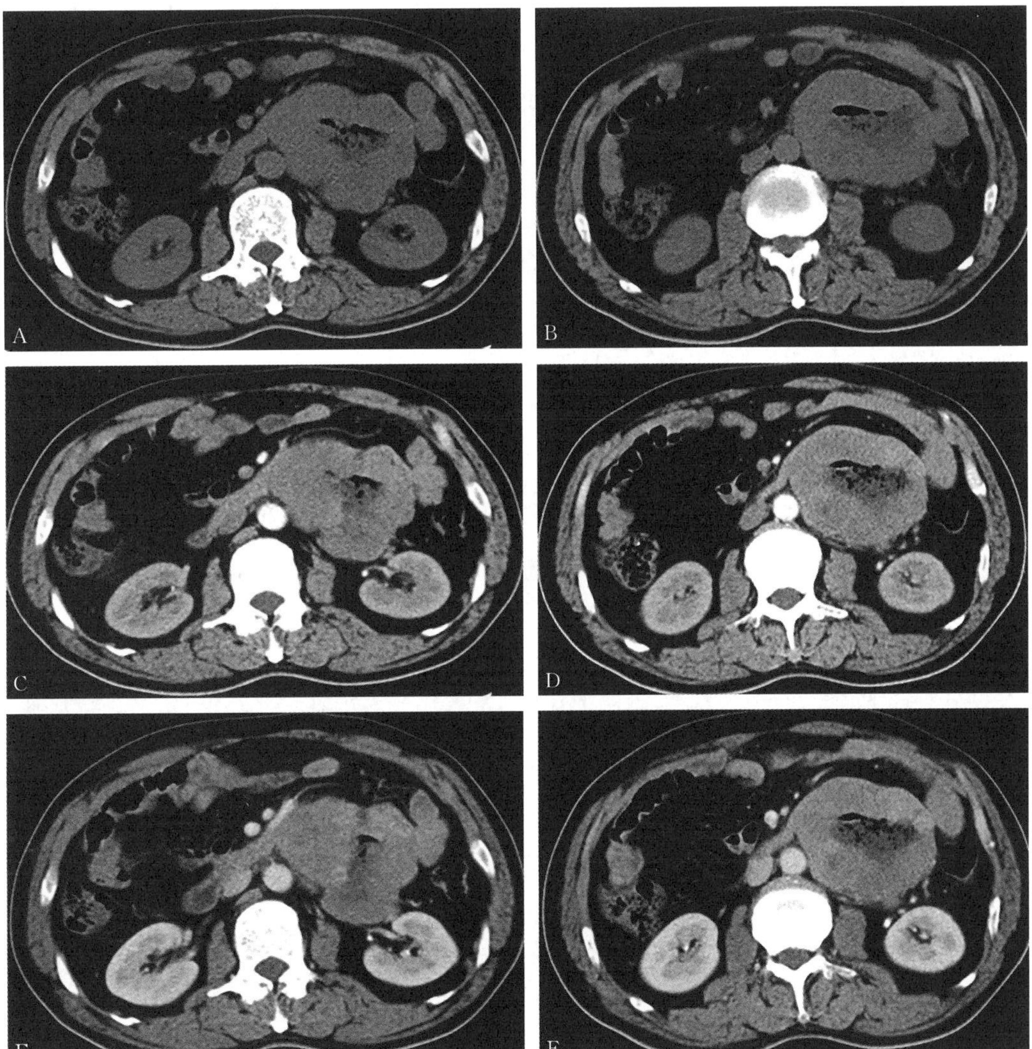

图 3-4-23　空肠间质瘤(高度风险)(二)

注：A、B 图为 CT 平扫图像，C、D 为动脉期 CT 增强图像，E、F 图为门脉期 CT 增强图像，显示左上腹空肠近 Treitz 韧带处巨大软组织肿块，肿块呈不规则分叶状，平扫肿块实质部分密度尚均匀，肿块中央形成溃疡，可见气体及气液平面，增强扫描延迟强化，呈不均匀强化改变。

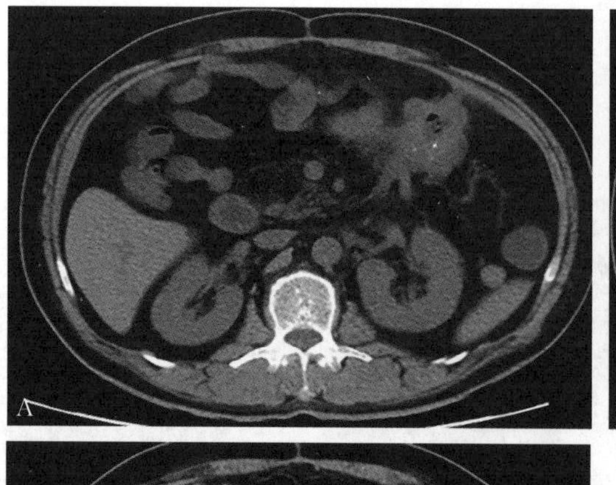
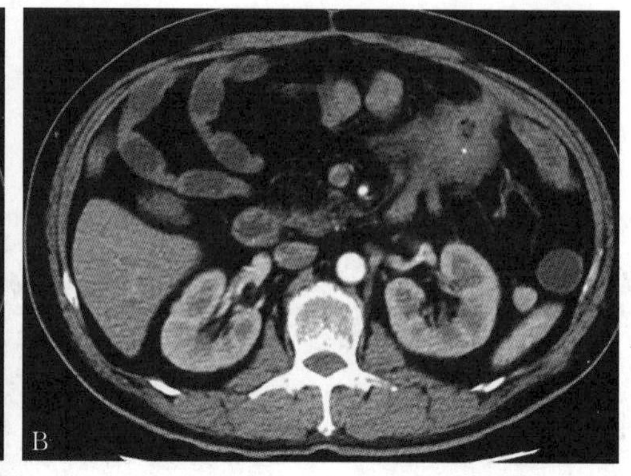
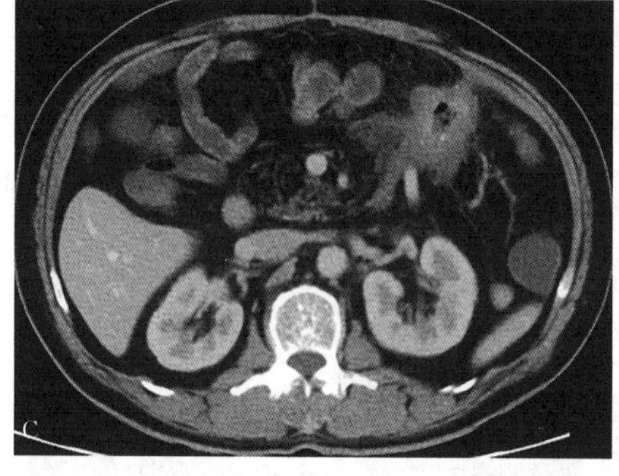

图 3-4-24　空肠间质瘤(中度风险)(三)

注:A 图为 CT 平扫图像,B、C 图为动脉期及门脉期 CT 增强图像,显示左上腹空肠软组织肿块,肿块呈不规则分叶状,肿块可见点状钙化灶,中央形成溃疡,可见气泡影,增强扫描肿块实质部分延迟强化,肿块与邻近空肠粘连,周边可见渗出改变,脂肪密度增高。

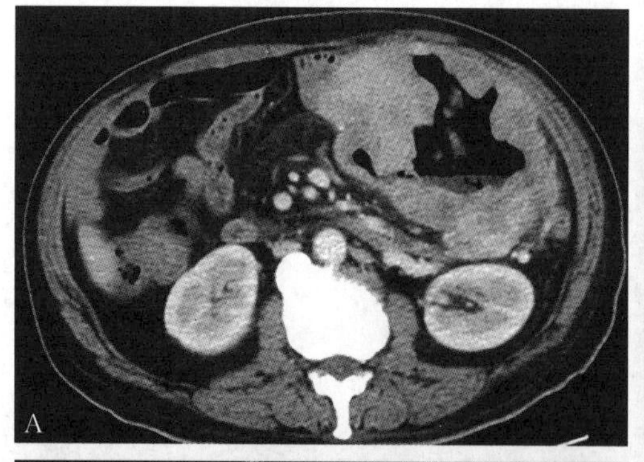
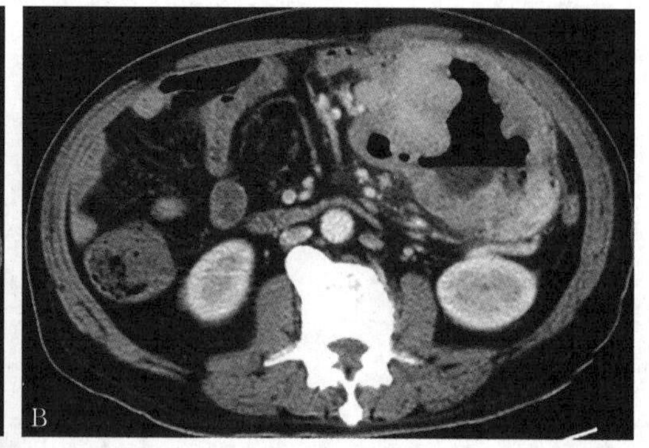
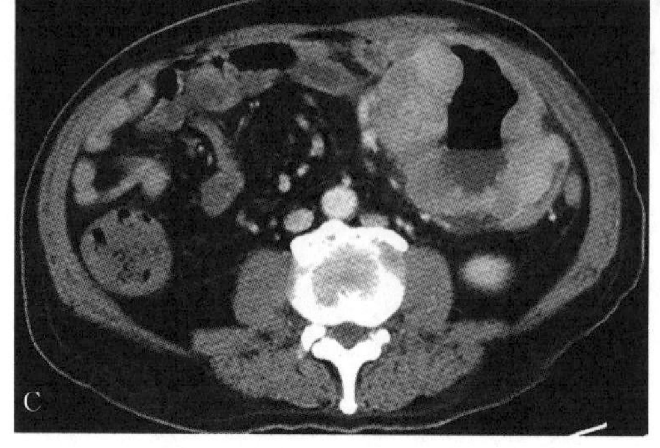

图 3-4-25　空肠间质瘤(高度风险)(三)

注:A～C 图为门脉期 CT 增强图像,显示左上腹空肠巨大软组织肿块,肿块边缘不规则,呈分叶状,肿块实质部分呈不均匀强化,肿块中央形成溃疡,可见与邻近肠管相通,形成气液平面。

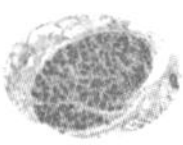

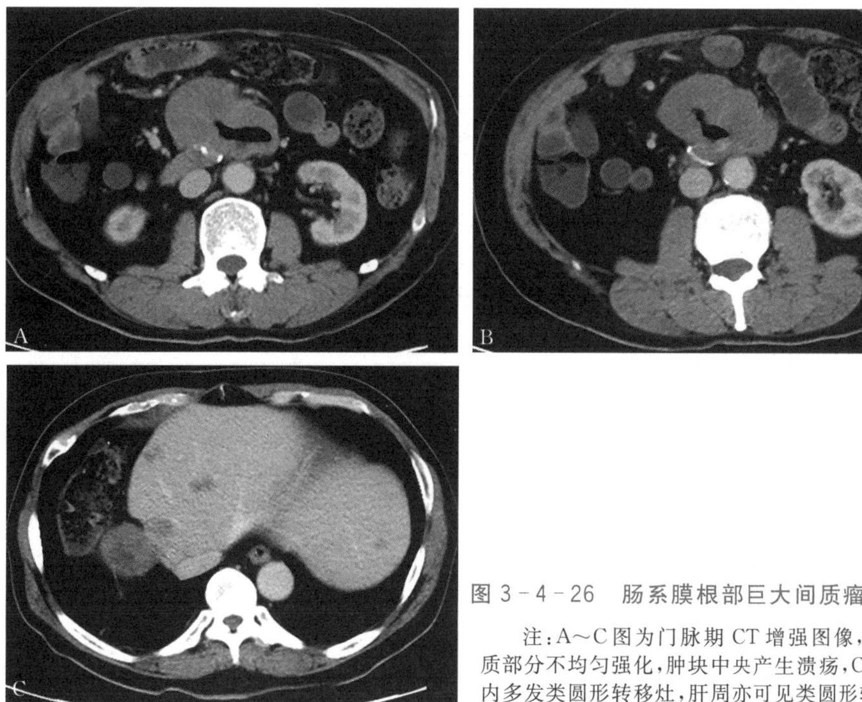

图 3-4-26　肠系膜根部巨大间质瘤(高度风险)

注：A～C 图为门脉期 CT 增强图像，可见肿块实质部分不均匀强化，肿块中央产生溃疡，C 图可见肝脏内多发类圆形转移灶，肝周亦可见类圆形转移灶。

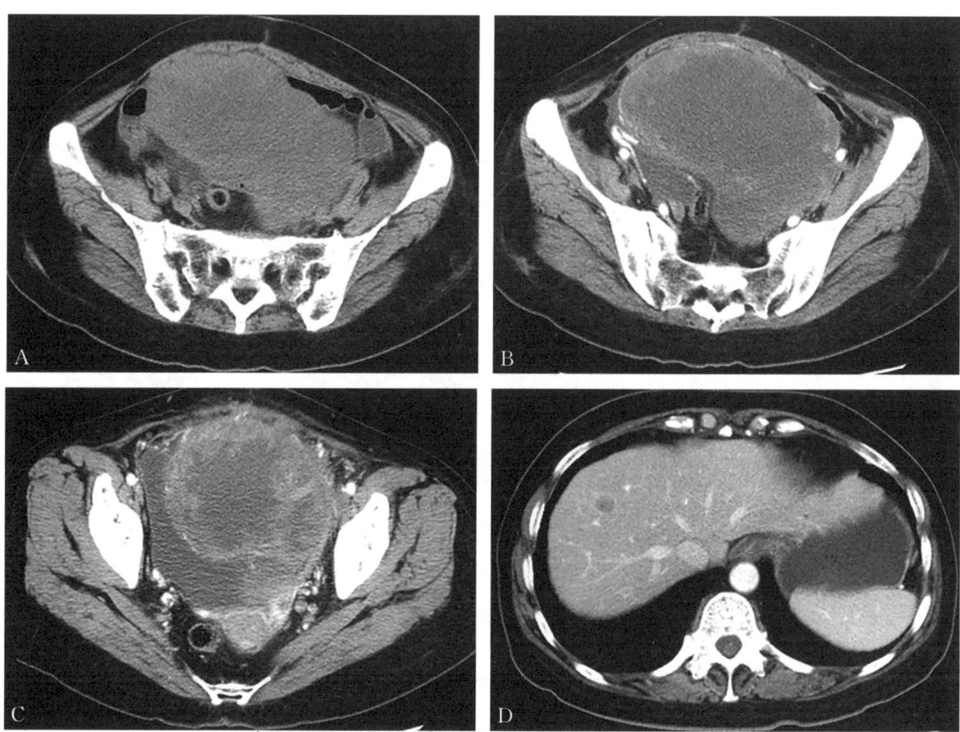

图 3-4-27　盆腔巨大间质瘤(高度风险)

注：A 图为 CT 平扫图像，B～D 图为门脉期 CT 增强图像，显示肿块实质部分明显不均匀强化，肿块中央可见囊变坏死，盆腔内可见片状液体密度影，肝脏内可见类圆形转移灶，呈低密度。

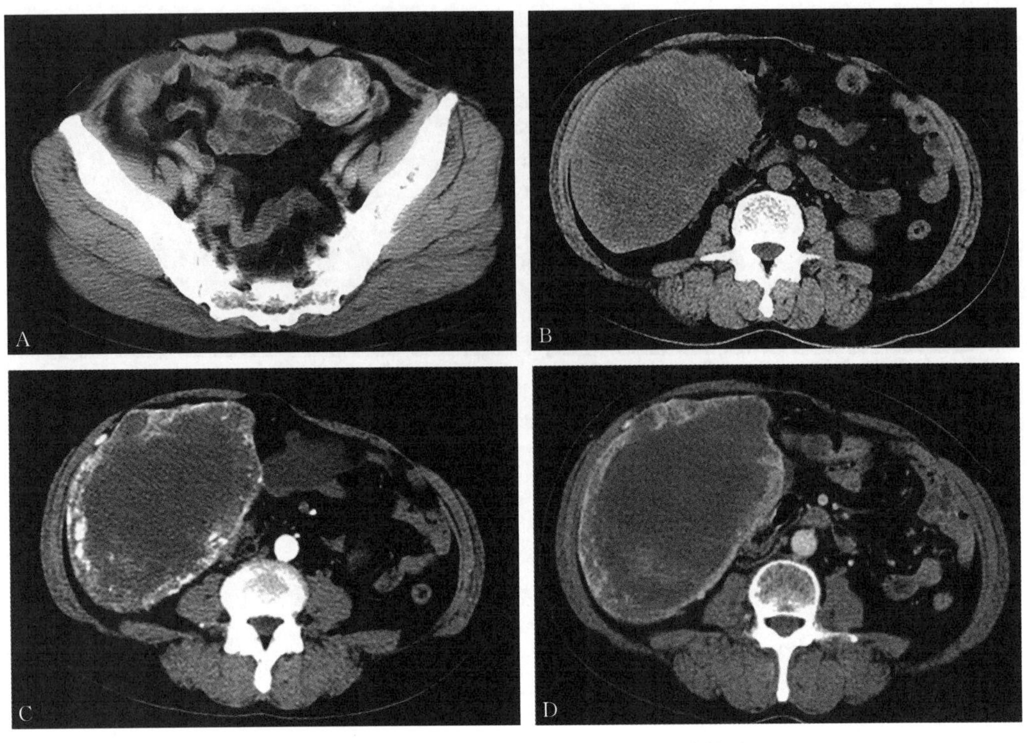

图 3-4-28　间质瘤(高度风险)伴肝脏转移

注:A图为门脉期CT增强图像,显示左下腹回肠腔外生长肿块,呈不规则分叶状,增强扫描实质部分明显强化,肿块内囊变坏死区未见强化,B～D图显示肝脏明显肿大,肝右叶内可见大片转移灶,呈低密度。

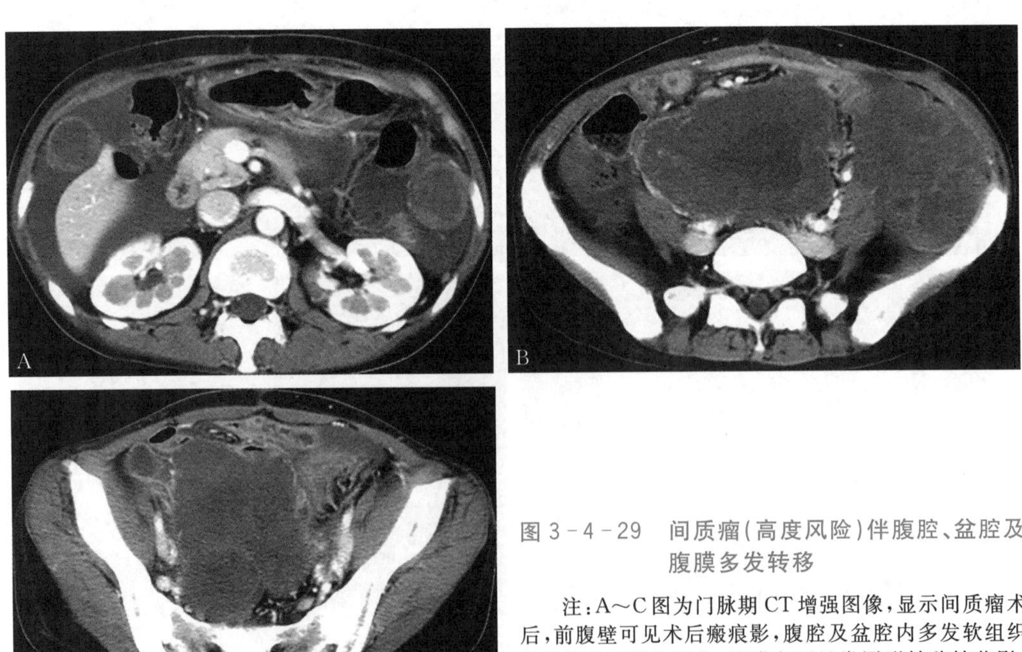

图 3-4-29　间质瘤(高度风险)伴腹腔、盆腔及腹膜多发转移

注:A～C图为门脉期CT增强图像,显示间质瘤术后,前腹壁可见术后瘢痕影,腹腔及盆腔内多发软组织肿块影伴不均匀强化,腹膜亦可见类圆形转移结节影,并见大量液体密度影。

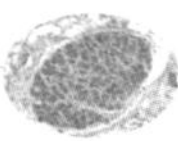

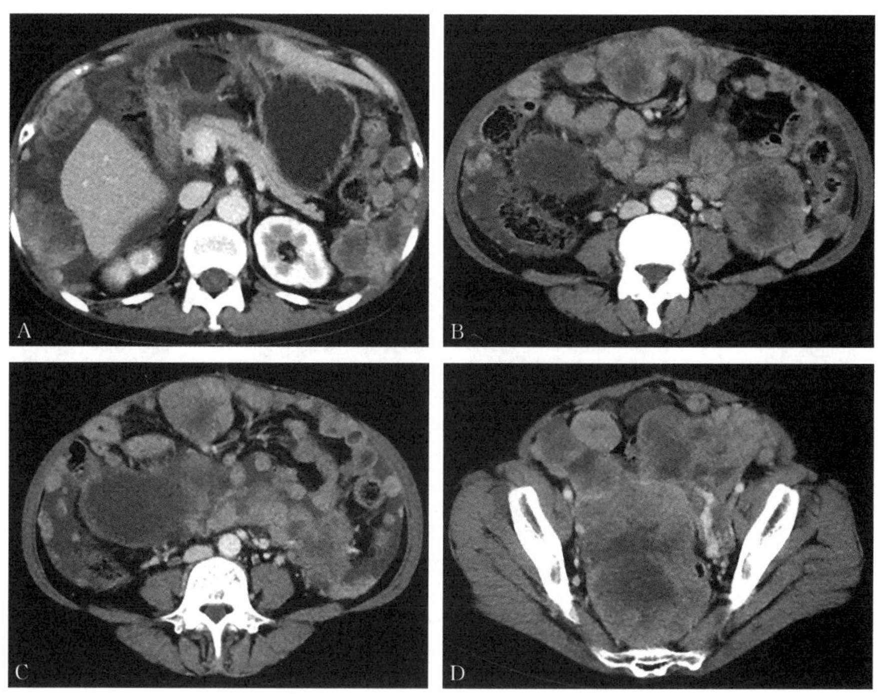

图 3-4-30 间质瘤(高度风险)伴胸膜、腹膜、腹及盆腔多发转移

注:A～D图为门脉期CT增强图像,显示胸膜、腹膜、腹腔及盆腔内多发类圆形转移灶。

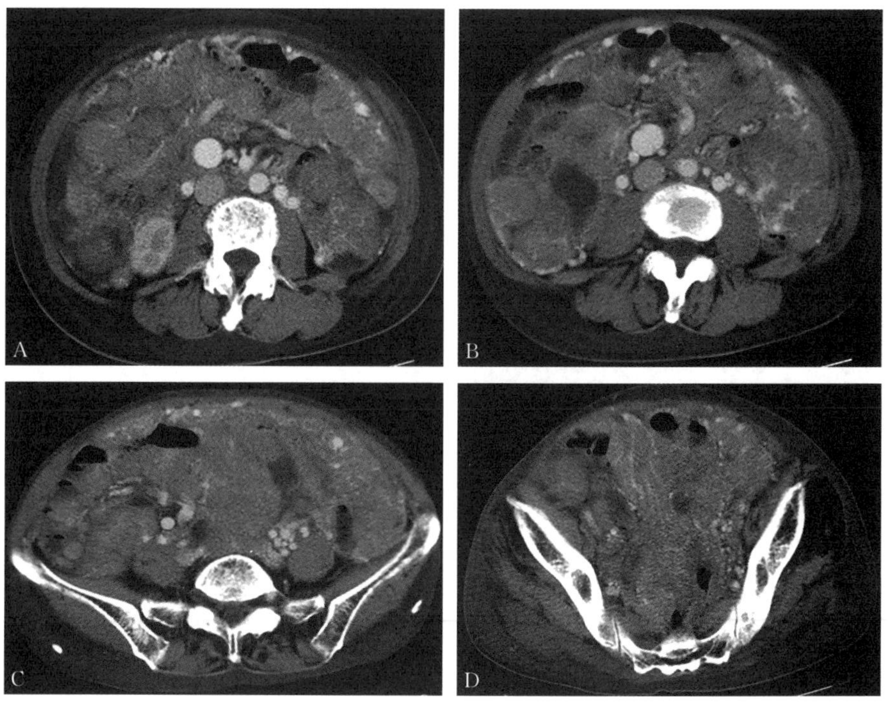

图 3-4-31 间质瘤(高度风险)伴腹膜、腹、盆腔多发转移

注:A～D图为门脉期CT增强图像,显示腹膜、腹腔及盆腔内多发结节状转移灶伴不均匀强化。

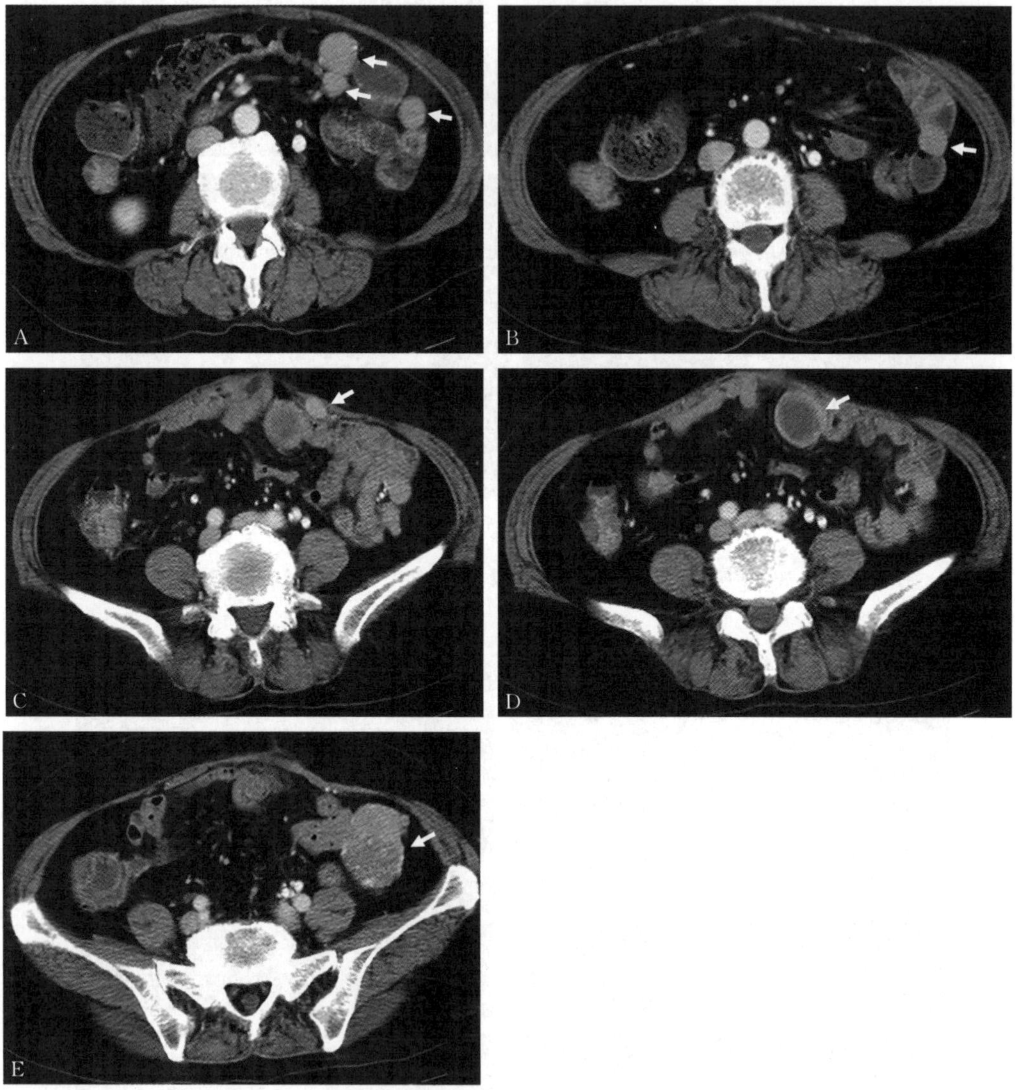

图 3-4-32　多发间质瘤(一)

注:A～E 图为门脉期 CT 增强图像,显示空肠系膜、结肠系膜及腹壁多发类圆形软组织肿块影,部分均匀强化,部分中央因囊变坏死而不均匀强化(箭头)。

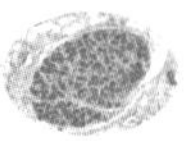

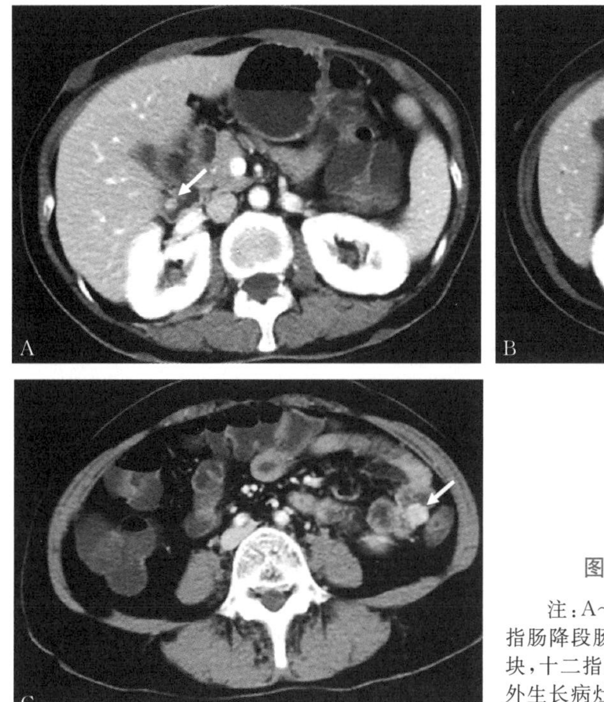

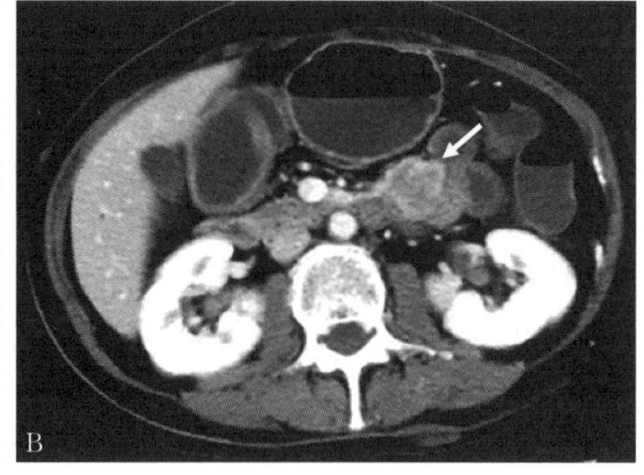

图 3－4－33 多发间质瘤(二)

注：A～C 图为门脉期 CT 增强图像，显示十二指肠降段肠腔内、空肠腔外以及腔内生长软组织肿块，十二指肠腔内及空肠腔内肿块均匀强化，空肠腔外生长病灶呈不均匀强化改变(箭头)。

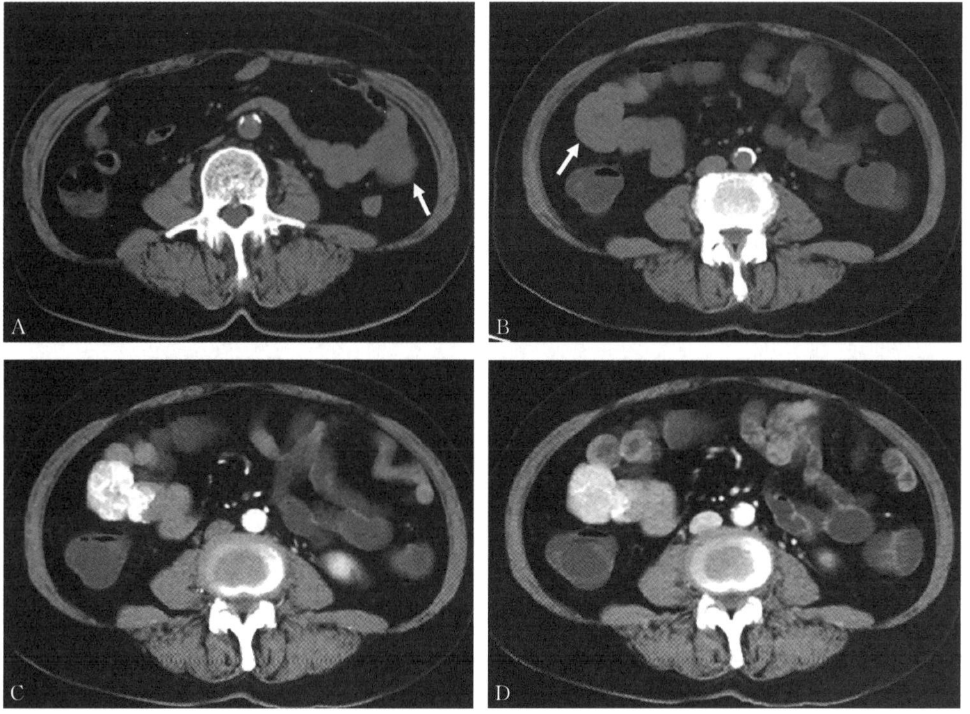

图 3－4－34 可移动间质瘤的 CT 表现

注：A 图为 2010 年 10 月 13 日患者的 CT 平扫图像，示左中腹部空肠腔外生长肿块，呈椭圆形，密度均匀(箭头)；B 图为 13 d 后 CT 平扫图像，显示肿块“移动”至右中腹部，C、D 图为门脉期 CT 增强图像，显示肿块明显强化。

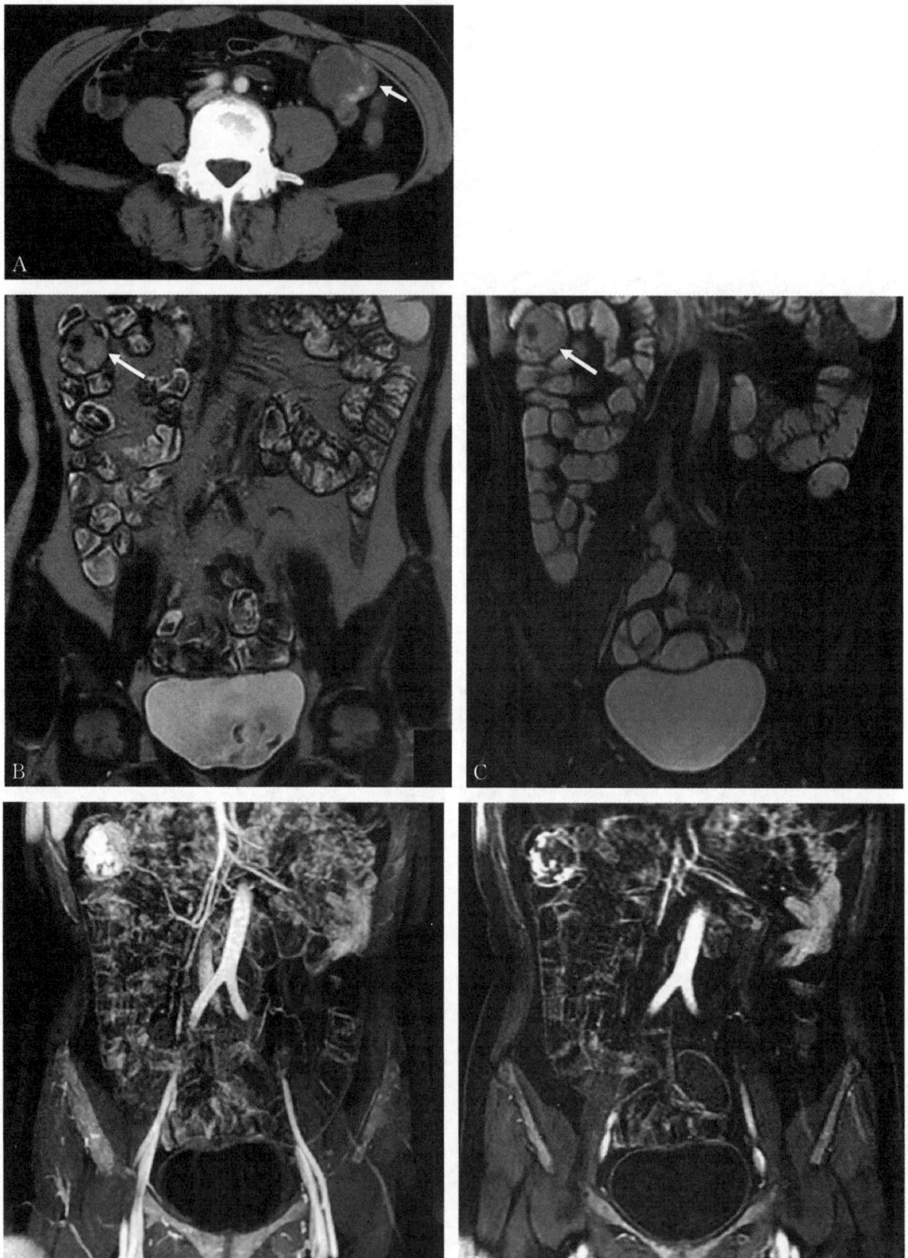

图 3-4-35　可移动间质瘤的 CT 及 MRI 表现

注：A 图为 2006 年 5 月 4 日患者的门脉期 CT 增强图像，显示左中腹部空肠腔外生长肿块，增强扫描不均匀强化，周边实质部分明显强化(箭头)；B～E 图为 1 d 后 MRI 图像，B 图为冠状面 T_2SSFSE 序列，C 图为冠状面 FIESTA 序列，D、E 图为 LAVA 增强图像，显示肿块“移动”至右上腹部，边界清晰，增强扫描明显不均匀强化。

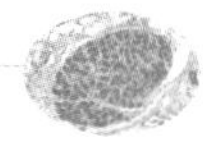

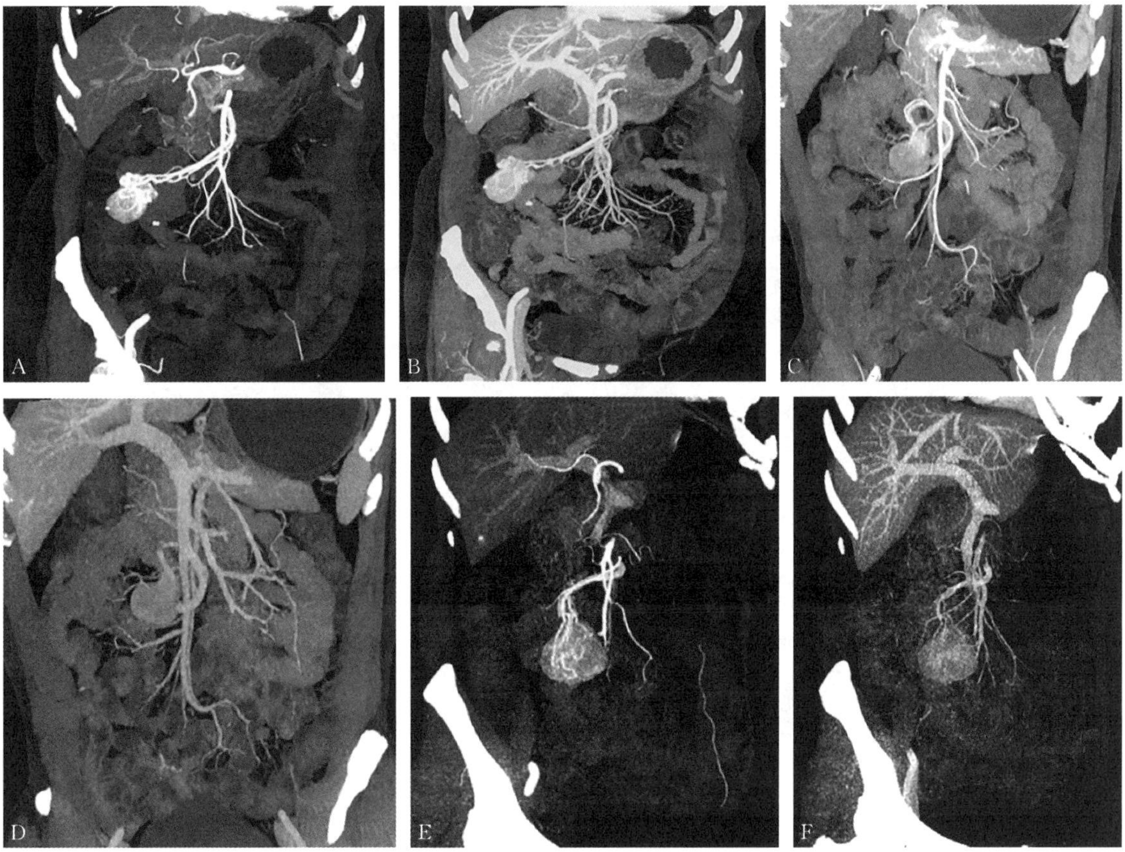

图 3-4-36 MIP 重建图像显示间质瘤动脉供血和引流静脉

注：A～F 图均为冠状面 MIP 重建图像，其中 A、C、E 图为动脉期冠状面重建图像，B、D、F 图为门脉期冠状面重建图像，均清晰显示间质瘤的供血动脉和引流静脉为空肠动静脉，有助于间质瘤的诊断。

不均匀等高混杂信号或低信号，也可以是 T_1WI、T_2WI 均呈现不均匀等低或高低混杂信号。DWI 上呈高信号。增强扫描肿瘤强化方式同 CT 小肠造影基本类似(图 3-4-37)。

5) 鉴别诊断：小肠间质瘤需与小肠腺癌、淋巴瘤、胃肠道平滑肌类肿瘤及神经源性肿瘤和异常血管畸形相鉴别。

A. 小肠腺癌：多见于十二指肠及空肠，CT 平扫检查显示肿瘤浸润的增厚肠壁伴有突入肠腔的软组织肿块，增强显示病灶中等强化，病变肠腔环形狭窄。

B. 小肠淋巴瘤：形态多样，CT 显示肠壁浸润增厚，典型的表现为肠腔呈动脉瘤样扩张，或呈息肉状突向肠腔，CT 增强显示病灶强化程度较低，多伴有腹腔、肝门、后腹膜淋巴结肿大并融合成团，包绕肠系膜血管。对于小肠高度风险间质瘤，当肿块较大与肠腔相通时，肿块中央常出现气液平面，类似于扩张的肠腔，这时与淋巴瘤的诊断较为困难，但间质瘤强化较淋巴瘤明显。

C. 胃肠道平滑肌类肿瘤及神经源性肿瘤：影像学表现与间质瘤类似，需要依赖免疫组化或电镜检查。平滑肌类肿瘤通常表达平滑肌肌动蛋白(SMA)和结蛋白(desmin)，而神经源性肿瘤通常表达 S100。

D. 异常血管畸形：表现为增强扫描异常迂曲血管团影，通常不显示实体肿瘤。

(2) 腺癌

1) 概述：原发性小肠恶性肿瘤(primary malignant tumor of the small intestine)略多于小肠良性肿瘤，占全消化道恶性肿瘤的 0.8%～3%。

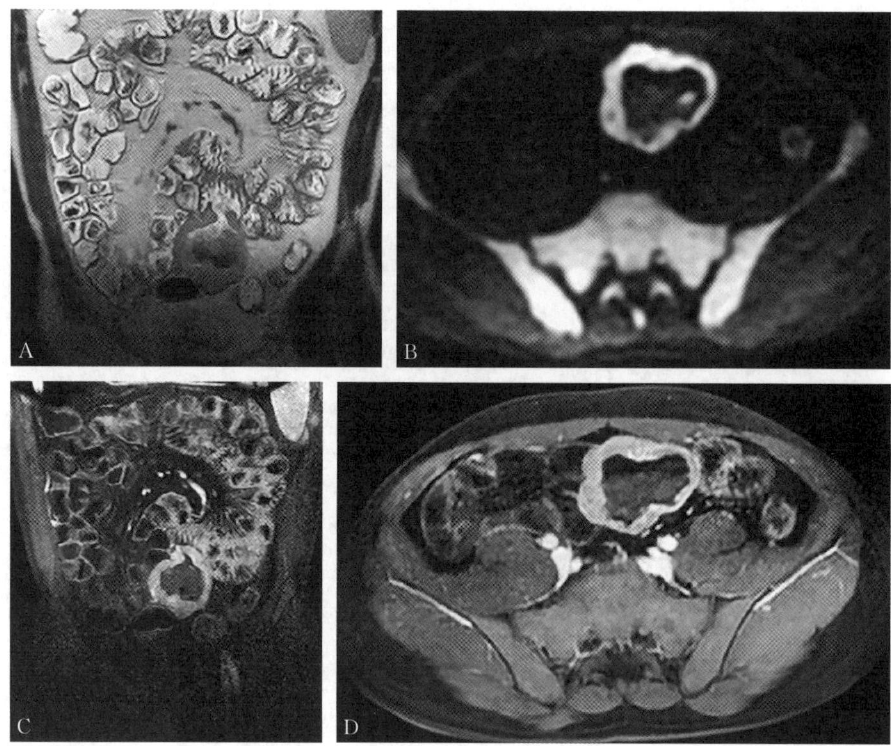

图 3-4-37 空肠间质瘤(中度风险)(四)

注:A 图为 MRI 冠状面 T_2 SSFSE 图像,显示远段空肠腔外生长软组织肿块,呈等低混杂信号,肿块边缘呈不规则分叶状,肿块与肠腔相通,中央形成溃疡,可见气液平面;B 图为 DWI 图像,显示肿块呈异常高信号;C、D 图为冠状面及横断面 LAVA 增强图像,显示肿块实质部分明显强化,中央囊变坏死区未见强化。

可发生于任何年龄,以老年人居多,平均发病年龄约 50 岁,男性多于女性。近期发现的一例小肠腺癌患者年龄为 28 岁,提示小肠腺癌发病有年轻化的趋势。腺癌常见于十二指肠和空回肠上段。克罗恩病可以并发腺癌(发生率 3%～6%),发生部位以回肠为主。30%左右的病例中,肿瘤发生于因克罗恩病进行旁路手术的肠段内。乳糜泻和大肠癌切除术后的病例,小肠腺癌的发生率比正常对照人群明显增高。小肠腺癌可发生于林奇(Lynch)综合征(遗传性非息肉病性结直肠癌)Ⅱ型的患者,也可发生在 Roux-en-Y 形成食管空肠吻合术的空肠段,以及功能消失的回肠膀胱成形术的回肠段。

2) 病理:腺癌起自黏膜上皮组织,组织学上分为腺癌、黏液癌及未分化癌,以分化较好的腺癌最多见。空回肠腺癌多呈环形生长,引起肠腔缩窄,少数呈息肉状或蕈伞状向肠腔内凸出,可能起自先前存在的腺瘤性息肉或绒毛状腺瘤。小肠腺癌有时可同时有两个原发癌灶,另一个癌灶可位于结肠、乳腺、胰腺及肾脏等器官。

镜下,这些肿瘤通常为中分化腺癌,产生黏膜,CEA 呈阳性反应,溶菌酶也可呈阳性反应,提示有向潘氏细胞局灶性分化的倾向。此外,还能经常发现散在的内分泌细胞,尤其是回肠癌,这些内分泌细胞嗜铬素和 5-羟色胺呈阳性反应,还可与多种肽激素呈阳性免疫反应,包括生长抑制素、YY 肽(peotide YY)、神经紧张素、胰高血糖素及肠高血糖素。超微结构显示明显的微绒毛。

腺癌容易发生区域淋巴结转移,晚期时可造成肝转移并穿透浆膜侵犯邻近脏器。

3) 临床:空回肠腺癌占小肠腺癌的 50%～60%。空肠及回肠癌的大体形态亦可分为息肉型、浸润溃疡型、缩窄型和弥漫型,其中以缩窄型最多见。空肠癌好发于近端空肠,回肠癌常发生

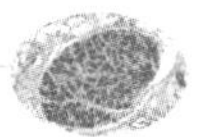

于回肠远端。主要临床表现有以下几种。

A. 梗阻：由于空肠、回肠癌大部分为缩窄型癌，约有2/3的患者首先出现梗阻症状。症状常随进食而加剧，包括上腹部饱胀、恶心、呕吐。空肠癌好发于 Treitz 韧带附近的空肠，故呈现高位梗阻症状，患者腹部平坦或呈舟状腹，无肠形可见，但呕吐频繁。回肠癌引起的梗阻则呈现典型的小肠梗阻症状，包括阵发性腹痛、恶心、呕吐。体检时可发现腹胀、肠鸣音亢进或有气过水声等典型梗阻征象。

B. 出血：约有95%的患者大便隐血试验阳性，肉眼可见的出血或黑便占20%左右，大出血者少见。

C. 排便习惯改变：部分患者有便秘和腹泻交替出现，有时伴有黏液便，易被误诊为慢性结肠炎。

D. 腹块：有20%～25%的患者出现质地坚硬、可推动的腹部肿块，但年轻患者病情发展迅速，由于癌肿浸润邻近组织、器官，腹块常固定而无法推动，并常伴有压痛。

E. 穿孔：浸润溃疡型癌可穿孔而引起急性腹膜炎，慢性穿孔累及邻近空腔脏器时可引起内瘘。

F. 其他：当病灶浸润邻近器官可引起一系列压迫症状，如压迫输尿管导致肾盂积水，压迫髂部血管引起下肢或会阴部水肿，压迫膀胱和直肠时引起排尿或排便困难，晚期患者发生肝、肺等转移时可出现相应的症状和体征。

4）影像学表现：

A. CT 表现：空回肠腺癌的 CT 小肠造影表现可分为4型，即缩窄型、息肉肿块型、溃疡浸润型、弥漫型。另外黏液腺癌又有其特定的 CT 表现。

a. 缩窄型：肠壁呈环形或不规则增厚，局部肠腔狭窄、变形，管壁僵硬，双期增强扫描显示肠管形态大致相同，蠕动消失，其近端肠管不同程度扩张，常伴有肠梗阻（图3-4-38）。

b. 息肉肿块型：表现为息肉样或分叶状软组织肿块隆起于肠腔内，肿块较小时，密度均匀，较大时常伴坏死。双期增强扫描多表现为轻度强化，也可表现为动脉期轻度强化、门脉期中等或明显强化（图3-4-39）。

c. 溃疡浸润型：肿块所在肠管管壁均匀增厚，肿块表面黏膜面不连续，凹凸不平，可显示不规则溃疡，病变肠管常扩张。肿块浸润肠管的近端肠管通常呈弥漫性水肿改变（图3-4-40～44）。

d. 弥漫型：病变常侵袭性生长，直接向周围侵犯，可累及肾脏、输尿管、肠系膜及血管，引起腹腔内种植转移及腹膜后淋巴结转移。

e. 黏液腺癌：50%平扫时肿块实质内显示散在点状钙化（图3-4-45A），肿块边缘可见片状低密度“黏液湖”，增强后门脉期肿块周边明显强化，管壁不规则增厚。肿块常发生淋巴结转移，增强扫描淋巴结呈环形强化特点，中央形成“黏液湖”（图3-4-45、46）。病变突破浆膜，侵犯肠系膜时，增强后浆膜下、肠系膜可见多发高密度结节伴网膜饼形成，常提示腹膜转移，因此如 CT 小肠造影发现肿瘤沿小肠壁浸润性生长，肠壁不规则增厚伴有散在点状钙化，门脉期肿块明显强化，肿块边缘出现片状低密度“黏液湖”时，常提示小肠黏液腺癌。与病理对照“黏液湖”为肿瘤细胞分泌黏液积聚所致，CT 表现上与肿瘤坏死灶较难鉴别，文献报告 MRI T_2WI 序列能清楚地显示肿瘤内高信号的“黏液湖”，有利于两者鉴别。

f. 并发症及合并症：可并发急性腹膜炎、肠穿孔、肠套叠等，可伴有其他疾病，如结肠腺瘤、慢性胰腺炎及肝硬化等。

B. MRI 表现：MRI 检查因其检查时间长、空间分辨率不高以及检查费用高等问题，应用不及 CT 广泛。但 MRI 的优点在于软组织分辨率高，多平面、多序列成像，无射线辐射，可清晰显示腺癌黏膜面的溃疡，动态增强检查可以提供肠管的动力学状态，亦可敏感显示病变对肠管周围的侵犯等（图3-4-47）。

5）鉴别诊断：

A. 小肠淋巴瘤：淋巴瘤好发于远端小肠，病变的肠管能保持一定的扩张度和柔软度，很少引起肠腔狭窄和梗阻，典型的小肠淋巴瘤常表现为受累肠壁明显增厚，受累肠管腔呈动脉瘤样扩张，常伴有肠系膜及腹膜后淋巴结肿大，并融合成团，包绕肠系膜血管，病灶边界较光滑，肠周脂肪层常

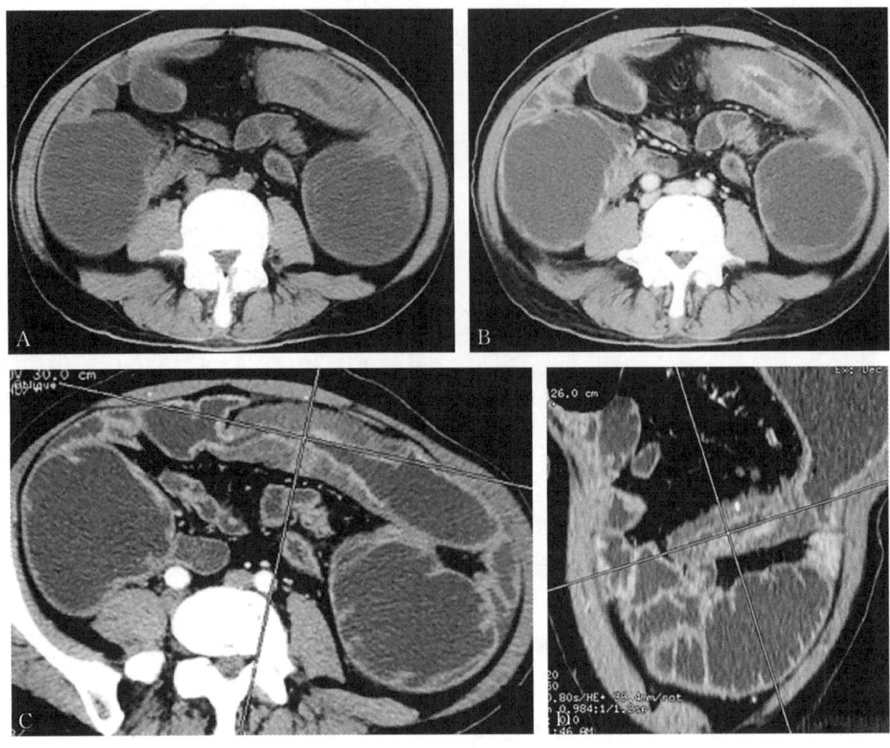

图 3－4－38　空肠腺癌(缩窄型)

注:A图为CT平扫图像,显示空肠肠壁明显增厚,管腔狭窄,形成梗阻,近端肠管明显扩张,B图为门脉期CT增强图像,C、D图为多平面重建图像,均显示受累肠管管壁僵硬,蠕动消失,管腔明显缩窄。

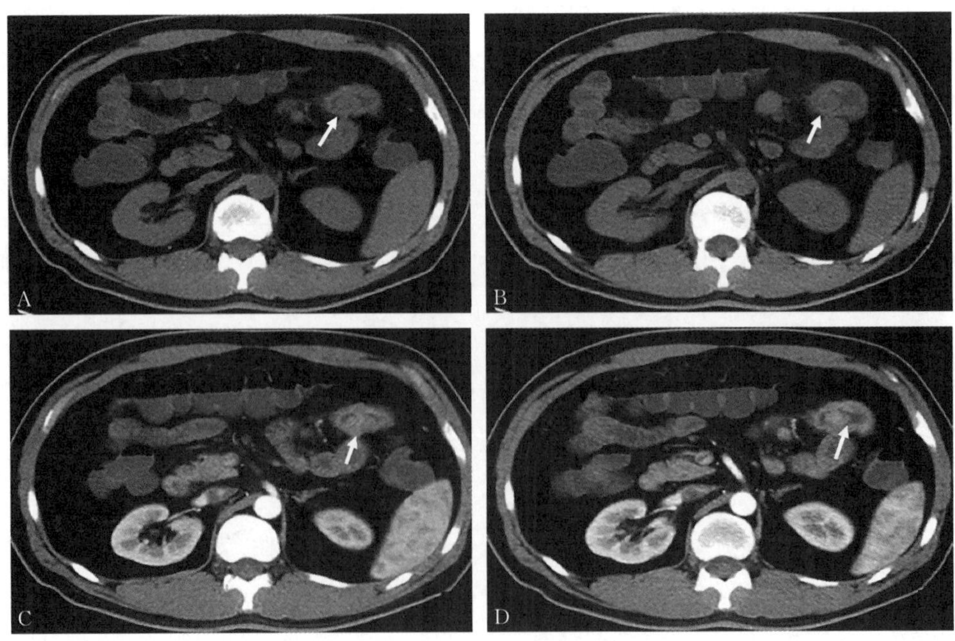

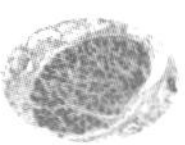

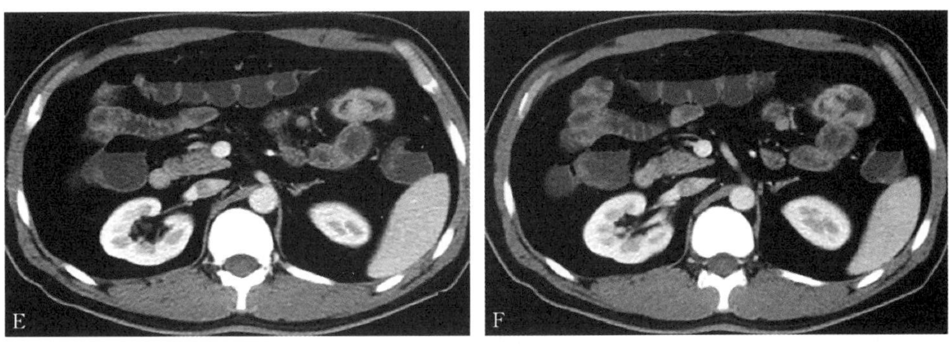

图 3-4-39 空肠腺癌(息肉肿块型)

注:A、B图为CT平扫图像,显示近段空肠肠壁呈结节状不规则增厚,腔内可见类圆形软组织肿块怪;C、D图为动脉期CT增强图像,E、F图为门脉期CT增强图像,显示增厚肠壁及肠腔内软组织肿块中等强化,并延迟强化,肠管周边系膜脂肪密度增高(箭头)。

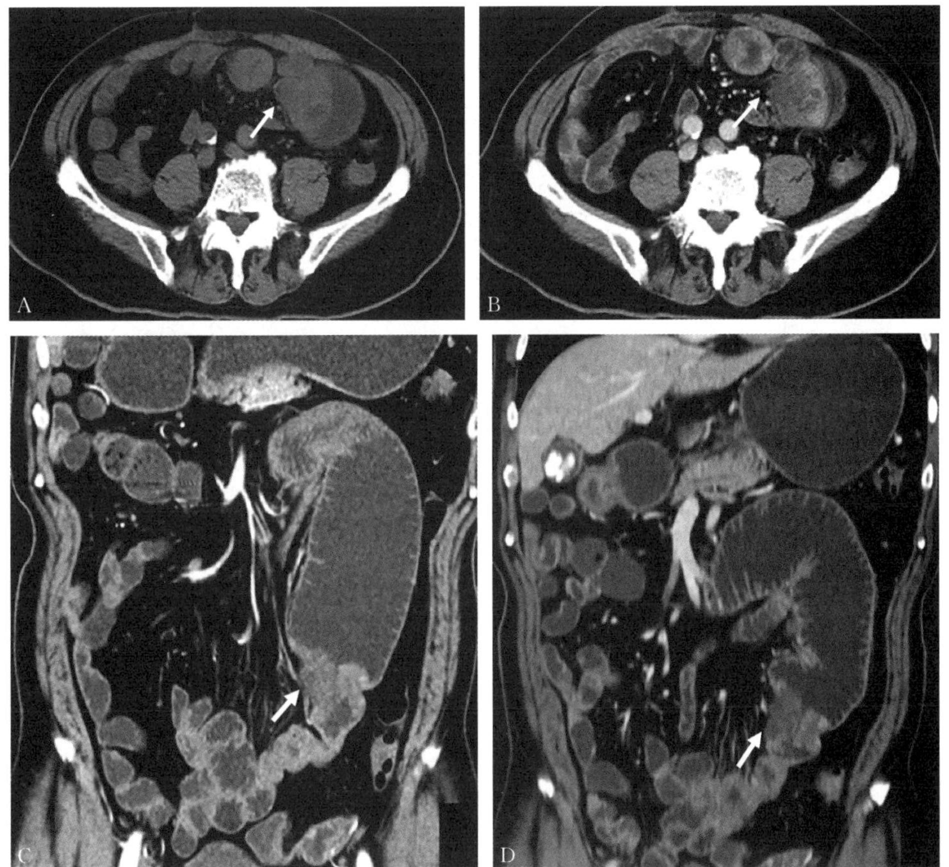

图 3-4-40 空肠腺癌(溃疡浸润型)

注:A图为CT平扫图像,显示空肠壁呈浸润型增厚,肠腔明显狭窄,肠壁密度不均;B图为门脉期CT增强图像,C、D图为动脉期和门脉期冠状面重建图像,清晰显示很短的一段空肠肠壁呈环形增厚,表面黏膜呈凹凸不平溃疡改变,增强扫描肠壁中等不均匀强化,近端空肠明显扩张(箭头)。

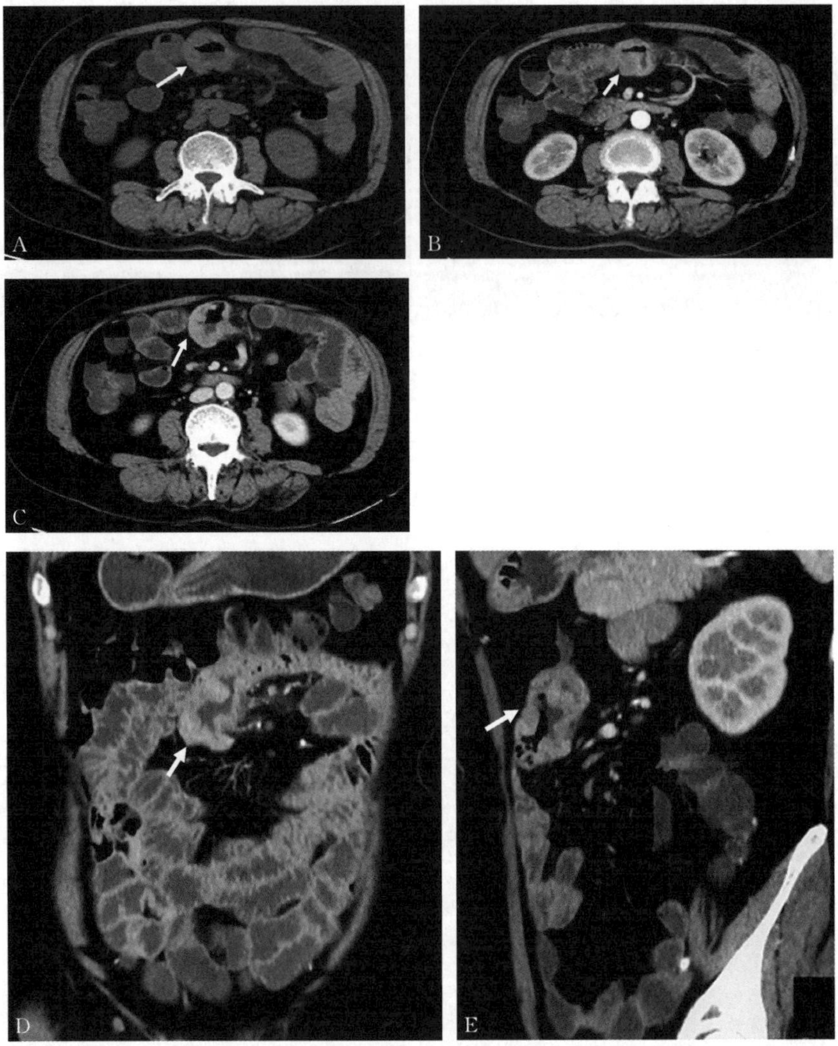

图 3-4-41　空肠腺癌(溃疡浸润型)伴淋巴结转移

注:A 图为 CT 平扫图像,空肠肠壁不规则增厚,肠腔略变窄;B、C 图为动脉期和门脉期 CT 增强图像,D、E 图为冠状面和矢状面重建图像,显示肠壁中等强化,黏膜面呈凹凸不平溃疡改变,肠壁周围脂肪密度增高,并可见多个淋巴结影(箭头)。

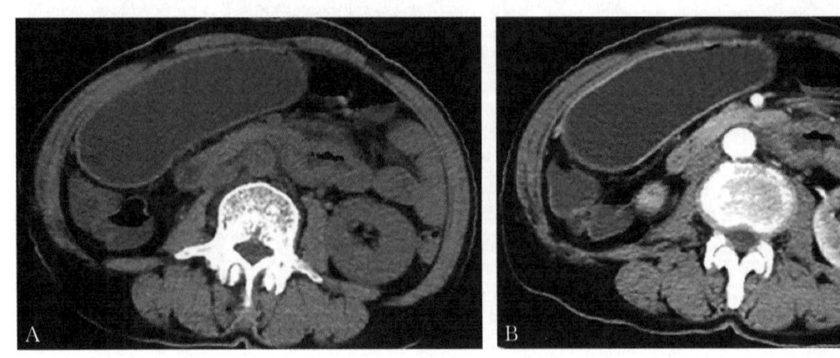

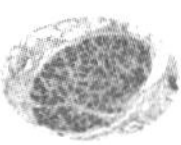

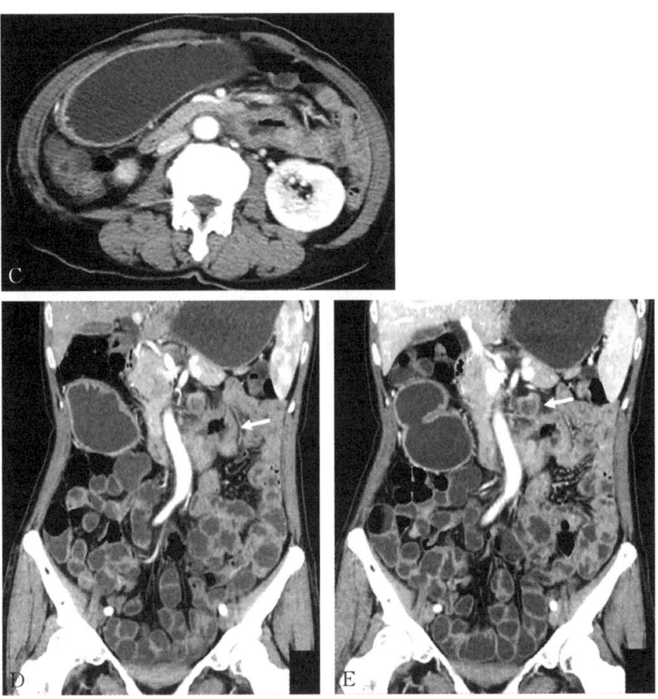

图 3-4-42 空肠黏膜腺癌(溃疡浸润型)

注:A 图为 CT 平扫图像,近段空肠肠壁增厚,肠腔狭窄;B、C 图为动脉期和门脉期 CT 增强图像,D 图为动脉期冠状面重建图像,显示增厚肠壁中等强化,黏膜面呈凹凸不平溃疡改变(箭头);E 图为门脉期冠状面重建图像,显示周围肿大淋巴结呈环形强化改变,提示"黏液湖"样改变。

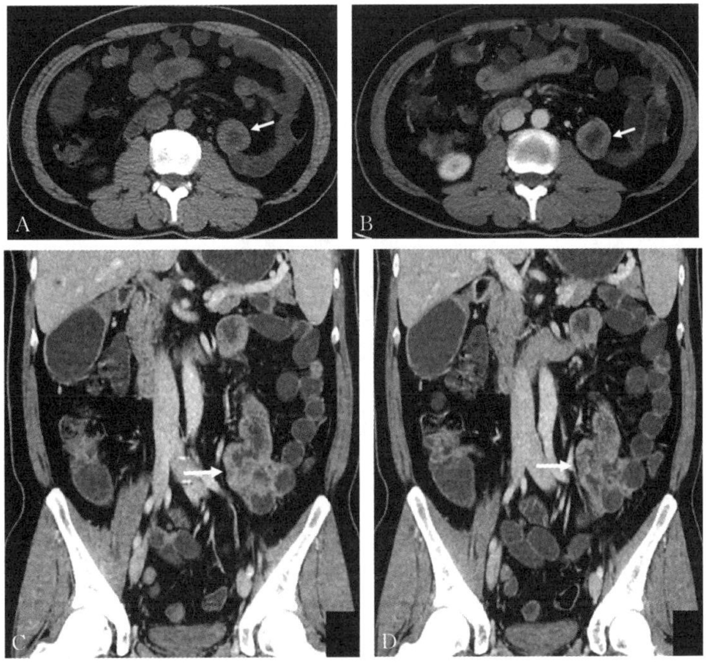

图 3-4-43 空肠腺癌(溃疡浸润型)横断面及冠状面重建

注:A 图为 CT 平扫图像,显示近段空肠肠壁增厚,肠腔狭窄(箭头);B 图为门脉期 CT 增强图像,C、D 为门脉期冠状面重建图像,显示肠壁中等不均匀强化,黏膜面呈凹凸不平溃疡不变(箭头)。

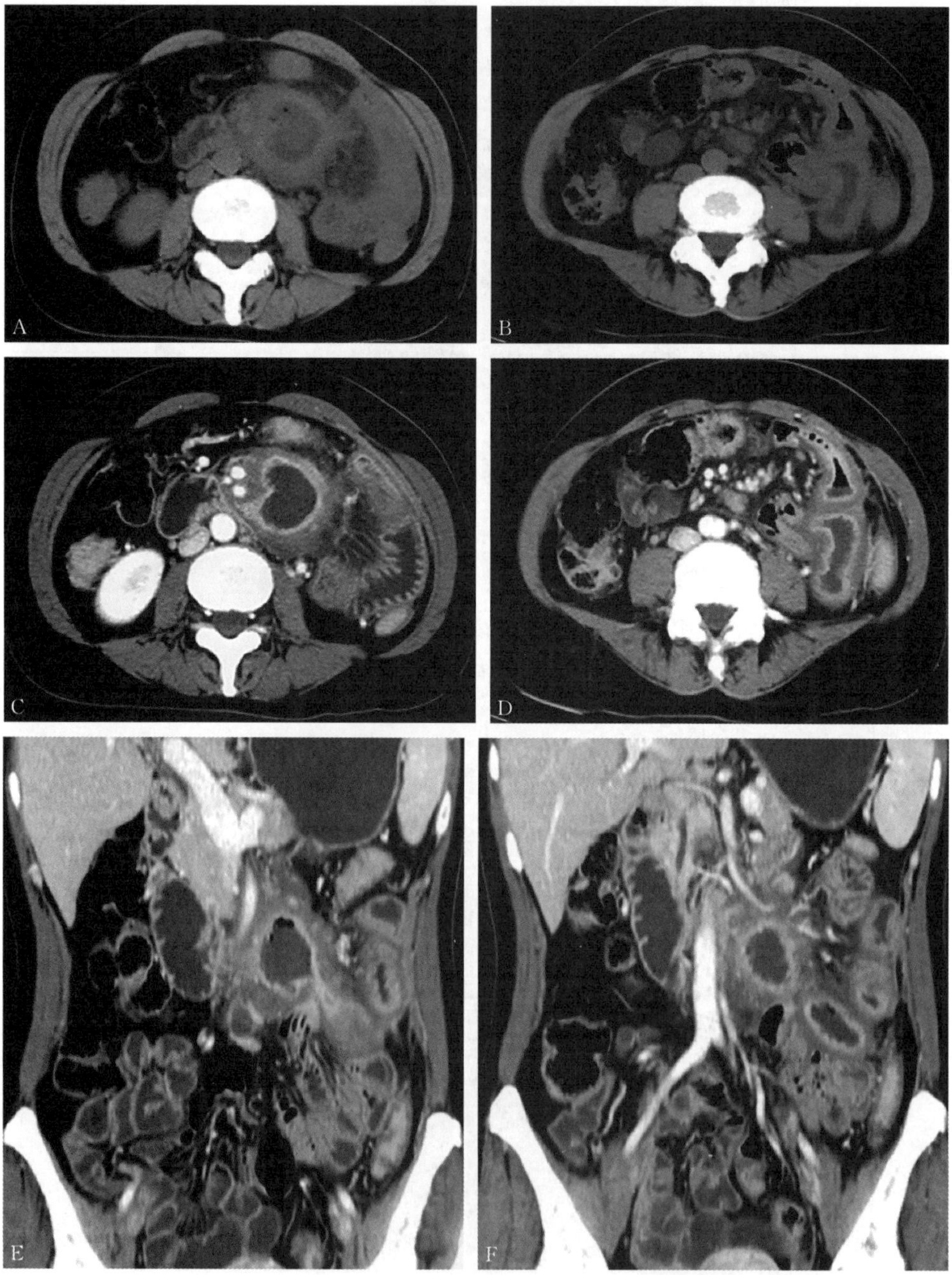

图 3-4-44　长节段空肠腺癌(溃疡浸润型)

注:A、B图为CT平扫图像;A图显示空肠肠壁环形增厚,周围可见渗出,系膜脂肪密度增高,B图显示邻近肠管管壁亦可见明显增厚;C、D图为门脉期CT增强图像,E、F图为冠状面重建图像,显示肠壁中等不均匀强化,黏膜面可见凹凸不平溃疡改变,邻近肠管增强扫描呈分层强化,黏膜层异常强化,黏膜下层水肿,提示缺血改变,肠管周围系膜脂肪密度增高。

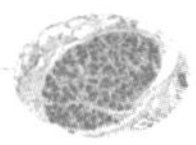

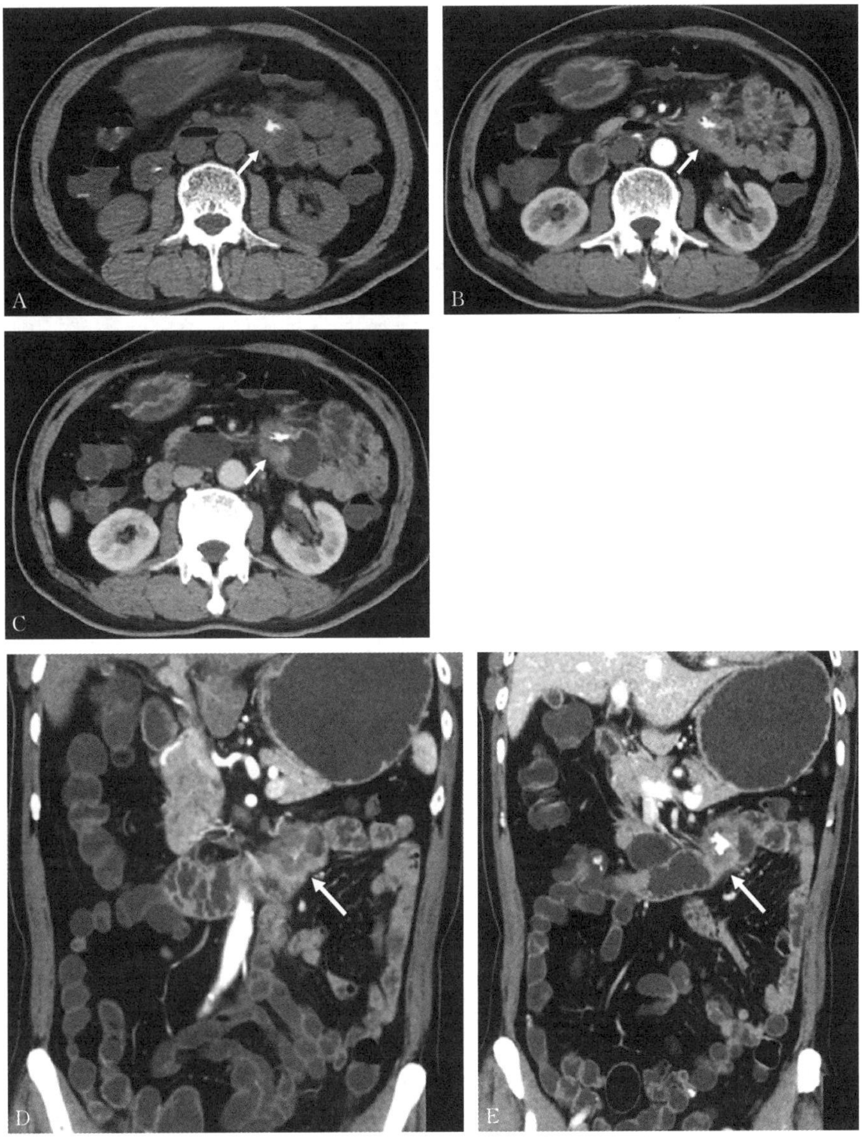

图 3-4-45　空肠黏液腺癌

注：A 图为 CT 平扫图像，显示空肠近 Treitz 韧带处肠壁明显增厚伴钙化，肠腔狭窄（箭头）；B、C 图为动脉期和门脉期 CT 增强图像，D、E 图为动脉期和门脉期冠状面重建图像，显示增厚肠壁中等强化，呈不均匀强化，可见带状低密度影，提示“黏液湖”（箭头）。

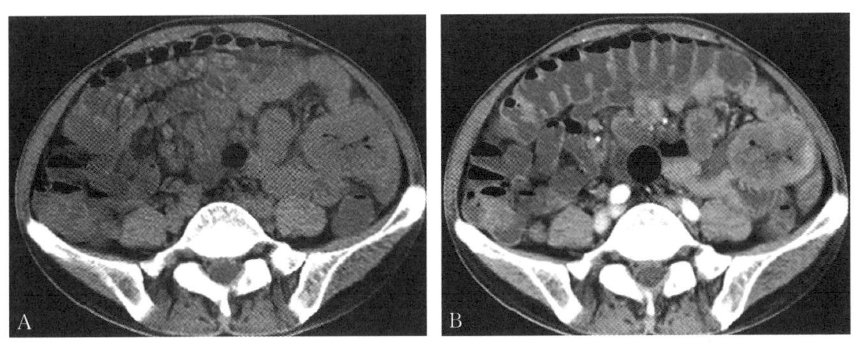

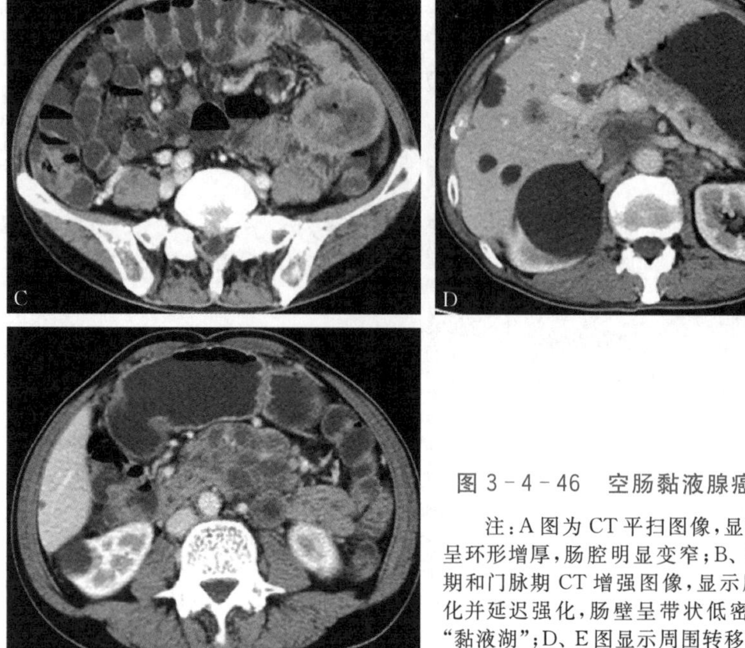

图 3-4-46　空肠黏液腺癌 CT 图像

注：A 图为 CT 平扫图像，显示空肠肠壁呈环形增厚，肠腔明显变窄；B、C 图为动脉期和门脉期 CT 增强图像，显示肠壁中等强化并延迟强化，肠壁呈带状低密度影，提示"黏液湖"；D、E 图显示周围转移淋巴结呈环形强化改变。

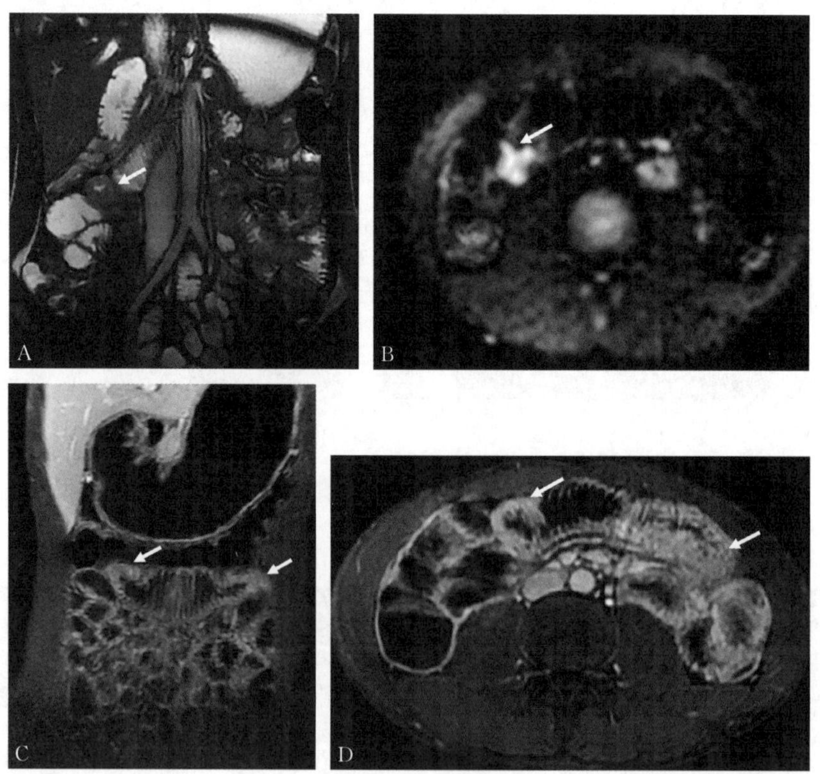

图 3-4-47　空肠腺癌

注：A 图为 MRI 冠状面 FIESTA 图像（加抑脂序列），显示空肠肠壁环形增厚，肠腔狭窄，增厚肠壁呈低信号（箭头）；B 图为 DWI 图像，显示增厚肠壁呈异常高信号（箭头）；C、D 图为冠状面和横断面 LAVA 增强图像，显示增厚肠壁异常强化，近端肠管明显扩张（箭头）。

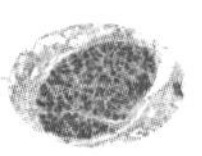

存在；小肠腺癌好发于近端小肠，管壁形态僵硬，管腔易呈向心性狭窄，边缘多不规则，向周围呈浸润性生长。

B. 高度风险间质瘤伴中央溃疡形成：小肠高度风险间质瘤病灶密度不均匀，中央多见坏死囊变，且以向腔外生长为多，增强后肿瘤实质部分明显强化，病变常侵犯周围脏器及组织，但淋巴结转移罕见；小肠腺癌好发于近端小肠，平扫检查显示肿瘤浸润的增厚肠壁伴有突入肠腔的软组织肿块，增强显示病灶轻到中度强化，管腔环形狭窄，病变向周围呈浸润性生长，常见肠周、肠系膜及腹膜后淋巴结转移。

C. 腺瘤及息肉：后者常呈向腔内生长的软组织肿块，体积较小，边界清楚，密度均匀，周围黏膜正常，无邻近肠壁增厚。

D. 克罗恩病：小肠克罗恩病多表现为肠壁增厚，肠腔狭窄以及黏膜面的溃疡形成，急性期肠管常因为炎性刺激而表现为蠕动增加，双期增强扫描炎变肠段形态不固定；小肠腺癌受累肠管则表现为黏膜破坏，肠管相对固定，蠕动消失。

（3）淋巴瘤

1）概述：原发性小肠淋巴瘤（primary small intestinal lymphoma，PSIL）系原发于小肠壁淋巴组织的恶性肿瘤，这有别于全身淋巴瘤侵及肠道所继发的病变。胃肠道是淋巴结外淋巴瘤最常发生的部位，占所有胃肠道原发淋巴瘤的20%～30%。原发性小肠淋巴瘤须符合道森（Dawson）标准：①无浅表淋巴结肿大；②胸片证实无纵隔淋巴结肿大；③外周血无异常及幼稚细胞；④肿瘤局限于小肠或仅邻近淋巴结侵犯；⑤无肝脾肿大。原发性小肠淋巴瘤好发于中老年男性，病变部位以回肠和空肠多见，病理诊断绝大多数为NHL，B细胞来源为主，组织学类型以弥漫大B细胞淋巴瘤最常见。发病原因可能与环境因素、病毒感染、遗传因素及免疫缺陷有关。炎症性肠病也增加原发性胃肠道淋巴瘤的危险。溃疡性结肠炎与原发性结肠淋巴瘤（主要发生在乙状结肠和直肠）有关。

2）病理：小肠原发性淋巴瘤起源于小肠黏膜下的淋巴滤泡或淋巴丛，大约80%位于回肠，生长方式为纵向浸润生长，肿瘤大小常常由数厘米到数十厘米。

A. 主要病理分型及组织学特点：①弥漫大B细胞淋巴瘤，肿瘤性淋巴细胞多类似中心母细胞，体积较大，胞质相对丰富，核具有明显多形性及异型性，弥漫成片浸润；②黏膜相关淋巴组织（MALT）型B细胞淋巴瘤，主要特征是肿瘤性小淋巴细胞（中心细胞样或单核细胞样）浸润腺上皮，形成所谓的"淋巴上皮病变"及出现反应性淋巴滤泡；③外周T细胞淋巴瘤，大多表现为中到大且具高度多形性的肿瘤性淋巴细胞为主的混合性淋巴样细胞弥漫片状浸润；④自然杀伤（NK）/T细胞淋巴瘤，肿瘤性淋巴细胞大小不等，亲血管现象明显，常伴有大片坏死。⑤肠病相关性T细胞淋巴瘤（EATL），又称淋巴瘤继发于长期乳糜泻或其他吸收不良综合征，主要特征为绒毛萎缩、黏膜变平、腺管增生，固有层浆细胞增多以及上皮内淋巴细胞（属于T细胞）数目增加，呈明显多形性、多核瘤细胞，伴有明显炎症现象，有大量嗜酸性细胞浸润，恶性程度较高。

B. 免疫组化：原发性小肠淋巴瘤均表达CD45，AE1/AE3均阴性，B细胞淋巴瘤EMA呈弱阳性。B细胞淋巴瘤均表达CD20和CD79α，7例T细胞淋巴瘤均表达CD3和CD45RO。NK/T细胞淋巴瘤还表达CD56和TIA-1。弥漫大B细胞淋巴瘤和MALT型B细胞淋巴瘤中还可表达Bcl-2和MIB-1阳性。

3）临床：小肠淋巴瘤临床表现多样，主要表现为腹痛、腹块、腹胀等三大症状，其次为腹泻、发热、肠出血、恶心呕吐等表现。

A. 腹痛：出现较早，在多数患者常为间歇性疼痛，多在进食后发生，弥漫性肠壁浸润及进行性肠梗阻，可致慢性痉挛性疼痛；肠套叠及穿孔则可引起急性腹痛。

B. 腹块：近半数患者可扪及腹块，多在脐周或右下腹。多数可推动移位，少数有触压痛。

C. 腹泻腹胀：有1/3病例有腹胀、腹泻或脂肪泻，但此种腹泻无里急后重或肉眼可见血便。腹胀、腹泻可能与肿瘤广泛浸润而阻塞肠系膜淋巴管及肠腔内细菌过度繁殖有关。

D. 腹水：常为乳糜性，多为肠系膜广泛浸润或腹膜后肿瘤浸润。

E. 肠出血：表现为间歇性黑便及慢性贫血，偶有消化道大出血。

F. 吸收不良：弥漫性小肠淋巴瘤有明显的吸收不良，出现腹泻或脂肪泻、蛋白丢失性肠病、低蛋白血症、体重下降、营养不良及电解质紊乱。

G. 一般症状：包括不规则发热，也可周期性发热；全身乏力、厌食、消瘦。

4）影像学表现：根据小肠淋巴瘤的病理分型和影像学表现，我们提出以下 7 种分型。①浸润型：表现为受累肠管较长，肠壁呈不规则增厚，肠管局部僵硬，蠕动消失。②肠腔动脉瘤样扩张型：表现为受累肠管肠壁明显增厚，但肠腔不狭窄，反而呈“动脉瘤样”特征性改变。③息肉肿块型：表现为肠腔较大的息肉样软组织肿块，肠腔变窄，邻近肠管管壁增厚。④肠系膜型：表现为肠系膜圆形、卵圆形或分叶状肿块或结节状相互融合病灶，肠管本身无明显受累。⑤混合型：表现为肠系膜型合并浸润型、动脉瘤样扩张型或息肉肿块。⑥肠腔内外肿块型：肿瘤向肠腔外生长，形成巨大软组织肿块，常常累及邻近结构，肿块可以坏死并与肠腔相通。⑦弥漫性回肠空肠化型：为 T 细胞淋巴瘤所特有，表现为回肠黏膜弥漫性空肠化，范围较广，受累肠壁可轻度水肿增厚，多合并肠系膜淋巴结肿大。

A. CT 表现：CT 小肠造影对 PSIL 的定位诊断准确率很高，特别是检查后的多层面容积重建技术（MPVR）及 MIP 重建图像，其大体解剖显示清晰，能清楚地显示血管与肿瘤的关系、病变所累及的肠段及其范围，在定位诊断上具有明显的优势。另外，CT 小肠造影还可清楚地显示肠管形态和肠壁增厚状况、病灶强化程度和肠腔外、肠系膜及后腹膜的改变等，对判定有无周围脏器的侵犯和转移、有无肠道穿孔和肠套叠等并发症也具有相当的优势，能够指导临床术前评估和手术及治疗方案的制订。

a. 浸润型：肠壁呈不规则增厚，可有结节状表现，肠壁边缘欠光整，局部肠段可有轻度狭窄，受累肠管较长，病变近端肠管无明显扩张。病变肠段呈多发节段性分布，黏膜常不连续（图 3-4-48、49）。

b. 肠腔动脉瘤样扩张型：为原发性小肠淋巴瘤的特征性表现。受累肠管有明显的肠壁增厚，但管腔不出现狭窄，反而明显扩张，呈动脉瘤样特征性改变。这是由于淋巴瘤侵犯了固有肌层并且破坏自主神经丛，引起肠管张力减弱和顺应性降低，导致管腔明显扩张。增强扫描肠黏膜中断、不连续，显示宽大气液平（图 3-4-50～52）。

c. 息肉肿块型：表现为典型肠腔内较大的息肉样软组织肿块，呈分叶状，累及 1/3～1/2 肠周，致肠腔变窄，相邻肠管管壁增厚，病灶中央形成溃疡时，可表现为“牛眼征”（图 3-4-53）。

d. 肠系膜型：肠壁外沿肠系膜分布的圆形、卵圆形或分叶状肿块或结节状相互融合病灶，肠系膜脂肪密度消失。表现为“夹心面包征”或“三明治征”：即肠系膜肿块呈轻到中度不均匀强化，中间包埋着显著强化的肠系膜血管和无强化的肠系膜脂肪。邻近肠管可受压移位。肿块也可呈囊实性改变，边界多不规则，囊壁可见钙化，增强后实性部分中等强化，囊性部分呈低密度，肿块多侵犯、包埋邻近肠管及肠系膜，表现为受累肠腔变细，肠周可见多个小结节状病灶，部分融合，即“肠管包埋征”（图 3-4-54、55）。

e. 混合型：多为肠系膜型合并浸润型、肠腔动脉瘤样扩张型及息肉肿块型，也可为浸润型合并肠腔动脉瘤样扩张型和肠系膜型（图 3-4-56～59）。

f. 肠腔内外肿块型：肿瘤向管腔外侵犯，包绕邻近肠管，肿块内有时可见小斑点状空气影（图 3-4-60）。

g. 弥漫性回肠空肠化型：为 T 细胞淋巴瘤的典型特点。受累范围较广，呈连续性改变，表现为受累肠段肠壁轻度增厚，肠腔不狭窄，回肠黏膜皱襞粗大增多，类似于空肠黏膜，肠系膜淋巴结多肿大（图 3-4-61、62）。

h. 并发症：患者可并发肠穿孔及急性腹膜炎，息肉型常伴发肠套叠，肠系膜脂肪及小血管分支套入，形成典型的“靶征”（图 3-4-63）。发生于十二指肠的息肉肿块型可引起胆道梗阻。

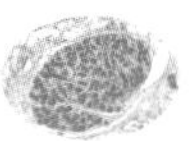

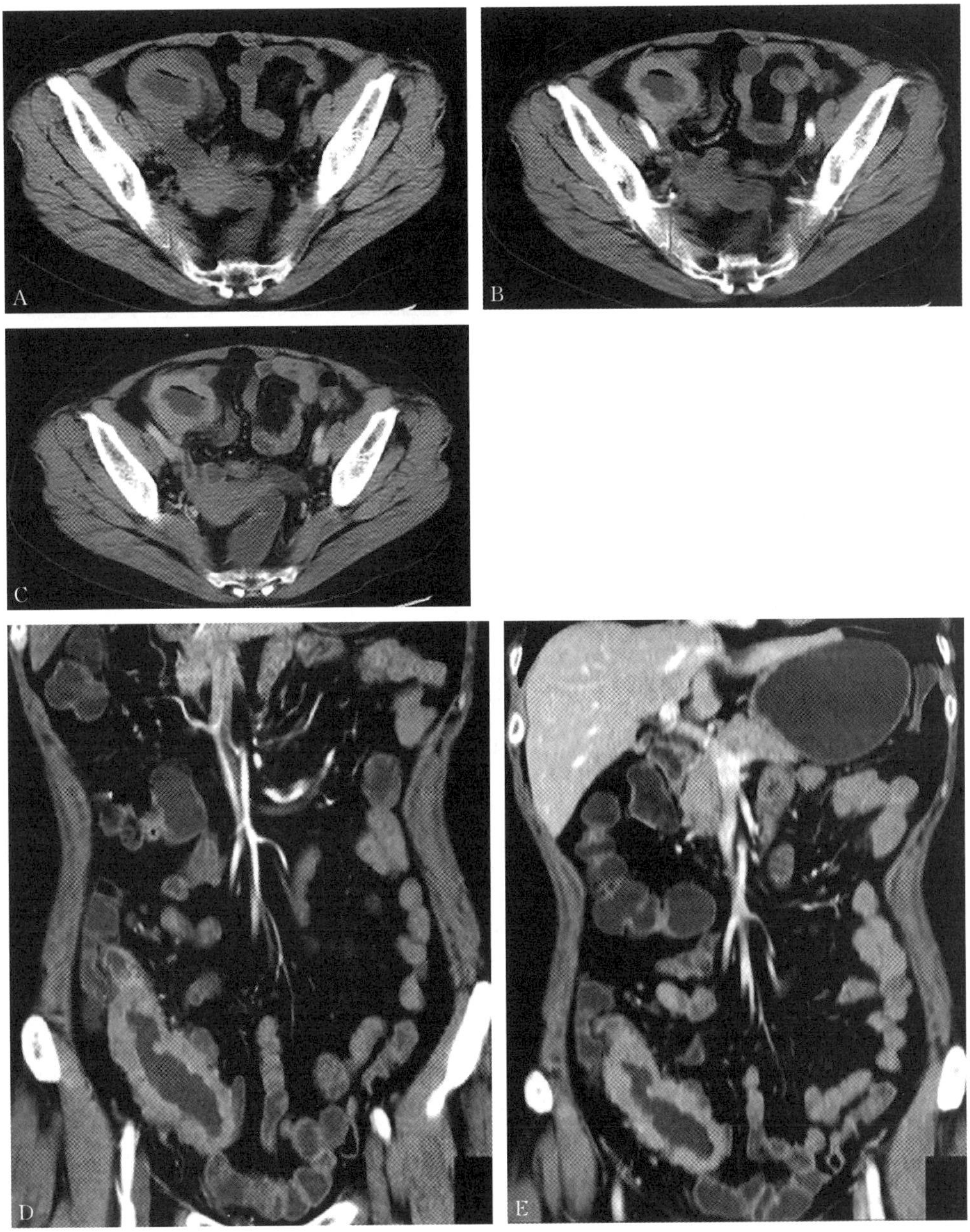

图 3－4－48 末段回肠弥漫大 B 淋巴瘤(浸润型)

注：A 图为 CT 平扫图像，显示末段回肠肠壁增厚，肠腔未见明显狭窄；B、C 图为动脉期和门脉期 CT 增强图像，D、E 图为动脉期和门脉期冠状面重建图像，显示较长一段回肠管壁呈浸润性增厚，肠腔不狭窄，增强扫描轻度强化。

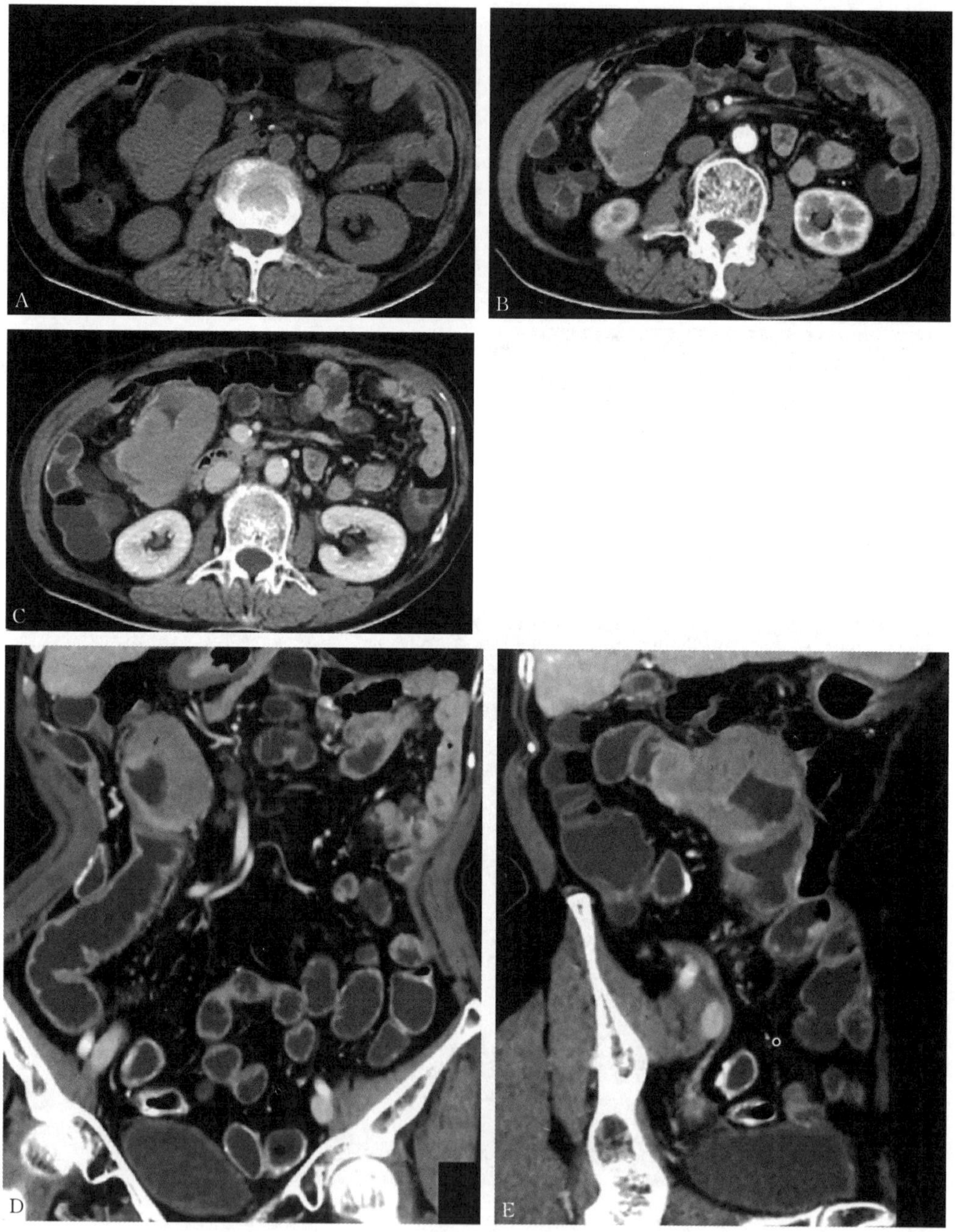

图 3－4－49　空肠弥漫大 B 淋巴瘤(浸润型)

注:A 图为 CT 平扫图像,显示空肠肠壁增厚,肠腔狭窄,未见明显梗阻征象;B、C 图为动脉期和门脉期 CT 增强图像,D、E 图为门脉期冠状面和矢状面重建图像,显示空肠肠管肠壁呈浸润性增厚,增强扫描轻度强化,未见梗阻改变。

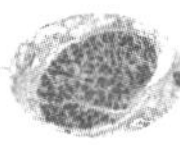

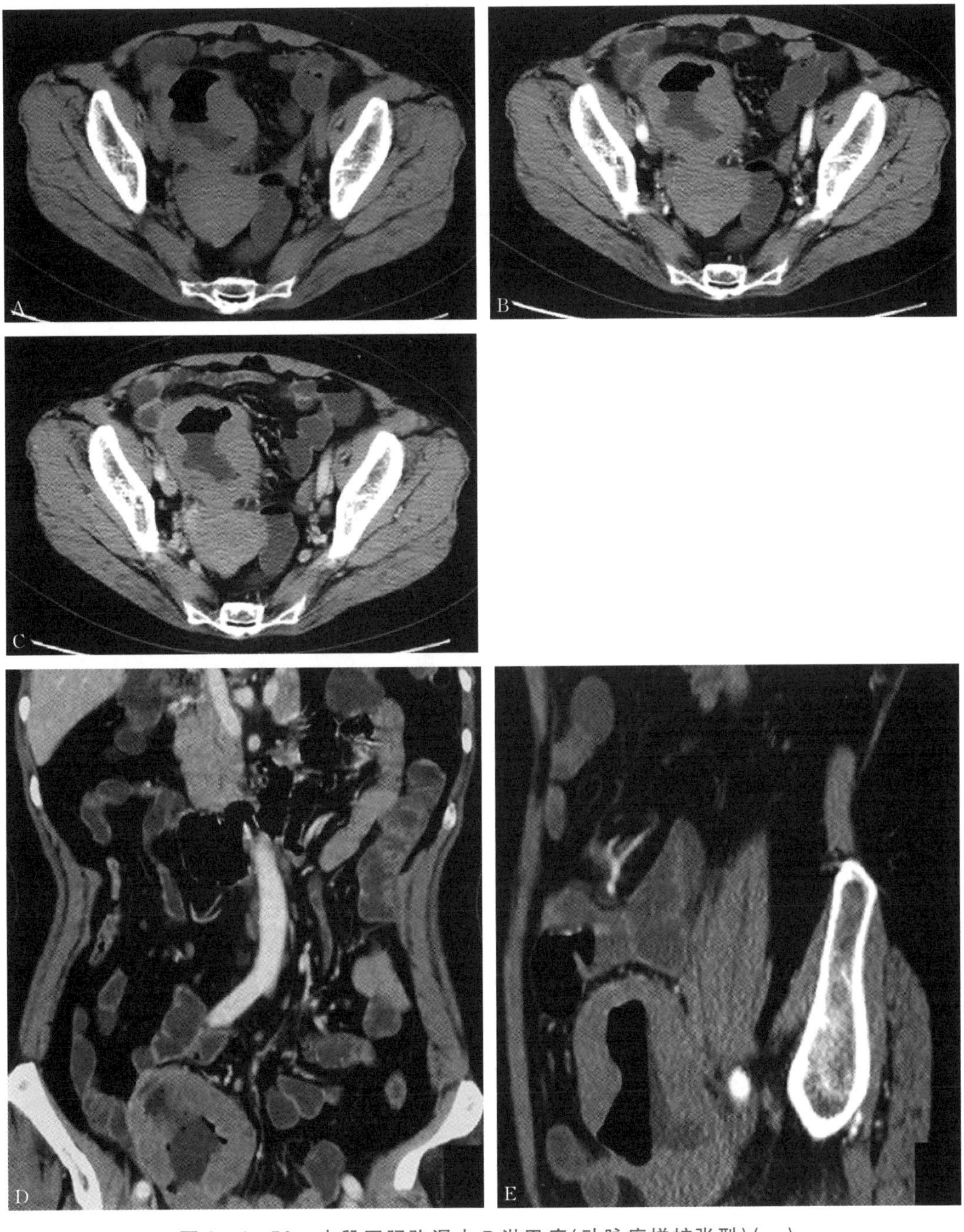

图 3-4-50 末段回肠弥漫大 B 淋巴瘤(动脉瘤样扩张型)(一)

注:A 图为 CT 平扫图像,显示末段回肠肠壁增厚,呈"动脉瘤样"扩张改变;B、C 图为动脉期和门脉期 CT 增强图像,D、E 图为门脉期冠状面和矢状面重建图像,显示空肠肠管肠壁呈浸润性增厚,增强扫描轻度强化,肠腔内可见气液平面改变。

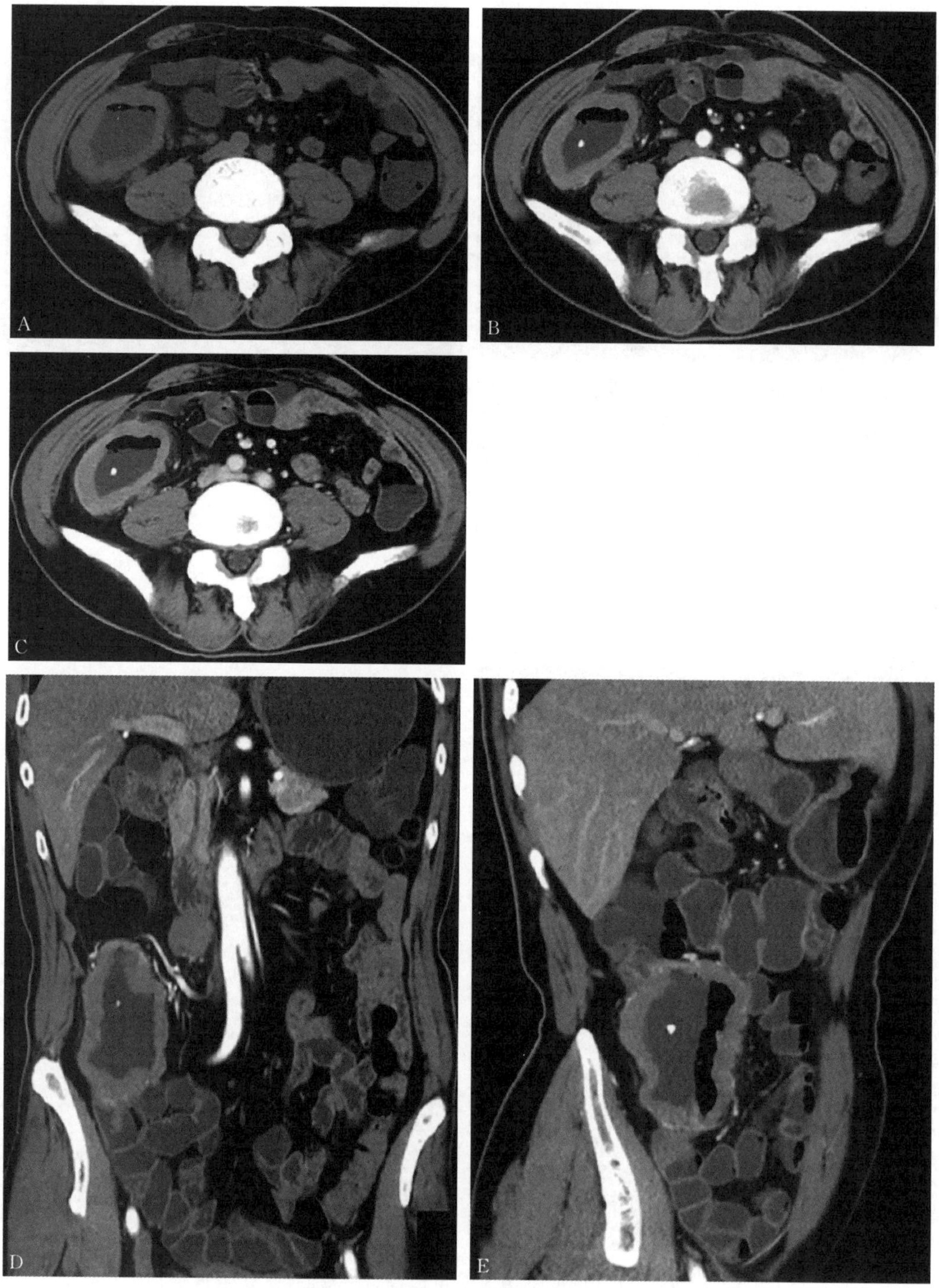

图 3-4-51 末段回肠弥漫大 B 淋巴瘤(动脉瘤样扩张型)(二)

注:A 图为 CT 平扫图像,显示末段回肠肠壁增厚,呈"动脉瘤样"扩张改变;B、C 图为动脉期和门脉期 CT 增强图像,D、E 图为动脉期冠状面和矢状面重建图像,显示空肠肠管肠壁呈浸润性增厚,增强扫描轻度强化,肠腔内可见气液平面改变。

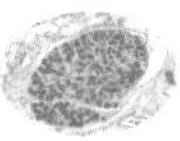

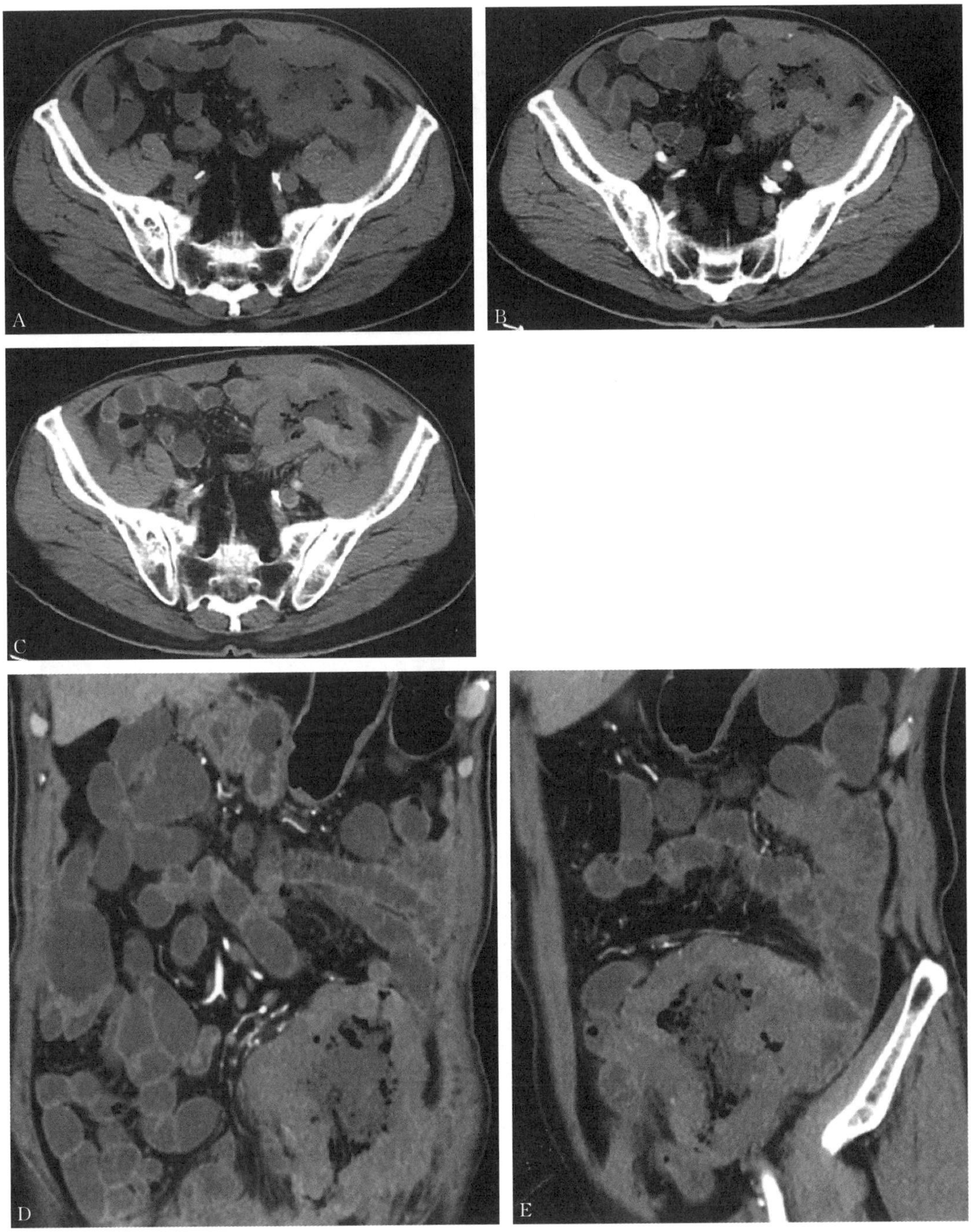

图 3-4-52 回肠弥漫大 B 淋巴瘤(动脉瘤样扩张型)

注:A 图为 CT 平扫图像,显示回肠肠壁增厚,呈"动脉瘤样"扩张改变;B、C 图为动脉期和门脉期 CT 增强图像,D、E 图为动脉期冠状面和矢状面重建图像,显示空肠肠管肠壁呈浸润性增厚,增强扫描轻度强化,黏膜面可见凹凸不平溃疡改变。

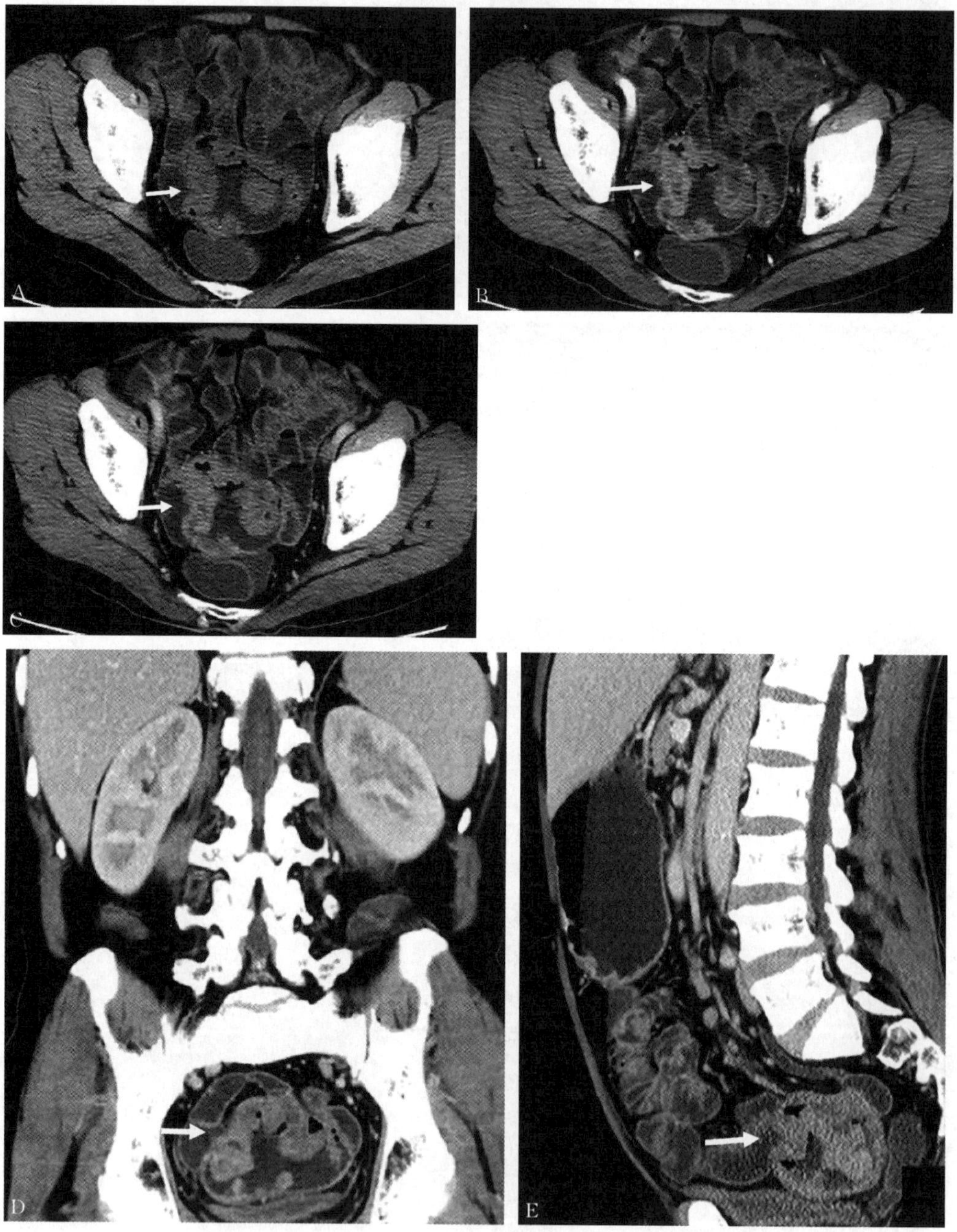

图 3-4-53　末段回肠弥漫大 B 淋巴瘤(息肉肿块型)

注:A 图为 CT 平扫图像,显示回肠肠壁结节样不规则增厚,呈息肉肿块样改变;B、C 图为动脉期和门脉期 CT 增强图像,D、E 图为门脉期冠状面和矢状面重建图像,显示增厚肠壁增强扫描轻度强化(箭头)。

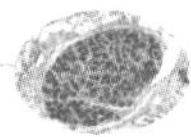

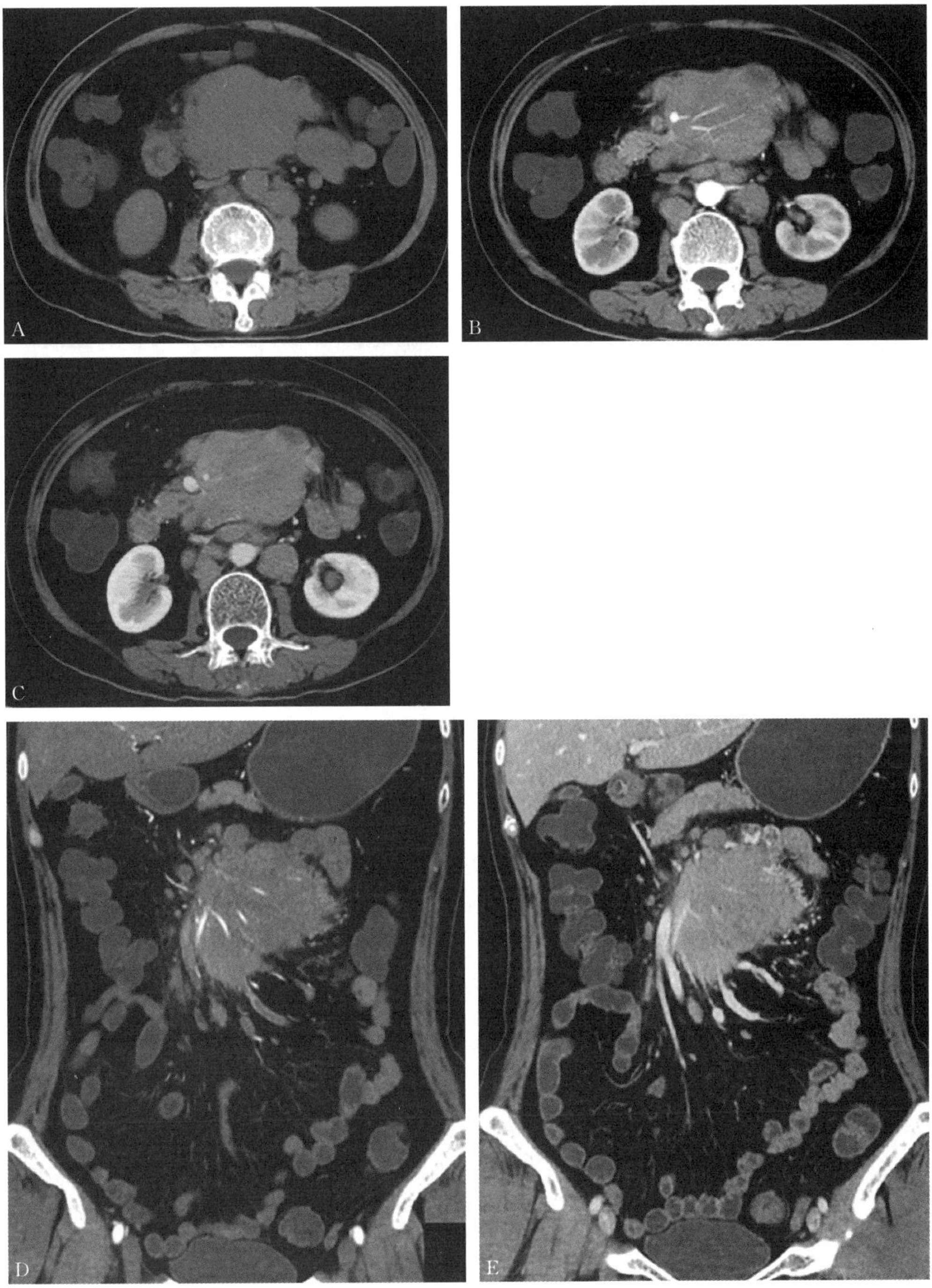

图 3-4-54　弥漫大 B 淋巴瘤(肠系膜型)(一)

注：A 图为 CT 平扫图像，显示肠系膜根部团块状软组织影；B、C 图为动脉期和门脉期 CT 增强图像，D、E 图为动脉期和门脉期冠状面重建图像，显示肠系膜根部淋巴结肿大并融合成团，包绕肠系膜动静脉血管，形成典型的“夹心面包”征象。

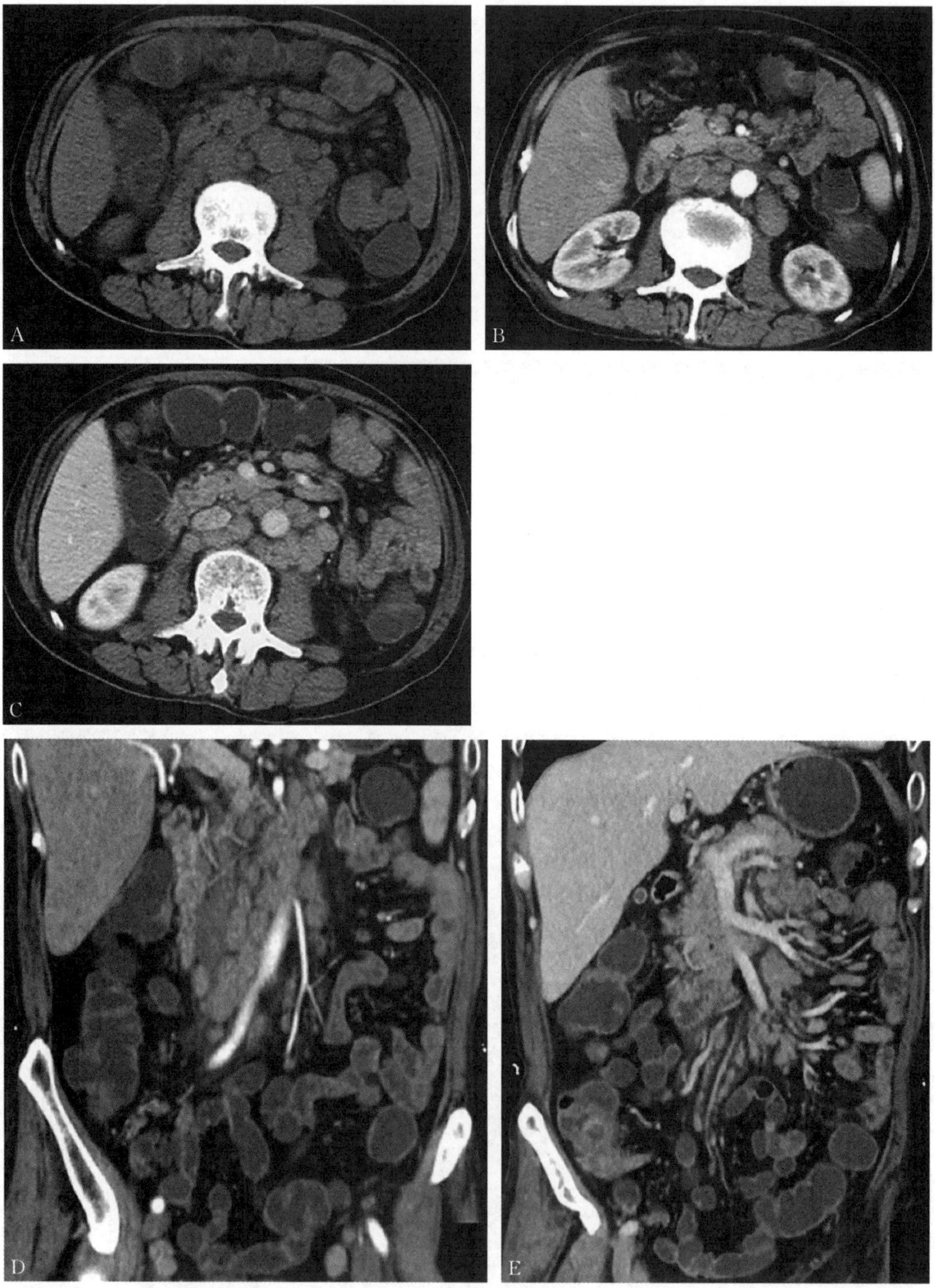

图3-4-55 弥漫大B淋巴瘤(肠系膜型)(二)

注:A图为CT平扫图像,显示肠系膜根部多发肿大淋巴结影;B、C图为动脉期和门脉期CT增强图像,D、E图为动脉期和门脉期冠状面重建图像,显示肠系膜根部淋巴结肿大呈串珠样改变。

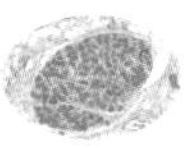

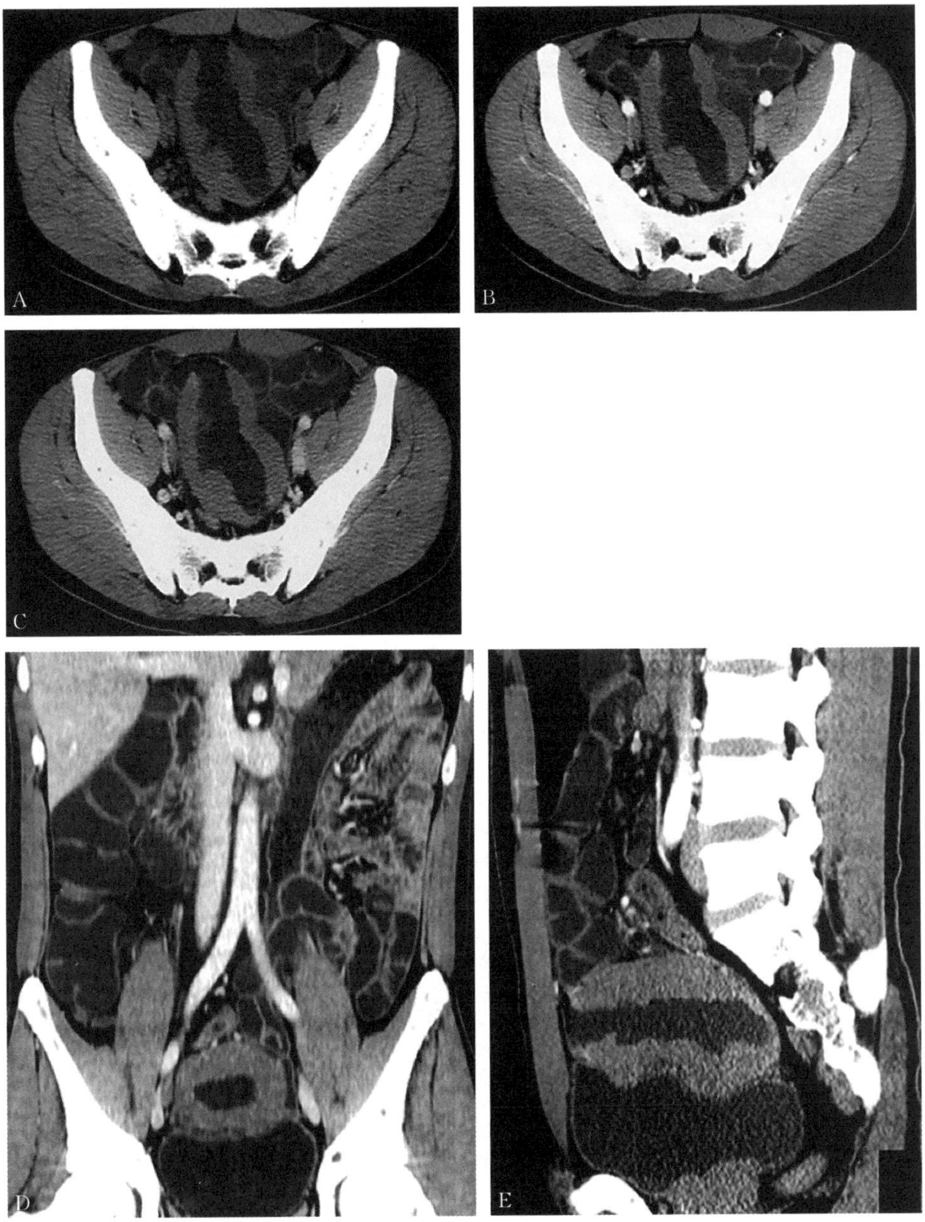

图 3-4-56　末段回肠弥漫大 B 淋巴瘤(浸润型伴动脉瘤样扩张型)

注:A 图为 CT 平扫图像,显示较长一段末段回肠肠壁呈浸润性增厚,肠腔呈“动脉瘤”样扩张改变;B、C 图为动脉期和门脉期 CT 增强图像,D、E 图为门脉期冠状面和矢状面重建图像,显示增厚肠壁未见强化,黏膜面呈凹凸不平溃疡改变。

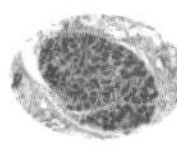

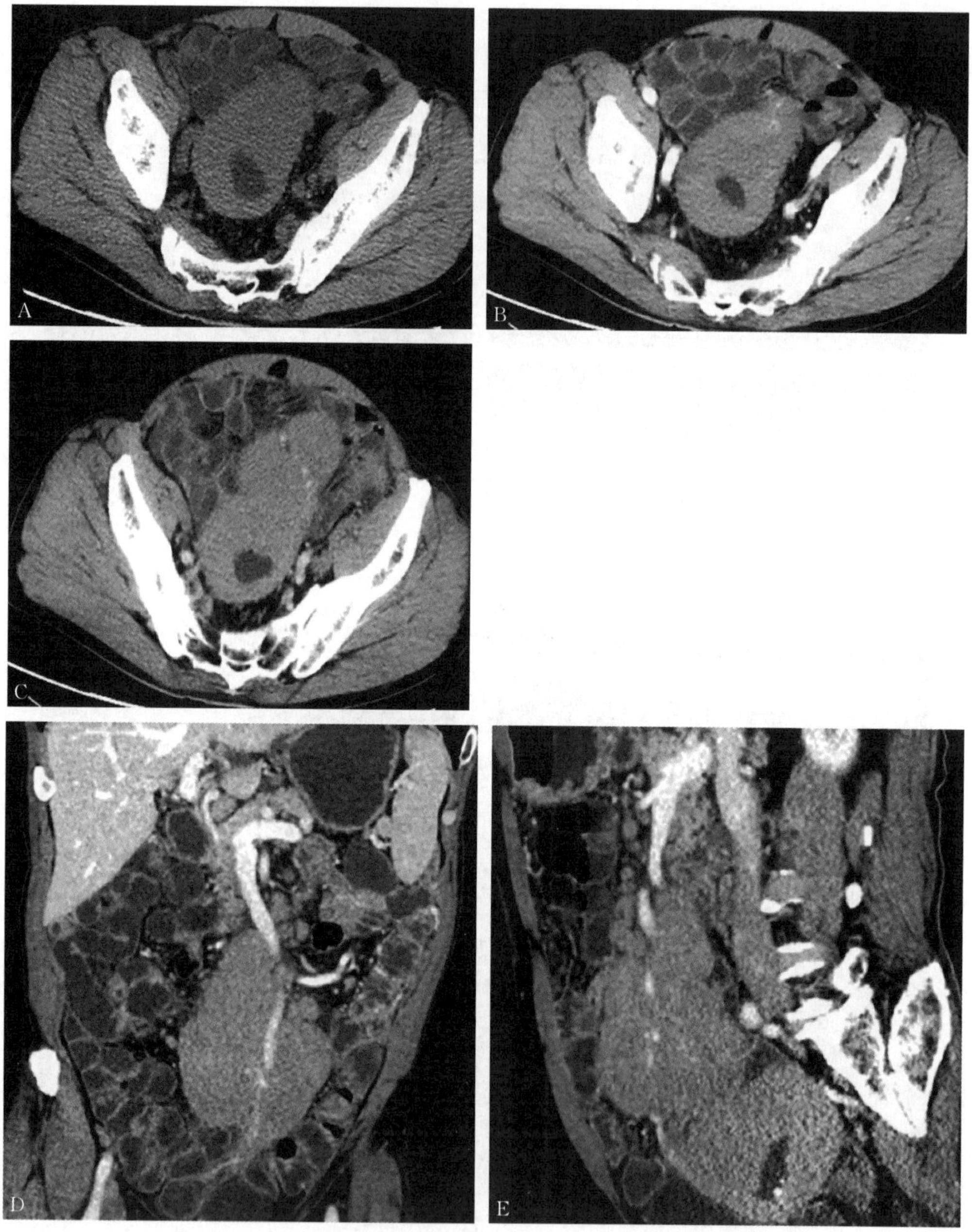

图 3－4－57　末段回肠弥漫大 B 淋巴瘤（浸润型伴肠系膜型）

注：A 图为 CT 平扫图像，显示末段回肠肠壁呈浸润性增厚；B、C 图为动脉期和门脉期 CT 增强图像，D、E 图为门脉期冠状面和矢状面重建图像，显示增厚肠壁程度强化，肠管周围见肿大融合淋巴结影，包绕肠系膜血管，形成典型的“夹心面包征”。

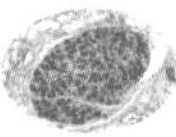

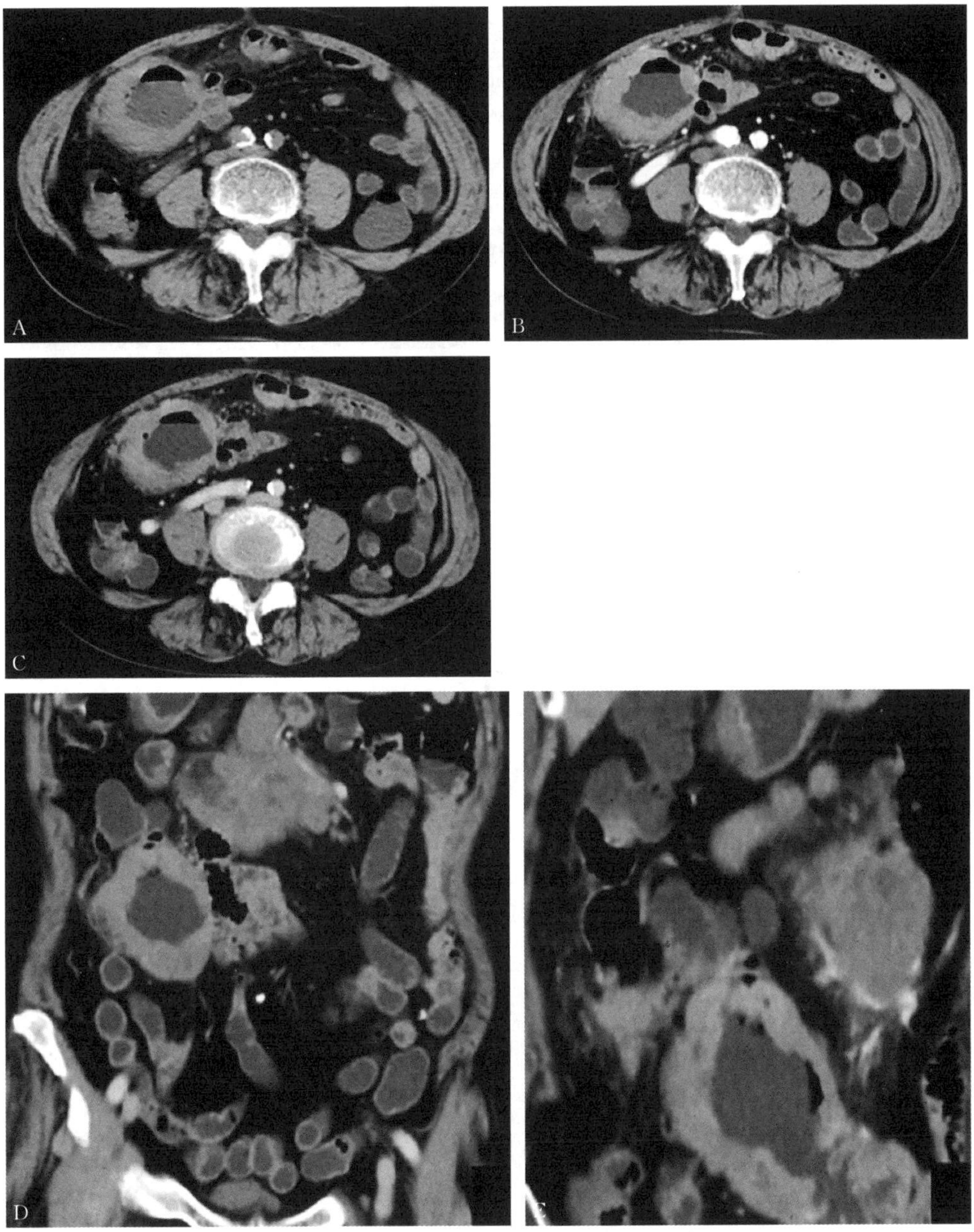

图 3-4-58 空肠弥漫大B淋巴瘤(动脉瘤样扩张型伴肠系膜型)

注:A图为CT平扫图像,显示远段空肠肠壁呈环形增厚,肠腔呈“动脉瘤样”扩张改变,并可见气液平面;B、C图为动脉期和门脉期CT增强图像,D、E图为门脉期冠状面和矢状面重建图像,显示增厚肠壁轻度强化,肠管周围见肿大融合淋巴结影,包绕肠系膜血管,形成典型的“夹心面包征”。

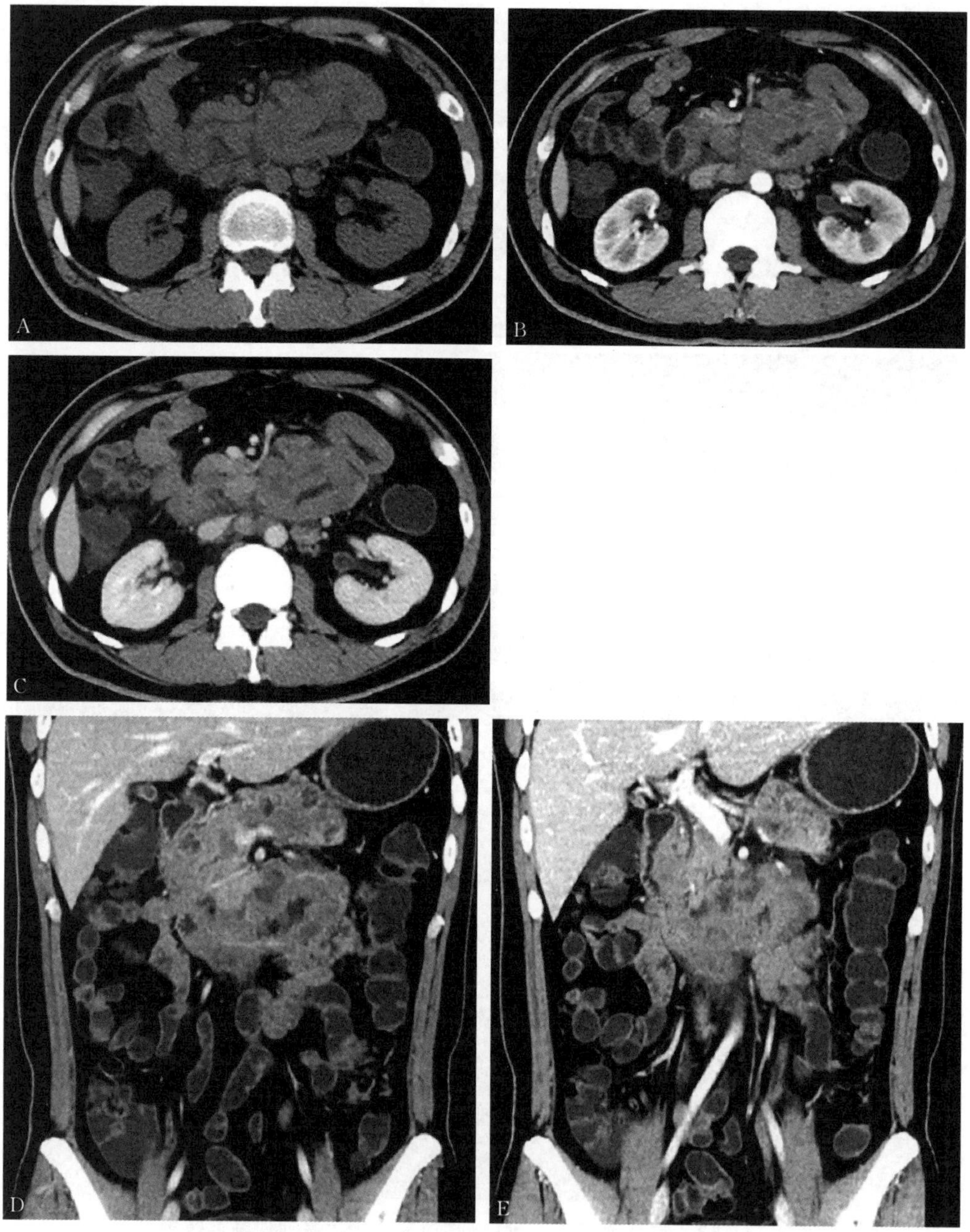

图 3－4－59　十二指肠、空肠 MALT 型淋巴瘤累及胰腺并发胰腺炎(浸润型伴肠系膜型)

注:A 图为 CT 平扫图像,显示十二指肠及空肠弥漫性肠壁增厚,肠腔狭窄,未见梗阻征象;B、C 图为动脉期和门脉期 CT 增强图像,D、E 图为门脉期冠状面重建图像,显示增厚肠壁轻度强化,周围见肿大融合淋巴结影,胰腺受累并发胰腺炎,表现为胰周渗出,左侧肾前筋膜增厚。

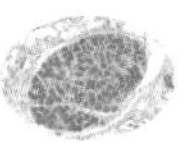

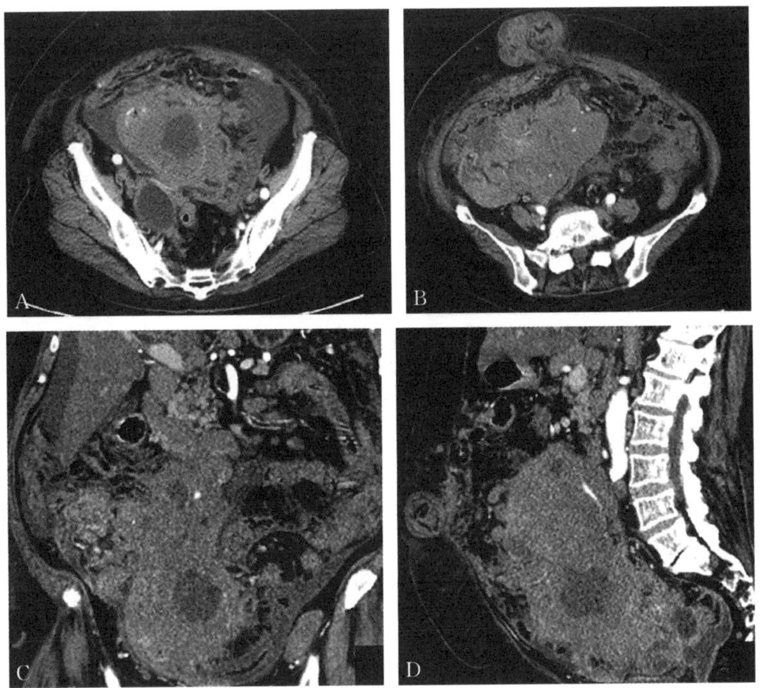

图 3-4-60　回肠弥漫大 B 淋巴瘤(肠腔内外肿块型)

注:A、B 图为动脉期 CT 增强图像,C、D 图为动脉期冠状面和矢状面重建图像,显示回肠肠壁偏心性增厚,肿瘤向肠管外侵犯,包绕邻近肠管,部分肠管沿脐孔疝出,形成"脐疝"。

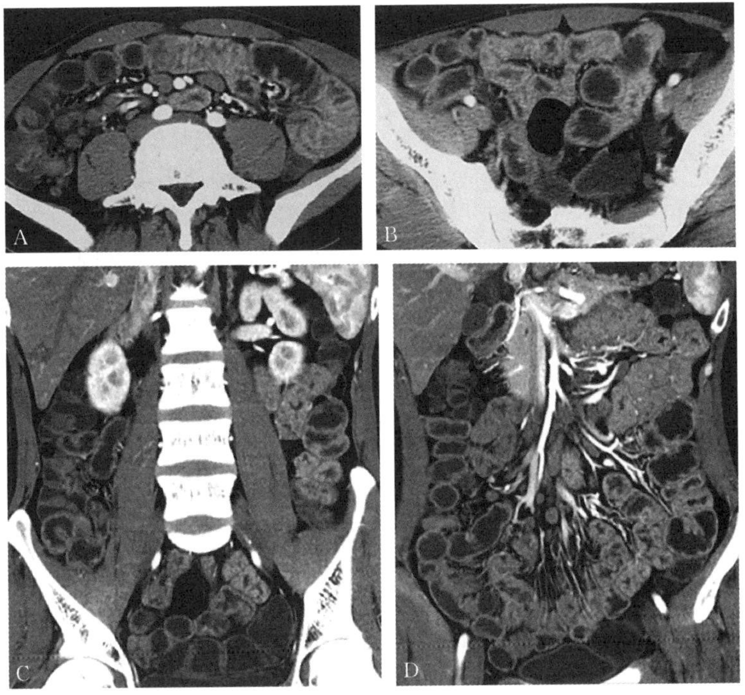

图 3-4-61　外周 T 细胞淋巴瘤

注:A、B 图为动脉期 CT 增强图像,C、D 图为动脉期冠状面重建图像,显示回肠很长一段肠管黏膜皱襞增多,与空肠黏膜皱襞相仿,即"回肠空肠化",沿肠系膜血管走行区可见增生肿大淋巴结影。

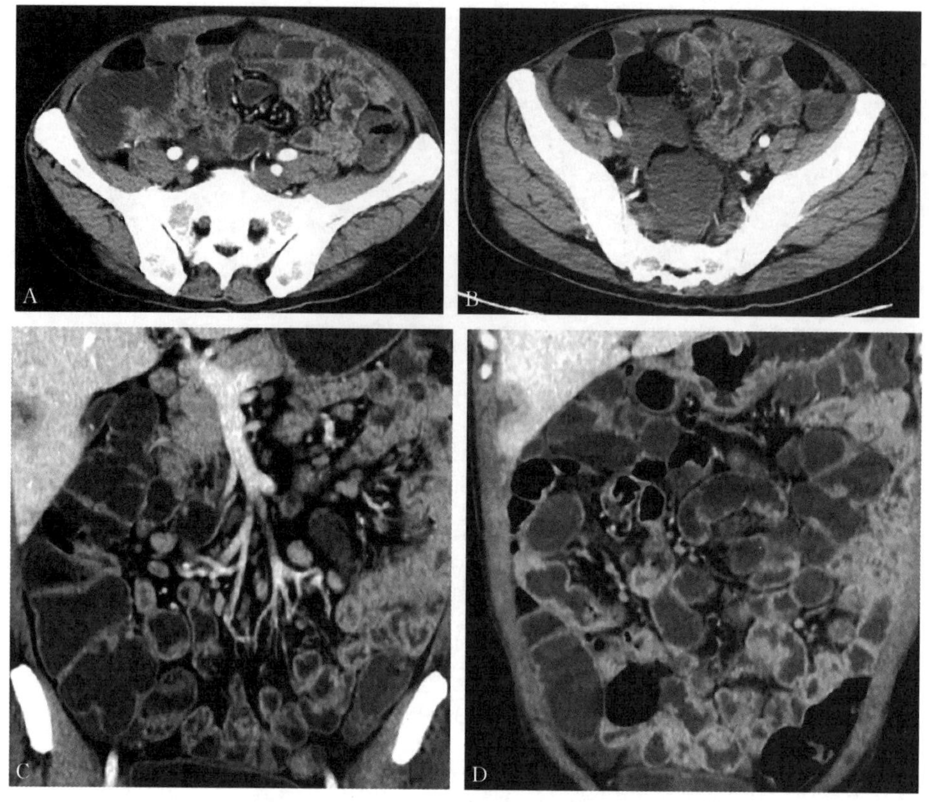

图 3-4-62　回肠外周 T 细胞淋巴瘤

注：A、B 图为门脉期 CT 增强图像，C、D 图为门脉期冠状面重建图像，显示回肠很长一段肠管黏膜皱襞增多，与空肠黏膜皱襞相仿，即"回肠空肠化"，沿肠系膜血管走行区可见增生肿大淋巴结影。

i. 合并其他肿瘤：部分患者可合并胃淋巴瘤或是纵隔肿瘤等。

B. MRI 表现：小肠淋巴瘤的 MRI 表现分型与 CT 小肠造影类似，T_1WI 呈等低信号，T_2WI 呈中等或稍高信号，DWI 上呈异常高信号，增强扫描可见轻到中度强化。黏膜面呈结节状凹凸不平改变。

5）诊断要点：总结小肠淋巴瘤的 CT 小肠造影表现，可以发现以下特点：①病变肠管的黏膜面多连续光整，少数黏膜呈现凹陷、不光整，肠壁不规则增厚，以黏膜下层和肌层为主，大多累及肠管 3/4 周径以上；②不同时相显示大多病变肠管形态可变，仍能保持一定的扩张度和柔软度，这可能与淋巴瘤不引起纤维组织增生有关。③淋巴瘤的强化方式为轻到中度强化，有学者对各种离体小肠淋巴瘤的标本进行研究认为小肠淋巴瘤血供相对较少，无明显血管增多、增粗现象，多表现为分布紊乱、扭曲、中断及系膜淋巴结肿大等。④小肠淋巴瘤可致肠梗阻，因病变的肠壁不引起纤维组织增生，故梗阻多由肠套叠引起，且多由腔内息肉状肿块诱发，套叠肠段范围较大。⑤小肠淋巴瘤易穿孔，尤其是 T 细胞淋巴瘤，当临床遇到不明原因肠套叠伴梗阻或穿孔时，应考虑小肠淋巴瘤的可能。

6）鉴别诊断：小肠淋巴瘤主要应与腺癌、间质瘤、平滑肌肉瘤以及克罗恩病相鉴别。

A. PSIL 在以肠壁增厚为主要表现时需与小肠腺癌相鉴别，小肠腺癌好发于近端小肠，管壁形态僵硬，蠕动消失，肠管位置相对固定，管腔易呈向心性狭窄。淋巴瘤好发于远端小肠，病变的肠壁能保持一定的扩张度和柔软度，很少引起肠腔狭窄和梗阻，常特征性地表现为受累肠管管腔呈动脉瘤样扩张，累及肠壁可明显增厚；小肠淋巴瘤病灶边界较光整，肠腔周围脂肪层常存在，而小肠腺癌边缘多不规则，向周围呈浸润性生长。

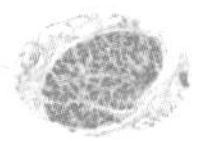

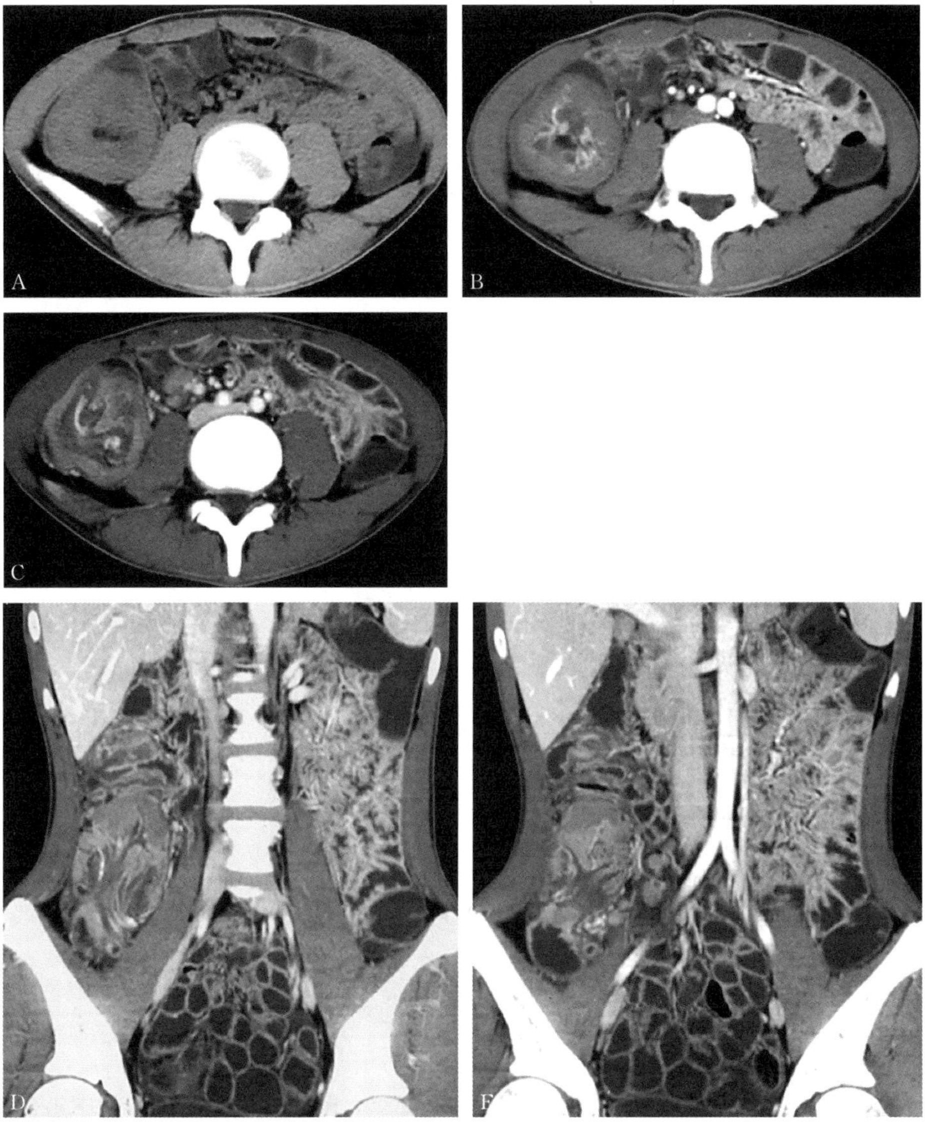

图 3-4-63　回盲部弥漫大 B 淋巴瘤伴套叠

注：A 图为 CT 平扫图像，显示回盲部肠壁明显增厚，B、C 图为动脉期和门脉期 CT 增强图像，D、E 图为门脉期冠状面重建图像，显示增厚肠壁回盲部呈套叠改变，可清晰显示套叠肠管三层结构，肠管周围可见增生肿大淋巴结影。

B. PSIL 表现为肠腔内息肉状肿块时，应与肠腔内的腺瘤及向腔内生长的间质瘤等鉴别。小肠淋巴瘤一般呈分叶状，其相邻部位的肠壁常明显增厚，邻近淋巴结常明显增大，其增强后病灶的强化程度较低；小肠腺瘤及向腔内生长的间质瘤一般边缘较光整，强化较明显，有时可见肿瘤的蒂部，附近肠壁无明显增厚，一般肠系膜根部和附近无明显淋巴结肿大。

C. PSIL 肠系膜受累型需与小肠平滑肌肉瘤相鉴别。后者特征性表现为肠袢间有巨大的软组织肿块影，中央见低密度坏死区，增强后呈明显不均匀强化；而小肠淋巴瘤表现为肠外沿肠系膜分布的圆形、卵圆形或分叶状肿块影或结节状相互融合病灶，肠系膜脂肪密度消失，瘤体内很少出现液化、坏死。

D. T 细胞淋巴瘤表现为节段性肠壁增厚时，

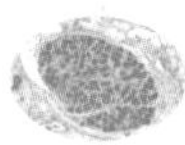

应与克罗恩病相鉴别。T细胞淋巴瘤可表现为节段性肠壁增厚，肠腔狭窄，增强扫描可见肠壁明显异常强化，可有类似于克罗恩病的梳状征，但T细胞淋巴瘤极易穿孔导致弥漫性腹膜炎（图3-4-64），克罗恩病很少发生穿孔，多有瘘管或窦道形成。T细胞淋巴瘤当表现为弥漫性回肠空肠化时，需与嗜酸性胃肠炎相鉴别，二者的病变范围都较弥漫，嗜酸性胃肠炎肠壁更为水肿、增厚，增强扫描常呈现典型的"靶征"，即黏膜层和浆膜层明显强化呈高密度，黏膜下层水肿，强化减弱呈低密度。嗜酸性胃肠炎浆膜型常出现腹水，且腹水量短期随访变化显著，有助于二者的鉴别。

（4）类癌

1）概述：类癌（carcinoid tumor）是一组起源于肠嗜铬细胞的内分泌肿瘤。1908年德国物理学家默林（Merling）首先描述此病。因其临床病理特

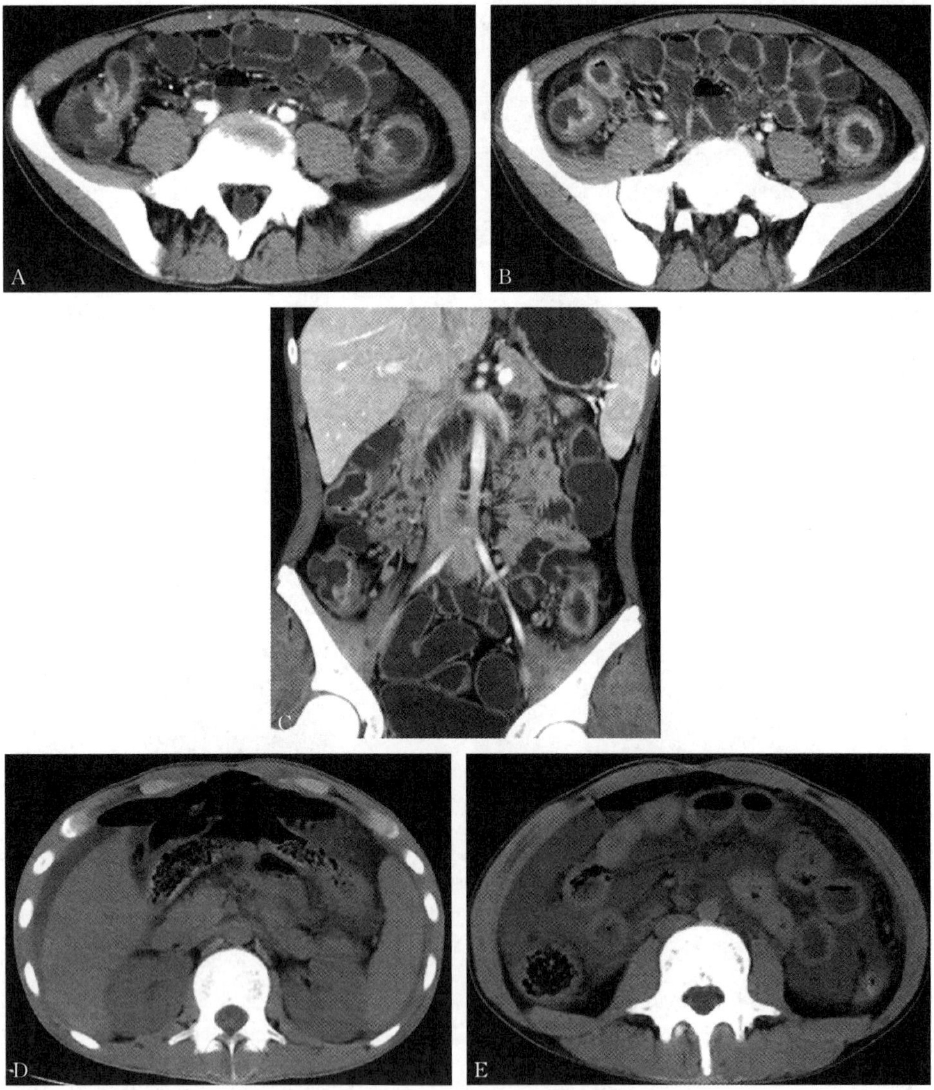

图3-4-64　外周T细胞淋巴瘤类似克罗恩病

注：A、B图为门脉期CT增强图像，C图为冠状面重建图像，显示回盲部、升结肠及降结肠肠壁增厚，增强扫描肠壁呈两层，动脉期明显强化，黏膜下层水肿，强化减弱，黏膜面可见凹凸不平溃疡改变，类似克罗恩病；D、E图为3d后随访CT平扫图像，显示消化道穿孔改变，腹腔内可见条片状游离气体影，并可见大量腹水影。穿孔术后病理证实为外周T细胞淋巴瘤。

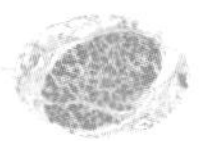

点不同于传统意义上的癌，但又与癌相似，具有潜在恶性程度，因而得名，又称类癌瘤。类癌可发生于胃肠道和肺中的肠嗜铬细胞，以胃肠道最常见，约占85%，可发生于胃肠道各部，其中以阑尾、回肠多见，其次为直肠。小肠类癌是小肠主要恶性肿瘤之一，占全部小肠恶性肿瘤的45%。最常见的发生部位为回肠，约占84%，特别是回盲瓣附近；其次是空肠10%、十二指肠5%、美克尔憩室1%。29%～35%的小肠类癌为多发性。发病率男女比例为女性较为多见，平均发病年龄在64.2岁。

2）病理：小肠类癌起源于APUD（amine precursor uptake and decarboxylation）系统中的肠嗜铬细胞（enterochromaffin cell，EC），又名Kulchitsky细胞。典型的类癌为黏膜下小结节，直径多小于2.0 cm，质硬，可移动，肿瘤增大后呈结节状或息肉状，表面可有糜烂、溃疡，剖面灰黄色，肿瘤绕肠周浸润可形成狭窄。

A. 光镜：类癌最常见的形态是在纤维间质中存在由均匀一致的多角形细胞或三角形细胞形成的实性癌巢，也可呈管状或腺泡样，细胞巢边缘的细胞为柱状，呈栅栏样排列形如基底细胞癌。很少有多形性、胞核着色过深或核分裂象。瘤细胞质内含有嗜酸性颗粒，嗜银阳性。间质纤维组织增生。

B. 免疫组化：除一般神经内分泌细胞标志物如chromogranin A、NSE、synaptophysin等阳性外，可分泌5-羟色胺和多种肽类激素。

C. 电镜：可有神经内分泌颗粒，核心电子密度高，形态不规则，大小不一，直径约为300 nm。小肠类癌细胞内含有较大而多形的颗粒，银染色反应阳性，故为亲银性。

3）临床：小肠类癌病变通常较阑尾类癌大，但多数直径小于2 cm，少数大于4 cm。原发病灶一般在黏膜下，然后侵犯肌层、浆膜，再至肠系膜，引起肠系膜纤维化，形成瘢痕组织收缩，使小肠系膜缘固定，导致肠管的纠集和不全性肠梗阻。有时病灶侵犯肠系膜和腹腔淋巴结时将小肠动脉包埋而引起出血，最终可致小肠坏死，这是小肠类癌致死相当常见的原因。多发性类癌多发生于小肠的系膜对侧缘。小肠类癌30%有第二个原发癌存在，最常见的第二个原发癌发生部位为结肠、胃和前列腺。

A. 一般消化道反应：类癌早期症状多不明显，随着肿瘤进展可出现腹部不适、腹胀、恶心、呕吐及便血等非特异性表现。

B. 局部肿块引起的症状：可引起肠梗阻，出现腹痛、腹胀、肠鸣、恶心、呕吐等症状。恶性类癌侵犯周围组织及转移，常出现腹块。

C. 类癌全身症状及类癌综合征：类癌综合征是典型的类癌全身性症状，由类癌细胞分泌的多种激素如组胺、缓激肽、血清素、P物质、前列腺素、生长抑素、多巴胺及血管活性肠肽（VIP）等进入循环所致的一系列临床症状。表现为面部皮肤潮红、腹痛、腹泻、哮喘、指间关节痛、低血压以及内膜病变、精神失常等。

小肠类癌发生类癌综合征亦较其他部位多见。其特点是：①往往具有典型的阵发性皮肤血管性症状；②原发类癌以位于回肠内较多；③症状的出现多发生于肝转移以后；④多数患者尿内5-HIAA水平升高。

4）影像学表现：

A. CT表现：当肿瘤在壁内生长时，CT检查可无异常表现。但患者若已出现明显的临床症状时，CT检查常能显示病变的征象。类癌的CT表现及相关病理如下。

a. 肠腔内软组织肿块：表现为腔内类圆形境界清楚、外形规则，强化均匀明显的软组织肿块。偶尔可显示肿块的表面溃疡，这种表现在类癌的CT表现中并不多见。肿块钙化常见。

b. 黏膜下来源软组织肿块：表现为黏膜下来源向腔外生长的境界清晰、外形规则，强化均匀明显的软组织肿块（图3-4-65～67）。肿块钙化常见。

c. 癌肿弥漫性浸润肠管，肠壁不均匀增厚，肠腔变窄，类似小肠腺癌的表现，增强扫描明显强化。

d. 典型的类癌表现为边界清晰或不规则的肠系膜软组织肿块，周边形成星芒状或辐条形状向肠系膜浸润。这些星芒状或辐条样改变既包含沿神经血管束向肠系膜浸润的肿瘤本身，也包含

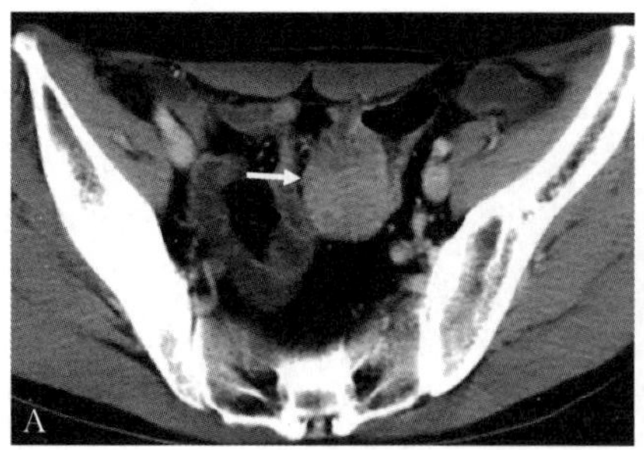
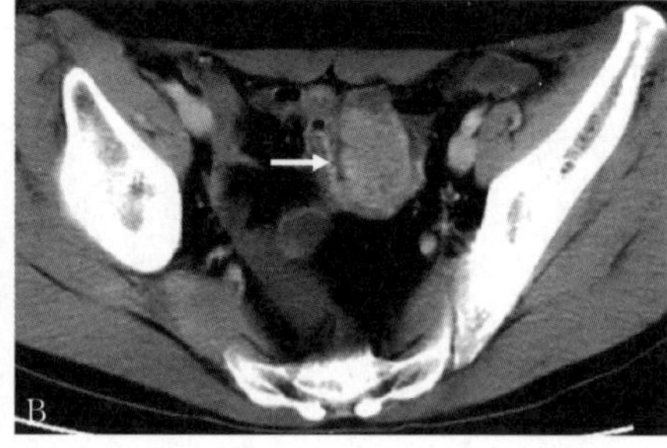

图 3-4-65　回肠类癌 CT 表现

注:CT 增强图像显示回肠浆膜外生长软组织肿块,增强扫描不均匀强化,周边强化较明显,中央点状囊变区未见强化(箭头)。

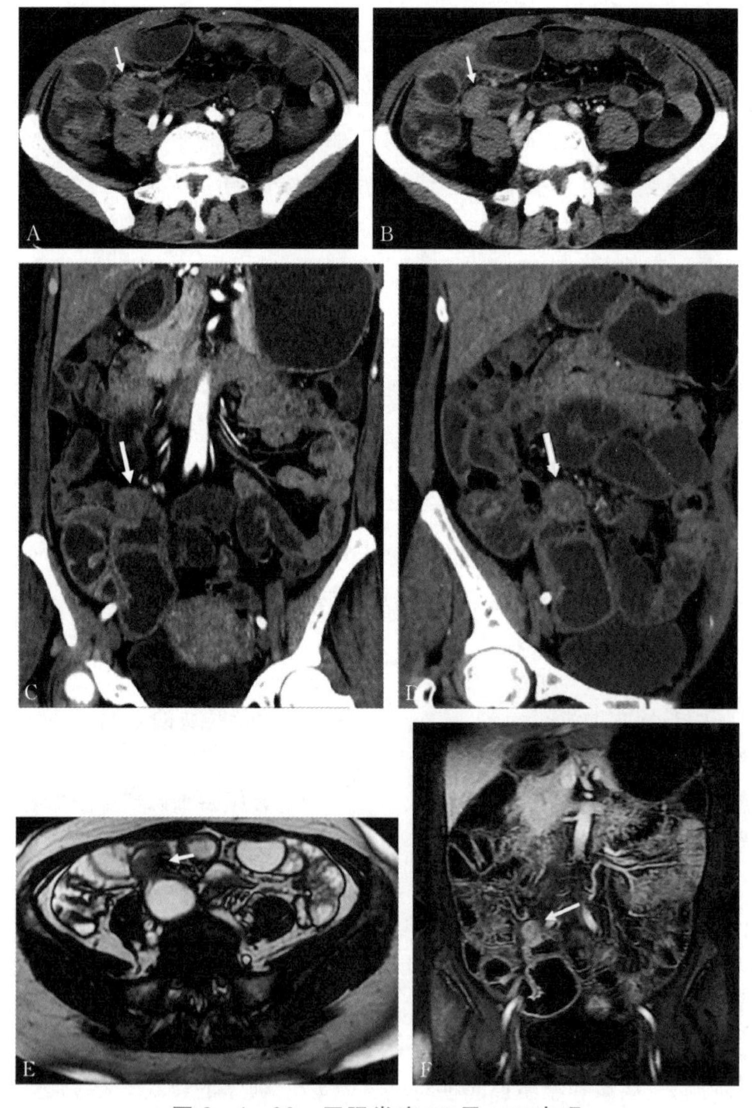

图 3-4-66　回肠类癌 CT 及 MRI 表现

注:A、B 图为动脉期和门脉期 CT 增强图像,C、D 图为冠状面和矢状面重建图像,显示回肠黏膜下来源外生性生长肿块,肠腔狭窄,邻近肠管扩张,增强扫描异常强化(箭头);E 图为 MRI 横断面 FIESTA 图像,显示肿块呈低信号;F 图为冠状面 LAVA 增强图像,显示为肿块明显异常强化(箭头)。

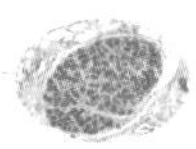

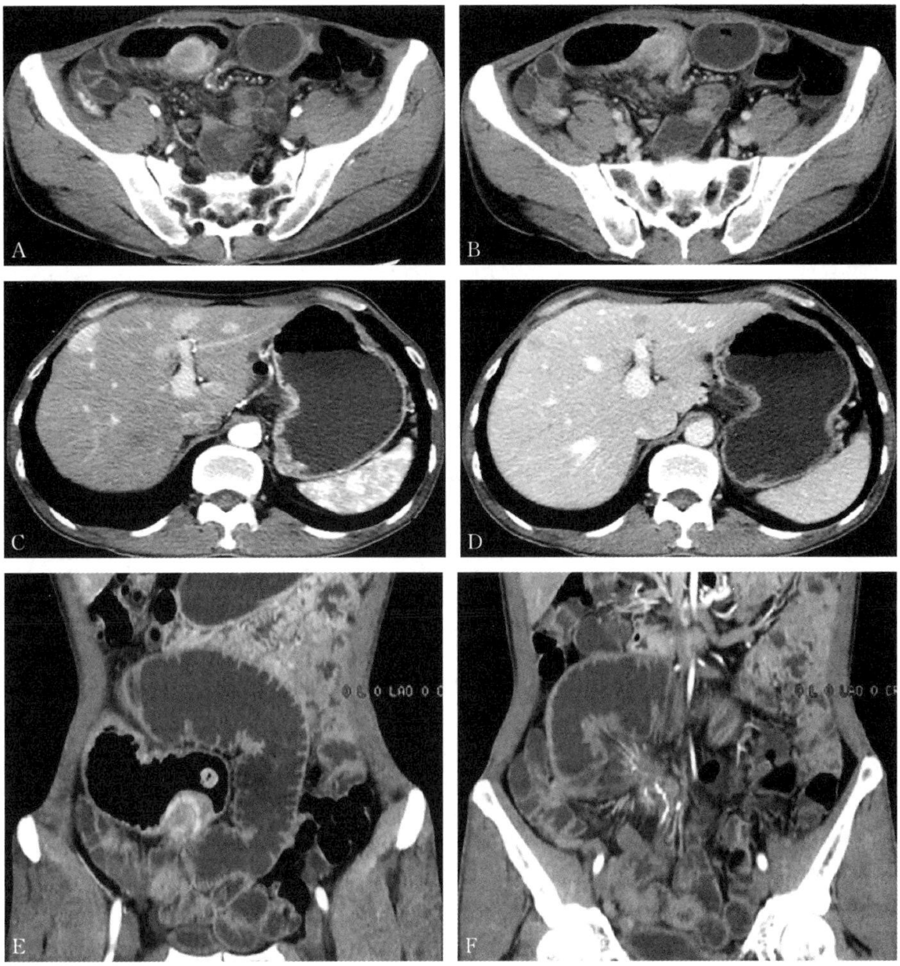

图 3-4-67 回肠类癌伴肝转移

注：A、C图为动脉期CT增强图像，B、D图为门脉期CT增强图像，显示回肠黏膜下来源腔外生长肿块，增强扫描明显异常不均匀强化，肝脏内可见多发转移灶，动脉期明显强化；E、F图为动脉期冠状面重建图像，清晰显示肿块位置，F图显示肿块向肠系膜浸润，周边呈星芒状或辐条状改变。

纤维化成分。有研究表明，纤维化程度与CT扫描中星芒状的程度呈明显正相关。这种明显的促结缔组织增生反应是激素的有效物质，尤其是类癌肿瘤分泌的5-羟色胺所致。这种物质也促进肠壁纤维结缔组织增生。病灶内可见局灶性钙化，主要有3种类型：小的、斑点状钙化，粗糙的、密集的钙化以及弥漫性钙化，有时肿块因弥漫性钙化而呈现高密度。病灶中的高密度有时也可为骨化，CT上难以鉴别钙化与骨化，骨化的原因可能是由于肿瘤产生某种成骨因子或是激素导致局部骨化。类癌因其血供丰富，因此坏死较少见，大片的坏死常归因于血管闭塞导致的梗死。肝脏是最常见的转移脏器，转移灶为明显强化结节，大的转移灶由于中央坏死而呈现强化不均匀（图3-4-67）。

e. 类癌所分泌的5-羟色胺常导致肠壁纤维组织增生，肠系膜血管阻塞从而肠壁缺血、水肿，表现为局限性或较弥漫的肠壁增厚，肠腔向心性狭窄，肠壁明显强化，可致肠梗阻（图3-4-66、67）。

B. MRI表现：类癌的MRI表现与CT表现类似，通常表现为发生在远端回肠黏膜下来源肿块，T_1WI和T_2WI上肿块信号强度与肌肉信号大致相仿，增强扫描明显强化。典型的类癌表现为发生于肠系膜的肿块，肿块周围呈星芒状或车轮状向肠系膜浸润。邻近小肠通常有缺血表现，表现为肠壁增厚，T_2WI 上可见黏膜下的高信号水肿带（图 3-4-66、68）。

5）鉴别诊断：表现为发生于肠系膜的异常强化软组织肿块，周边呈星芒状或辐射状向肠系膜浸润并伴有钙化，高度提示类癌。类癌的鉴别诊断较为困难，需要与以下发生于肠系膜的肿瘤相鉴别。

A. 肠系膜型韧带样纤维瘤：亦可表现为边界清晰或不清晰的软组织肿块，边缘呈放射状向肠系膜浸润，形成车轮状纤维化进入肠系膜脂肪。纤维瘤通常体积较大，常伴有坏死区域而导致低密度。

B. 胃肠道间质瘤：边界清晰的软组织肿块，增强扫描明显强化，MIP 重建可见由肠系膜动脉供血，一般无肠系膜血管的包埋及浸润，且肝脏的转移灶为低密度。

C. 肠系膜型淋巴瘤：表现为肠系膜及腹膜后

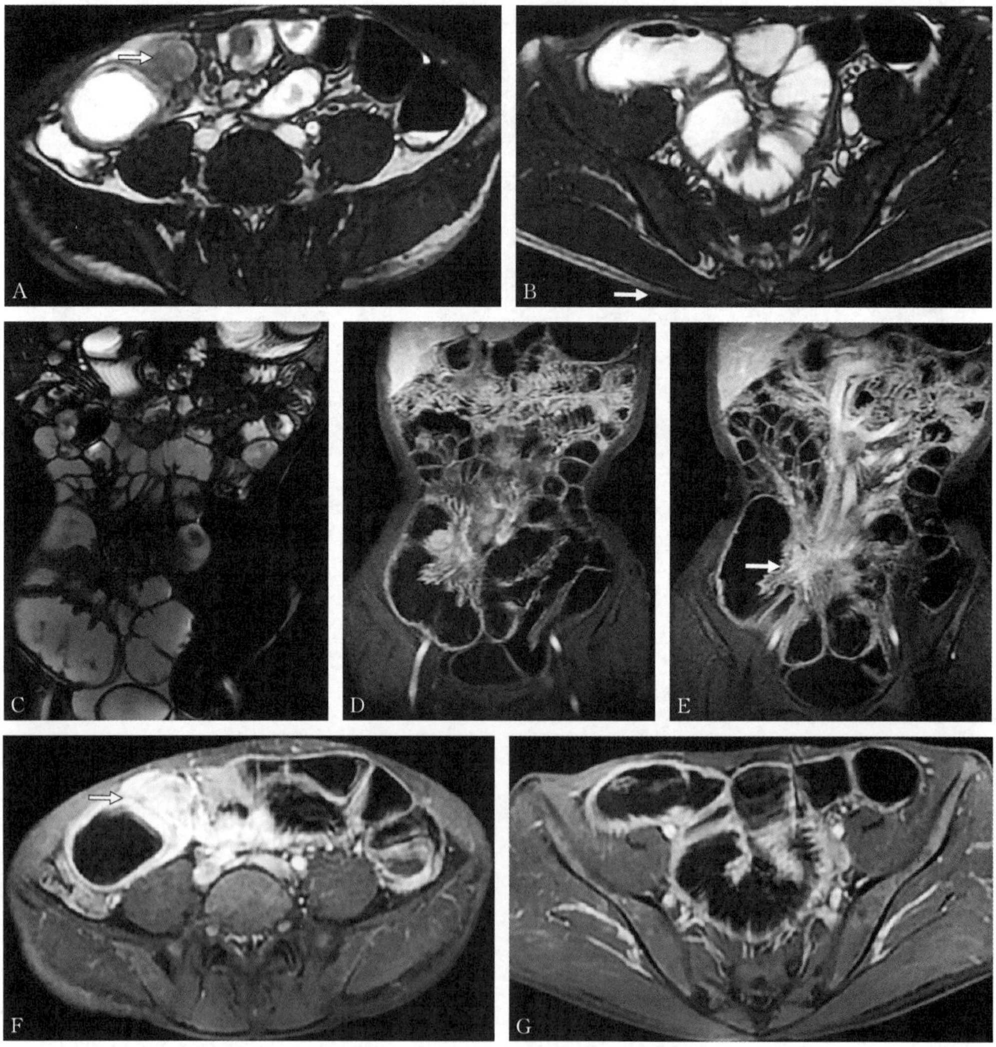

图 3-4-68 回肠类癌 MRI 表现

注：与图 3-4-66 为同一患者。A、B 图为 MRI 横断面 FIESTA 序列，C 图为冠状面 FIESTA 图像（加抑脂序列），显示回肠黏膜下来源腔外生长软组织肿块，呈低信号，邻近肠管扩张，B 图显示邻近扩张肠管呈分层，提示缺血；D、E 图为横断面 LAVA 增强图像，F、G 图为横断面增强图像，显示肿块明显强化，并向邻近肠系膜浸润，肠系膜肿块呈星芒状或辐条状改变，邻近肠管强化异常，提示缺血改变（箭头）。

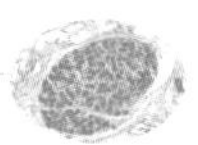

淋巴结肿大、融合，包埋肠系膜血管，呈现典型的夹心面包征改变，增强扫描轻度强化。

D. 硬化性肠系膜炎：是一种少见的肠系膜炎症状态，发病原因不明，多发生在肠系膜根部。当炎症表现为肠系膜脂膜炎时，表现为肠系膜局灶性密度增高区域，肠系膜脂肪被一团假包膜包围，被称为雾状肠系膜。在慢性炎症或退缩性肠系膜炎时，纤维化占主导，表现为软组织肿块并可伴有钙化。肿块边界不清晰，并伴有增厚的胡须状组织向周围肠系膜脂肪浸润可包埋肠系膜血管，并可累及邻近的实质器官。

E. 胰腺癌侵犯肠系膜：表现为肠系膜不规则的软组织肿块，增强扫描无强化，肠系膜血管走行扭曲，局部血管变细。

（5）平滑肌肉瘤

1）概述：平滑肌肉瘤（leiomyosarcoma）是起源于平滑肌组织（包括血管平滑肌）的恶性肿瘤，在腹部多个脏器及组织均可发生，其组织病理学特征为梭形肿瘤细胞成束状、编织状排列，核分裂象多见，坏死常见，可见分支状薄壁肿瘤血管生长，肿块呈浸润性生长，周围组织及血管易受累。平滑肌肉瘤免疫组化通常表现为肌源性特异标志物结合蛋白 DES、平滑肌肌动蛋白 SMA，而 CD117、CD34 阴性。

2）影像学表现：

A. CT 表现：肿块常呈分叶状、钙化少见，坏死多见（表现为大片状或散在多发小片状低密度灶），大多数肿瘤边界清楚（累及邻近脏器时边界不清），并且周围血管易受累。增强扫描肿块实质部分延迟强化，并且动脉期可见肿瘤内血管显示。平滑肌肉瘤由于生长迅速常呈分叶状，且肿瘤延迟强化具有一定特征性（图 3－4－69、70）。平滑肌肉瘤淋巴结转移少见，常见转移方式为种植转移和血行转移（图 3－4－71）。

B. MRI 表现：病变多呈圆形或分叶状，多数边界清楚，呈膨胀性生长。肿块呈 T_1WI 低、T_2WI 等或稍高信号，内部若有坏死，则 T_2WI 明显高信号。增强扫描同 CT 表现。

3）鉴别诊断：小肠平滑肌肉瘤较为少见，需与淋巴瘤和间质瘤相鉴别，淋巴瘤为轻到中度强化，坏死少见。与间质瘤影像上鉴别较为困难，需依靠免疫组化鉴别。

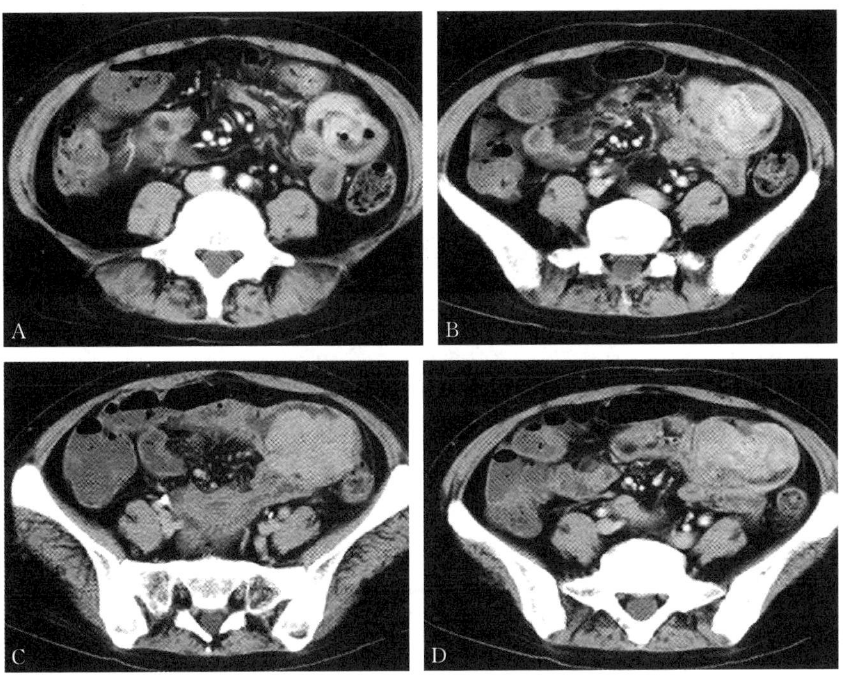

图 3－4－69　空肠平滑肌肉瘤

注：增强扫描显示空肠腔内生长肿块，边缘呈分叶状，增强扫描明显不均匀强化。

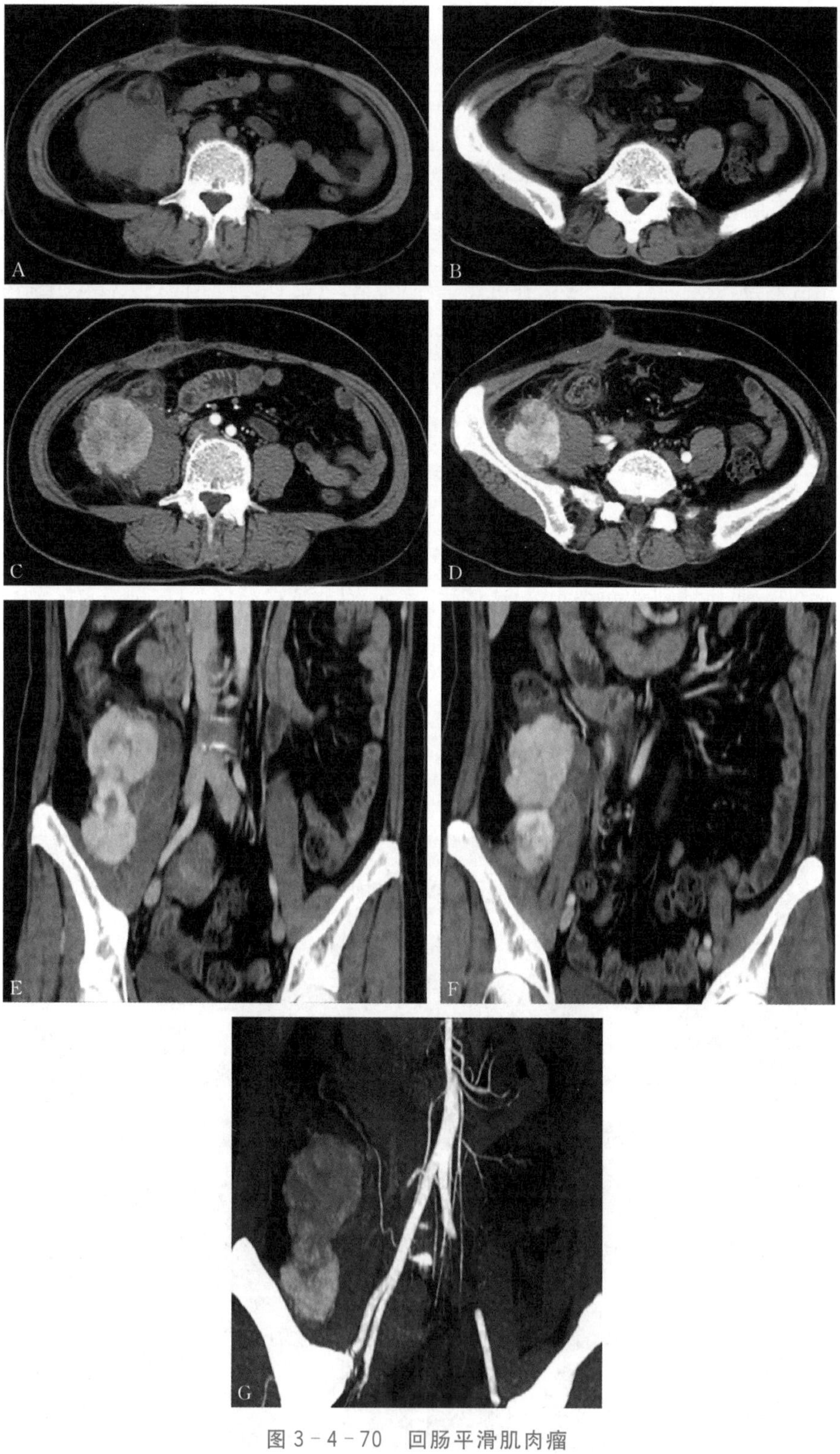

图 3－4－70　回肠平滑肌肉瘤

注：A、B 图为 CT 平扫图像，显示回肠腔外生长软组织肿块，边缘不规则，侵犯右侧腰大肌；C、D 图为增强图像，E、F 图为冠状面重建图像，G 图为冠状面 MIP 重建图像，显示肿块明显不均匀强化，右侧腰大肌肿胀。

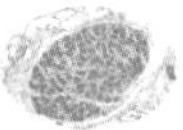

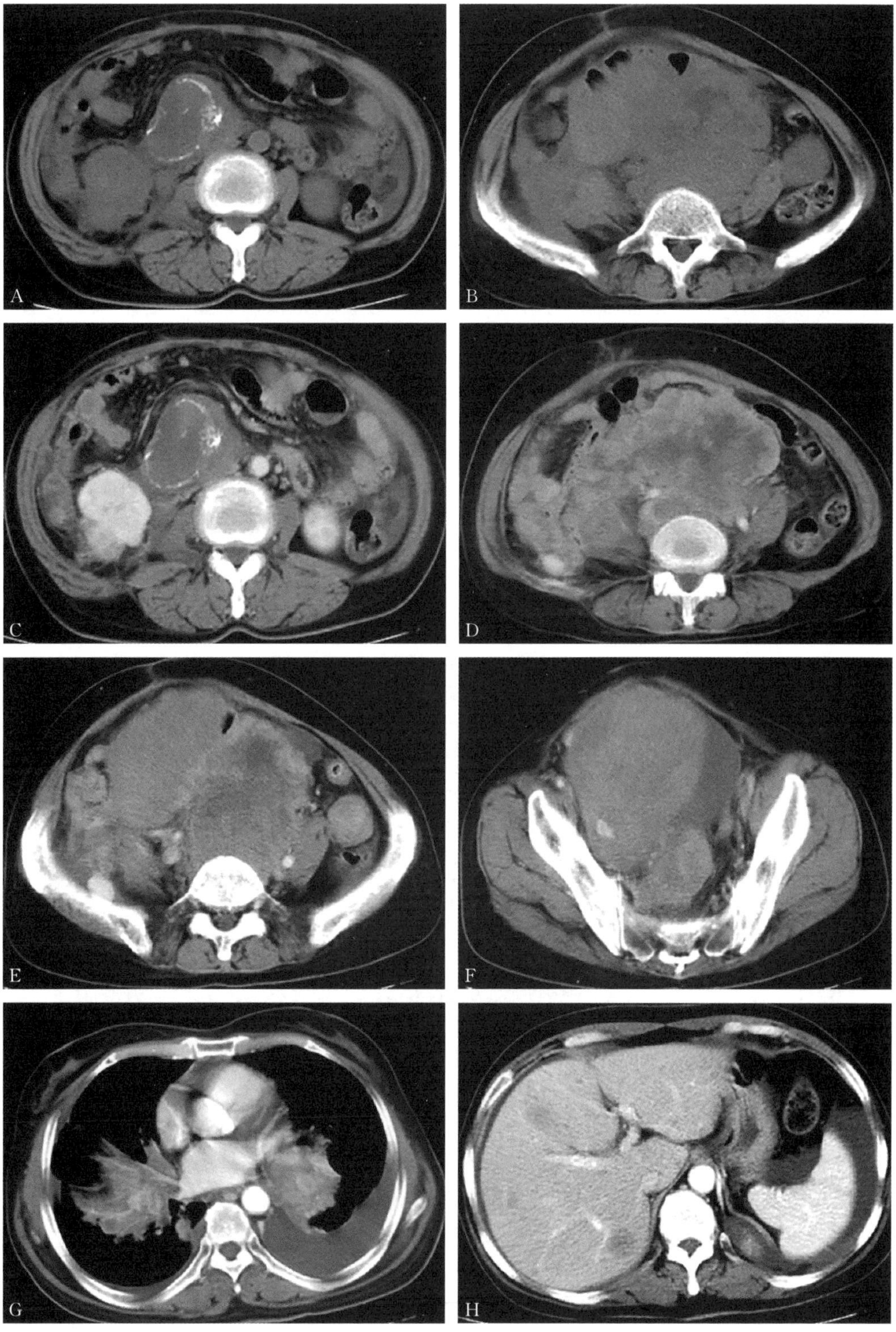

图 3-4-71　平滑肌肉瘤术后复发

注：与图 3-6-69 为同一患者。A、B 图为 CT 平扫图像，C～H 图为 CT 增强图像，显示回肠平滑肌肉瘤术后；C 图显示手术区肿块复发，增强扫描异常强化，腹、盆腔内多发转移灶伴大量腹水；G 图显示两肺门多发转移灶，两侧胸腔积液；H 图显示肝脏内多发低密度转移灶。

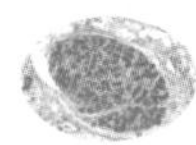

（6）转移瘤

小肠转移性肿瘤（metastasis of small bowel）是指小肠以外组织和器官的原发性恶性肿瘤转移到小肠而形成的肿瘤。许多常见的肿瘤晚期都可出现小肠转移，特别是腹腔内恶性肿瘤，如胃癌、结肠癌、卵巢癌、肝癌等。不仅如此，一些腹腔外肿瘤也可发生小肠转移。可转移至小肠的腹腔外肿瘤有恶性黑色素瘤、肺癌、乳腺癌、子宫颈癌、甲状腺癌和肾癌等。白血病的小肠病变、小肠继发性淋巴瘤实际上也属于小肠转移性肿瘤。

小肠转移性肿瘤可来自其他组织和器官的恶性肿瘤直接浸润、血行转移、淋巴转移或者腹腔种植等途径。多见于回肠，尤其是末端回肠，其次为空肠，十二指肠少见。可单发，以多发常见。影像学表现与原发肿瘤相似，小肠转移瘤一般出现在浆膜或者肠壁。也有发生黏膜下转移，形成息肉样病变，引起溃疡和出血，或引起肠套叠。当转移至肠系膜时，可使小肠成角或使小肠狭窄而引起肠梗阻（图 3-4-72）。

恶性黑色素瘤是腹腔外肿瘤中最常转移至小肠的肿瘤。40%～60%的黑色素瘤有肠管的转移，通常是多发性的。一旦发生胃肠道转移，预后极差。小肠的原发性黑色素瘤极为罕见。

肺癌是第二个易于发生小肠转移的腹腔外肿瘤。发生小肠转移的原发癌约 60%为鳞癌（图 3-4-73）。

转移性小肠肿瘤术前诊断困难，常见于恶性肿瘤晚期或广泛转移者。好发年龄为 50 岁左右。常因原发灶未被注意而肠道转移首先出现临床表现，有时可引起消化道出血，偶尔可并发肠套叠，或表现为腹部包块。对恶性肿瘤晚期或手术后患者不明原因的阵发性腹痛、腹部包块，出现不完全肠梗阻症状者，应警惕转移瘤的可能。

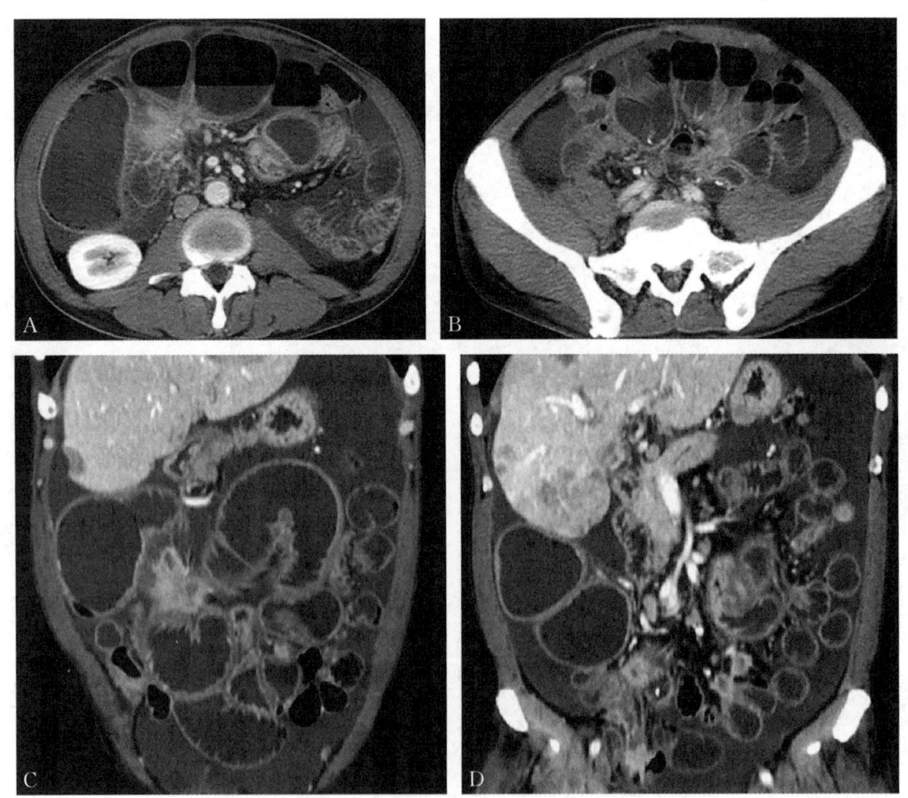

图 3-4-72　结肠肿瘤术后小肠转移伴肠梗阻

注：A、B 图为 CT 增强图像，C、D 图为冠状面重建图像，显示小肠系膜转移灶伴异常强化，小肠明显扩张，呈肠梗阻改变，腹腔内大量腹水，肝脏可见多发转移灶。

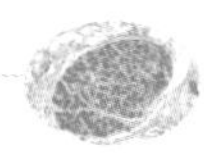

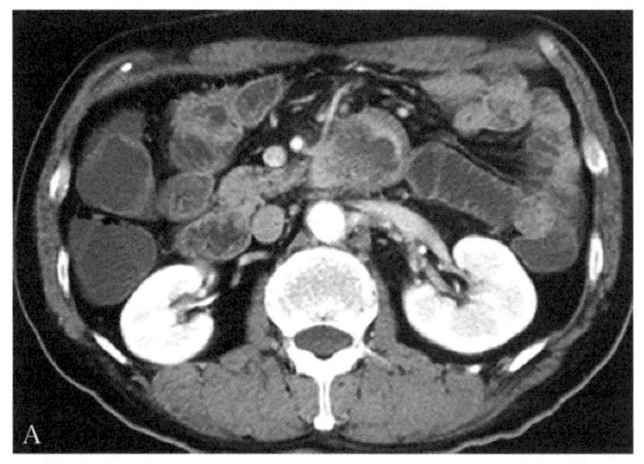

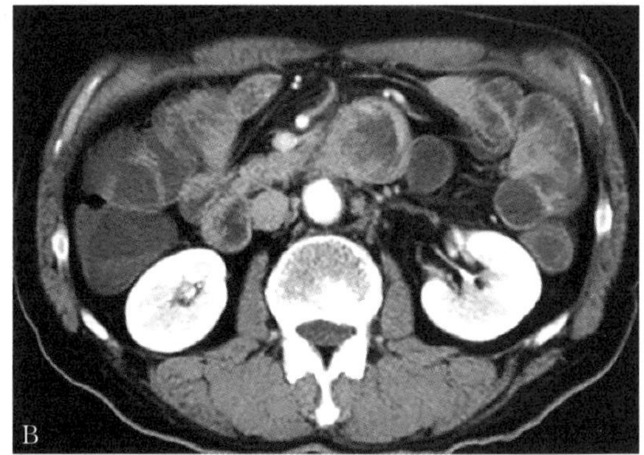

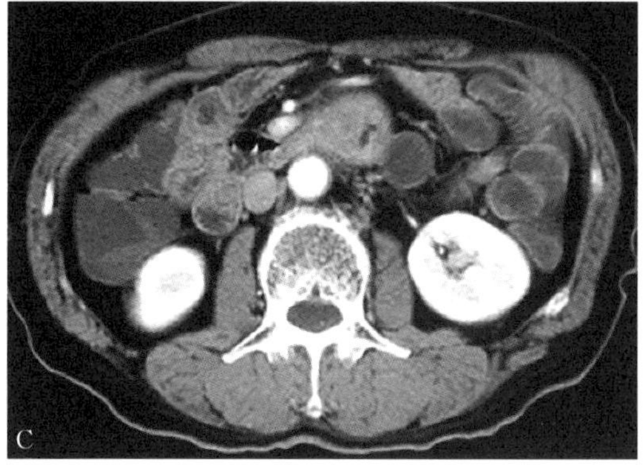

图 3-4-73 右肺鳞癌术后小肠转移

注:CT 增强图像显示肠系膜根部类圆形病灶,增强扫描明显不均匀异常强化,术后病理证实为肺鳞癌小肠转移。

3.5 炎症性、传染性和弥漫性疾病

3.5.1 克罗恩病

(1) 概述

克罗恩病是一种病因未明的非特异性慢性炎症性肠病,可以累及消化道从口腔到肛门的任何部位,但好发于末端回肠和右半结肠。对克罗恩病的认识可追溯至 1932 年,首先由伯里尔·克罗恩(Burrill Crohn)描述末段回肠炎,以后相继命名为肉芽肿性肠炎、局限性肠炎、节段性肠炎。1973 年世界卫生组织将本病正式定名为克罗恩病。病变呈节段性或跳跃性分布,以腹痛、腹泻为主要症状,常并发肠瘘和肠梗阻,且有发热、贫血、营养障碍及关节、皮肤、眼、口腔黏膜、肝脏等肠外损害。本病有终身复发倾向,重症患者多迁延不愈,预后不良。

本病分布于世界各地,国内较欧美少见。不同种族、不同地域,甚至不同经济社会地位间有所差别。白种人发病率高,黄种人和黑种人发病率低。近几年其发病率在我国逐年上升,发病年龄呈双峰特征——15～30 岁和 55～80 岁高发,女性比男性发病率高 20%～30%。

本病病因尚不明确,随着免疫学、遗传学、分子生物学等学科的迅速发展,以及动物模型制作方法的日趋成熟,其病因已初显端倪。目前认为本病是多种因素相互作用所致,主要包括免疫、感染、遗传以及精神心理因素等。

(2) 病理

1) 克罗恩病的病理变化:分为急性炎症期、溃疡形成期、狭窄期和瘘管形成期(穿孔期)。本病的病变呈节段性分布,与正常肠段相互间隔,界限清晰,呈跳跃区(skip area)的特征。急性期以肠壁水肿、炎变为主;慢性期肠壁增厚、僵硬,受累肠管外形呈管状,狭窄肠管近端肠管扩张。黏膜典型病变有以下几种。

A. 溃疡:早期病变呈鹅口疮样小溃疡,呈纵行或匍匐状,不连续,大小不等。最小者如针尖,伴有出血;较大者边界清楚,底为白色。手术切除时如遗漏小的病变,可从该处复发。晚期溃疡为纵行或横行,深入肠壁的纵行溃疡即形成较为典型的裂沟,沿肠系膜侧分布。

B. 卵石状结节:鹅卵石样改变约存在 1/4 病例中。由于黏膜下层水肿和炎细胞浸润形成的小岛状突起,加上溃疡愈合后纤维化和瘢痕的收缩,使黏膜表面似卵石状。

C. 肉芽肿:肉芽肿由类上皮细胞组成,常伴

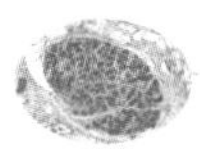

有朗格汉斯巨细胞(Langerhans cell),但无干酪样变,有别于结核病。肠内肉芽肿系炎症刺激的反应,并非克罗恩病独有;且20%～30%病例并无肉芽肿形成。

D. 瘘管和脓肿:肠壁的裂沟实质上是贯穿性溃疡,使肠管与肠管、肠管与脏器或组织(如膀胱、阴道、肠系膜或腹膜后组织、肌肉等)之间发生粘连和脓肿,并形成内瘘管。肠管如穿透肠壁,经腹壁或肛门周围组织而通向体外,即形成外瘘管。有些克罗恩病可见多发炎性息肉,息肉直径一般小于15 mm,多局限于一个肠段。

2) 克罗恩病光镜下特点:克罗恩病的光镜下特点为不连续的全壁炎、裂隙状溃疡、黏膜下层高度增宽、淋巴细胞聚集和结节病样肉芽肿形成。

A. 全壁炎:病变处肠壁全层有淋巴细胞和浆细胞浸润。中性粒细胞则易侵犯隐窝,称为隐窝浸润细胞,常导致隐窝炎和隐窝脓肿,是活动性病变的标志。克罗恩病隐窝脓肿的分布比溃疡性结肠炎更局限。

B. 裂隙状溃疡:为刀切样纵行溃疡,深入肠壁,有时可达浆膜层。这是克罗恩病并发肠瘘的病理基础。裂隙状溃疡有时可呈分支状,溃疡的内壁为炎性渗出物和肉芽组织。裂隙状溃疡的横切面即肠壁内脓肿。该溃疡虽也可见于溃疡性结肠炎和肠结核的急性期,但前者较表浅,而后者数量很少,所以裂隙状溃疡对克罗恩病有一定的诊断价值。

C. 淋巴细胞聚集:肠壁各层特别是黏膜下层和浆膜层,有大量淋巴细胞形成结节,并有生发中心。溃疡往往发生在淋巴细胞聚集的上方。

D. 黏膜下层高度增宽:这是由于黏膜下层高度水肿、淋巴管和血管扩张、神经纤维及纤维组织增生等使黏膜下层高度增厚,可达正常组织的数倍。

E. 结节病样肉芽肿:即非干酪样肉芽肿,也可称为上皮样肉芽肿。50%～70%的克罗恩病肠壁可找到这种肉芽肿。它可存在于肠壁黏膜至浆膜的各层,也可见于附近的淋巴结、肠系膜和肝脏。结节样肉芽肿是克罗恩病较具特征的病理改变,事实上,部分克罗恩病缺乏这种特征性改变,仅表现为非特异性全壁炎。结节病样肉芽肿与结核结节的区别在于前者无干酪样坏死,体积小而孤立,周围淋巴细胞少而不显。肉芽肿的巨细胞浆内可找到绍曼小体(Schaumann body)。肉芽肿是克罗恩病的早期改变。

(3) 临床

多起病隐匿,病程常呈慢性,反复发作性。临床表现比较多样,与肠内病变的部位、范围、严重程度、病程长短以及有无并发症有关。本病主要有以下几种表现。

1) 腹痛:腹痛的部位常与本病病变部位一致。炎症常累及回肠末端,因此以右下腹部或耻骨上区域多见。多数呈慢性间歇性疼痛,可为隐痛、钝痛或痉挛性疼痛。

2) 腹泻:也是本病常见症状之一。可为黏液便,常伴有肛门出血,很少为脓血便。如结肠受累,可伴有较多鲜血。若小肠(特别是末端回肠)有广泛病变,可有脂肪泻。病变处的炎症、蠕动增加及继发性吸收不良是腹泻的主要原因。

3) 腹部包块:病程进入亚急性期,出现肠壁增厚、肠腔狭窄、肠粘连及不完全性肠梗阻,腹部常能触及质地柔软、膨胀的肠袢包块。肠系膜淋巴结肿大、内瘘形成或局部脓肿形成时,亦可出现腹部包块。

4) 便血:结肠受累时,有深在的结肠溃疡,侵及肠壁血管,可引起便血。

5) 瘘管或窦道形成:克罗恩病透壁性炎症病变穿透肠壁全层至浆膜层,与肠外组织或器官相通,及形成瘘管或窦道。

6) 发热:活动性肠道炎症及组织破坏后毒素的吸收等均能引起发热。当病情缓解或发展到纤维化狭窄阶段,体温可降至正常。

7) 胃肠道外表现:本病可有全身多个系统的损害,从而伴有一系列的胃肠外表现。这些损害主要有骨关节损害、结节性红斑、虹膜睫状体炎、葡萄膜炎、口腔溃疡、小胆管周围炎、硬化性胆管炎、慢性活动性肝炎等。其发病机制可能是抗原抗体复合物沉积于滑膜、皮肤和眼睛的脉络膜等处以及肠道吸收不良、某些营养物质丢失、体内代谢障碍、毒素所致。

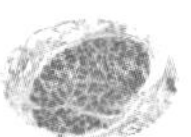

8）实验室检查：

A. 血液学检查：血红蛋白可有轻度至中度减少，重症者可有明显下降；活动期白细胞计数轻度升高，并发脓肿时可明显升高，以中性粒细胞为主；血小板计数在活动期也升高。

B. 粪便检查：粪便外观呈糊状或稀水样，镜检一般无红细胞、白细胞及黏膜。隐血试验可呈阳性。

C. 血沉检查：克罗恩病有活动性病变者血沉明显快于缓解期，因此血沉常作为本病活动性的重要指标之一。

D. 血液生化检查：克罗恩病活动期尤其是重症患者血清多种急性反应蛋白升高；血清铁和血清维生素 B_{12} 由于吸收不良或肠道出血而降低；血清免疫球蛋白水平有轻度升高；血清补体及补体降解产物水平有不同程度的增加，并与病变活动性有一定的关系。

（4）影像学表现

1）小肠钡剂造影 X 线表现：

A. 功能性改变：为克罗恩病变的早期表现，肠道由于炎性刺激，分泌物增多，表现为钡剂涂布不均，分散呈斑片状、油滴状，黏膜皱襞增粗、变平。

B. 鹅口疮样溃疡：又称阿弗他（aphthae）溃疡，为克罗恩病的早期溃疡类型。正面相呈周围绕以透亮带的钡点，直径 1～2 mm，或表现为肠壁边缘的尖刺状影。此种溃疡也可见于其他炎症性疾病，无特异性。

C. 纵行裂隙状溃疡：溃疡进一步发展，可形成深长的线状溃疡，纵行溃疡是本病的特征性表现，长度不等，长轴与肠管长轴平行，早期多累及肠系膜缘的肠壁，溃疡周围黏膜皱襞向溃疡集中。

D. 鹅卵石样改变：由于黏膜下层水肿、炎细胞浸润、淋巴滤泡增生及淋巴管和血管扩张等，黏膜面可呈结节状隆起，随着溃疡愈合后纤维化和瘢痕的收缩，其间水肿隆起的黏膜表现为形状不一、大小不等的结节状影，边缘光滑锐利，似鹅卵石样改变（图 3－5－1）。黏膜鹅卵石样改变为克罗恩病的相对特异性表现。

E. 肠管非对称性狭窄：克罗恩病进入慢性期，黏膜下纤维组织增生。由于肠管系膜缘病变严重，该侧肠管挛缩、变短，肠管游离缘病变较轻或无病变而呈囊袋状改变，称为“假憩室样”改变（图 3－5－2）。狭窄段长短不一，多呈节段性。若病变严重，肠管游离缘也受累，则肠管呈对称性环形狭窄。当肠管严重狭窄时，钡剂通过迅速而遗留一细线条状影，称为“线样征”。

F. 节段性分布：克罗恩病常常呈节段性分布，病变肠管之间间隔以正常肠管，由于病变肠段激惹及痉挛，钡剂很快通过而不停留该处，称为跳跃征（skip lesion），是克罗恩病的特征性表现（图 3－5－2）。

G. 并发症表现：包括瘘管、窦道、脓肿、蜂窝织炎和肠梗阻。透壁性溃疡穿破浆膜呈盲管状时

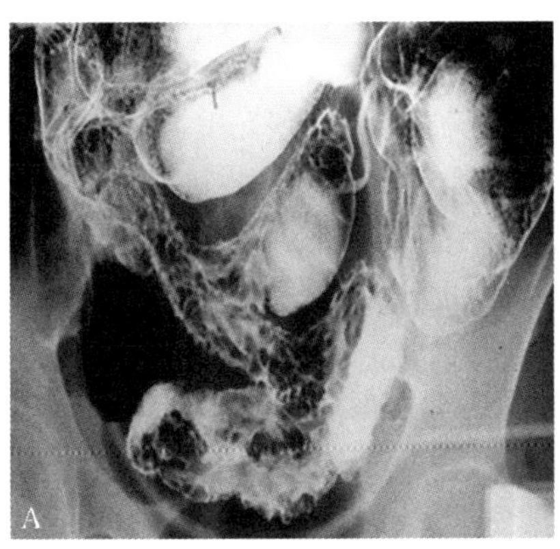

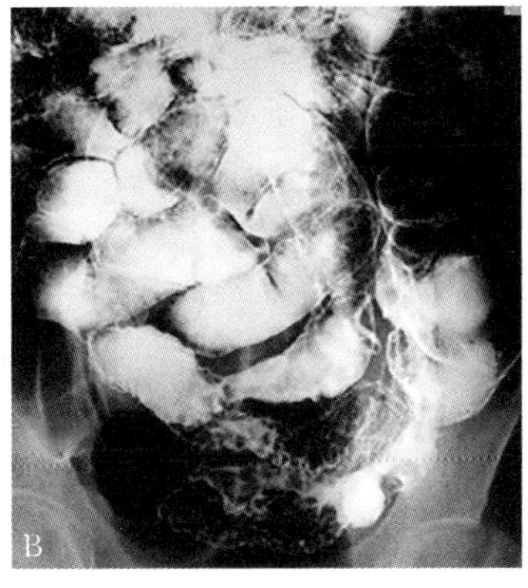

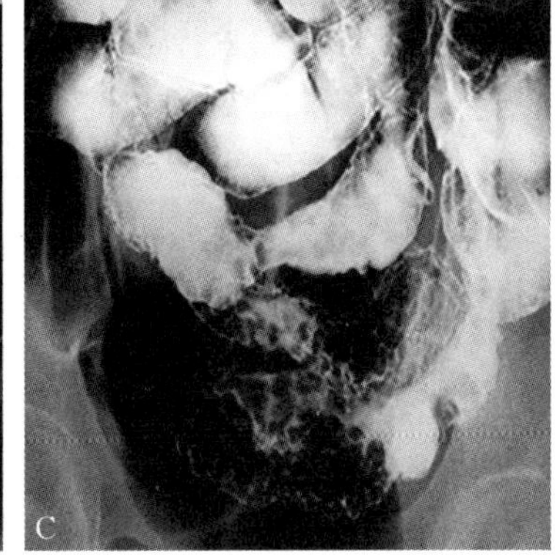

图 3－5－1　克罗恩病钡剂造影改变

注：小肠 X 线钡剂造影检查显示受累小肠黏膜面呈卵石样改变。

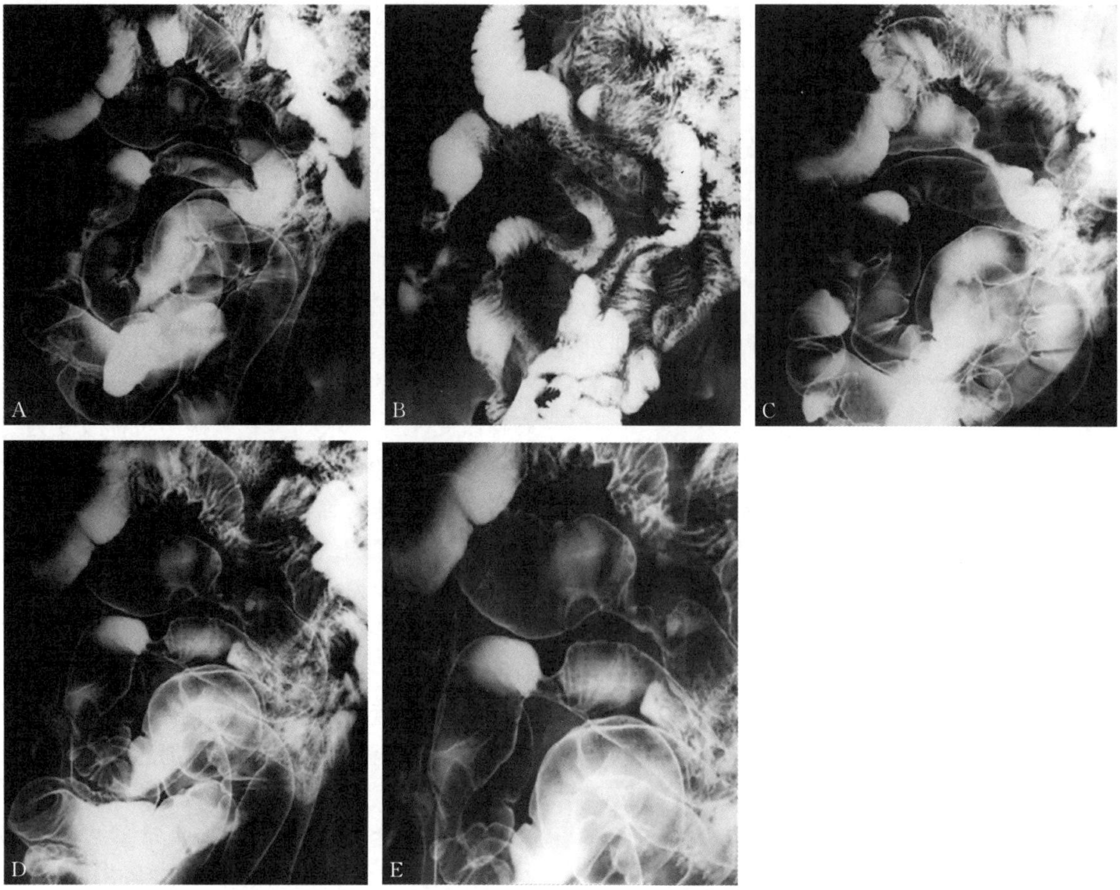

图 3-5-2　克罗恩病伴假性憩室形成

注：小肠 X 线钡剂造影检查显示小肠节段性肠壁增厚，肠腔狭窄，受累肠段系膜缘明显缩短，游离缘见多个囊袋状向外突出影，即“假性憩室”。

形成窦道，当穿透性溃疡与邻近小肠或结肠相通时形成瘘管，与体表、邻近肌肉、膀胱及阴道相通时均可形成瘘管，小肠造影时可见对比剂通过瘘管进入相通的肠管或膀胱、阴道，与皮肤形成瘘管时可见对比剂漏出到体表。穿透性溃疡也可形成腹腔脓肿、肠管周围蜂窝织炎和炎性包块。钡剂造影时通常可见肠管间距增宽、肠管变形或移位等间接征象，CT 或 MRI 检查显示更加清楚。当肠腔狭窄形成梗阻时，表现为狭窄段近端肠管明显积液积气扩张。

2）CT 小肠造影表现：

A. 节段性肠壁增厚：由黏膜下水肿、炎细胞浸润、血管淋巴管扩张和胶原纤维增生所致，急性期以水肿为著，慢性期主要为纤维组织增生（图 3-5-3～11）。充盈良好的小肠肠壁正常情况下肠壁厚度为 2～3 mm，若肠壁>4 mm 则认为肠壁异常增厚，严重增厚的肠壁导致肠腔狭窄，甚至肠梗阻。克罗恩病的早期主要为系膜缘肠壁增厚而游离缘肠壁厚度正常或者系膜缘肠壁增厚更加明显，病变时间较长时，游离缘肠壁也可以增厚，因而整个肠管呈对称性环形增厚改变。

B. 肠壁强化增加：表现为增强后动脉期和门脉期均较正常肠壁明显强化，以门脉期更为明显。肠壁强化类型可分为 4 种表现：①肠壁呈三层状，即最内面的黏膜层和最外面的浆膜层明显强化，中央的黏膜下层水肿，强化减弱而呈低密度，又称为“靶征”（图 3-5-3）。②肠壁呈三层状，即最内面的黏膜层和最外面的浆膜层轻度强化，中

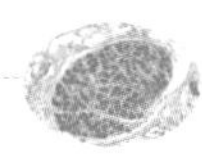

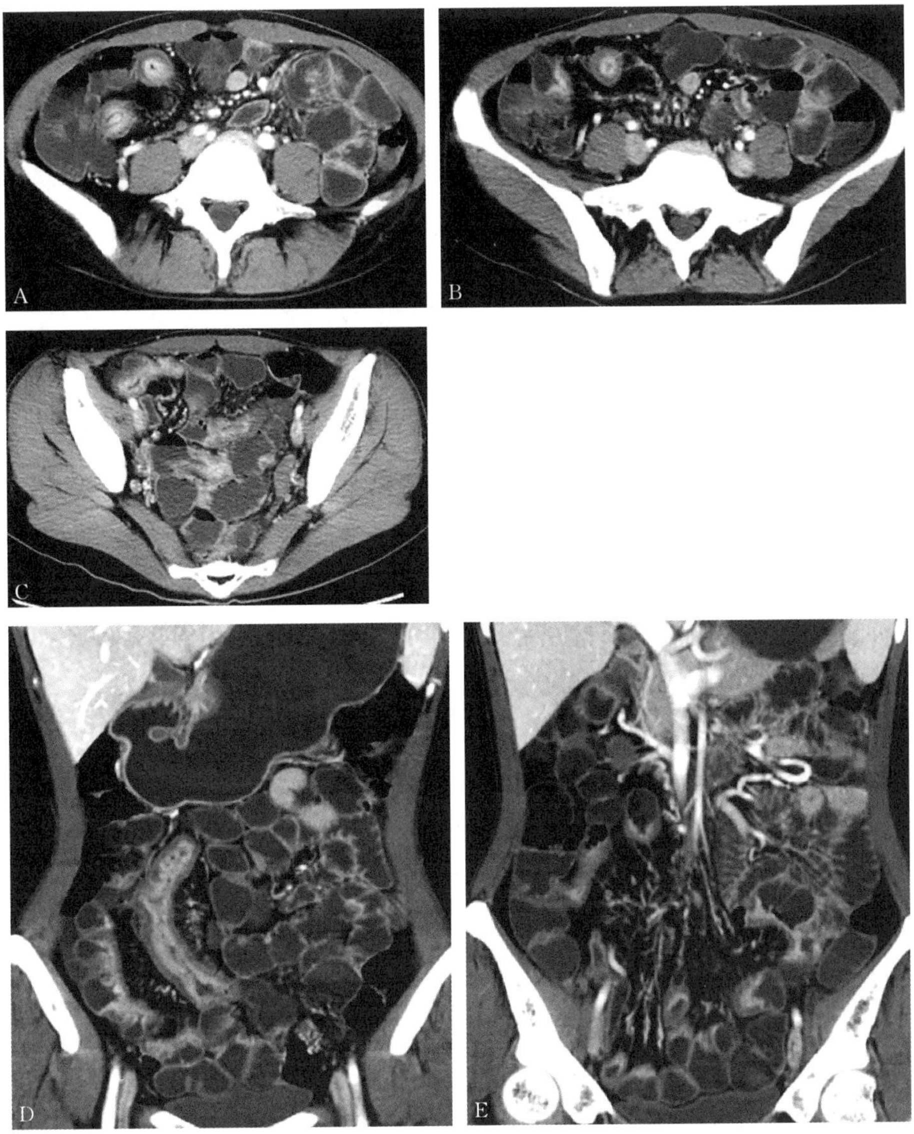

图 3-5-3　回肠克罗恩病

注：A、B、C 为门脉期 CT 增强图像，D、E 为冠状面重建图像，显示回肠节段性肠壁增厚，肠腔狭窄，增强扫描受累肠段呈三层改变，即最内层黏膜层和最外层浆肌呈明显强化，中间层黏膜下层水肿，强化减弱，呈靶征改变。

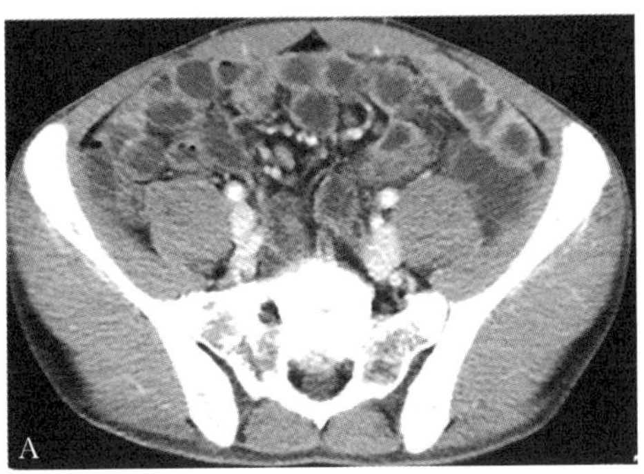

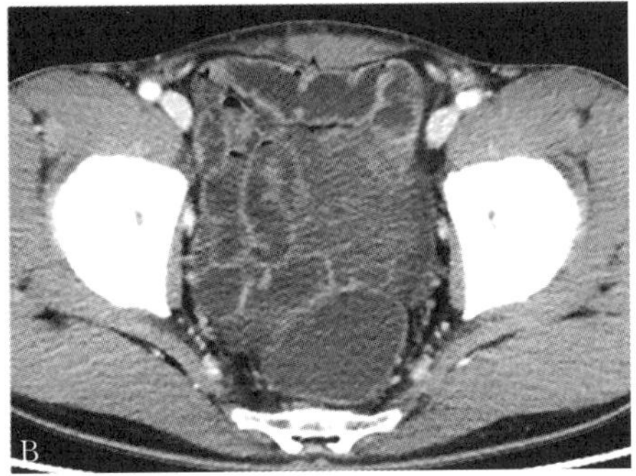

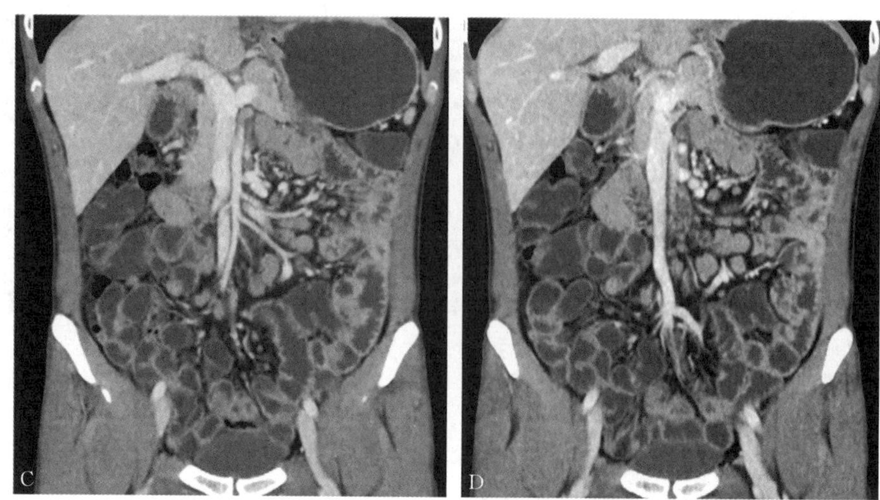

图 3-5-4　空回肠克罗恩病(早期改变)

注:图 3-5-4 A、B图为门脉期 CT 增强图像,C、D图为冠状面重建图像,显示回肠节段性肠壁轻度增厚,仅系膜缘增厚伴异常强化,回肠黏膜面呈结节样增厚改变。

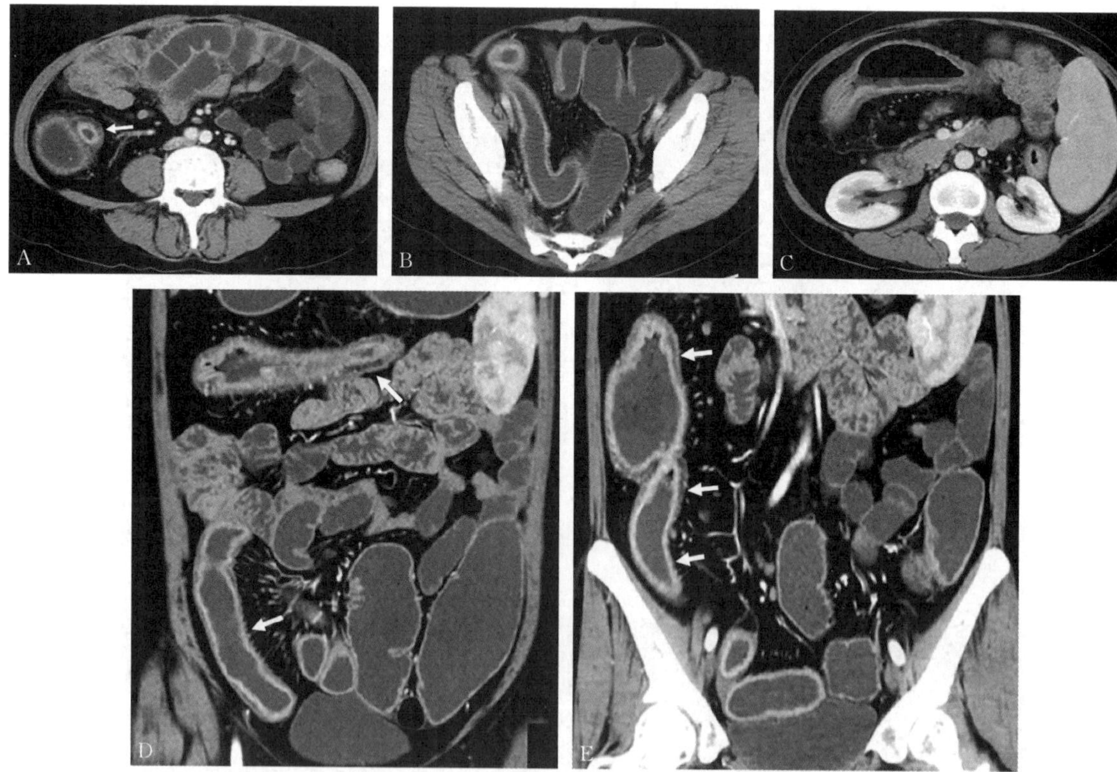

图 3-5-5　末段回肠、回盲部、升结肠及横结肠克罗恩病

注:A、B、C图为门脉期 CT 增强图像,D、E图为冠状面重建图像。A图显示回肠末端肠管呈三层改变,即最内层黏膜层和最外层浆肌呈中等强化,中间层黏膜下层可见层状脂肪沉积影,呈靶征改变(箭头);B图显示盆腔内回肠增强扫描呈均匀一致强化改变,未见分层;C图显示右半结肠狭窄变形,结肠袋消失,周围脂肪增生,与邻近肠管间距增宽;D、E图显示末段回肠、回盲部及横结肠部分肠管呈三层改变,黏膜下可见脂肪沉积,部分呈均匀一致强化改变,未见分层。

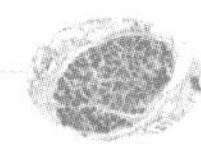

央的黏膜下层因脂肪沉积而呈低密度(图 3-5-5A、D、E)；③肠壁呈双层状，仅黏膜层强化(图 3-5-6～8)；④肠壁均匀一致强化，无分层(图 3-5-5B、D、E)。炎症初期，部分肠壁厚度可以正常，而增强后强化却较正常肠壁增加，因此增强扫描可以更加敏感地发现肠壁厚度正常的炎性肠壁，对克罗恩病的诊断起着重要作用(图 3-5-4)。

C. 肠外表现：①炎症导致相应肠管肠系膜动脉末梢直小血管增粗、扩张，排列紧密，呈梳齿状改变(comb sign)(图 3-5-6C～F，3-5-7E，

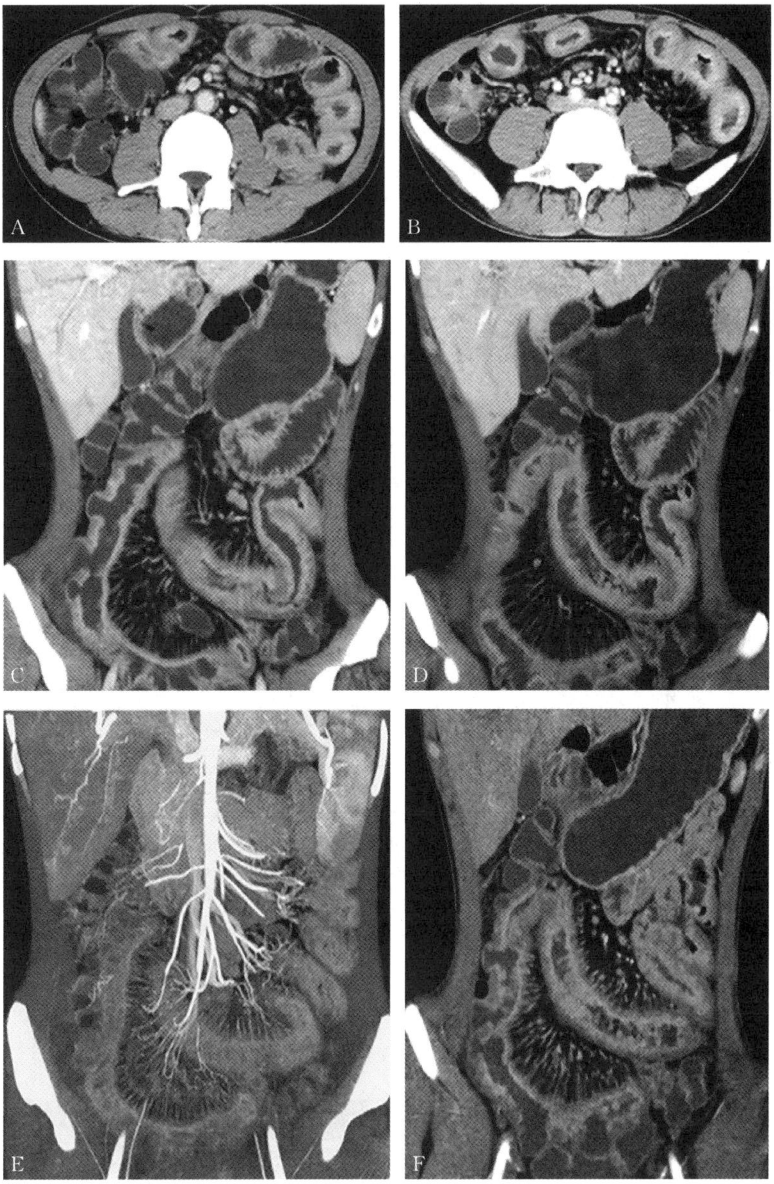

图 3-5-6 空回肠克罗恩病及 MIP 显示梳状征

注：A、B 图为门脉期 CT 增强图像，显示空、回肠节段性肠壁增厚，肠腔变窄，增强扫描呈两层改变，即最内层为增厚且异常强化的黏膜层，最外层为水肿的黏膜下层；C、D 图为冠状面重建图像，更加清晰显示受累肠段的范围，肠腔内可见结节样增生性肉芽肿形成，空、回肠动静脉末梢直小血管增粗扩张，呈梳状征改变，C 图可见肠段引流血管旁肿大淋巴结影；E 图为 MIP 重建图像，更加清晰显示梳状征改变；F 图为冠状面重建图像，除显示梳状征改变外，还可显示肠段引流血管周围增生淋巴结影。

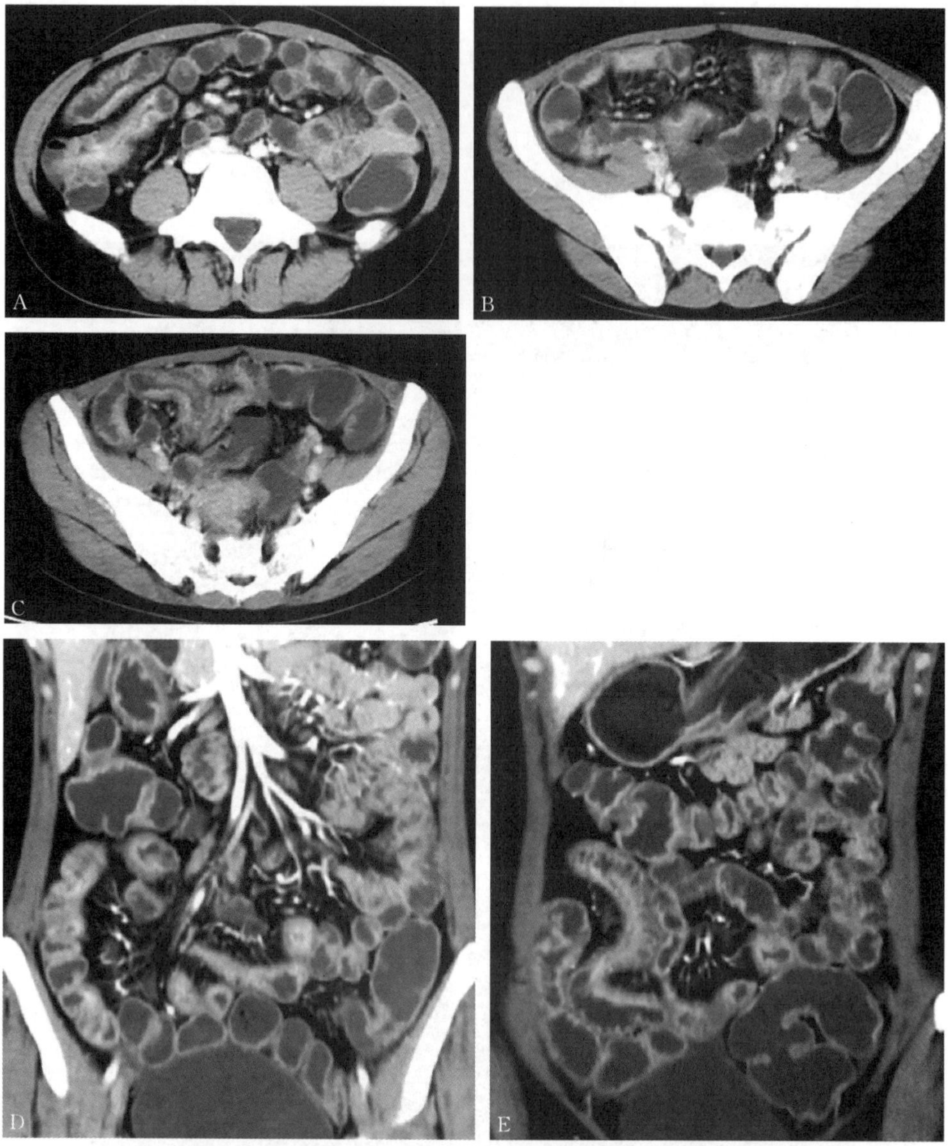

图 3-5-7　空、回肠克罗恩病及冠状面重建显示梳状征

注：A、B、C 图为门脉期 CT 增强图像，显示空肠、回肠节段性肠壁增厚，增强扫描呈两层改变，即最内层为增厚且异常强化的黏膜层，最外层为水肿的黏膜下层；D、E 图为冠状面重建图像，更加清晰显示受累肠段范围，E 图显示梳状征改变。

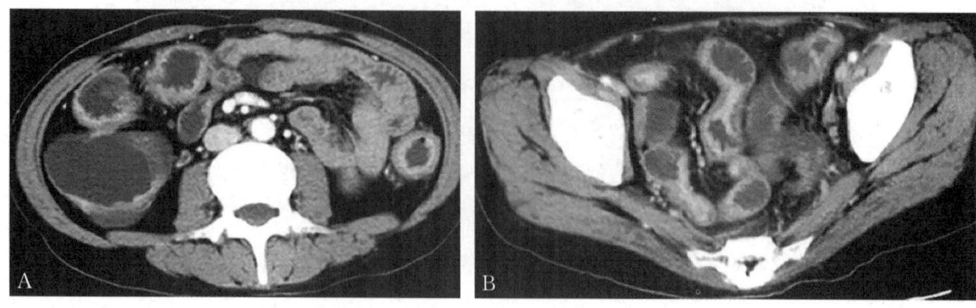

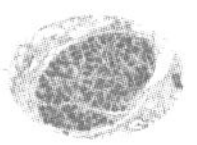

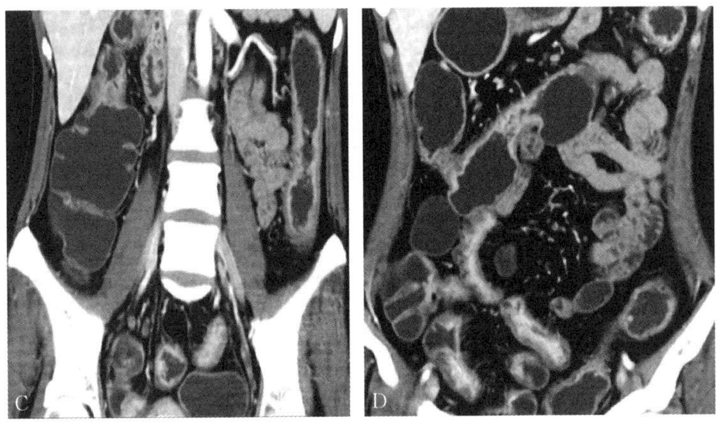

图 3-5-8 回肠、升结肠及降结肠克罗恩病

注：A、B 图为门脉期 CT 增强图像，显示回肠和降结肠节段性肠壁增厚，肠腔狭窄，肠壁呈两层改变，即最内层为增厚且异常强化的黏膜层，最外层为水肿的黏膜下层；C、D 图为冠状面重建图像，更加清晰显示受累肠段范围，C 图显示降结肠变形，结肠袋消失，呈一“铅管”样改变；D 图显示梳状征。

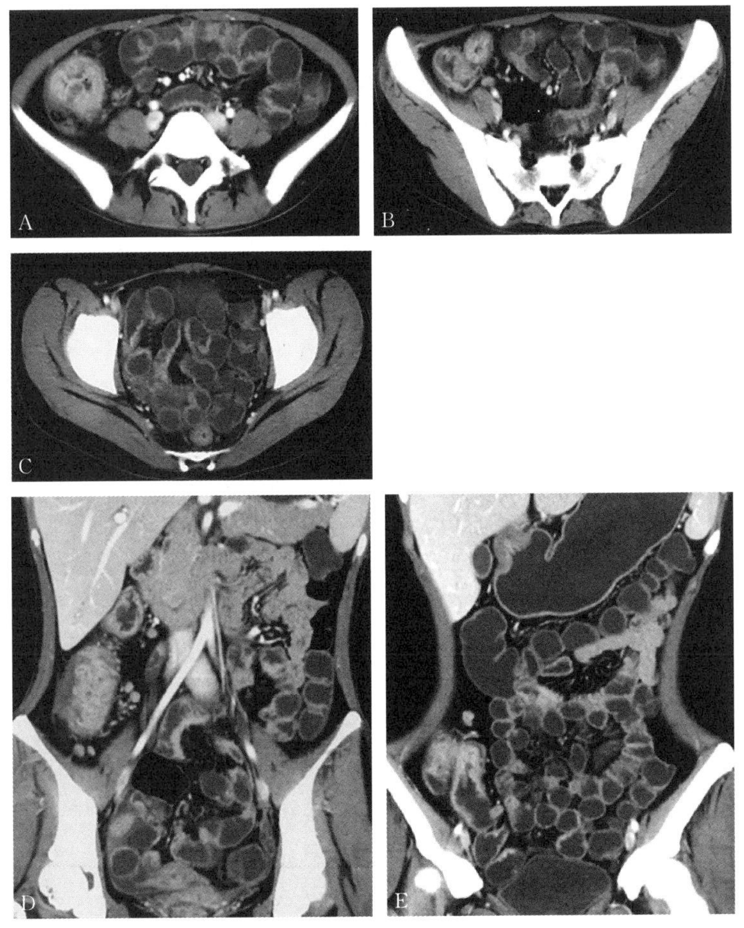

图 3-5-9 末段回肠、回盲部及升结肠克罗恩病

注：A、B、C 图为门脉期 CT 增强图像。A 图显示回盲部肠壁明显增厚，肠腔变窄，肠管周围可见片状渗出影，脂肪密度增高；B、C 图显示回盲部及末段回肠节段性肠壁增厚伴异常强化；D、E 图为冠状面重建图像，D 图显示升结肠周围渗出及增生肿大淋巴结影；E 图更加清晰地显示受累肠段范围。

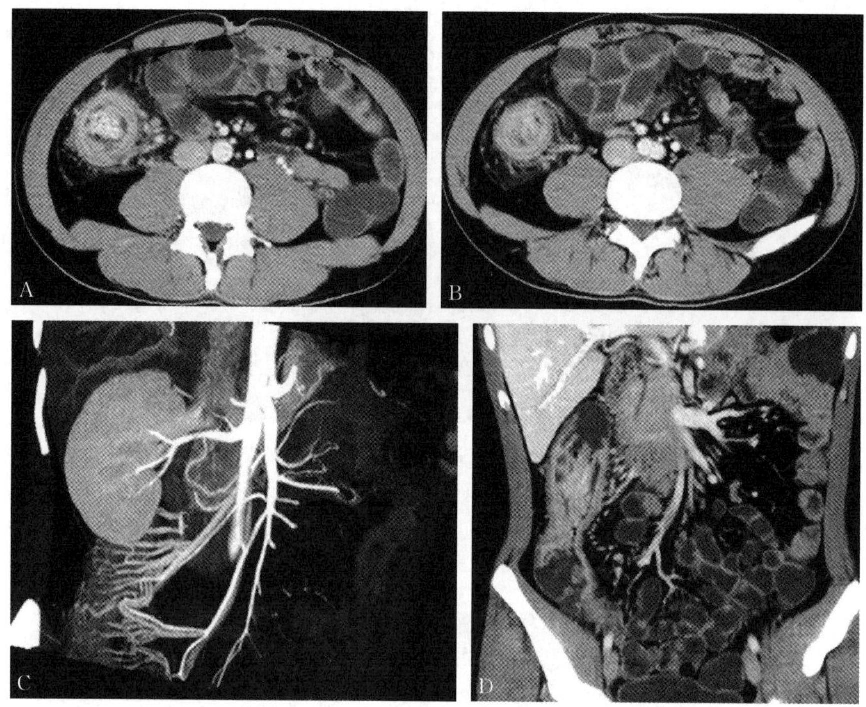

图 3-5-10　升结肠克罗恩病

注：A、B图为门脉期CT增强图像，显示升结肠肠壁增厚，肠腔狭窄，增强扫描异常强化，肠管周围可见片状渗出影，脂肪密度增高；C图为MIP重建图像，显示右结肠动脉末梢血管明显增粗扩张，即梳状征；D图为冠状面重建图像，显示升结肠肠管变形，结肠袋消失，肠腔内可见增生性肉芽肿。

3-5-8D，3-5-10C，3-5-11B、D)；②透壁炎症穿透浆膜层累及相应系膜，形成渗出，表现为肠系膜脂肪密度增高，边缘模糊，增强后可见不同程度的强化(fat stranding)(图3-5-9，3-5-10A～B)；③炎变肠段相应引流区肠系膜淋巴结增生肿大，呈椭圆形，增强扫描可有不同程度的强化，在冠状面重建图像上显示清晰(图3-5-4，3-5-6C，3-5-6F，3-5-9D)。

D. 其他肠外表现：①骶髂关节炎，通常对称性受累，提示与炎症性肠病相关的关节炎(与HLA-B27阳性有关)；②骨质疏松，可能由于营养不良(维生素D的缺乏)，循环血中炎性细胞因子的对成骨功能的破坏以及激素类治疗的共同结果；③肾结石。由于末端回肠炎导致草酸钙的吸收增加，从而增加了肾结石的发生率；④胆囊结石。可能是末端回肠炎导致胆盐的吸收减少所致。

E. 并发症表现：包括肠管周围蜂窝织炎、脓肿、瘘管、窦道和肠梗阻。①克罗恩病的炎症容易穿透浆膜层形成肠周蜂窝织炎，表现为增厚肠壁周围的团片状异常强化灶，边缘模糊，邻近的肠管呈受压移位改变。治疗后或炎症的慢性期，蜂窝织炎局限而形成边界清晰、强化明显而均匀一致的炎性肿块(图3-5-12～14，3-5-17)。②炎性肿块中央坏死则形成脓肿，表现为边缘强化，中央呈不强化的液性密度，如脓液较稠厚，CT值可接近软组织密度(图3-5-12，3-5-14～17)。③透壁性炎症穿透邻近肠管、腹壁肌肉、膀胱或阴道时，可形成相应的瘘管。CT多平面重建可显示肠管与体表之间的条索状的瘘管或脓柱，增强后瘘管内壁及周围的炎症组织明显强化。肠管与腹壁、膀胱或阴道异常沟通时，腹壁、膀胱或阴道内可见气体(图3-5-17～20)。肠管之间形成内瘘时，瘘管较难直接显示，但肠管呈“放射状”或“花瓣状”改变并相互粘连常，提示内瘘形成(图3-5-21～24)，且肠管周围通常形成大片蜂窝织

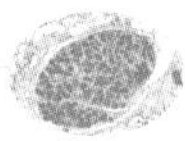

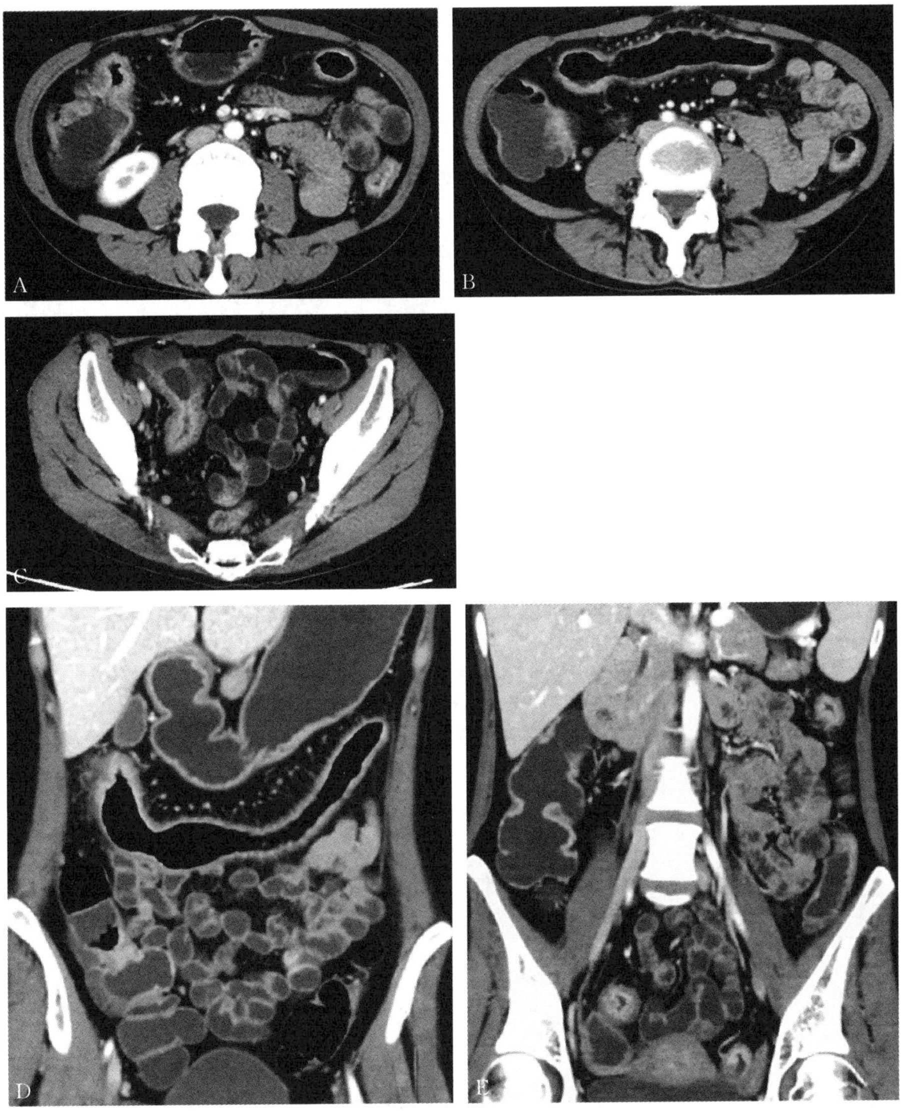

图 3-5-11　末段回肠、回盲部、升结肠、横结肠及降结肠克罗恩病

注：A～C 图为门脉期 CT 增强图像，D、E 图为冠状面重建图像，显示末段回肠及横结肠节段性肠壁增厚，横结肠袋消失，呈一“铅管”样改变，末梢直小血管增粗扩张，即梳状征改变。

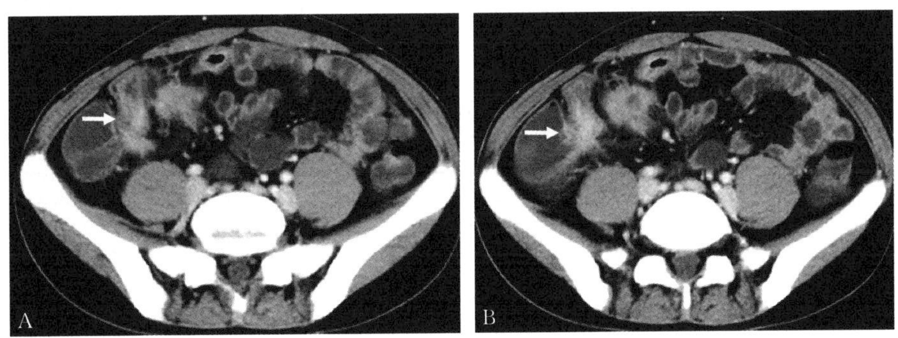

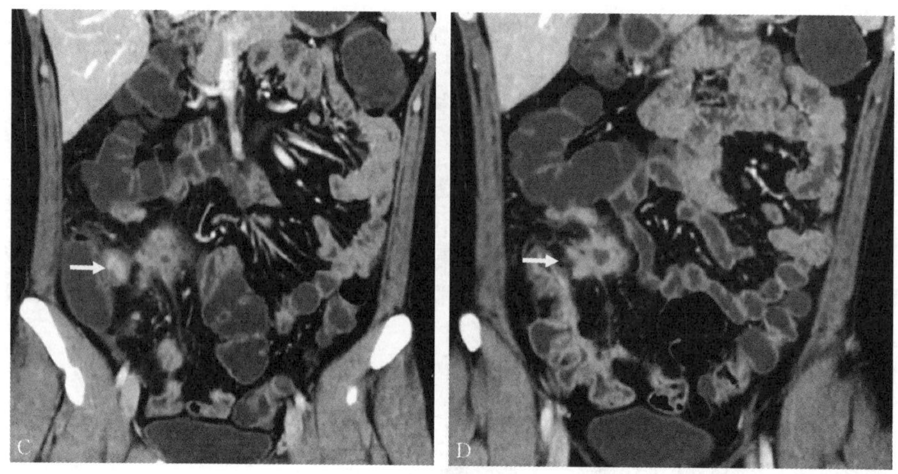

图 3-5-12　末端回肠克罗恩病伴周围蜂窝织炎及脓肿

注：A、B图为门脉期CT增强图像，A图显示末段回肠肠壁明显增厚伴异常强化，肠管周围可见片状异常强化灶，提示蜂窝织炎；B图显示肠管周围异常强化灶中央可见液性低密度影，提示脓肿；C、D图为冠状面重建图像，更加清晰地显示病变肠段范围、肠管周围蜂窝织炎及脓肿（箭头）。

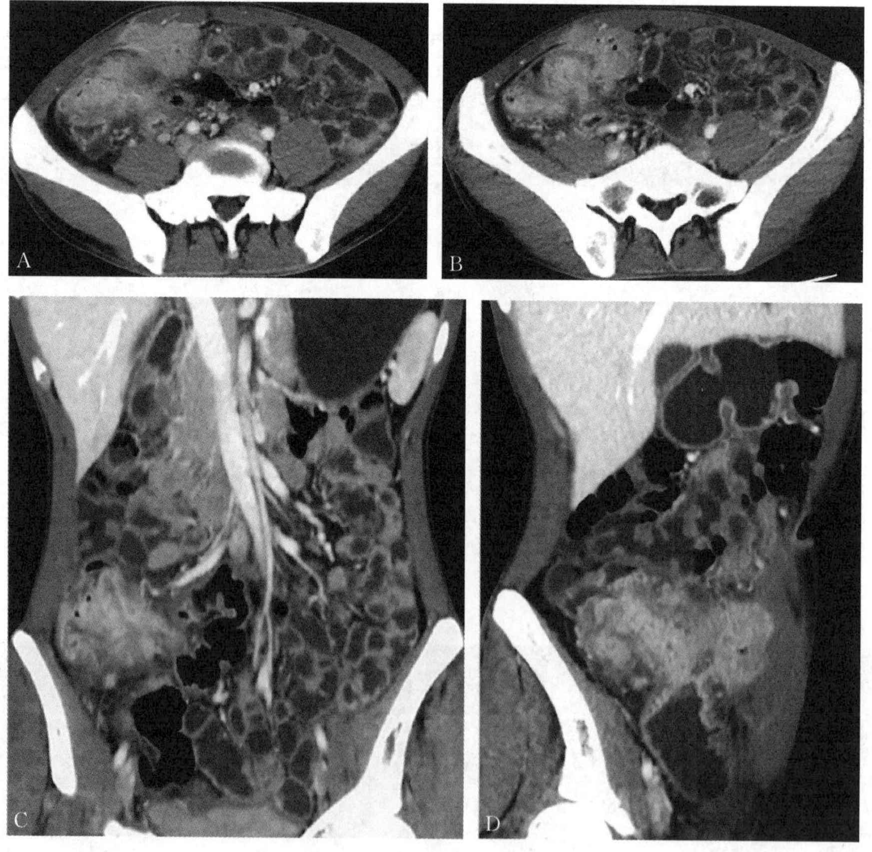

图 3-5-13　末段回肠克罗恩病伴周围蜂窝织炎

注：A、B图为门脉期CT增强图像，C、D图为冠状面及矢状面重建图像，显示末段回肠周围片状异常强化灶，提示蜂窝织炎，并累及右侧腹直肌。

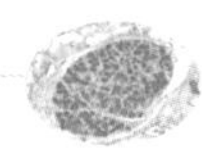

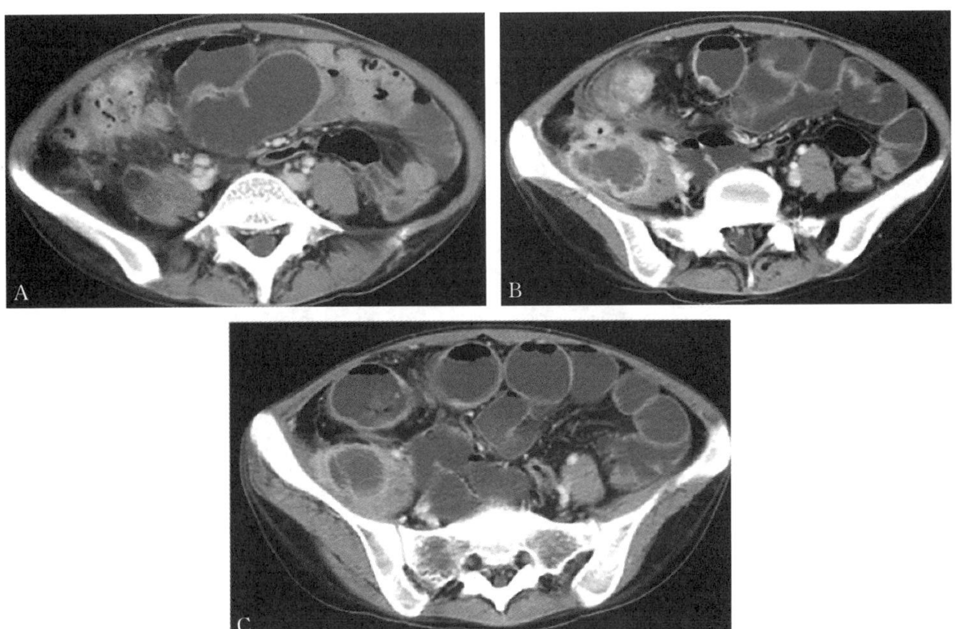

图 3-5-14 克罗恩病伴周围蜂窝织炎及右髂窝脓肿

注：A、B、C 图为门脉期 CT 增强图像，A 图显示右下腹多发片状异常强化灶，部分病灶内可见气体影，提示蜂窝织炎；B、C 图显示右侧腰大肌旁病灶，呈周边环形强化改变，中央呈液性密度改变，提示右侧腰大肌脓肿。

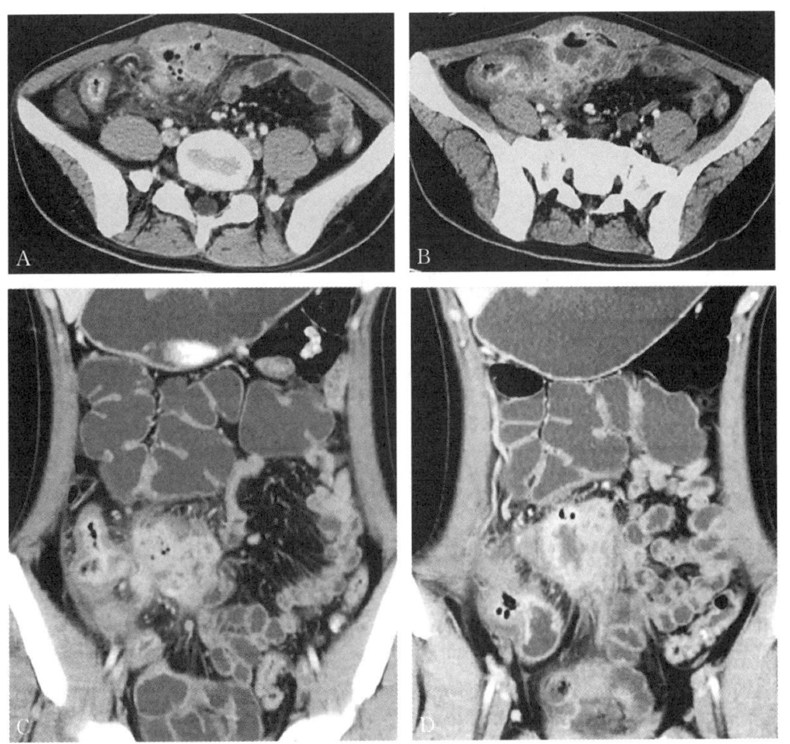

图 3-5-15 克罗恩病伴腹腔内多发脓肿

注：A、B 图为门脉期 CT 增强图像，C、D 图为冠状面重建图像，显示回肠末端肠壁环形增厚伴异常强化，肠管周围可见片状渗出影，并可见多发片状病灶，呈周边环形强化，中央呈液性密度改变，并可见气泡影，提示多发脓肿。

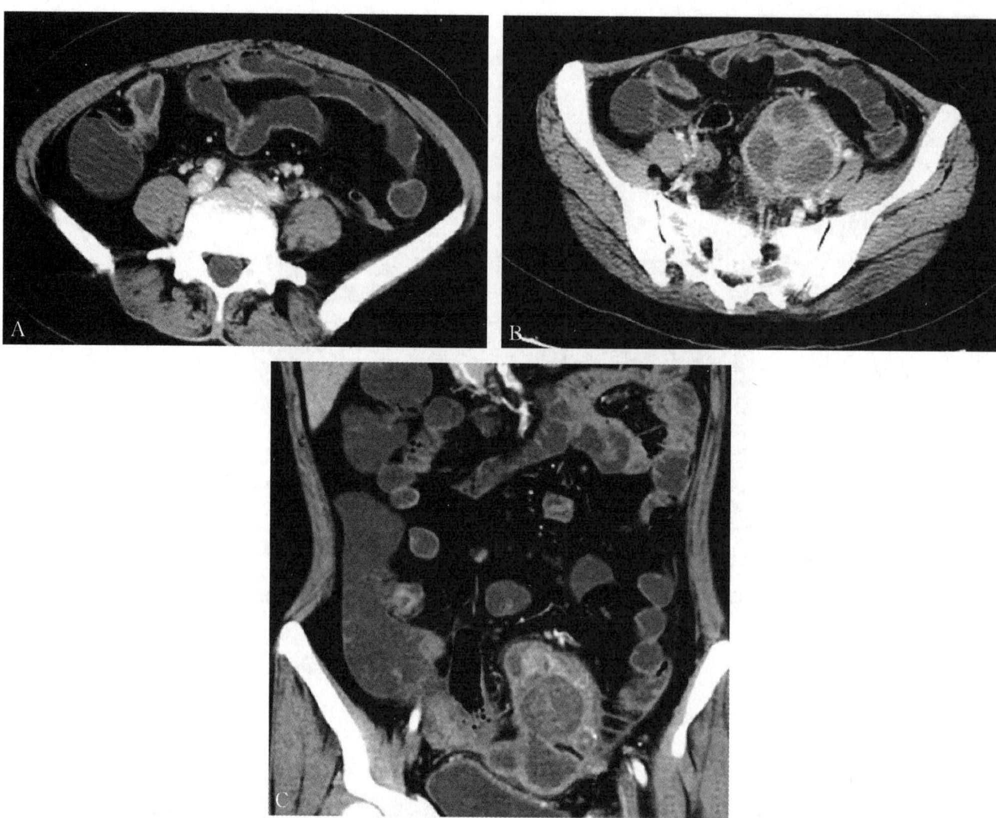

图 3-5-16 末段回肠克罗恩病伴腹腔内脓肿

注：A、B图为门脉期CT增强图像，A图显示末段回肠节段性肠壁增厚伴异常强化；B、C图显示腹腔内类圆形病灶，呈周边环形强化改变，中央呈液性密度，提示腹腔内脓肿。

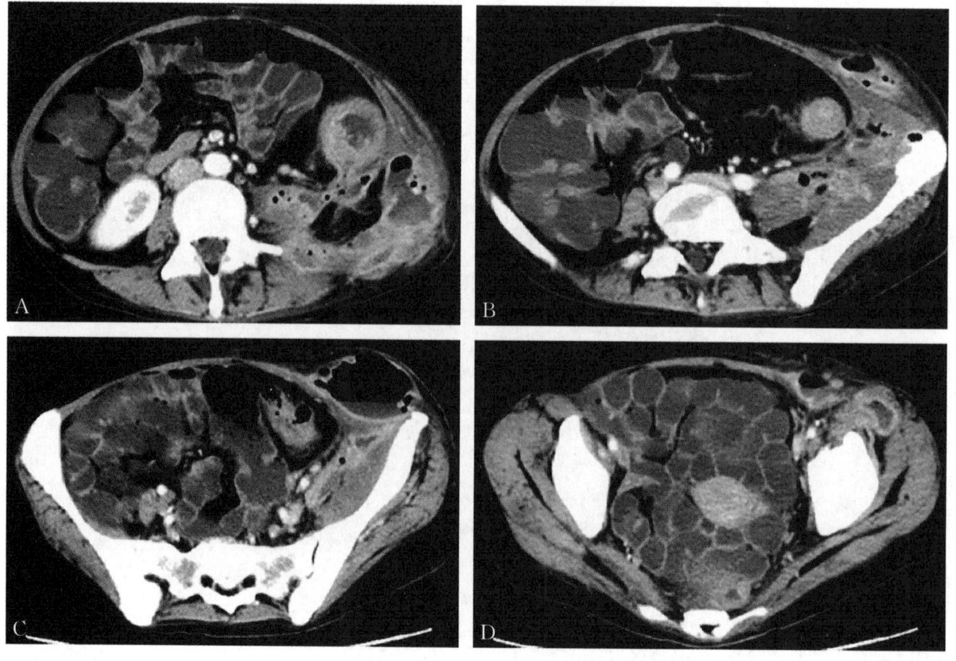

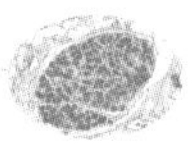

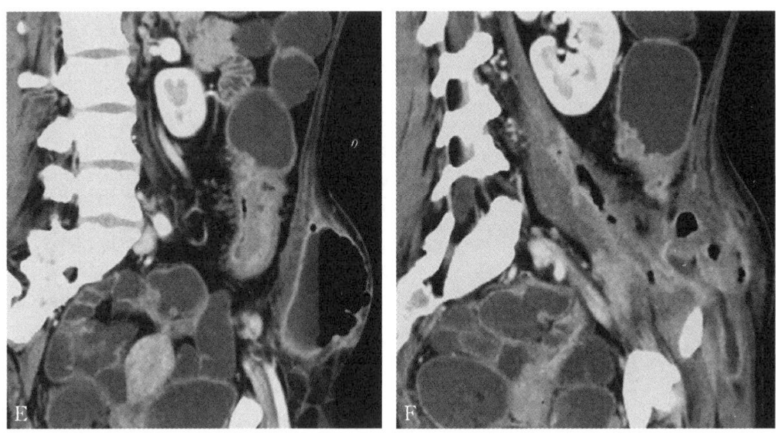

图 3-5-17　降结肠克罗恩病伴蜂窝织炎、左侧腹壁肌肉瘘管及多发脓肿

注：A～D 图为门脉期 CT 增强图像，E、F 图为矢状面重建图像，显示降结肠肠壁明显增厚伴异常强化，与左侧腰大肌、竖脊肌、髂肌及左侧腹直肌内瘘管形成，并见多发片状异常强化灶，部分病灶周边呈环形强化改变，并可见气体影及气液平面，提示蜂窝织炎及脓肿。

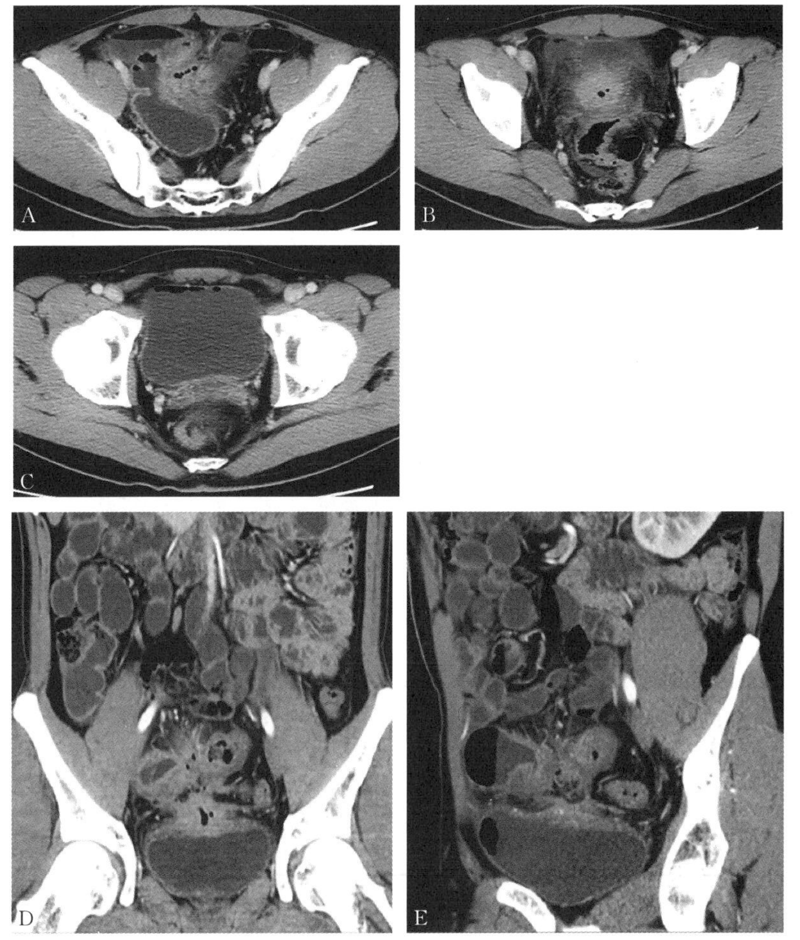

图 3-5-18　乙状结肠克罗恩病伴乙状结肠膀胱瘘

注：A～C 图为门脉期 CT 增强图像，显示乙状结肠肠壁明显增厚伴异常强化，乙状结肠与膀胱形成瘘管，膀胱内可见气体影；D、E 为冠状面及矢状面重建图像，更加清晰显示乙状结肠与膀胱瘘管，瘘管壁明显强化，膀胱内见片状气体影。

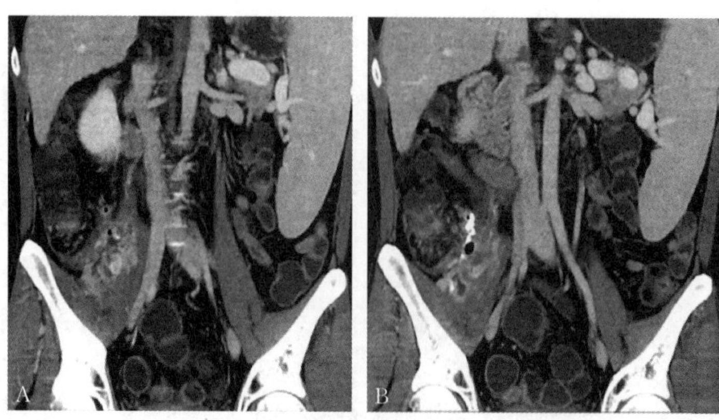

图 3-5-19　克罗恩病伴右侧腰大肌瘘

注：A、B 图为冠状面重建图像，显示盲肠壁增厚伴异常强化，并与右侧腰大肌形成瘘管，右侧腰大肌内可见气体影。

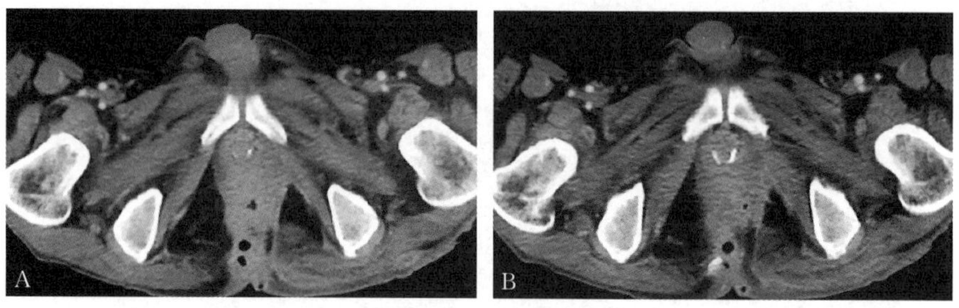

图 3-5-20　克罗恩病伴肛瘘

注：A、B 图像为门脉期 CT 增强图像，显示肛周皮肤内多发气泡影伴异常强化，提示肛瘘。

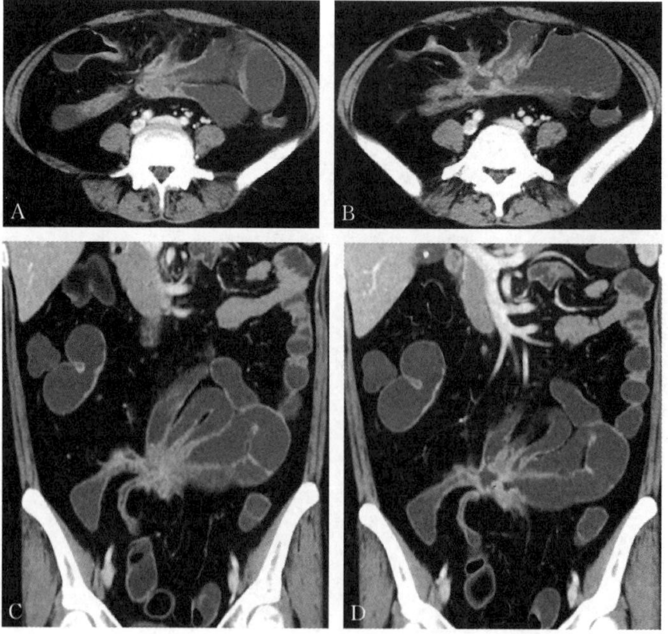

图 3-5-21　回肠克罗恩病伴内瘘

注：A、B 图为门脉期 CT 增强图像，C、D 图为冠状面重建图像，显示回肠肠壁增厚伴异常强化，并互相粘连，形成花瓣样改变，提示内瘘。

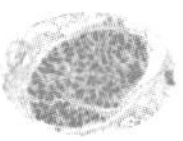

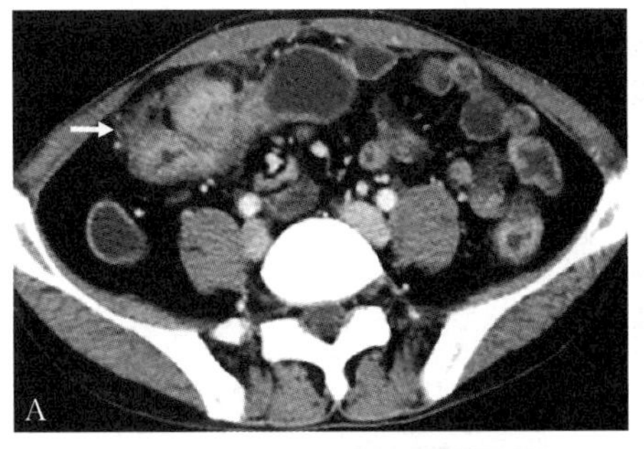

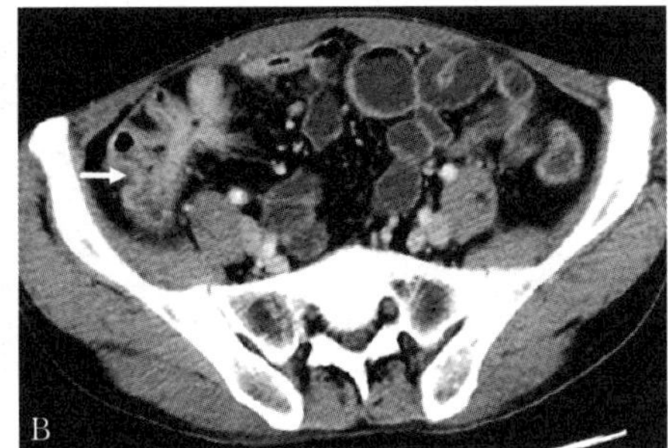

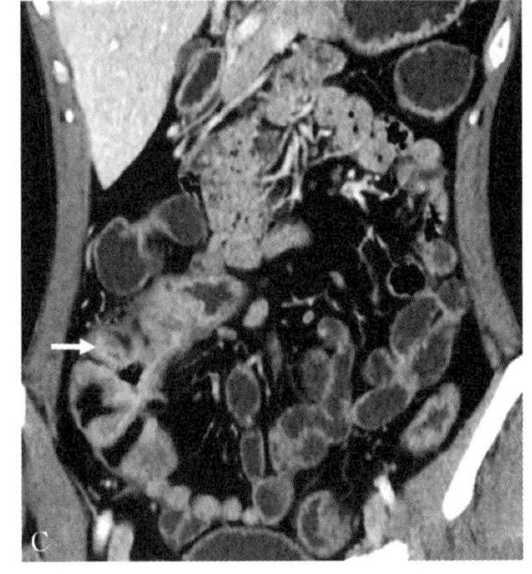

图 3-5-22 回肠及降结肠克罗恩病伴回肠内瘘

注：A、B图为门脉期CT增强图像，C图为冠状面重建图像，A图显示右下腹回肠及降结肠肠壁增厚伴异常强化，B、C图显示回肠互相粘连，形成花瓣样结构，提示内瘘(箭头)。

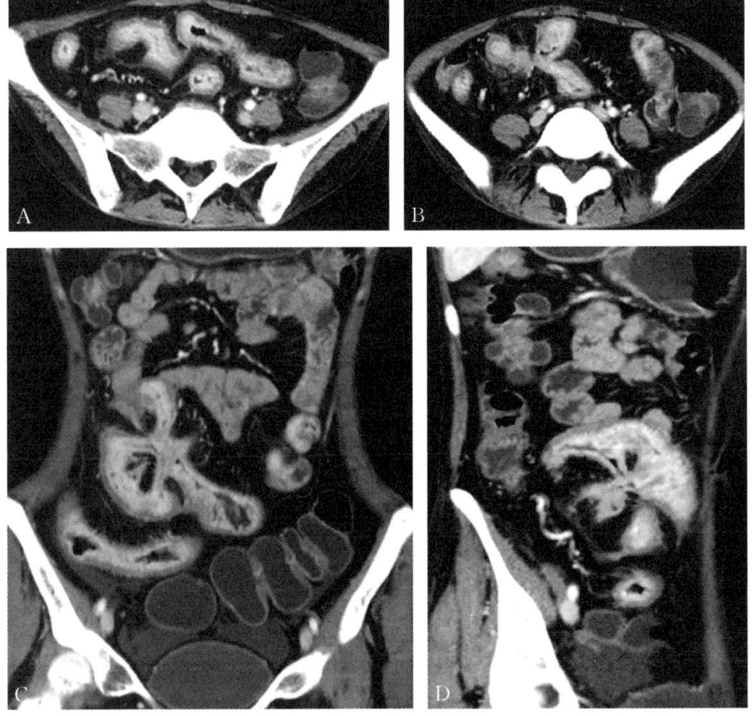

图 3-5-23 小肠克罗恩病伴内瘘

注：A、B图为门脉期CT增强图像，C、D图为冠状面及矢状面重建图像，显示空肠、回肠肠壁明显增厚伴异常强化，肠管周围可见片状渗出影，肠管互相粘连，呈花瓣样改变，提示内瘘。

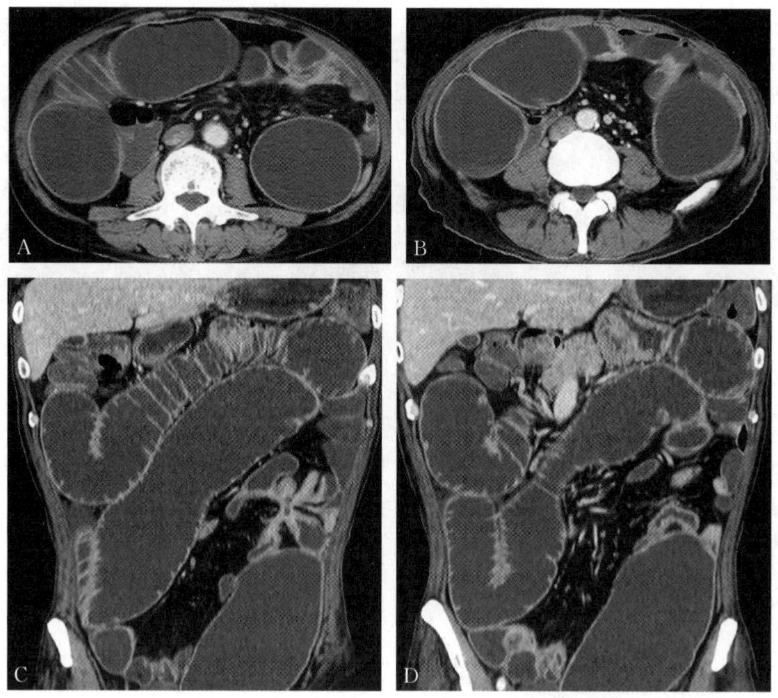

图 3-5-24　小肠克罗恩病纤维增生狭窄伴梗阻及内瘘

注：A、B图为门脉期CT增强图像，C、D图为冠状面增强图像，显示空、回肠节段性肠壁增厚伴肠管均匀一致强化，肠腔狭窄，近端肠管明显扩张，提示慢性纤维增生狭窄所致小肠梗阻；A、C图可见中腹部回肠呈花瓣样，提示内瘘形成。

炎改变。④肠壁增厚、肠腔狭窄可引起肠梗阻，表现为梗阻点肠壁明显增厚，强化增加，近端肠管扩张及肠腔气液平面。急性期或活动期由于肠壁明显水肿和痉挛(图3-5-25)，慢性期由于纤维组织增生所致(图3-5-24)。肠腔狭窄常导致胶囊内镜滞留(图3-5-26、27)。

3）小肠MRI造影表现：小肠MRI造影最主要的用途在于克罗恩病的诊断、疾病活动度以及疾病疗效的检测评估。主要为以下表现。

A. 肠壁节段性增厚：在肠腔充分充盈扩张时，正常的肠壁厚度应≤3 mm，克罗恩病的肠壁厚度可达2 cm(图3-5-28～34)。肠壁的增厚急性期是水肿、炎性细胞浸润所致，慢性期是纤维脂肪组织增生所致。活动期克罗恩病患者的肠壁厚度明显大于稳定期的患者。诊断肠壁增厚的前提是充分的肠管充盈，塌陷的肠管也表现为肠壁增厚，易产生假阳性的结果。

B. T_2SSFSE及FIESTA序列上肠壁出现高信号：克罗恩病患者，炎症累及的肠管T_2WI上较正常肠管呈现层状高信号(图3-5-28～31)，提示水肿或炎症存在。T_2WI上呈现高信号与CDAI(Crohn's disease activity index)、CRP(C反应蛋白)值有明显的相关性。可以加脂肪抑制序列来区分水肿和脂肪。

C. 黏膜溃疡：MRI小肠造影由于高的软组织分辨率，较CT小肠造影能清晰显示黏膜面的溃疡。在True-FISP或是FIESTA序列上显示最清晰。纵行或是裂隙样溃疡显示为线状的高信号，并伴有肠壁增厚(图3-5-28C，3-5-30D)。溃疡继续透壁发展则形成瘘管。MRI小肠造影对显示溃疡的灵敏度和特异度分别为56%和96%。但MRI小肠造影不能显示克罗恩病早期的黏膜红斑及鹅口疮样溃疡，只能显示深溃疡。

D. 肠壁强化异常：克罗恩病炎症累及的肠段较正常肠段明显异常强化，肠壁常呈分层强化改变，肠壁的分层表现与疾病的活动度相关。肠壁的强化方式分为3种类型：①肠壁分层强化(黏

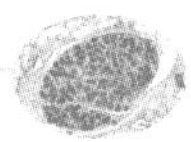

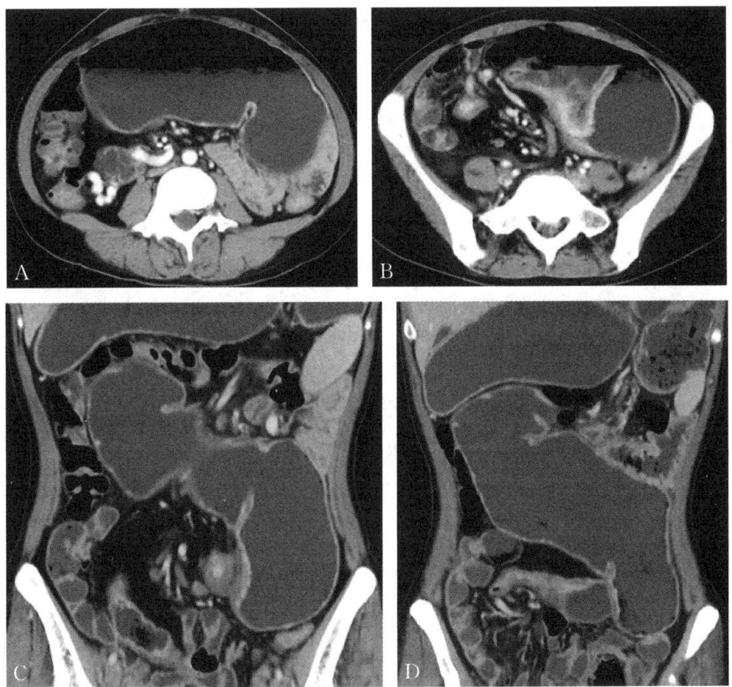

图 3-5-25 克罗恩病急性期肠腔狭窄伴梗阻

注：A、B 图为门脉期 CT 增强图像；C、D 为冠状面重建图像，显示回肠节段性肠壁增厚，肠腔明显变窄，近端肠管明显扩张，肠管呈两层改变，黏膜层异常强化，黏膜下层水肿，提示急性期由于肠壁水肿，肠腔狭窄所致肠梗阻。

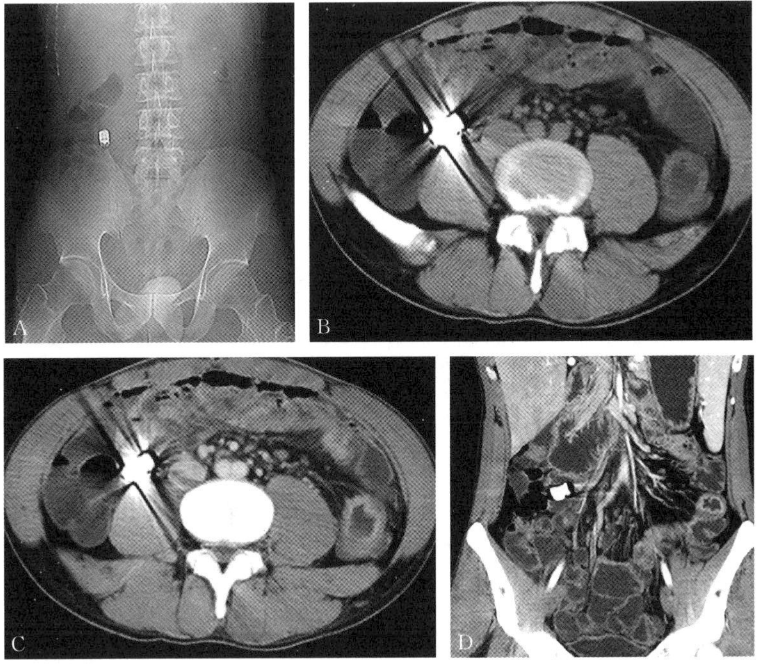

图 3-5-26 克罗恩病伴胶囊内镜右下腹滞留

注：A 图为 CTscout 图像，显示右下腹椭圆形致密影，提示胶囊内镜滞留；B 图为 CT 平扫图像，显示胶囊内镜滞留于右下腹，周围可见放射状金属伪影；C 图为门脉期 CT 增强图像，D 图为冠状面重建图像，显示空肠、回肠及降结肠肠壁增厚伴异常强化，肠腔狭窄，胶囊内镜滞留于空回交界处。

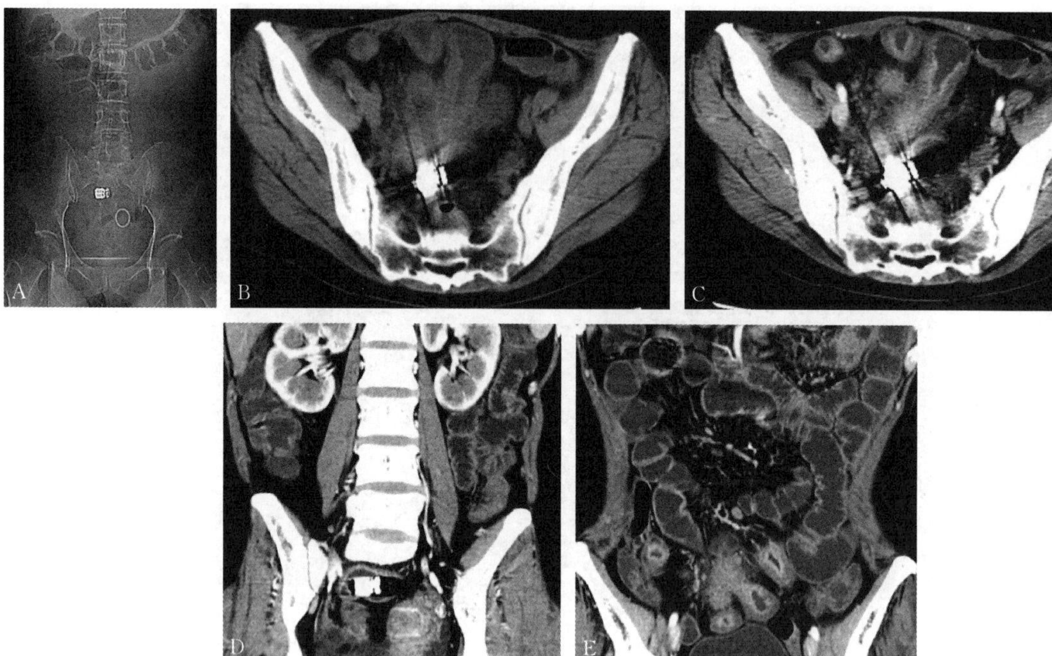

图 3-5-27　克罗恩病伴胶囊内镜盆腔滞留

注：A 图为 CTscout 图像，显示盆腔内椭圆形致密影，提示胶囊内镜滞留；B 图为 CT 平扫图像，显示回肠肠壁明显增厚，肠腔狭窄，胶囊内镜滞留；C 图为门脉期 CT 增强图像，D、E 图为冠状面重建图像，显示回肠肠壁明显强化、肠腔狭窄伴胶囊内镜滞留；E 图可见肠管周围片状蜂窝织炎改变。

膜层和浆膜层强化，黏膜下层强化减弱，呈低信号）（图 3-5-28F～I，3-5-31G～H）；②仅黏膜层的强化；③肠壁均匀一致强化（图 3-5-33D～E，3-5-35）。活动期克罗恩病常表现为第一种强化方式，而稳定期克罗恩病常表现为均匀一致强化。

E. 梳状征：显示病变肠段的末端直小血管血供增加，因直小血管的排列像梳子的齿牙，因而得名“梳状征”。梳状征在 True-FISP 或是 FIESTA 序列上显示最清晰（图 3-5-28C，3-5-29B），在 T_1 增强序列上也可清晰显示（图 3-5-28H，3-5-29E）。梳状征通常提示疾病的活动性。

F. 肠系膜淋巴结增生肿大：克罗恩病患者通常伴有肠系膜淋巴结的肿大（>1 cm），冠状面 True-FISP 或 FIESTA 序列显示淋巴结最清晰（图 3-5-30C、D）。

G. 并发症：①蜂窝织炎表现为加脂肪抑制的 T_2SSFSE 序列肠管周围的片状异常高信号，边缘模糊，增强扫描可有强化（图 3-5-29E～I，3-5-31H、I，3-5-34C、D，3-5-36G）；②透壁性溃疡穿透邻近肠管、腹壁肌肉、体表皮肤、膀胱和阴道时形成瘘管，T_1W 增强扫描可清晰显示肠管与体表之间的条索状强化瘘管（图 3-5-30H）、肠道膀胱瘘和肠道尿道瘘（图 3-5-36C～F）以及肠管之间内瘘（图 3-5-32E、F）；③脓肿显示为中央低信号，T_1WI 增强扫描显示脓肿壁环形强化呈高信号（图 3-5-31F，3-5-36F）。T_2SSFSE 序列（通常加脂肪抑制）上可以清晰显示瘘管和脓肿因纤维化而增厚的管壁以及中央的相对高信号，这种高信号可以是液体成分，也可以是肉芽组织。MRI 对瘘管的显示灵敏度和特异度分别为 78%和 100%。

H. 肠腔狭窄：狭窄可定义为在各个序列上肠腔变窄超过 50%。狭窄可以由急性期炎性水肿，也可以由慢性期肠壁纤维化所致。鉴别狭窄原因是非常必要的，因为急性期炎性水肿通常内科药物治疗，而纤维性狭窄常需要手术切除。炎性水肿所致狭窄增强扫描明显强化，而纤维性狭窄不

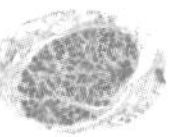

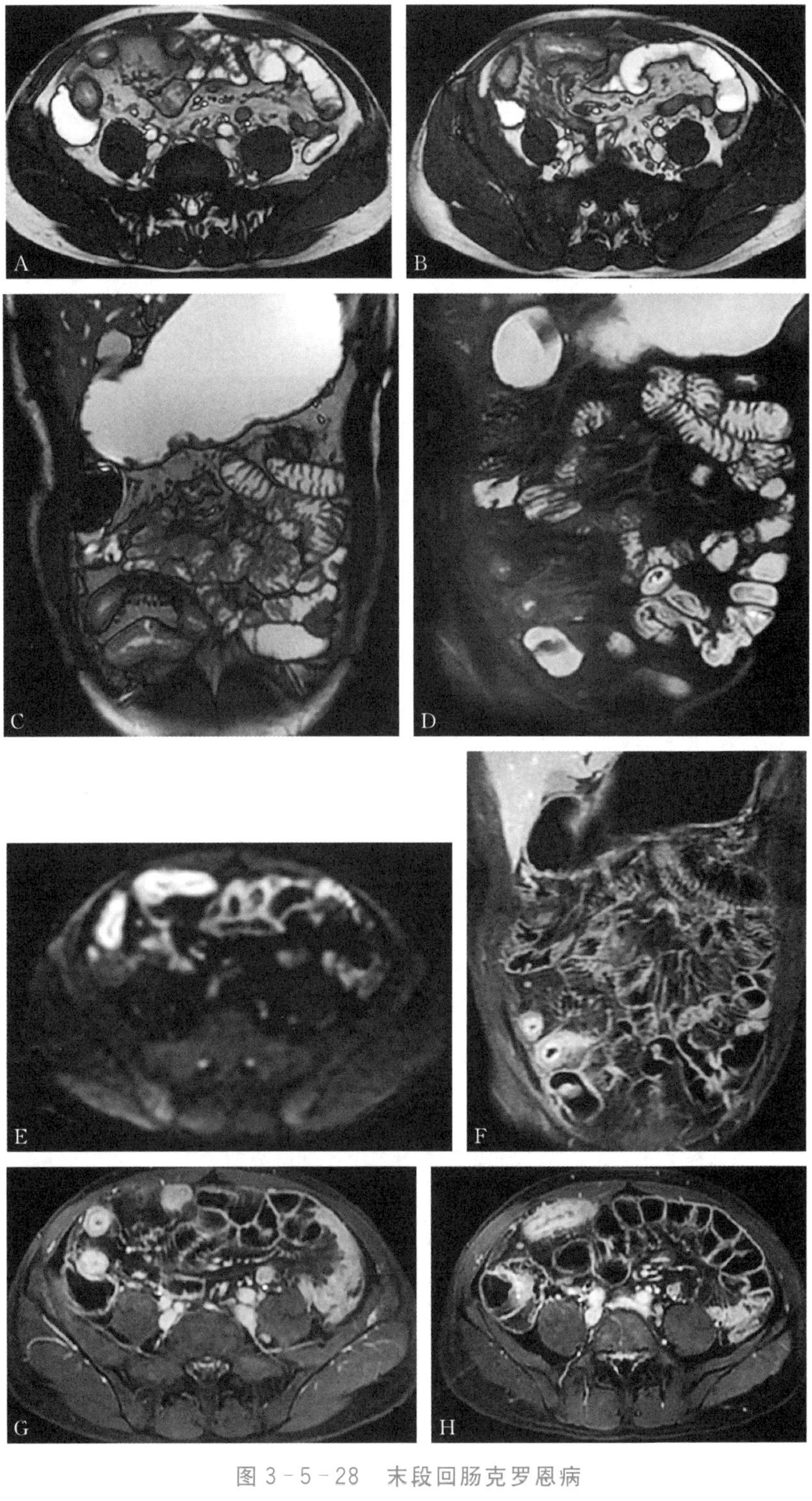

图 3-5-28 末段回肠克罗恩病

注：A、B图为MRI横断面FIESTA序列，显示末段回肠节段性肠壁增厚，呈三层改变，黏膜层和浆膜层呈低信号，黏膜下层呈层状高信号，D图为冠状面FIESTA图像(加抑脂序列)，显示黏膜下层高信号未被抑制，仍呈高信号，提示水肿；C图为冠状面FIESTA图像，显示回肠末梢直小血管增粗扩张，呈梳状征改变，黏膜层可见针尖样高信号溃疡改变；E图为DWI序列，显示病变肠段呈异常高信号；F～H图为冠状面和横断面LAVA增强图像，显示病变肠段呈三层改变，黏膜层和浆膜层明显强化，黏膜下层水肿呈低信号。

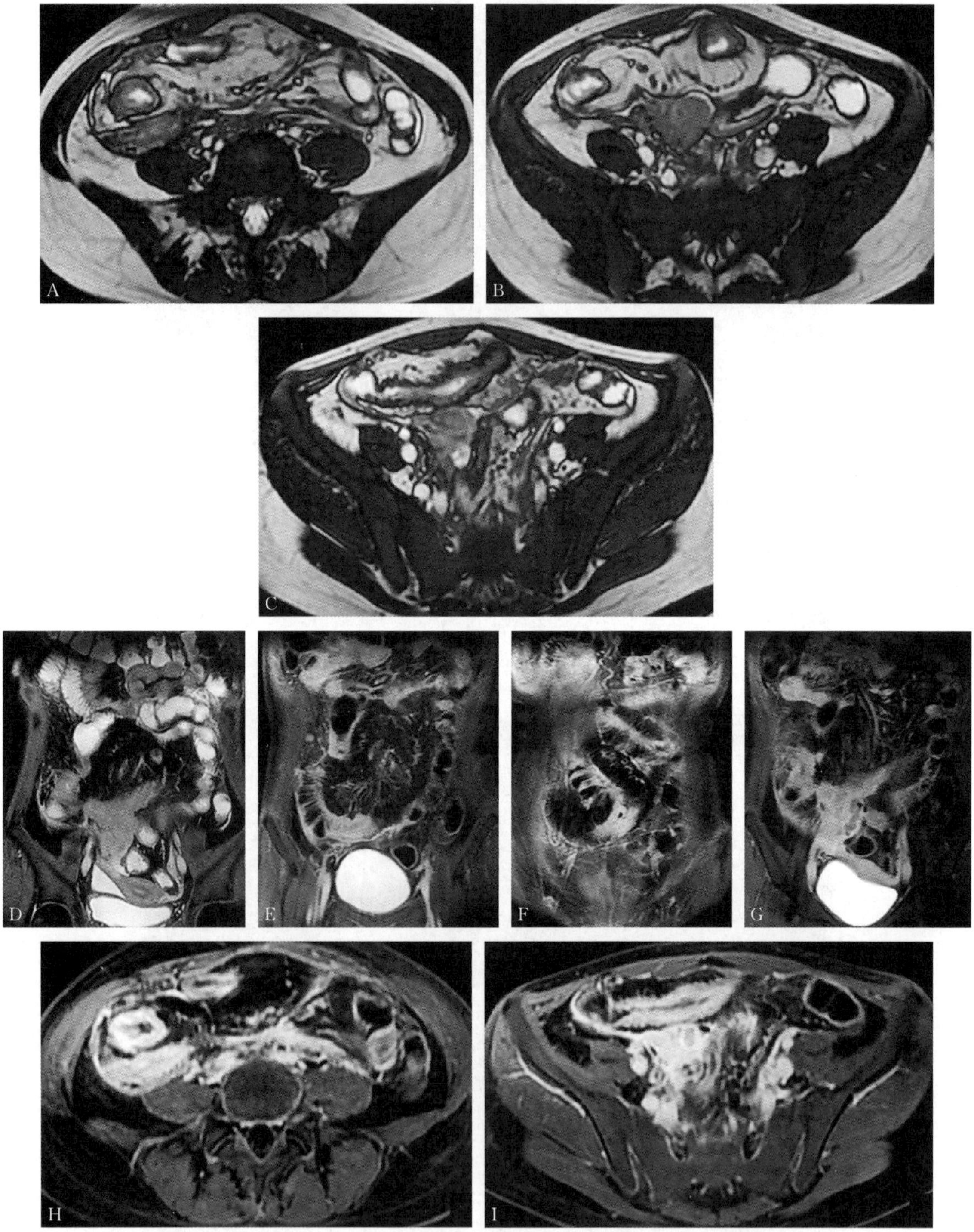

图 3-5-29　克罗恩病伴蜂窝织炎

注：A～C 图为横断面 FIESTA 序列，显示回肠节段性肠壁增厚，呈三层改变，黏膜层和浆膜层呈低信号，黏膜下层呈层状高信号，D 图为冠状面 FIESTA 图像（加抑脂序列），显示黏膜下层高信号未被抑制，仍呈高信号，提示水肿，并可见肠管周围片状异常高信号；B 图可见回肠末梢直小血管增粗扩张，呈梳状征改变；E～I 图为冠状面和横断面 LAVA 增强图像，显示回肠肠壁明显强化，病变肠段呈三层改变，黏膜层和浆膜层明显强化，黏膜下层水肿呈低信号，肠管互相粘连，周围蜂窝织炎呈异常强化改变。

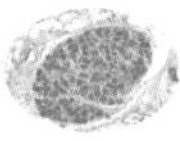

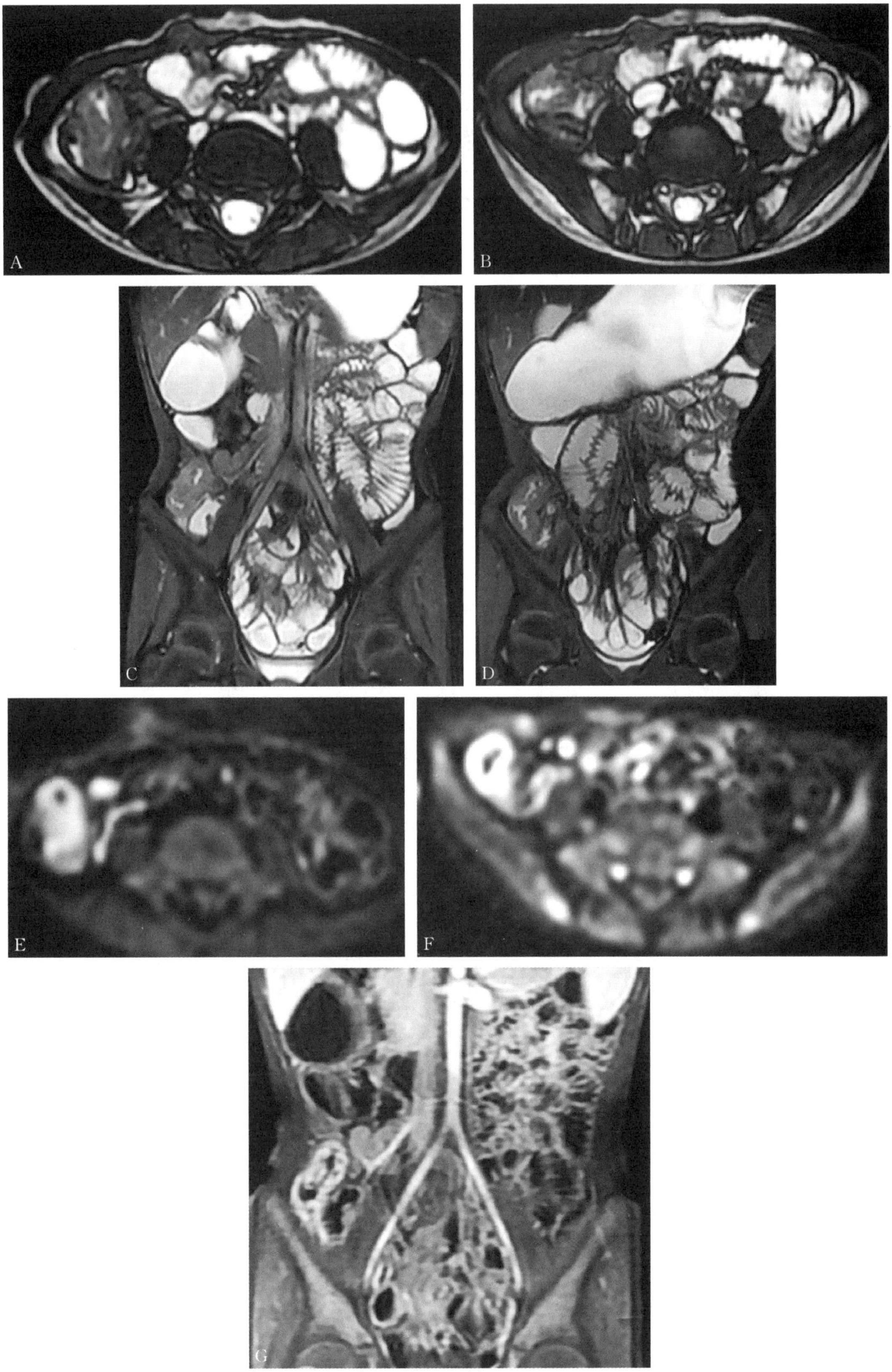

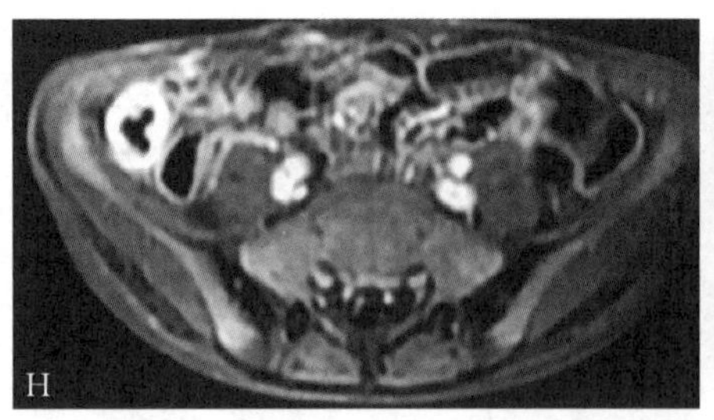
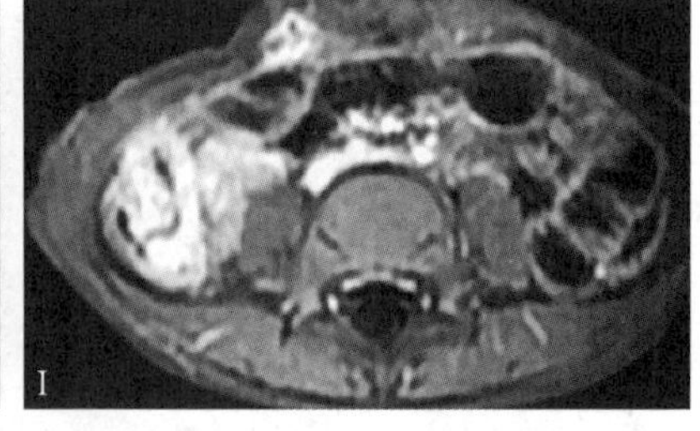

图 3-5-30　回盲部及升结肠克罗恩病伴右侧腹直肌瘘

注：A、B 图为横断面 FIESTA 序列，显示回盲部肠壁明显增厚；C、D 为冠状面 FIESTA 图像（加抑脂序列），C 图显示右结肠动脉旁淋巴结增生肿大；D 图显示病变肠段黏膜面"针尖样"溃疡改变；E、F 图为 DWI 图像，显示病变肠段呈异常高信号；G～I 图为冠状面和横断面 LAVA 增强图像，回盲部及升结肠肠壁异常强化，I 图可见右侧腹直肌瘘管形成，瘘管壁明显强化。

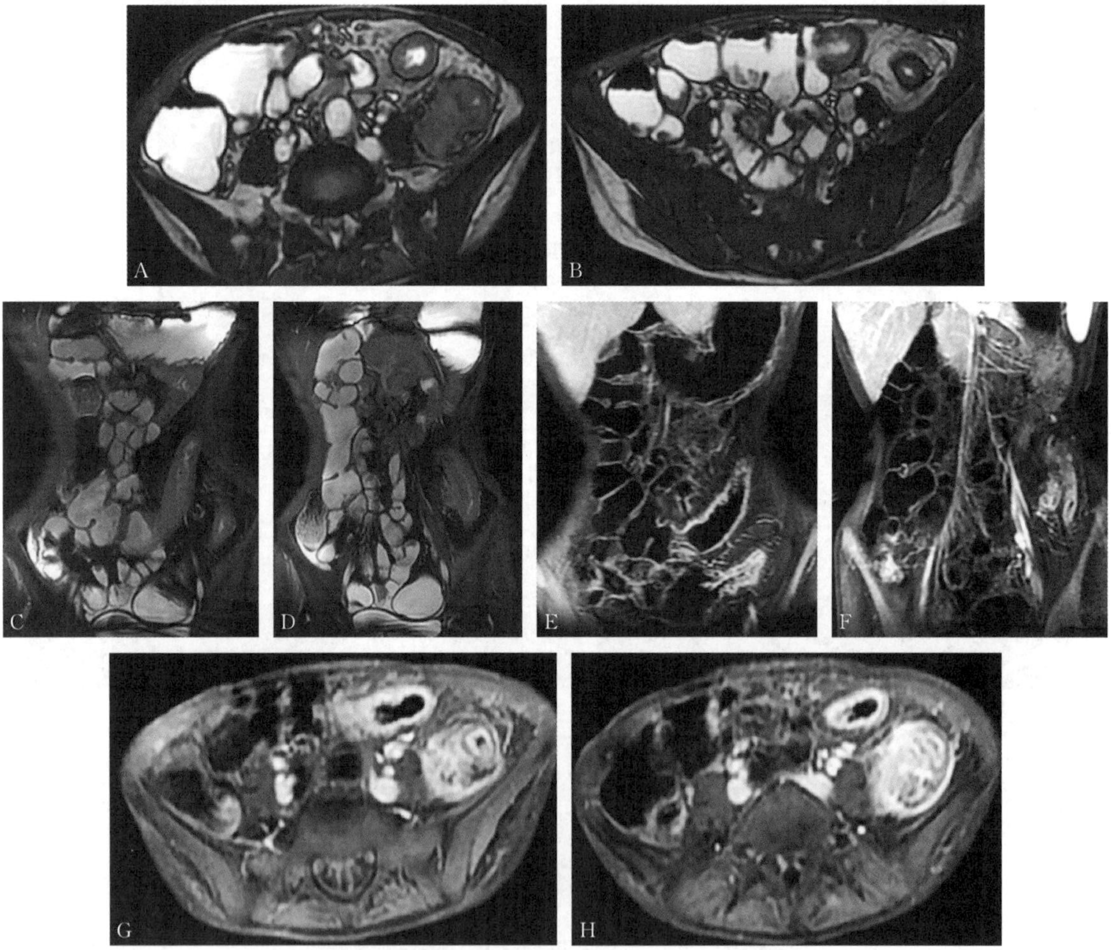

图 3-5-31　横、降结肠克罗恩病伴周围蜂窝织炎及脓肿

注：A、B 图为横断面 FIESTA 序列，显示横结肠及降结肠节段性肠壁增厚，呈三层改变，黏膜层和浆膜层呈低信号，黏膜下层呈层状高信号；C、D 图为冠状面 FIESTA 图像（加抑脂序列），显示黏膜下层高信号未被抑制，仍呈高信号，提示水肿，并可见肠管周围片状异常高信号；D 图可见肠管周围片状高信号；E～H 图为冠状面和横断面 LAVA 增强图像，显示横结肠及降结肠肠壁明显强化，病变肠段呈三层改变，黏膜层和浆膜层明显强化，黏膜下层水肿呈低信号，E 图显示病变肠管末梢直小血管增粗扩张，呈梳状征改变，F 图显示肠管周围环形强化病灶，提示脓肿，肠管周围纤维脂肪增生，与邻近肠管间距增宽。G、H 图显示肠管周围片状异常强化灶，提示蜂窝织炎。

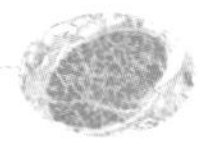

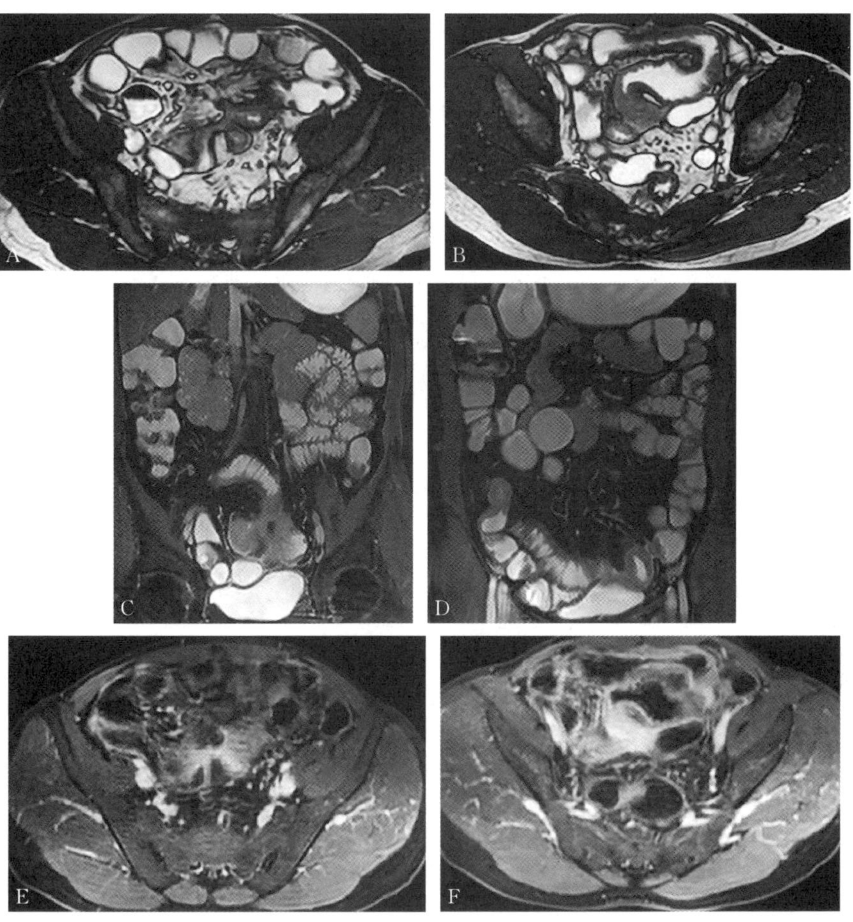

图 3-5-32 回肠克罗恩病伴内瘘

注：A、B 图为横断面 FIESTA 序列，B 图显示回肠节段性肠壁增厚，呈三层改变，黏膜层和浆膜层呈低信号，黏膜下层呈层状高信号；A 图显示回肠间形成花瓣样结构，提示内瘘形成；C、D 图为冠状面 FIESTA 图像(加抑脂序列)，显示黏膜下层高信号未被抑制，仍呈高信号，提示水肿；E、F 图为横断面 LAVA 增强图像，显示回肠明显异常强化，呈三层改变，黏膜层和浆膜层明显强化，黏膜下层水肿呈低信号，E 图显示内瘘形成，肠管明显异常强化。

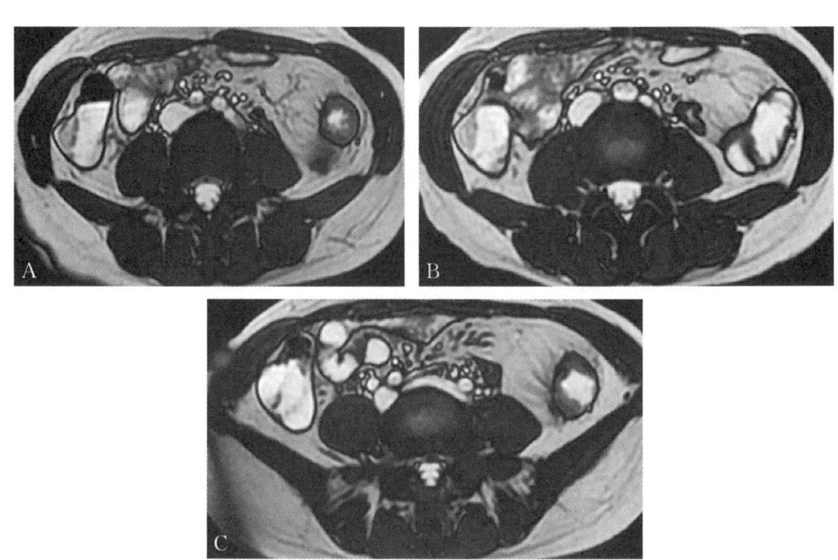

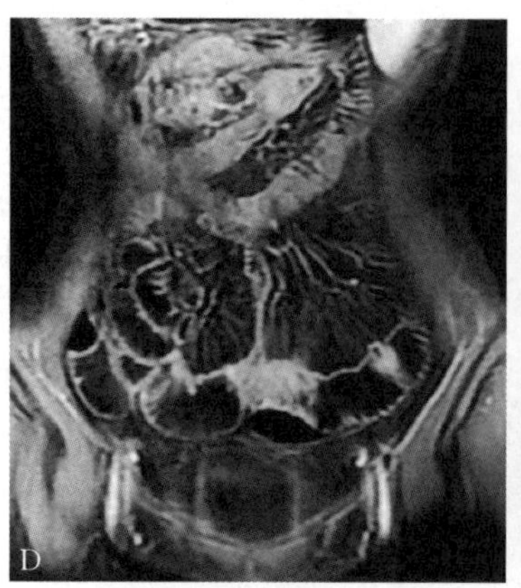
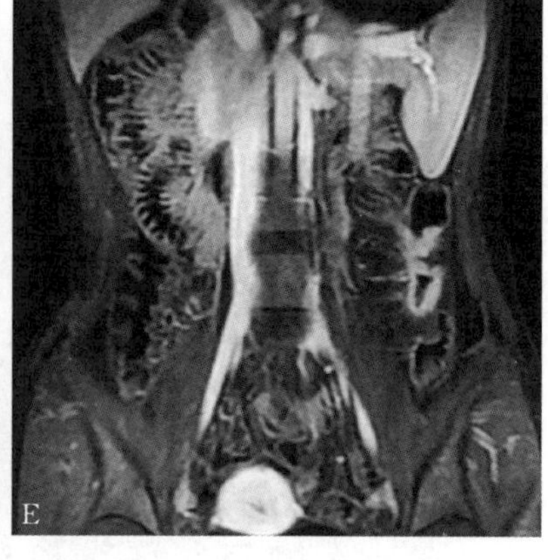

图 3-5-33　末段回肠及降结肠克罗恩病

注：A～C 图为横断面 FIESTA 序列，显示末段回肠及降结肠节段性肠壁增厚，降结肠周围纤维脂肪增生，与邻近肠管间距增宽；D、E 图为冠状面 LAVA 增强图像，显示回肠及降结肠肠壁均匀一致强化，提示慢性期、稳定期改变。

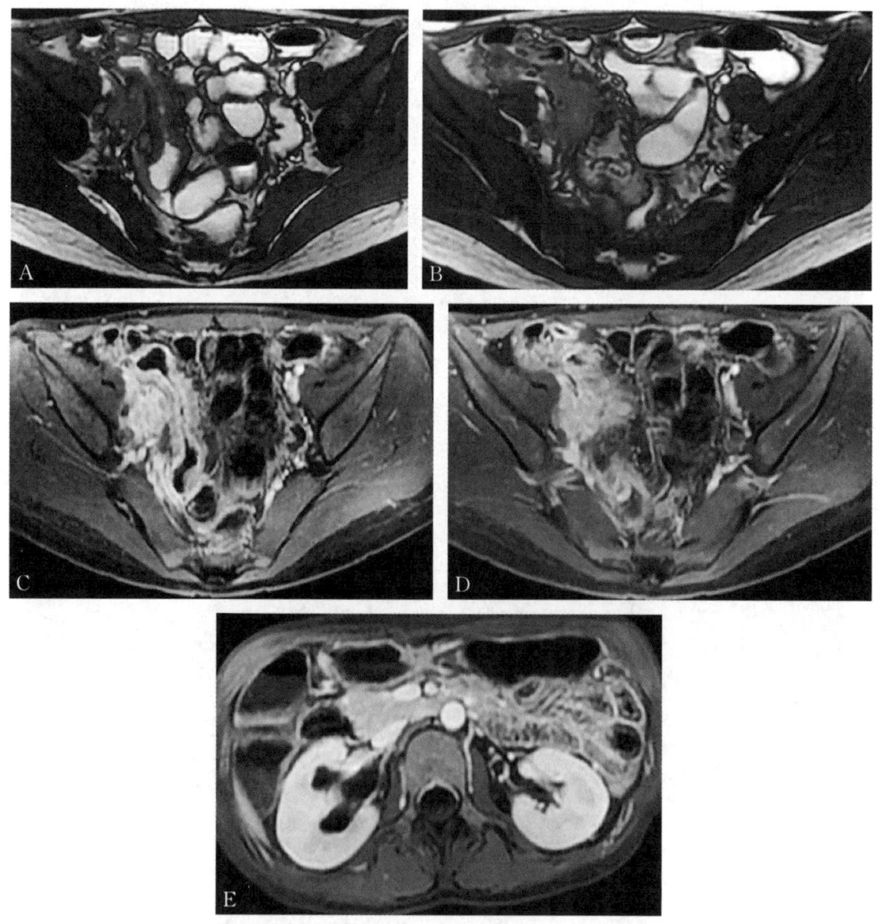

图 3-5-34　末段回肠克罗恩病伴周围蜂窝织炎及右肾积水

注：A、B 图为横断面 FIESTA 序列，A 图显示末段回肠肠壁明显增厚，呈三层改变，黏膜层和浆膜层呈低信号，黏膜下层水肿，呈低信号，肠管呈轨道征改变；B 图显示肠管周围片状低信号影；C～E 图为横断面 LAVA 增强图像，显示病变回肠明显强化，呈三层，黏膜和浆膜层呈高信号，黏膜下层水肿呈低信号，肠管周围可见片状异常强化灶，提示蜂窝织炎；肠管与右侧输尿管粘连，E 图显示右肾积水，表现为右侧肾盂、肾盏明显扩张。

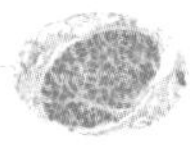

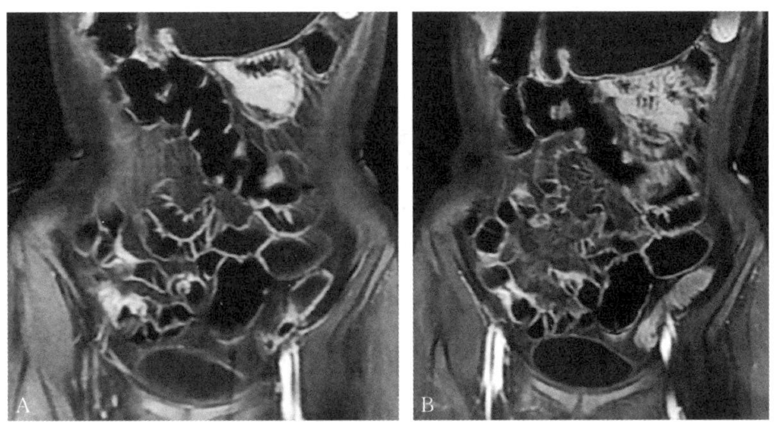

图 3－5－35　回肠克罗恩病 MRI 冠状面重建图像

注：A、B 图为冠状面 LAVA 增强图像，显示回肠肠壁增厚，增强扫描呈均匀一致强化，A 图另外可见肠管系膜缘缩短，游离缘可见囊袋状向外突出影，为假性憩室形成，提示慢性期改变。

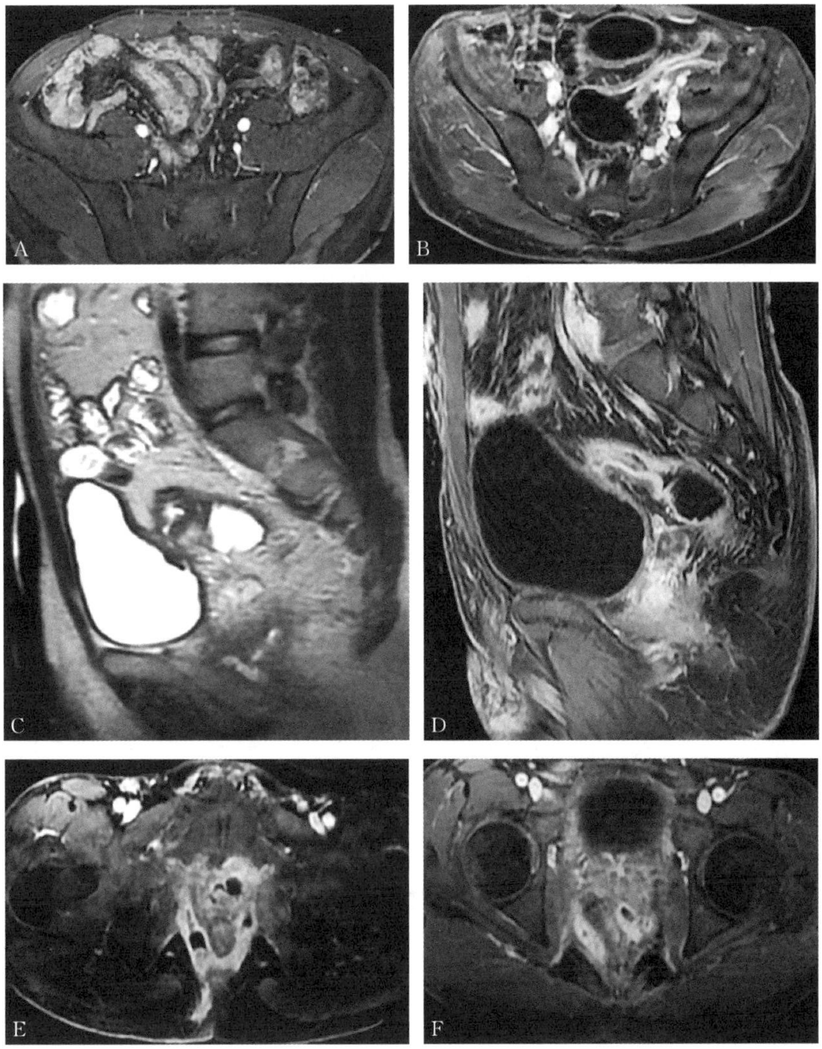

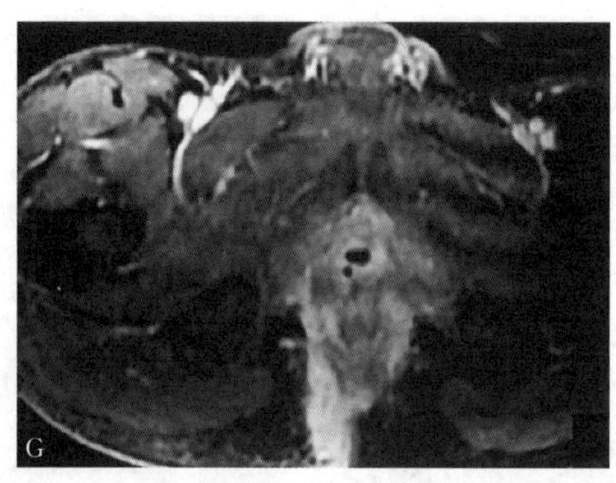

图 3-5-36 末段回肠、乙状结肠及直肠克罗恩病伴乙状结肠与膀胱瘘、直肠尿道瘘、肛周多发脓肿及蜂窝织炎

注：A、B、E、F、G 图为横断面 LAVA 增强图像；A、B 图显示末段回肠及乙状结肠肠壁增厚伴异常强化，E～G 图显示直肠壁明显强化，直肠与尿道可见瘘管形成，直肠周围可见多发环形强化病灶，提示脓肿形成，并可见片状异常强化灶，提示蜂窝织炎；C 图为矢状面 T_2SSTSE 图像，D 图为矢状面 LAVA 增强图像，可清晰显示乙状结肠与膀胱间瘘管形成，瘘管内充满肠腔内液体，增强扫描瘘管壁明显强化。

强化或轻度强化。狭窄导致近端肠管扩张，用动态 T_2 thick slab TSE 水成像序列可以观察梗阻程度。

4）克罗恩病的不典型表现：克罗恩病通常表现为多节段性改变，也可表现为仅一段肠管受累，受累肠管长度较短，肠壁环形增厚且异常强化，类似于腺癌（图 3-5-37）。

5）活动期克罗恩病 CT 表现：

A. 肠壁的强化方式：与克罗恩病的活动度有关。活动期，肠壁呈三层改变，即最内面的黏膜层和最外面的浆膜层明显强化，中央的黏膜下层水肿，强化减弱而呈低密度，这种强化方式是提示克罗恩病活动性的最敏感的征象（图 3-5-3）。

B. 梳状征：当克罗恩病处于活动期时，病变肠管相应动脉末梢直小血管增粗扩张，呈“梳状征”改变（图 3-5-6C～F，3-5-10C，3-5-11B），常合并体内 CRP 和 ESR 水平升高，更易合并溃疡，且病变范围更广，提示临床应采取积极治疗。有梳状征表现的肠壁通常增强扫描显示分层强化。

C. 肠外表现：肠系膜水肿、渗出和肠系膜淋巴结增生，多见于克罗恩病的活动期（图 3-5-6C，3-5-9A、D，3-5-10A～B）。

D. 并发症：蜂窝织炎、瘘管及脓肿形成均提示克罗恩病活动期改变（图 3-5-12～23）。

总之，肠壁分层、异常强化是指示克罗恩病活动性的最敏感的直接征象，梳状征以及肠系膜脂肪密度增高是提示克罗恩病活动性最特异的间接征象。

6）慢性期克罗恩病 CT 表现：

A. 肠壁均匀一致强化：随着病变迁延，肠壁系膜缘和游离缘均受累，肠壁呈均匀一致环形增厚（图 3-5-38），增厚肠壁的层次消失，增强扫描肠壁呈均匀一致中等强化（图 3-5-5B、E，3-5-39），提示肠壁纤维化，为慢性期、稳定期改变。

B. 黏膜下脂肪沉积：黏膜强化程度减弱，也可呈分层强化，即最内面为中等强化的黏膜层，最外面为中等强化的浆膜层，黏膜下因纤维脂肪沉积而呈低密度（图 3-5-5，3-5-40、41）。

C. 假性憩室：受累肠段的系膜缘常因纤维增生而挛缩变短，游离缘呈囊袋状假性憩室改变（图 3-5-41、42）。

D. 肠段周围改变：受累肠段周围常伴有纤维脂肪增生，使该肠段与邻近肠段之间距离增宽（图 3-5-4，3-5-5C，3-5-43）。

7）活动期克罗恩病 MRI 表现：

A. T_2SSFSE 及 FIESTA 序列上显示肠壁分层：黏膜层和浆膜层为等低信号，黏膜下层呈异常高信号，加抑脂序列不被抑制，提示水肿。T_1WI 增强扫描示黏膜层和浆膜层明显强化，而黏膜下

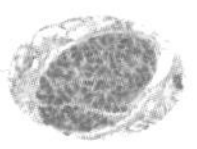

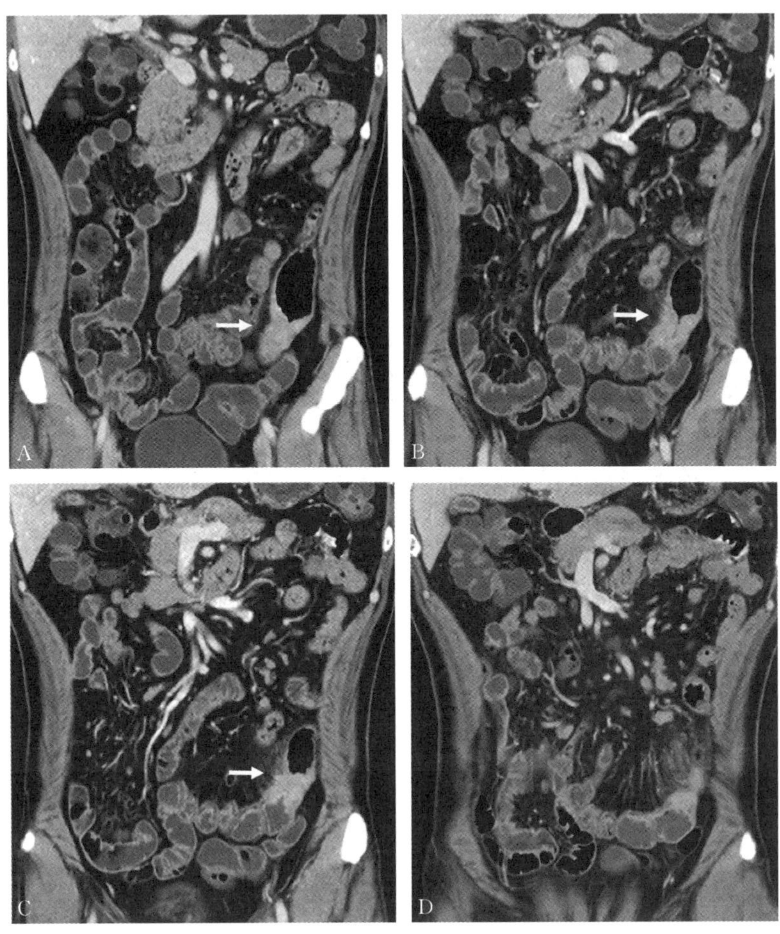

图 3-5-37 回肠克罗恩病类似腺癌

注：A～D 图为 CT 门脉期冠状面重建图像，显示左下腹回肠肠壁明显增厚，肠管范围较短，系膜缘和游离缘均受累，肠管对称性狭窄，增强扫描明显强化，类似腺癌（箭头）。另可见该段肠管周围可见多段肠管呈分层强化，黏膜层和浆膜层强化，黏膜下层可见层状脂肪沉积影，提示克罗恩病慢性期改变。手术病理证实为克罗恩病。

层水肿呈低信号。肠壁的这种分层表现及分层强化方式是活动期克罗恩病的表现（图 3-5-28、31）。

B. 肠系膜脂肪信号增高：表现为加抑脂序列的 T_2FFSE、True-FISP 或是 FIESTA 上肠管周围脂肪信号增高，边缘模糊，增强后可有强化，提示活动期克罗恩病（图 3-5-29、31、34、36）。

C. 梳状征及肠系膜淋巴结肿大：均提示活动性（图 3-5-28～30）。

8）慢性期克罗恩病 MRI 表现：

A. 慢性期肠壁呈纤维化：表现为在 T_2SSFSE 及 FIESTA 序列上，肠壁分层不明显，呈均匀低信号，增强扫描肠壁全层均匀一致轻度强化（图 3-2-33、44）。

B. 黏膜下层状脂肪沉积：表现为在 T_2SSFSE、True-FISP 或是 FIESTA T_2 序列上肠壁分层，黏膜下呈异常高信号，加抑脂序列被抑制，可以与急性期黏膜下水肿相鉴别。

C. 假性憩室：受累肠段的系膜缘常因纤维增生而挛缩变短，游离缘呈囊袋状假性憩室改变（图 3-5-33、35、44）。

D. 肠段周围纤维脂肪增生：受累肠段周围常伴有纤维脂肪增生，使该肠段与邻近肠段之间距离增宽（图 3-5-33、35）。

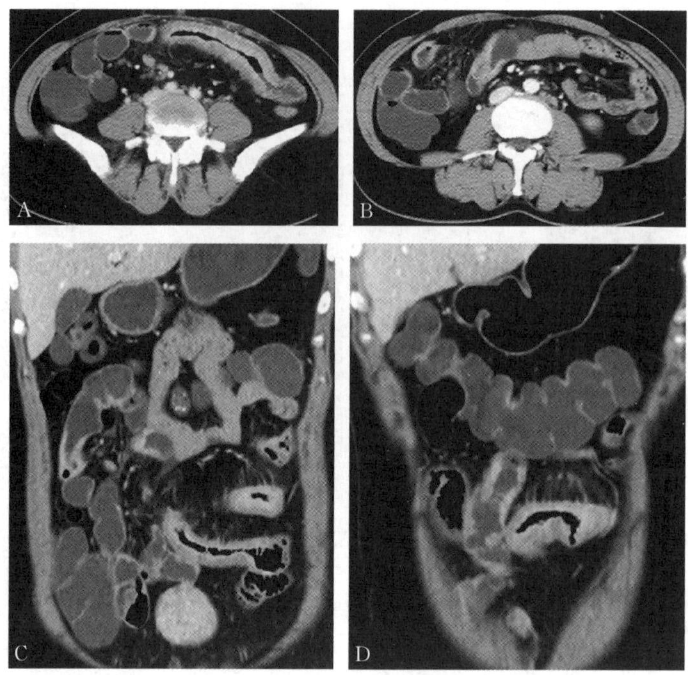

图 3-5-38　回肠克罗恩病慢性期

注：A、B图为门脉期CT增强图像，C、D图为冠状面重建图像，显示回肠肠壁明显增厚，肠管系膜缘和游离缘均受累，肠腔呈对称性环形狭窄，提示慢性期改变。

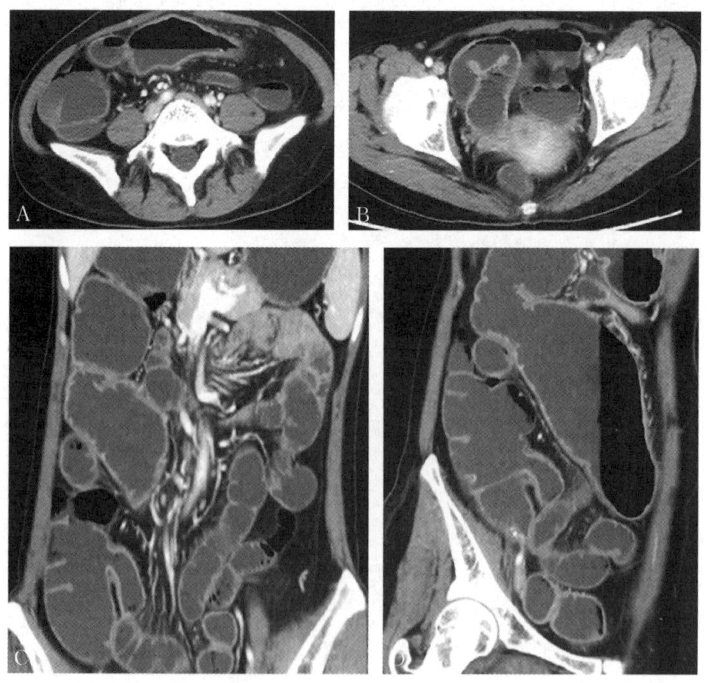

图 3-5-39　回盲部、末段回肠及横结肠克罗恩病慢性期

注：A、B图为门脉期CT增强图像，C、D图为横断面和矢状面重建图像，显示回盲部、末段回肠及横结肠肠壁轻度增厚，增强扫描均匀一致强化，提示慢性期改变，A图远端肠腔狭窄，近端肠管扩张，提示系慢性纤维增生狭窄所致。

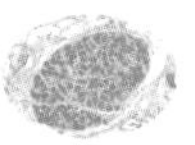

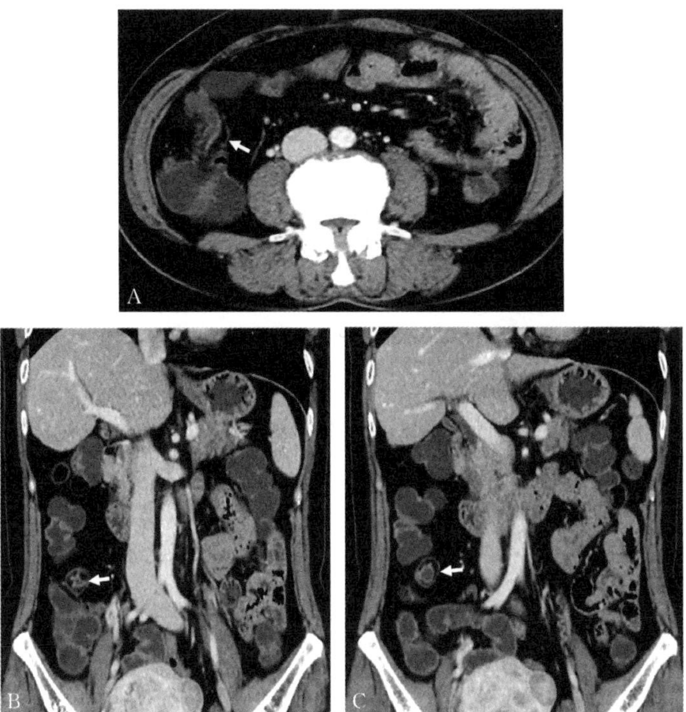

图 3-5-40 末段回肠克罗恩病慢性期

注：A 图为门脉期 CT 增强图像，B、C 图为冠状面重建图像，显示末段回肠肠壁增厚，增强扫描呈三层，黏膜层和浆膜层中等强化，黏膜下层可见脂肪沉积影，提示慢性期改变（箭头）。

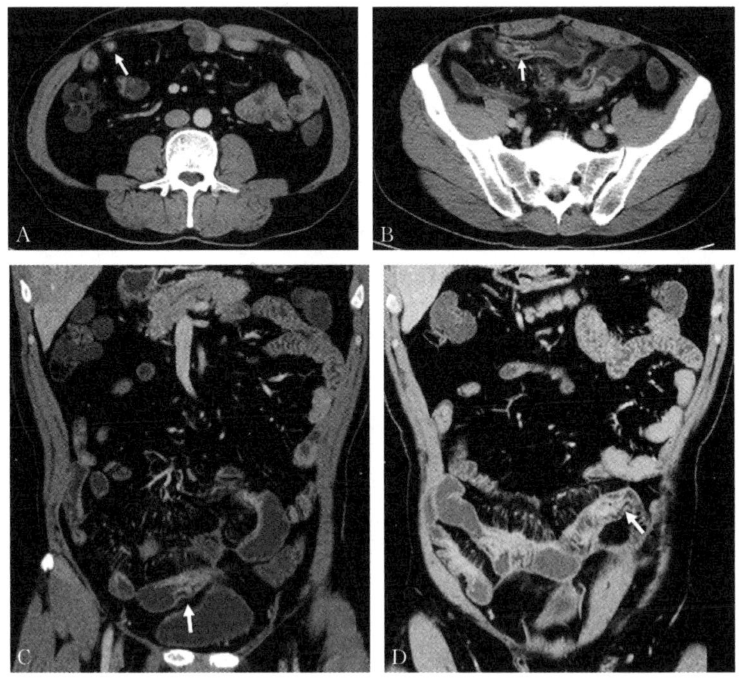

图 3-5-41 回肠克罗恩病慢性期黏膜下脂肪沉淀

注：A、B 图为门脉期 CT 增强图像，C、D 图为冠状面重建图像，显示回肠节段性肠壁增厚，增强扫描呈三层，黏膜下层可见层状脂肪沉积影（箭头），病变肠段系膜缘缩短，游离缘可见假性憩室形成，提示慢性期改变。

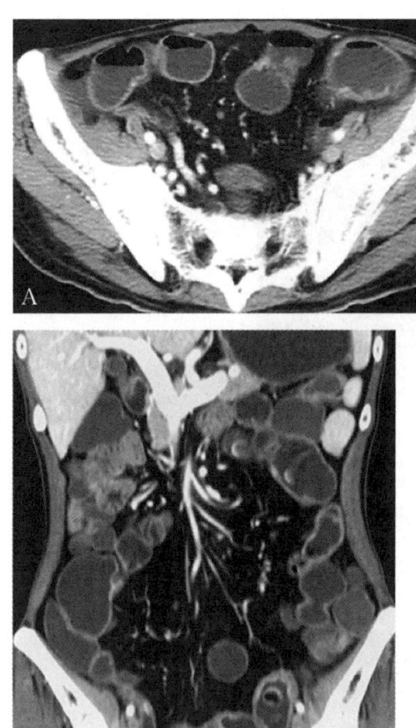

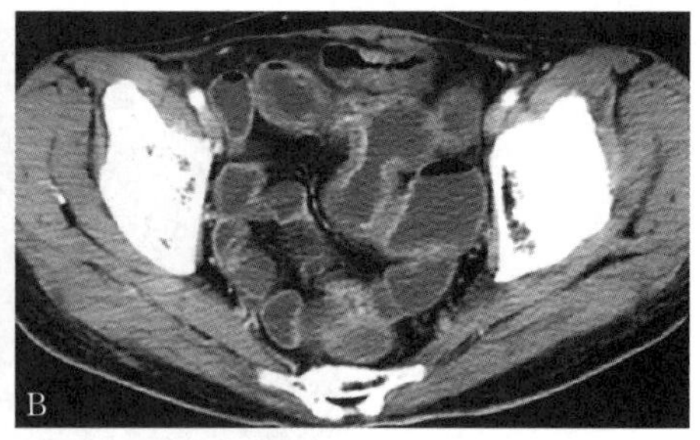

图 3-5-42　回肠克罗恩病慢性期伴假性憩室

注：A、B 图为门脉期 CT 增强图像，C 图为冠状面重建图像，显示回肠节段性肠壁增厚，增强扫描中等强化，病变肠段系膜缘缩短，游离缘可见假性憩室形成，提示慢性期改变。

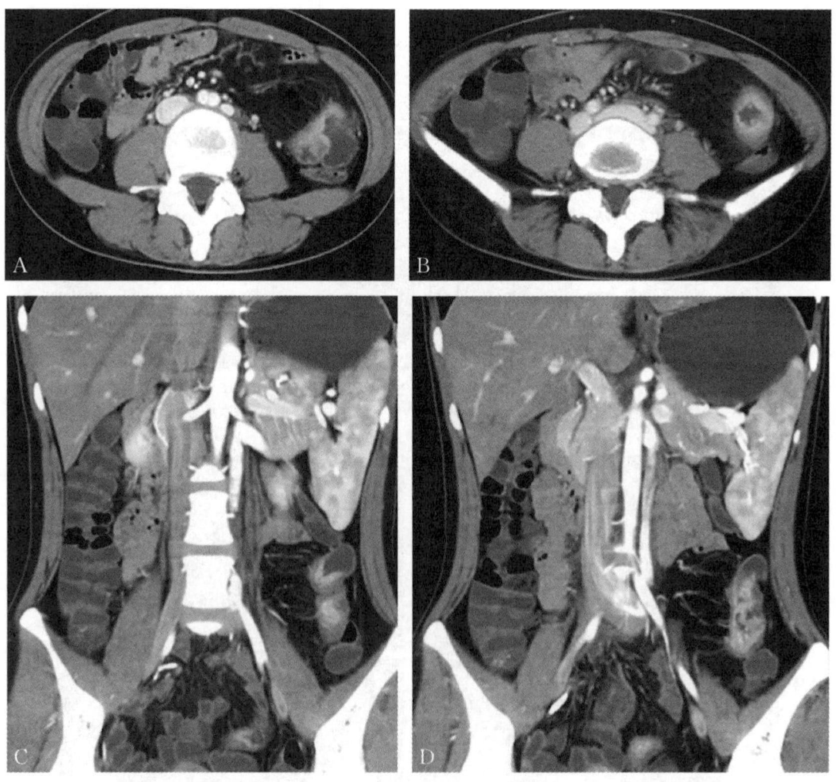

图 3-5-43　克罗恩病慢性期

注：A、B 图为门脉期 CT 增强图像，C、D 图为冠状面重建图像，显示左下腹回肠肠壁增厚伴异常强化，肠管呈环形对称性增厚，肠管周围纤维脂肪增生，与邻近肠管间距增宽，提示慢性期改变。

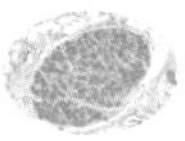

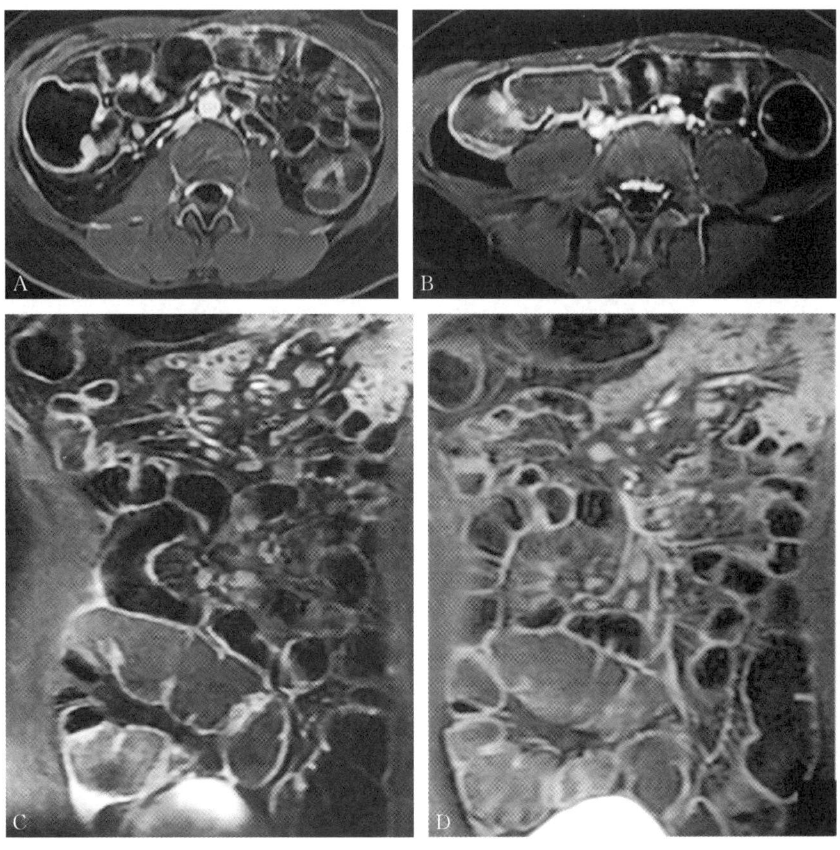

图 3－5－44　回盲部、空肠、回肠克罗恩病慢性期

注：A、B图为横断面LAVA增强图像，C、D图为冠状面LAVA增强图像，显示回盲部、空肠及回肠节段性肠壁增厚，增强扫描肠管均匀一致强化，未见分层，系膜缘缩短，游离缘假性憩室形成，提示慢性期改变。

9）克罗恩病的演变过程：

A. 克罗恩病趋于好转的表现：主要为受累肠段的肠壁厚度变小、受累肠段范围缩小、黏膜强化减弱、梳状征表现不明显、黏膜下出现脂肪沉积以及原有的蜂窝织炎及脓肿范围缩小等（图3－5－45、46）。

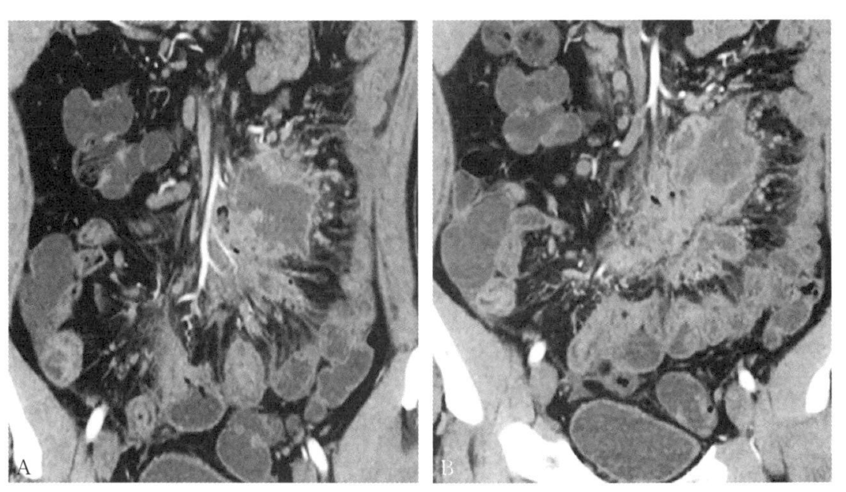

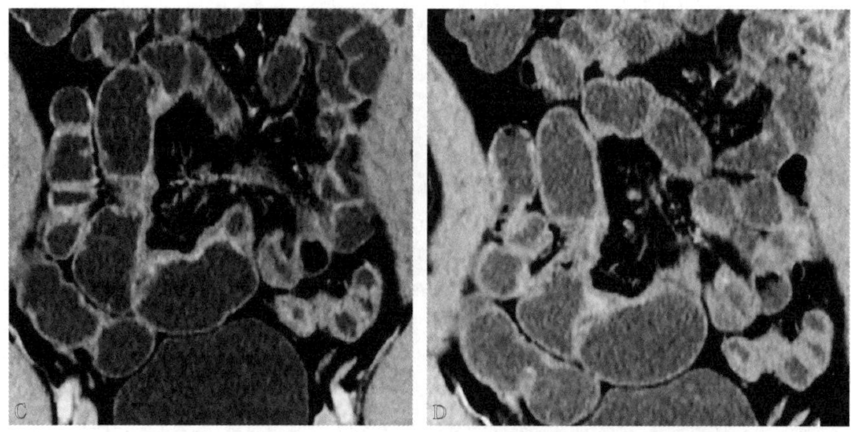

图 3-5-45　末段克罗恩病伴肠管周围蜂窝织炎及脓肿(治疗后好转)

注:A、B图为2010年3月12日冠状面重建图像,显示末段回肠节段性肠壁增厚,肠管周围可见大片异常强化灶,部分病灶呈周边环形强化改变,中央呈液化坏死,提示肠管周围蜂窝织炎及脓肿;C、D图为2012年2月29日复查图像,显示肠管周围蜂窝织炎及脓肿消失,末段回肠中等强化,系膜缘缩短,游离缘见假性憩室形成,提示病情好转,进入慢性期、稳定期改变。

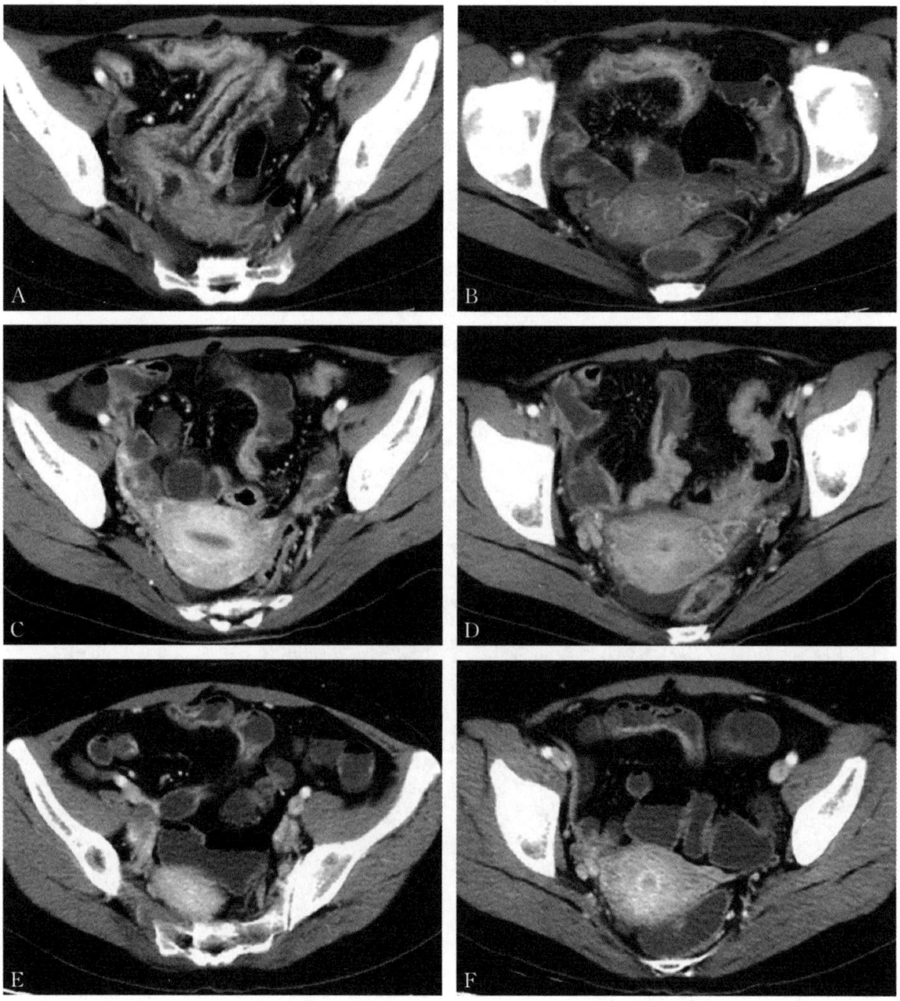

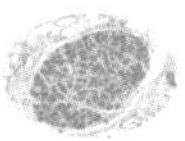

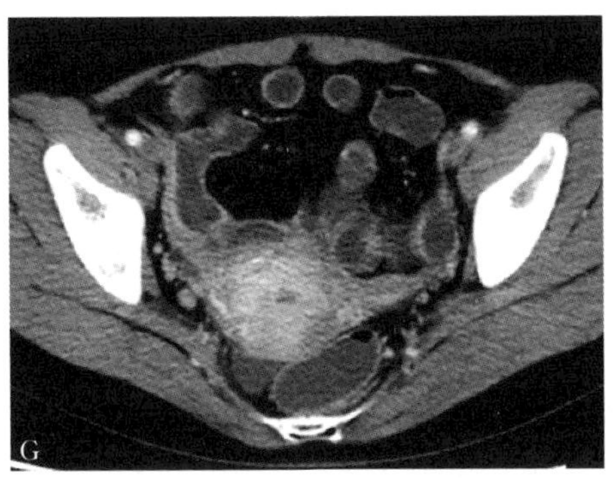

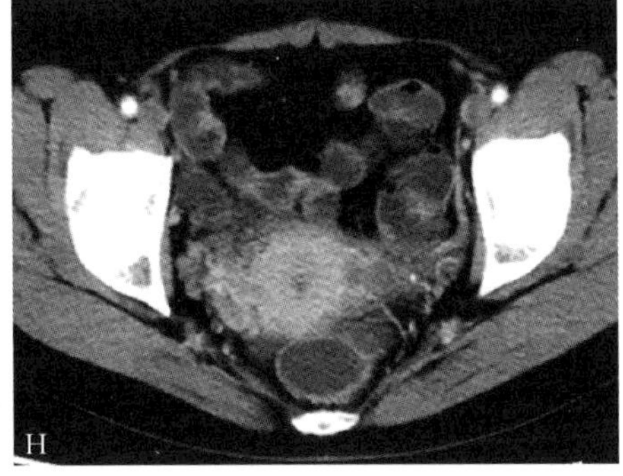

图 3-5-46 回肠及乙状结肠克罗恩病(治疗后好转)

注:A、B图为2008年门脉期CT增强图像,显示回肠及乙状结肠肠壁明显增厚伴异常强化;C、D图为2009年复查图像,显示病变肠管厚度变小,游离缘缩短,系膜缘见假性憩室形成,提示进入慢性期改变;E、F图为2009年复查图像,显示病变范围继续缩小;E、F图为2010年复查图像,显示回肠基本恢复正常,未见增厚及异常强化肠管。

B. 克罗恩病趋于进展的表现:通常提示克罗恩病又处于活动期。主要为受累肠段的厚度未见明显变小、受累肠段范围扩大、有明显的黏膜异常强化、梳状征以及并发症的出现包括蜂窝织炎、脓肿、瘘管甚至肠梗阻的出现(图3-5-47)。当手术切除病变肠段时,吻合口处最易再出现疾病的活动,表现为吻合口处肠壁增厚及强化异常,并伴有周围渗出等(图3-5-48、49)。

C. 克罗恩病癌变:小肠克罗恩病炎性反应部位可能并发癌变(图3-5-50),与长期服用免疫抑制剂有关,应重点监测小肠。我们曾遇到一例克罗恩病患者,服用免疫抑制剂半年后诱发癌变。

(5) 鉴别诊断

1) 当克罗恩病表现为多个肠段受累时,需要与免疫性血管炎(包括系统性红斑狼疮、白塞综合征)、嗜酸性胃肠炎、缺血性肠病、T细胞淋巴瘤、及多节段腺癌以及肠结核相鉴别。

A. 免疫性血管炎:血管炎病理上表现为免疫复合物沉积在小动脉、小静脉和毛细血管,引起纤维素性坏死性血管炎,小血管壁增厚、坏死、血管狭

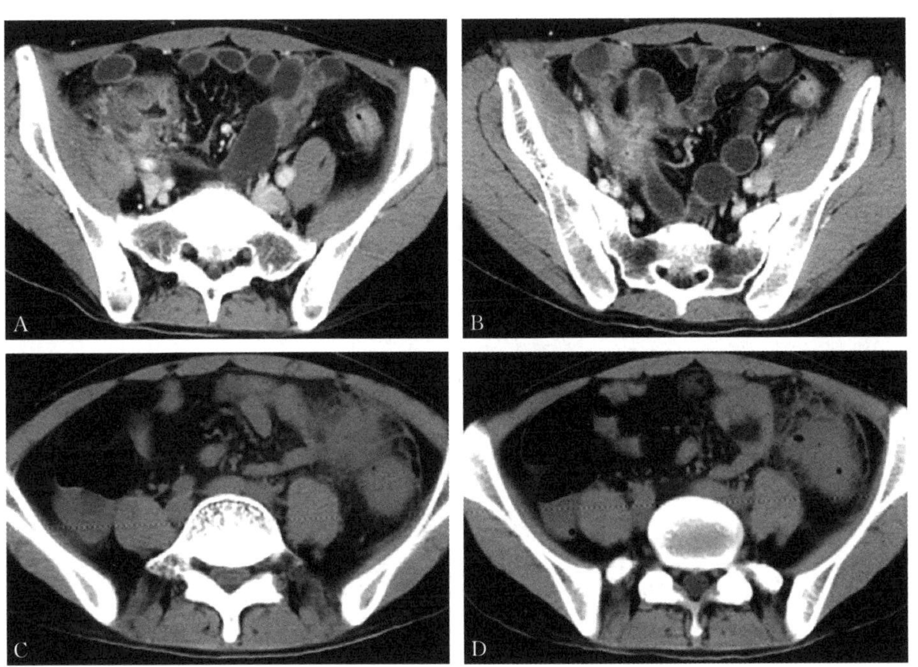

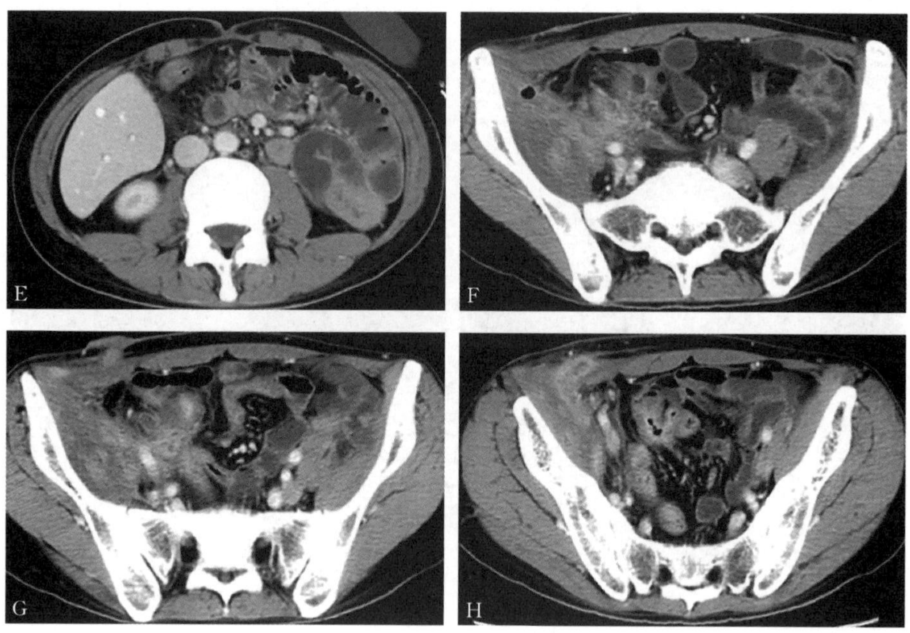

图 3-5-47　小肠、横结肠、降结肠克罗恩病进展

注：A、B图为2010年门脉期CT增强图像，显示末段回肠及降结肠肠壁增厚伴异常强化，回肠间形成花瓣样改变，提示内瘘形成；C、D图为2011年复查图像，CT平扫图像显示降结肠周围片状病灶，提示蜂窝织炎；E～H图为2012年复查图像，A图显示左半结肠切除术后，横结肠造瘘改变；F～H图显示末段回肠病变未见好转，并与右侧腰大肌、右侧腹直肌及右侧皮肤间瘘管及脓肿形成，提示病情进展。

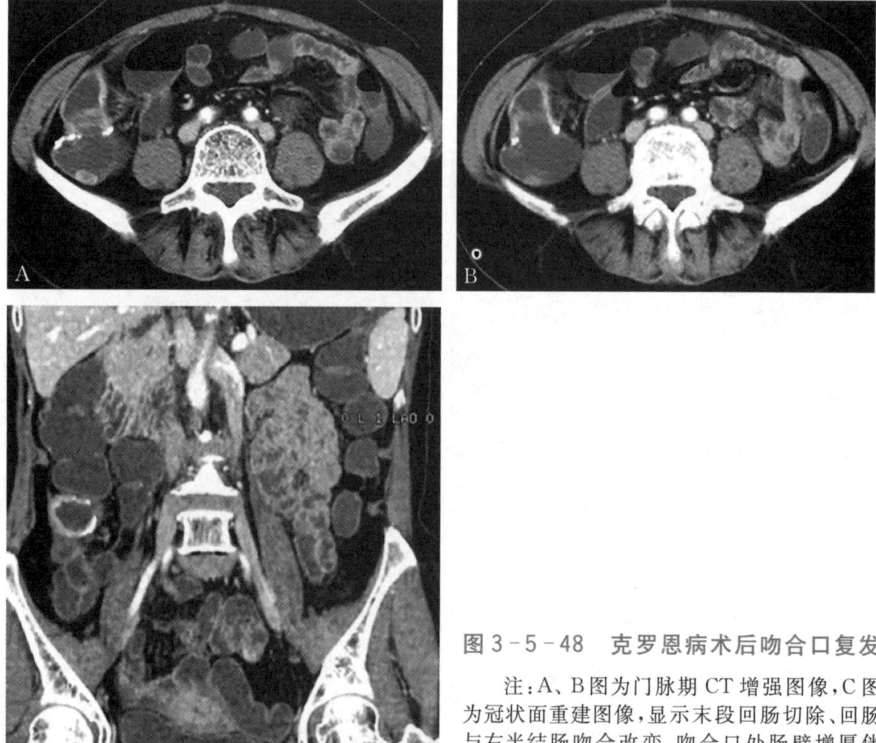

图 3-5-48　克罗恩病术后吻合口复发

注：A、B图为门脉期CT增强图像，C图为冠状面重建图像，显示末段回肠切除、回肠与右半结肠吻合改变，吻合口处肠壁增厚伴异常强化，提示复发。

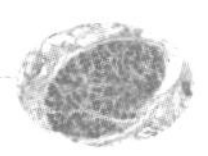

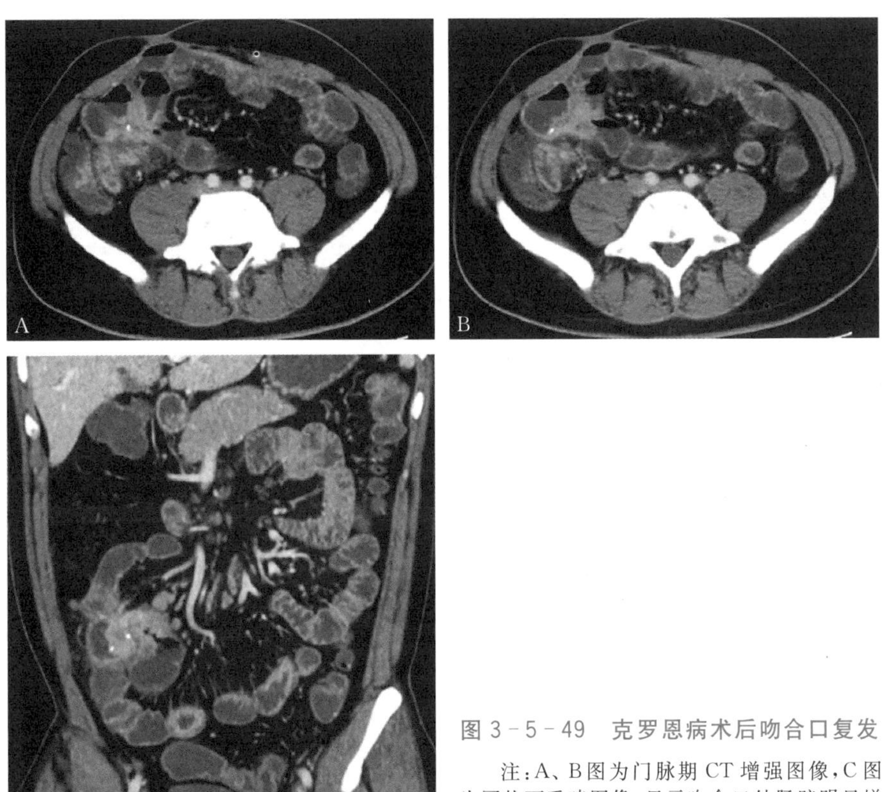

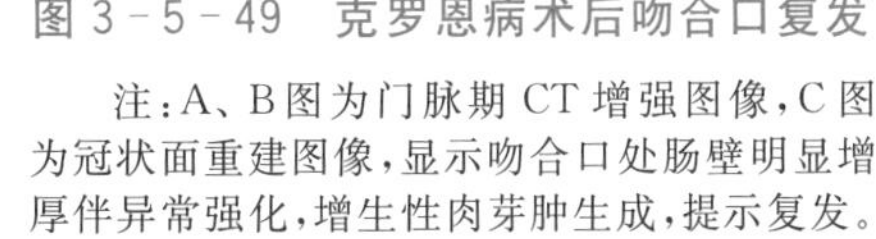

图 3-5-49 克罗恩病术后吻合口复发

注：A、B 图为门脉期 CT 增强图像，C 图为冠状面重建图像，显示吻合口处肠壁明显增厚伴异常强化，增生性肉芽肿生成，提示复发。

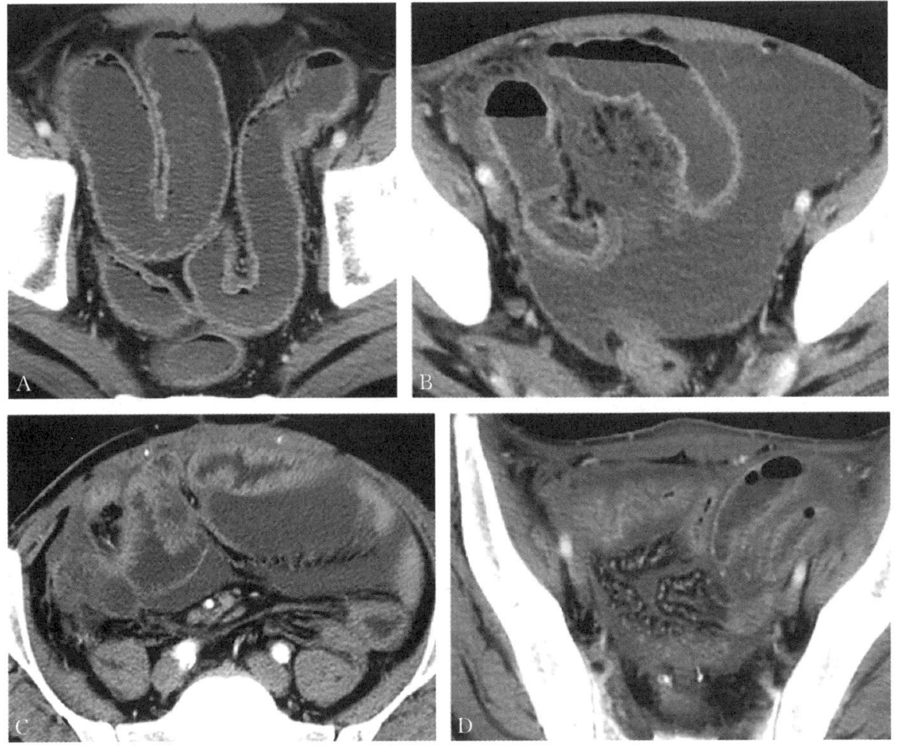

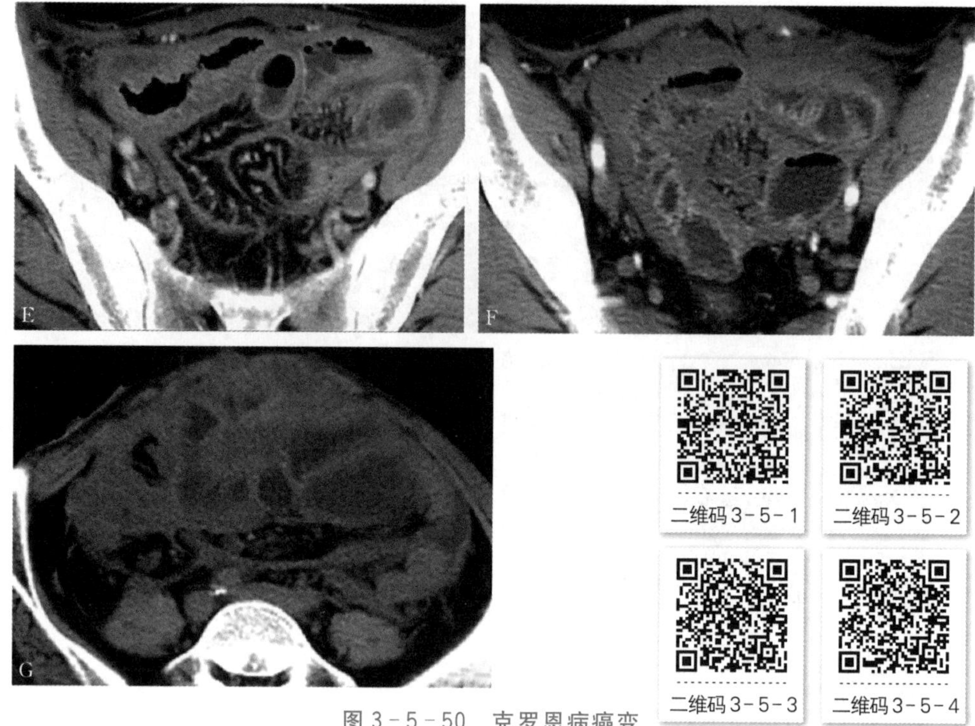

图 3-5-50 克罗恩病癌变

注：A图为2009年12月25日门脉期CT增强图像，显示回肠及直肠肠壁增厚伴异常强化（小肠镜彩图见二维码3-5-1～4，显示黏膜弥漫性充血水肿，散在糜烂和出血点，表面多发性连续溃疡，大小不等，形态不规则，部分类似于肉芽组织增生）；B图为2010年7月1日图像，显示病变回肠未见明显好转，盆腔内见大量腹水；C图为2010年7月28日部分肠管切除术后改变，病变范围扩大伴腹水，病理证实为克罗恩病癌变；D图为2010年8月19日复查图像，显示病变范围继续扩大，未见好转；E图为2010年10月22日复查图像，显示病变肠管弥漫性增厚，腹水量增加；F图为2011年10月11日复查图像，显示肠管边缘模糊，腹水量继续增加；G图为2011年5月23日最后一次复查图像，显示病变肠管间明显分界不清。

窄、闭塞、血栓形成及小血管出血，同时伴有黏膜下层及浆膜血管明显增生、增多、扩张和充血。血管炎通常广泛弥漫性累及小肠，引起小肠壁明显水肿增厚，肠系膜肿胀，脂肪密度增高混浊，肠系膜淋巴结肿大。通常还伴有多个系统的病变，包括心包积液、胸腔积液、腹水、肝脾肿大及肾盂积水等表现。

B. 嗜酸性胃肠炎：以胃肠道弥漫性或局限性嗜酸性粒细胞浸润为特点。表现为胃肠道分层，肠壁水肿增厚，黏膜皱襞粗大，甚至呈结节状、假息肉状及葡萄状，在空肠最具特点。当嗜酸性粒细胞浸润肌层时肠腔可狭窄，僵硬甚至胃穿孔及小肠梗阻。嗜酸性粒细胞浸润浆膜层时会出现嗜酸性无菌性腹水，这种腹水经过一至两天随访会发现腹水量变化显著。

C. 缺血性肠病：通常患者年龄较大，且多有冠心病、糖尿病和高血压等心脑血管病史。好发于在左半结肠，表现为肠系膜动脉有明显的钙化斑块及血栓，增强扫描肠壁强化程度减弱；静脉病变者表现为肠壁淤血、肠系膜水肿增厚，肠系膜分支小血管增粗、聚集。一般无炎性肿块或脓肿。

D. T细胞淋巴瘤：又称肠病相关性T细胞淋巴瘤，最典型的表现是空肠黏膜皱襞的减少，一英寸尺度内少于3个，回肠黏膜皱襞增多，一英寸尺度内大于5个，称为回肠空肠化改变。表现为单独的一段肠管受累，但受累长度很长，通常长度大于10 cm，肠管不狭窄，部分表现为回肠扩张，肠腔大于3 cm，以及肠系膜淋巴结肿大和肠套叠改变，极易穿孔导致腹膜炎及脓毒症。

E. 多节段腺癌：多段腺癌较为少见，但每一段均有腺癌的特点，肠管管壁增厚，肠腔狭窄，增强扫描轻到中度强化，CT小肠造影双期增强扫

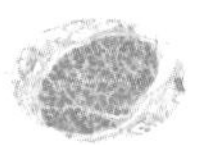

描可以观察肠管的蠕动情况，腺癌所累及的肠管通常形态、位置固定，可以与克罗恩病鉴别。

F. 肠结核：回结肠型克罗恩病需与肠结核相鉴别。肠结核好发于回盲部，多以回盲瓣为中心，累及邻近的右半结肠和回肠，多呈连续性分布。回盲瓣呈开放状，回盲部挛缩变形，肠管多呈对称性、环形狭窄。结核干酪样坏死的淋巴结增强扫描多呈环形强化，为结核较为特异性的表现。

2）克罗恩病表现为单个肠段病变时需与肠结核、B细胞淋巴瘤、间质瘤、腺癌、非特异性肠炎及放射性肠炎相鉴别。

A. 肠结核：好发生于回盲部，回盲瓣口张开，回盲部挛缩变形。肠结核的溃疡为环形溃疡，肠腔多呈对称性狭窄。肠管周围常有渗出，表现为肠系膜脂肪密度增高，并伴有肠系膜淋巴结肿大、钙化，强化欠均匀，典型者中央呈现干酪样坏死而呈环形强化。MRI小肠造影增强扫描可更清晰显示干酪样坏死淋巴结的环形强化特点，较CT小肠造影更为敏感。结合临床结核菌素纯蛋白衍生物（PPD）试验以及结核感染T细胞斑点试验（T-spot）有助于明确诊断。

B. B细胞淋巴瘤：好发于末端回肠，最典型的表现肠壁环形增厚，呈动脉瘤样扩张改变。受累肠段较长或见多发节段性病灶，增强扫描肠壁轻到中等强化，多伴有腹膜后及肠系膜淋巴结多发肿大。

C. 间质瘤：多表现腔内生长或外生性生长肿块，肿瘤多呈圆形或类圆形，也可呈不规则形或分叶状。低度风险者，肿块直径多小于5 cm，密度均匀，边缘锐利，其内可出现钙化。增强扫描动脉期明显均匀强化，门脉期肿瘤持续均匀强化。高度风险者，肿瘤多大于5 cm，边界欠清晰，常与周围组织粘连，可呈现分叶，中央极易出现坏死、囊变，增强扫描肿瘤周边实性成分明显强化。肝脏、肺可出现转移灶，且间质瘤的转移灶通常呈低密度。经MIP重建可以清晰显示供血动脉为肠系膜血管。

D. 腺癌：多发生在十二指肠及空肠近段，尤以十二指肠乳头周围多见。表现为局部腔内生长软组织肿物或肠壁环形或不规则增厚，肠腔变窄，近端肠管扩张。增强扫描不规则中等强化，黏膜腺癌类型肠壁强化较低。晚期可发生肠系膜淋巴结及远处脏器的转移，累及的淋巴结中央可发生坏死。

E. 放射性肠炎：多发生在盆腔小肠，往往有盆腔肿瘤放疗病史。急性期表现为照射野的小肠肠壁明显水肿增厚和黏膜面溃疡等改变，肠道张力减退以及肠腔积液扩张等，增强扫描肠壁呈分层强化特点。慢性期表现为肠腔狭窄，管壁僵硬，肠管位置相对固定，肠管周围纤维组织增生导致肠管间距增宽，肠管间可呈互相粘连改变。增强扫描肠壁分层强化消失，而呈均匀一致中度强化改变。

F. 非特异性肠炎：多表现为孤立肠段的肠壁增厚以及增强后的异常强化，多与肠道感染有关。

3.5.2　肠结核

（1）概述

肠结核（intestinal tuberculosis）是结核分枝杆菌引起的肠道慢性特异性感染疾病，是最常见的肺外结核病之一，本病一般见于中青年，女性稍多于男性。

肠结核一般都由人型结核杆菌引起，偶有因饮用带菌牛奶或乳制品罹患牛型结核者。结核杆菌侵犯肠道的主要途径：①胃肠道感染，为肠结核的主要感染方式，回盲部即肠结核的好发部位；②血行播散；③邻近结核病灶播散。

（2）病理

肠结核好发于回盲部，结核菌侵入肠道后，其病理变化随人体对结核杆菌的免疫力与过敏反应的情况而定。当感染菌量多、毒力大、机体过敏反应强时，病变往往以渗出为主。可有干酪样坏死并形成溃疡，称为溃疡型肠结核；若感染较轻，机体免疫力（主要是细胞免疫）较强时，病变常为增生型，以肉芽组织增生为主，形成结核结节并进一步纤维化，称为增生型肠结核。实际上兼有溃疡与增生两种病变者，并不少见，此称为混合型或溃疡增生型肠结核。

（3）临床

多数起病缓慢，病程较长，大多数肠结核患者缺乏特异性临床表现。主要的临床表现归纳如下。

1）腹痛：因病变常累及回盲部，故疼痛最常见于右下腹，增生型肠结核并发肠梗阻时，腹痛主要为绞痛，并有肠梗阻的相应症状。

2）腹泻与便秘：腹泻是溃疡型肠结核的主要症状之一。

3）腹部肿块：主要见于增生型肠结核，肠壁局部增厚形成肿块。

4）全身症状：溃疡型肠结核常有结核毒血症，增殖型肠结核多无结核中毒症状，病程较长，全身情况较好。

5）实验室检查：

A. 血象与血沉：白细胞总数一般正常，淋巴细胞常偏高，红细胞及血红蛋白常偏低，呈轻、中度贫血，以溃疡型患者为多见。在活动性病变患者中，血沉常增快。

B. 粪便检查：增生型肠结核粪便检查多无明显改变。溃疡型肠结核粪便镜检可见少量脓细胞和红细胞。粪便浓缩找结核菌，只有痰菌阴性时，才有意义。

C. 纤维结肠镜检：可直接观察全结肠、盲肠及回盲部的病变，并可行活检或取样作细菌培养。

D. 小肠镜检：对累及小肠不同节段的病变，可选择经口或经肛小肠镜检查，并可行活检或取样作细菌培养。

（4）影像学表现

1）X线表现：

A. 溃疡型主要表现如下。

a. 多发小溃疡：表现为管腔轮廓不光滑呈毛刺状。各种形态、大小不同的溃疡：点状、袋状、全周性形成“面”状。可见瘢痕带（图3－5－51）。

b. 肠管痉挛性狭窄：严重时出现跳跃征。以形成全周性狭窄为主，常继发近端肠管的明显扩张。

c. 黏膜皱襞增粗紊乱：表现为黏膜皱襞增粗，钡剂涂布不良。

d. 瘘管形成：溃疡穿破可形成瘘管，钡剂排泄到瘘管时有对比剂外溢现象。

B. 增生型主要表现如下。

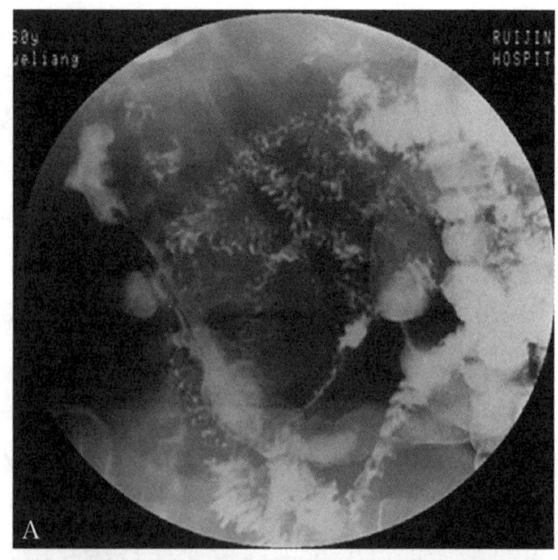

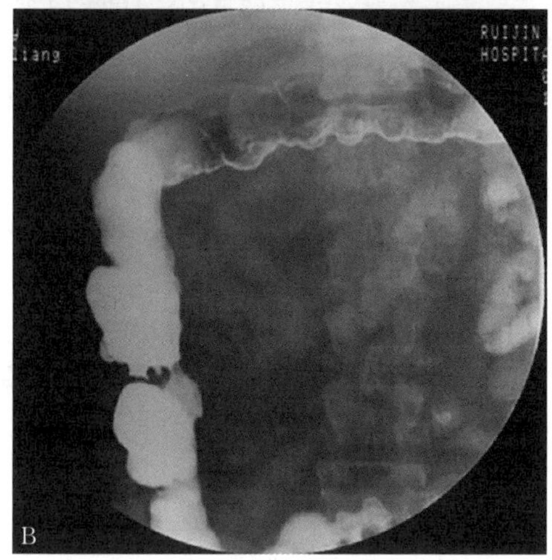

图3－5－51 肠结核X线钡剂造影

注：A、B图为小肠X线钡剂造影图像，显示回盲部及邻近升结肠、横结肠及末段回肠连续性肠壁增厚，肠腔狭窄，黏膜紊乱、破坏，见多发小溃疡。

a. 肠管内肉芽组织增生：表现为管腔不规则狭窄，此时小肠排泄迟缓，消化物通过障碍。肉芽组织过多时，表现为多发小息肉样充盈缺损。

b. 肠管狭窄挛缩：表现为回盲部位置升高远离髂窝。

c. 回盲瓣变形：表现为回盲瓣肥大，瓣口张开，与盲肠呈直线改变。

2）CT表现：

A. 肠壁增厚，肠腔狭窄：病变可以仅累及回盲部（图3－5－52～54），也可以回盲部为中心，可累及邻近结肠及末段回肠（图3－5－55、56）。肠壁多为连续性增厚，累及的肠段范围较长。

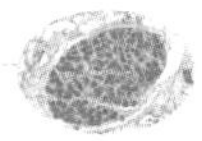

肠壁多为环形增厚，系膜缘和游离缘均受累，少数见盲肠内侧偏心性增厚。部分患者回盲部可发生肿块，边界不规则。增强后肠壁可呈分层强化，也可均匀一致强化。慢性期回盲部肠管呈不规则狭窄，肠管呈锯齿状改变。回盲瓣挛缩变形，回盲瓣口张开，与盲肠呈直线改变（图 3-5-52、53）。也可累及近端空肠，较为少见（图 3-5-57）。

B. 肠管周围改变：肠管周围渗出，表现为脂肪密度增高（图 3-5-55～57）。可有结核性腹水，腹水因蛋白含量高而密度增高，小肠肠管常粘连成团。慢性期肠管周围可有纤维脂肪增生，与周围肠管间距增宽（图 3-5-53）。

C. 多发淋巴结肿大：淋巴结多发钙化，并呈干酪样坏死，增强扫描呈环形强化，为结核最为特异性的表现（图 3-5-55）。

D. 肠外结核表现：可能伴有肺结核和其他肠外结核（图 3-5-52）。

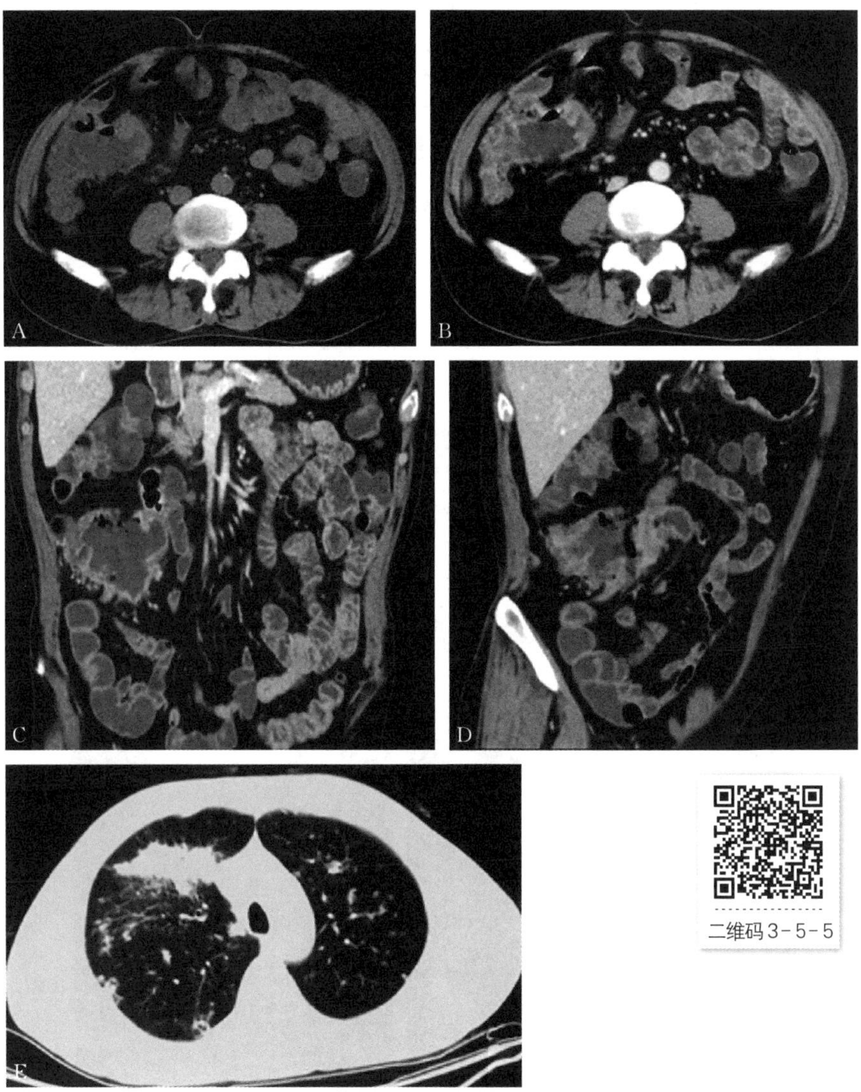

二维码 3-5-5

图 3-5-52　肠结核及肺内结核病

注：A 图为 CT 平扫图像，显示回盲部肠壁增厚，回盲瓣口张开；B 图为门脉期 CT 增强图像，C、D 图为冠状面及矢状面重建图像，显示回盲部挛缩变形，肠壁明显强化，回盲瓣口张开，黏膜面可见凹凸不平溃疡改变（结肠镜彩图见二维码 3-5-5，显示回盲部巨大溃疡）；E 图为胸部 CT 图像，显示肺内多发结核灶。

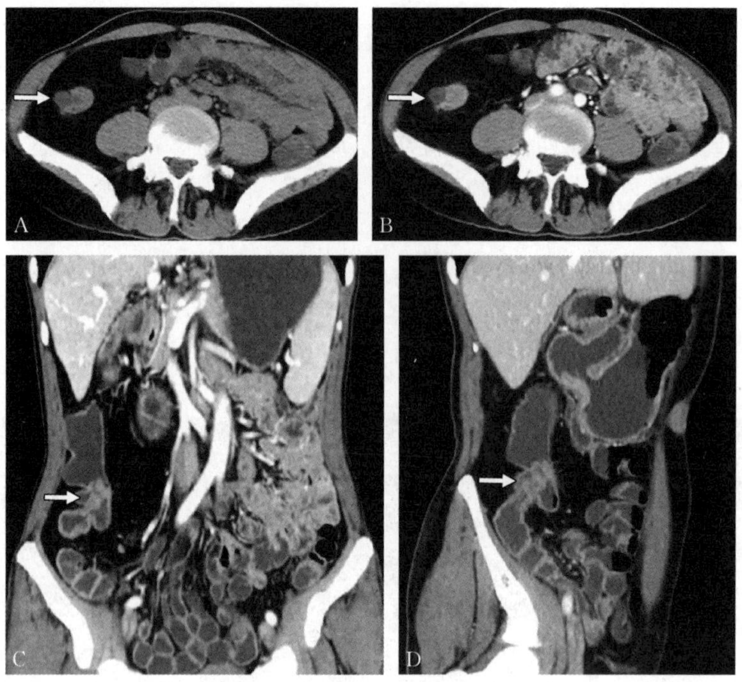

图 3-5-53 肠结核慢性期

注：A 图为 CT 平扫图像，显示回盲部挛缩变形，肠壁增厚；B 图为门脉期 CT 增强图像，C、D 图为冠状面及矢状面重建图像，显示回盲部挛缩变形，肠壁异常强化，肠管周围纤维脂肪增生，与周围肠管间距增宽（箭头）。

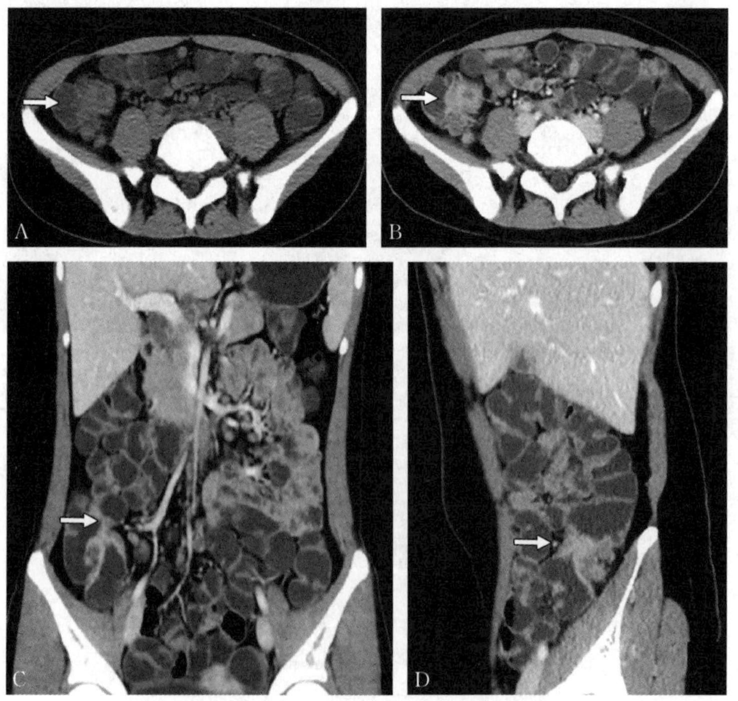

图 3-5-54 肠结核累及回盲部

注：A 图为 CT 平扫图像，显示回盲部肠壁增厚；B 图为门脉期 CT 增强图像，C、D 图为冠状面及矢状面重建图像，显示回盲部肠壁增强扫描异常强化，回盲瓣口明显水肿增厚、变窄（箭头）。

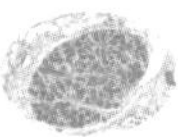

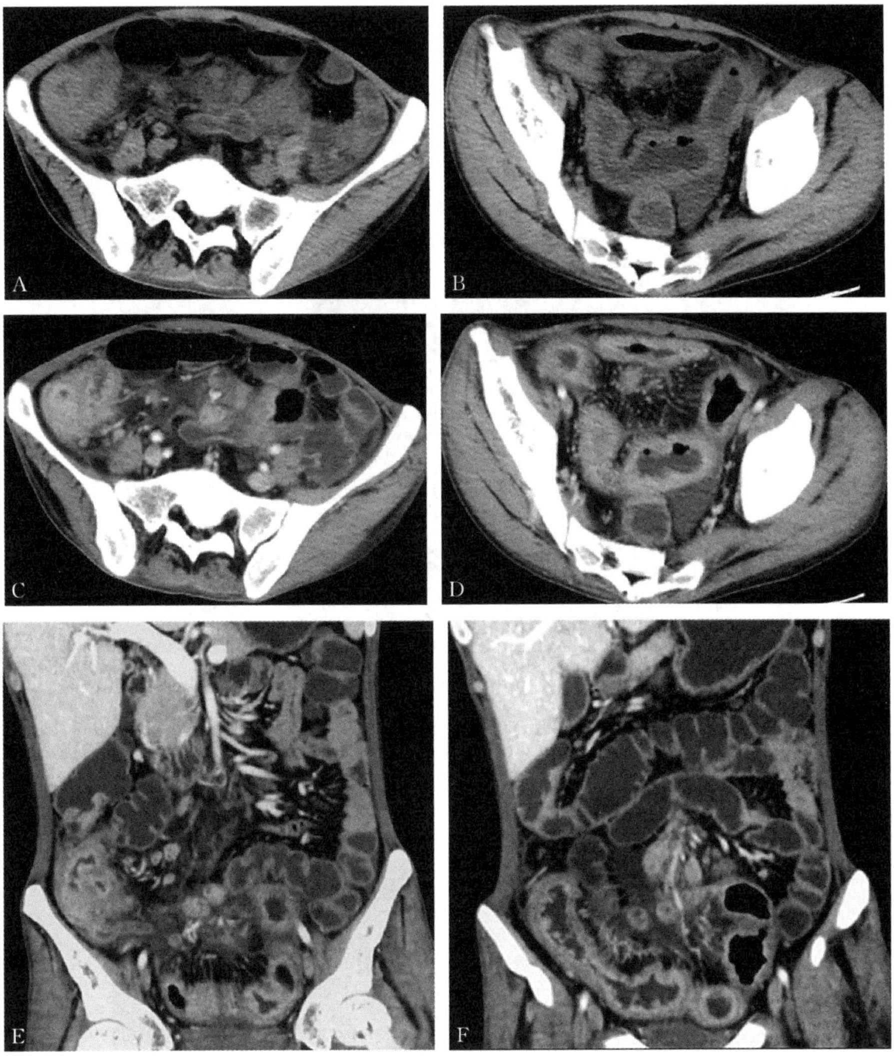

图 3-5-55 肠结核累及邻近结肠及末段回肠

注：A、B图为CT平扫图像，显示回盲部及邻近末段回肠连续性肠壁增厚，肠管周围可见片状渗出影，脂肪密度增高；C、D为门脉期CT增强图像，E、F图为冠状面重建图像，显示回盲部、邻近升结肠、横结肠及末段回肠连续性肠壁增厚，增强扫描异常强化，呈三层，黏膜层和浆膜层明显强化，黏膜下层水肿，强化减弱。肠管周围渗出影呈轻度强化改变，E、F图还可见肠管周围增生肿大淋巴结影，呈环形强化，提示干酪样坏死改变。

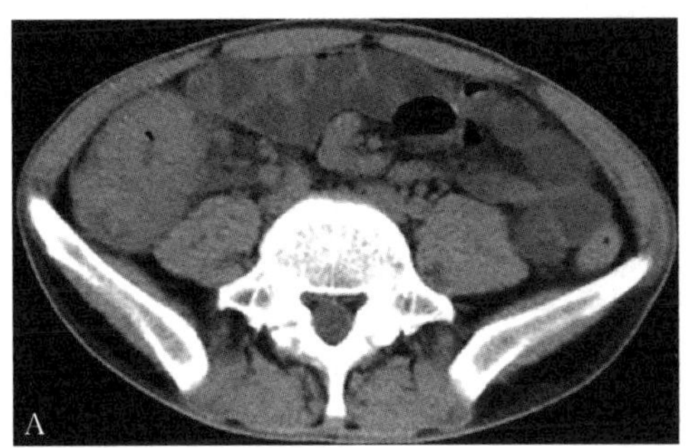

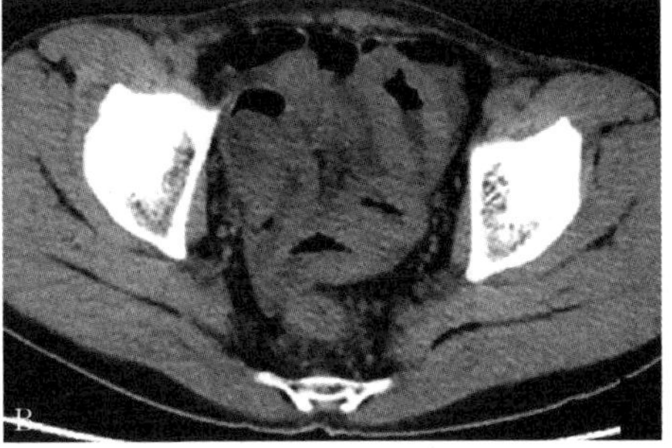

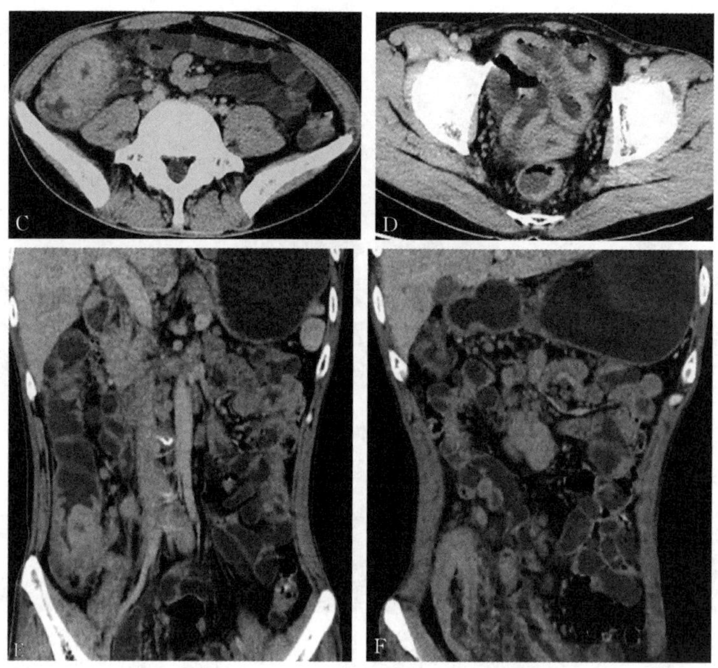

图 3－5－56　肠结核累及末段回肠

注：A、B 图为 CT 平扫图像，显示回盲部及邻近末段回肠连续性肠壁增厚，肠管周围可见片状渗出影，脂肪密度增高；C、D 为门脉期 CT 增强图像，E、F 图为冠状面重建图像，显示回盲部及末段回肠连续性肠壁增厚，增强扫描异常强化，呈三层，黏膜层和浆膜层明显强化，黏膜下层水肿，强化减弱。肠管周围渗出影呈轻度强化改变，肠管周围可见多发增生肿大淋巴结影。

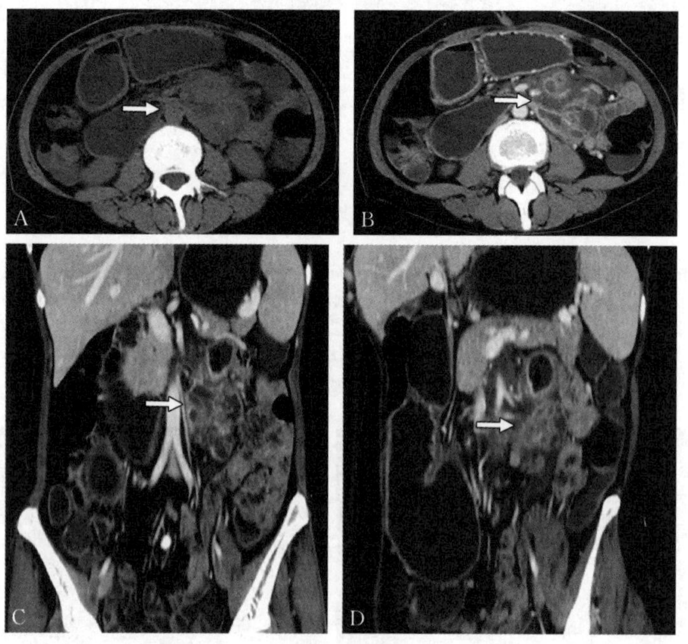

图 3－5－57　肠结核及近段回肠

注：A 图为横断面增强图像，B 图为门脉期 CT 增强图像，C、D 图为冠状面重建图像，显示十二指肠近 Treitz 韧带处、近段空肠肠壁增厚伴异常强化，腔内可见息肉样增生隆起，隆起病变内见多发斑点状低密度影，病变周围可见环形强化淋巴结影（箭头），可提示肠结核诊断。

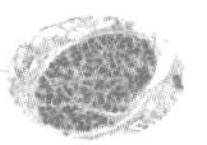

3）MRI 表现：

A. 肠壁增厚，肠腔狭窄：病变可以仅累及回盲部（图 3－5－58），也可以回盲部为中心，累及邻近结肠及末段回肠（图 3－5－59、60）。肠壁多为连续性增厚，累及的肠段范围较长。肠壁多为环形增厚，系膜缘和游离缘均受累，少数见盲肠内侧偏心性增厚。增厚的肠壁 T_2SSFSE 及 FIESTA 上呈分层改变，黏膜层和浆膜层呈低信号，黏膜下层水肿，呈高信号。黏膜层可见多发凹凸不平溃疡改变。慢性期回盲瓣挛缩变形，回盲瓣口张开（图 3－5－58）。

B. 肠壁异常强化：表现为受累肠段增强扫描较正常肠段强化增加，可呈分层强化改变，表现为黏膜层和浆膜层异常强化呈高信号，黏膜下层水肿，强化减弱而呈低信号（图 3－5－59、60）。

C. 淋巴结呈干酪样坏死：增强扫描增生肿大淋巴结呈环形强化改变，为结核最为特异性的表现，且较 CT 显示更清晰（图 3－5－59、60）。

（5）鉴别诊断

肠结核需与克罗恩病、淋巴瘤、右侧结肠癌以及阿米巴或血吸虫病性肉芽肿相鉴别。

1）克罗恩病：本病的临床表现和 X 线征象与肠结核极为酷似，有时甚难鉴别，可借助下列几点协助诊断：①本病无肺结核或肠外结核病史；②病程一般更长，不经抗结核治疗可出现间断缓解；③粪便及其他体液及分泌物检查无结核菌；④X 线检查可见病变以末端回肠为主，有多段肠曲受累，并呈节段性分布，CT 表现克罗恩病首先出现系膜缘肠壁的增厚；⑤肠梗阻、粪瘘等并发症较肠结核更为多见；⑥切除病变肠段作病理检

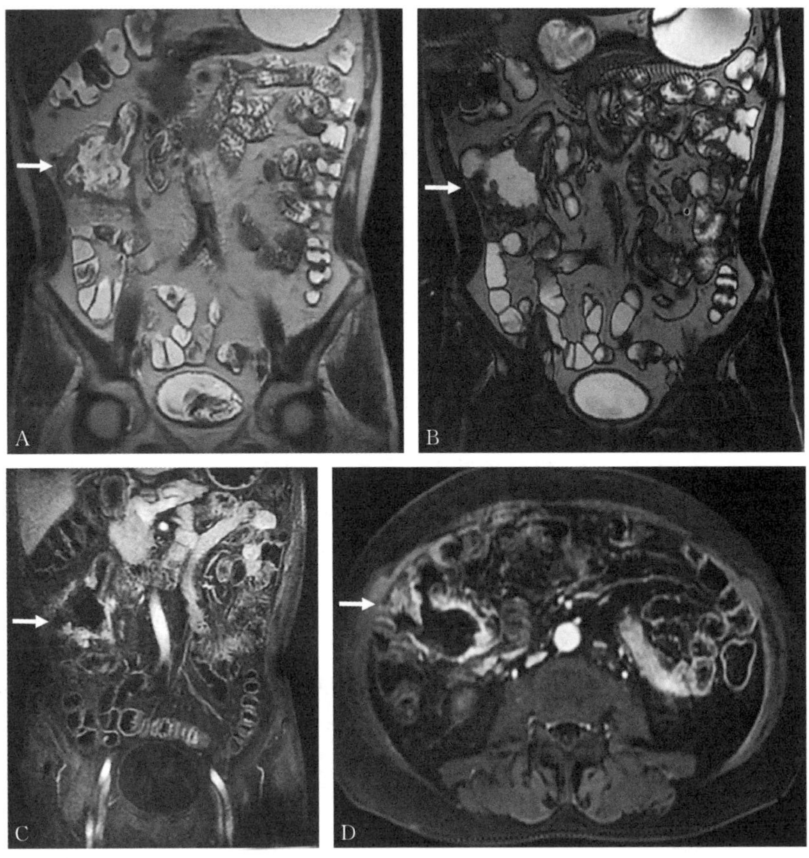

图 3－5－58 肠结核累及回盲部 MRI 表现

注：与图 3－3－2 为同一患者，A 图为冠状面 T_2SSFSE 序列，B 图为冠状面 FIESTA 序列，C、D 图为冠状面及横断面 LAVA 增强图像，显示回盲部挛缩变形，肠壁增厚，增强扫描异常强化，黏膜面可见凹凸不平溃疡改变，回盲瓣口张开（箭头）。

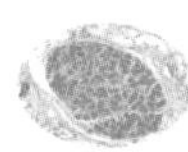

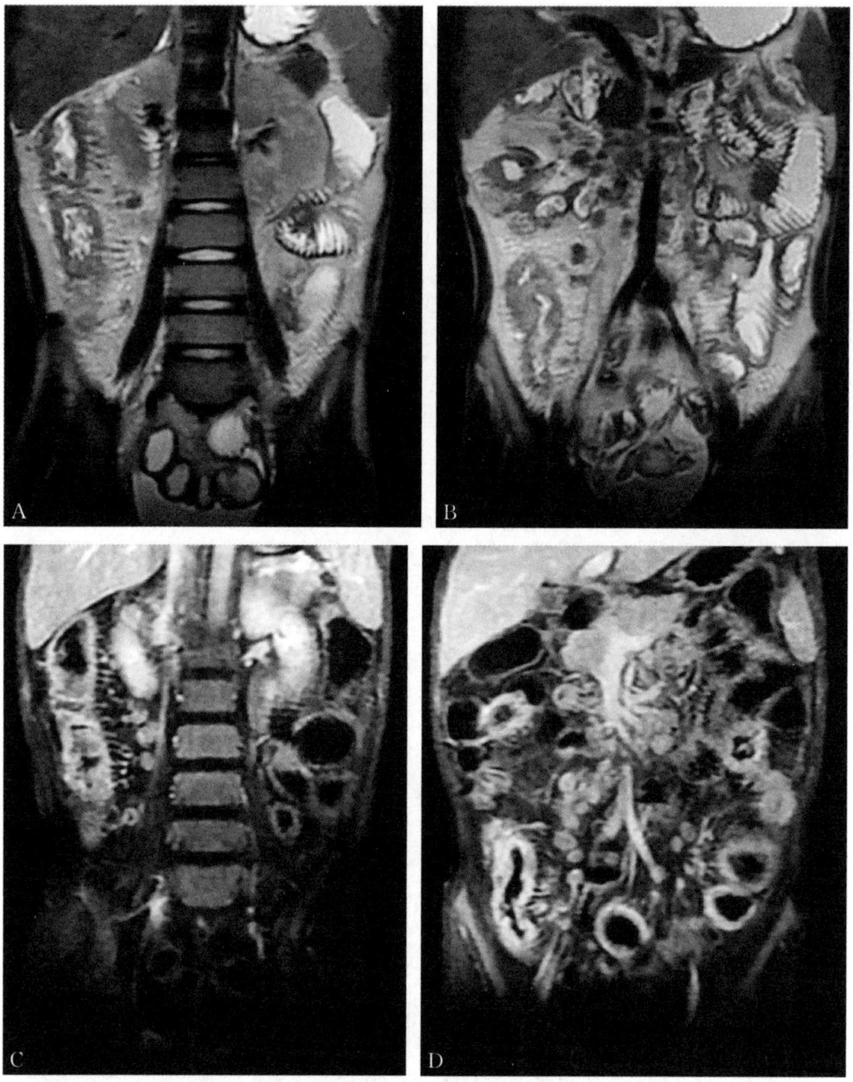

图 3-5-59　肠结核累及末段回肠及邻近结肠 MRI 表现

注：A、B 图为冠状面 T_2SSFSE 图像，显示回盲部及邻近升结肠、末段回肠连续性肠壁增厚，肠壁呈三层改变，黏膜层和浆膜层呈低信号，黏膜下层水肿呈高信号，黏膜面呈凹凸不平溃疡改变；C、D 为冠状面 LAVA 增强图像，显示病变肠段强化呈三层，黏膜层和浆膜层明显强化，黏膜下层水肿呈低信号，肠管周围可见多发环形强化淋巴结，提示干酪样坏死。

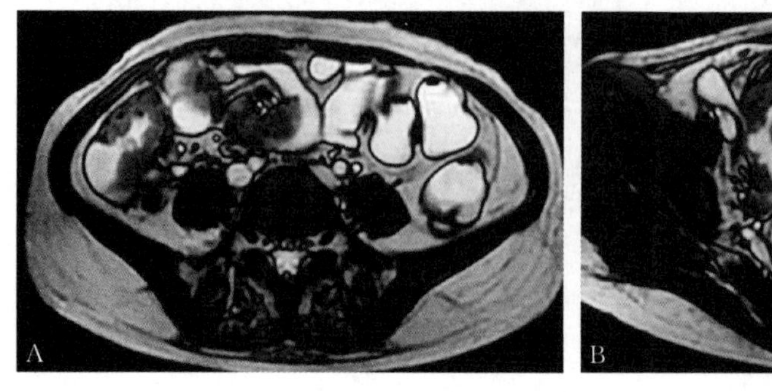

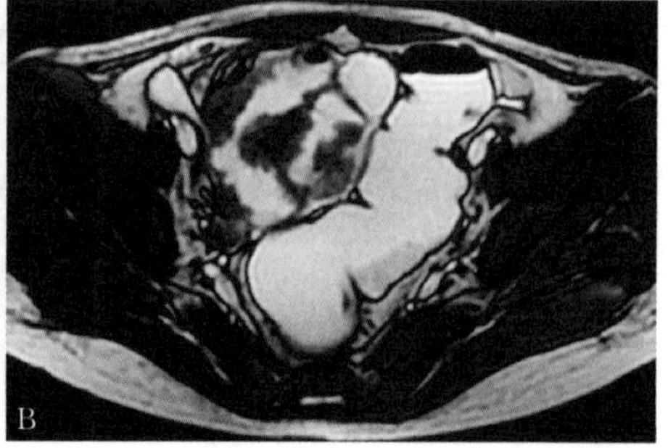

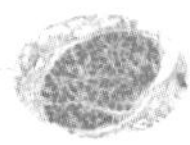

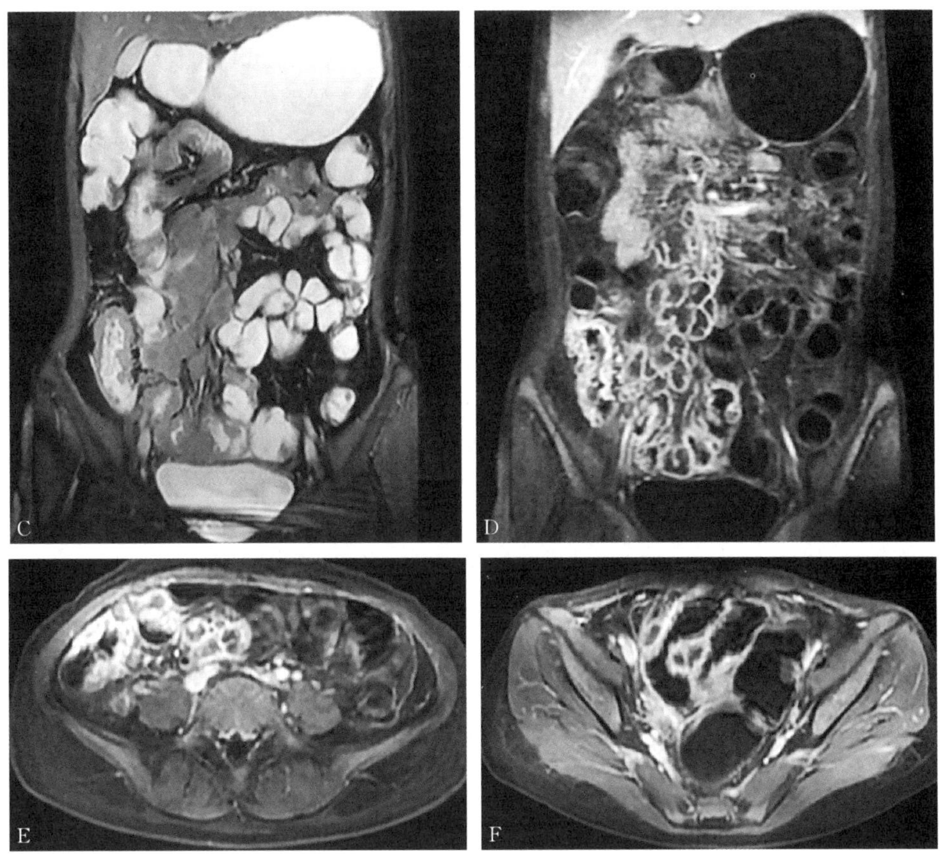

图 3-5-60 肠结核累及末段回肠 MRI 表现

注：A、B 图为横断面 FIESTA 序列，显示回盲部及邻近末段回肠肠壁增厚，肠腔狭窄，黏膜面可见凹凸不平溃疡改变；C 图为冠状面 FEISTA（加抑脂序列）显示右结肠动脉引流区多发增生肿大淋巴结，呈高信号；D～F 图为冠状面及横断面 LAVA 增强图像，显示病变肠段明显强化，淋巴结呈环形强化改变，提示干酪样坏死。

查未见干酪样坏死，镜检与动物接种均无结核杆菌。

2）淋巴瘤：受累小肠肠壁增厚更明显，管腔一般不窄，可见动脉瘤样扩张，肿大淋巴结常密度均匀，坏死及环形强化少见。

3）右半结肠癌：①该病发病年龄多为 40 岁以上中老年人；②无长期低热、盗汗等结核毒血症及结核病史；③病情进行性加重，消瘦、苍白、无力等全身症状明显；④腹部肿块开始出现时移动性稍大且无压痛，但较肠结核肿块表面坚硬，结节感明显；⑤X 线检查主要有钡剂充盈缺损，病变局限，不累及回肠；⑥肠梗阻较早、较多出现；⑦纤维结肠镜检可窥见肿瘤，活检常可确诊。在临床上结肠癌的发病率较肠结核为高。

4）阿米巴或血吸虫病性肉芽肿：肠阿米巴或血吸虫病可形成肉芽肿病变，在鉴别诊断上应注意。该类疾病无结核病史，脓血便较常见，粪便中发现有关的病原体，结肠镜检查常可证实诊断，相应的特异性治疗有效。

3.5.3 系统性红斑狼疮

（1）概述

系统性红斑狼疮（systemic lupus erythematosus, SLE）是自身免疫介导的，以免疫性炎症为突出表现的弥漫性结缔组织病。SLE 累及肠道引起狼疮性肠炎（lupus enteritis, LE），其发病机制包括：①血管炎。SLE 形成的自身免疫复合物广泛沉积于直径＜100 μm 的小动脉、小静脉和毛细血管，

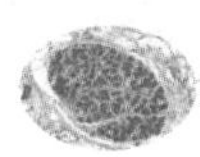

引起纤维素性坏死性血管炎。②肌源性损害。SLE可引起内脏平滑肌损害，即肌炎。累及肠管导致肠壁张力减低，蠕动减弱，肠管扩张；累及泌尿系引起两侧肾盂、输尿管扩张、积水，膀胱扩张；狼疮性膀胱炎也可引起膀胱壁增厚，膀胱容积缩小。③神经源性损坏。SLE可引起肠壁自主神经损坏，导致肠管扩张，蠕动减弱，形成麻痹性肠梗阻。

（2）病理

SLE病理变化涉及全身多种脏器，最常见为广泛中小血管炎性改变，可引起纤维素性坏死性血管炎，小血管壁增厚、坏死，血管狭窄、闭塞、血栓形成及小血管出血，在小肠导致缺血性肠炎。肠壁黏膜下层及浆膜血管明显增生、增多、扩张和充血，肠壁、肠系膜水肿、出血，严重者发生肠梗死，但比较少见。

（3）临床

SLE好发于生育年龄女性，多见于15～45岁年龄段，男女比例为1∶(7～9)。SLE患者常常出现发热，在鼻梁和双颊部呈蝶形分布的红斑是SLE特征性的改变。血清中出现以抗核抗体为代表的多种自身抗体和多系统累及是SLE的两个主要临床特征，可累及骨肌、肾脏、神经、血液、呼吸、消化等多个系统。

SLE患者中肠道累及的发生率为9.7%～53%，部分SLE以消化道症状首次就诊，临床无特异性，容易误诊为炎症性肠炎或因假性肠梗阻而行不必要的剖腹探查。可出现恶心、呕吐、腹痛、腹泻或便秘，其中以腹泻较常见，可伴有蛋白丢失性肠炎，并引起低蛋白血症。活动期SLE可出现肠系膜血管炎，其表现类似急腹症，甚至被误诊为胃穿孔、肠梗阻。当SLE有明显的全身病情活动，有胃肠道症状和腹部阳性体征（反跳痛、压痛），除外感染、电解质紊乱、药物、合并其他急腹症等因素，应考虑本病。SLE还可并发急性胰腺炎。SLE常见转氨酶增高，仅少数出现严重肝损害和黄疸。

（4）影像学表现

结缔组织疾病累及小肠的影像学表现为缺血性肠病及肠梗阻的表现，肠梗阻与肠系膜及肠壁血管炎、肠壁肌炎和肠壁神经系统受累有关，以肠道运动功能障碍为特征，以肠道内容物通过迟缓、肠腔扩张、腹胀、腹痛、便秘或腹泻等为主要临床表现。

CT小肠造影是最常用的检查方法，表现为以下征象。

1）广泛及少见部位的肠壁增厚及强化异常：由于SLE免疫复合物广泛沉积于血管壁，食管至直肠的全胃肠道均可发生血管炎，导致胃和广泛肠壁缺血、水肿和出血，CT表现为胃肠道壁水肿、增厚。由于黏膜下层疏松，水肿最严重，增强后强化减弱或不强化呈低密度，黏膜层及浆肌层因小血管增生、扩张而强化相对或绝对增加呈高密度，与扫描层面垂直的肠壁呈环形的靶征；如果黏膜下层和黏膜层均水肿明显呈低密度，肠壁呈高低两层密度的“双晕征”(double halo)，与扫描层面平行的肠壁呈纵行的轨道样（图3-5-61～67）。

2）肠管广泛扩张：以肠壁肌源性和神经源性损坏为主时，肠壁张力降低，肠管蠕动功能减弱，CT表现为肠管广泛扩张、积液，而肠壁水肿、增厚较轻，或既有缺血引起的肠壁明显水肿，又有肠壁肌炎和神经源性损害引起的肠管广泛扩张（图3-5-61～67）。

3）肠系膜充血、水肿、腹水：由于直径<100 μm的肠系膜小动脉、小静脉和毛细血管血管炎，肠系膜小静脉、毛细血管淤血、出血，小动脉继发性扩张、充血，肠系膜动脉和静脉的主干及大分支或属支无血管炎，多层CT冠状面MIP重建图像上大分支血管无狭窄及充盈缺损。缺血的肠系膜水肿浑浊，充血的肠系膜小血管在垂直于扫描层面上呈密集的点状高密度影，平行于扫描层面上呈梳齿样或栅栏样排列。腹水量多少不等，位于肝周、脾周、腹腔及膀胱直肠窝。

4）其他系统表现：SLE常常侵犯泌尿系引起狼疮性肾炎、输尿管炎和膀胱炎，导致肾盂、输尿管积水，膀胱扩张。膀胱炎亦可表现为膀胱壁增厚，膀胱缩小。

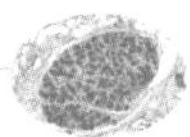

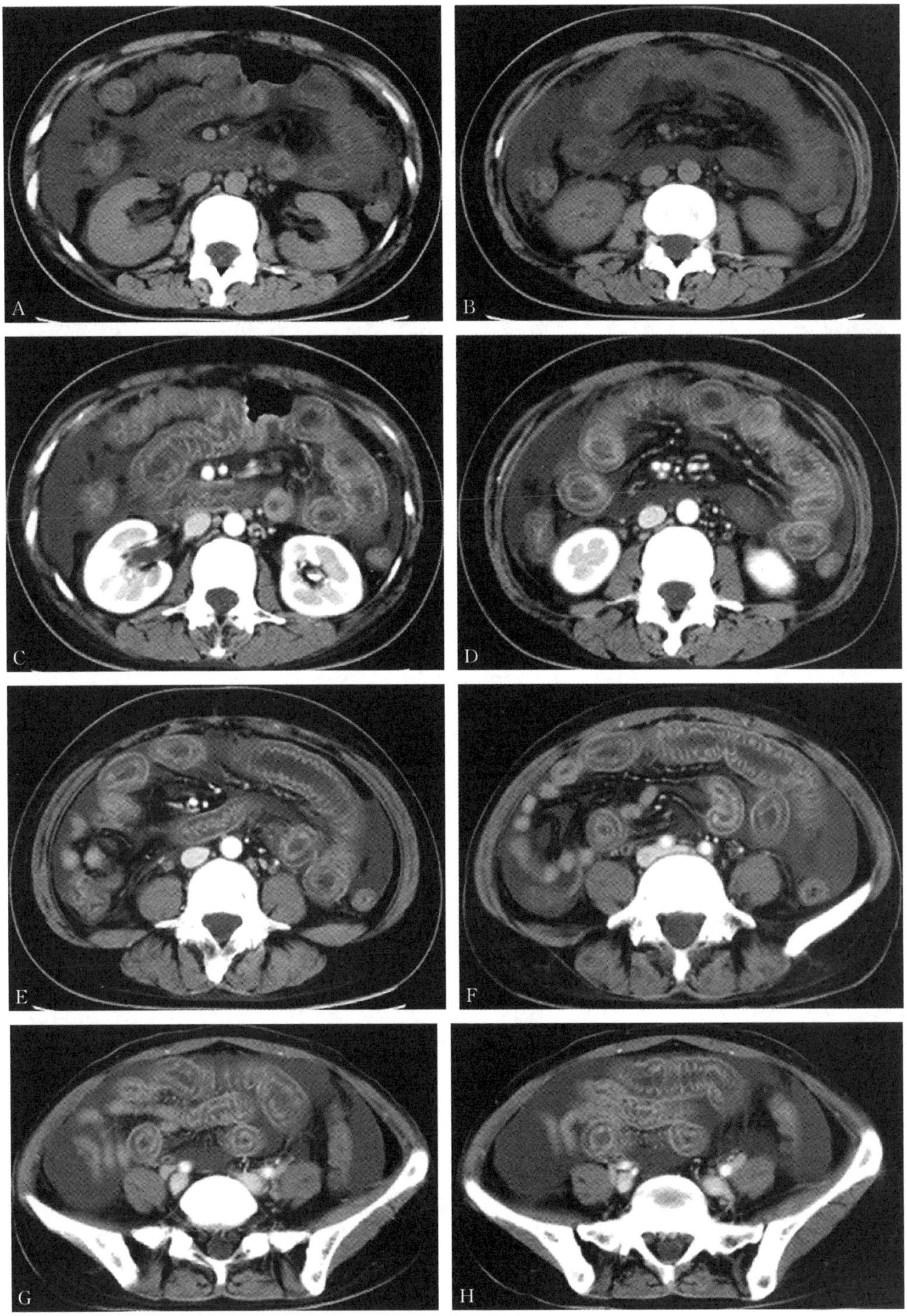

图 3-5-61 SLE 肠炎(一)

注：A、B 图为 CT 平扫图像，显示空肠弥漫性肠壁增厚，呈三层改变，黏膜下层明显水肿，呈现出靶征改变；C～H 图为门脉期 CT 增强图像，显示肠壁强化减弱，呈三层改变，黏膜层和浆膜层呈稍高密度，黏膜下层水肿呈低密度，在肠管横切面上呈靶征，纵切面上呈轨道征改变，空肠黏膜皱襞肿胀、增粗，腹腔内可见大液体密度影。

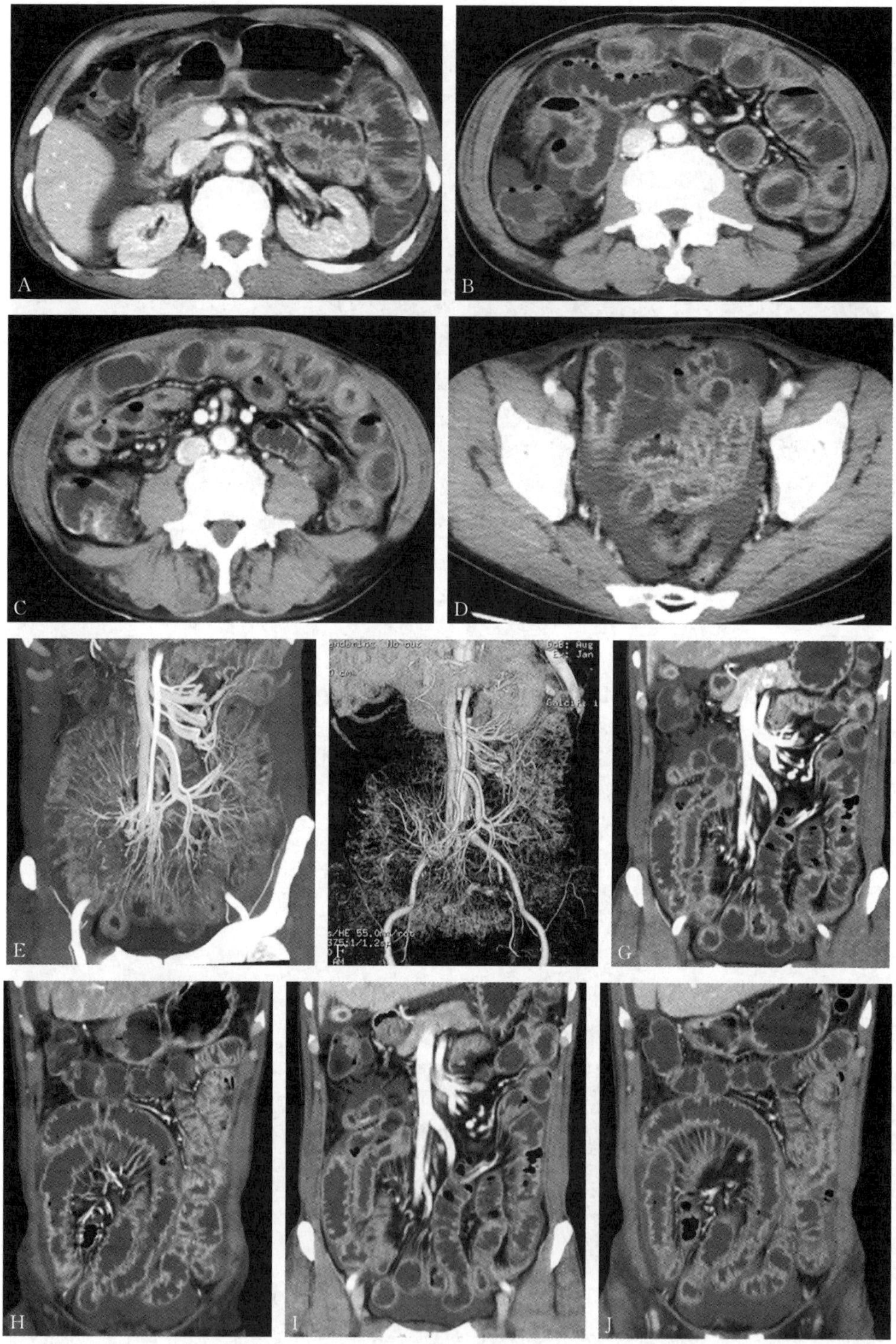

图 3-5-62　SLE 肠炎(二)

注：A～D 图为门脉期 CT 增强图像，显示小肠弥漫性肠壁增厚，呈三层改变，黏膜层和浆膜层呈稍高密度，黏膜下层水肿呈低密度，腹盆腔内可见液体密度影积聚；E 图为冠状面 MIP 重建图像，F 图为冠状面 VR 重建图像，清晰显示受累小肠末梢动静脉增粗、扩张；G～J 图为动脉期和门脉期冠状面重建图像，G、H 图为动脉期冠状面重建图像，I、J 图为门脉期冠状面重建图像，更加清晰地显示受累小肠范围，受累小肠黏膜皱襞增粗。

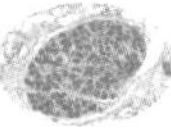

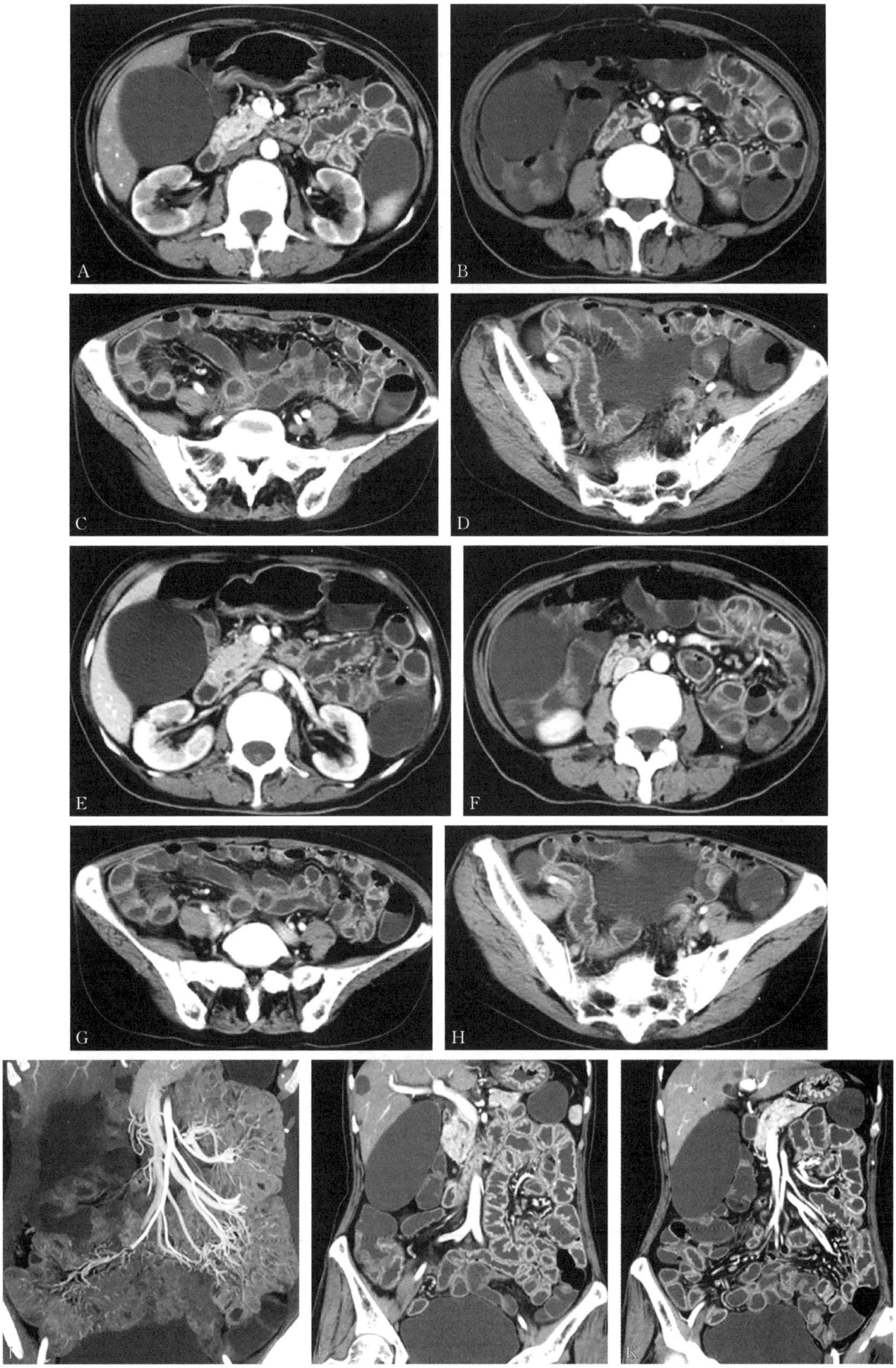

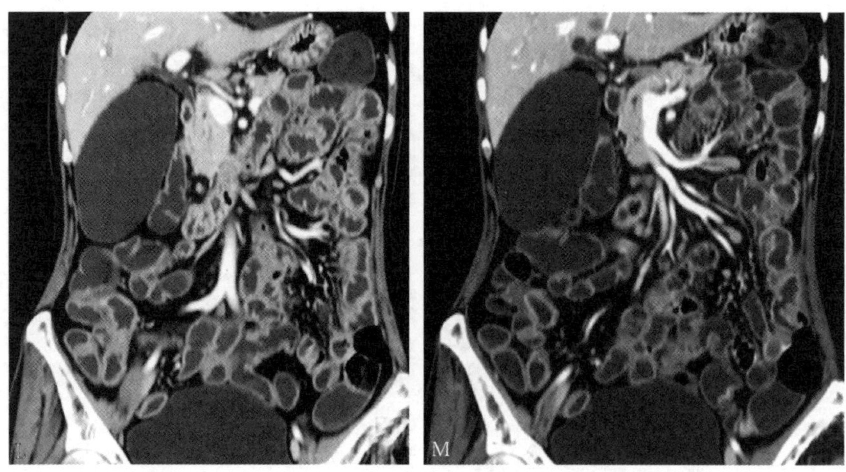

图 3-5-63　SLE 肠炎(三)

注：A～D 图为动脉期 CT 增强图像，E～H 图为门脉期 CT 增强图像，J、K 图为动脉期冠状面重建图像，L、M 图为门脉期冠状面重建图像，显示小肠弥漫性肠壁轻度增厚，增强扫描肠壁异常强化，黏膜皱襞肿胀增粗，I 图为冠状面 MIP 重建图像，显示受累小肠末梢动静脉增粗扩张。

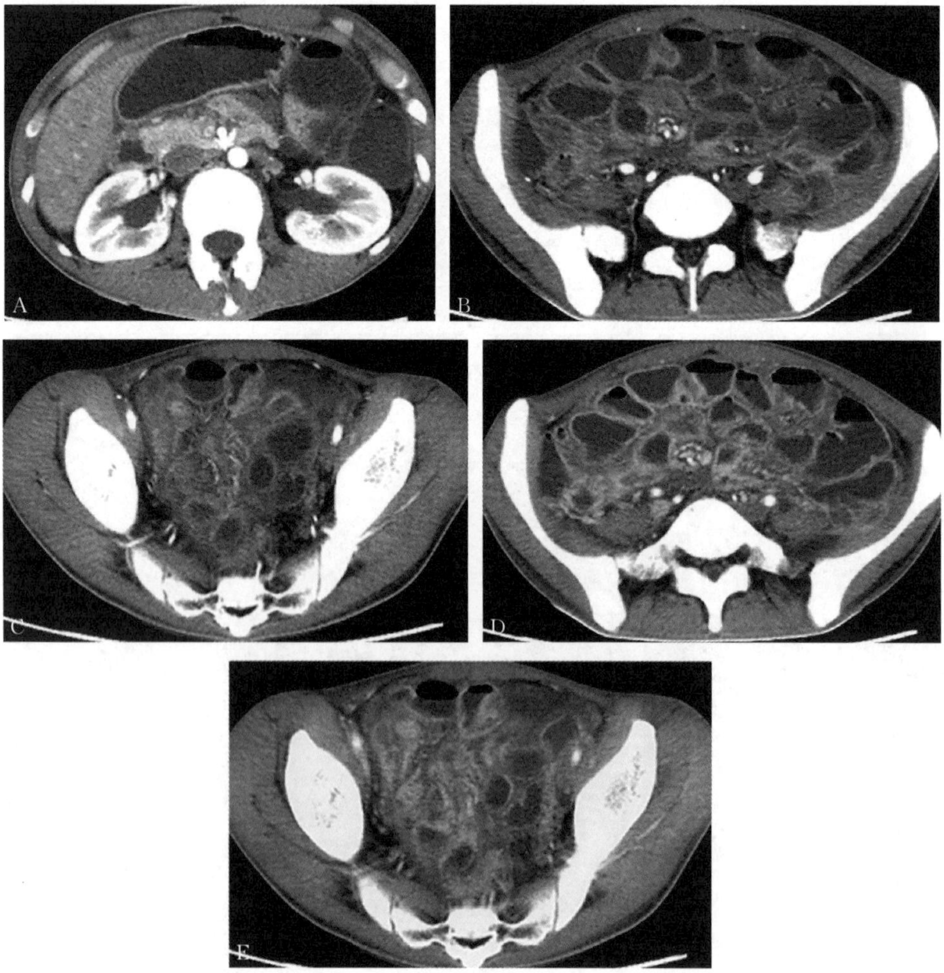

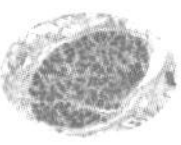

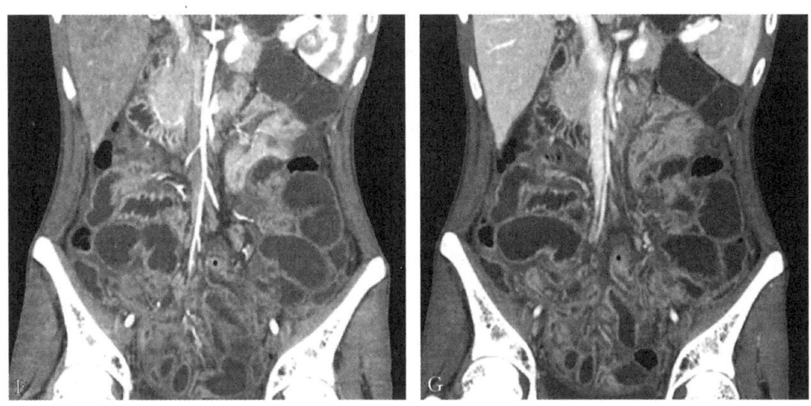

图 3-5-64 SLE 肠炎(四)

注：A～C 图为动脉期 CT 增强图像，D、E 图为门脉期 CT 增强图像，F、G 图为动脉期和门脉期冠状面重建图像，A 图显示两肾盂积水扩张；B～G 图显示中下腹小肠弥漫性肠壁增厚，增强扫描强化减弱，相应肠系膜肿胀，脂肪密度增高。

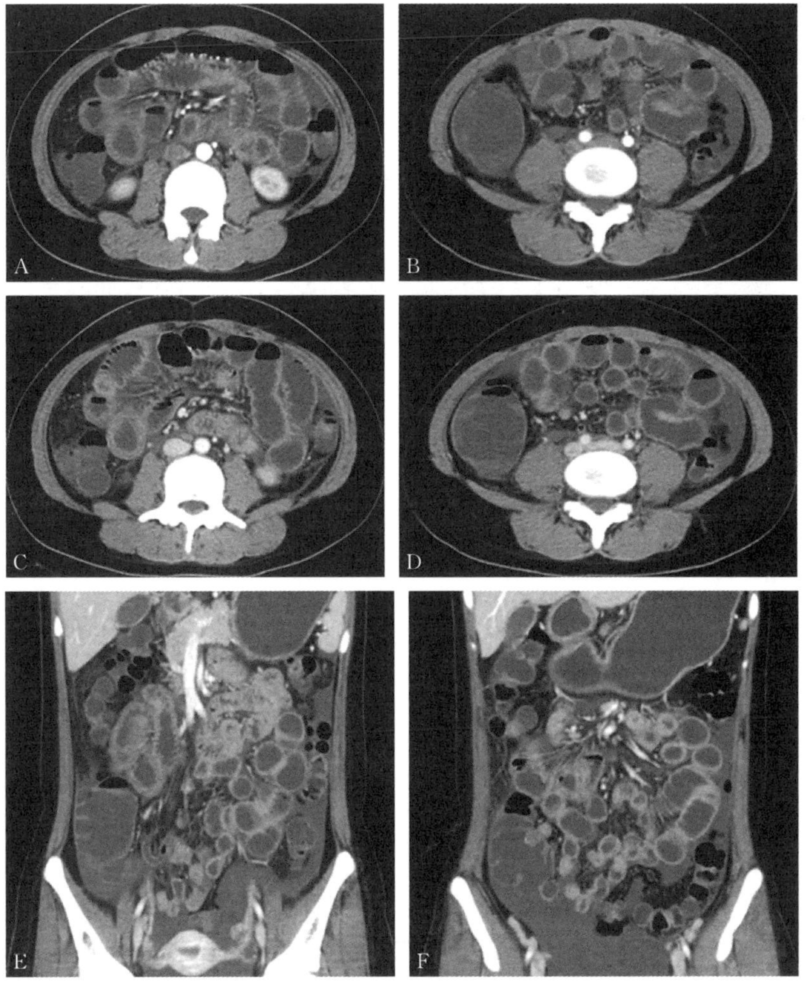

图 3-5-65 SLE 肠炎(五)

注：A、B 图为动脉期 CT 增强图像，C、D 图为门脉期 CT 增强图像，E、F 图为门脉期冠状面重建图像，显示小肠弥漫性肠壁增厚，增强扫描强化减弱，呈三层改变，黏膜层和浆膜层稍高密度，黏膜下层水肿呈低密度，腹盆腔内可见液体影。

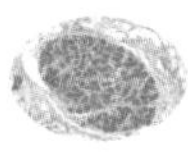

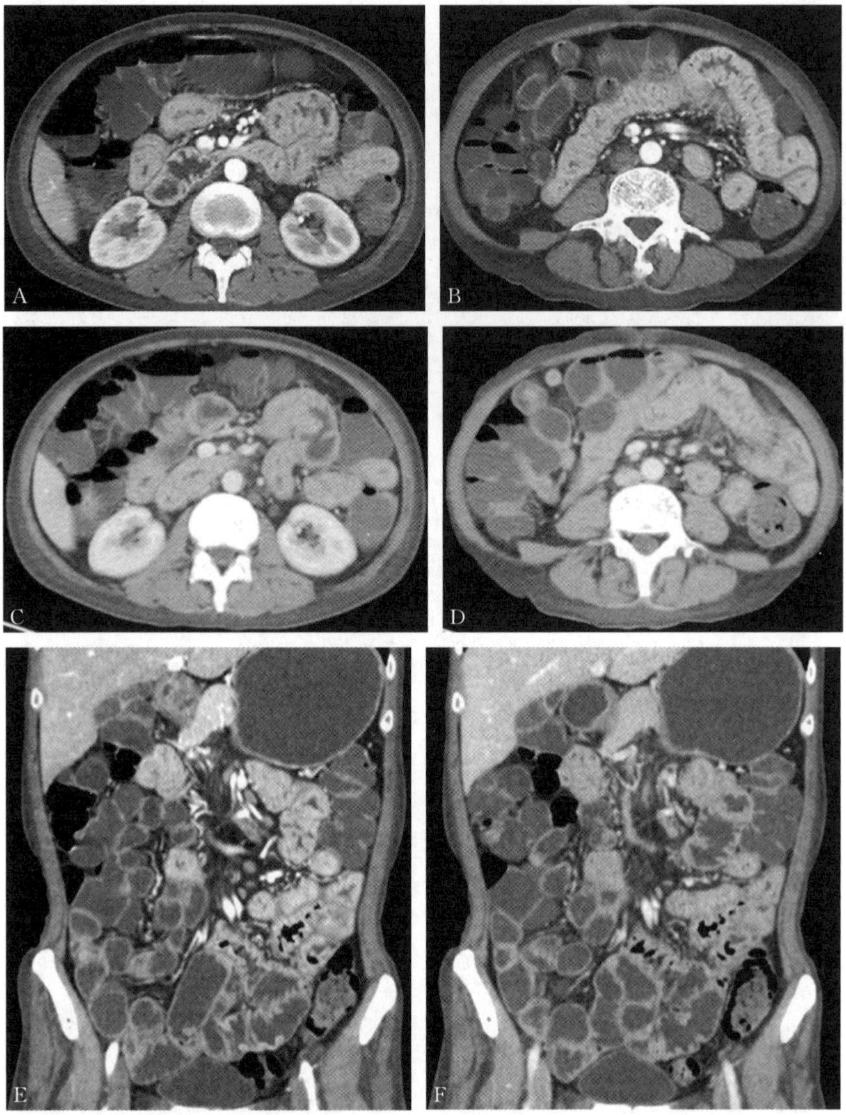

图 3-5-66 SLE 肠炎(六)

注:A、B 图为动脉期 CT 增强图像,C、D 图为门脉期 CT 增强图像,E、F 图为门脉期冠状面重建图像,显示小肠弥漫性肠壁增厚,增强扫描强化减弱,空肠黏膜皱襞肿胀增粗。

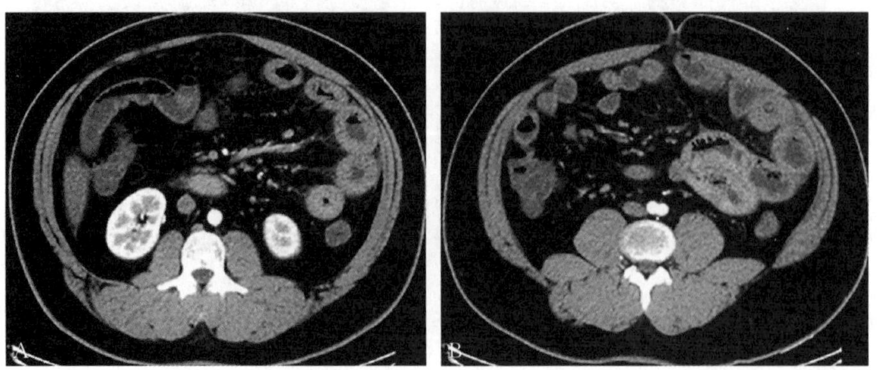

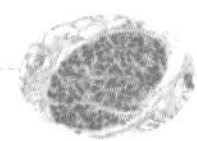

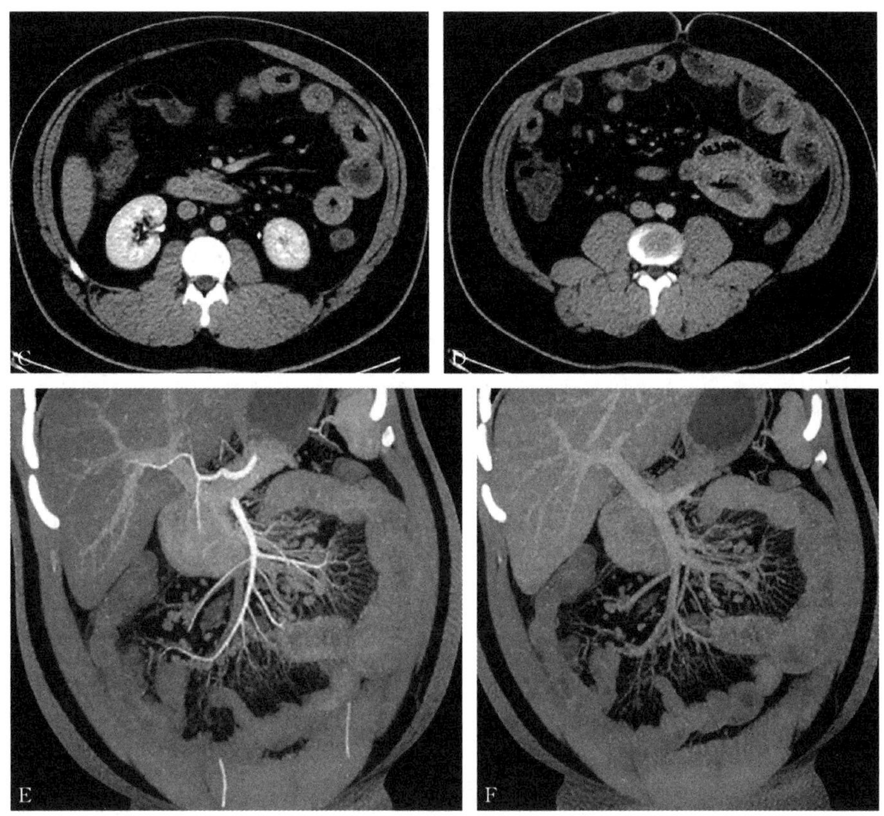

图 3-5-67 SLE 肠炎(七)

注：A、B 图为动脉期 CT 增强图像，C、D 图为门脉期 CT 增强图像，显示小肠弥漫性肠壁增厚，增强扫描强化减弱，呈三层改变，黏膜层和浆膜层稍高密度，黏膜下层水肿呈低密度；E、F 图为动脉期和门脉期冠状面 MIP 重建图像，显示受累肠段末梢动静脉明显增粗、扩张，呈梳状征改变。

(5) 诊断要点

SLE 的发病机制可能为肠壁血管炎、肌炎和神经源性损害，引起肠壁缺血水肿、肠壁扩张，肠系膜小血管充血，系膜脂肪水肿浑浊。有 SLE 病史，根据这些表现，容易诊断为 SLE；无 SLE 病史，以消化道症状就诊的患者，广泛的(尤其伴有胃窦、十二指肠和直肠这些少见部位)肠壁缺血水肿及肠管扩张而无梗阻部位，肠系膜小血管充血，须考虑血管炎引起的缺血性肠病。若同时伴有泌尿系统损害和腹水，尤其要考虑 SLE。

(6) 鉴别诊断

SLE 血管炎引起的缺血性肠病与常见的肠系膜血管栓塞或血栓形成引起者有所不同，血管栓塞或血栓形成常不引起胃、十二指肠和直肠缺血，因为这些部位有两支或两支以上不同来源的血管供血。血管炎可累及多支不同起源的血管，这些少见部位在 SLE 也可发生缺血，引起相应肠壁或胃壁水肿、增厚，这是血管炎较有特异性的征象，但不能肯定为 SLE，因为巨细胞动脉炎、结节性动脉炎、Wegener 肉芽肿、白塞综合征、糖尿病、风湿性血管炎等也可引起小血管炎而累及胃肠道，还需结合临床病史、体征、内镜及病理学检查。

3.5.4 系统性硬化

(1) 概述

系统性硬化症(systemic sclerosis，SSc)是一种导致皮肤和内脏器官纤维化的自身免疫性疾病。发病机制不明，主要表现为皮肤及内脏缓慢进展的炎症、纤维化及萎缩。它以胶原增生、炎症细胞浸润、血管阻塞、缺血萎缩、免疫异常等为特点。主要发病年龄为 30～60 岁。

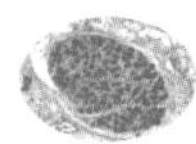

(2) 病理

硬变皮肤活检可见网状真皮致密胶原纤维增多，表皮变薄，表皮突消失，皮肤附属器萎缩。真皮和皮下组织内（也可在广泛纤维化部位）可见T淋巴细胞大量聚集。甲襞毛细血管显微镜下显示毛细血管袢扩张与正常血管消失。

(3) 临床

本病女性多见，其发病率大约为男性的4倍，儿童相对少见。本病的严重程度和发展情况变化较大。最多见的初期表现是雷诺现象和隐袭性肢端和面部肿胀，并有手指皮肤逐渐增厚。皮肤病变可分为水肿期、硬化期和萎缩期。水肿期皮肤呈非可凹性肿胀，触之有坚韧的感觉；硬化期皮肤呈蜡样光泽，紧贴于皮下组织，不易捏起；萎缩期浅表真皮变薄变脆，表皮松弛。此外还有肾脏、心脏、肺、骨和关节及消化系统等多处病变。消化道受累为硬皮病的常见表现，仅次于皮肤受累和雷诺现象。消化道的任何部位均可受累，其中食管受累最为常见（90%），肛门直肠次之（50%～70%），小肠和结肠较少（40%和10%～50%）。小肠受累及时常可引起轻度腹痛、腹泻、体重下降和营养不良。偶可出现假性肠梗阻，表现为腹痛、腹胀和呕吐。纤维化和肌肉萎缩是产生这些症状的主要原因。肠壁黏膜肌层变性，空气进入肠壁黏膜下面之后，可发生肠壁囊样积气征。

(4) 影像学表现

系统性硬化的小肠影像学表现为血管炎的非特异性改变，小肠CT可显示小肠管壁增厚，增强后黏膜强化明显。肠系膜小血管呈密集的点状高密度影或梳齿样排列（图3-5-68）。

文献报道表现为肠腔弥漫性扩张，在空肠表现最为显著，空肠黏膜皱襞因肠壁硬化收缩而呈环抱状改变（图3-5-69）。另外，肠系膜积气是其典型表现，表现为小肠系膜局部气体密度影，但患者却没有消化道穿孔腹腔积气的其他表现。该征象出现概率较小。

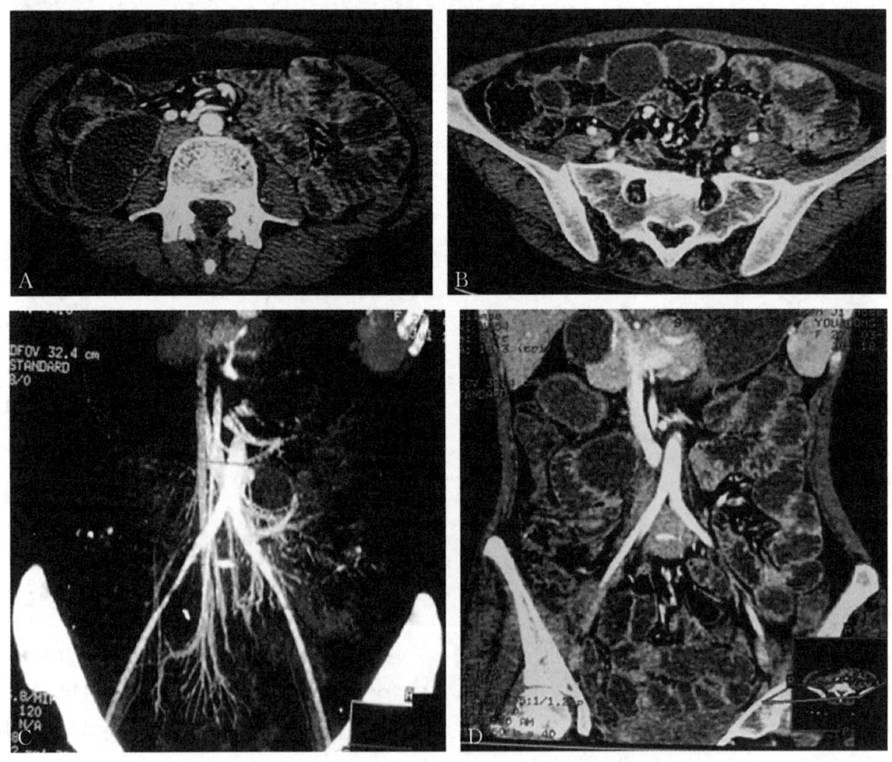

图3-5-68　系统性硬化CT表现

注：A、B图为门脉期CT增强图像，D图为冠状面重建图像，显示血管炎的非特异性改变，小肠管壁增厚，增强后黏膜强化明显，肠系膜小血管呈密集的点状高密度影，C图显示肠系膜血管呈梳齿状排列。

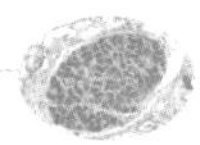

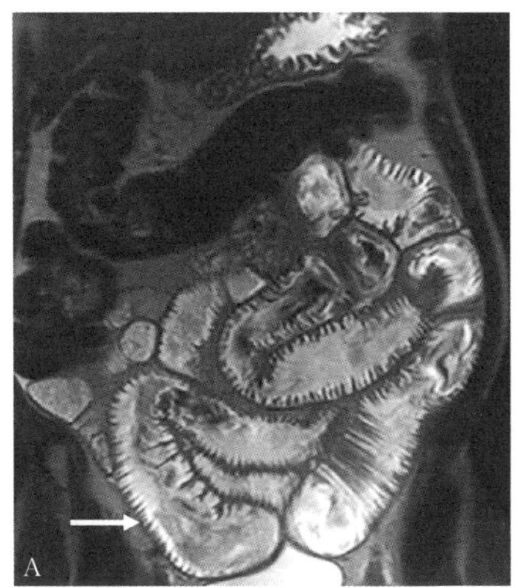

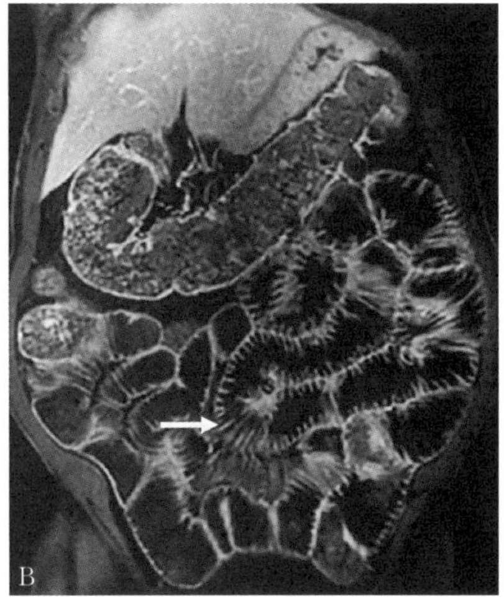

图 3-5-69 系统性硬化 MRI 表现

注：A 图为 MRI 冠状面 FIESTA 序列图像，B 图为冠状面 LAVA 增强图像，显示空肠肠管弥漫性扩张，空肠黏膜皱襞纠集，呈环抱状改变(箭头)。

（5）鉴别诊断

1）系统性红斑狼疮性肠炎：是由自身免疫介导的，以免疫性炎症为突出表现的弥漫性结缔组织病，通常还伴有多系统的病变，包括心包积液、胸腔积液、腹水、肝脾肿大以及肾盂积水等表现，通常广泛累及小肠，引起空回肠、十二指肠或伴有结肠、直肠壁水肿增厚。

2）缺血性肠病：通常患者年龄较大，且多有冠心病、糖尿病和高血压等心脑血管病史。多发生在左半结肠，表现为肠壁淤血，水肿增厚，肠系膜分支小血管增粗、聚集。

3）嗜酸性胃肠炎：影像学检查表现为胃肠道分层状水肿增厚，嗜酸性粒细胞广泛浸润，黏膜皱襞粗大呈“蜘蛛足”样；实验室检查最突出的是外周血嗜酸性粒细胞增高，高达 15%～18%，腹水脱落细胞学检查可检出有大量嗜酸性粒细胞。

3.5.5 过敏性紫癜

（1）概述

过敏性紫癜(anaphylactoid purpura)是一种较常见的微血管变态反应性出血性疾病，由于病原体感染、某些药物作用、过敏等原因，体内形成 IgA 或 IgG 类循环免疫复合物，沉积于真皮上层毛细血管而引起血管炎。

（2）病理

表现为广泛的毛细血管和小动脉炎性改变，毛细血管壁通透性增加，使血细胞和血浆进入组织间隙，引起水肿和出血。过敏性紫癜小肠病变的病理改变即为小肠毛细血管和小动脉的血管炎改变。

（3）临床

儿童及青少年较多见，男性较女性多见，起病前 1～3 周往往有上呼吸道感染史。皮肤症状表现为皮肤瘀点，多出现于下肢关节周围及臀部，紫癜呈对称分布、分批出现、大小不等、颜色深浅不一，可融合成片，一般在数日内逐渐消退，但可反复发作。可有单个或多发性游走性关节肿痛或关节炎，有时局部有压痛，多发生在膝踝、肘、腕等关节。一般于紫癜 2～4 周左右出现肉眼可见的血尿或镜下血尿、蛋白尿和管形尿，也可出现于皮疹消退后或疾病静止期，通常在数周内恢复。重症可发生肾功能减退、氮质血症和高血压脑病。少数病例血尿、蛋白尿或高血压可持续 2 年以上。约 2/3 患者可出现消化道症状，以腹部阵发性绞痛或持续性钝痛为主，同时可伴有呕吐、呕血或便血，严重者为血水样大便，临床称腹型过敏性紫癜。常见并发症可有肠套叠、肠梗阻、肠穿孔、出血性坏死肠炎、颅内出血、多发性神经炎心肌炎、急性胰腺炎、睾丸炎及肺出血等。

(4) 影像学表现

过敏性紫癜小肠影像学表现为血管炎的非特异性改变,小肠CT可显示长段的小肠管壁增厚,增强后黏膜强化明显,黏膜下组织由于水肿而显示为低密度。肠系膜可见肿胀,充血的肠系膜小血管在垂直于扫描层面上呈密集的点状高密度影,平行于扫描层面上呈梳齿样或栅栏样排列(图3-5-70)。局部淋巴结可增大。有时可见少量腹水。

(5) 鉴别诊断

过敏性紫癜与前所述系统性硬化及的小肠影像学表现相似,均为血管炎的非特异性改变,鉴别诊断同前。后者主要累及食管,累及空肠时可见因肠壁硬化收缩,黏膜皱襞环抱状改变。两者之间特征性皮肤表现可帮助鉴别。

3.5.6 Evans综合征

(1) 概述

Evans综合征(Evans syndrome, ES)又称Fisher-Evans综合征,为一种自身免疫性疾病,系血细胞特异性自身抗体引起红细胞和血小板破坏增加而导致相继或同时发生自身免疫性溶血性贫血(AIHA)和免疫性血小板减少症(immune thrombocytopenia, ITP)。1949年,伊文思(Evans)和杜安斯(Duans)首先报道此综合征,以后国内外相继有类似报道。成人ES中多数(58.8%)以ITP起病。随后发展成AIHA, 29.4%则以AIHA起病而发展成ITP。儿童中两者分别为66.7%和16.7%。AIHA和ITP同时发病者少见。

(2) 病因

1) 特发性(原发性)ES:特发性ES约占80%

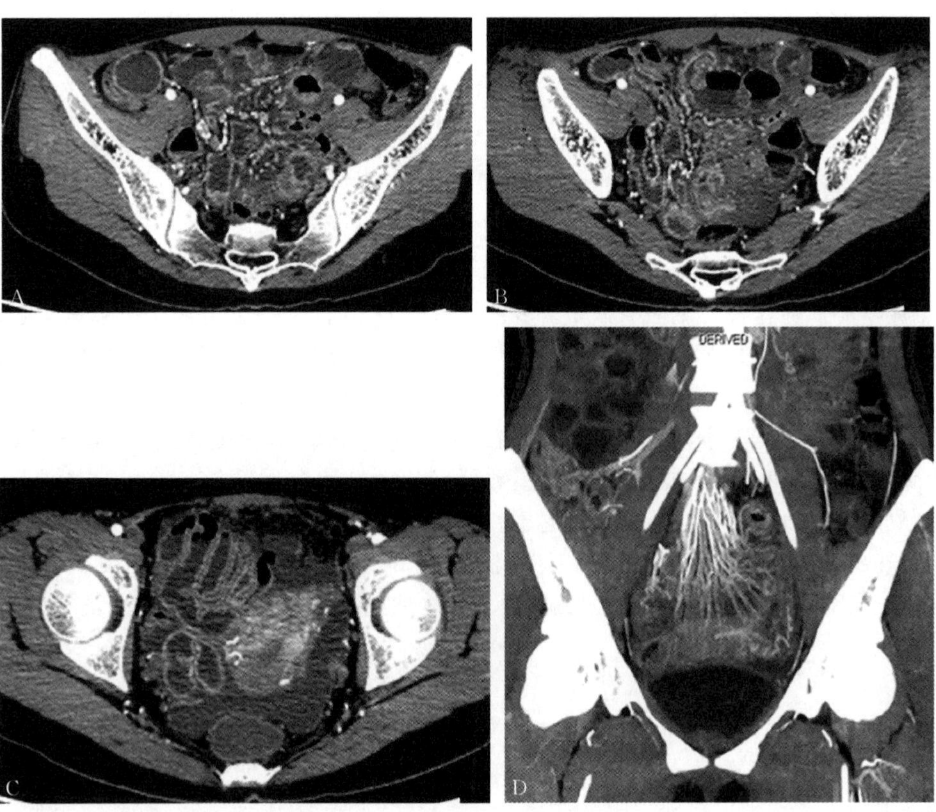

图3-5-70 过敏性紫癜性血管炎

注:A~C图为门脉期CT增强图像,显示较长一段小肠管壁增厚,增强后黏膜强化明显,黏膜下水肿,系膜血管充血,盆腔内可见液体密度影;A图可见肠系膜小血管在垂直于扫描层面上呈密集的点状高密度影,D图为冠状面MIP重建图像,受累肠管末梢直小血管呈梳齿样排列。

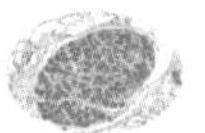

以上。无确切病因或基础疾病。

2）继发性 ES：继发性 ES 约占不足 20%，可相继或同时发生下列情况。

A. 其他自身免疫性疾病：包括系统性红斑狼疮（SLE）、类风湿性关节炎、皮肌炎、多发性硬化症、干燥综合征、甲状腺炎、甲状腺功能亢进、甲状腺功能减退、溃疡性结肠炎、抗磷脂抗体综合征、急性炎症性脱髓鞘性多发性神经病[格林-巴利综合征（Guillain-Barre syndrome）]等，其中以 SLE 最常见。

B. 血液系统疾病：霍奇金淋巴瘤（HL）、非霍奇金淋巴瘤（NHL）、慢性淋巴细胞白血病（CLL）、瓦尔登斯特伦巨球蛋白血症（Waldenström macroglobulinemia，WM）、多发性骨髓瘤及骨髓增生异常综合征（MDS）等。亦有报道胃淋巴瘤、肺淋巴瘤、肝脾 γδ T 细胞淋巴瘤、弥漫大 B 细胞淋巴瘤、多中心卡斯尔曼病（Castleman disease）等可继发 ES。

C. 感染性疾病：主要为病毒感染，如病毒性肝炎、病毒性脑炎。儿童急性发病往往是不明原因的上呼吸道感染。

D. 实体瘤：可见于畸胎瘤（teratoma）、卵巢癌等。

（3）临床

ES 患者均有不同程度的贫血症状，如头晕、乏力、面色苍白、心悸、气短及胸闷等。85%患者有出血，主要为皮肤黏膜出血、女性月经过多，重者有内脏出血。50%患者有黄疸；20%患者有轻、中度肝脾肿大；17.6%患者有酱油色尿，有寒战、发热、腰痛等。

（4）影像学表现

CT 表现为小肠及结肠弥漫性肠壁水肿增厚，平扫由于出血，黏膜面通常呈线样高密度改变。肠系膜水肿表现为肠系膜密度增高浑浊，常伴有腹水（图 3-5-71A～D）。本病激素治疗有效，激素治疗后，表现为原来增厚的肠壁厚度明显变薄，水肿肠段范围明显缩小（图 3-5-71E～F）。

（5）鉴别诊断

ES 根据其发病原因不同，主要与自身免疫性肠炎、淋巴瘤及其他炎症性肠病等鉴别。

1）自身免疫性肠炎：是一种以抗体和免疫复合物形成并介导器官组织损伤的自身免疫性疾病，临床上常存在多系统受累表现，病理上表现为自身免疫复合物广泛沉积于小动静脉和毛细血管，引起纤维素样坏死性肠壁血管炎、肌炎和神经源性损害，引起肠壁缺血水肿、肠壁扩张，肠系膜小血管充血，系膜脂肪水肿浑浊。

2）淋巴瘤：受累小肠肠壁常呈明显增厚，肠壁结构显示不清，受累管腔一般不窄，可见动脉瘤样扩张，周围系膜常伴肿大淋巴结显示，部分融合成团，常密度均匀，坏死及环形强化少见。

3.5.7 慢性小肠炎症

（1）概述

慢性小肠炎症（chronic enteritis）又名原发性弥漫性溃疡性（非肉芽肿性）空回肠炎，是一种少见病。本病特点是小肠弥漫性溃疡，特发性小肠溃疡有时也可呈弥漫性分布，并常因伴有严重的吸收障碍导致患者死亡。小肠弥漫性溃疡有恶变为淋巴瘤的倾向，手术治疗有效，但术后复发率极高。

（2）病理

溃疡部位多在空肠，也可在回肠，空回肠发生率相似。有时十二指肠和结肠也可见到溃疡病灶。肠黏膜水肿及纤维化明显伴有肠壁增厚，空肠黏膜常呈扁平状，绒毛变钝。溃疡的深度各异，大多浸入固有肌层，可引起穿孔或中心性缩窄。溃疡边缘常有非特异性胃腺化生。溃疡基底部有炎症细胞浸润，多为淋巴细胞、浆细胞、巨噬细胞和多形核白细胞，无肉芽肿形成或灶性炎症，此有别于克罗恩病。也有些弥漫性溃疡患者肠黏膜活检是正常的。与药物尤其是 NSAIDs 诱发的小肠多发性溃疡相比，非特异性小肠溃疡形态更具有多样性，而且治疗困难。非特异性良性溃疡可进展为 T 细胞或巨噬细胞或淋巴-巨噬细胞混合性淋巴瘤，多形性不典型溃疡的巨噬细胞浸润部位与淋巴瘤的浸润部位一致。

（3）临床

患者常有腹痛、不适，出现溃疡并发症如肠梗阻或穿孔时腹痛加重。由于肠黏膜异常，可伴有

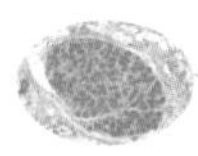

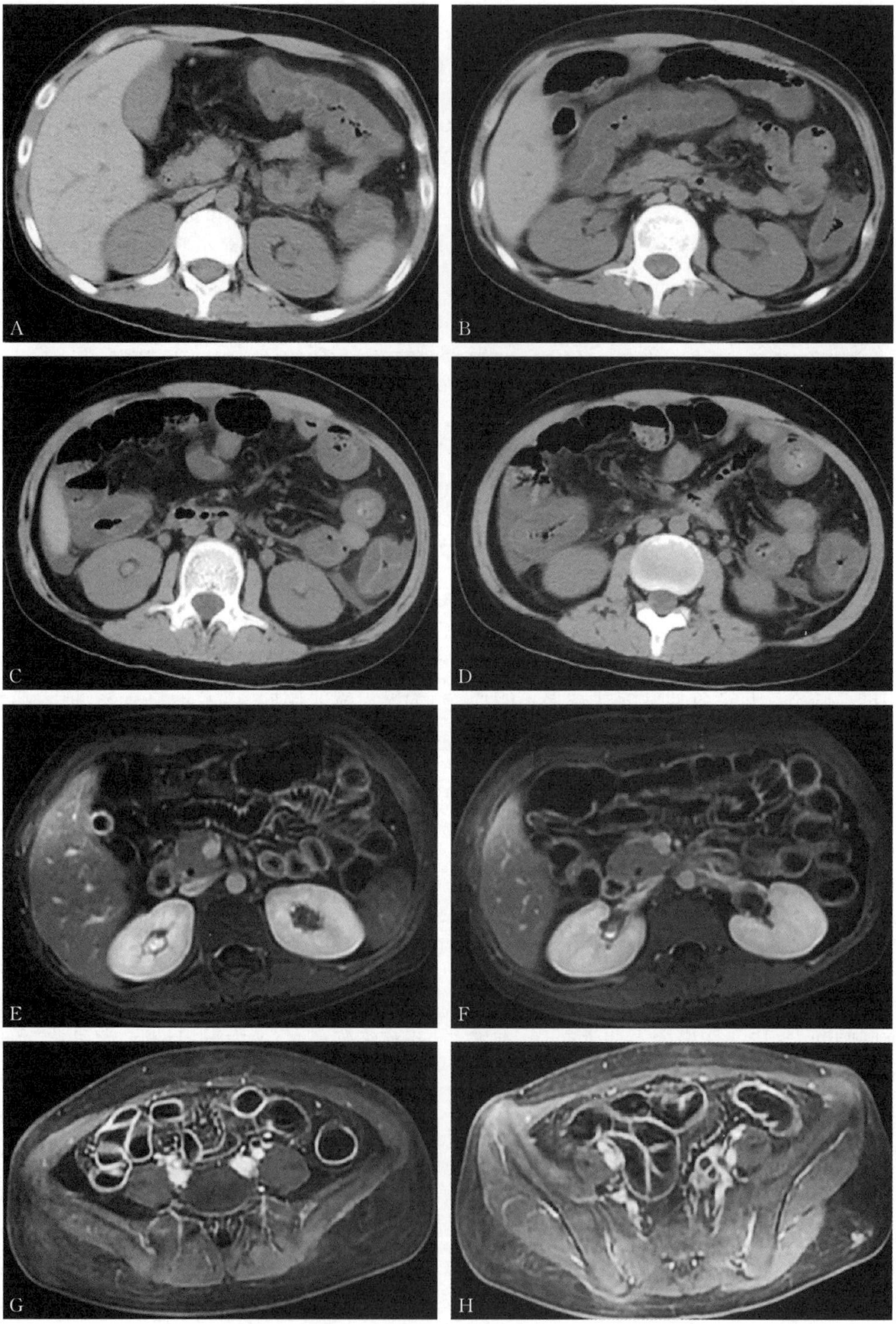

图 3-5-71　Evans 综合征

注：A～D 图为 2010 年 6 月 26 日 CT 平扫图像，显示小肠及结肠弥漫性肠壁增厚，黏膜层和浆膜层呈稍高密度，黏膜下层水肿呈低密度影，肝周、脾周及两侧结肠旁沟可见少量液体密度影；E～H 图为 2012 年 7 月 5 日横断面 LAVA 增强 MRI 图像，显示患者激素治疗后，小肠及结肠水肿明显好转。

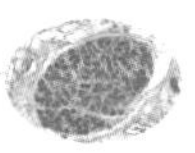

严重的吸收不良，药物治疗效果不佳，并有吸收不良相关性腹泻或脂肪泻。由于严重的吸收障碍及肠道蛋白质丢失，临床上常有低蛋白血症、低血钙等。也有患者以缺铁性贫血为主要表现，手术结果提示慢性非特异性小肠弥漫性溃疡。进展到淋巴瘤时呈现恶性淋巴瘤的临床特征，也可以肠穿孔或肠梗阻为主要表现，但淋巴结病罕见。

实验室检查：血常规见血红蛋白下降，表现为缺铁性贫血；白细胞正常也可轻度升高或降低，分类正常；血清白蛋白和球蛋白均降低；血钙减低。粪便脂肪含量增高，每 24 h 50 g 以上；粪便呈血性或仅隐血阳性。小肠吸收功能试验，如木糖吸收试验、维生素 B_{12} 吸收试验皆可呈现不正常。

（4）影像学表现

1）小肠 X 线钡剂造影表现：表现为黏膜皱襞节段性粗糙而不规则，或有细颗粒变化；多发性浅龛影或小的充盈缺损；肠管缩短；可见肠袢扩张或狭窄，均为非特异性变化，有时不一定能发现溃疡（图 3-5-72）。

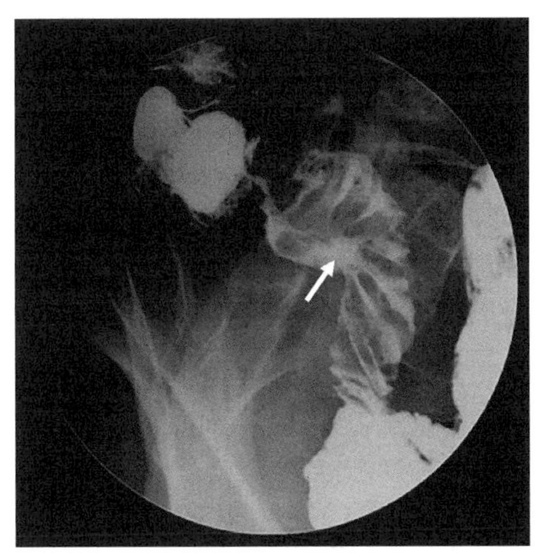

图 3-5-72　慢性溃疡性小肠炎

注：小肠 X 线钡剂造影图像显示末端回肠龛影，黏膜面凹凸不平，提示溃疡改变（箭头）。

2）CT 表现：表现为单个肠段的肠壁增厚，肠腔狭窄，慢性纤维化期肠管可呈缩窄改变，近段肠管可见扩张。增强扫描因黏膜下层水肿肠壁呈现分层强化改变，黏膜层及浆膜层明显强化，黏膜下层水肿，强化减弱。慢性期肠壁因为黏膜下纤维增生而增厚，增强扫描肠壁强化趋于均匀一致。肠管周围可有渗出，表现为相邻肠系膜脂肪密度增高，并可见增生淋巴结影（图 3-5-73A、B）。

3）MRI 表现：具有较高的软组织分辨率和无辐射的优点，但对于小肠浅表溃疡的诊断价值不大，主要表现为单个肠管的肠壁增厚及异常强化（图 3-5-73C、D）。

（5）鉴别诊断

主要应与克罗恩病相鉴别。克罗恩病是慢性肉芽肿性疾病，病变分布呈多节段性，以回肠末端和近端结肠多见；早期黏膜表现为阿弗他溃疡，散在，呈小圆形，周围无明显炎症改变，进一步发展为各种跨越数个小肠皱襞的纵行裂隙样深溃疡，溃疡的方向与小肠的长轴一致。纵行溃疡是诊断小肠克罗恩病的重要依据，也是区别其他疾病溃疡的典型特征性改变。晚期出现被纵横交错的裂隙样溃疡分割而呈结节样隆起的黏膜块，形成典型的鹅卵石样改变。跳跃分布的环形的肠管狭窄也是本病的特征。

3.5.8　放射性肠炎

（1）概述

放射性肠炎（radiation enteritis，RE）是腹腔、盆腔及腹膜后肿瘤，尤其是妇科肿瘤及前列腺肿瘤放疗常见的放射性损伤，可累及小肠、结肠及直肠，其中以小肠为腹腔中对放射线最为敏感的器官，发生率为 5%～17%。

（2）病理

放疗引起的肠壁毛细血管内皮细胞的损伤是引起放射性肠炎的起始原因。已经有明确的证据表明，放疗会造成局部血液高凝状态，造成微血管的多血症，包括血管内皮细胞肿胀、渗透性增加、间质纤维沉积及血栓形成。放射线也会促进内皮细胞凋亡、炎性细胞黏附及迁出、纤溶作用减弱、促凝血作用增强等。放射线对肠道屏障功能、机械屏障、免疫屏障、化学屏障及生物屏障等造成损伤，从而引起肠道炎症改变，可分为急性、亚急性、慢性病变 3 个阶段。急性病变在照射期或照射后 2 个月内发生，放射线可导致上皮细胞增殖和成熟异常，隐窝细胞有丝分裂减少，小肠黏膜变

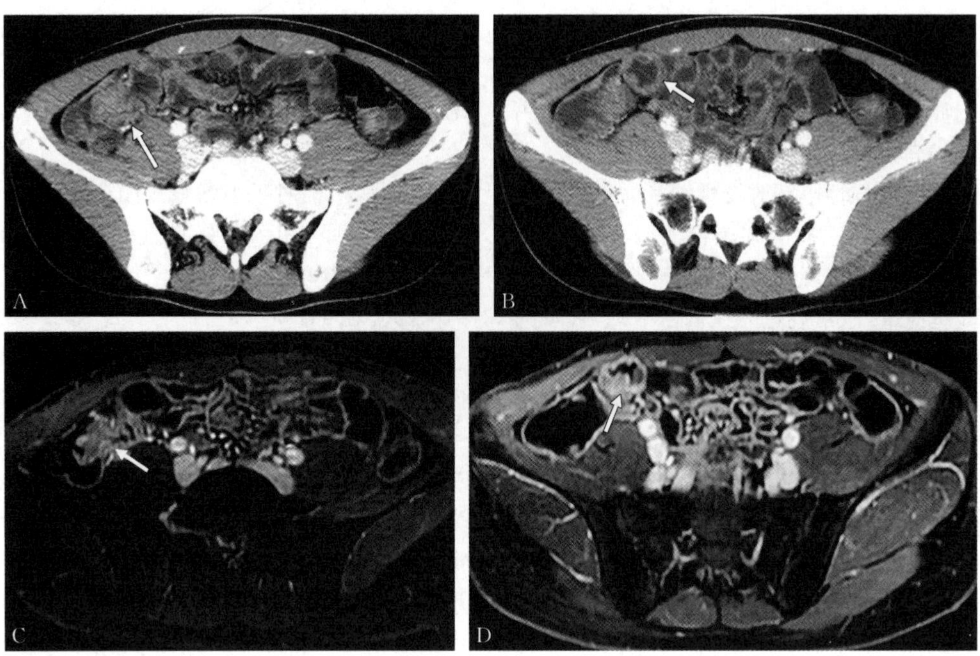

图 3-5-73　末段回肠非特异性肠炎

注：A、B 图为门脉期 CT 增强图像，C、D 图为 MRI 横断面 LAVA 增强图像，显示回盲瓣及回肠末段肠壁增厚，增强扫描异常强化，黏膜面呈凹凸不平溃疡改变，腔内可见增生性肉芽肿(箭头)。

薄，绒毛缩短，毛细血管扩张、水肿、炎症细胞浸润；亚急性病变约发生在照射后 2～12 个月，黏膜下小动脉内皮细胞肿胀，形成闭塞性脉管炎，黏膜下层纤维增生，平滑肌透明变性；慢性病变发生在照射 12 个月后，出现受累肠黏膜的糜烂、溃疡，肠壁增厚，肠腔狭窄，肠系膜缩短僵硬，直至肠壁穿孔或瘘管形成。急性放射性肠炎发生的程度与慢性肠炎有密切关系，急性放射性肠炎肠道黏膜屏障的损害，对慢性放射性肠炎的继发创造了条件，其中血管放射损伤及炎症因子的表达与慢性放射性肠炎的纤维化密切相关。

(3) 临床

1) 局部症状：放射性肠炎的发生率因接受放射的方式、部位、剂量、时间的不同而有差异，临床表现轻重不一，轻者症状可持续数周，可以自行好转。急性者多出现在放疗期间，迟发者可发生在治疗后 6 个月，大部分在放疗后 1～2 年。临床上可出现腹痛、腹胀、里急后重、便血，严重者可出现顽固性恶心、呕吐、腹泻，导致脱水，血管性衰竭和死亡。

2) 全身症状：多表现为全身感染和吸收障碍及营养不良的症状。

(4) 影像学表现

1) 小肠 X 线钡剂造影：在肠道各组织中，淋巴组织对放射线极度敏感，由于回肠末端含有丰富的集合淋巴小结，因此小肠放射性肠炎通常以回肠末端为主，发生率占 30%～50%。在放射性肠炎早期，腹部 X 线片可显示功能性肠梗阻。钡剂检查常显示黏膜水肿、黏膜增粗、紊乱、破坏或伴有溃疡形成，肠袢扩张和张力减退。水肿严重时，黏膜皱襞增厚、变直，呈尖耸外观，并可使肠袢分开。慢性期尚有弥漫性溃疡存在，黏膜皱襞可呈针刺状。若进一步发生纤维化，则可见肠腔变窄、肠道固定，并呈管状，可有一段或几段肠管的扩张性较差，黏膜皱襞消失，狭窄段与上下肠管呈移行性改变。这种 X 线表现很像克罗恩病或结肠缺血性病变引起的肠狭窄。由于动力功能障碍，可以发生功能性小肠梗阻。肠管可因粘连牵拉形成芒刺状阴影，肠壁由于增厚可致肠曲间距增宽。

2) CT 表现：急性期表现为照射野的小肠肠

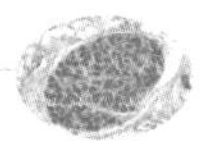

壁明显水肿增厚和黏膜面溃疡等改变，肠道张力减退以及肠腔积液扩张等，增强扫描肠壁分层强化特点，黏膜层和浆膜层明显强化，黏膜下层水肿，强化减弱（图 3-5-74）。慢性期表现为肠腔狭窄，管壁僵硬，肠管位置相对固定，肠管周围由于纤维组织增生而导致肠管间距增宽，肠管间可呈互相粘连改变。增强扫描肠壁分层强化方式消失，而呈均匀一致强化中度强化改变（图 3-5-75）。

3）MRI 表现：急性期表现为照射野的小肠肠壁明显水肿增厚，T_2WI 可见分层，黏膜层和浆膜层呈低信号，黏膜下水肿呈高信号，增强扫描也可见分层强化，黏膜层和浆膜层明显强化，黏膜下层水肿呈低信号，黏膜层呈连续的结节样改变。受累肠段的张力减退以及肠腔积液扩张。慢性期表现为肠腔狭窄，管壁僵硬，肠管位置相对固定，肠管周围由于纤维组织增生而导致肠管间距增

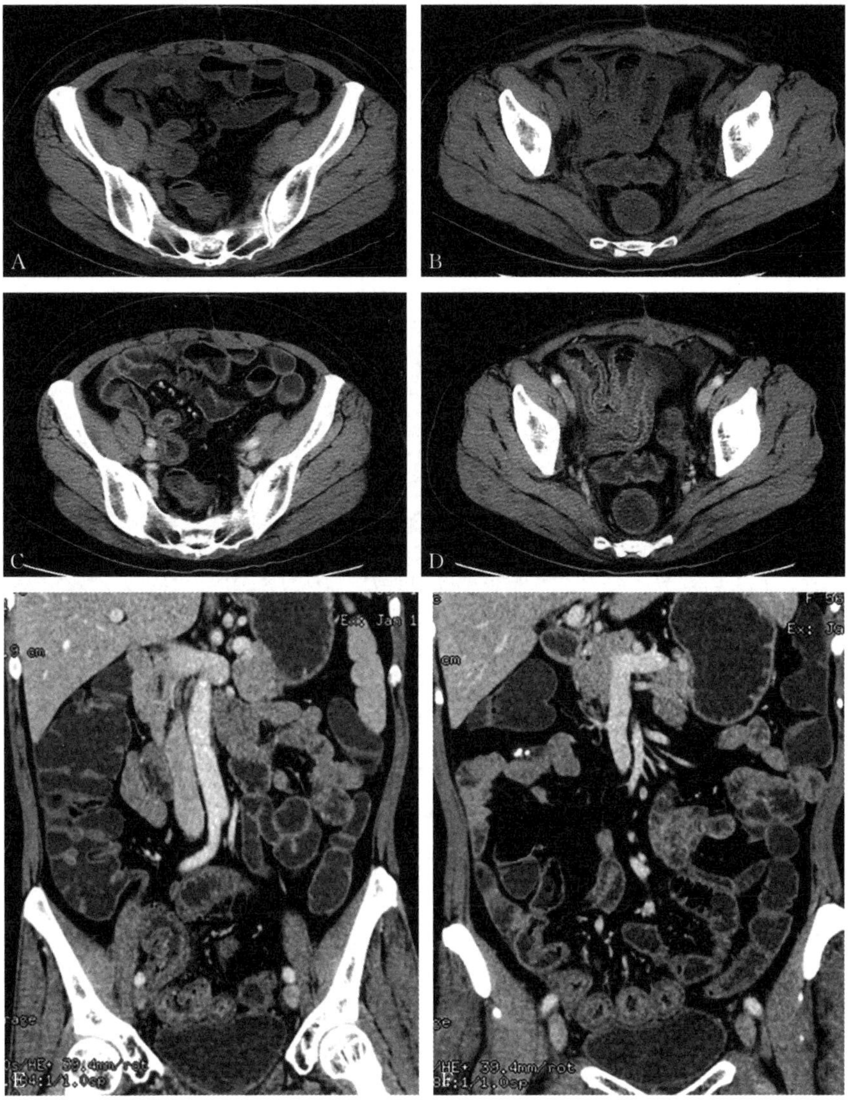

图 3-5-74　放射性肠炎急性期

注：A、B 图为 CT 平扫图像，显示子宫内膜癌子宫切除术后改变，前腹壁见术后疤痕影，盆腔内回肠肠壁弥漫性增厚；C、D 图为门脉期 CT 增强图像，E、F 图为冠状面重建图像，显示照射野小肠肠壁增厚，增强扫描呈三层，黏膜层和浆膜层异常强化，黏膜下层水肿强化减弱，黏膜面呈结节样溃疡改变，肠管周围可见渗出，脂肪密度增高，提示放射性肠炎急性期改变。

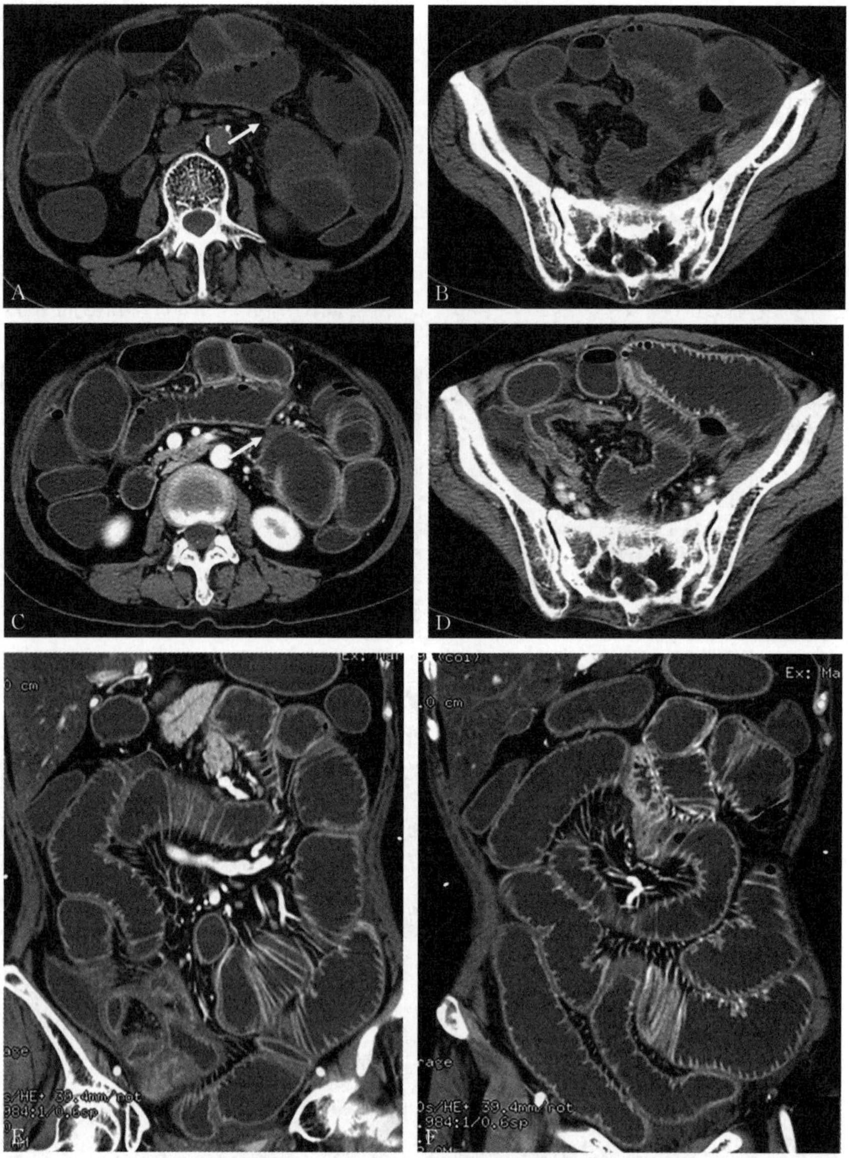

图 3－5－75　放射性肠炎慢性期

注：A、B图为CT平扫图像，显示中下腹小肠肠壁略增厚，肠管积液扩张，肠管间互相粘连（箭头）；C、D图为门脉期CT增强图像，E、F图为冠状面重建图像，显示小肠粘连（箭头），小肠壁轻度增厚，增强扫描大部分呈均匀一致强化改变，提示放射性肠炎慢性期改变。

宽，肠管间可互相粘连成角，常伴有不全性肠梗阻改变，增强扫描肠壁分层强化方式消失，而呈均匀一致强化中度强化改变。照射野小肠可形成瘘管，表现为盆腔内液体积聚，瘘管壁明显强化。

（5）鉴别诊断

1）伪膜性肠炎：患者无放射性物质照射史，多于病前使用广谱抗生素，一般多在抗生素治疗过程中开始出现症状，少数患者可于停药1～10 d后出现，粪便培养为难辨梭状芽孢杆菌。

2）急性缺血性肠炎：多发生于年长者或口服避孕药妇女，临床表现为突发腹痛和便血，结肠镜检查可见病变肠段黏膜的充血水肿、糜烂及出血，多为一过性，少数可遗留肠管狭窄。

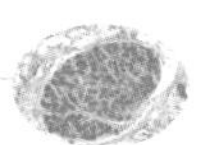

3.5.9 嗜酸性胃肠炎

（1）概述

嗜酸性胃肠炎（eosinophilic gastroenteritis，EG），又称嗜酸性肠炎，是以嗜酸性粒细胞弥漫性或局限性浸润胃肠道为主要特征的变态反应性疾病，伴或不伴有外周血嗜酸性粒细胞的增高。通常累及胃窦部和近端空肠，累及结肠以盲肠和升结肠多见，也可以累及腹膜，甚至累及食管、肝胆系统（罕见）等。该病的发病机制至今尚不清楚，可能与过敏反应有关。塔利（Talley）等报道，约 50%患者伴有过敏症状，如荨麻疹、湿疹和哮喘，也支持这一推论。

（2）病理

1）基本变化：嗜酸性粒细胞在胃肠道浸润甚广，从咽部至直肠，但以胃和小肠多见，分局限型和弥漫型，并且局限型以胃窦部多见。

2）组织学特点：①由成纤维细胞与胶原纤维所构成的黏膜下基质水肿；②基质有大量嗜酸性粒细胞和淋巴细胞浸润；③黏膜下血管、淋巴管、肌层、浆膜和肠系膜淋巴结均可受累，伴有黏膜溃疡与有蒂或无蒂的肉芽肿。

（3）临床

嗜酸性粒细胞可广泛浸润消化道黏膜层至浆膜层，克莱因（Klein）等根据受累胃肠道的层面及深度的不同将该病分为 3 种，即黏膜型、肌层型和浆膜型，另外还有混合型。黏膜型的主要表现为腹痛、腹泻、蛋白质丢失性肠病、贫血及吸收不良综合征，本型最常见；肌层型主要表现为胃出口及小肠梗阻，相对少见；浆膜型主要是嗜酸性腹水和腹胀；混合型多表现为腹痛、腹泻、腹胀，少量及微量腹水。

实验室检查最突出的是外周血嗜酸性粒细胞增高，高达 15%～18%。有的也可在正常范围，但腹水脱落细胞学检查有大量嗜酸性粒细胞支持该病的诊断。少数患者 IgE 升高，血浆蛋白降低等，大便常规隐血试验阳性。红细胞沉降率可正常或轻度增高。

（4）影像学表现

1）小肠 X 线钡剂造影表现：

A. 钡剂涂布不良：由于肠壁炎症导致水分吸收减少或分泌增加，肠腔液体增多，钡剂涂布不良，呈斑片状或雪花状。

B. 黏膜皱襞增粗：黏膜皱襞水肿，有的呈不规则结节状，肠管边缘呈锯齿状（图 3-5-76）。

C. 小肠动力改变：早期动力加速、排空快，晚期动力减慢，小肠张力减低，管腔扩张。

D. 肠壁增厚可见肠间距增宽，肠腔可广泛狭窄，近端肠管扩张，肠系膜淋巴结肿大压迫肠壁呈“指压迹样”改变。

2）CT 表现：

A. 胃肠道分层状水肿增厚，黏膜皱襞粗大：这主要与黏膜水肿、嗜酸性粒细胞的浸润、肌纤维束的肥大和纤维化有关。黏膜下层疏松，水肿最明显，增厚最严重，因而 CT 扫描增强后强化减弱而呈低密度，黏膜层及肌层因充血强化增加而呈高密度。在 CT 上表现为与层面垂直的肠段肠壁呈环形的靶征，与层面平行的肠段肠壁呈纵行的轨道征（图 3-5-77）。黏膜皱襞由于水肿而变得粗大，水肿严重者甚至呈结节状、假息肉状及葡萄状，这种表现在空肠最具特点，表现为粗大黏膜皱襞内充盈的水呈蜘蛛足样浸润（图 3-5-78）。受累肠管的系膜缘和游离缘一致，通常在受累的胃肠道上呈连续性分布（3-5-79）。

B. 肠腔狭窄可伴梗阻：为嗜酸性粒细胞浸润肌层的表现，表现为肠腔狭窄，僵硬甚至胃出口及小肠梗阻。克希尔萨加（Kshirsagar）等和夏因（Shin）等报道了由于嗜酸性粒细胞浸润肌层而导致肠套叠各 1 例。肠腔狭窄但未出现梗阻提示狭窄主要与炎性痉挛有关。小肠张力减低，肠腔积液扩张，这主要是由于肠壁的炎症导致水分吸收减少及消化液分泌增加（图 3-5-80）。

C. 腹水：嗜酸性粒细胞浸润浆膜层时会出现嗜酸性无菌性腹水，一般为少量腹水，大量腹水少见。这种嗜酸性腹水经过 1～2 d 短期随访会发现，腹水量波动变化显著，则为支持本病的诊断依据（图 3-5-81）。

D. 肠系膜多发淋巴结肿大：为肠系膜淋巴结炎性增生的表现。增大的淋巴结沿系膜根部血管呈辐射状分布，肿大的淋巴结呈椭圆形（图 3-5-8）。可呈均匀中等强化，也可呈环形强化，环形强

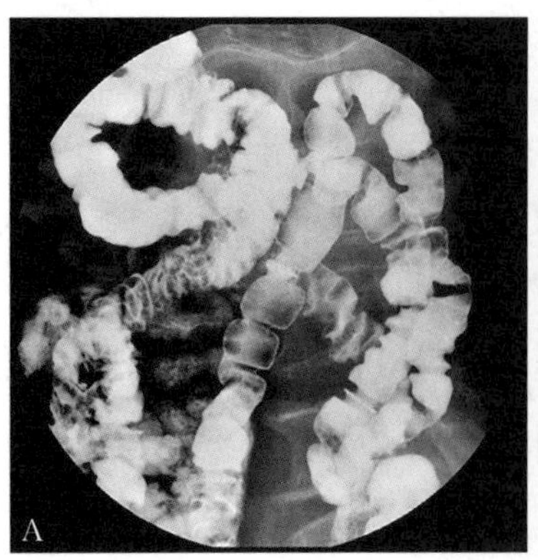

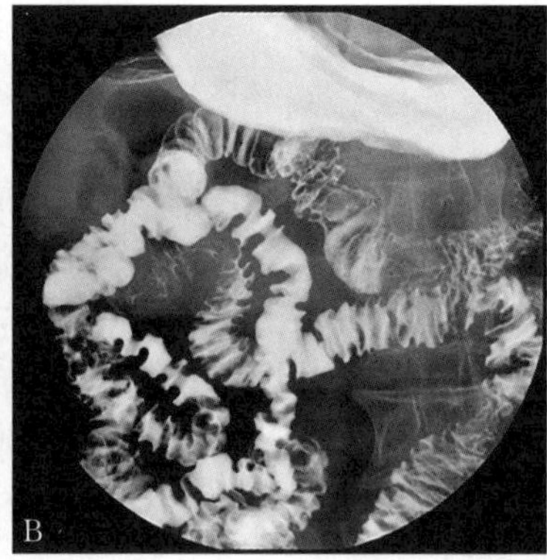

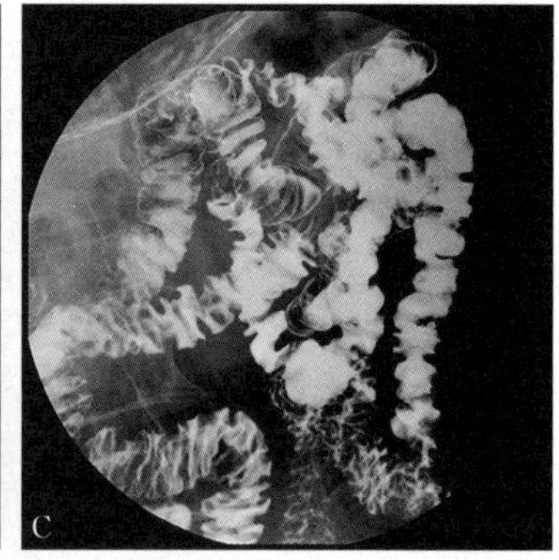

图 3-5-76 嗜酸性胃肠炎 X 线图像

注：A～C 图为小肠 X 线钡剂造影图像，显示空肠黏膜皱襞弥漫性增粗，钡剂涂布不良。

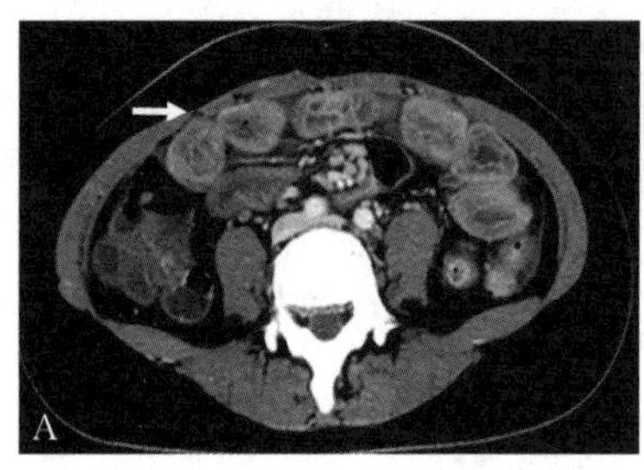

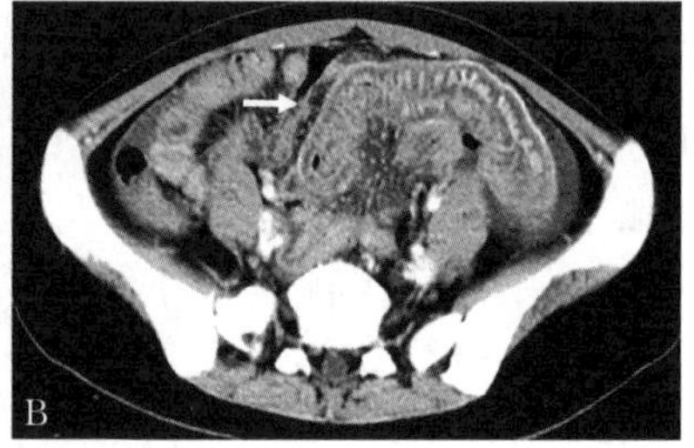

图 3-5-77 嗜酸性胃肠炎(一)

注：A、B 图为门脉期 CT 增强图像，显示空肠壁弥漫性增厚，肠壁强化减弱，呈三层改变，黏膜层和浆膜层呈稍高密度，黏膜下层水肿，强化减弱，A 图显示横断面呈靶征(箭头)，B 图显示纵切面呈轨道征改变(箭头)。

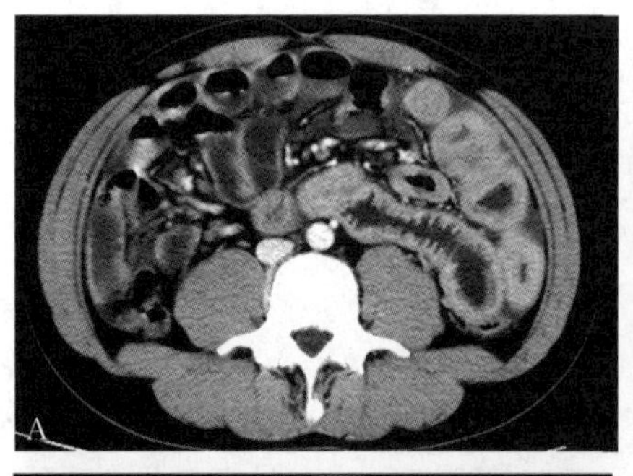

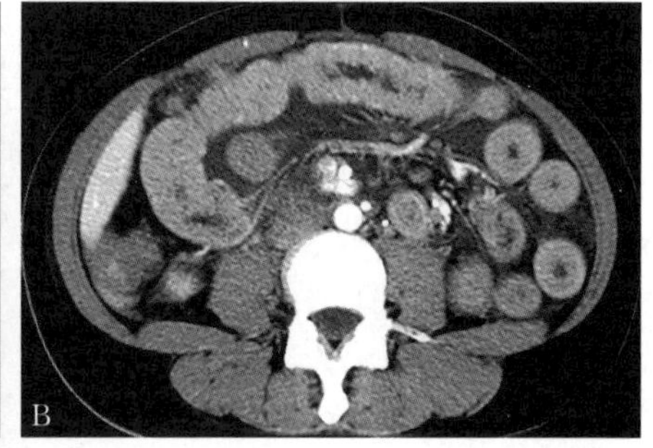

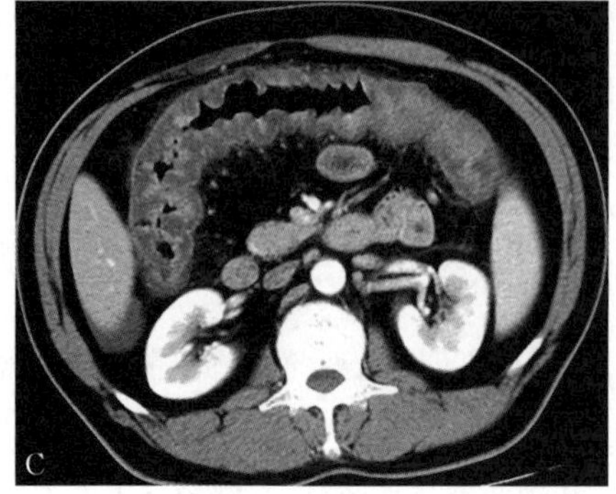

图 3-5-78 嗜酸性胃肠炎(二)

注：A、B 图为门脉期 CT 增强图像，显示空肠壁慢性增厚，增强扫描强化减弱，A 图显示空肠黏膜皱襞肿胀粗大呈蜘蛛足样浸润，B 图显示肠壁水肿增厚呈靶征改变；C 图为另一患者，显示结肠黏膜皱襞水肿呈结节样改变。

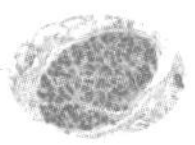

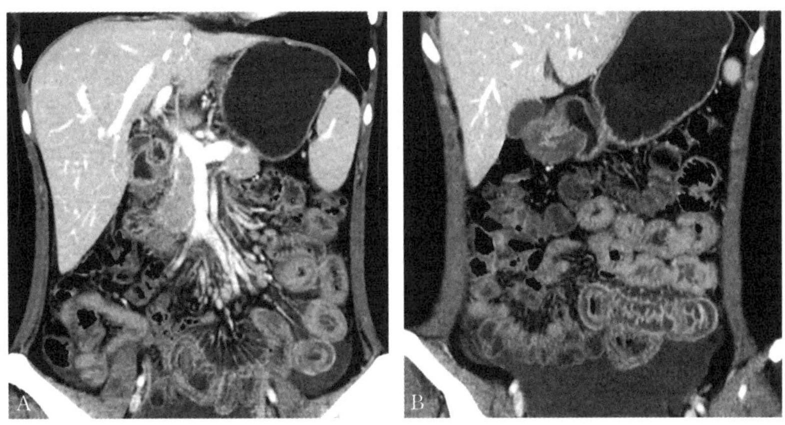

图 3-5-79 嗜酸性胃肠炎(三)

注:A、B 图为门脉期冠状面重建图像,除显示小肠壁连续性水肿增厚外,A 图还可显示肠系膜根部淋巴结增生肿大,呈树枝状分布。

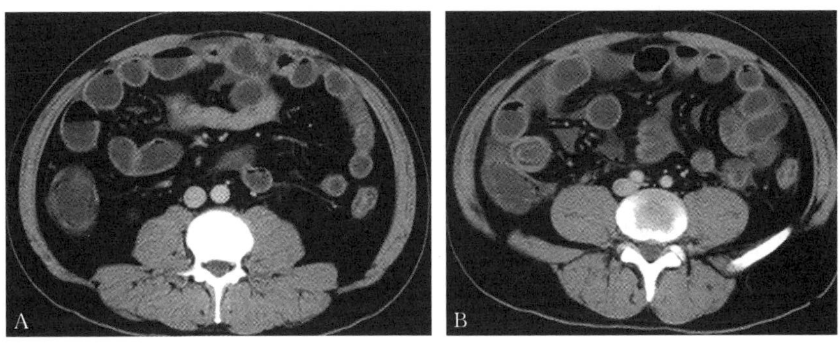

图 3-5-80 嗜酸性胃肠炎(四)

注:CT 增强扫描显示肠管在未喝水充盈的情况下,积液扩张,提示消化液分泌增加。

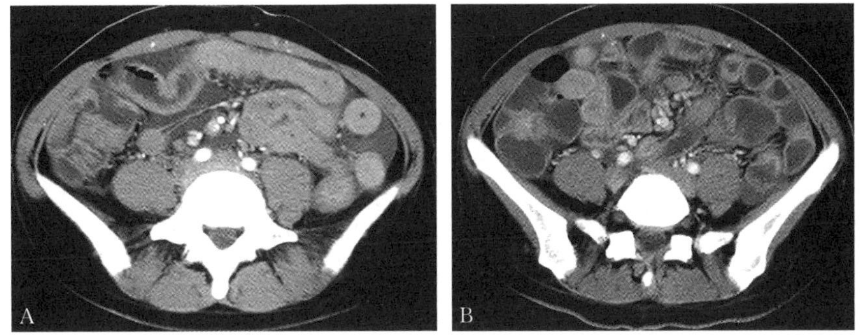

图 3-5-81 嗜酸性胃肠炎伴腹水

注:A、B 图为门脉期 CT 增强图像,A 图显示肠袢间液体密度影,B 图显示 1 周后复查,腹水消失。

化提示坏死性嗜酸性肉芽肿。

E. 嗜酸性胰腺炎及胰头肿物:吕文贝克(Lvngbaek)等报告过 1 例嗜酸性胃肠炎患者,由嗜酸性粒细胞浸润胰腺导致反复发作嗜酸性胰腺炎;凯(Cay)等报告过 1 例,CT 表现为胰头肿物,胆囊增大,胆总管及胰管扩张,与胰腺癌难以鉴别，最终经手术病理证实大量嗜酸性粒细胞的浸润。

（5）鉴别诊断

鉴别诊断主要有自身免疫性血管炎（包括系统性红斑狼疮、白塞综合征及干燥综合征等）、缺血性肠病以及高嗜酸性粒细胞增多症累及胃肠道。

1）自身免疫性血管炎：病理上表现为自身免疫复合物广泛沉积于直径<100 μm 的小动脉、小静脉和毛细血管，引起纤维素样坏死性血管炎，小血管壁增厚、坏死、血管狭窄、闭塞、血栓形成及小血管出血，同时伴有黏膜下层及浆膜血管明显增生、增多、扩张和充血。血管炎通常广泛累及小肠，引起空回肠、十二指肠或伴有结肠、直肠壁水肿增厚。肠系膜脂肪肿胀，密度增高。肠系膜淋巴结肿大。通常还伴有多系统的病变，包括心包积液、胸腔积液、腹水、肝脾肿大以及肾盂积水等表现。

2）缺血性肠病：通常患者年龄较大，且多有冠心病、糖尿病和高血压等心脑血管病史。多发生在左半结肠，表现为肠壁淤血，水肿增厚，肠系膜分支小血管增粗、聚集。

3）高嗜酸性粒细胞增多症累及胃肠道：与嗜酸性肠炎的 CT 表现类似，但前者表现为外周血嗜酸性粒细胞大于 1.5×10^9/L 持续 6 个月以上，通常伴有多个靶器官的损害，例如心脏、皮肤以及神经系统的损害等。

（赵雪松　夏益涵　王凌云　谭晶文）

参考文献

[1] 柏树令. 系统解剖学[M]. 6 版. 北京：人民卫生出版社，2004：134－136.

[2] CSCO 胃肠间质瘤专家委员会. 中国胃肠间质瘤诊断治疗专家共识（2011 年版）[J]. 临床肿瘤学杂志，2011，16(9)：836－844.

[3] ABE N, TAKEUCHI H, YANAGIDA O, et al. Endoscopic full-thickness resection with laparoscopic assistance as hybrid NOTES for gastric submucosal tumor [J]. Surgical Endoscopy, 2009, 23(8): 1908－1913.

[4] ACHIAM M P, LØGAGER V, CHABANOVA E, et al. Patient acceptance of MR colonography with improved fecal tagging versus conventional colonoscopy [J]. European Journal of Radiology, 2010, 73(1): 143－147.

[5] AGAIMY A, MÄRKL B, KITZ J, et al. Peripheral nerve sheath tumors of the gastrointestinal tract: a multicenter study of 58 patients including NF1-associated gastric schwannoma and unusual morphologic variants [J]. Virchows Archiv, 2010, 456(4): 411－422.

[6] ALQAHTANI S, COFFIN C S, BURAK K, et al. Hepatic portal venous gas: a report of two cases and a review of the epidemiology, pathogenesis, diagnosis and approach to management [J]. Canadian Journal of Gastroenterology, 2007, 21(5): 309－313.

[7] AMZALLAG-BELLENGER E, OUDJIT A, RUIZ A, et al. Effectiveness of MR enterography for the assessment of small-bowel diseases beyond crohn disease [J]. RadioGraphics, 2012, 32(5): 1423－1444.

[8] BAYRAKTAR Y, HARMANCI O. Etiology and consequences of thrombosis in abdominal vessels [J]. World Journal of Gastroenterology, 2006, 12(8): 1165－1174.

[9] BELSEY J, EPSTEIN O, HERESBACH D. Systematic review: oral bowel preparation for colonoscopy [J]. Alimentary Pharmacology & Therapeutics, 2007, 25(4): 373－384.

[10] BLAY J Y, BONVALOT S, CASALI P, et al. Consensus meeting for the management of gastrointestinal stromal tumors. Report of the GIST Consensus Conference of 20－21 March 2004, under the auspices of ESMO [J]. Annals of Oncology, 2005, 16(4): 566－578.

[11] BOSMAN F T, CARNEIRO F, HRUBAN R H, et al. WHO classification of tumours of the digestive system [M]. World Health Organization, 2010.

[12] BRAUMANN C, MENENAKOS C, JACOBI C A. Pneumatosis intestinalis: a pitfall for surgeons? [J]. Scandinavian Journal of Surgery, 2005, 94(1): 47－50.

[13] FILIPPONE A, CIANCI R, MILANO A, et al. Obscure gastrointestinal bleeding and small bowel

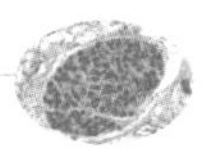

pathology: comparison between wireless capsule endoscopy and multidetector-row CT enteroclysis [J]. Abdominal Imaging, 2008,33(4):398 - 406.

[14] FROEHLICH J M, DAENZER M, VON WEYMARN C, et al. Aperistaltic effect of hyoscine *N*-butylbromide versus glucagon on the small bowel assessed by magnetic resonance imaging [J]. European Radiology, 2009,19(6):1387 - 1393.

[15] GHANEM N, ALTEHOEFER C, FURTWÄNGLER A, et al. Computed tomography in gastrointestinal stromal tumors [J]. European Radiology, 2003, 13 (7):1669 - 1678.

[16] GIROMETTI R, ZUIANI C, TOSO F, et al. MRI scoring system including dynamic motility evaluation in assessing the activity of Crohn's disease of the terminal ileum [J]. Academic Radiology, 2008,15(2):153 - 164.

[17] GOROSPE E C. Benign hepatic portal venous gas in a critically ill patient [J]. The Scientific World Journal, 2008,8:951 - 952.

[18] GRIFFA B, BASILICO V, FELTRI M, et al. Submucosal jejunal lymphangioma: an unusual case with obscure gastrointestinal bleeding in an adult, detected by video-capsule endoscopy and treated by laparoscopy [J]. Minerva Chirurgica, 2006, 61(6): 529 - 532.

[19] HO L M, MOSCA P J, THOMPSON W M. Pneumatosis intestinalis after lung transplant [J]. Abdominal Imaging, 2005,30(5):598 - 600.

[20] HORSTHUIS K, BIPAT S, BENNINK R J, et al. Inflammatory bowel disease diagnosed with US, MR, scintigraphy, and CT: meta-analysis of prospective studies [J]. Radiology, 2008,247(1):64 - 79.

[21] HORSTHUIS K, BIPAT S, STOKKERS P C F, et al. Magnetic resonance imaging for evaluation of disease activity in Crohn's disease: a systematic review [J]. European Radiology, 2009,19(6):1450 - 1460.

[22] HORSTHUIS K, STOKKERS P C F, STOKER J. Detection of inflammatory bowel disease: diagnostic performance of cross-sectional imaging modalities [J]. Abdominal Imaging, 2008,33(4):407 - 416.

[23] HOU Y Y, LU S H, ZHOU Y, et al. Predictive values of clinical and pathological parameters for malignancy of gastrointestinal stromal tumors [J]. Histology and Histopathology, 2009, 24(6): 737 - 747.

[24] HUR J, YOON C S, KIM M J, et al. Imaging features of gastrointestinal tract duplications in infants and children: from oesophagus to rectum [J]. Pediatric Radiology, 2007,37(7):691 - 699.

[25] JOHNSON P T, HORTON K M, FISHMAN E K. Case 127: henoch-schonlein purpura [J]. Radiology, 2007,245(3):909 - 913.

[26] KARAMAN K, PALA E E, BAYOL U, et al. Endometriosis of the terminal ileum: a diagnostic dilemma [J]. Case Reports in Pathology, 2012,2012: 742035.

[27] KIM J S, HUR H, MIN B S, et al. Intestinal endometriosis mimicking carcinoma of rectum and sigmoid colon: a report of five cases [J]. Yonsei Medical Journal, 2009,50(5):732 - 735.

[28] KIRYU S, DODANUKI K, TAKAO H, et al. Free-breathing diffusion-weighted imaging for the assessment of inflammatory activity in Crohn's disease [J]. Journal of Magnetic Resonance Imaging, 2009, 29(4): 880 - 886.

[29] LALANI T A, KANNE J P, HATFIELD G A, et al. Imaging findings in systemic lupus erythematosus [J]. Radiographics, 2004,24(4):1069 - 1086.

[30] LAWRANCE I C, WELMAN C J, SHIPMAN P, et al. Correlation of MRI-determined small bowel Crohn's disease categories with medical response and surgical pathology [J]. World Journal of Gastroenterology, 2009,15(27):3367 - 3375.

[31] LEE S S, KIM A Y, YANG S K, et al. Crohn disease of the small bowel: comparison of CT enterography, MR enterography, and small-bowel follow-through as diagnostic techniques [J]. Radiology, 2009,251(3): 751 - 761.

[32] LEVINE M S, RUBESIN S E, LAUFER I. Pattern approach for diseases of mesenteric small bowel on Barium studies [J]. Radiology, 2008,249(2):445 - 460.

[33] LIM J S, HYUNG W J, PARK M S, et al. Imaging-guided minimally invasive laparoscopic resection of intraluminal small-bowel tumor: report of two cases [J]. AJR American Journal of Roentgenology, 2007, 189(1):56 - 60.

[34] MAHAMID A, ALFICI R, TROITSA A, et al. Small intestine perforation due to metastatic uterine cervix interdigitating dendritic cell sarcoma: a rare manifestation of a rare disease [J]. Rare Tumors, 2011,3(4): e46.

[35] MINORDI L M, VECCHIOLI A, MIRK P, et al. Multidetector CT in small-bowel neoplasms [J]. La Radiologia Medica, 2007,112(7):1013-1025.

[36] MUSCAL E, TRAIPE E, DE GUZMAN M M, et al. MR imaging findings suggestive of posterior reversible encephalopathy syndrome in adolescents with systemic lupus erythematosus [J]. Pediatric Radiology, 2010,40(7):1241-1245.

[37] NAMKUNG J, KIM S J, KIM J H, et al. Rectal endometriosis with invasion into lymph nodes [J]. Journal of Obstetrics and Gynaecology Research, 2011, 37(8):1117-1121.

[38] OUSSALAH A, LAURENT V, BRUOT O, et al. Diffusion-weighted magnetic resonance without bowel preparation for detecting colonic inflammation in inflammatory bowel disease [J]. Gut, 2010,59(8): 1056-1065.

[39] PAOLANTONIO P, FERRARI R, VECCHIETTI F, et al. Current status of MR imaging in the evaluation of IBD in a pediatric population of patients [J]. European Journal of Radiology, 2009,69(3):418-424.

[40] PILLEUL F, PENIGAUD M, MILOT L, et al. Possible small-bowel neoplasms: contrast-enhanced and water-enhanced multidetector CT enteroclysis [J]. Radiology, 2006,241(3):796-801.

[41] PULIMOOD A B, PETER S, RAMAKRISHNA B, et al. Segmental colonoscopic biopsies in the differentiation of ileocolic tuberculosis from Crohn's disease [J]. Journal of Gastroenterology and Hepatology, 2005,20(5):688-696.

[42] RAJU G S, GERSON L, DAS A, et al. American Gastroenterological Association (AGA) Institute technical review on obscure gastrointestinal bleeding [J]. Gastroenterology, 2007,133(5):1697-1717.

[43] SAKURAI Y, HIKICHI M, ISOGAKI J, et al. Pneumatosis cystoides intestinalis associated with massive free air mimicking perforated diffuse peritonitis [J]. World Journal of Gastroenterology, 2008, 14 (43):6753-6756.

[44] SATYA R, O'MALLEY J P. Case 86: Meckel diverticulum with massive bleeding [J]. Radiology, 2005,236(3):836-840.

[45] SCHINDERA S T, TRILLER J, VOCK P, et al. Detection of hepatic portal venous gas: its clinical impact and outcome [J]. Emergency Radiology, 2006,12(4):164-170.

[46] SCHOOTS I G, KOFFEMAN G I, LEGEMATE D A, et al. Systematic review of survival after acute mesenteric ischaemia according to disease aetiology [J]. British Journal of Surgery, 2004,91(1):17-27.

[47] SHIFFLET A, FOROUHAR F, WU G Y. Eosinophilic digestive diseases: eosinophilic esophagitis, gastroenteritis, and colitis [J]. Journal of the Formosan Medical Association, 2009,108(11):834-843.

[48] SINHA R, RAJIAH P, MURPHY P, et al. Utility of high-resolution MR imaging in demonstrating transmural pathologic changes in crohn disease [J]. RadioGraphics, 2009,29(6):1847-1867.

[49] SUNDERSINGH S, MAJHI U, SESHADHRI R A, et al. Multifocal histiocytic sarcoma of the gastrointestinal tract [J]. Indian Journal of Pathology & Microbiology, 2012,55(2):233-235.

[50] TAURO L, GEORGE C, RAO B, et al. Asymptomatic meckel's diverticulum in adults: is diverticulectomy indicated? [J]. Saudi Journal of Gastroenterology, 2010,16(3):198.

[51] TERADA T. Heterotopic gastric mucosa of the gastrointestinal tract: a histopathologic study of 158 cases [J]. Pathology-Research and Practice, 2011,207 (3):148-150.

[52] VAN WEYENBERG S J B, MEIJERINK M R, JACOBS M A J M, et al. MR enteroclysis in refractory celiac disease: proposal and validation of a severity scoring system [J]. Radiology, 2011,259(1):151-161.

[53] WANG M L, MIAO F, TANG Y H, et al. Special diaphragm-like strictures of small bowel unrelated to non-steroidal anti-inflammatory drugs [J]. World Journal of Gastroenterology, 2011,17(31):3596-3604.

[54] WASNIK A, KAZA R K, AL-HAWARY M M, et

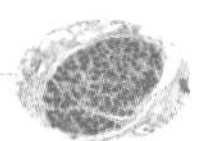

al. Multidetector CT imaging in mesenteric ischemia—pearls and pitfalls [J]. Emergency Radiology, 2011, 18(2):145-156.

[55] WILDE B K, SENGER J L, KANTHAN R. Gastrointestinal schwannoma: an unusual colonic lesion mimicking adenocarcinoma [J]. Canadian Journal of Gastroenterology, 2010,24(4):233-236.

[56] YAMAMOTO H, SEKINE Y, SATO Y, et al. Total enteroscopy with a nonsurgical steerable double-balloon method [J]. Gastrointestinal Endoscopy, 2001, 53 (2):216-220.

[57] YEN T H, WRIGHT N A. The gastrointestinal tract stem cell niche [J]. Stem Cell Reviews, 2006,2(3): 203-212.

[58] ZHU H, WU Z Y, LIN X Z, et al. Gastrointestinal tract lymphangiomas: findings at CT and endoscopic imaging with histopathologic correlation [J]. Abdominal Imaging, 2008,33(6):662-668.

4 大　　肠

4.1　正常解剖

（1）**大肠**

大肠上起自于回肠末端，下止于肛门，全程围绕于空、回肠周围，长约 1.5 m，可以被分为盲肠、阑尾、结肠、直肠和肛管。大肠的主要功能为吸收水分、维生素和无机盐，并将食物残渣形成粪便，排出体外（图 4-1-1）。

除阑尾、直肠和肛管外，盲肠和结肠具有 3 种特征性结构——结肠带、结肠袋和肠脂垂（图 4-1-2）。结肠带由肠壁中外层纵行肌增厚而成，共有 3 条，均汇集于阑尾根部。结肠袋是肠壁由横沟隔开的向外膨出的囊状突起，是结肠带短于肠管的长度而使肠管皱缩所致。肠脂垂是结肠带附着处浆膜下局灶性脂肪堆积而形成的沿结肠带两侧分布的许多小突起。

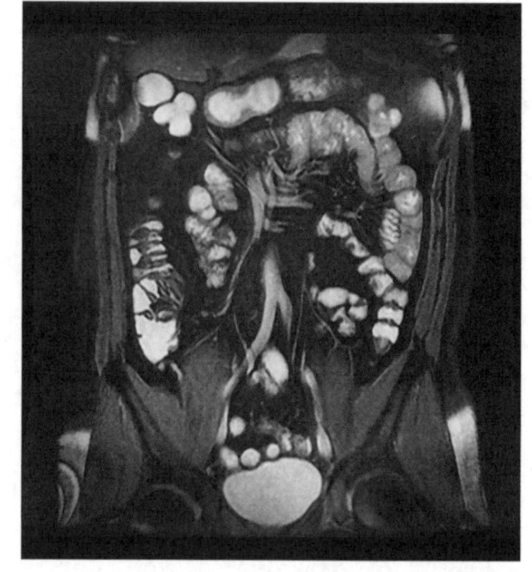

图 4-1-1　大肠 MRI 冠状面图像

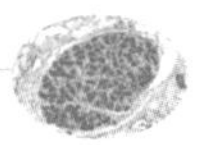

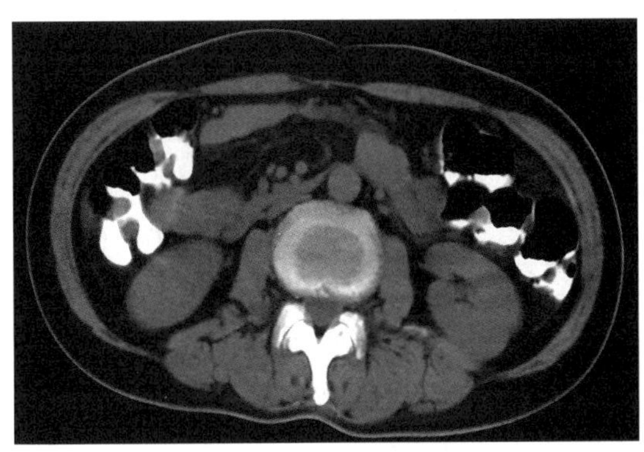

图 4-1-2 结肠(钡剂灌肠后)横断位 CT 图像

注:可显示结肠袋的形态。

(2) 盲肠

盲肠是大肠的起始部,位于右髂窝内,长 6～8 cm,大部分被腹膜包绕,但有时也可以自由活动,此时则易发生扭转。少数情况下,在胚胎发育过程中肠管旋转异常,可出现异位盲肠,既可高达髂嵴以上,也可低至骨盆腔内,甚至出现于腹腔左侧。回肠末端开口于盲肠形成回盲瓣,其由黏膜和环形肌形成,具有括约肌功能,可阻止小肠内容物过快流入大肠从而使食物在小肠内充分消化吸收,同时防止盲肠内容物逆流回小肠(图 4-1-3)。

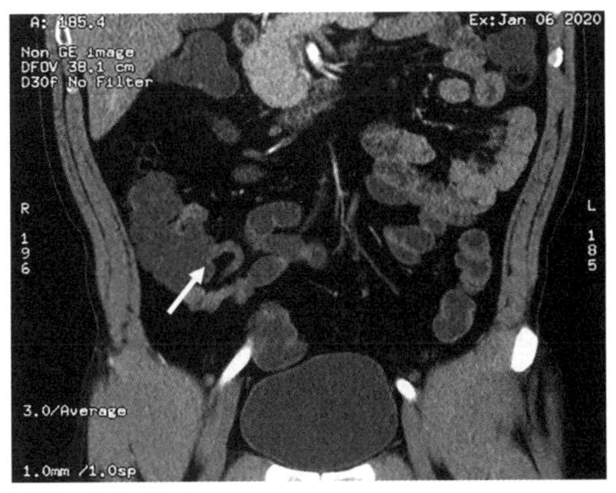

图 4-1-3 盲肠与阑尾冠状面 CT 图像

注:可见盲肠及其内侧的回盲瓣结构,阑尾(箭头)开口于盲肠内侧壁回盲瓣下方。

(3) 阑尾

阑尾开口于盲肠后内侧壁回盲瓣下方约 2 cm 处,为一蚓状突起,其长度因人而异,一般长 5～7 cm,偶有长达 20 cm 或短至 1 cm 者。成年人阑尾壁较厚,而小儿阑尾壁较薄,因此在阑尾发炎时易发生穿孔。阑尾根部的位置取决于盲肠的位置,一般位于右下腹髂窝内,但变化较大,高可达肝下方、低可至盆腔内,甚至越过中线至左侧(图 4-1-4～6)。阑尾根部的体表投影通常为脐与右髂前上棘连线的中外 1/3 交界处,该点称麦氏(McBurney)点。阑尾炎时该处常有明显压痛,称为麦氏征阳性;但是阑尾位置的多变性使得临床右下腹局限性压痛较确切体表投影位置更具诊断意义。阑尾尖端为游离盲肠,位置多变,尖端指向可分为 6 种类型:回肠前位、盆位、盲肠后位、盲肠下位、盲肠外侧位和回肠后位,其中以回肠前位最为多见,即相当于时钟 0～3 点位,尖端指向左上。

阑尾系膜由腹膜包绕而成,内有血管、淋巴管及神经走行。阑尾系膜内血管主要由阑尾动、静脉构成,阑尾动脉系回结肠动脉的分支,为无侧支的终末动脉,当血运障碍时易导致阑尾坏死;阑尾静脉与动脉伴行,回流入门静脉,阑尾发生炎症时细菌栓子脱落可发生门脉炎和细菌性肝脓肿。阑尾淋巴管引流至回结肠淋巴结。阑尾的神经由交感神经纤维经腹腔丛和内脏小神经传入,阑尾炎时所致脐周牵涉痛即为内脏性疼痛。

(4) 结肠

结肠可分为升结肠(长约 15 cm)、横结肠(长约 50 cm)、降结肠(长约 25 cm)和乙状结肠(长约 40 cm)四部,整体呈“M”形,结肠的直径自起端 6 cm,逐渐递减为乙状结肠末端的 2.5 cm,这是结肠腔最狭窄的部位。其中升结肠和横结肠交界段为结肠肝曲,横结肠和降结肠交界段为结肠脾曲,肝曲及脾曲位置相对固定(图 4-1-7)。

升结肠和降结肠为腹膜间位器官,前面及两侧有腹膜覆盖,后以疏松结缔组织与腹壁相贴。横结肠及乙状结肠为腹膜内位器官,活动度较大,系膜过长时易发生扭转。横结肠系膜起源于胰腺前表面的腹膜覆盖,胃结肠韧带将横结肠的上表面与胃大弯相连;乙状结肠由肠系膜连于盆腔左后壁,是憩室和肿瘤等疾病的多发部位。

结肠的血供以脾曲为界,右半结肠由肠系膜上动脉分出的回结肠动脉、右结肠动脉和中结肠

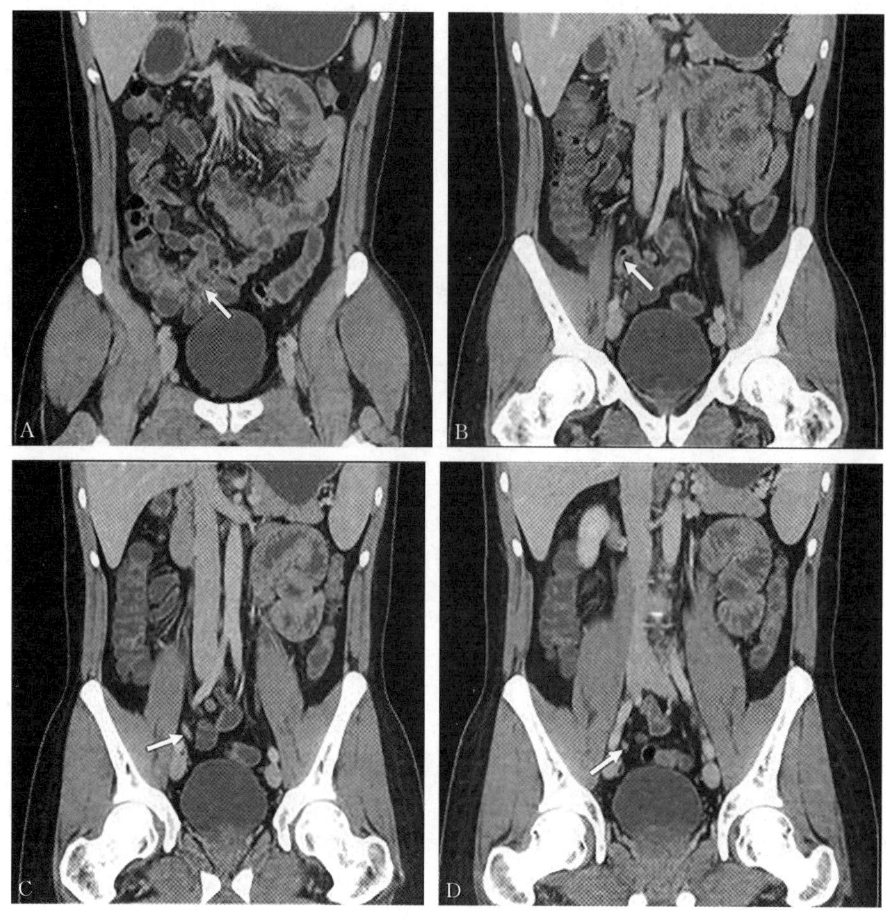

图 4-1-4　盆位阑尾冠状面重建图像

注:连续层面显示回盲瓣位置较低,阑尾位于盆腔内(箭头)。

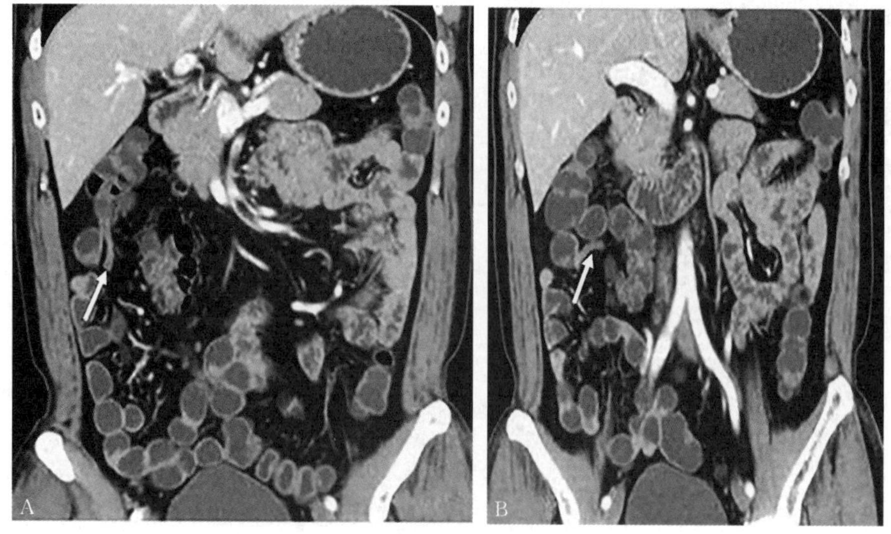

图 4-1-5　高位阑尾冠状面重建图像

注:连续层面显示阑尾位置较高,达肝脏下缘(箭头)。

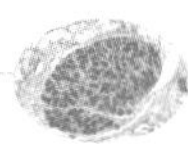

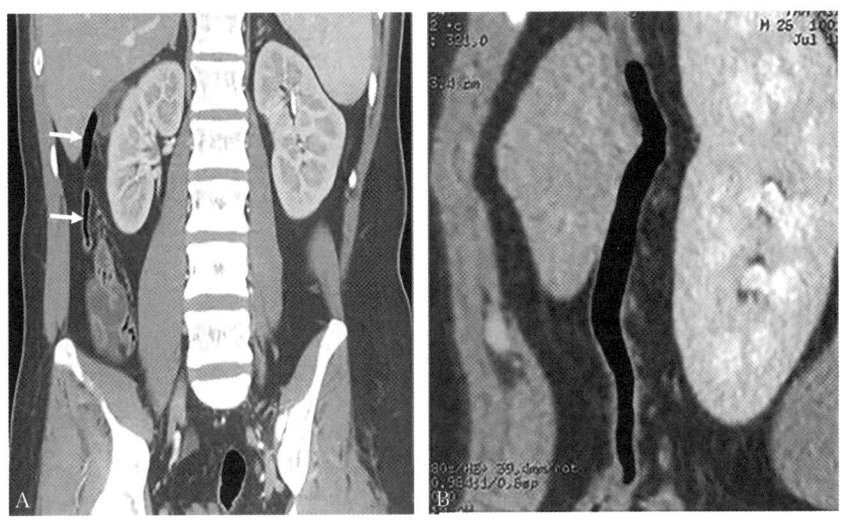

图 4-1-6 腹膜外位阑尾

注:A 图冠状面重建图像显示阑尾位于腹膜外位,其内可见条状充气改变(箭头);B 图曲面重建图像清晰显示阑尾全貌。

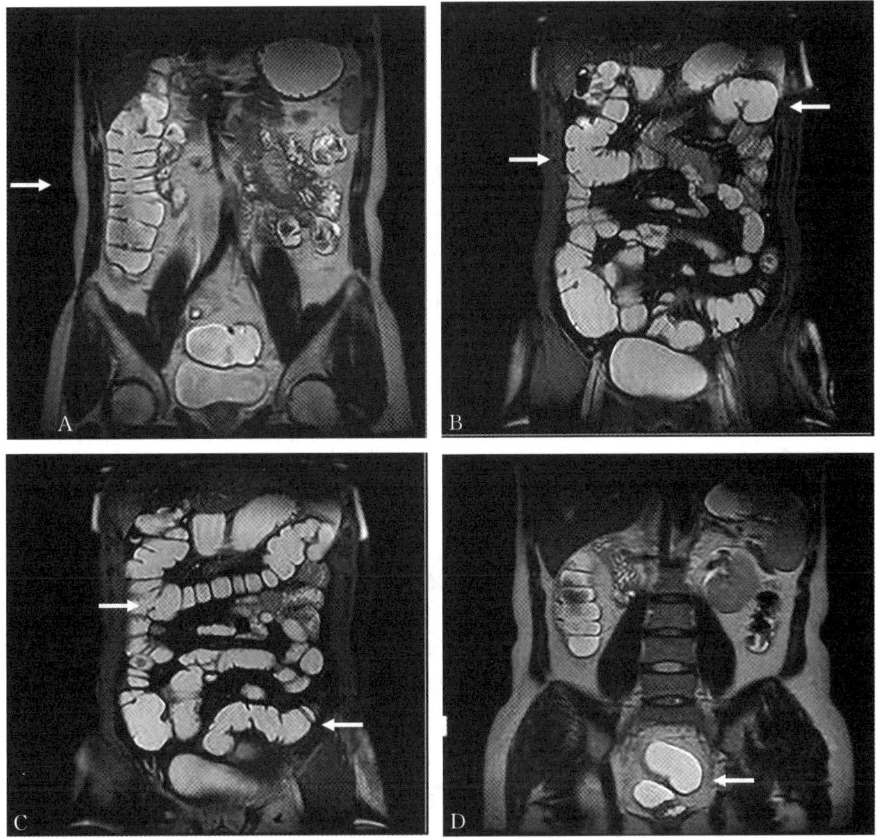

图 4-1-7 MRI 冠状面示结肠走行

注:冠状面 T_1WI 及 T_2WI 分别显示了升结肠(A)、结肠肝区、结肠脾曲(B)、横结肠、乙状结肠(C)及直肠(D)在腹腔中的大致走行(箭头)。

动脉供血;左半结肠由肠系膜下动脉分出的左结肠及乙状结肠动脉供血。静脉与相应动脉伴行最后汇入门静脉。结肠的淋巴结共 4 组,分别为结肠上淋巴结、结肠旁淋巴结、中间淋巴结和中央淋巴结。

(5) 直肠

直肠位于盆腔后部,于第 3 骶椎前方接乙状结肠,沿骶骨前面下行穿过盆膈与肛管相连。直肠全长约 15 cm,以腹膜反折为界,分上、下段。矢状位有 2 个弯曲,分别为骶曲和会阴曲(图 4-1-8)。直肠上段粗细与结肠相同,腹膜反折形成直肠膀胱陷凹或直肠子宫陷凹;直肠下段膨大称直肠壶腹,内面黏膜形成 2～3 个半月形的皱襞,称为直肠横襞(Houston 瓣),具有阻挡粪便下移的作用,同时因直肠横襞位置恒定而对直肠镜或乙状结肠镜检查具有一定的临床意义。

男女直肠毗邻不同,男性直肠前方为膀胱、前列腺、精囊腺,女性直肠前方有子宫、阴道(图 4-1-9)。

(6) 肛管

肛管是消化道的末端,上界为直肠穿过盆膈的平面,下界为肛门,长约 3.5 cm。肛管被肛门括约肌包绕,平时处于收缩状态,有控制排便的作用。肛管内面有 6～10 条纵行的黏膜皱襞称肛柱,肛柱基底之间半月形皱襞称肛瓣,肛瓣与其相邻肛柱下端形成的开口向上的隐窝称肛窦,肛窦深 3～5 mm,其底部有肛腺开口。肛窦内往往积存粪屑,感染后易致肛窦炎,严重者可发生肛门周围脓肿或肛瘘等。肛瓣与肛柱的锯齿状环行线称为齿状线,是直肠与肛管的交界线,临床约 85% 的肛直肠疾病位于此处附近(图 4-1-10)。

齿状线是胚胎期内、外胚层的交界处,齿状线

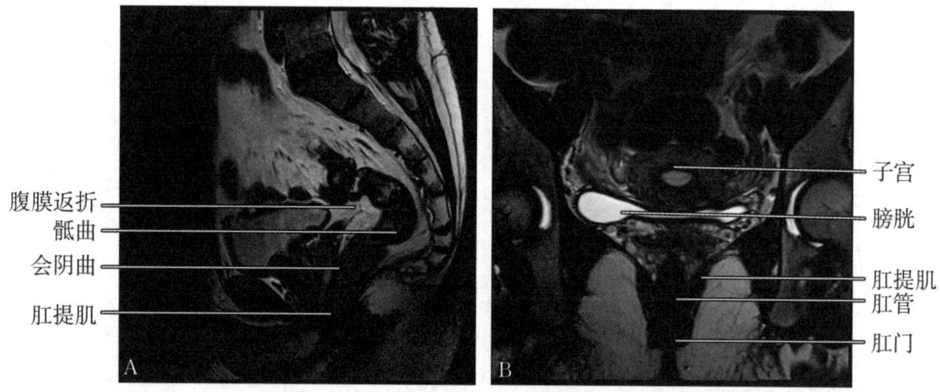

图 4-1-8 直肠及肛管矢状面及肛管冠状面

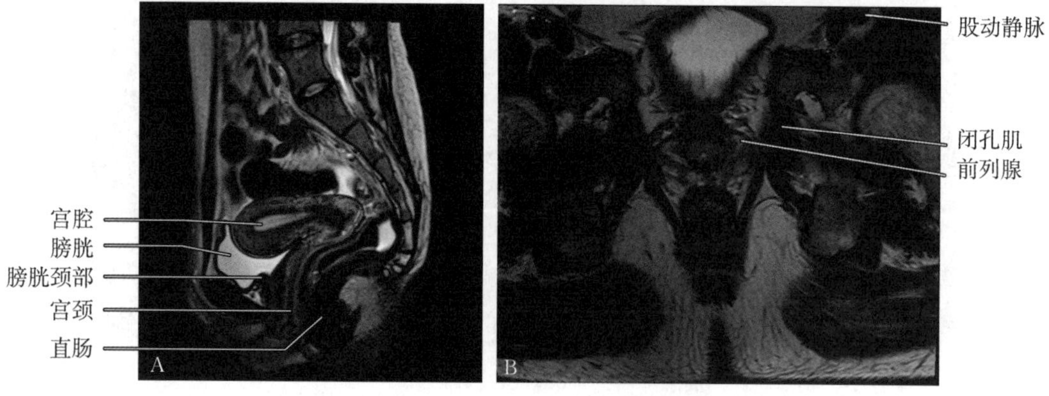

图 4-1-9 女性和男性的直肠毗邻结构

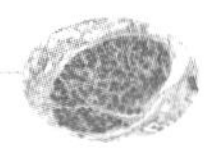

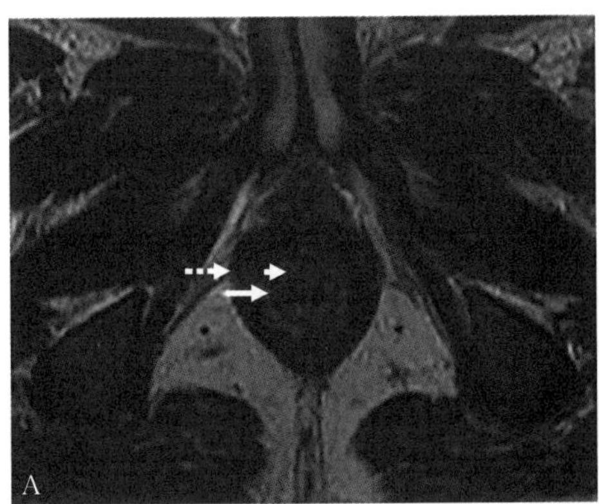
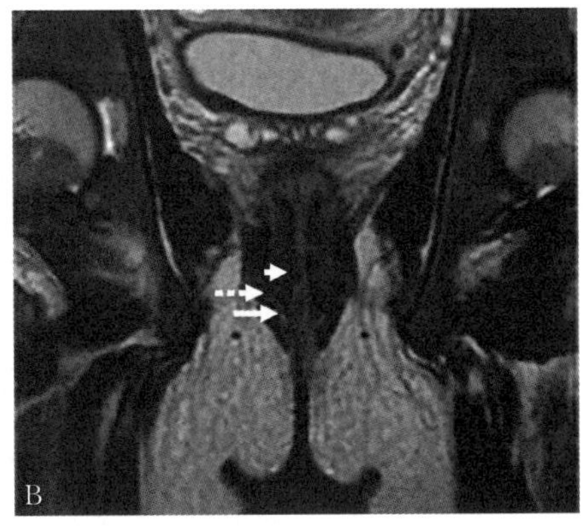

图 4-1-10 正常肛管解剖

注：斜轴位（肛管短轴）高分辨率 FSE T_2 加权（A）和斜冠状位（肛管长轴）高分辨率 FSE T_2 加权（B）图像为肛周瘘评估显示相关结构。相关的标志是内括约肌（短箭头，A、B）和外括约肌（长箭头，A、B）。括约肌间隙脂肪的高信号细线（虚线箭头，A、B）分开两个括约肌。注意内括约肌的信号高于外括约肌的信号。

以上肛管内表面为黏膜，黏膜上皮为单层柱状上皮，癌变时为腺癌；齿状线以下肛管内表面为皮肤，被覆上皮为复层扁平上皮，癌变时为鳞状细胞癌。肛梳部的皮下组织和肛柱部的黏膜下层内含有丰富的静脉丛，有时可因某种病理原因而形成静脉曲张，向肛管内突起形成痔。发生在齿状线以上的痔称为内痔，发生在齿状线以下的称外痔，也有跨越齿状线上、下的称混合痔。此外，齿状线上、下部分的肠管在动脉来源、静脉回流、淋巴引流以及神经分布等方面都不相同：①齿状线以上的黏膜受自主神经支配，无疼痛感；齿状线以下的皮肤受阴部内神经支配，痛觉敏锐；②齿状线以上的肠管由直肠上、下动脉供血，以下由肛管动脉供应；③齿状线以上的肠管静脉回流至直肠上静脉丛，通过肠系膜下静脉、脾静脉至肝门静脉；以下则由阴部内静脉回流至髂内静脉、髂总静脉，随后至下腔静脉。④齿状线以上的肠管淋巴引流主要汇入腹主动脉周围淋巴结或髂内淋巴结回流，以下则汇入腹股沟浅淋巴结及髂内淋巴结。

肛梳为齿状线下方宽约 1 cm 的环状区域，表面光滑，深部因有静脉丛而呈浅蓝色。肛梳下缘有一不甚明显的环行线称白线，其为肛门内、外括约肌的分界处。白线以下不远处为肛门，是肛管的下口。肛管周围有肛门内、外括约肌和肛提肌等。肛门内括约肌为环形平滑肌增厚而成，可协助排便，但无括约肛门的作用；肛门外括约肌为骨骼肌，受意识支配，有较强的控制排便功能。肛管直肠环为肛门外括约肌的浅部和深部、直肠下份的纵行肌、肛门内括约肌以及肛提肌等共同围绕肛管构成的强大肌环。此环对肛管起着极其重要的括约作用，若被手术损伤将导致大便失禁。

4.2 大肠 MRI 检查技术

MRI 技术无辐射，具有很高的软组织分辨力，能够进行多方位成像以及对比剂相对安全的优点使得 MRI 检查在肠道疾病中的应用已日趋广泛，其价值也日趋显著。大肠 MRI 最主要的作用是对结直肠癌术前分期、新辅助疗效评估及术后复发的鉴别等。本节将以直肠和直肠癌相关病例为例，具体讲述大肠 MRI 检查技术，包括检查前准备、扫描方法及各种技术目前应用的意义与前景。

（1）肠道准备

检查前 1 周内未服含重金属的药物，未行胃肠道钡剂检查，扫描前一般禁食禁水 4 h 以上，检查前 2 h 左右使用 1～2 支开塞露清洁肠道并减少气体对于影像诊断的干扰。肛注开塞露较注水充盈更易耐受，且肠壁残存的开塞露往往使肠黏膜显示更清晰。

（2）受检体位

患者仰卧于检查床，患者两侧的髂前上棘连

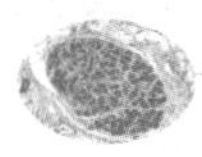

线与线圈中心重合，嘱托其尽量用胸式呼吸，防止腹式呼吸的运动对检查造成影响。另外，扫描时于矢状位放置饱和带在前方腹部，可以有效地抑制腹壁脂肪呼吸运动伪影和小肠的蠕动伪影，达到良好的效果。扫描范围上至骶岬或至少病灶以上 5 cm，下端应包进肛缘，左右应对称包全整个直肠。

（3）扫描层面

扫描层面包括横断位、冠状位、矢状位以及根据病灶位置形态确立的平行于肿瘤长轴的斜冠状位与垂直于肿瘤长轴的斜矢状位。其中，肿瘤位于直肠下段者需加扫冠状位 T_2WI，斜轴位必要时分段扫。例如肿瘤跨腹膜反折生长时，可以分别做腹膜反折上、下病灶的斜轴位扫描（图 4-2-2）。

（4）高分辨率 MRI

现多用 3.0 T 磁共振扫描仪，采用快速恢复 FSE 序列，层厚 3 mm，层间距 1 mm，FOV18～30 cm。常规扫描序列：T_2WI（矢状位、斜轴位、冠状位）、DWI、盆腔冠状位扫描。特殊扫描序列：ZOOMIT、DKI、IVIM、DCE、TWIST、MRS 等。在高分辨率 MRI 扫描（高分辨 T_2WI）下，黏膜层与黏膜下层往往可以区分，从而正常直肠肠壁可以显示 4 层结构，最内侧为低信号的黏膜层，其下方为线状高信号的黏膜下层，再向外是低信号的固有肌层，最外层为腹膜反折以下的高信号系膜层以及腹膜反折以上的浆膜下脂肪与浆膜层，直肠系膜脂肪包绕直肠，表现为低信号固有肌层周围的高信号区，直肠系膜筋膜呈低信号包绕直肠系膜（图 4-2-1）。

平扫扫描结束后，经肘静脉以 2 ml/s 的速率团注 0.1 mmol/kg 的增强扫描对比剂，增强扫描对比剂使用钆喷酸葡胺注射液（Gadoliniumdtpa，Gd-DTPA），再以相同的速率注射 20 ml 生理盐水冲管。增强扫描先扫蒙片，随后注射对比剂，注射 15 s 后开始扫描，扫描 9 期，每期扫描时间为 15 s。利用快速 T_1 加权成像对感兴趣部位进行连续动态扫描。

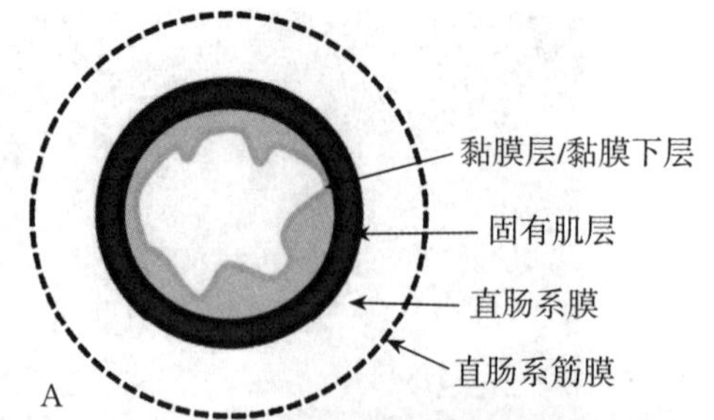

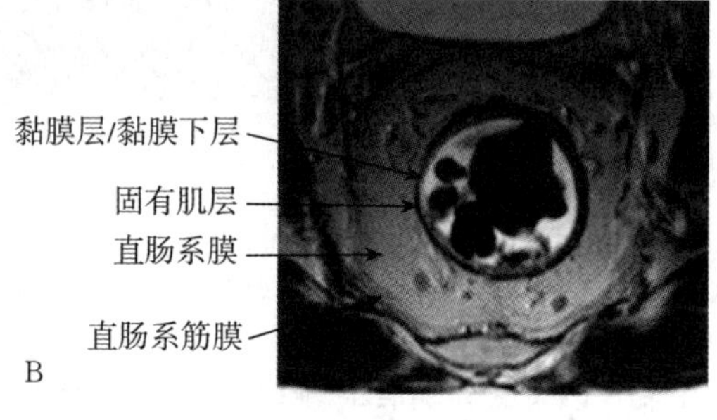

图 4-2-1　正常直肠肠壁结构示意图与 T_2WI 斜轴位分层结构

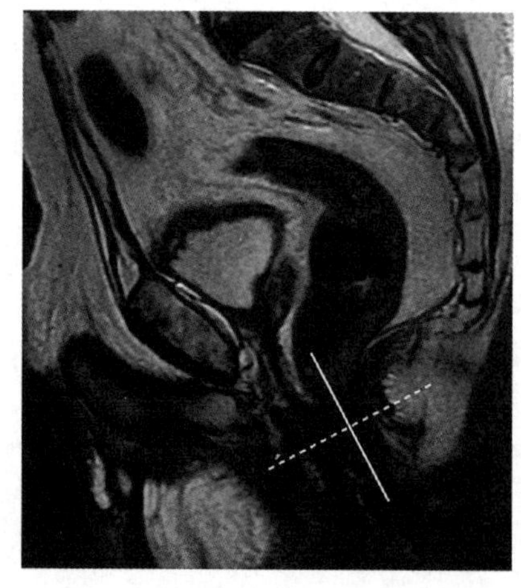

图 4-2-2　肛管扫描技术方案

注：肛管水平的矢状位 SS-FSE T_2 加权像。作者团队采用的标准肛周瘘磁共振成像扫描技术方案是三平面视图，并根据矢状位图像确定必要的平面。根据矢状位图像，斜轴位（短轴）垂直于肛管方向（虚线），斜冠状（长轴）位平行于肛管方向（实线）。视野以肛管为中心。

（5）弥散加权成像（DWI）技术

DWI 技术是采用磁共振的特殊序列来实现对弥散所导致的散相位的重点凸显，在宏观成像领域内可实现对活体组织内水分子的微观弥散运动较为清晰的显示，其基于细胞层面来表达疾病症状的特殊性，能够将疾病的主要病变与显微结构变化及时体现出来。在肿瘤组织的游离水量扩大、细胞当中的大分子分布出现明显改变且细胞

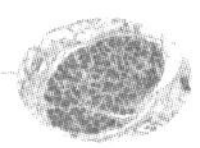

膜结构的整体性遭受明显损坏时，将会导致相应的水分子弥散效率急剧变化，肿瘤组织内的水分子弥散性远不如正常组织，基于这一特性便可在磁共振弥散加权成像上出现信号变化。考虑到直肠位置的关系相对较为稳固，附近同时存在着大量的脂肪组织，磁共振成像检查方法在软组织分辨率方面价值突出，且同时有着多方位与多参数的成像特点，能够达到较高水平的分辨率效果，水分子弥散能力有着较为突出的组织特异性，可产生出较为明显的磁共振弥散加权成像结果比较。另外，针对较为细微的病变差异，磁共振检查人员通常需多次观察图像资料，弥散加权成像有助于提高阅片效率。

DWI 序列扫描速度快，呼吸运动伪影不敏感，但是周围组织信号丢失较重，信噪比不高。对此，现已有文献证明分段读出平面回波弥散加权成像（RESOLVE－DWI）对比常规 DWI 提升了图像质量，明显提升了图像 SNR 与 CNR，对 ADC 值的测量没有影响，可以替代常规 DWI 用于直肠 MRI 扫描（图 4－2－3）。

（6）ADC 图

表面弥散系数（ADC）值可以对水分子的自由弥散的特性进行定量分析，其大小取决于物质的成分及其内部分子的布局。在肿瘤病变中，细胞增殖活跃，单位体积内细胞数目增加、细胞外间隙（EES）减少，使得水分子的运动减弱，自由弥散的程度降低，ADC 值明显降低，通过 ADC 值能够对直肠癌病灶的弥散程度进行定量的分析，从而判断 ADC 值与临床病理学特性之间的关系。在此基础上推测，通过测量 ADC 值，对肿瘤进行定量分析，从而判断其分化程度，并依据其对直肠肿瘤的良、恶性进行预测。在一定范围内跟着 b 值的增加，直肠癌与其周边的正常组织信号差异越来越大，使得肿瘤病变的检出更直观更敏感，因此一

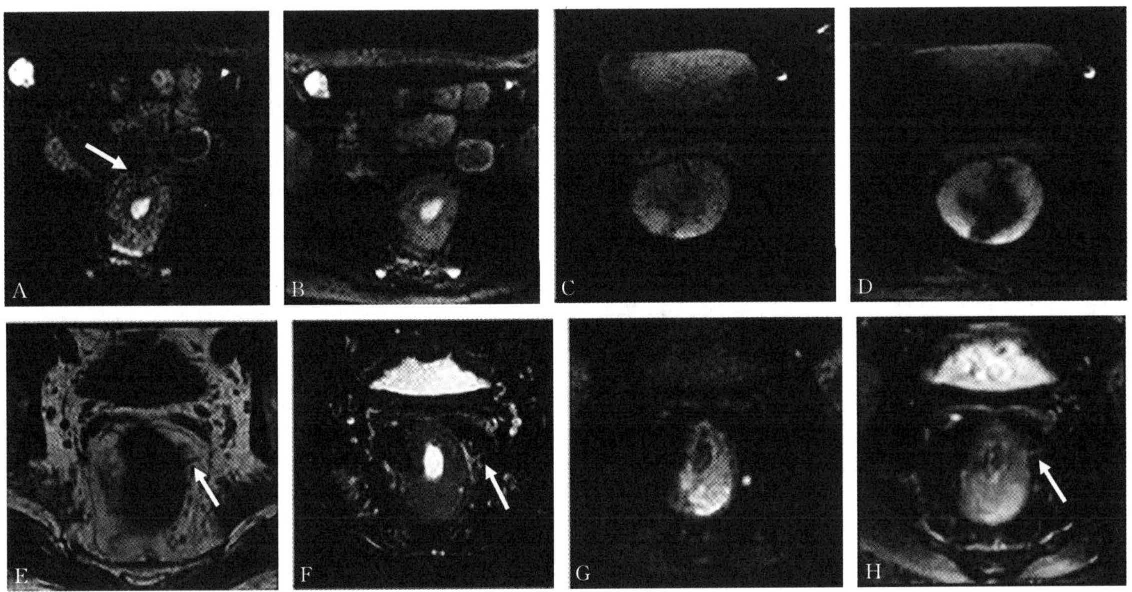

图 4－2－3 常规 DWI 与 RESOLVE－DWI 图像质量对比示例

注：A、B 图对应的患者为男性，54 岁，患直肠低分化腺癌。A 图为常规 DWI 图像；B 图为 RESOLVE－DWI 图像。常规 DWI 图像背景噪声大，SNR 低，直肠边缘与邻近含气肠管交界处可见磁敏感伪影造成的图像模糊、信号缺失（箭头）。RESOLVE－DWI 图像清晰，SNR 高，磁敏感伪影少。C、D 图对应的患者为男性，46 岁，患直肠绒毛状腺瘤。C 图为常规 DWI 图像；D 图为 RESOLVE－DWI 图像。可见 RESOLVE－DWI 图像较常规 DWI 图像病灶内细节显示更加精确，更有利于明确诊断。E、F 图对应的患者为男性，62 岁，患直肠浸润性腺癌，低分化。E 图为轴位 TSE T_1WI；F 图为轴位脂肪抑制 TSE T_2WI，均可见突破肠壁肌层的纤维条索影（箭头）。G 图为常规 DWI 图像（b＝800 mm^2/s），微小纤维条索影难以显示，无法提供辅助诊断信息。H 图为 RESOLVE－DWI 图像（b＝800 mm^2/s），可清晰显示突出的纤维条索影呈弥散受限，提示肿瘤突破肌层。

般高 b 值(如 1 000 s/mm^2)利于直肠癌的检出。有研究对直肠癌患者不同分化程度及 Dukes 分期与其 ADC 值的相关性进行比较,结果证实随着肿瘤分化程度的减低及 Dukes 分期的升高,ADC 值逐渐减低,差异具有统计学意义。在直肠癌扫描中,采用 T_2WI－oTRA 斜轴位确定好的角度扫描 DWI 序列,计算出 ADC 图,从而与 T_2WI 斜轴位图像建立起一一对应,可以大大提高病灶的检出与准确性。

(7) 小视野双指数弥散加权成像(ZOOMIT－DWI)技术

ZOOMIT－DWI 技术尝试改变平面回波弥散加权成像(EPI－DWI)在腹部脏器检查中存在的不足,它利用二维选择性仅激发小范围感兴趣区来去除卷折及伪影,从而获得较高质量和分辨率的 DWI 图像,目前已逐渐开始应用于临床。这种小视野可以提高影像诊断准确率在于可以对于感兴趣区进行更多的信息提取,比如该视野层面内肿瘤是否突破肌层等细节显示,从而为获得高分辨率和高质量弥散图像提供可能。

(8) 体素内不相干运动成像(IVIM)技术

弥散加权成像体素内的信号衰减由两部分组成:真性水分子弥散和毛细血管网中随机血流微循环灌注,后者使 DWI 上出现假弥散信号,但常规的 DWI 序列并不能区分这两个部分,从而导致 ADC 值反映的信息有限。这种现象即为体素不相干运动。而基于双指数模型的 IVIM 序列采用多个 b 值成像,可以精确描述 DWI 组织信号衰减与 b 值间的关系,分别获取反映组织弥散和微循环毛细血管灌注效应的参数。在 IVIM 模型中,一般采用 10 个左右 b 值。低 b 值 DWI(通常指 $b \leqslant 200$ s/mm^2 时)测量到的信号衰减主要反映灌注效应;高 b 值 DWI 测量到的信号衰减主要体现水分子弥散。

IVIM－DWI 利用双指数弥散衰减模式计算,可以描述组织非高斯弥散特性,揭示并区分反映组织内部的弥散信息和灌注信息,较普通单指数模型更好拟合 DWI 上影像信号衰减,量化相关参数,揭示组织异质性,反映组织病理生理学的微观变化。IVIM－DWI 最早应用于中枢神经系统疾病的研究,现已被广泛应用于鼻咽、乳腺及腹部实质脏器病变诊断的研究中,其有助于区分腹部脏器的良恶性病变、进行早期诊断疾病、定量观察病情进展,对于指导临床治疗、评估预后随访疗效等提供了有意义的参考(图 4－2－4)。

(9) 弥散峰度成像技术

弥散峰度成像(diffusion kurtosis imaging, DKI)和 IVIM 技术的理论基础是水分子活体弥散规律呈现正态分布,然而在实际情况中,组织的结构及形态的复杂性(例如不同组织类型的细胞以及组织内部固有的生化特性等)会导致局部水分子的弥散运动实际上呈非高斯分布状态。

DKI 扫描可得到的参数包括平均弥散峰度(mean kurtosis, MK)、轴向峰度(axial kurtosis, K//)、径向峰度(radical kurtosis, K⊥),还可同时得到弥散张量成像(diffusion tensor imaging, DTI)的参数包括各向异性分数(factional anisotropy, FA)、平均弥散系数(mean diffusion, MD)、轴向弥散张量(axial diffusion)、垂直弥散张量(radical diffusion)。其中,最具代表的参数为平均弥散峰度(MK),代表峰度在所有方向的平均值,是评价组织微结构复杂程度的指标,其大小取决于感兴趣区内组织的结构复杂程度:结构越复杂,非正态分布弥散受限越显著,MK 越大。K// 为峰度在弥散本征矢量中最大的弥散本征值;K⊥为所有垂直于本征值最大的本征矢量方向的平均峰度值。K⊥越大,则表示在该方向非正态分布弥散受限越显著,反之则越不显著。

DKI 作为弥散成像的新技术,可以量化真实水分子弥散与理想状态下高斯分布弥散的位移偏离大小,表征水分子弥散受限程度及弥散的不均质性,即主要用来探查组织非高斯分布的水分子弥散特性,反映组织微观结构的变化。在 WHO 分级标准和 PDC 分级标准下,Kurtosis 在鉴别高级别和低级别直肠腺癌方面均具有很高的利用价值,较 Diffusivity 和 ADC 值具有更高的灵敏度和特异度,而且有助于预测直肠癌患者是否有淋巴结转移。另一方面,Kurtosis 和两种标准下的病理分级均具有较 Diffusivity 和 ADC 值更好的相关性。因此,Kurtosis 可能成为一个可以帮助预测直

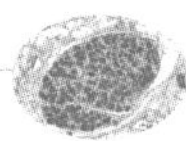

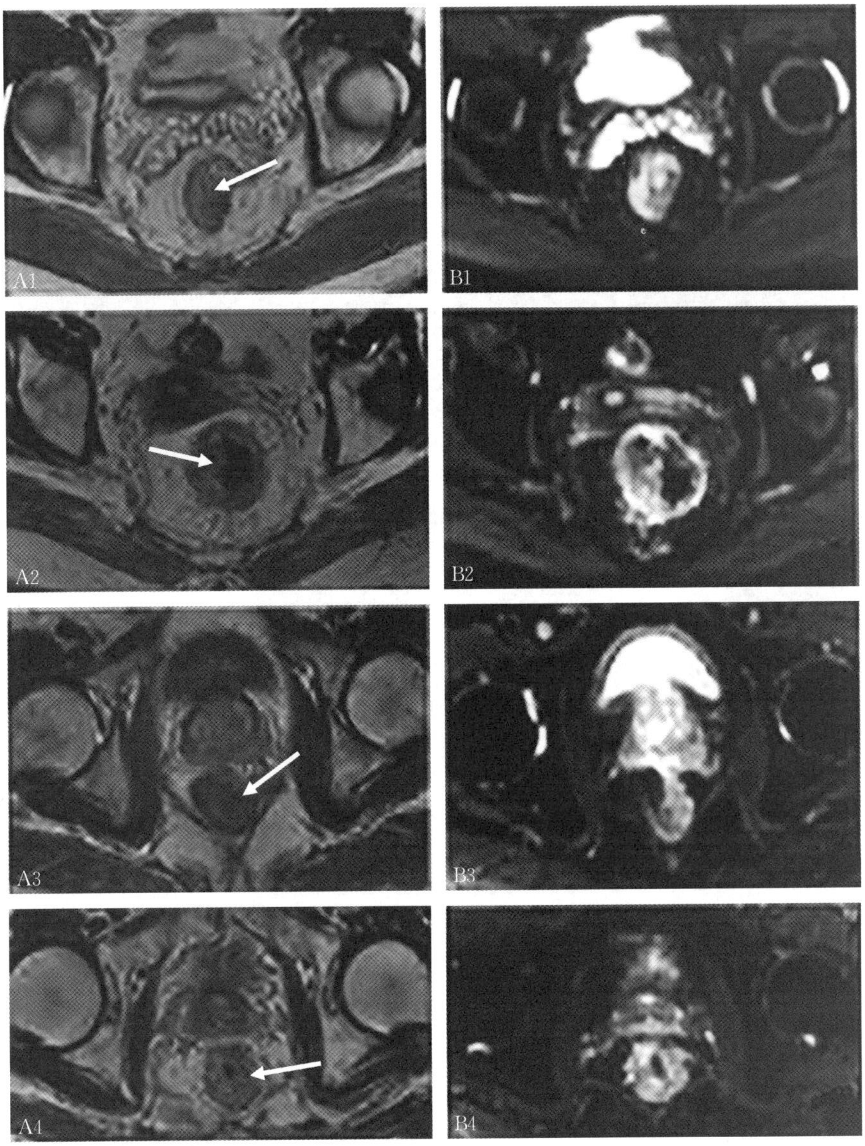

二维码 4 - 2 - 1

图 4 - 2 - 4 直肠癌 IVIM 应用示例

注：A1 为直肠癌患者的轴位 T_2WI 像，显示右后壁局部黏膜增厚，病理证实为 T_1 期直肠腺癌（箭头指示直肠肿瘤区）；B1 为同一患者 DWI 图像。A2 为直肠癌患者的轴位 T_2WI 像，显示右侧壁不规则增厚，外缘尚光整，病理证实为 T_2 期直肠癌（箭头指示直肠肿瘤区）；B2 为同一患者 DWI 图像。A3 为直肠癌患者的轴位 T_2WI 像，显示左侧壁不规则增厚，病理证实为 T_3 期直肠癌（箭头指示直肠肿瘤区）；B3 为同一患者 DWI 图像。A4 为直肠癌患者的轴位 T_2WI 像，显示肠壁不规则增厚，周围可见条索影，病理证实为 T_4 期直肠癌（箭头指示直肠肿瘤区）；B4 为同一患者 DWI 图像。ADC 伪彩图、D 伪彩图见二维码 4 - 2 - 1，其中 C1、D1 分别对应 A1、B1，C2、D2 分别对应 A2、B2，C3、D3 分别对应 A3、B3，C4、D4 分别对应 A4、B4。

肠癌病灶的病理分级和是否具有淋巴结转移的影像学指标，有助于直肠癌的早期诊断及治疗疗效的评估，对指导临床选择合理的治疗方案有重要价值(图 4-2-5、6)。

(10) 动态增强磁共振成像技术

动态增强(dynamic contrast enhancement, DCE)是注射 MR 对比剂后对感兴趣区进行多次、连续扫描，记录病灶信号强度随时间变化发生的

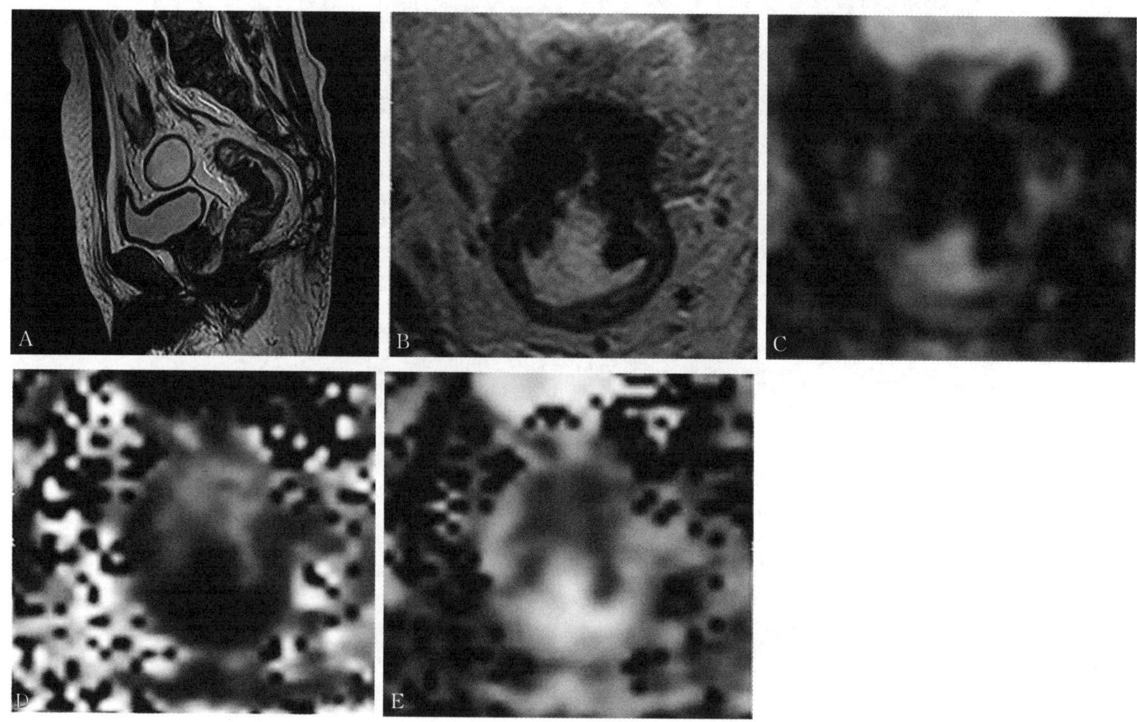

图 4-2-5 PDC和 WHO 标准下的病理分级均为 G_2 的病例

注：患者，男性，71岁。A. T_2WI 矢状位示肿瘤位于中段直肠前壁；B. T_2WI 轴位示中等不均匀信号的肿瘤；C. ADC 图示低信号强度的肿瘤(ADC 值为 $1.067\pm0.102\times10^{-3}$ mm^2/sec)；D. Kurtosis 图示高信号强度的肿瘤(Kurtosis 值为 1.082 ± 0.096)；E. Diffusivity 图示低信号强度的肿瘤(Diffusivity 值 $1.234\pm0.187*10^{-3}$ mm^2/sec)。

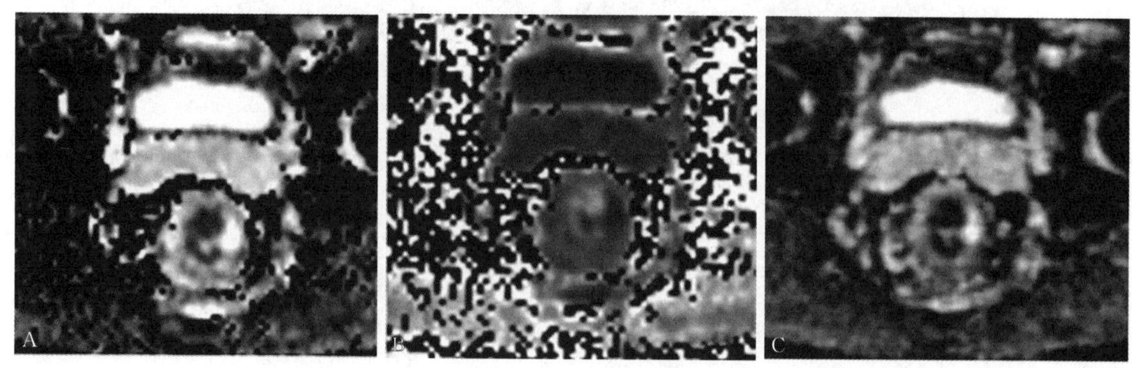

图 4-2-6 PDC 病理分级为 G_3、WHO 病理分级为 G_2 的病例

注：患者，男性，45岁。A. ADC 图示低信号强度的肿瘤(ADC 值为 1.122×10^{-3} mm^2/sec)；B. Kurtosis 图示高信号强度的肿瘤(Kurtosis 值为 0.905)；C. Diffusivity 图示低信号强度的肿瘤(Diffusivity 值为 1.478×10^{-3} mm^2/sec)。

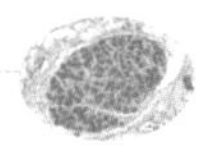

变化，反映了病灶的血供以及微血管分布情况，经过模型构建和计算，获得关注的曲线及参数。DCE－MRI是一种形态学与血流动力学改变相结合的检查方法。直肠癌的血管生成是肿瘤发生、发展、转移的重要因素之一。DCE－MRI的时间-信号曲线（TIC曲线）走势及参数能在一定程度上反映肿瘤血管密度、血流量、血管通透性及血管内外对比剂动态交换过程等（图4－2－7）。

TIC曲线的走向趋势在一定程度上可以反映肿瘤组织血管内及血管外间隙的情况，根据病灶峰值出现的早晚及对比剂退出的情况，可将TIC曲线大致分为3种类型：Ⅰ型是流入型；Ⅱ型是平台型；Ⅲ型是流出型。TIC的半定量参数达峰时间反映了病变区血流进出快慢情况，峰值主要反映组织的血流量，早期最大强化率主要反映对比剂流入组织速度。获得定量参数需要通过复杂的血流动力学进行信号强度与对比剂浓度的转换，定量参数具有准确、客观、可重复等优点，与定量参数相比，半定量参数分析不能准确反映对比剂的浓度，随着扫描参数以及个体间血管生理情况不同而存在差异，但半定量参数易懂、易得、检查时间短。

直肠癌的治疗方案取决于准确的术前评估。随着磁共振成像技术的发展，MRI已成为直肠癌早期诊断和分期的最有效的影像方法。由于常规MRI注重形态学方面的观察，了解肿瘤病变或组织的强化方式及特点，勾勒肿瘤浸润深度及范围以及确定病灶内部成分（如囊变、坏死）等，然而这种方法主观性强，且缺少肿瘤病理分级和血管生成方面的相关信息，而这两者对于治疗方案的制订及评估预后至关重要，DCE－MRI定量分析不仅能提供肿瘤组织形态学方面的信息，且提供的血流动力学信息通过直接反映病变组织的微循环状态，能够基本推断出肿瘤的血流灌注情况和血管渗透性，从而从组织学角度帮助判断病变的性质。现今，将定量DCE－MRI与其他MR技术联合从而提高诊断准确率还处于研究待进一步确证中。

（11）TWIST技术

动态增强磁共振血管成像能够真实地反映血管灌注情况，但由于一些部位静脉回流快，要想得到完全动脉期的图像，必须在很短的时间内采集完毕，因此准确地掌握扫描时间以便在静脉强化之前获得动脉期影像是成功的关键。TWIST（time-resolved angiography with stochastic trajectories）技术，可以在极短的时间内显示更多个动脉期，使得动态增强扫描的每个时相的过程更加精确，动、静脉期可分别显示并可以全面地、动态地观察影像，掌握血管性疾病的程度及范围，提高了诊断的准确性。并且，TWIST技术节省对比剂的用量的同时大大减少了因对比剂引起的不良反应，提高了使用对比剂的安全性，也降低了患者的费用。由于扫描时间短，不需要屏气，老年、小儿以及危重的患者极易配合，患者伪影可降至

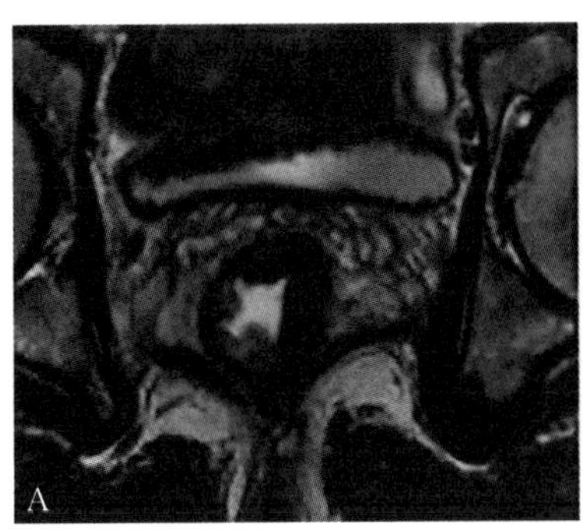

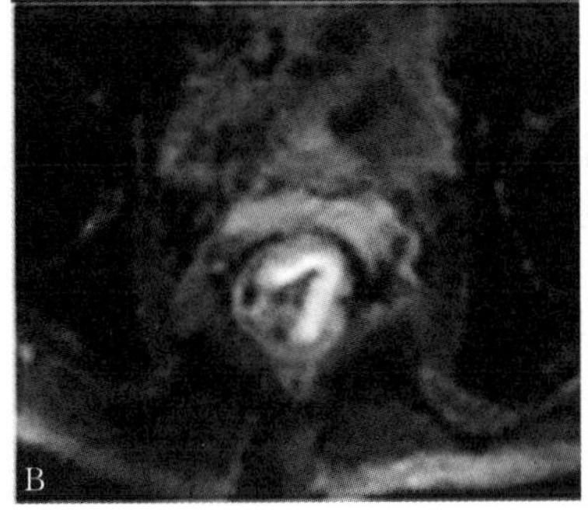

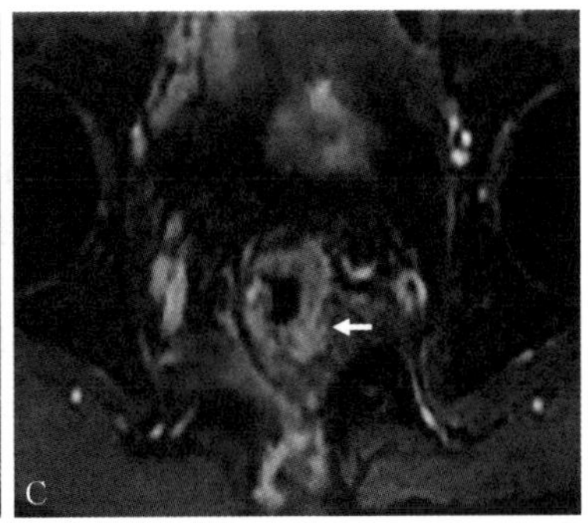

图4－2－7 57岁男性直肠中段癌患者的T_2分期图像

注：A. T_2WI显示左前壁肠壁增厚，主要位于肠壁轮廓内，外缘略毛糙；B. DWI显示弥散受限的肿瘤组织位于肠壁轮廓内，外缘呈相对等信号区域，提示可能为炎性反应或纤维化，T_2WI＋DWI评价肿瘤T_2分期；C. DCE显示肿瘤不均匀强化，外缘不规则，可见类结节及条索影（箭头），倾向侵犯肠周系膜。病理结果证实肿瘤侵犯至深肌层，诊断为T_2分期。

最低。TWIST 技术的应用，可获得更高的时间分辨率和空间分辨率，使动脉快速成像成为可能。

（12）磁共振波谱

磁共振波谱（MRS）是目前唯一能无创地观察活体组织代谢及生化变化的技术。它利用不同代谢产物的质子进动频率的差异，区分各种代谢产物，从而达到诊断的目的。

高分辨魔角旋转核磁共振波谱（high-resolution magic angle spinning magnetic resonance spectroscopy, HR-MAS MRS）是近 20 年来新发展起来的一种核磁共振技术。利用该种技术，观察直肠癌变和正常组织的代谢物特征峰区域面积相对比值的差异，通过癌组织和正常组织的代谢产物，如脂肪酸、氨基酸、乳酸等代谢物的谱峰差异，可以区分癌组织和正常组织，因癌症组织的谱峰明显比正常组织的谱峰高出很多。通过谱峰的异常可以区别癌组织与正常组织的差异，这为直肠癌的早期诊断提供了一种新的指标和方法。

4.3 先天性病变

4.3.1 旋转异常

（1）概述

旋转不良是一种先天性的中肠定位异常，是胚胎中期旋转过程发生异常而导致的肠管位置异常。旋转不良最常见的 3 个特征是：十二指肠-空肠屈曲（D-J 弯曲）位于中线右侧；肠系膜背侧附着较窄；腹膜皱襞（Ladd 带）从结肠和盲肠向十二指肠、肝脏和胆囊交叉，可能阻塞十二指肠。Ladd 带是否足以引起机械性梗塞存在争议。肠系膜基底部狭窄可导致中肠扭转、肠梗阻和肠系膜血管阻塞。产前扭转可导致肠闭锁。

（2）病理

肠旋转不良为先天性发育异常所致。胚胎发育时，前肠分化为咽、食管、胃和十二指肠的上段；中肠分化为十二指肠中段至横结肠右 2/3 部；后肠分化为横结肠的左 1/3 至肛管上段。胚胎第 6 周，肠袢生长迅速，腹腔容积相对变小，致使肠袢进入脐带内的胚外体腔，肠袢在脐腔中以肠系膜上动脉为轴心作逆时针方向旋转 90°，致使肠袢由矢状方向转向水平方向。到胚胎第 10 周时，肠袢开始从脐腔退回腹腔。在肠袢退回腹腔时，逆时针方向再旋转 180°，使头支转至左侧，尾支转至右侧。肠袢通过增长、定向旋转和退回腹腔，为建立正常的解剖方位和毗邻关系奠定了基础。当肠袢从脐腔退回腹腔时，应发生逆时针方向旋转 180°。如果未发生旋转或旋转不全，或反向转位，就会形成各种各样的消化管异位。

（3）临床

尽管只有 1/6000 的新生儿会出现临床症状，尸检研究表明肠旋转不良患者占人口的 0.5%～1%。男性的发病率略高于女性。50%～75%的患者在出生后第 1 个月出现症状，90%的患者在 1 岁前出现症状，但在任何年龄均可出现临床症状。患儿常同时存在其他先天性异常（心脏异常、肠闭锁、肛门直肠异常）。肠旋转不良还与内脏逆位、脾功能不全和多脾综合征有关。

先天性肠旋转不良的主要临床表现有 3 型：肠扭转、十二指肠梗阻、腹内疝。由 Ladd 带或间歇性中肠扭转引起的急性肠梗阻可伴有呕吐，最常见的表现为胆汁性呕吐，并伴有绞痛性腹痛和腹胀。婴儿的腹部压痛和经直肠出血提示肠缺血，这可能是中肠扭转所致。没有急性肠扭转的年龄较大的儿童更容易出现慢性发作性阻塞性症状、发育不良、吸收不良、腹泻和非特异性绞痛性腹痛。高达 10%的旋转不良诊断是偶然发现的。

并发肠扭转时，主要表现为阵发性腹痛和频繁呕吐。轻度扭转时可因改变体位而自动复位缓解，若无法复位而扭转加重，可导致肠管坏死，出现腹部膨胀、肠鸣音减弱或消失、腹膜刺激征和休克等症状。

所有有症状且检查结果呈阳性的患者应立即行开腹手术。对无症状患者的外科治疗仍具争议。中肠扭转引起肠缺血的风险始终存在，大多数外科医生会立即进行手术。

（4）MRI 表现

可见胃和十二指肠近端全部或单侧鼓胀，远端气体缺乏。D-J 弯曲位于左侧椎弓根的右侧和/或幽门的下方，十二指肠从尾向前经过。盲肠

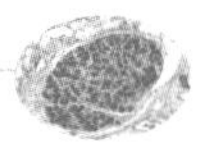

位置变化很大，在15%的旋转不良病例中可能是正常的。肠系膜上动脉（SMA）与肠系膜上静脉（SMV）的关系逆转。正常情况下，SMV位于SMA右侧；动脉左侧的SMV提示旋转不良。

MRI也可作为产前超声诊断的补充检查方法，可发现宫内异常的结肠袢位置。当看到代表胃和十二指肠的扩张的两个充满液体的大腹腔时，可怀疑十二指肠阻塞是由腹膜带引起的。产前肠扭转的放射学表现通常是非特异性的，如游离的腹膜液和扩张的环，在 T_2 加权图像上可呈低信号。小肠内容物通过腹膜腔可形成一假性囊肿，在出生时仅见伴有钙化或肠闭锁的纤维性腹膜炎。

由于目前没有可靠的方法可以预测哪些患者将来会出现并发症，因此在常规或横断面成像中发现不复杂或不活动的旋转不良不应该轻视（图4-3-1）。

(5) 鉴别诊断

需与下列疾病鉴别：①肠系膜上动脉压迫症，十二指肠扩张，逆蠕动明显，变换体位多可缓解，小肠、结肠位置正常。②成人近段空肠套叠，近段空肠位置正常，位于左上腹，梗阻段黏膜纹呈弹簧征或蛇头征加杯口征，无呕吐胆汁史可鉴别。

4.3.2 憩室

(1) 概述

结肠憩室是结肠壁向外凸出形成袋状结构。可为单个，但更常见一连串由肠腔向外的囊状突出结构。先天性憩室也被称为真正的憩室，因为它包含胃肠道的所有层。先天性憩室是胃肠道重复畸形的结果，与美克尔憩室相反，结肠重复畸形发生在肠系膜边界处，与邻近肠管共享血液供应且拥有典型的结肠肌壁结构。这些重复可以各种形状和大小存在，麦弗逊（McPherson）等将其分为

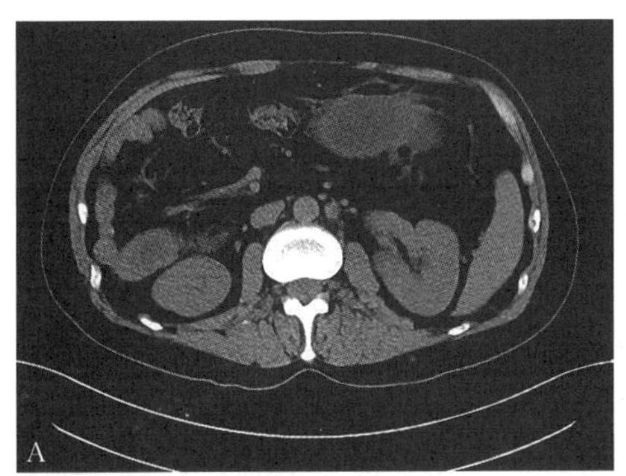

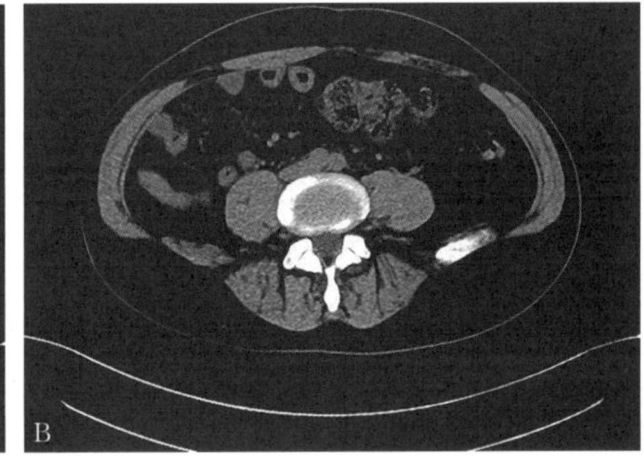

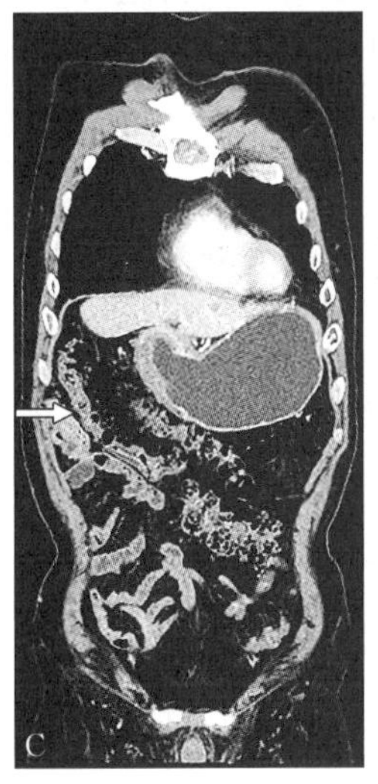

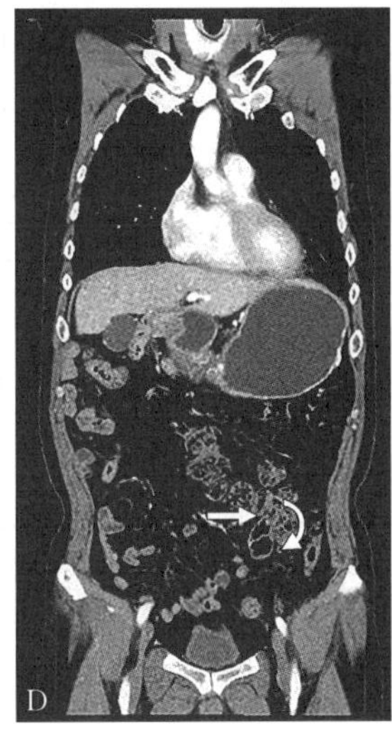

图4-3-1 肠旋转异常

注：患者，男性，53岁，横断位CT（A、B）显示腹腔右侧内未见升结肠腔影，冠状面重建（C、D）可见回盲瓣位于左下腹（直箭头），并可见阑尾开口（弯箭头），升结肠斜行向右上方走形。

Ⅰ型单纯囊肿、Ⅱ型憩室和Ⅲ型管状结肠重复。获得性憩室则为黏膜通过肠壁肌层的薄弱点疝出，因此其继发于肠腔内压力增高，迫使黏膜经肠壁肌肉的薄弱区向外突出。

（2）病理

憩室病的病因学是多因素的，可能是年龄、饮食、结肠解剖和运动相结合的结果。饮食的差异可能解释了人口统计学上的差异，在西方的患病率比非洲或亚洲人口高得多。低纤维饮食会导致结肠内压升高和运输时间延迟，易导致通过肌层的黏膜疝出和憩室形成。随着年龄的增长，肠壁的强度和弹性也会发生变化。对许多患者来说，憩室病是无症状的。然而，10%～25%的结肠憩室病患者会出现憩室炎的发作。第一次发作后复发的患者占7%～35%，吸烟者复发的风险更高。憩室炎发生于憩室因灌注减少而引起炎症，继发于粪便阻塞或嵌塞。

（3）临床

憩室数量从孤立单发到数百个不等。它们的直径一般为5～10 mm，但可以超过2 cm。大多数为单发，位于乙状结肠，无症状，但可伴有感染、梗阻或穿孔。

大多数患有解剖性憩室病的患者始终无症状，通常在体检（如结肠癌筛查）时偶然发现，该类患者无须治疗。患者可出现非特异性的腹痛，如下腹疼痛，通常为左侧，进食通常会加重疼痛，排便或排尿则会减轻疼痛，这表明结肠腔内压力升高导致肠壁紧张。患者也可能出现其他症状，如腹胀或便秘。体格检查可发现左下腹饱满或轻度压痛，但应无明显的反弹痛。

在少数出现并发症的患者中，憩室炎及其并发症（如脓肿、瘘管或梗阻）是最常见的表现，其次是憩室出血。

憩室炎是憩室病最常见的并发症，憩室炎的严重程度不同，从轻度炎症反应到脓肿的形成或穿孔。其发生过程类似于阑尾炎，因憩室颈部被粪便阻塞、黏膜受损，导致细菌增生、发炎，局部缺血，逐渐扩展至整个肠壁，最终导致穿孔。复杂的憩室疾病可表现为腹部肿块、直肠出血或继发于肠-膀胱瘘的气尿。14%的急性憩室炎患者会形成瘘管。结肠膀胱瘘管是最常见的，结肠-子宫和结肠-肠瘘也可发生。当发生结肠膀胱瘘时，通常膀胱内会存在空气。

（4）MRI表现

结肠憩室炎的MRI诊断可通过肠壁增厚、肠腔周壁带和憩室的存在这三种表现来确定，三者缺一不可。由于基于影像学表现的憩室炎的严重程度对疾病过程的处理和预后具有重要意义，因此有必要为MRI的解释提供某种形式的分类。轻度憩室炎在MRI上表现为憩室与肠壁增厚和肠壁脂肪带；中度憩室炎定义为肠壁增厚>3 mm，伴蜂窝组织炎或小脓肿形成；严重的憩室炎表现为肠壁增厚>5 mm，同时伴穿孔和脓肿形成（>5 cm）。多平面成像在显示复杂的脓肿和瘘管时具有价值。在憩室炎中，液体有时可沿肠壁弥散，这在T_2或液体加权序列上表现最佳（图4-3-2～3）。

在没有导尿或其他医源性空气进入膀胱的情况下，即使是膀胱中少量的空气，在存在憩室炎的情况下，均提示有瘘。对多平面序列的仔细评估可能在某些病例中可以看到瘘管，但在许多病例中，瘘管只能被推断出来。急性憩室炎常有脓肿形成，这通常是由发炎的憩室局部穿孔引起的。因此，脓肿通常含有空气，MRI上易识别到信号缺失区域。

由于憩室炎最常见于乙状结肠，而左侧输尿管在这一层面接近结肠，明显的炎性反应或局部脓肿的形成可能导致输尿管在这一水平的梗阻，导致肾积水。这种并发症很容易在MRI上被发现，特别是在液体加权序列中，输尿管扩张表现为高信号，可以沿着其走向肾脏。

（5）鉴别诊断

憩室炎需要与结肠脂垂炎及各种原因引起的肠炎相鉴别。结肠脂垂炎是脂垂自发性扭转、缺血及炎症的结果，主要表现为位于结肠系膜对侧的类圆形或分叶状含脂肪信号病灶，周围脂肪结构紊乱。憩室炎以肠系膜侧多见，其内含气体、液体或粪石，无脂肪密度，此为主要鉴别点。肠炎MRI主要表现为肠壁环形增厚，范围较长，部分可引起管腔狭窄；憩室炎则表现为憩室邻近管壁局部增厚，少有肠壁环形增厚，并可见突入于肠壁之外的囊袋影。

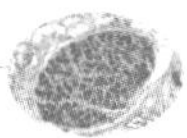

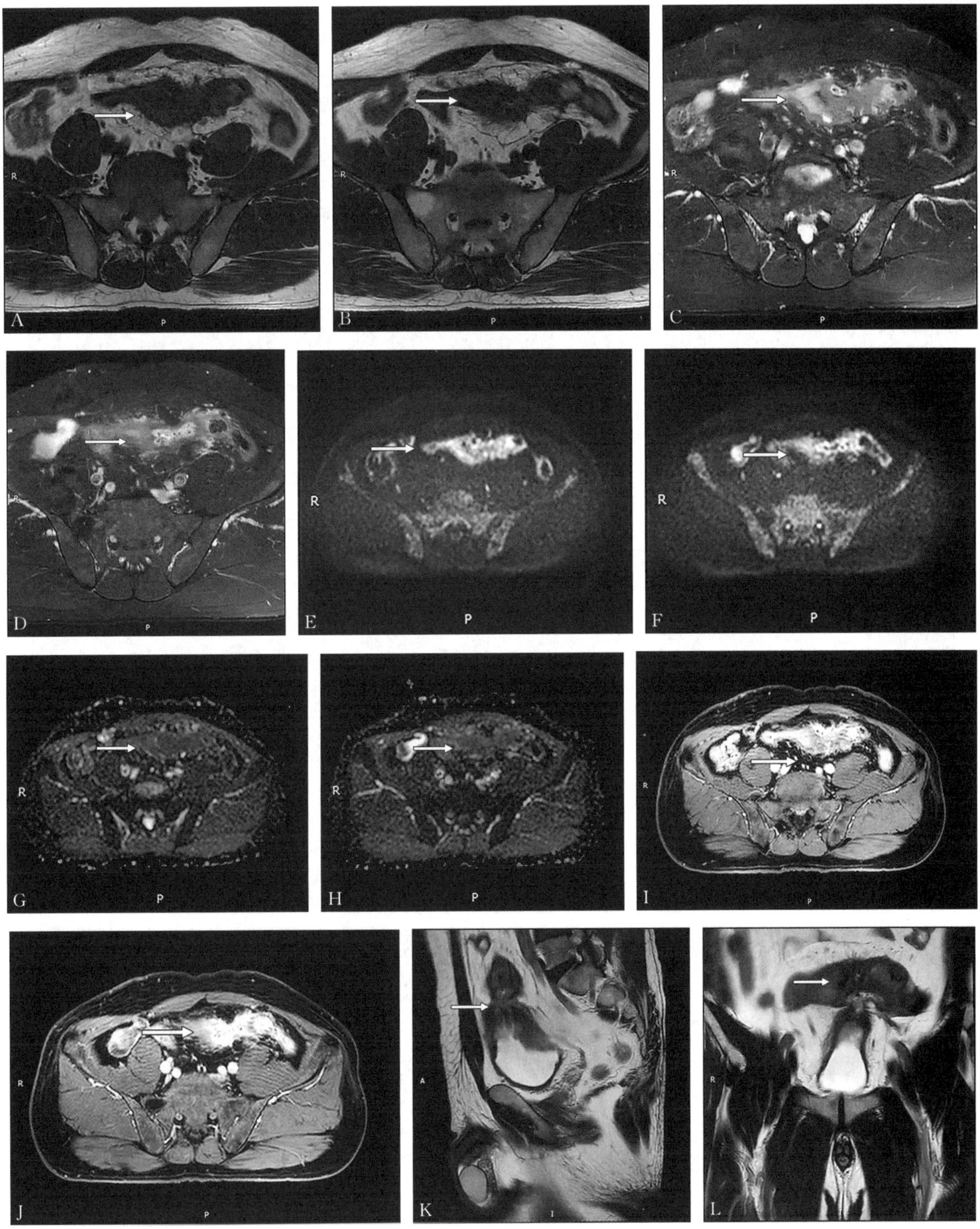

图 4－3－2 憩室炎(一)

注:患者,男性,63 岁,横断位 T_1WI(A、B)及 T_2W(C、D)提示乙状结肠肠壁明显增厚,周围脂肪间隙多发条索影,DWI(E、F)及 ADC 图像(G、H)显示病变肠管弥散受限,T_1WI 增强(I、J)显示病变肠管明显强化,矢状位(K)及冠状位(L)T_2WI 图像显示病变肠段累及膀胱上壁(箭头)。

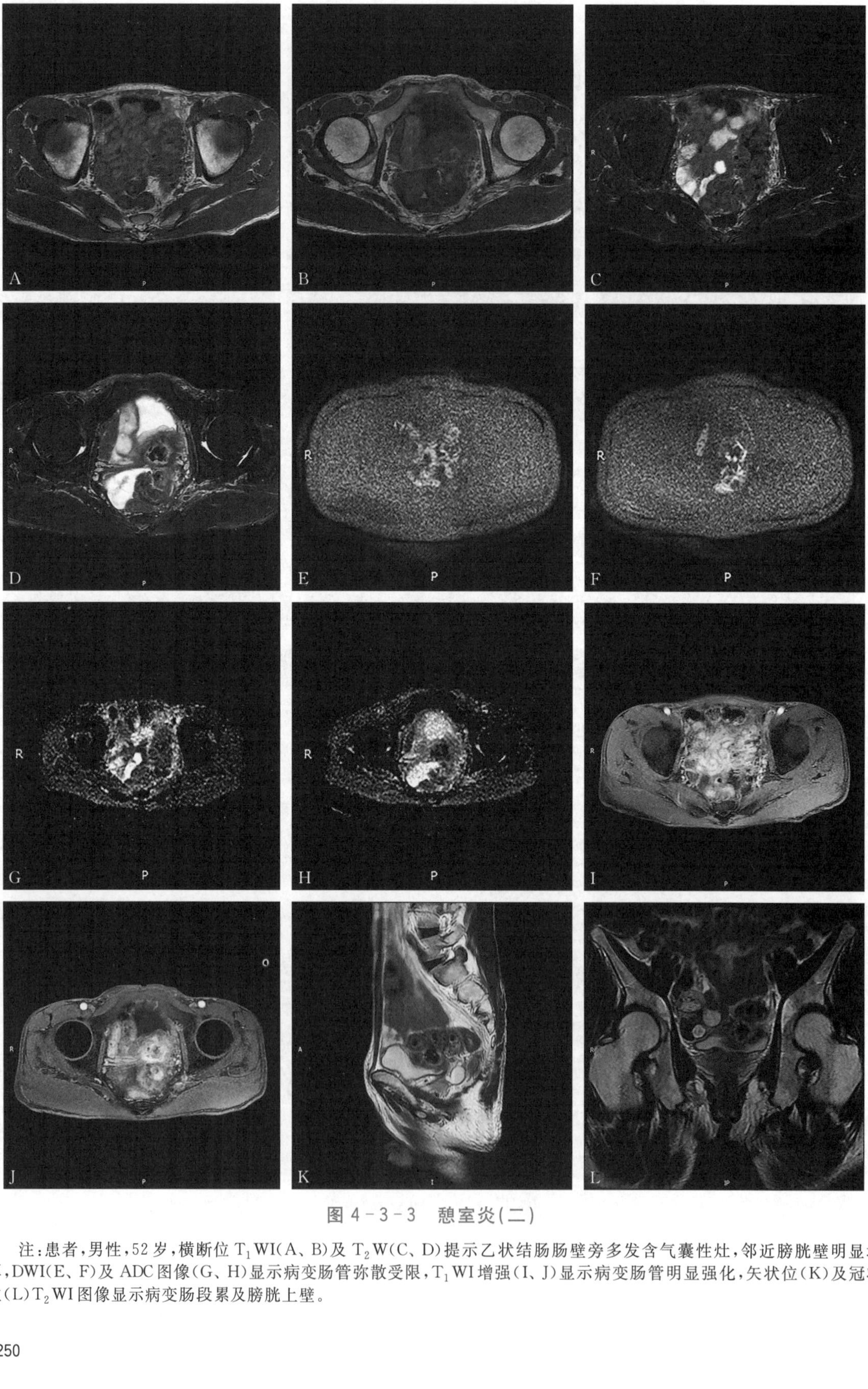

图 4-3-3　憩室炎(二)

注：患者，男性，52 岁，横断位 T_1WI(A、B)及 T_2W(C、D)提示乙状结肠肠壁旁多发含气囊性灶，邻近膀胱壁明显增厚，DWI(E、F)及 ADC 图像(G、H)显示病变肠管弥散受限，T_1WI 增强(I、J)显示病变肠管明显强化，矢状位(K)及冠状位(L)T_2WI 图像显示病变肠段累及膀胱上壁。

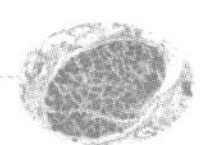

4.3.3 重复畸形

(1) 概述

消化道重复畸形，也称肠囊肿、肠源性囊肿或重复囊肿，是一种罕见的先天性畸形，可发生在口腔和肛门的任何地方。约20%的重复畸形位于纵隔，1%～2%位于颈或口腔，2%位于胸腹，腹部包括胃(2%)，十二指肠(6%)，空肠和回肠(53%)，结肠(13%)和直肠(4%)。其通常单发，大小差异很大，囊性重复较管状重复常见。与管状病变不同的是，大多数囊性病变并不与肠腔相通。在所有胃肠道重复畸形中，约有15%发生结肠重复畸形，发生概率由盲肠至直肠递减。完全性结肠复制则是一种极其罕见的先天性畸形。

肠重复畸形通常位于肠的肠系膜侧，与邻近的肠共享平滑肌壁和共同的血液供应，并由消化道黏膜衬里。病变中可见异位黏膜，通常是胃黏膜，少见呼吸道或胰腺黏膜，在所有消化道重复畸形中占20%～30%，但在管状重复畸形中占较高比例。

大肠的重复可分为3种亚型：阑尾重复、结肠囊性重复和结肠管样重复。囊性结肠重复为封闭的球形囊肿。约40%的囊性结肠重复累及盲肠，其影像学特征与小肠重复相似。大肠管样重复是双管重复，涉及部分或全部大肠。双肠节段可能位于肠系膜或结肠的反肠系膜侧，通常与之相连。结肠直肠管重复可能与直肠生殖或直肠泌尿道瘘、内外生殖器重复或椎体异常有关。

直肠的重复占所有报告的重复4%。直肠重复囊肿是位于直肠或肛门后方的球形充满液体的囊肿。约有20%的重复与直肠腔相通或作为慢性肛周瘘向外延伸。与结直肠管重复畸形不同，直肠囊性重复畸形与其他先天性异常无相关性。临床表现为便秘、直肠后或直肠后肿块、直肠出血(如果囊肿包含来自连通直肠的异位胃黏膜)。

(2) 病理

病因目前仍不清楚，有多种理论解释其发病机制。异常的管腔再通理论充分解释了胃肠道中那些经过“固体期”的部分的重复，包括食管、小肠和结肠。在第5或第6周，前肠被类似于呼吸道的细胞所覆盖。这些上皮细胞生长并使管腔消失，然后产生分泌物，在细胞间隙形成空泡。这些液泡纵向排列，最终合并形成新的腔。如果由于某种原因，一些空泡未能沿纵轴合并，囊肿将形成并被肌层包围。宫内血管意外理论认为，就像小肠闭锁一样，胃肠道重复畸形是在胎儿发育早期宫内血管意外引起的。双胎流产理论认为，胃肠道复制是不完全双胎的表现，这可以解释与生殖和泌尿结构重复相关的结肠直肠管重复或后肠重复。也有理论认为原始后肠形成过程中的早期畸变会导致肛门裂开或孪生，从而导致伴或不伴泌尿生殖器官重复的肠重复畸形。伴有椎体异常的病例可以用原始肠的内胚层异常黏附脊索来解释(分裂脊索理论)。

(3) 临床

患者常在婴儿期或儿童期早期出现症状，少数直到成年才出现症状。一些无症状患者常在常规体检或其他就医目的的检查中被发现，由于产前超声筛查的常规应用，越来越多的患者在胎儿期即被确诊。

患者出现的症状和体征取决于重复畸形的位置和大小，以及它是否含有异位的胃黏膜。

异位胃黏膜可溃烂并引起出血或穿孔。婴幼儿最常见的症状为腹痛和呕吐。大肠的重复畸形表现为肠梗阻，其原因可能是扩大的复制物的机械性梗阻，也可能是复制物引起肠套叠或肠扭转。此外，后肠重复的质量效应可能导致腹胀、便秘和尿路梗阻。有时病变会因感染而复杂化。恶性变被认为是成人囊性重复畸形的晚期并发症，但在16岁以下的儿童中还没有此类报道。椎体异常如半椎体或椎体融合通常与胸廓和后肠重复有关。其他相关的先天性畸形包括先天性心脏病、食管闭锁、先天性膈疝、先天性肺畸形和伴有前肠重复的脊髓脊膜膨出。

全结肠复制是极罕见的；重复的肠可能位于正常结肠的外侧或内侧，通常有近端连接；胃黏膜异位罕见。在新生儿期，直肠重复常表现为会阴黏膜肿胀和/或瘘管延伸至肛周皮肤或肛门直肠。它们可能与肛周败血症混淆。有些是囊性病变，可有或无外部或内部相通。这些通常发生在直肠后腔，与尿道不相通。直肠囊性重复必须与囊性骶尾部畸胎瘤、尾肠囊肿和前脑膜膨出区分开。当与肛门直肠畸形和骶骨异常相关时，囊肿可能是库拉里诺综合征(Currarino syndrome)的一部分。直肠重复囊肿很少表现为婴儿直肠脱垂。

消化道重复畸形的最佳治疗方法是早期完全切除。结肠的所有囊性和大部分管状重复均可通过节段性结肠切除术切除。小的直肠黏膜下囊肿可在直肠内切除。直肠重复应完全切除，因为有晚期恶性变的风险。

(4) MRI表现

由于镇静需要，MRI不是诊断胃肠道重复畸形的常用方法，但可被用来显示病变的性质、位置和范围，以及相关的椎体异常和其他可能的重复畸形。熟悉胃肠道重复畸形的影像学表现有助于早期诊断，并建立适当的治疗策略。在诊断不明确的情况下，可能需要进一步的检查。需注意，大约10%的重复是多重的，脊柱、肠道、泌尿道和生殖器的并存畸形发生率很高，对已确诊患者应搜寻其有无其他畸形。

结肠和直肠的重复畸形可是囊性的或管状的，管状病变在直肠中更常见。大约40%的囊性结肠重复涉及盲肠，并且具有与小肠重复畸形相似的成像特征。当囊状重复与结肠腔连通，空气或其他物质从肠道可以进入囊肿。

大部分结肠重复畸形表现为光滑圆形，填充液体的囊肿或管状结构，位于或邻近消化道的一部分肠壁。囊内液体在 T_1 加权图像上具有异质信号强度，在 T_2 加权图像上具有均质的高信号强度。新生儿腹部囊肿的鉴别诊断包括肠系膜囊肿、腹膜后囊肿、淋巴管瘤，对女性患者需考虑卵巢囊肿。

直肠重复畸形表现为一光滑的圆形充满液体的囊肿或管状结构，有一薄的稍增厚的壁位于或邻近部分直肠壁。鉴别诊断应包括前脑膜膨出、骶尾部畸胎瘤、直肠后脓肿和骶骨肿瘤(图4-3-4)。

(5) 鉴别诊断

肠重复畸形需要与肠系膜囊肿、美克尔憩室、腹腔脓肿、大网膜囊肿相鉴别。肠系膜囊肿：囊壁一般多菲薄，形态不规则，可单房或多房，囊内可有分隔，多位于肠系膜根部，增强扫描囊壁无强化。美克尔憩室：多位于中下腹部，病灶多较小，多为圆锥形，亦可为圆柱形，据文献报道50%～60%合并异位胃黏膜，核素扫描灵敏度、特异度及准确性均较高(约90%)。腹腔脓肿：壁厚薄不均，边缘模糊，临床感染症状明显，增强扫描明显强化。大网膜囊肿：一般紧贴前腹壁，呈“圆饼”状，肠管受压后移位明显，而肠重复畸形周围肠管包绕。

4.3.4 肛门直肠异常

(1) 概述

先天性肛门直肠畸形(anorectal malformation, ARM)是新生儿期最常见的先天性消化道疾病，因后肠、尿囊、尿管的发育异常导致尿道中隔部分或完全畸形而产生，病变范围可从小范围畸形(如肛门狭窄)到一些复杂的泌尿生殖系统病变，包括肛门发育不全、直肠发育不全和直肠闭锁等。ARM不仅是局部畸形，而且可是更广泛畸形的一部分体现。研究表明，超过75%的ARM儿童患有其他相关畸形，其中，泌尿生殖系统畸形最常见，呼吸道异常、心血管系统、消化系统和中枢神经系统的畸形亦常见。

(2) 病因

ARM病因及发病机制目前尚不明确，大量证据表明遗传因素是引起该病的主要原因。ARM表型表达谱可能是由参与该区域发育的许多关键信号系统之间的参与和串扰引起的。除遗传因素外，迄今为止确定的可能的环境风险因素有父母产前暴露于尼古丁、乙醇、咖啡因，服用违禁药物，职业危害，肥胖和糖尿病等。Bonnot等报告在怀孕期间接触苯二氮䓬的13 703例患者中发现的262例先天畸形中有6例肛门闭锁，且接触劳拉西泮与肛门闭锁之间也有显著相关性。

(3) 临床

大多数情况下，患儿肛门发育不全，而远端肠内成分可形成盲端(闭锁)或作为瘘管进入尿道、生殖道或会阴。患儿的预后和生活质量在很大程度上取决于这些相关异常存在与否及其严重程度。泌尿生殖器异常最常见，其最常见的表现是

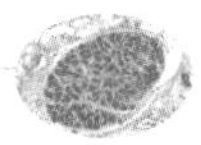

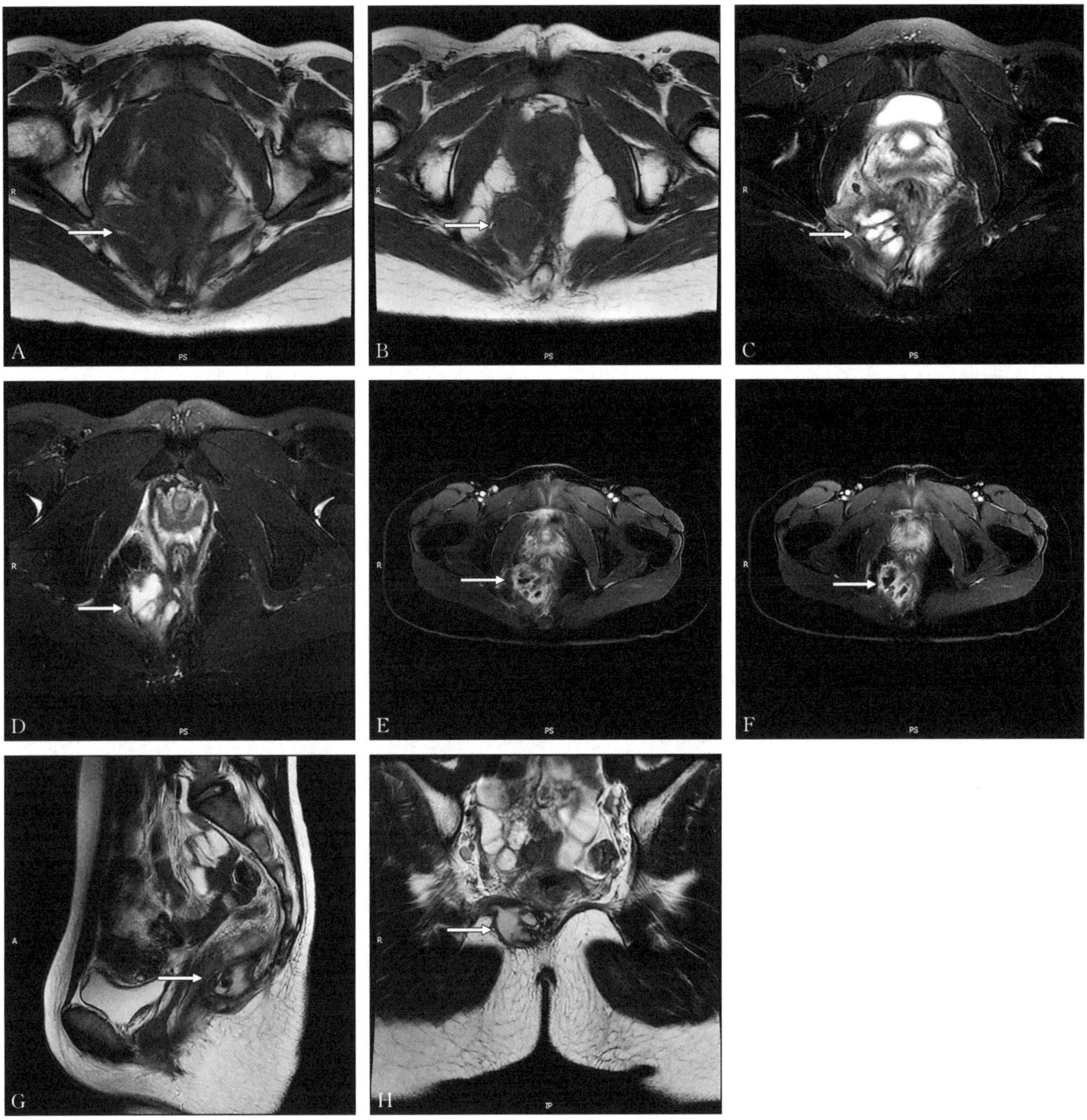

图 4-3-4 结肠重复畸形

注：患者，女性，15 岁，横断位 T_1WI（A、B）及 T_2WI（C、D）提示直肠左旁 T_1WI 低信号、T_2WI 高信号多房囊性灶，内可见气体影，T_1WI 增强（E、F）显示病变内部可见黏膜线样强化，矢状位（G）及冠状位（H）T_2WI 显示病变位于骶前肛提肌外侧（箭头）。

输尿管反流和肾积水。脊柱和脊髓异常也常涉及，椎骨发育不良和系绳综合征是最常发现的问题。多系统先天性异常的许多综合征和关联中也存在 ARM。

ARM 分型方法众多，以 1984 年的 Wingspread 分类最为普遍。根据直肠盲端与肛提肌，尤其是与耻骨直肠肌的位置关系，将其分为低位、中位和高位以及泄殖腔畸形与罕见畸形 5 种类型。

治疗 ARM 常用的手术方法包括会阴肛门成形术，后矢状肛门直肠成形术以及腹腔镜腹部直肠手术，泄殖腔畸形需要行高度专业的重建手术。

（4）MRI 表现

影像学检查在 ARM 的评估和分类中起着关键作用。孕晚期的胎儿 MRI 成像可帮助确诊在超声检查中疑为 ARM 的病例，在具有 ARM 的胎儿中，女性以共通泄殖腔畸形为主，男性以直肠瘘为主，在 T_2 加权像上可观察到因尿液和胎粪混合使直肠信号强度增加，膀胱信号强度降低的表现（图 4-3-5、6）。

对新生儿来说，出生后前 3 天进行临床和放射学检查有助于确定 ARM 的类型以及早期结肠造口术的需求。而对于年龄较大的儿童，术前盆腔 MRI 是评估括约肌肌肉组织的大小、形态和发育程度的最有效的诊断方法。ARM 的最终预后很大程度上取决于括约肌复合体的发育程度。

在使用磁共振成像评估 ARM 时，主要使用耻骨尾骨平面和坐骨平面两个横断平面。耻骨尾骨平面应从耻骨的上界延伸到尾骨，如史蒂芬斯（Stephens）等所述，该平面对应于肛提肌与骨盆壁的附着水平。坐骨平面沿连接坐骨结节最低点的线，代表肛提肌漏斗状的最深点。垂直于耻骨尾骨平面的冠状图像为评估耻骨直肠肌与肛门外括约肌（external anal sphincter，EAS）之间的解剖关系的最佳平面。虽然耻尾肌和耻骨直肠肌间难

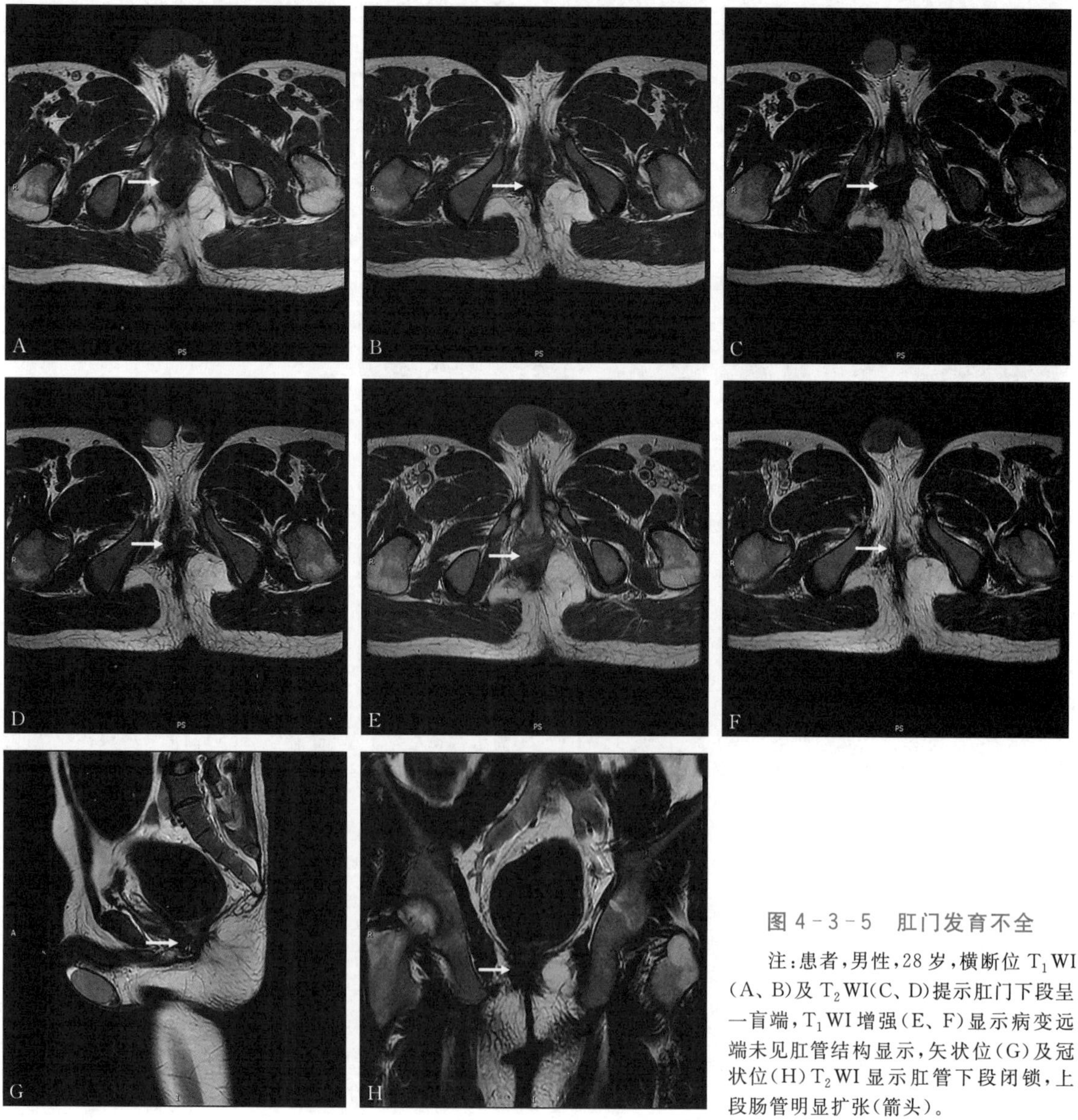

图 4-3-5 肛门发育不全

注：患者，男性，28 岁，横断位 T_1WI（A、B）及 T_2WI（C、D）提示肛门下段呈一盲端，T_1WI 增强（E、F）显示病变远端未见肛管结构显示，矢状位（G）及冠状位（H）T_2WI 显示肛管下段闭锁，上段肠管明显扩张（箭头）。

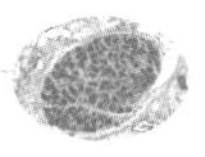

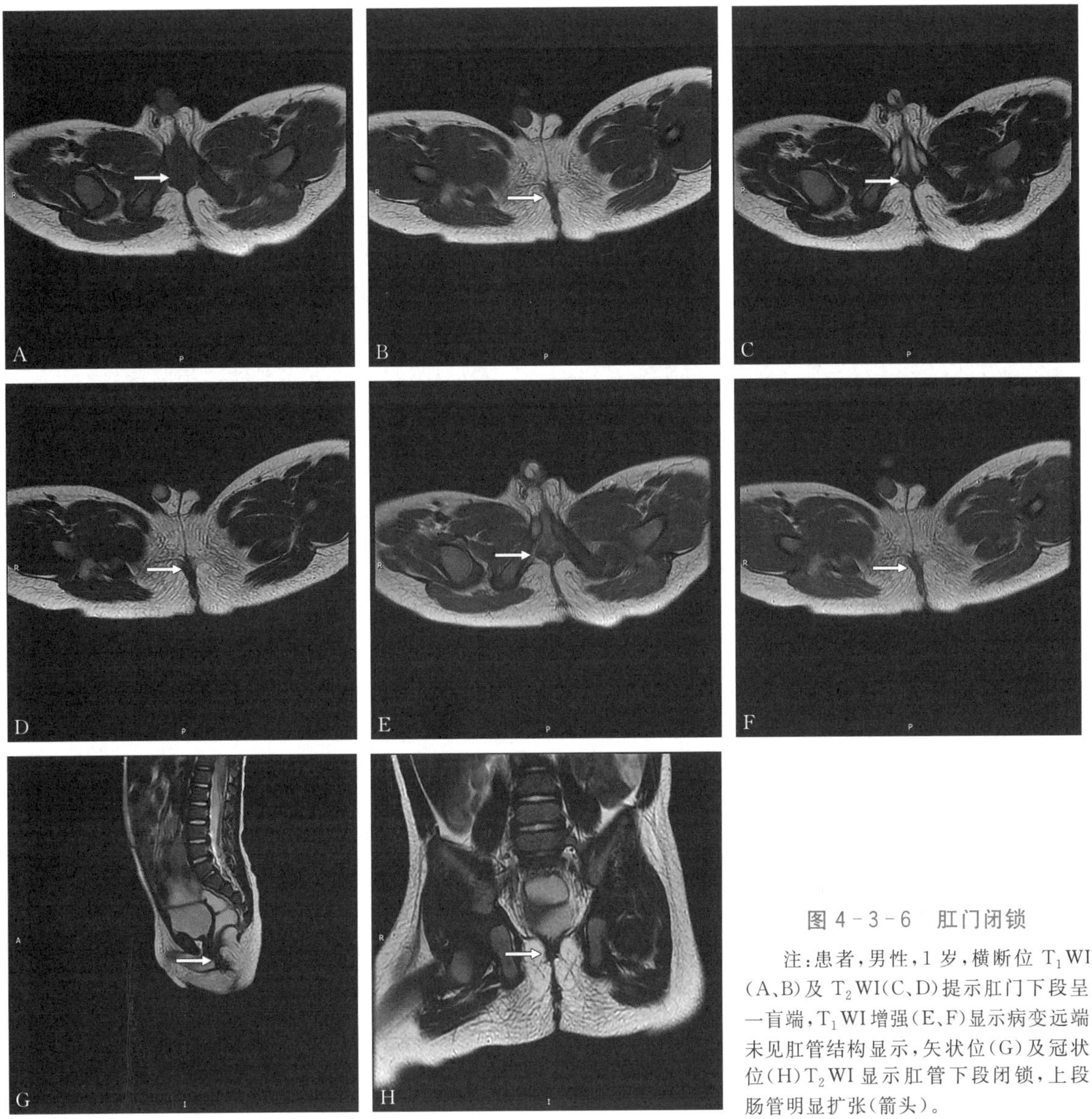

图 4-3-6 肛门闭锁

注：患者，男性，1 岁，横断位 T_1WI（A、B）及 T_2WI（C、D）提示肛门下段呈一盲端，T_1WI 增强（E、F）显示病变远端未见肛管结构显示，矢状位（G）及冠状位（H）T_2WI 显示肛管下段闭锁，上段肠管明显扩张（箭头）。

以区分，可将耻骨直肠肌看作围绕直肠的一个低信号窄条。区分 EAS 的不同部分也很困难，它表现为围绕肛管尾部的低信号层。EAS 的深部与耻骨直肠肌束重叠，表现为长椭圆形的低信号结构。

不论是否合并其他类型的畸形，因不少患有 ARM 的儿童都患有系绳综合征，建议对所有 ARM 患者进行脊柱常规 MRI 成像。骨盆和脊柱 MRI 成像的联合方案应包括平行于耻骨尾骨线的轴向平面，垂直于耻骨尾骨线的冠状平面和矢状平面的骨盆 T_1 和 T_2 加权图像。此外，还需要整个脊柱和后颅窝的矢状 T_1 和 T_2 加权图像以及腰椎的轴向和矢状 T_1 和 T_2 加权图像。

4.4 肿瘤性病变

4.4.1 大肠良性肿瘤与肿瘤样病变

根据病变起源，大肠良性肿瘤可分为黏膜起源病变和黏膜下起源病变，前者主要为各种腺瘤

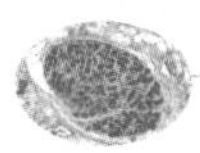

性或非腺瘤性息肉，部分有癌变倾向，需要高度重视；后者整体较为罕见，其中相对常见病变的包括脂肪瘤、平滑肌瘤、神经鞘瘤、血管瘤等。

（1）息肉和息肉综合征

1）概述：大肠（结、直肠）息肉（colorectal polyp）是指高出于黏膜表面，突向肠腔的局限性、隆起性病变，可以带蒂或者无蒂。当大肠内息肉数目甚多，具有特殊性的临床表现时，则称为息肉综合征（polyposis syndrome）。大肠息肉的病因尚未明确，可能与年龄、生活习惯（少吃蔬菜、水果等）及遗传等因素有关。

2）病理：大肠息肉按组织学分型可分为腺瘤性息肉和非腺瘤性息肉两大类。腺瘤性息肉多见，包括管状腺瘤、绒毛状腺瘤及管状绒毛状腺瘤，其中管状腺瘤最常见，绒毛状腺瘤最少见。腺瘤性息肉已被明确为癌前病变，并且其恶变率随息肉绒毛成分的增加而增加。非腺瘤性息肉包括增生性息肉、炎性息肉和错构瘤性息肉等，一般无癌变倾向。

3）临床：大肠息肉是临床的常见病、多发病，可单发或多发，好发于乙状结肠，也可发生于直肠、升结肠、横结肠、降结肠，或广泛分布于整个大肠。大肠息肉或息肉综合征的临床表现没有特异性，最常见症状是便血；当息肉较大时，也可表现为腹痛、腹泻、便秘或继发于息肉感染的黏膜脓血便等。带蒂息肉较大时，有时还可引起肠套叠或肠梗阻等急腹症表现。息肉综合征的临床表现具有自身特点，将在下面各息肉综合征中分别描述。

4）影像学表现：

A. X线：双对比钡灌肠检查是检出大肠息肉的一种简单有效的方法。在钡剂充盈像上，息肉常表现为大肠腔内的圆形或椭圆形充盈缺损影，边界多光滑整齐，在双对比像上则表现为圆形或椭圆形的软组织肿块，带或不带长短不一的蒂，周围绕以薄钡，较大的息肉可呈分叶状或不规则形。双对比钡灌肠检查对诊断息肉恶变比较困难，若出现以下几点征象，则可能有助于诊断恶变：①息肉直径＞1.0 cm或短期内迅速增大；②息肉形态不规则，或呈分叶状；③息肉基底部凹陷明显且不规则；而带蒂尤其是长蒂的息肉恶变概率较小。

B. CT：常规CT扫描对＜1 cm的息肉检出率较低，可表现为乳头状、结节状的带蒂或不带蒂突起，大小不一，一般表面光滑，相应肠黏膜完整，增强扫描后均匀强化。息肉恶变时的恶性征象包括：病变形态呈分叶状或形态不规则，相应肠黏膜连续性中断，息肉基底部可明显凹陷形成切迹，甚至侵犯肠壁外结构，肠旁系膜出现肿大淋巴结等。CT结肠成像（computed tomography colonography，CTC）显示的息肉与光学纤维结肠镜相似，表现为圆形或椭圆形的腔内突起，一般边界清晰，形态多光整，表面光滑，也可表现为分叶状或不规则形，多平面重建还可显示带蒂或宽基底的息肉。CTC检查前需进行充分的肠道准备以避免肠内容物残留造成的假阳性结果，常采用口服泻药、粪便标记法或两者配合使用等方法（图4-4-1、2）。

B. MRI：磁共振结肠成像（magnetic resonance colonography，MRC）成像时间较CTC长，且图像空间分辨率较差，但其具有无辐射、多方位成像、高软组织分辨率等优点，使患者更易于接受，使其在诊断大肠息肉中的价值越来越受到重视。MRC对＞1 cm的息肉检出率高，文献统计的灵敏度可达到90％。

5）诊断要点：双对比钡灌肠检查上显示大肠腔内带或不带蒂的圆形或椭圆形充盈缺损，边界光整，CT或MRI上表现为边界清楚的肠腔内突起，增强扫描均匀强化，一般诊断不难，但对息肉早期恶变的诊断仍较困难。

6）鉴别诊断：大肠息肉的影像学诊断应注意与残余粪便、气泡鉴别。粪便形态多不规则，可移动，在双对比钡灌肠检查上需结合加压及多方位观察进行判断，CT显示粪便形态不规则，通常表现为高密度团块，有时团块内可发现小的气体，增强扫描无强化。气泡为圆形，可移动，在双对比钡灌肠检查上同样需要结合加压及多方位观察进行判断，CT检查容易鉴别。

全结直肠多发息肉患者可合并胃、小肠息肉，应对全消化道进行检查，同时应注意下述综合征的可能。

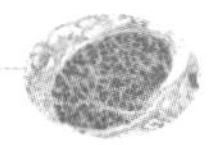

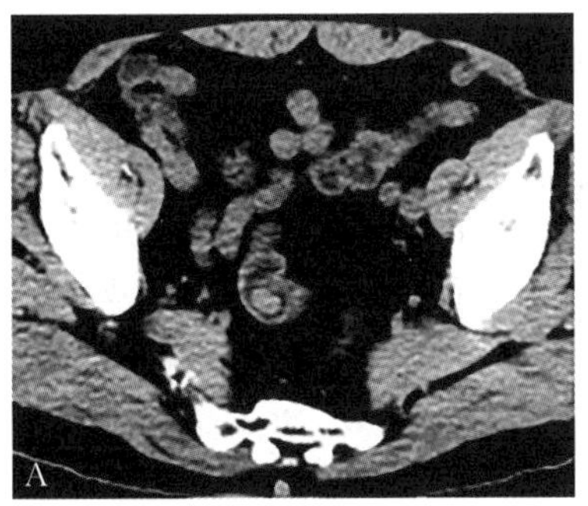
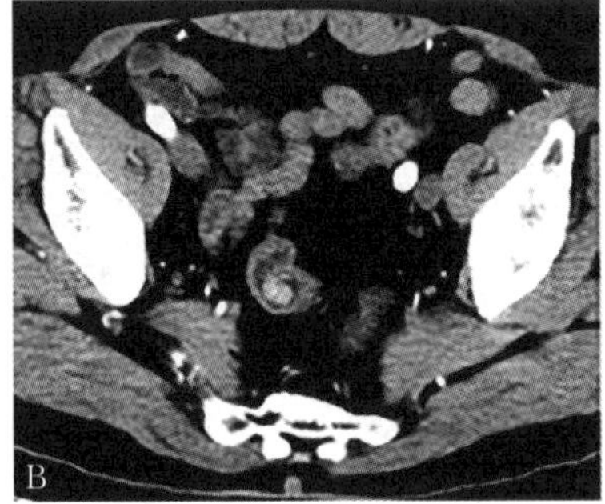
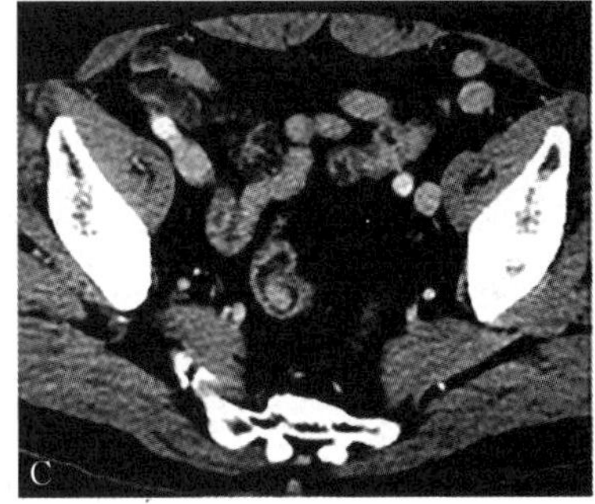

图 4-4-1　乙状结肠息肉

注：CT 平扫(A)乙状结肠见一带蒂小结节突向肠腔，边界清晰，密度均匀，增强扫描均匀明显强化(B、C)，相应病变肠壁浆膜层光整，周围脂肪间隙清晰。

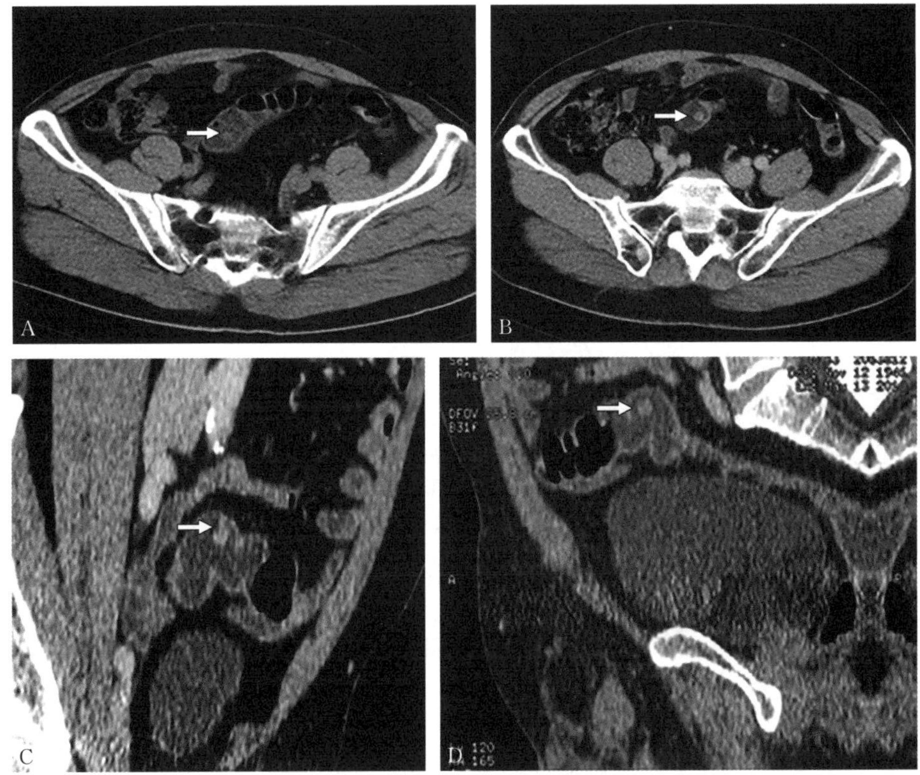

图 4-4-2　乙状结肠绒毛状腺瘤

注：CT 平扫(A)乙状结肠见一带蒂小结节突向肠腔(箭头)，边界清晰，密度均匀，增强扫描均匀强化(B～D)，相应病变肠壁浆膜层光整，周围脂肪间隙清晰。

A. 家族性腺瘤性息肉病(familial adenomatous polyposis，FAP)：由位于 5q21 号染色体上的腺瘤性息肉病(APC)基因突变引起的常染色体显性遗传病。FAP 是最常见的胃肠道息肉综合征，其特征是存在成百上千的大肠腺瘤性息肉，且患者一生中罹患结直肠癌的风险为 100%，平均发病年龄 20～30 岁，息肉的病理多为管状腺瘤，超过 90%的息肉直径<1 cm，常见于降结肠和直肠，息肉癌变的平均年龄约为 40 岁，在结直肠癌患者中 FAP 患者约占 1%。患者多有家族史，早期可无

症状，随着息肉的增长，出现便血、腹痛、腹泻等症状。上消化道多发性息肉是FAP患者最常见的结肠外胃肠道表现，小肠息肉较少见。FAP最常见的肠外表现是先天性视网膜色素上皮肥大（congenital hypertrophy of the retinal pigment epithelium，CHRPE），因此，眼科鉴定CHRPE可以用作高危人群的早期检测工具。结节性甲状腺肿、硬纤维瘤、骨瘤、甲状腺乳头状癌、肝母细胞瘤、脑肿瘤、牙齿异常等是FAP的部分胃肠道外表现。

双对比钡灌肠检查，FAP患者大肠内息肉表现为多发（难以计数）、大小不等的充盈缺损影，直径多<1 cm，边界清晰，可聚集成团块样，若部分息肉直径较大、形态不规则或呈分叶状，应注意息肉恶变的可能（图4-4-3）。

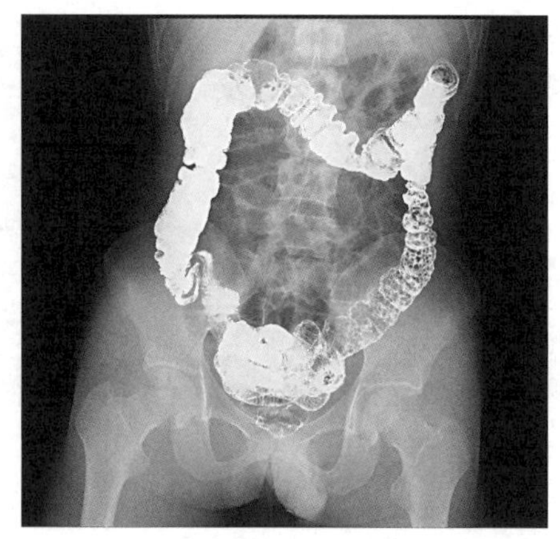

图4-4-3　家族性腺瘤性息肉病钡餐造影表现

注：钡餐造影检查，结直肠见多发大小不等的充盈缺损影，边界清晰，环绕以一圈钡影。

在CT或MRI上，多发性息肉呈软组织密度或信号灶突向肠腔，增强扫描均匀强化，是FAP的特征性表现；息肉癌变多表现为分叶状或菜花状软组织肿块伴不同程度不规则肠壁增厚，具体取决于其病理特征。若有胃、十二指肠息肉，其影像学表现与大肠息肉类似，偶可出现小肠息肉（图4-4-4）。

B. 加德纳综合征（Gardner syndrome）：是常染色体显性遗传疾病，属FAP的一种亚型，其特征是结肠息肉病、颅骨和下颌骨多发性骨瘤、牙齿畸形、表皮样囊肿以及软组织肿瘤如硬纤维瘤等。

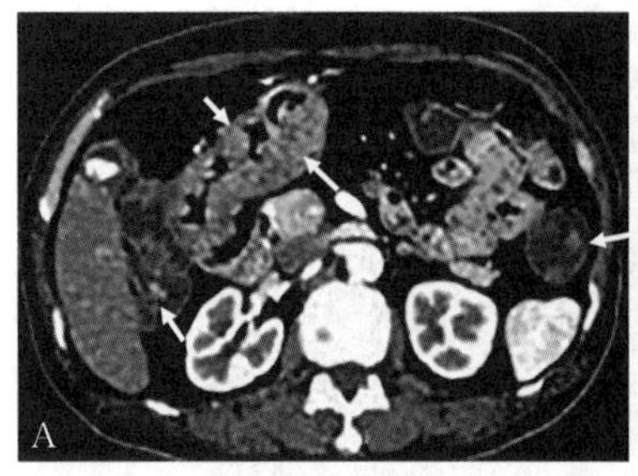

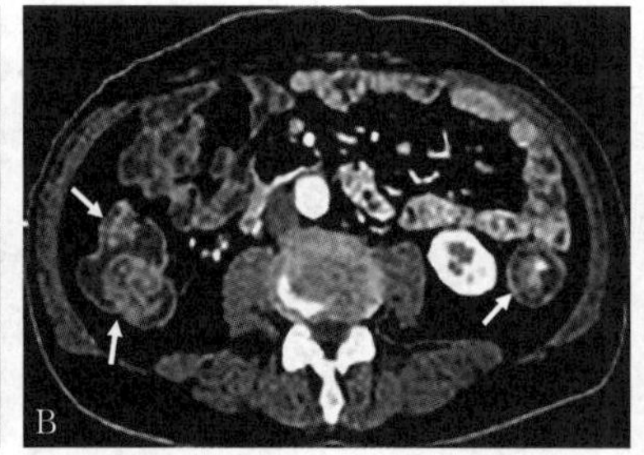

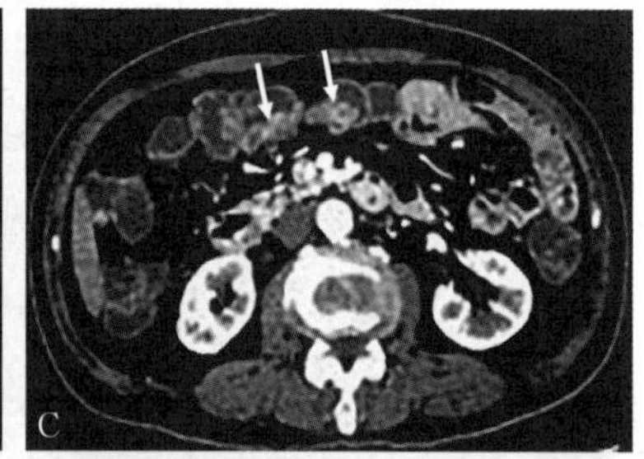

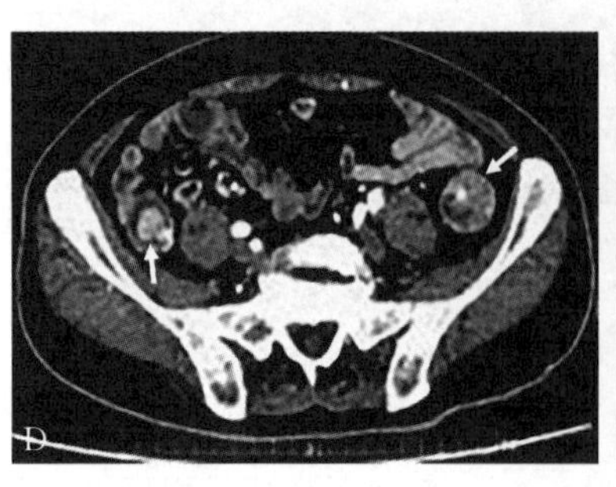

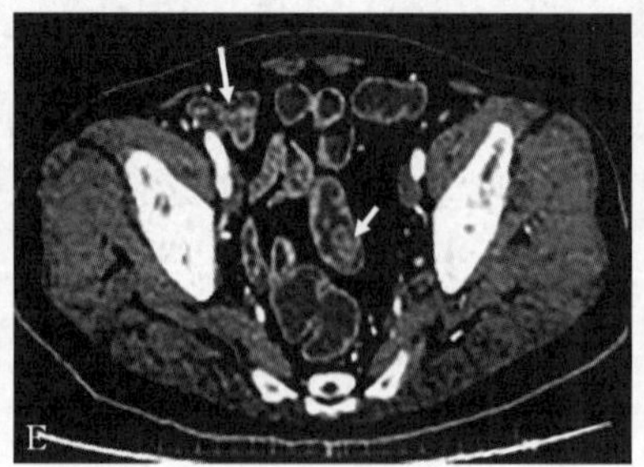

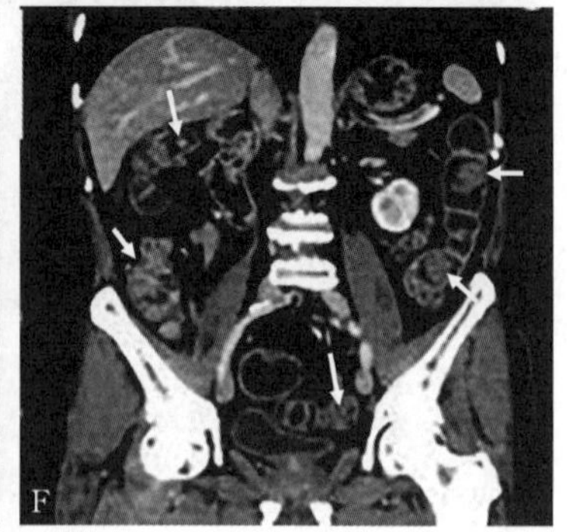

图4-4-4　家族性腺瘤性息肉病CT表现

注：静脉期CT增强检查横断位（A～E，箭头）及冠状位重建（F，箭头）见胃及结直肠腔内多发大小不等软组织密度结节灶，凸向腔内，结节呈中等强化，形态规则或不规则。

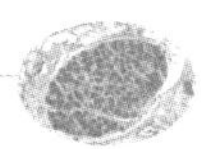

多发性胃肠道息肉是 Gardner 综合征最常见、最具特征性的表现，息肉的病理特征与 FAP 相同，均为腺瘤性息肉，广泛分布于整个结直肠，数量可达数百个到数千个不等，其恶变概率及影像学表现也与 FAP 相同。由于息肉是腺瘤性的，恶变率高，因此结肠筛查非常重要。本病的肠外表现以骨瘤及间叶组织肿瘤较常见，其中大多数硬纤维瘤发生于腹部，最常见部位为腹腔（小肠肠系膜），也可位于腹壁内（部分位于手术瘢痕中），不到 10%位于腹部外，表现为上述部位大小不等、中等强化的软组织密度/信号结节。硬纤维瘤可以无症状，也可引起疼痛和胃肠道不适。肠系膜硬纤维瘤可引起小肠梗阻、输尿管受压、小肠缺血、肠穿孔或脓肿、瘘管形成。

C. 特科特综合征（Turcot syndrome）：大肠多发腺瘤性息肉伴发原发性中枢神经系统恶性肿瘤特别是胶质母细胞瘤、儿童髓母细胞瘤时被称为 Turcot 综合征，临床症状多在 20 多岁时出现，可以出现由中枢神经系统肿瘤引起的头痛、呕吐、复视和/或由大肠息肉引起的便血、腹痛、腹泻等，需要与结肠癌脑转移鉴别，以避免出现漏诊 Turcot 综合征。大肠多发息肉在病理及影像学表现方面与 FAP 无明显差别。

D. 波伊茨-耶格综合征（Peutz-Jeghers syndrome，PJS）：又称黑斑息肉综合征，是一种常染色体显性遗传疾病，与位于 19 号染色体短臂（19p13.3）的 *STK11* 基因突变有关。PJS 的特点是胃肠道多发错构瘤性息肉，最常见于小肠，也可见于大肠和胃以及口腔周围特征性的黏膜皮肤色素沉着。患者胃肠道恶性肿瘤（如结肠、胰腺、小肠、食管、胃）和肠外恶性肿瘤（如乳腺、妇科、肺、睾丸）的患病风险增加。主要的临床症状包括急慢性腹痛、便血、贫血等，大的小肠息肉可以引起肠梗阻和肠套叠，从而引起相应的症状。

临床上多使用 CT 小肠造影、MRI 小肠造影、胶囊内镜和双气囊小肠镜检查对小肠病变进行监测。X 线表现为成簇状的多发结节样、菜花样充盈缺损，大部分带蒂。在 CT 或 MRI 上，PJS 的特征性影像学表现为多发 1～3 cm 的小肠息肉，主要位于空肠，可伴有不同程度的肠套叠和肠梗阻。若息肉出现恶变，则影像学表现与胃、小肠及大肠癌相似（图 4-4-5）。

E. Cowden 综合征（Cowden syndrome）：又称多发性错构瘤综合征，是一种常染色体显性遗传疾病，以多器官错构瘤病变为特征，主要表现在皮肤和胃肠道，以毛根鞘瘤、肢端角化、口腔乳头状瘤及胃肠道多发息肉为主要临床特征，并与乳腺、甲状腺、结肠、肾脏和子宫内膜恶性肿瘤的高风险相关。胃肠道表现为可累及全消化道的多发息肉，以错构瘤性息肉最常见，多为良性，恶变率较低。息肉多较小且无蒂，部分可带蒂。

X 线片上通常表现为多发小的无蒂充盈缺损，可节段性或弥漫性分布。CT 小肠造影和 MRI 小肠造影有助于小肠息肉的鉴别和随访，小肠息肉表现为多个小的强化结节突向肠腔。

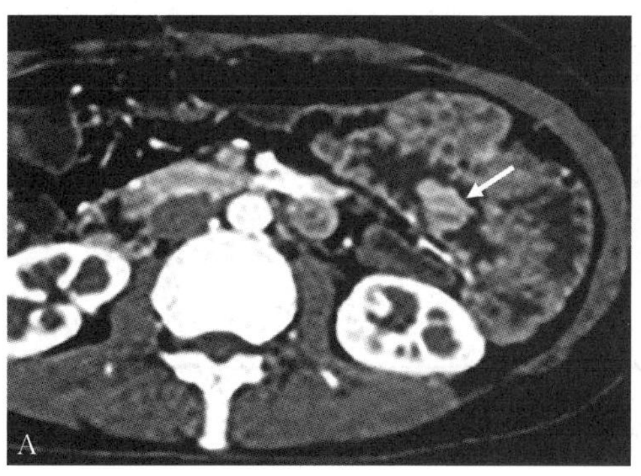

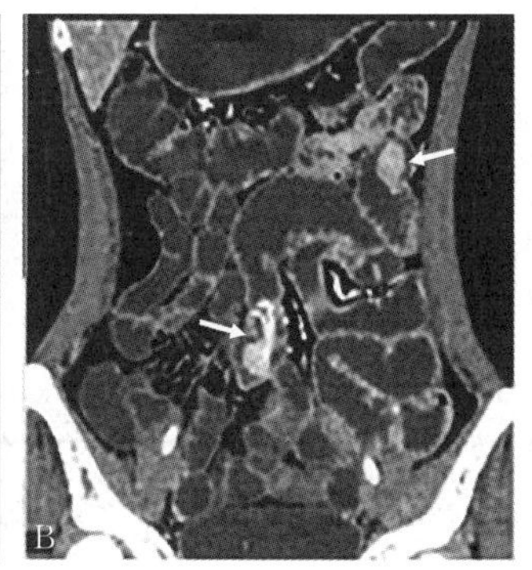

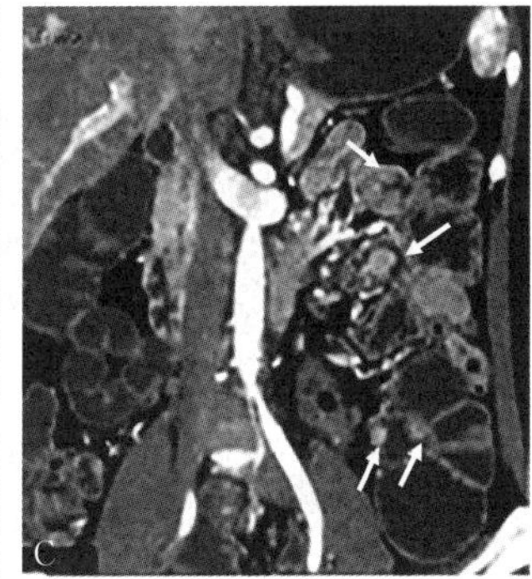

图 4-4-5 Peutz-Jeghers 综合征患者小肠、结肠多发错构瘤性息肉

注：CT 增强检查（A～C）见小肠及结肠腔内多发大小不等、中等强化结节灶（箭头），部分病灶有蒂。

F. 克-卡二氏综合征(Cronkhite-Canada syndrome):又称息肉-色素沉着-脱发-爪甲营养不良综合征,临床罕见,是一种获得性、非遗传性疾病,病因尚不明确。临床上主要表现为胃肠道多发息肉、皮肤色素沉着、脱发和指(趾)甲萎缩脱落的特征性表现,也可引起腹痛和腹泻。息肉可累及全消化道,以结肠和胃最为常见,其次为小肠、直肠,食管罕见。息肉为典型的错构瘤性息肉,呈弥漫性分布,多为无蒂或广基息肉(图4-4-6)。

G. 幼年性息肉综合征(Juvenile polyposis syndrome, JPS):为常染色体显性遗传疾病,其特点是大肠多发幼年性息肉或有家族史的任意数目的幼年性息肉,多位于近端结肠,也可发生于胃肠道其他部位。本病的平均诊断年龄为16～18岁,临床上多伴有下消化道出血或贫血;该病的严重程度因发病年龄而异,其中最严重的亚群出现在婴儿期。息肉可带蒂或无蒂,恶变率较高,JPS家族成员罹患胃肠道恶性肿瘤的终身风险约50%,以结肠癌最为常见。

X线片上,结肠息肉表现为多个圆形的充盈缺损,常位于右半结肠。大的息肉在CT上表现为肿瘤样病变,可脱垂并引起梗阻。胃窦幽门部是胃息肉最常见的部位,较小的胃息肉可在CT或MRI上表现为多个小的结节性肿块覆盖在胃上或胃壁弥漫性增厚,有时需与弥漫性胃癌的皮革胃鉴别。

H. Birt-Hogg-Dubé综合征(BHDS):是一种罕见的常染色体显性遗传性皮肤病,与第17号染色体的FLCN基因突变相关,以毛囊良性肿瘤(纤维性毛囊瘤、毛盘瘤和软垂疣)、肺气囊及自发性气胸、双侧肾肿瘤为特征,后者以混合性嗜酸细胞腺瘤或多灶性嫌色性肾细胞癌更多见。尽管多数患者以出现良性皮肤病变为主要表现,可有或无肺部表现(自发性气胸),但是由于存在出现肾脏恶性肿瘤(常为双侧、多灶性)的可能性,因而识别这一疾病有助于对患者的保护。罕见情况下,BHDS可以合并胃肠道多发增生性息肉。

(2) 脂肪瘤

1) 概述:脂肪瘤是一种较少见的消化道良性肿瘤,约占消化道良性肿瘤的4%,好发于结肠,其次为小肠,胃和食管罕见。除息肉外,脂肪瘤是

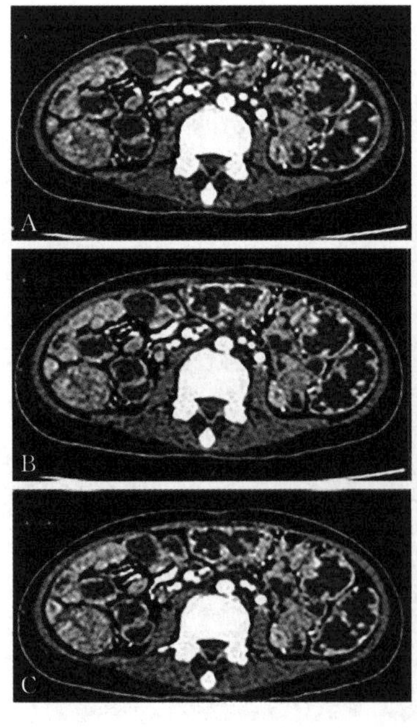

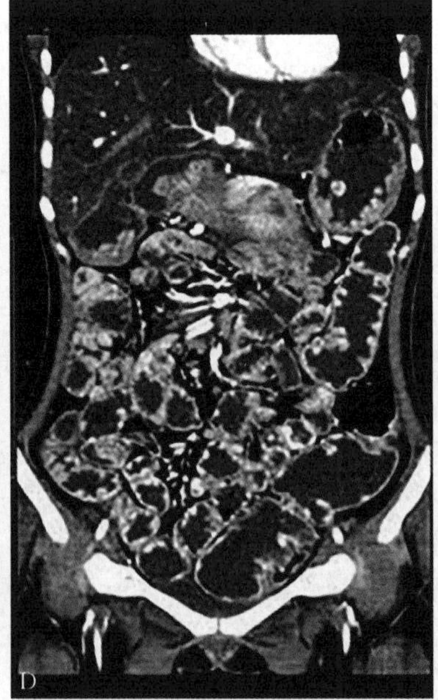

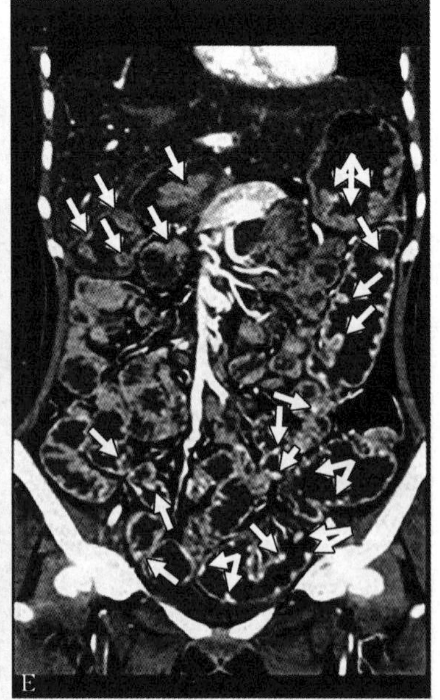

图4-4-6 Cronkhite-Canada 综合征

注:患者,女性,31岁,反复腹泻并四肢皮肤色素沉着、手指脚趾指甲脱落CT检查发现胃肠道内弥漫多发大小不等结节突向肠腔(箭头所示及多发难以标注的胃肠管壁结节状隆起)(A～E)。

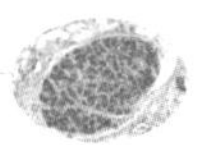

大肠第二常见的良性肿瘤，但其发病率远低于大肠息肉。脂肪瘤起源于间叶组织，通常单发，少数可多发，生长缓慢，病因尚不明确，可能与肠源性脂肪代谢障碍、全身脂肪代谢障碍、肠营养不良有关。肿瘤按生长方式分为 4 型：①腔内型，肿瘤位于黏膜下层，突向肠腔内生长，此型最常见；②腔外型，肿瘤位于浆膜下，突向肠腔外生长；③壁间型，肿瘤位于肌层间；④混合型。

2）病理：

A. 大体病理：肿瘤通常为圆形或椭圆形，边界清楚，包膜完整，切面多为分叶状，呈黄色或淡黄色的油腻脂肪样组织，质软，中间可见纤维组织分隔。

B. 镜下病理：镜下肿瘤由成熟的脂肪细胞构成，细胞质内含有脂肪滴，可见纤维组织间隔，一般不会恶变。

3）临床：大肠脂肪瘤的发病高峰年龄为 50～70 岁，无性别差异，病变部位最常见于右半结肠，直肠罕见。临床表现无特异性，大部分患者无症状。临床表现与肿瘤的部位、形态及大小有关。肿瘤直径＜2 cm 时一般无症状；＞2 cm 时可能引起腹痛、大便习惯改变、便血等症状，少数患者可出现黏膜样腹泻；当肿瘤过大，特别是带蒂的脂肪瘤，容易引起肠套叠或肠梗阻，并出现相应的临床症状。

4）影像学表现：

A. X 线：钡灌肠检查时病变多表现为突向肠腔内的圆形或椭圆形充盈缺损影，边界清晰、光滑，大部分无蒂，少数可带蒂，因肿瘤质地较软，在整个检查过程中因肠蠕动或加压时病变的大小和形态可以发生变化。

B. CT：通常表现为光滑、界限清楚的圆形、椭圆形肿块，也可为条状、腊肠样或不规则形，这可能与肿块质软，易受肠蠕动挤压有关；病灶可见包膜；肿瘤内为特征性的成熟脂肪密度，与皮下脂肪密度相近，其内可见条状分隔，增强扫描后肿瘤主体的脂肪成分无强化，包膜及分隔可见强化。肿瘤较大时可引起肠套叠或肠梗阻，出现相应的影像学表现（图 4－4－7～9）。

C. MRI：表现为脂肪瘤特有的脂肪信号，T_1WI 及 T_2WI 为高信号，脂肪抑制序列上肿块呈明显低信号，与皮下脂肪信号相近，增强扫描后脂肪成分不强化，包膜和分隔表现为 T_1WI 及 T_2WI 低信号，增强扫描后可见强化。

5）诊断要点：CT 或 MRI 可见黏膜下隆起性病灶，可向肠腔内也可向外突出，病灶密度/信号均匀，呈脂肪密度/信号，MRI 压脂图像上信号明显减低，增强病灶不强化，但包膜及分隔可见强化。

6）鉴别诊断：应注意与息肉、大肠癌、胃肠道间质瘤、脂肪肉瘤等鉴别。息肉在 X 线上较难与脂肪瘤鉴别，但息肉、大肠癌及胃肠道间质瘤均不含脂肪成分，CT 及 MRI 上与脂肪瘤密度/信号不同，增强扫描后有不同程度的强化。脂肪肉瘤可含有脂肪成分，但瘤体一般较大，且密度/信号不均匀，除分隔更厚外，还含有较多非脂肪软组织成分，增强扫描软组织成分呈均匀或不均匀强化。

（3）平滑肌瘤

1）概述：发生于消化道的平滑肌瘤（leiomyoma）为间叶组织肿瘤，起源于胃肠道平滑肌细胞，位于黏膜下，病因尚不明确，多见于胃和小肠，大肠平滑肌瘤罕见。大肠平滑肌瘤约占消化道平滑肌肿瘤的 3%，其中位于直肠者较多见，位于结肠者罕见。胃肠道平滑肌瘤按生长方式可分为 4 型：①腔内型，肿瘤位于多黏膜下层，突向肠腔内生长，此型最常见；②腔外型，肿瘤位于浆膜下，突向肠腔外生长；③壁内型，不同于其他部位平滑肌瘤，直肠肛管平滑肌瘤可以围绕肠壁环周生长，肿瘤位于肠壁内；④哑铃型，肿瘤中部位于肠壁内，并突向肠腔内外生长。以腔外型和哑铃型较多见。

大肠平滑肌瘤罕见，文献报道奥尔波特（样）综合征[Alport(-like) syndrome]患者可以合并胃肠道平滑肌瘤病，食管、结直肠、气管和女性生殖道（如阴蒂、大阴唇及子宫等）等部位均可受累，常见多器官平滑肌瘤发生，其中食管平滑肌瘤几乎见于所有患者，因此如果有食管平滑肌瘤病史的患者出现持续性便秘表现，需要注意肛门直肠平滑肌瘤的可能性。

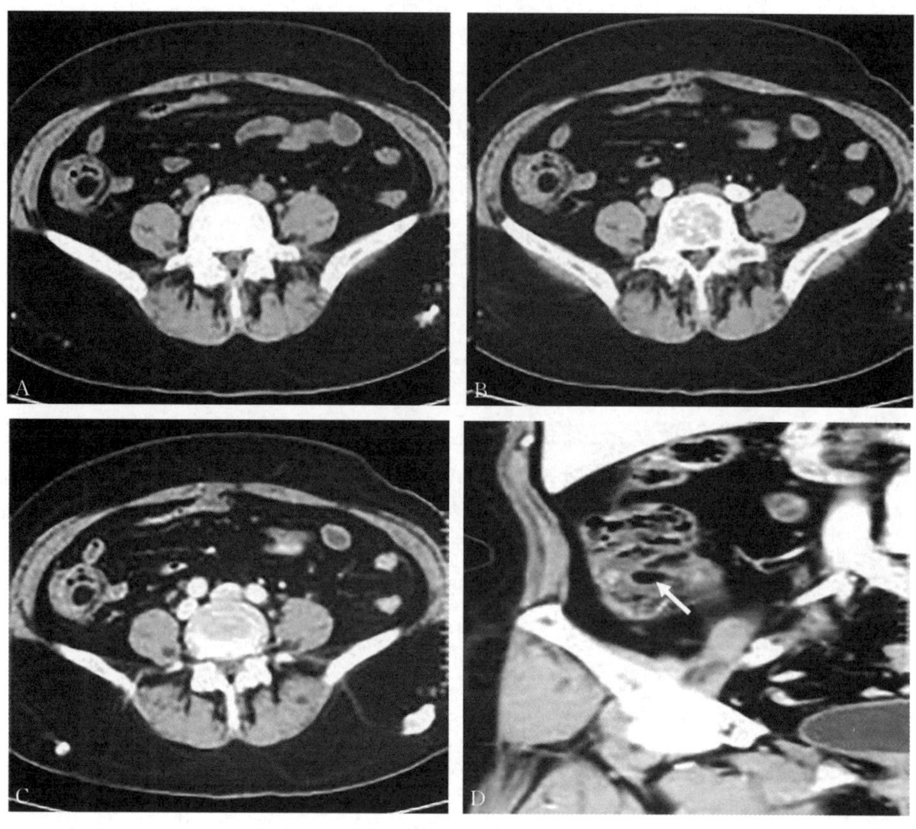

图 4-4-7　回盲部黏膜下脂肪瘤

注：A. 平扫见一位于回盲部的黏膜下肿块；B～D. 增强扫描见病灶边界清晰，表面肠黏膜光整、连续，内为成熟脂肪密度，与腹腔脂肪密度相近，增强扫描后未见强化（箭头）。

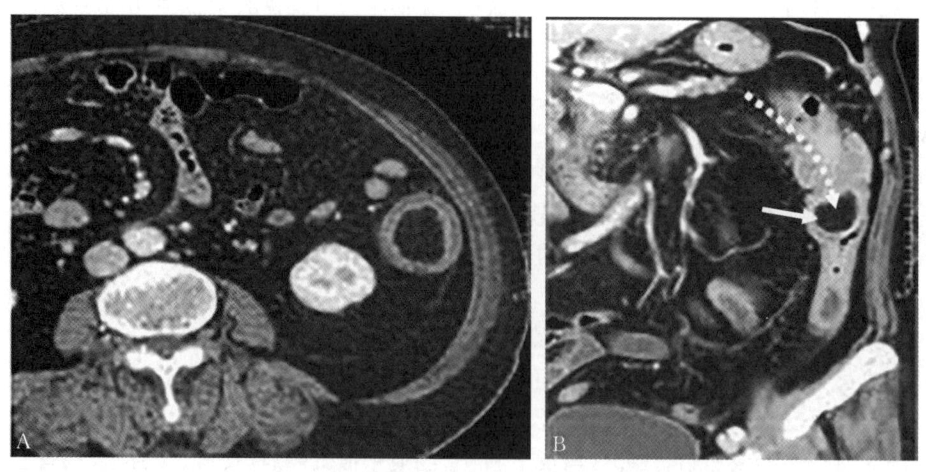

图 4-4-8　降结肠黏膜下脂肪瘤合并肠套叠

注：A. 静脉期增强横轴位图像见位于降结肠腔内的脂肪密度结节，边界清晰，表面肠黏膜光整、连续，内为成熟脂肪密度，与腹腔脂肪密度相近，无强化；B. 静脉期增强冠状位重建图像见降结肠腔内脂肪密度结节（实线箭头），相邻近侧肠管沿虚线箭头套入远侧降结肠（肠套叠）。

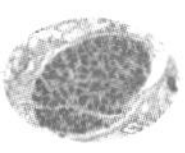

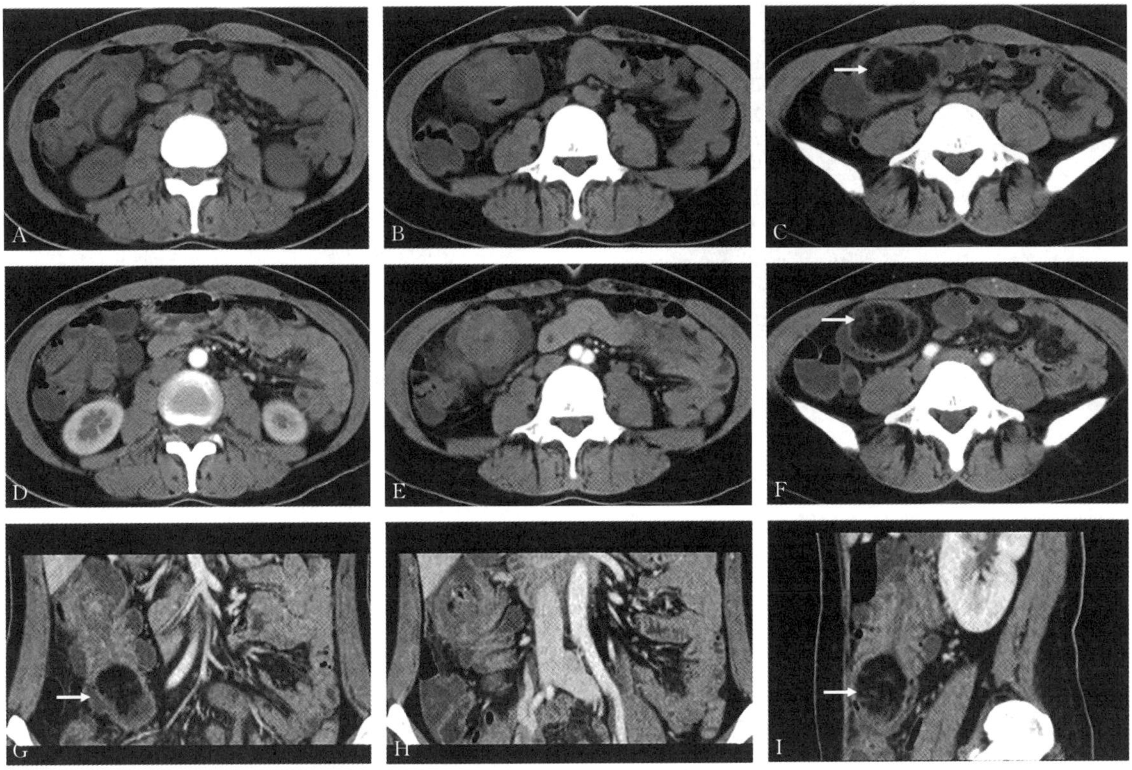

图 4-4-9 降结肠黏膜下脂肪瘤合并肠套叠

注：患者，女性，35 岁，CT 平扫横断位示横结肠类圆形占位（C），CT 值约－64 HU，其内见条索影，增强扫描后肿瘤主体的脂肪成分无强化，包膜及分隔见强化（F、G、I，箭头）。病变处肠腔狭窄，结肠肝曲套入横结肠内，可见肾形征及靶征，肠壁增厚，周围脂肪间隙增厚，肠周见小片状积液。

2）病理：

A. 大体病理：肿瘤常为圆形、卵圆形或分叶状，边界清楚，多无包膜。切面灰红或灰白色，呈编织状，质韧，无坏死或出血。

B. 镜下病理：肿瘤由分化良好的平滑肌细胞组成，瘤细胞呈梭形，排列成束状、编织状或螺旋状，核呈杆状，胞质丰富，嗜酸性，核分裂象少见。镜下难以区分良性平滑肌瘤和恶性平滑肌肉瘤，主要是根据有无坏死、核异型性、细胞结构、有丝分裂数以及肿瘤大小来判断。平滑肌肌动蛋白（smooth muscle actin，SMA）免疫组化染色呈阳性。

3）临床：大肠平滑肌瘤患者的临床表现与肿瘤的生长方式及大小有关，肿瘤较小时患者一般无症状；肿瘤较大时可出现腹部肿块或腹痛；若肿瘤表面肠黏膜出现溃疡，则可引起便血症状；腔内型肿瘤还可堵塞肠腔，导致便秘或肠梗阻。

4）影像学表现：

A. X 线：钡灌肠检查腔内型大多数表现为结肠一侧圆形、椭圆形、弧形或半弧形的充盈缺损，形态较规则，边缘光滑整齐，大多数病灶表面黏膜光滑，肿瘤形成溃疡时可见小龛影；腔外型则表现为大肠受压呈弧形凹陷，肠腔内壁光整，但较小的腔外型肿瘤易漏诊；哑铃型则可出现上述两种 X 线表现；管壁内生长的大肠平滑肌瘤，在钡灌肠和 X 线排便造影检查中可表现为病变段管腔狭窄、上方肠管扩张，黏膜连续、光滑（图 4-4-10）。

B. CT：多数平滑肌瘤病灶表现为圆形或椭圆形软组织密度结节，边界清楚，多数病灶边缘光整；CT 平扫显示多数病灶密度均匀，少数肿瘤内部可见点状或片状钙化；增强后呈均匀中等强化，一般无中心坏死区，但肿瘤过大时可因内部供血

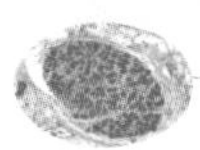

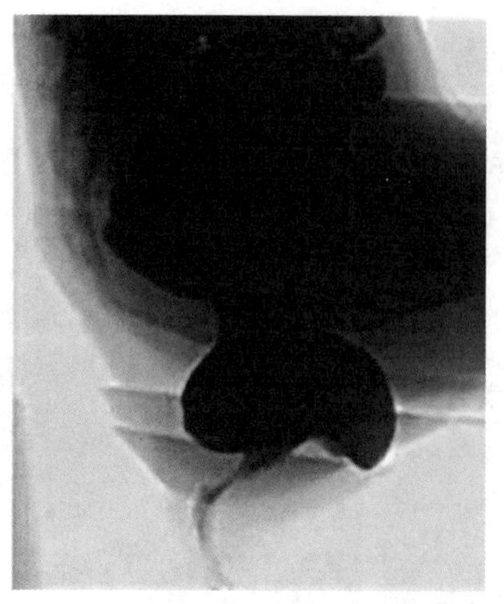

图 4-4-10　直肠平滑肌瘤 X 线排粪造影

注：患者，女性，28 岁，有贲门平滑肌瘤手术史及子宫平滑肌瘤病史，无明显诱因发现肛周肿物 10 余年，肿块进行性增大，偶感肛门坠胀不适，无疼痛、无便血，无里急后重史及排便习惯改变。X 线排粪造影检查显示直肠肛管管腔狭窄，黏膜尚连续，上方肠曲扩张并重度直肠前突。

相对不足导致肿瘤中央出现无强化坏死区。平滑肌瘤起源于黏膜下间叶组织，多数呈膨胀性生长，无溃疡形成时不侵犯管壁黏膜层，增强扫描可见肿瘤表面线条样黏膜层强化，与周围正常肠壁黏膜层相延续，有助于与黏膜起源的肿瘤性病变相鉴别(如肠癌等)(图 4-4-11)。

C. MRI：MRI 检查多数平滑肌瘤呈 T_2WI 等或稍高、T_1WI 等或稍低信号，中等强化，有时可见漩涡状的肌束。高质量的 MRI 检查能够在 T_2WI 上清楚地显示完整、光滑的黏膜层以及固有肌层(图 4-4-12)。

5）诊断要点：大肠黏膜下肿块，向腔内、腔外或沿管壁生长；CT 平扫密度较均匀，增强扫描呈中等程度均匀强化，部分病灶可见较粗大的肿瘤血管；MRI 呈 T_2WI 等或稍高信号、T_1WI 等或稍低信号，相对其他肿瘤信号较均匀；病变区肠壁黏膜完整、光滑；应注意平滑肌瘤的可能。

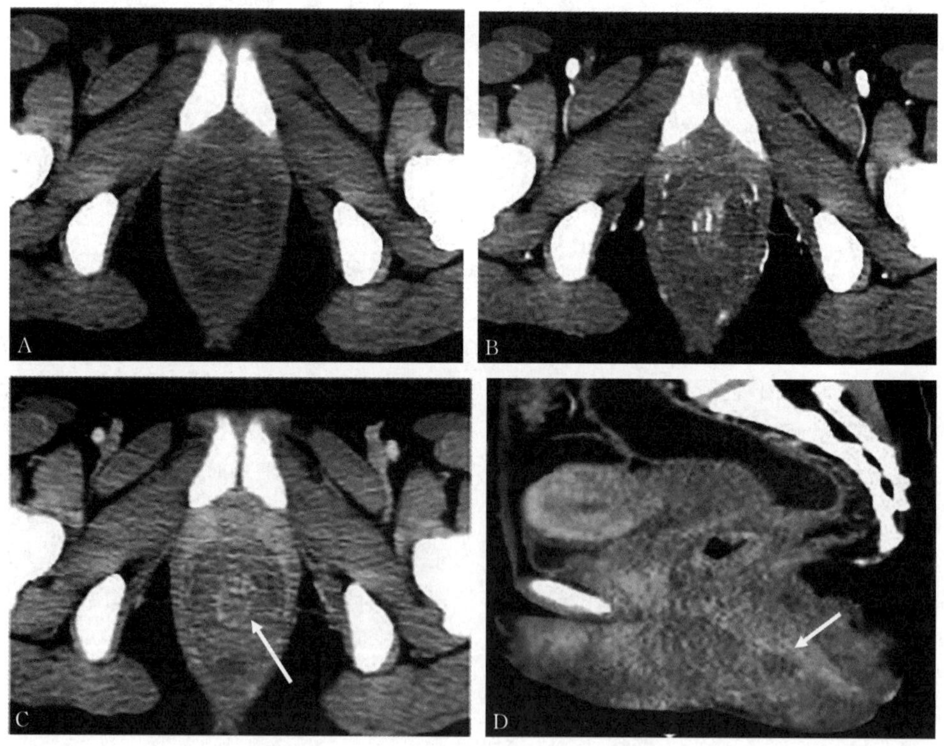

图 4-4-11　直肠平滑肌瘤 CT 表现

注：患者，女性，50 岁，无明显诱因开始出现肛门肿物脱出，伴排便困难，无便血、黑便、黏膜脓血便等。平扫见直肠下段、肛管巨大肿块(A)，呈环壁生长，边界较清晰，密度较均匀，未见钙化，增强扫描后见病变位于黏膜(箭头)下(B～D)，相应肠黏膜连续，未见黏膜增厚，肿块呈轻-中度强化，未见无强化坏死或囊变区。手术病理学证实为直肠肛管平滑肌瘤。

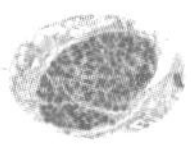

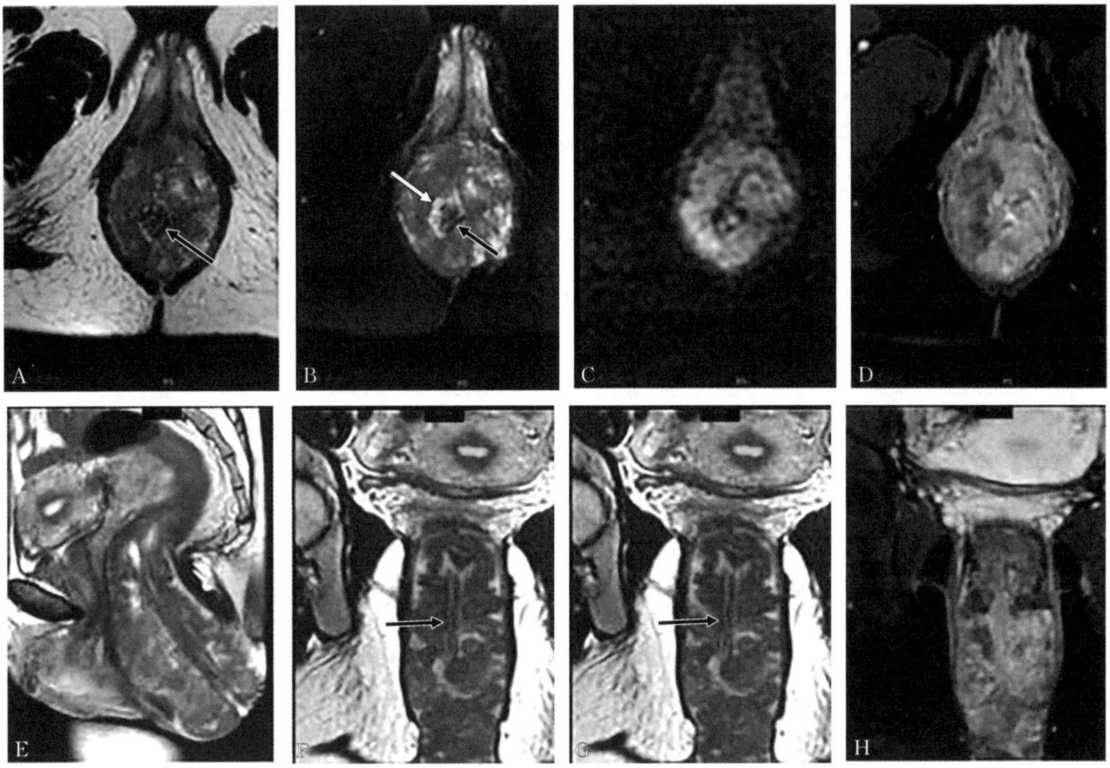

图 4-4-12 肛管 MRI 检查

注：该病例与图 4-4-10 为同一病例。轴位、E 矢状位、F 冠状位 T_2WI(A)及压脂 T_2WI(B)均能清楚显示病变段肠管光滑、连续的黏膜层(呈线条形中等信号，箭头)以及黏膜下层(黏膜下较高信号带，箭头)；DWI 图像显示病变弥散受限(C)；LAVA 增强扫描中等强化(D、F～H，箭头)，强化欠均匀，病变位于黏膜下层以下，不伴有黏膜层增厚，肌束有垂直于管腔及黏膜的放射感。非常类似于 F. Claus 等报道的一例病例[CLAUS F, GEBOES K, D'HOORE A. Clinical challenges and images in GI: image 2. Anorectal leiomyomatosis in alport(-like) syndrome[J]. Gastroenterology. 2008;135(4):1053,1432.]

6）鉴别诊断：病变为结节或肿块形时，需注意与其他黏膜下起源肿瘤鉴别，如平滑肌肉瘤、胃肠道间质瘤、神经鞘瘤等，确诊常需病理诊断。平滑肌肉瘤：X 线检查时边缘相对粗糙，部分肿瘤呈分叶状，肿瘤侵犯肠壁黏膜导致病变表面黏膜中断、破坏，并可见不规则龛影；CT 上病变多表现为不规则或分叶状肿块，平扫密度多不均匀，中心多为低密度坏死区，增强扫描后肿瘤不均匀明显强化，中心坏死区无强化；有时可见邻近脏器受侵犯及远处转移。胃肠道间质瘤也可自大肠壁向腔内、腔外或腔内外生长，多位于黏膜下，平扫密度/信号多较均匀，肿瘤血供常更加丰富，病变较大时瘤体内部可出现坏死、囊变，增强扫描后不均匀明显强化。良性胃肠间质瘤常常与平滑肌瘤难以鉴别：相对而言胃肠间质瘤出血、坏死更为常见，严重者坏死区可向肠腔内破溃，有助于胃肠间质瘤的诊断。神经鞘瘤也属大肠黏膜下肿瘤，常与平滑肌瘤难以鉴别：相对而言神经鞘瘤囊变更常见，T_2WI 信号可略高于平滑肌瘤。

弥漫性沿管壁环周生长的直肠肛管平滑肌瘤需要与孤立性直肠溃疡综合征鉴别。孤立性直肠溃疡综合征是一种以直肠慢性、非特异性炎性溃疡为特征的临床综合征，主要与各种原因引起的直肠内套叠导致黏膜创伤、充血及多发息肉形成有关，黏膜增生可长入固有肌层，常被误诊为肿瘤侵犯肌层；青年男性好发，临床常见便秘、便血、肛门痉挛、疼痛以及害怕排便，病史及临床表现有助于诊断(图 4-4-13)。平滑肌瘤患者多无便血及里急后重等直肠肛管炎症表现，病变不累及黏膜，无黏膜增厚及异常信号改变。

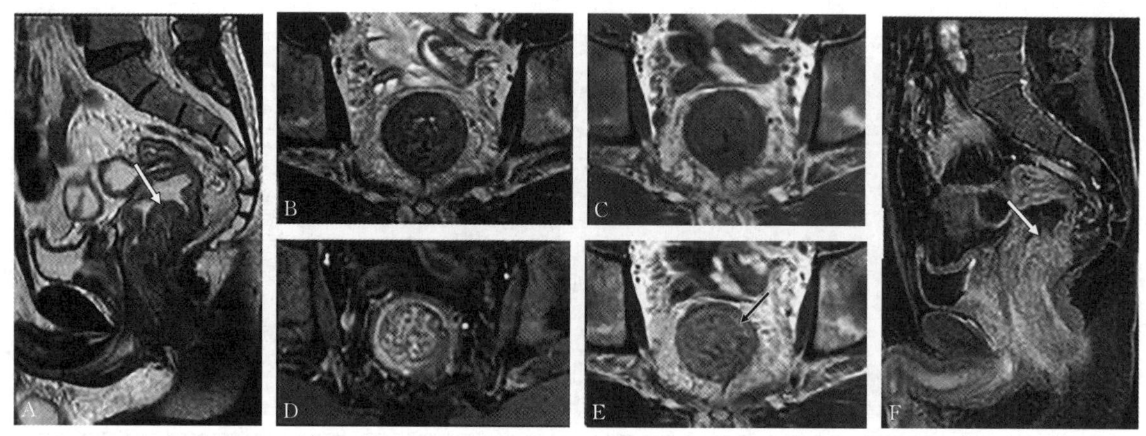

图 4-4-13 孤立性直肠溃疡综合征

注：患者，男性，45 岁，大便习惯及形状改变 1 年余，Hb 74 g/L(120～160)。A. 矢状位 T_2WI；B. 轴位 T_2WI；C. 轴位 T_1WI；D. 轴位 LAVA 静脉期；E. 轴位 T_1WI 增强；F. 矢状位 T_1WI 增强。MRI 检查显示肠壁肿胀，以黏膜增厚为主(箭头)，肠壁分层尚存，可见黏膜下层(黑箭头)及固有肌层，增强扫描病变区明显强化。

(4) 神经鞘瘤

1) 概述：消化道原发神经鞘瘤(schwannoma)起源于消化道管壁神经丛的施万细胞，属于黏膜下间叶组织肿瘤，大部分为良性，罕见恶性，约占消化道黏膜下肿瘤的 2%～6%、间叶组织肿瘤的 3%，以胃最为常见，大肠相对罕见，其中大肠神经鞘瘤的好发部位依次为盲肠、乙状结肠、横结肠、降结肠和直肠。

2) 病理：

A. 大体病理：肿瘤多为圆形或卵圆形，大多边界清楚，基本无包膜。切面呈灰黄色或灰白色，质中或偏硬，出血、坏死及囊变较少见。

B. 镜下病理：肿瘤细胞呈梭形或上皮样形态，呈束状、波浪状或编织状排列；胞质淡染，嗜伊红，细胞核纤细，核分裂象罕见。大部分肿瘤细胞可见淋巴细胞浸润，瘤细胞周围形成淋巴袖套，缺乏 Verocay 小体，没有明显的 Antoni A 区和 Antoni B 区结构之分，这与经典型周围神经鞘瘤的病理学特征不同。S-100 蛋白免疫组化阳性。

3) 临床：大肠神经鞘瘤平均发病年龄为 50～60 岁，男女发病率无差异。临床表现缺乏特异性，主要取决于肿瘤的位置和大小，便血、腹痛、粪便性状改变是最常见的症状。当肿瘤较大，堵塞肠腔时，可引起肠梗阻。

4) 影像学表现：在影像学检查中，大肠神经鞘瘤呈现黏膜下起源病变的共同特征。

A. X 线钡灌肠检查：病变多为圆形、椭圆形或半圆形的充盈缺损，形态规则，边缘光滑整齐，表面黏膜受压、变浅，多无黏膜破坏，肿瘤表面肠黏膜溃疡形成时可有小龛影。肿瘤较大时可出现肠曲压迫征象。

B. CT 检查：肿块多呈圆形或类圆形，也可呈分叶状，边界清晰；平扫密度较均匀，呈稍低/等密度，少见钙化；增强扫描后呈轻-中度渐进性强化，大部分强化均匀，少数肿瘤体积较大时可出现坏死、囊变，少数病例可伴有周围淋巴结肿大(图 4-4-14)。

C. MRI 检查：良性神经鞘瘤病灶多呈圆形或类圆形，边界清楚；表面肠壁黏膜完整、光滑；相对于肌肉组织，病灶于 T_2WI 呈稍高信号、T_1WI 呈稍低信号；DWI 呈高信号，ADC 图可见弥散受限；增强扫描呈进行性强化(图 4-4-15)。

5) 诊断要点：影像检查中，消化道神经鞘瘤常与其他黏膜下起源肿瘤难以鉴别，术前正确诊断率极低。发现大肠黏膜下肿块、边界清楚，CT 平扫密度较均匀，增强扫描后强化程度较低，MRI 检查 T_2WI 病灶信号高于肌肉并呈较低程度持续强化时，需要考虑消化道神经鞘瘤的可能性。

6) 鉴别诊断：需与平滑肌肿瘤(平滑肌瘤、平滑肌肉瘤)、胃肠道间质瘤等黏膜下肿瘤鉴别，影像学上鉴别困难。平滑肌瘤及中、高危险度胃肠

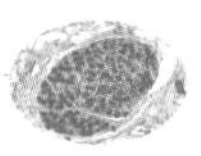

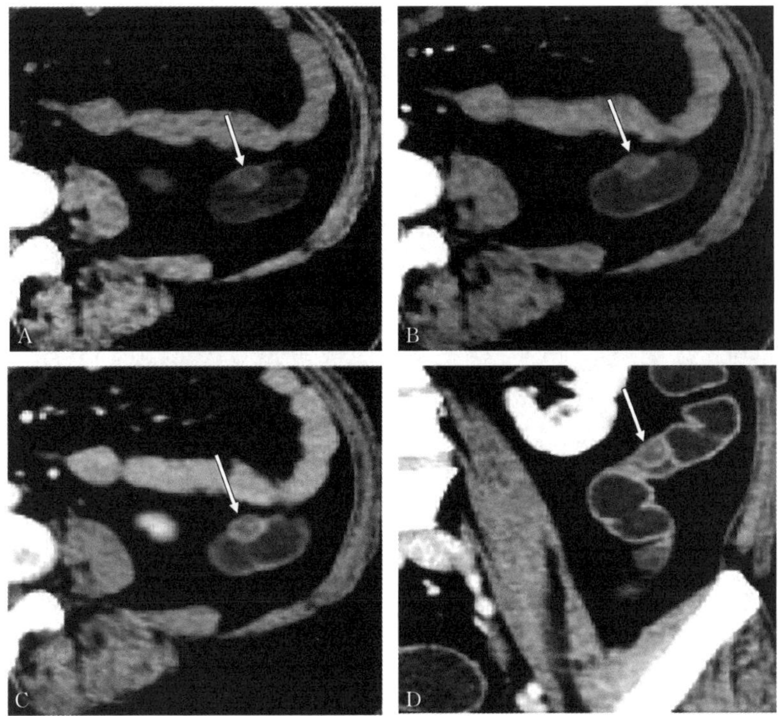

图 4-4-14 降结肠神经鞘瘤

注:平扫见降结肠管壁结节状隆起(A,箭头),边界清楚,与肌肉相比,结节呈稍低密度,增强扫描病变轻度强化(B~D,箭头),结节表面稍高强化的管壁黏膜连续光滑。

间质瘤血供相对丰富,强化程度相对较高;中、高危险度的胃肠间质瘤出血、坏死、囊变常见,病灶密度及强化程度多不均匀;但低危险度间质瘤与神经鞘瘤常常难以鉴别。免疫组化在神经鞘瘤诊断和鉴别中发挥重要作用,S-100 蛋白阳性、CD117 和 CD34 阴性是神经鞘瘤的重要特征,多数胃肠间质瘤表现 CD117 和 CD34 阳性、S-100 蛋白阴性,是两者鉴别的重要依据。

4.4.2 恶性肿瘤

(1) 腺癌

1) 概述:结直肠癌(colorectal cancer, CRC)是目前消化道最常见的恶性肿瘤,结直肠癌分布以直肠与乙状结肠多见,其中直肠癌约占结直肠癌 1/3,且已成为欧美国家癌症死亡中第二大原因。近年来,我国 CRC 的发病率亦呈上升趋势。其发病原因与高脂肪、低纤维素饮食有关,还可能与以下疾病相关:溃疡性结肠炎、结直肠息肉、克罗恩病、血吸虫病等,遗传性结直肠癌发病率约占总体结直肠癌发病率的 6%左右,部分患者有相关家族史,如林奇综合征(Lynch syndrome)、家族性腺瘤性息肉病(familial adenomatous polyposis, FAP)、波伊茨-耶格综合征等。

2) 病理:结肠癌包括早期结肠癌和进展期结肠癌。早期结肠癌是指癌细胞浸润深度限于黏膜下层而未累及固有肌层。如癌肿限于黏膜下层,称为黏膜内癌。结肠癌侵及固有肌层后称为进展期结肠癌。

病理大体分 4 类:隆起型,肿瘤的主体向肠腔内突出,带蒂或广基;溃疡型,溃疡底部深达或超过肌层;浸润型,肿瘤向肠壁各层弥漫浸润,可累及肠管全周,常伴有纤维组织异常增生,形成环状缩窄,预后差;胶样型,外观及剖面可半透明胶冻状,此型大多为黏液腺癌或印戒细胞癌,预后差。

组织学分型:①腺癌,占 90%~95%,包括乳头状腺癌(多为高分化,预后较好)、管状腺癌(最

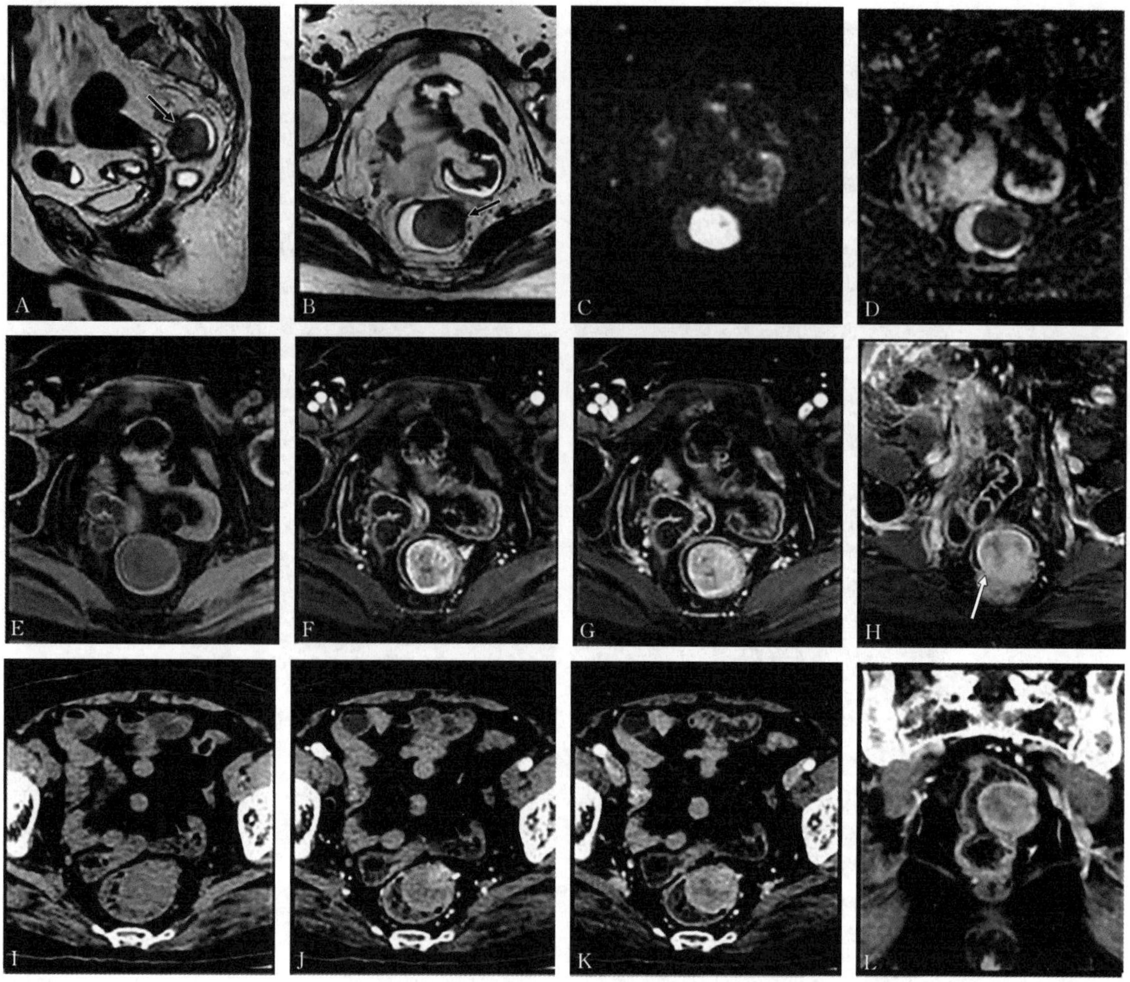

图 4-4-15 直肠神经鞘瘤

注：上图第一行（A～D）从左到右图像依次为矢状位 T_2WI、轴位 T_2WI、DWI（b=800 s/mm²）和 ADC 图；第二行（E～H）从左到右图像依次为轴位 LAVA 平扫、动脉期、静脉期增强、冠状位静脉期增强图像；见直肠管壁结节灶呈 T_2WI 稍高信号、T_1WI 稍低信号，DWI 显著高信号，ADC 图弥散受限，信号相对较为均匀，增强扫描轻中度进行性强化；T_2WI 见病灶表面完整的稍低信号黏膜线（黑箭头），边缘光滑，增强后黏膜线（白箭头）强化程度高于病变强化程度。第三行（I～L）为 CT 图像，显示病灶轻中度强化，相对密度均匀，位于黏膜下，表面黏膜完整。组织病理学证实：病灶为梭形细胞肿瘤，S-100 蛋白（+），CD34（-），CD117（-），考虑神经鞘瘤。

常见）、黏液腺癌（癌细胞分泌黏液并形成"黏液湖"为特征）、印戒细胞癌（年轻患者多见，恶性程度高，预后差）；②未分化癌，占 2%～3%；③其他，如少见的腺鳞癌和鳞癌、小细胞癌和类癌。

结肠肠壁组织结构分 4 层，包括黏膜层、黏膜下层、肌层及外膜层。其中，肌层由内环与外纵两层平滑肌组成，外纵行肌局部增厚形成 3 条结肠带，带间的纵行肌很薄；而外膜在盲肠、横结肠、乙状结肠为浆膜，在升结肠与降结肠前壁为浆膜，后壁为纤维膜，外膜结缔组织中常有脂肪细胞集聚构成的肠脂垂。右半结肠癌多属于隆起型及溃疡型，肿瘤生长较快，常可触及腹部肿块，肿瘤易破溃，继发感染及毒素吸收，出现腹痛、大便习惯改变、贫血、消瘦、乏力、发热等，病理类型多为低分化腺癌、分化差的黏液腺癌和印戒细胞癌，预后较差；左半结肠癌常为浸润型，易引起环状狭窄，以急慢肠梗阻、便秘、腹泻、便血等症状为显著，病理类型多为分化较好的高中分化腺癌，预后较好。

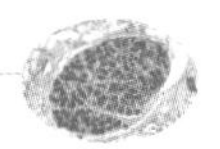

结肠癌弥散途径：①直接浸润，沿肠管横轴呈环状浸润、向肠壁深层浸润、沿肠管纵轴上下浸润，当癌侵及浆膜后，可直接侵犯周围组织与器官；②淋巴转移，为主要的转移途径，根据其转移部位分为癌旁（肠壁及肠周）、中间（病灶肠管供血动脉旁）、肠系膜根部三站，淋巴结转移多是按顺序由近及远，但也有“跳跃式”淋巴结转移；③血行转移，其中肝为最常见的转移脏器，术前有一部分隐匿性肝转移灶在影像学上难以显示，其次是肺、骨、脑等脏器转移；④种植转移，癌细胞脱落在肠腔内可种植到别处黏膜、脱落在腹腔，可引起腹腔种植转移。

直肠癌大体类型分 3 种：①隆起型，肿瘤主体向肠腔内突出，呈菜花样，表面可有浅溃疡，肿瘤基底宽，肠壁增厚；②溃疡型，肿瘤溃疡形成深达或贯穿肌层，中央部分坏死可形成巨大溃疡，形态不一，深而不规则；③浸润型，肿瘤向肠壁各层弥漫浸润，使局部肠壁增厚，病变常绕肠壁呈环形生长，致肠壁向心性狭窄，表面常无明显溃疡或隆起。

直肠癌组织学类型参照 2010WHO 标准，分为普通类型腺癌、特殊类型腺癌、少见类型癌和其他特殊类型。其中，特殊类型腺癌包括筛状粉刺型腺癌、髓样癌、微乳头状癌、黏液腺癌（黏液成分＞50％）、锯齿状腺癌、印戒细胞癌（印戒细胞＞50％）；少见类型癌包括腺鳞癌、梭形细胞癌、鳞状细胞癌、未分化癌。

以下是 AJCC 第 8 版结直肠癌 TNM 分期，见表 4－4－1。

表 4－4－1　AJCC 第 8 版结直肠癌 TNM 分期

分　期	描　述
原发肿瘤（T）	
T_x	原发肿瘤无法评价
T_0	无原发肿瘤证据
T_{is}	原位癌，黏膜内癌：局限于上皮内或侵犯黏膜固有层，未突破黏膜肌层
T_1	肿瘤侵犯黏膜下层（侵犯黏膜肌层但未侵犯固有肌层）
T_2	肿瘤侵犯固有肌层
T_3	肿瘤穿透固有肌层到达浆膜下层，或侵犯无腹膜覆盖的结直肠旁组织
T_4	肿瘤穿透腹膜脏层或粘连于邻近器官或结构
T_{4a}	肿瘤穿透脏腹膜（包括经肿瘤的肠穿孔和经炎症区肿瘤直接侵犯到脏腹膜表面）
T_{4b}	肿瘤直接侵犯或粘连于其他器官或结构
区域淋巴结（N）	
N_x	区域淋巴结无法评价
N_0	无区域淋巴结转移
N_1	有 1～3 枚区域淋巴结转移
N_{1a}	有 1 枚区域淋巴结转移
N_{1b}	有 2～3 枚区域淋巴结转移
N_{1c}	浆膜下、肠系膜、无腹膜覆盖结肠/直肠周围组织内有肿瘤种植（TD，tumor deposit），无区域淋巴结转移
N_2	有 4 枚以上区域淋巴结转移
N_{2a}	4～6 枚区域淋巴结转移
N_{2b}	7 枚及更多区域淋巴结转移
远处转移（M）	
M_0	无远处转移
M_1	有远处转移
M_{1a}	远处转移局限于单个器官或部位（如肝、肺、卵巢、非区域淋巴结），但是没有腹膜转移
M_{1b}	远处转移分布于 1 个以上的器官
M_{1c}	腹膜转移有或没有其他器官转移

3）临床：结直肠癌好发于40～70岁中老年患者，但是近年来，结直肠癌的发生有明显的年轻化趋势。早期可无明显症状，病情发展到一定程度可出现下列症状：①排便习惯改变；②大便性状改变（变细、血便、黏液便等）；③腹痛或腹部不适；④腹部肿块；⑤肠梗阻相关症状；⑥贫血及全身症状，如消瘦、乏力、低热等。

结肠癌影像检查方法主要包括结肠内镜、结肠气钡双重造影、CT、MRI及PET。

A. 结肠内镜：是结肠病变检出和诊断的主要手段，广泛应用于高危人群普查、内镜除肉眼观察及活检外，还能对带蒂的病灶进行摘除治疗。

B. 结肠气钡双重造影（钡灌肠）：是结肠病变的重要检查方法，检出率可与结肠镜相似。通过观察肠腔有无充盈缺损、肠壁有无僵硬、有无狭窄及龛影，显示息肉的大小和表面是否光整，以评估息肉有无恶变倾向。结肠气钡双重造影能准确定位病变的位置，但对细小结肠息肉、粪便及肠壁收缩可出现误判。

C. CT检查：为疑患结肠病变的常规检查方法之一。CT能检出病变、明确病变的部位，显示肠腔内或肠壁肿块的形态、大小，肠壁局限增厚、狭窄，显示肿瘤侵犯的程度，邻近组织受累及的情况，淋巴结或远处脏器有无转移。CT最大优势在于无创、检查方便、快捷，对肿瘤有一个较全面评估，帮助术前分期、拟定治疗方案、发现复发肿瘤、评价肿瘤治疗效果。CT对于原发肿瘤肠壁浸润深度评估及区分较小淋巴结有无转移有一定局限性，诊断淋巴结转移的正确率为25%～73%。肿瘤较小时，可能会漏诊或无法判断。

D. MRI与CT相互补充和印证：病变局部高分辨率的T_2WI对肿瘤的T分期准确度高，MRI对于肝脏转移灶的检出和诊断也优于CT。

E. PET：对常规检查方法无法明确的转移及复发病灶是一种有效的辅助检查，可全面整体评估肿瘤的转移和复发，提高分期的准确性。

4）影像学表现：常采用多种影像学检查综合诊断。

结肠气钡双重造影表现为：①肠腔内的充盈缺损，轮廓不规则，黏膜皱襞破坏消失，病变常发生在肠壁的一侧，伴局部管壁僵硬、结肠袋消失。肿块较大时钡剂通过困难。②肠管狭窄，局限性小段肠管狭窄，可偏于一侧或环状狭窄。③较大的龛影，形态不规则、边缘不整齐伴尖角，龛影周围常伴充盈缺损。

CT显示腔内或肠壁肿块影，表面光整或不光整；不规则肠壁增厚和狭窄。较大肿块密度常不均匀，其内可有坏死区，肿瘤坏死可导致肠穿孔，伴感染。CT难以区分肿瘤侵犯黏膜下层还是肌层，如浆膜外脂肪模糊，提示肿块向肠管外侵犯，肿瘤与邻近脏器分界不清，提示肿瘤侵犯邻近脏器，右半结肠癌可出现胆囊、十二指肠、胰腺、腹膜、腹壁、右侧腰大肌及输尿管的直接侵犯，左半结肠癌可出现空肠、脾脏、左侧腰大肌及输尿管、膀胱、生殖器官等的直接侵犯，横结肠癌可侵犯胃伴瘘形成。肿瘤周围、供血血管周围及肠系膜血管根部出现肿大、密度不均、边缘不规则淋巴结时常提示淋巴结转移，用淋巴结大小来评价淋巴结是否转移，有一定的局限性，60%的结肠癌淋巴结转移<5 mm。如大网膜、肠系膜浑浊伴结节或肿块、壁腹膜结节样增厚、盆底肿块、卵巢肿块、腹水等，提示腹腔种植转移。如肝脏出现边缘不清，低密度病灶强化时，需考虑转移瘤，特别是病灶伴钙化时（图4-4-16～25）。

MRI上病灶T_2WI为稍高或高信号影，高分辨T_2WI可以较好地区分肠壁黏膜下层和肌层，有助于肿瘤的T分期，DWI显示原发病灶、转移病灶及可疑转移淋巴结为高信号，但难以用DWI的信号高低来区分转移或炎性淋巴结。其他表现类似于CT（图4-4-26）。

直肠相对于结肠在盆腔位置固定，受肠道蠕动伪影影响小，可获得质量较好的磁共振图像，故MRI目前主要用于直肠癌术前分期的诊断，尤其是高分辨率MRI及相控阵线圈的应用。一般来说，层厚为3 mm，层面内空间分辨率至少达0.5～0.8 mm，称之为高分辨率磁共振成像。高分辨率磁共振是通过减小扫描层厚，提高层面内空间分辨率，较常规磁共振可以更清晰显示直肠肠壁的各层（黏膜层、黏膜下层、固有肌层）结构，对评估直肠癌术前TN分期、脉管侵犯、直肠系膜

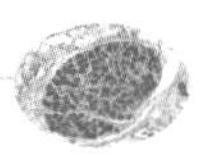

筋膜及腹膜反折的累及情况均具有很高的准确率。

直肠癌MRI检查前准备：直肠癌患者于磁共振检查前4 h禁食禁水；检查前2 h嘱患者肛门内使用开塞露2支，以期排空直肠肠腔，可辅助小息肉或腺癌的检出；检查前无须肌注解痉药及静脉注射或口服对比剂。

直肠癌MRI术前分期主要依靠三平面高分辨T_2WI矢状位、斜冠状位、斜轴位图像（斜轴位及斜冠状位分别在矢状位图像基础上将基线垂直/平行于肿瘤轴线扫描获得），同时结合DWI、T_1WI动态增强图像辅助诊断。

T分期：T_1，肿瘤信号局限于黏膜下层，T_2WI上病灶信号低于高信号的黏膜下层；T_2，肿瘤信号达固有肌层，但局限于肌层低信号带；T_3，肿瘤信号超出固有肌层，达肠周脂肪间隙，肌层与周围脂肪界面消失；T_4，肿瘤信号明显侵入周围结构脏器（T_{4a}，肿瘤信号达脏层腹膜表面；T_{4b}，肿瘤直接浸润或附着于邻近脏器或骨盆侧壁）。在诊断鉴别T_2期及早期T_3期直肠癌时需注意肌层的不连续及肠周脂肪的毛刺样异常信号影不能作为肠周脂肪侵犯的依据，因为肌层的不连续可能是直肠本身血管穿透肌层导致，而异常的毛刺样信号影可能是单纯的炎性反应和纤维化引起，这一错误常会导致临床上将部分T_2患者分期为早期T_3，判断T_3的可靠标准是肿瘤穿透低信号的肌层，以宽基底或呈结节样突出于高信号的肠周脂肪中为准（图4－4－27～30）。

N分期：仅凭淋巴结大小不能判断淋巴结有无转移，因为94％的转移淋巴结小于5 mm，淋巴结的大小已被证实在预测阳性淋巴结方面意义不大，但是一些研究表明直径大于8 mm的淋巴结应高度怀疑。淋巴结的诊断主要依靠其形态学，边界不规则和/或信号不均的淋巴结应高度怀疑为阳性淋巴结。对于盆腔侧壁的淋巴结虽然没有常规列入N分期诊断标准，但是对于短径大于5 mm的可疑卵圆形盆腔侧壁淋巴结，如果检查发现，应提示给临床医生，以便加大照射范围。DWI图像可提高直肠系膜内淋巴结的检出率，但需要注意ADC值并不能提高淋巴结判断的准确率。

M分期：肝脏是结直肠癌远处转移主要的靶器官。早期发现局限性转移灶对患者的治疗和预后非常重要。直肠癌患者术前主要影像学检查包括直肠MRI和胸腹部CT检查，尽管腹部MRI可代替CT，但在检查时，直肠MRI再结合腹部MRI耗时较多并且需要患者重新定位。所以MRI腹部增强检查多用于CT检查不确定是否肝转移的患者。此外对怀疑骨转移的患者可进一步行骨扫描明确及辅助诊断全身骨骼转移情况。

直肠系膜筋膜（mesorectal fascia，MRF）：是指包绕直肠、直肠周围脂肪及淋巴结等，MRI上表现为薄的、低信号的结构，前方与邓氏（Denonvilliers）筋膜相连，后方通过潜在的直肠后间隙与骶前筋膜分开。MRF其外科学概念为环周切缘（circumferential resection margin，CRM），即TME手术中沿直肠系膜筋膜切除的手术切缘。病理上CRM阳性定义为手术切缘1 mm内存在肿瘤，而MRI上的定义为当肿瘤或可疑淋巴结、癌结节、EMVI阳性血管距MRF的距离不足1 mm时，即CRM阳性。对下段直肠癌以肛提肌代替直肠系膜筋膜，MRI上肛提肌1 mm以内有肿瘤存在作为CRM阳性标准。

直肠壁外血管受侵（extramural vascular invasion，EMVI）评估：根据MRI直肠肿瘤的外形、肿瘤周围是否存在血管，受累血管管径、轮廓及信号变化，EMVI Smith 5级评分系统制定如下（图4－4－31）。0分：肿瘤穿透直肠壁单外廓光整，无邻近血管；1分：肿瘤穿透直肠壁呈条状延伸，无邻近血管；2分：肿瘤穿透直肠壁呈条状延伸，有邻近血管，但血管管腔内未见类似肿瘤信号；3分：肿瘤穿透直肠壁呈条状延伸，有邻近血管，管腔内见类似肿瘤的中等信号，管腔增宽；4分：肿瘤邻近大血管管腔内见类似肿瘤的中等信号（如直肠上、中、下静脉），血管外廓不规则。其中0～2分EMVI阴性，3～4分EMVI阳性。

5）诊断要点：T_2WI主要表现为低信号肿块，部分含黏液成分（黏液腺癌）可表现为高信号。其术前分期主要结合三平面T_2WI，尤其是斜轴位T_2WI，观察肿瘤与肠壁各层的浸润关系及系膜内淋巴结的信号及边界。

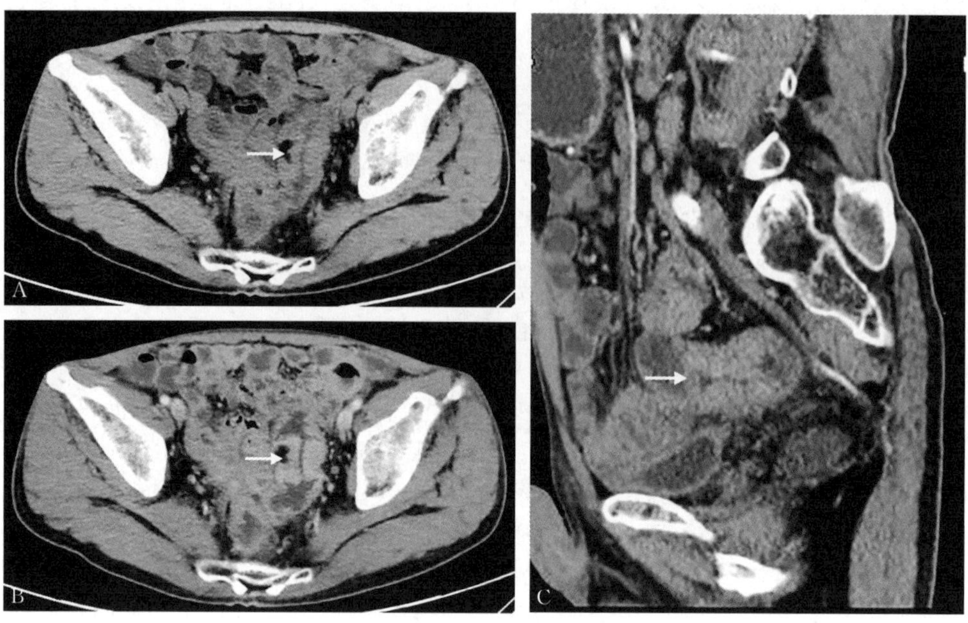

图 4－4－16　乙状结肠癌

注：患者，男性，62 岁。CT 平扫(A)、增强门脉期(B)及斜矢状位重建(C)可见乙状结肠局部肠壁增厚，增厚肠壁长度约为 2.5 cm，肠壁偏心性增厚，正常黏膜皱襞消失(箭头)。

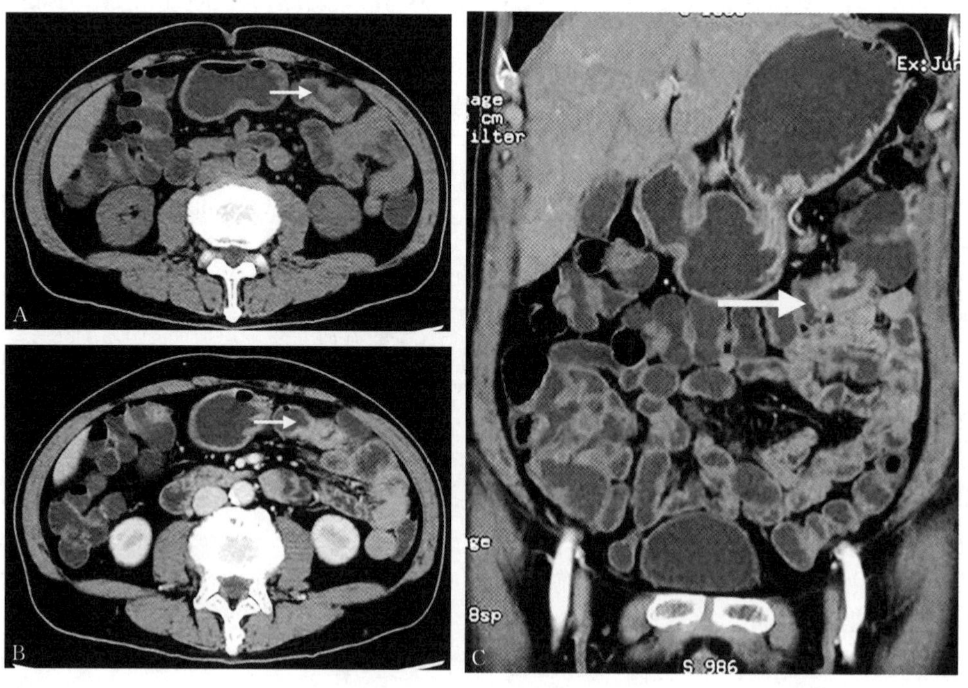

图 4－4－17　横结肠癌

注：患者，男性，77 岁。CT 平扫(A)、增强门脉期(B)及斜冠状位重建(C)可见横结肠局部肠壁增厚，肠壁偏心性增厚，正常黏膜皱襞消失(箭头)。

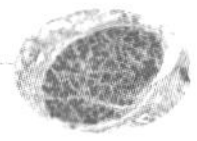

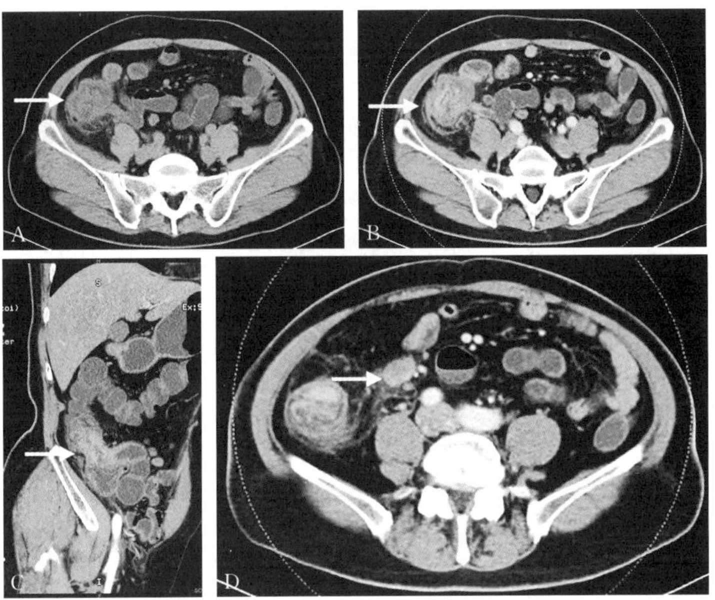

图 4－4－18　升结肠癌伴肠套叠

注：患者，男性，73 岁。CT 平扫(A)、增强门脉期(B)及斜冠状位重建(C)可见右半结肠一腔内增殖灶(箭头)，范围较短，边缘模糊，表面凹凸不平，增强扫描明显强化，并有套入近端升结肠感，邻近升结肠、回盲部、阑尾及末端回肠累及，肠壁水肿增厚，呈分层改变，阑尾增粗，邻近浆膜面毛糙，可见片状渗出影。回结肠血管旁可见多发增大淋巴结(D，箭头)，增强扫描部分强化不均。

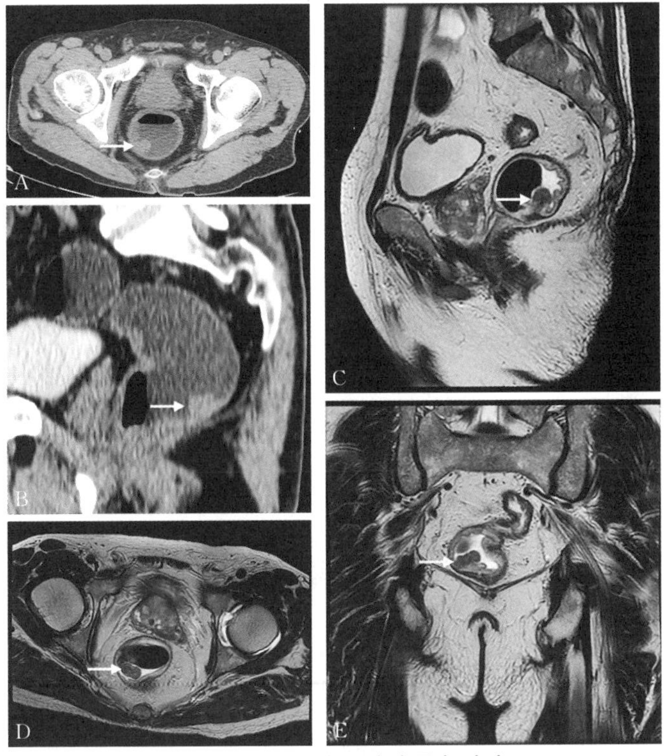

图 4－4－19　结肠腺瘤局部癌变

注：CT 平扫横断面(A)及冠状面(B)可见直肠下段腔内增殖灶(箭头)，基底较宽，表面凹凸不平，直肠 MRI(C～E，箭头)，可见病变处黏膜呈 T_2WI 低信号，固有肌层信号完整，病理证实为腺瘤恶变，累及黏膜下层。

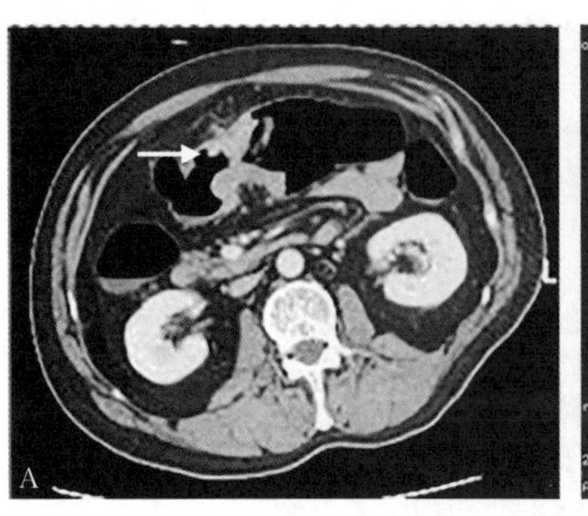

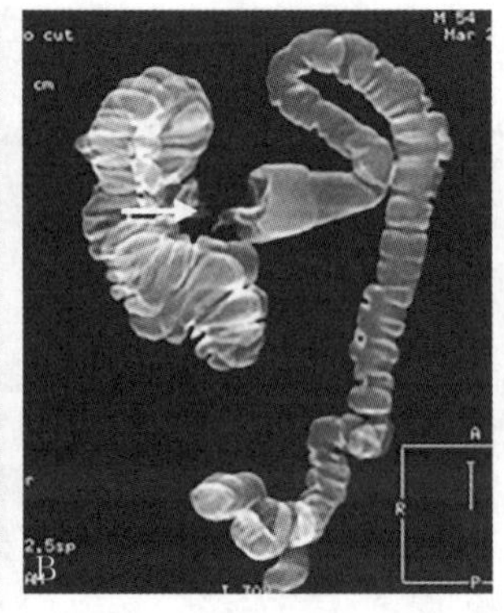

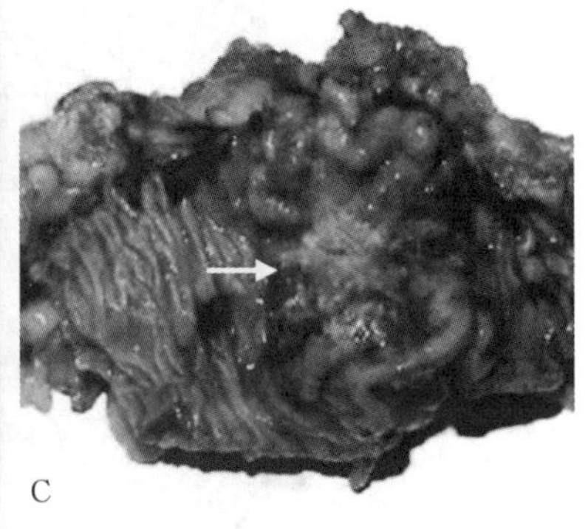

图 4-4-20　横结肠癌 CT 及仿真内镜

注:CT 增强门脉期(A)及仿真内镜(B、C)可见横结肠腔内增殖灶(箭头),范围较短,边缘模糊,表面凹凸不平。

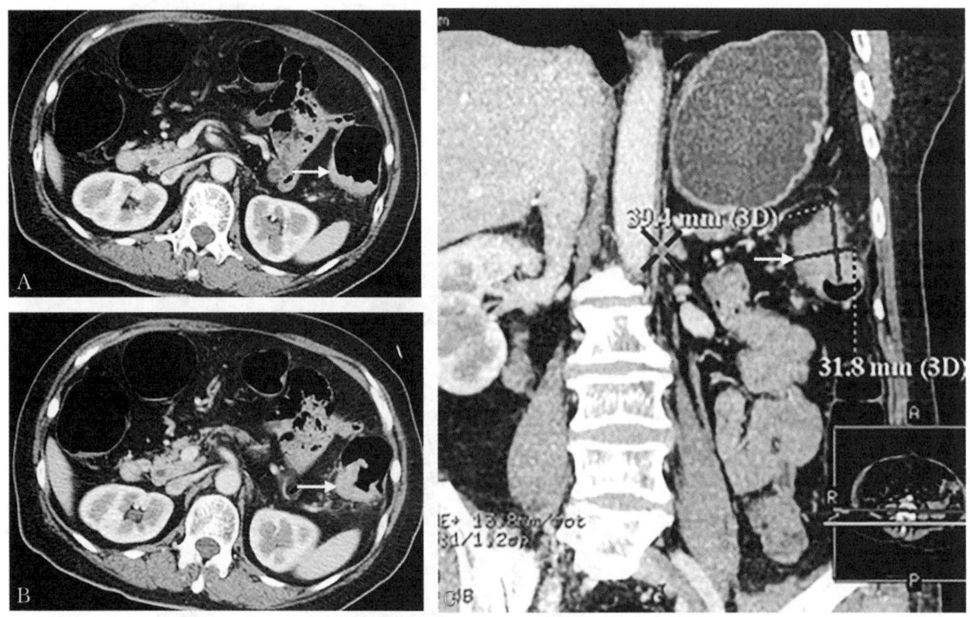

图 4-4-21　结肠脾曲癌

注:CT 增强门脉期横断面(A、B)可见结肠脾曲腔内增殖灶(箭头),肠壁外缘模糊,表面凹凸不平,冠状面重建图像(C)可以更好地显示肿瘤累及肠管的范围。

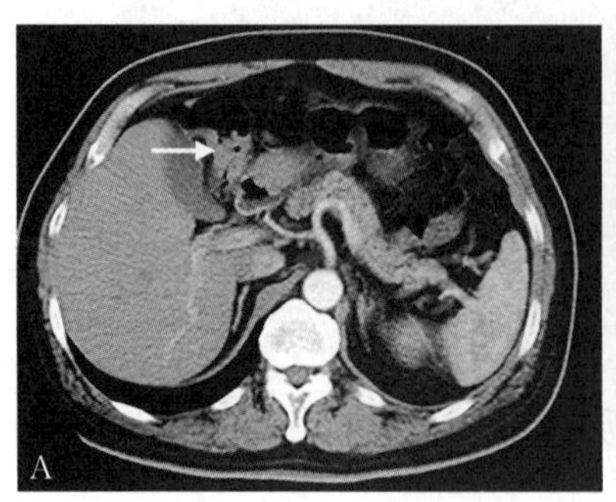

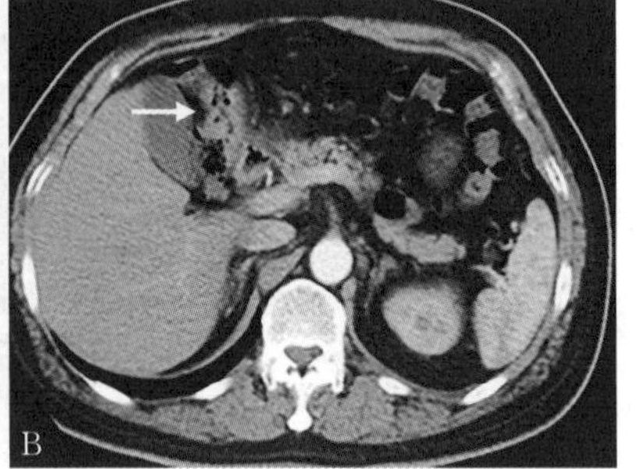

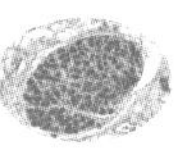

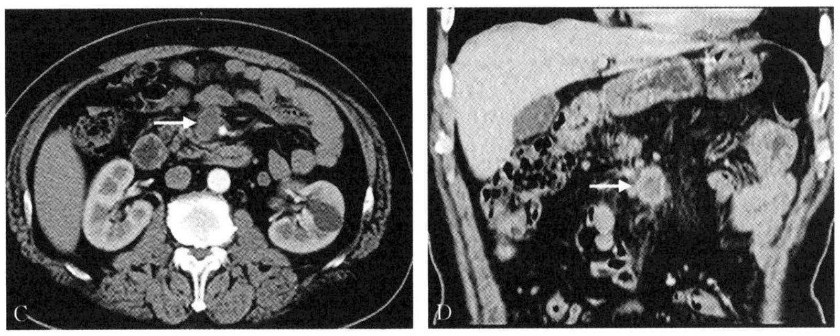

图 4-4-22 右半结肠癌伴淋巴结转移

注:CT 增强动脉期横断面(A、B)可见右半结肠腔内增殖灶(箭头),肠壁外缘模糊,表面凹凸不平,较低层面肠系膜根部(C、D,箭头)可见一枚肿大淋巴结,环形强化,提示内部坏死。

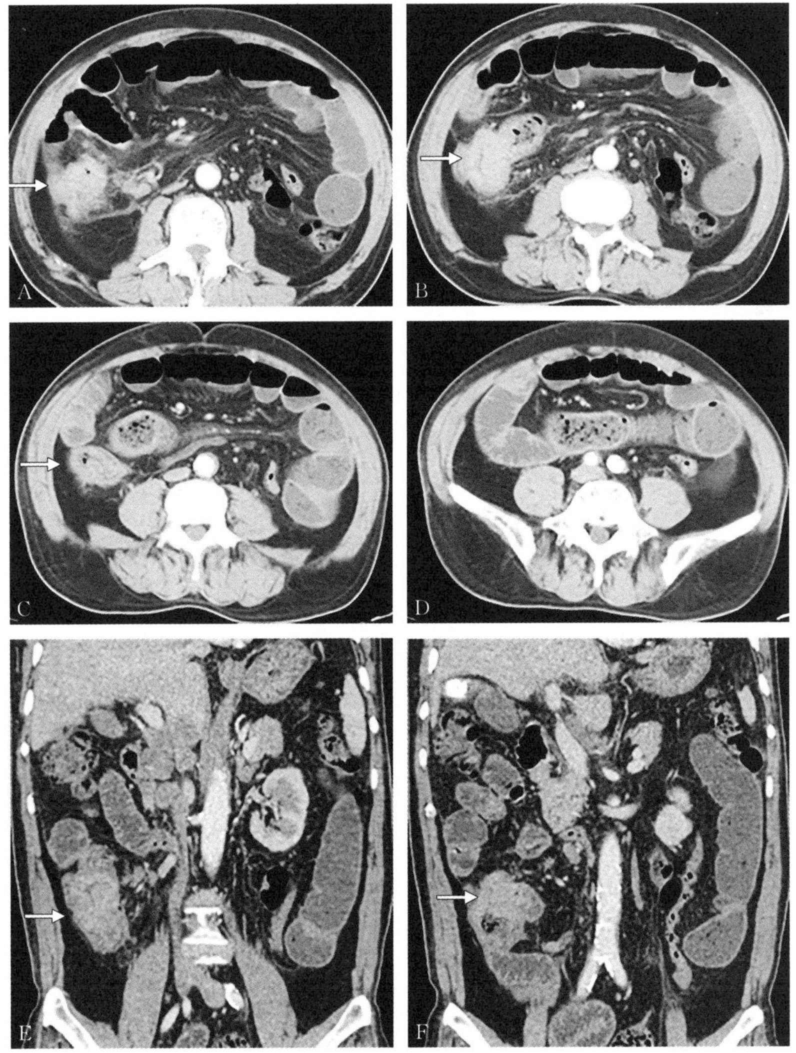

图 4-4-23 回盲部癌伴小肠梗阻

注:CT 增强横断面及冠状面重建可见回盲部腔内增殖灶(箭头),肠壁外缘模糊,局部管腔狭窄,同时可见腹腔内小肠广泛扩张积气、积液,多发气液平形成,提示小肠梗阻。

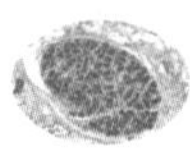

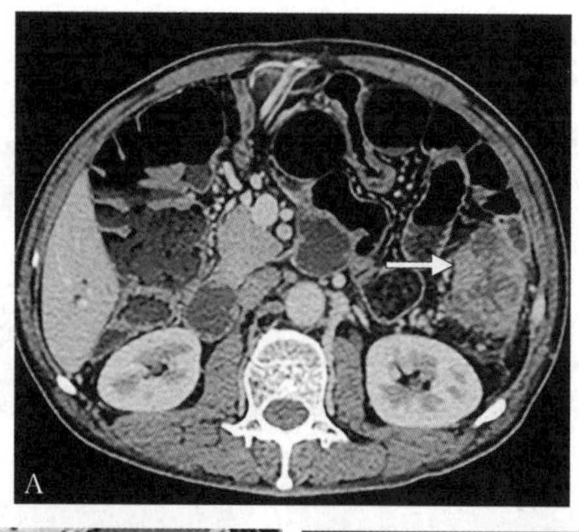

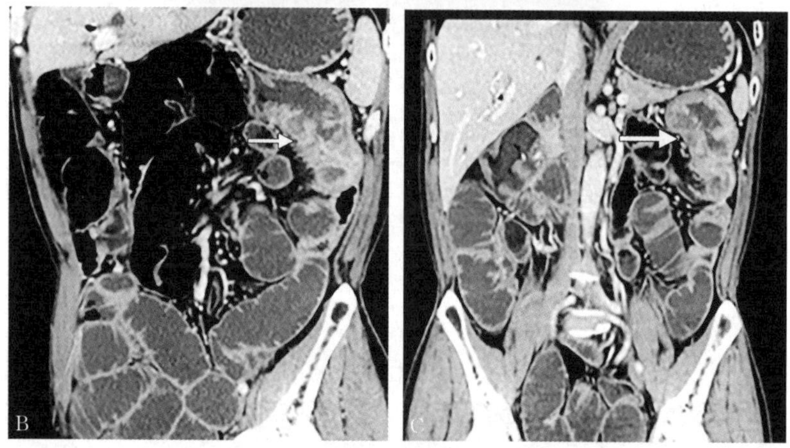

图 4－4－24　降结肠黏液腺癌

注：CT 增强横断面及冠状面重建可见降结肠腔内增殖灶（箭头），密度不均，内部见稍低密度，提示病灶内可能含有黏液成分。

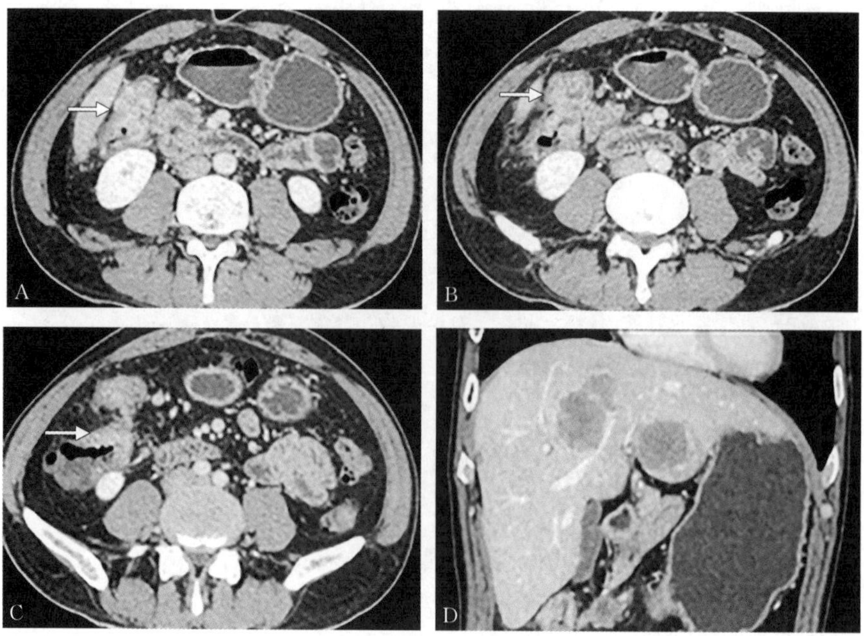

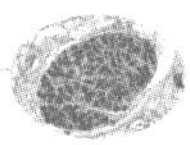

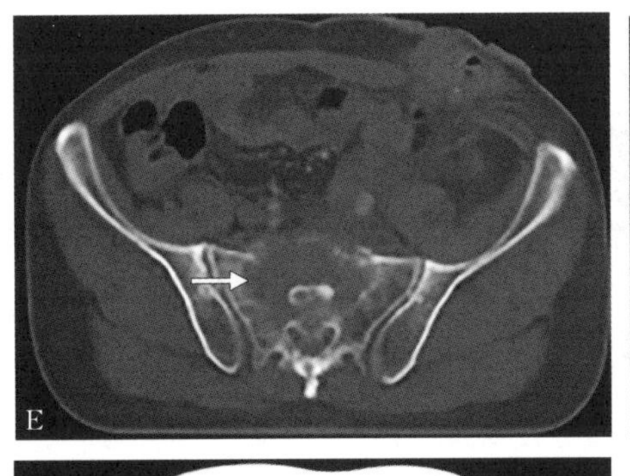

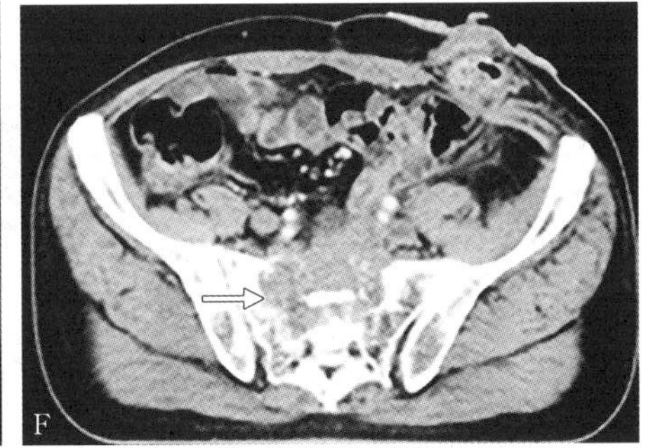

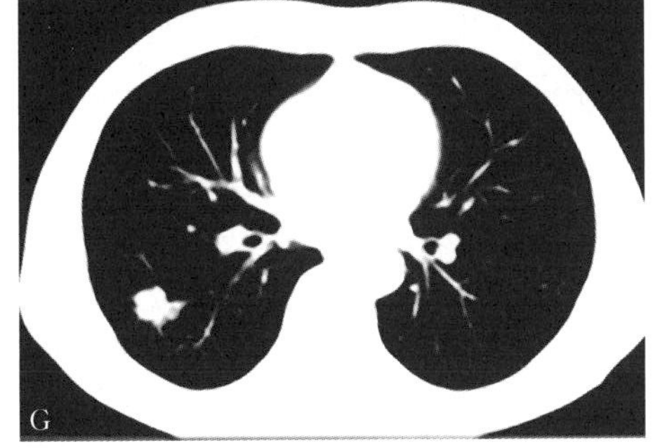

图 4-4-25　右半结肠伴肝肺及骨转移

注：CT 增强横断面可见右半结肠腔内增殖灶（A～C，箭头），累及范围较长，冠状面重建(D)可见肝脏多发轻度强化结节，较低层面（E、F，箭头）见骶椎骨质破坏伴软组织肿块影，胸部CT(G)示右肺转移。

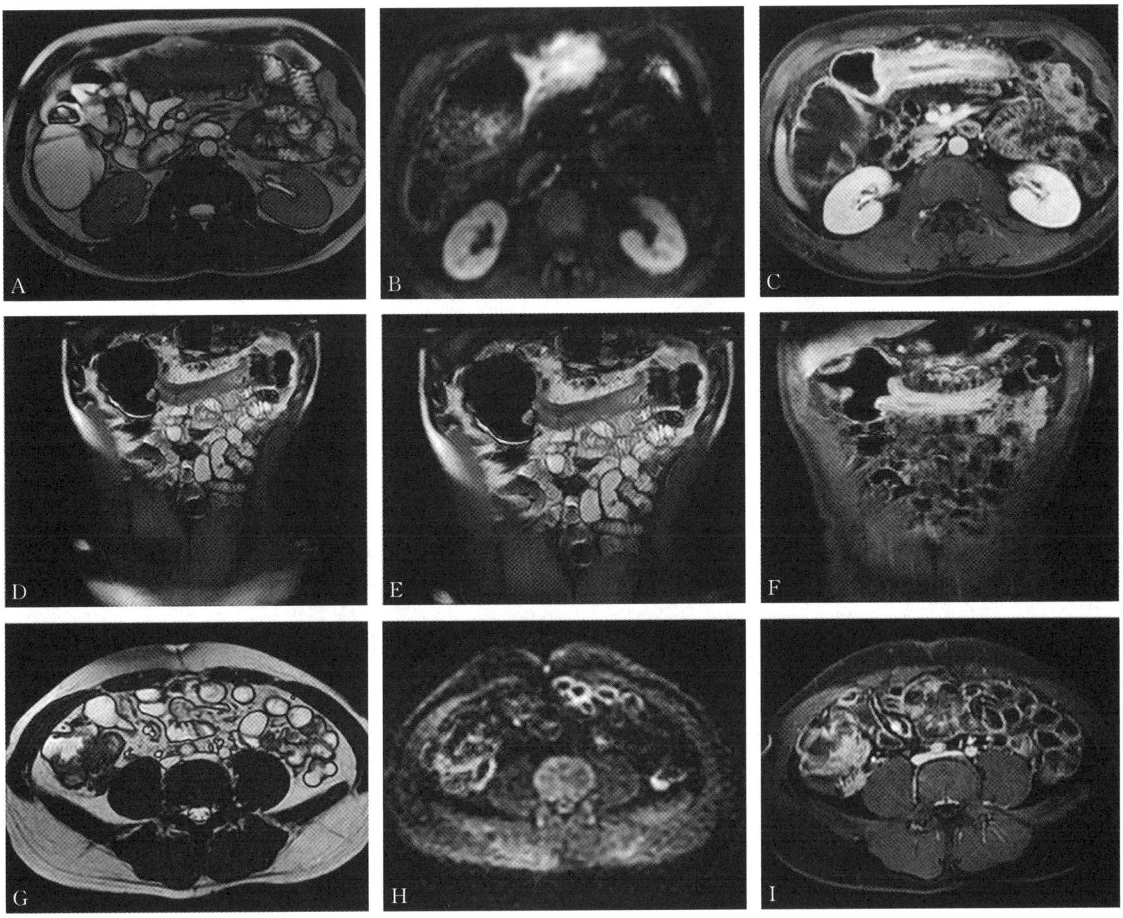

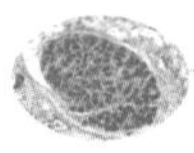

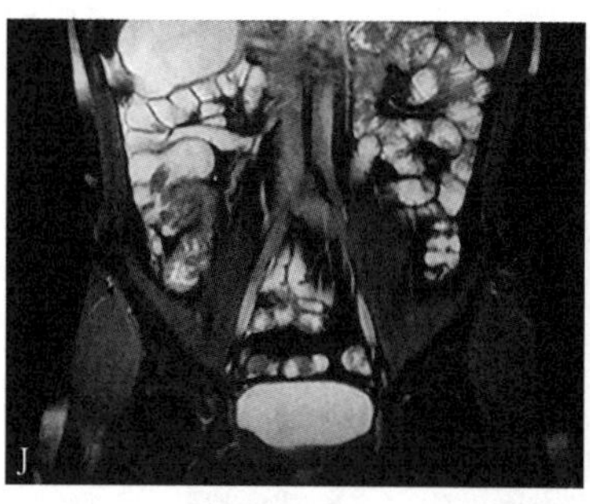

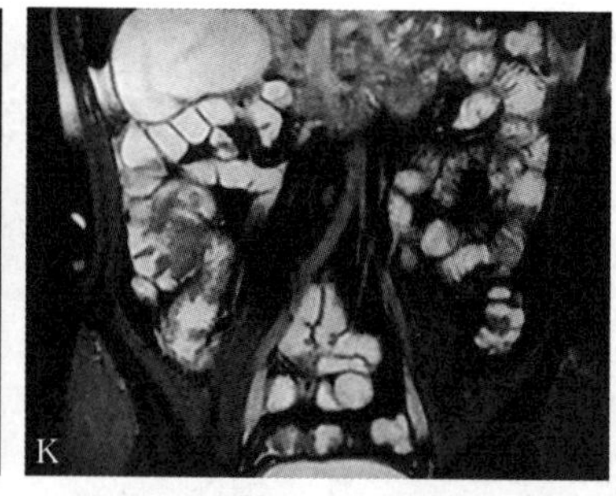

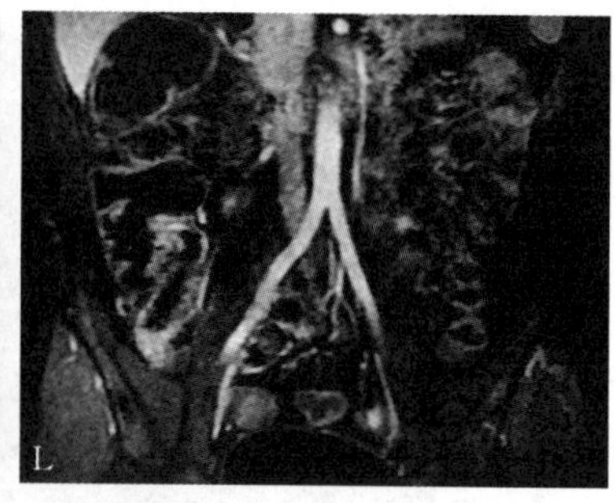

图 4-4-26　末端回肠、升结肠及横结肠低分化腺癌

注：患者，男性，28 岁。图 A、D、G、J 为 FIESTA 图像，图 E、K 为 T_2WI 图像，示横结肠、回盲部、末端回肠及阑尾不规则增粗，呈低信号，局部可见分层征象；图 B、H 为 DWI 图像，呈异常高信号，图 C、F、I、L 为 LAVA 动态增强图，示病灶明显强化，病灶周边见数枚淋巴结显示，并见扩张增粗直小血管聚集增多，梳状征显示清晰。

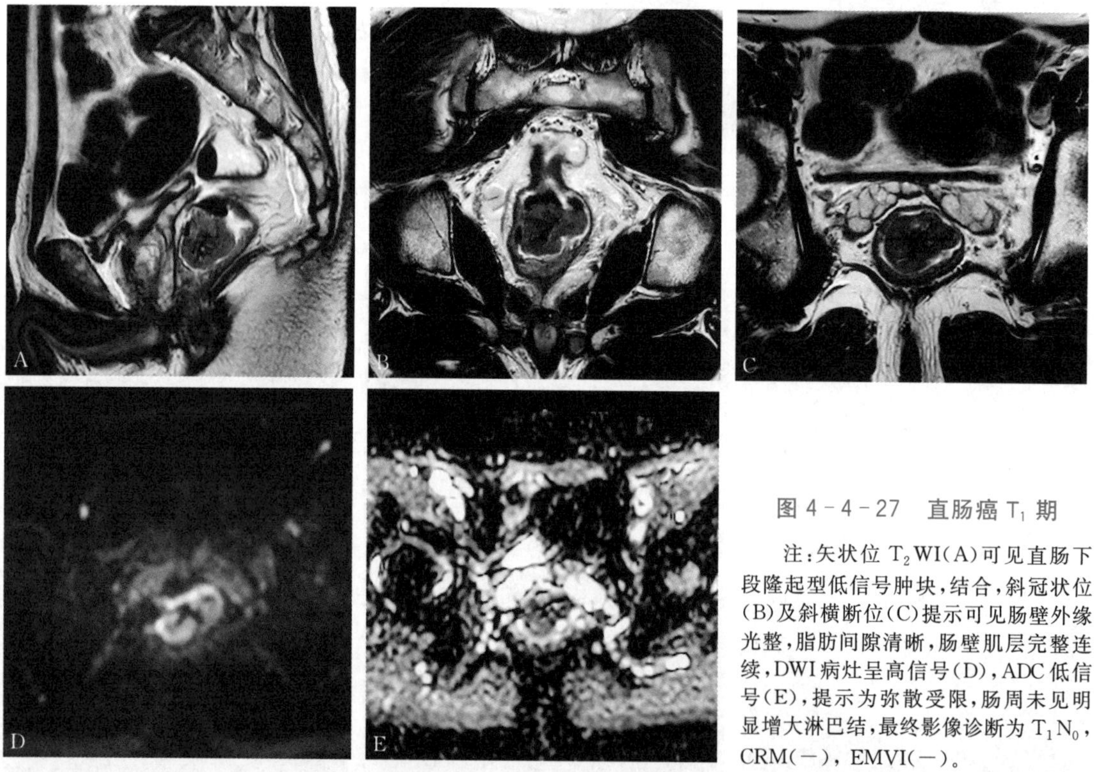

图 4-4-27　直肠癌 T_1 期

注：矢状位 T_2WI(A)可见直肠下段隆起型低信号肿块，结合，斜冠状位(B)及斜横断位(C)提示可见肠壁外缘光整，脂肪间隙清晰，肠壁肌层完整连续，DWI 病灶呈高信号(D)，ADC 低信号(E)，提示为弥散受限，肠周未见明显增大淋巴结，最终影像诊断为 T_1N_0，CRM(－)，EMVI(－)。

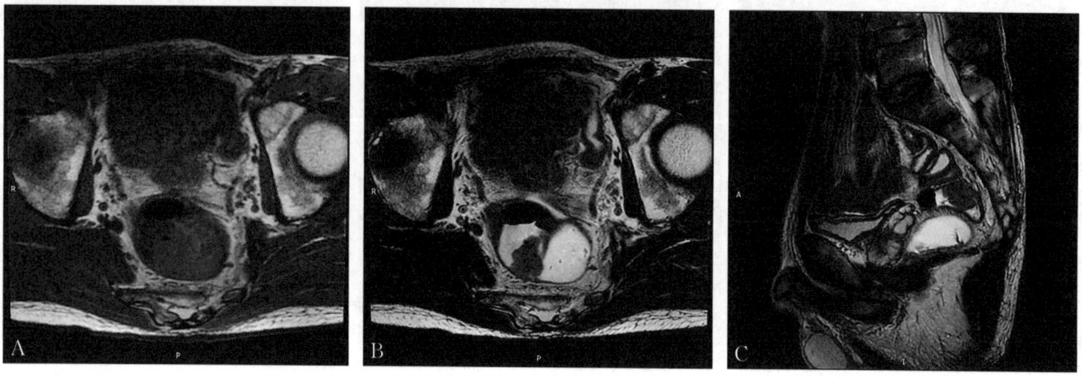

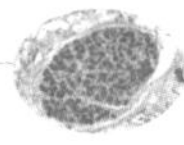

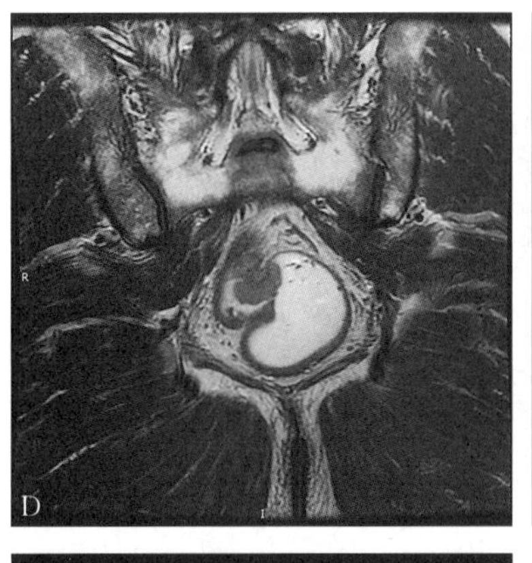

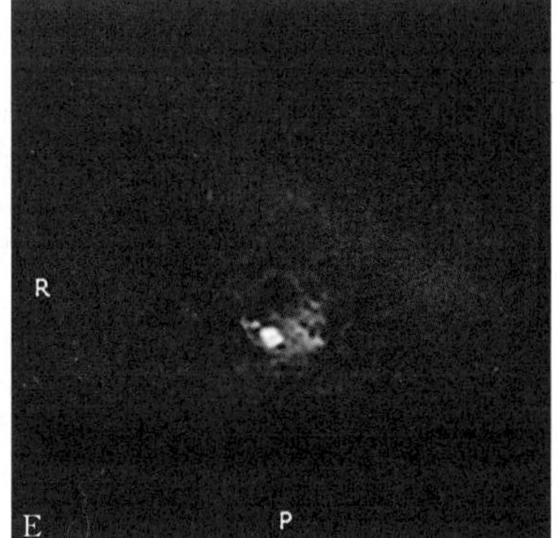

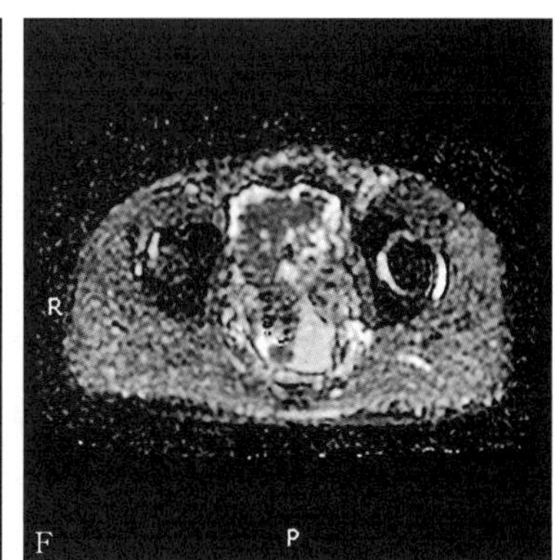

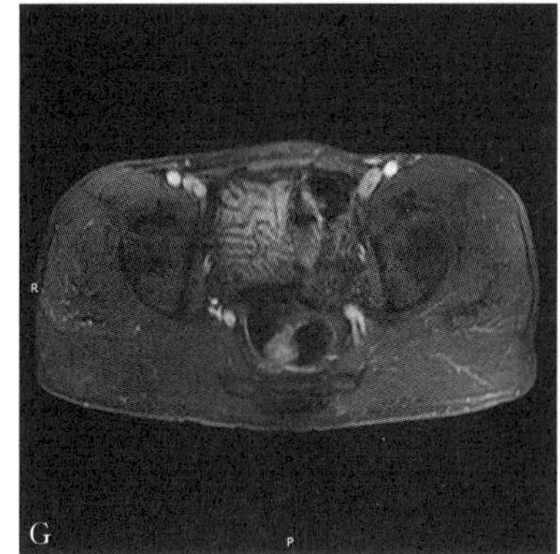

图 4-4-28　直肠癌 T_2 期

注：患者，男性，59 岁。直肠 MRI 上可见 T_1WI 低信号 T_2WI 低信号肿块(A～D)位于直肠中段，DWI 病灶呈高信号(E)，ADC 低信号(F)，提示为真性弥散受限，肠壁外缘光整，脂肪间隙清晰，肠壁肌层信号局部中断变薄，肠周未见明显增大淋巴结，增强病灶呈中等程度强化(G)。最终影像诊断为 T_2N_0，CRM(－)，EMVI(－)。

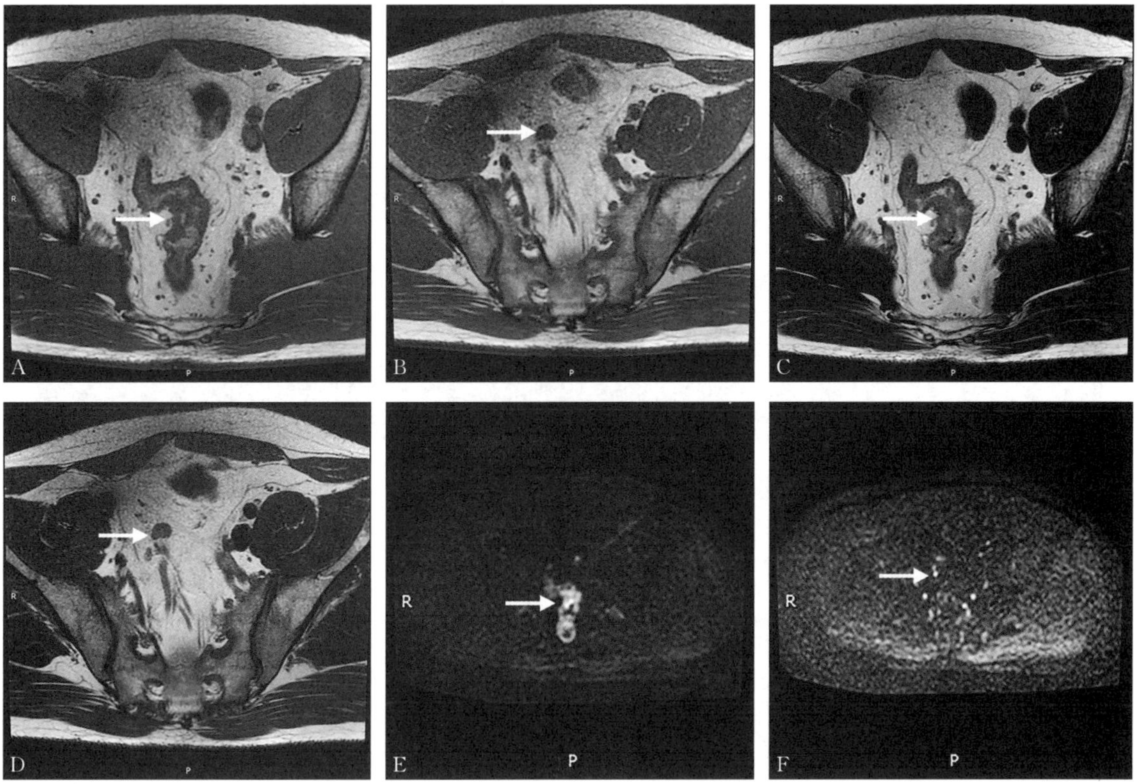

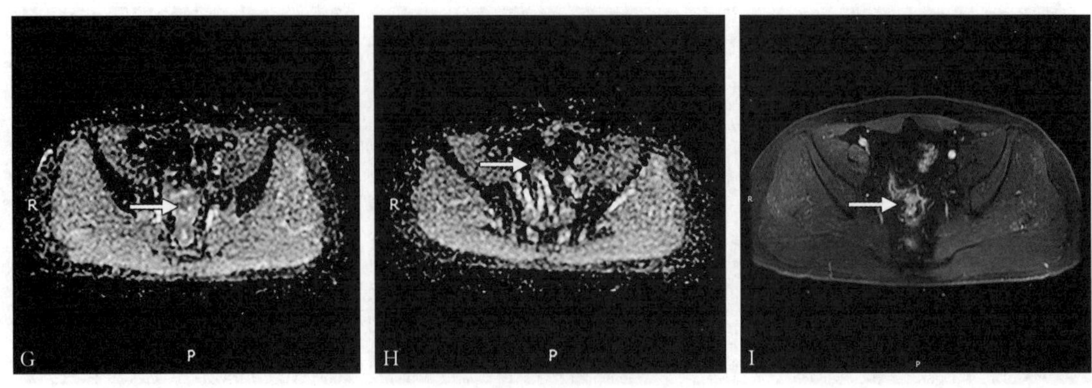

图 4-4-29　直肠癌 T_3N_{2a} 期

注：患者，男性，53 岁。直肠 MRI 上可见 T_1WI 低信号、T_2WI 低信号肿块（A、C，箭头）位于直肠上段，浸润性生长，DWI 病灶呈高信号（E，箭头），ADC 低信号（G，箭头），提示为真性弥散受限，肠壁外缘不光整，局部可见肿块结节样突出肠壁，肿块周围脂肪间隙见条索影，稍高层面可见肿大淋巴结显示（B、D，箭头），DWI 及 ADC 提示弥散受限（F、H，箭头），增强病灶呈中等程度强化（I，箭头）。最终影像诊断为 T_3N_{2a}。

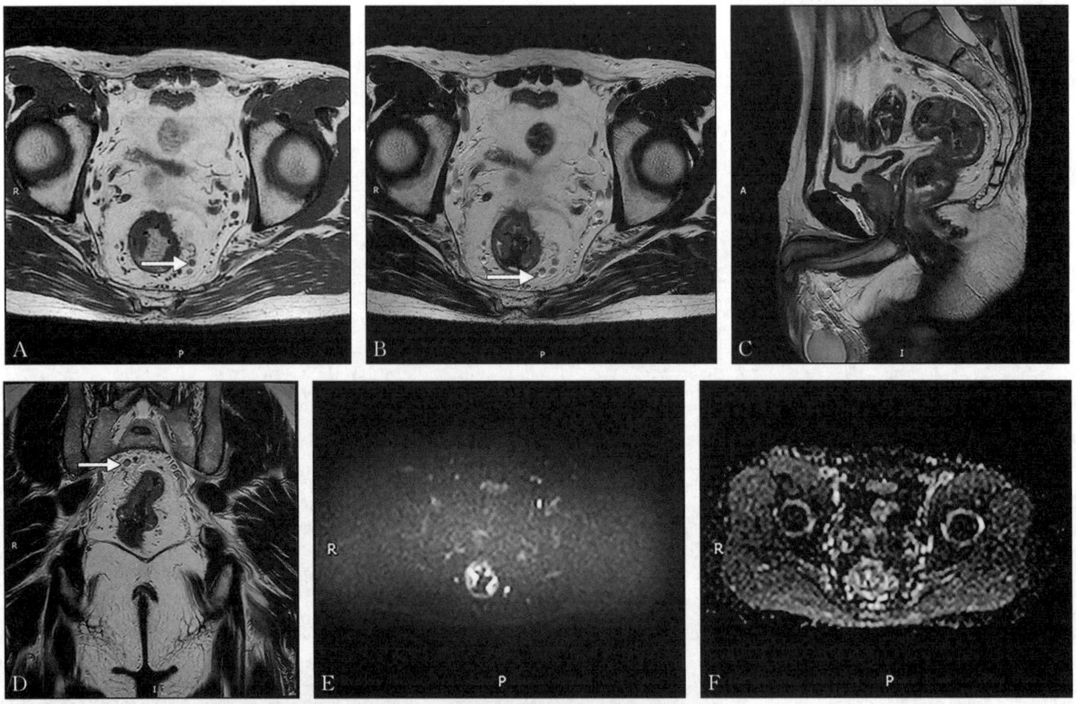

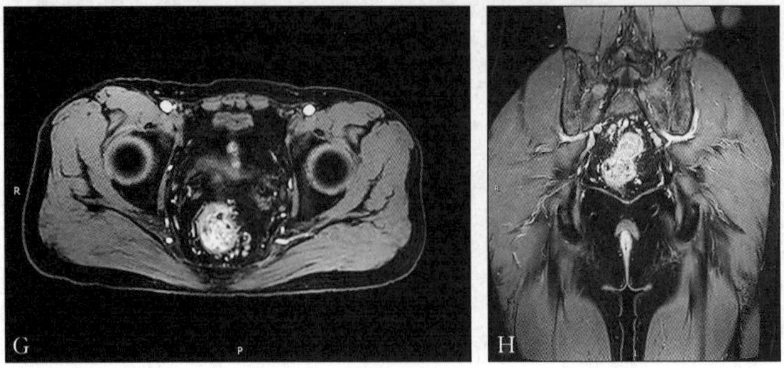

图 4-4-30　直肠癌 $T_{4a}N_{2a}$ 期

注：患者，男性，48 岁。直肠 MRI 上可见直肠中上段 T_1WI 低信号、T_2WI 低信号肿块，浸润性生长，横跨腹膜反折（A～D），DWI 病灶呈高信号（E），ADC 低信号（F），提示为弥散受限，肠壁外缘不光整，可见腹膜反折牵拉受累，肿块周围脂肪间隙见条索影，同层面可见几枚淋巴结显示（箭头），增强病灶及淋巴结呈中等程度强化（H）。最终影像诊断为 $T_{4a}N_{2a}$。

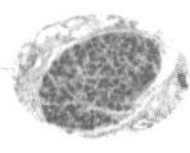

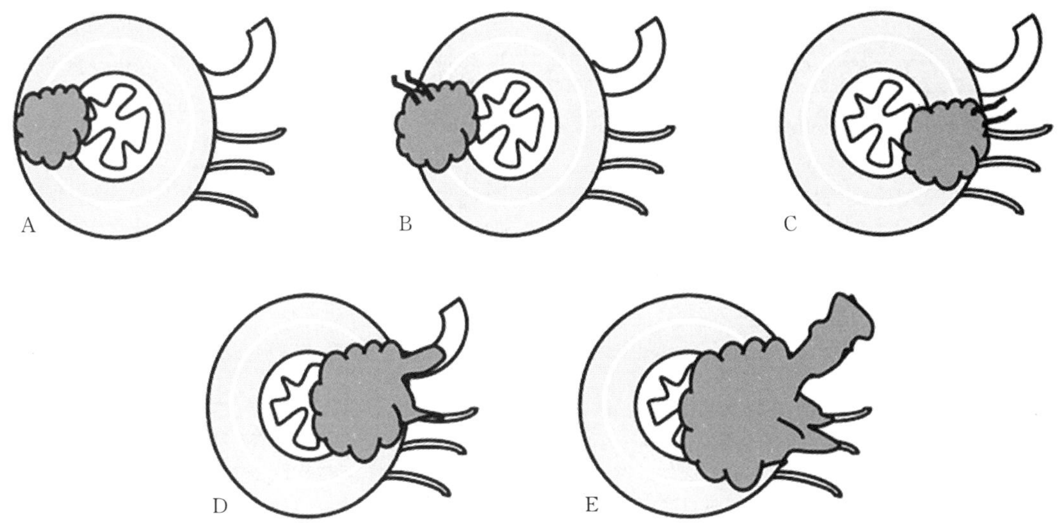

图 4-4-31 MR-EMVI 评分标准(Smith 5 级评分标准)

注:A. MR-EMVI 评分为 0;EMVI 结论阴性;肿瘤无结节样向肌层外延伸,并且在肿瘤穿透的区域附近无新的血管。B. MR-EMVI 评分为 1;EMVI 结论阴性;微小的线样或结节样壁外侵犯,但不与血管相邻。C. MR-EMVI 评分为 2;EMVI 结论阴性;在壁外血管附近有绞条索影,但这些血管管径正常,血管内没有明确的肿瘤信号。D. MR-EMVI 评分为 3;EMVI 结论阳性;血管内出现中等信号强度影,血管管径仅轻度扩张。E. MR-EMVI 评分为 4;EMVI 结论阳性;血管明显扩张,管壁不规则或结节样改变,内见明确肿瘤信号。

6) 鉴别诊断:结直肠癌需与痔疮鉴别,临床不乏因痔疮误诊的结直肠癌患者。痔疮其临床表现可与直肠癌相似,多数患者因便血就诊,目前痔疮的检查主要依靠临床检查,如肛门视诊、指诊及结直肠镜检查等,结合患者临床表现多可作出诊断,MRI 增强检查可辅助诊断,肠癌患者其增强多呈轻中度强化,与正常肠壁比较为相对低信号,痔疮增强扫描呈渐进性强化,强化程度高于周围正常管壁。内痔在 MRI 可表现为肛管中上段局部黏膜肿胀,典型的外痔表现为肛门口处梭形或结节状肿物脱出,混合痔则兼有以上两种表现。

(2) 鳞状细胞癌

1) 概述:肛管恶性肿瘤的主要组织学类型为鳞状细胞癌,由肛管鳞状上皮发生,人类乳头瘤病毒(HPV)感染是引起肛管鳞癌最重要的危险因素,95%的肛管鳞癌与 HPV 感染有关,其中主要是 HPV16 和 HPV18。肛门性交和多个性伴侣会增加 HPV 感染的机会,因而亦被认为是肛管癌的高危因素。其他的高危因素包括 HIV 感染、器官移植后长期使用免疫抑制剂、长期使用糖皮质激素、吸烟和抑郁。

2) 病理:肛管鳞状细胞癌包含大细胞角化性、小细胞非角化性(移行)、基底样细胞亚型,但是各亚型间没有预后差异,因此,WHO 推荐统一使用鳞状细胞癌描述所有的肛管鳞状细胞肿瘤。

肛管癌其术前 TNM 分期与结直肠癌不同(表 4-4-2)。原发肿瘤的评估主要依靠肿瘤大小及其与邻近组织结构及器官的解剖关系;肛管癌的淋巴引流主要由原发肿瘤的部位决定,病灶在齿状线以上的肿瘤主要播散至直肠周围淋巴结和髂内血管旁淋巴结,齿状线以下的肿瘤可能同时播散至腹股沟淋巴结和髂外淋巴结。肛管癌可转移至任何器官,其中肝和肺最常受累。

表 4-4-2 肛管癌 TNM 分期(AJCC 第 8 版)

分 期	评 价
原发肿瘤(T)	
T_x	原发肿瘤无法评价
T_0	无原发肿瘤证据
T_{is}	高级别鳞状上皮内瘤变
T_1	肿瘤最大径≤2 cm

续　表

分期	含义
T_2	2 cm＜肿瘤最大径≤5 cm
T_3	肿瘤最大径＞5 cm
T_4	不论肿瘤大小，浸润邻近器官，如阴道、尿道或膀胱
区域淋巴结(N)	
N_x	区域淋巴结无法评价
N_0	无区域淋巴结转移
N_1	区域淋巴结转移
N_{1a}	腹股沟淋巴结、直肠系膜淋巴结、髂内淋巴结转移
N_{1b}	髂外淋巴结转移
N_{1c}	髂外淋巴结伴任意 N_{1a} 淋巴结转移
远处转移(M)	
M_0	无远处转移
M_1	有远处转移

3）临床：肛管鳞状细胞癌在女性患者中更常见，但男性患者预后差。临床症状无特异性，肉眼观易与痔疮、皮脂腺囊肿等疾病混淆。多数肛管鳞状细胞癌表现为肛门处齿状线或齿状线以下部位缓慢生长的肿物，约一半伴有疼痛和便血，20%的患者无任何症状。肛管鳞状细胞癌的治疗与直肠癌有根本的不同：直肠癌多为腺癌，手术为其根本治疗方法，然肛管鳞状细胞癌手术的作用相对较小，其标准化治疗为联合放化疗，其治疗效果常于结束治疗后数周内出现。疗效反应的评估最好在完成治疗至少 6～8 周后进行。此外，肛管鳞状细胞癌治疗前要充分评估患者伴随的危险因素，如合并 HIV 感染者，要积极抗病毒治疗。

4）MRI 表现：肛管鳞状细胞癌影像学表现与直肠癌相似，均表现为 T_2WI 低信号肿块，DWI 受限呈高信号，增强扫描可见明显强化或不均匀强化。轴位和冠状位 T_2WI 图像，可清晰显示肿瘤与周围组织结构及脏器之间的解剖关系，MRI 的主要作用是对肿瘤进行准确分期，以指导临床下一步的治疗措施的制定及后续的治疗后复查(图 4-4-32)。

5）诊断要点：影像学表现除位置与直肠癌不同，其影像表现相似。但是对于部分低位直肠癌与肛管鳞状细胞癌患者在位置上难以区别，其诊断主要依靠肠镜病理，因不同病理类型——腺癌与鳞癌的治疗方案完全不同，前者多发生于直肠，以手术切除为主；后者组织学类型主要为鳞状细胞癌，治疗方案主要为联合放化疗。故发生于肛管的肿瘤术前肠镜病理尤为重要。

6）鉴别诊断：本病需与以下几种病症相鉴别。低位直肠癌：肛管鳞状细胞癌与低位直肠癌其临床及影像表现相似，其鉴别主要依靠病理。肛周脓肿及肛管黏膜炎症反应：肛周脓肿常有发热、白细胞增高等临床表现，影像学呈典型的环周强化，而炎症反应则边界较模糊，没有肿瘤的占位效应。肛周尖锐湿疣：是临床常见的性传播疾病，好发于中青年男性，有 HPV 感染所致；其诊断主要通过临床病史及相关临床检查明确，当发生在肛周时，临床主要表现为多发性乳头状、菜花状的粉红色或灰白色赘生物，常伴分泌物，患者可有瘙痒、排便困难及肛门疼痛、出血等症状，影像学检查主要明确病灶范围及与周围组织器官的关系，MRI 可表现为肛周菜花样或多个融合结节影，呈 T_1WI 低信号，T_2WI 混杂稍高信号，增强可见不均匀强化。结合肿瘤指标及临床症状可与肛管癌相鉴别。

(3) 间质瘤

1）概述：胃肠道间质瘤(gastrointestinal stromal tumor，GIST)是胃肠道最常见的间叶组织来源肿瘤，起源于卡哈尔间质细胞或起源于幼稚细胞向卡哈尔细胞间质分化，占全部胃肠道恶性肿瘤的 0.1%～3.0%，可发生于任何年龄，以 50～60 岁多见，男女发病率相近，整体发病率(10～20)/10 万。GIST 可发生在胃肠道的任何部位，包括网膜、肠系膜和腹膜，但主要发生于胃和小肠。

2）病理：GIST 标本多数呈膨胀性生长，边界清楚，质硬易碎，切面呈鱼肉状，灰红色，可有出血、坏死、囊变等继发性改变。GIST 依据其发生部位分 4 型：①黏膜下型，内生性生长，肿瘤从黏膜下向腔内生长；②肌壁层型，混合性生长，肿瘤同时向腔内外生长突出；③浆膜下型，外生性生长，肿瘤从浆膜下向腔外生长、突出；④胃肠道外

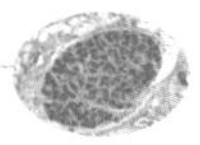

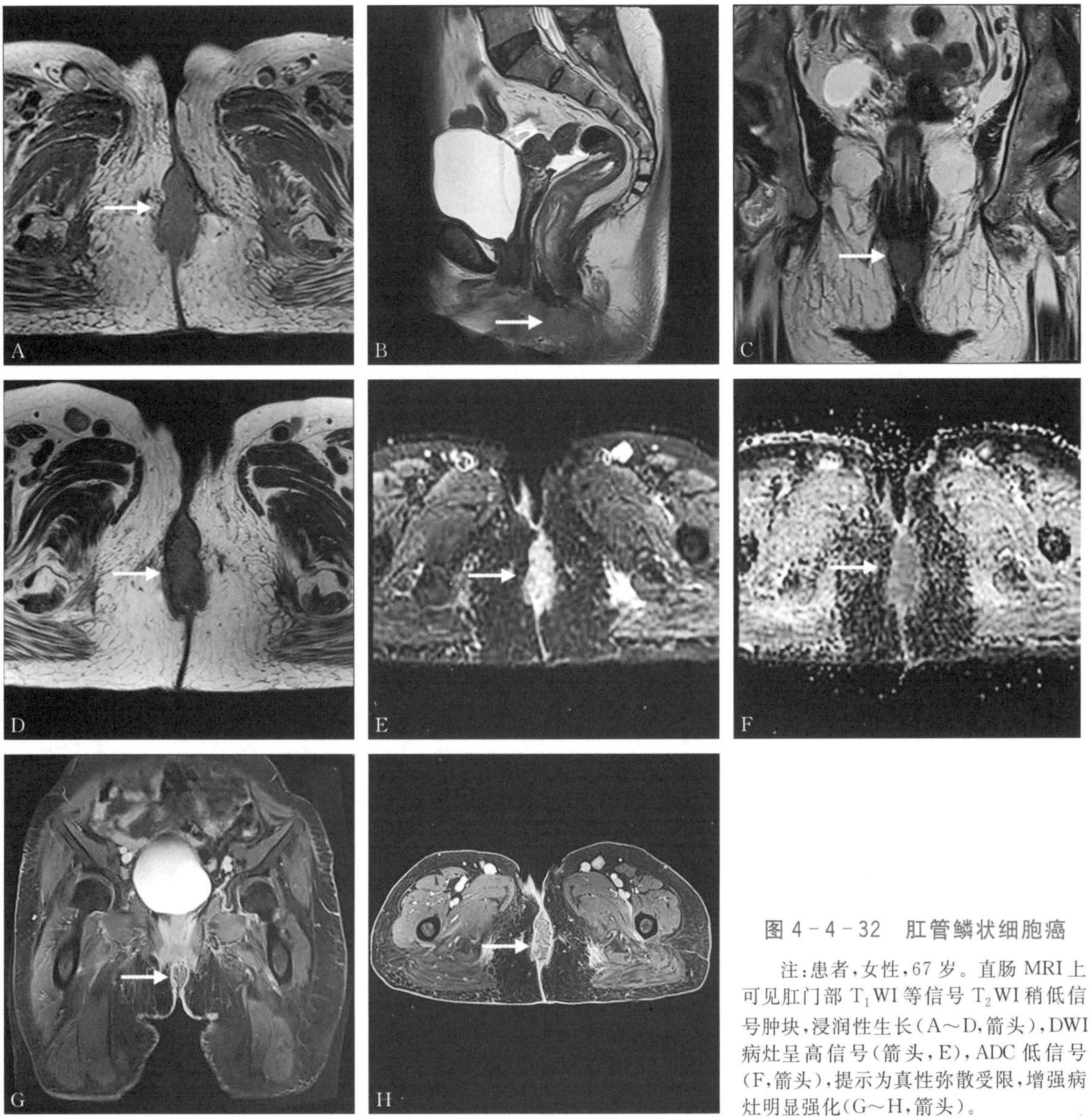

图 4-4-32 肛管鳞状细胞癌

注:患者,女性,67 岁。直肠 MRI 上可见肛门部 T_1WI 等信号 T_2WI 稍低信号肿块,浸润性生长(A~D,箭头),DWI 病灶呈高信号(箭头,E),ADC 低信号(F,箭头),提示为真性弥散受限,增强病灶明显强化(G~H,箭头)。

型,起源于胃肠道壁以外的腹腔内其他部位,如肠系膜、网膜等。组织学上,依据瘤细胞的形态可将 GIST 分为三大类:梭形细胞型(70%)、上皮样细胞型(20%)及梭形细胞-上皮样细胞混合型(10%)。免疫组化目前常采用 CD117、CD34 及 DOG-1 免疫学联合检测,其中 CD117 及 DOG-1 常为弥漫强阳性,多 100%表达,CD34 的表达达 80%。大多数病例具有 c-kit 或 *PDGFRA* 基因活化突变,少数病例涉及其他分子改变,包括 *SDHX*、*BRAF*、*NF1*、*K/N-RAS* 及 *PIK3CA* 等基因突变等。

3) 临床:GIST 的临床表现决定于肿瘤发生的部位及大小,20%的 GIST 没有症状,在偶然情况下发现。临床最常见的症状是腹部隐痛不适、黏膜溃疡出血和贫血,50%~70%患者可触及腹部肿块,少见的症状有厌食、恶心呕吐、体重下降等,也可出现急腹症、梗阻、肠套叠、穿孔或破裂和腹膜炎等表现。

4) MRI 表现:

A. 平扫:呈圆形、类圆形或分叶状肿块,边界清

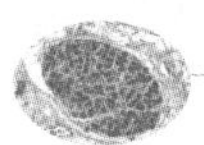

楚；T_1WI 呈低或稍低信号，多与肌肉信号相当，信号不均，部分出血灶可为片絮状高信号，T_2WI 以高或稍高信号为主，内部可见液性坏死；周边可见环形细线样 T_1WI、T_2WI 低信号包膜(图 4-4-33、34)。

B. 增强：实性部分多呈中度不均匀渐进性强化，内部多出现无强化坏死区，部分可与肠管相通，实性成分内可见密集或稀疏的条状及簇状强化的肿瘤血管影。

5）诊断要点：GIST 起源于消化道黏膜下层，病灶所在消化道黏膜层完整，MRI 表现为边界清楚的黏膜下肿块，T_1WI 为多与肌肉信号相当，呈低或稍低信号，T_2WI 以高或稍高信号为主，出血坏死囊变多见，坏死囊腔可与肠腔相同，肿瘤血供丰富，增强呈中高度强化，延迟扫描强化程度多持续升高。

6）鉴别诊断：GIST 主要与消化道腺癌、淋巴瘤、平滑肌肿瘤和神经源性肿瘤鉴别。消化道腺癌：多起源于黏膜层，腔内型多见，呈不规则肿块，管壁增厚、僵硬。淋巴瘤：表现为肠壁弥漫性增厚，可见“夹心面包征”和“动脉瘤样肠腔扩张征”，周围可见肿大淋巴结显示。平滑肌瘤（或平滑肌肉瘤）：为良性肿瘤，形态规则，边界清楚，密

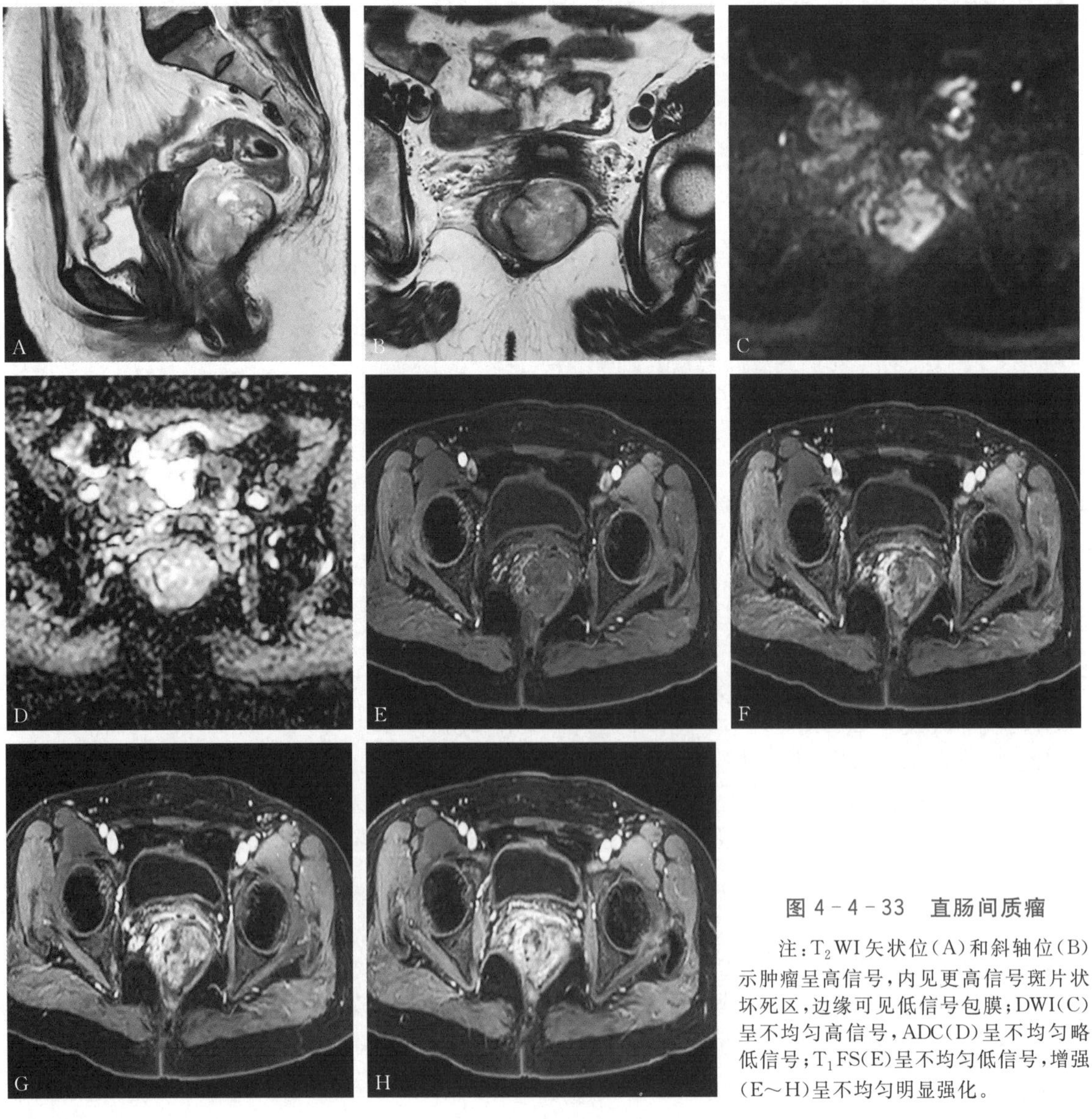

图 4-4-33　直肠间质瘤

注：T_2WI 矢状位(A)和斜轴位(B)示肿瘤呈高信号，内见更高信号斑片状坏死区，边缘可见低信号包膜；DWI(C)呈不均匀高信号，ADC(D)呈不均匀略低信号；T_1FS(E)呈不均匀低信号，增强(E～H)呈不均匀明显强化。

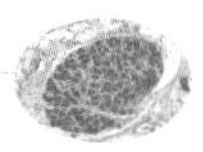

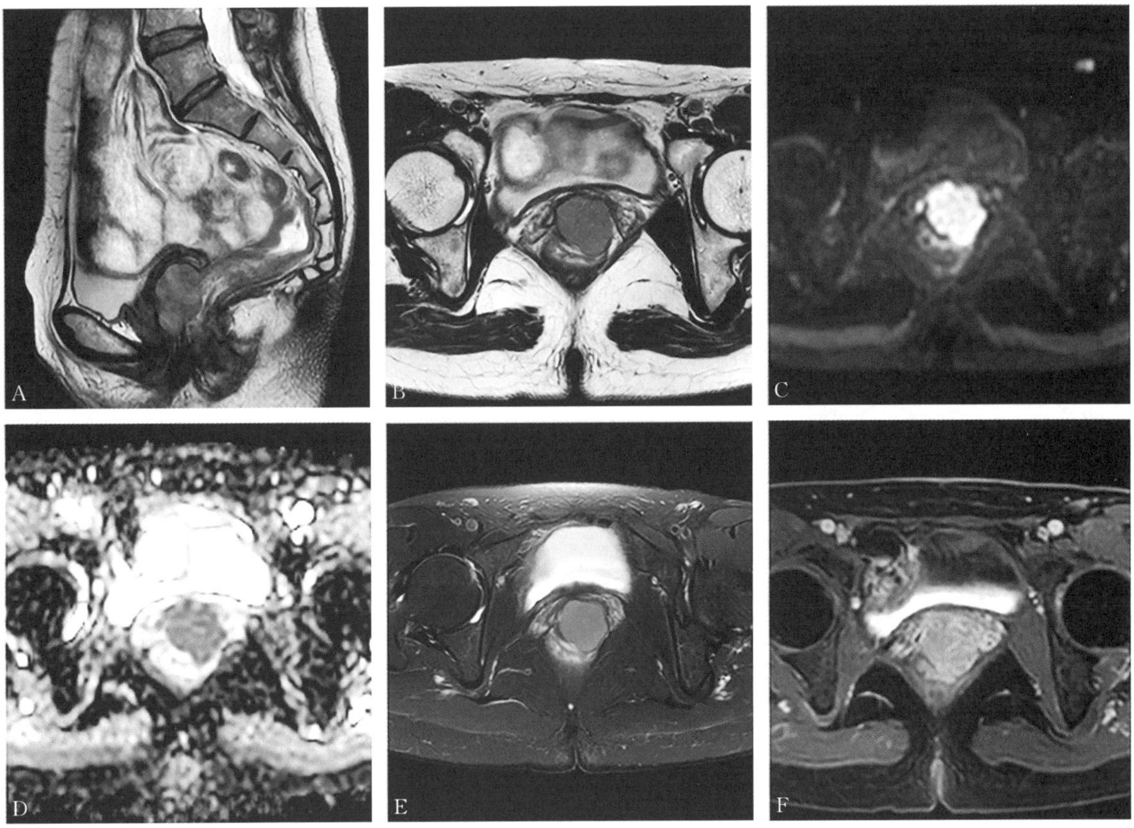

图 4－4－34 直肠下段间质瘤

注：患者，女性，53 岁，MRI 示直肠下段见一不规则肿块影，病灶边界欠清，呈分叶状，内信号较均匀，病灶 T_2WI 呈稍高信号（A、B、E），DWI 明显受限呈高信号，ADC 图信号减低（C、D），病灶增强后呈较均匀中等强化（F），病灶所在黏膜层较光整，大部分向前凸出于肠壁外，阴道受压前移。

度均匀，强化均匀；平滑肌肉瘤可发生于空回肠及小肠系膜，恶性度较高，肿瘤体积常较大，常有出血、钙化及坏死囊变，中心地图样坏死有一定特征，强化程度较 GIST 更显著、更不均，有腹膜后血管受侵倾向。神经源性肿瘤：以神经鞘瘤多见，多为良性肿瘤，形态多规则，坏死囊变较少，强化相对均匀一致，但确诊仍依赖于病理组织及免疫组化，神经源性肿瘤不表达 CD117。

（4）淋巴瘤

1）概述：结肠淋巴瘤（lymphomas of the colon）起源于淋巴网状组织，包括原发于结肠的结外型淋巴瘤和继发性淋巴瘤，前者多位于回盲部，后者以直肠、乙状结肠为主。原发结肠淋巴瘤是一种比较少见的肿瘤，只占肠道淋巴瘤的 13%，占结肠恶性肿瘤的 1%～2%，但是其发病率是仅次于结肠癌的恶性肿瘤，男性多于女性。

原发性结肠淋巴瘤最常见于 HIV 感染、免疫抑制或慢性溃疡性结肠炎患者，其发生的机制可能为：由于持续或反复的自身抗原刺激，或异体器官移植的存在，或免疫缺陷患者的反复感染，免疫细胞发生增殖反应，同时伴有遗传性或获得性免疫障碍导致 T 细胞的缺失或功能障碍，淋巴细胞对抗原刺激的增殖反应缺少自身调节控制，最终出现无限增殖，导致淋巴瘤发生。

2）病理：结肠淋巴瘤多数起病于盲肠，开始于肠壁黏膜下层的淋巴组织，初起病灶较局限，黏膜多光整。以后肿瘤增大，大体形态像息肉，突向肠腔；黏膜破溃出血可形成溃疡；或以广泛肠壁增厚为主。有的肿瘤向肠壁外发展，在肠管外形成巨大肿块，肠管仅轻度狭窄。结肠淋巴瘤起源于结肠黏膜固有层或黏膜下层的淋巴组织，常在黏膜固有层或黏膜下层沿器官长轴生长，再向腔内、腔外侵犯，病变早期范围即可广泛或多发。由于肿瘤早期破坏肠壁神经组织，引起肠张力减退，这时肠管可扩张。肿瘤进一步生长可引起肠管狭窄。

结肠淋巴瘤大体病理主要分4型：①浸润型，管壁黏膜下浸润，黏膜皱襞隆起、褶曲，可呈局限性或弥漫性。②肿块型，局部肿块形成，表面多无破坏，肿块较大时覆盖其上的黏膜常有水肿、糜烂和出血，或表浅溃疡形成。③溃疡型，增厚的结肠壁可见大小不等的溃疡。④混合型，上述几种征象可以同时出现。

结肠淋巴瘤几乎全部为非霍奇金淋巴瘤，霍奇金淋巴瘤占极少数，其中60%～80%为B细胞来源，最常见的病理类型是弥漫大B细胞淋巴瘤，其他包括黏膜相关淋巴组织(MALT)淋巴瘤、滤泡型淋巴瘤和小淋巴细胞淋巴瘤、慢性淋巴细胞白血病，另外还有Burkitt淋巴瘤、套细胞淋巴瘤等少见类型。

3）临床：原发性结肠淋巴瘤多数起病隐匿，早期无特异性表现，或仅出现腹胀不适；中、晚期表现与结直肠癌相似，可表现为腹痛、腹胀腹泻、大便习惯及性状改变、恶心、呕吐、发热、大便潜血、肉眼血便，甚至下消化道大出血、体重减轻、腹部肿块，可致肠梗阻。常有周期性发热，淋巴瘤发热的特点为长期反复发热，午后体温上升，夜间达高峰，凌晨体温自行消退。

4）MRI表现：原发性结肠淋巴瘤Dawson诊断标准：①无病理性浅表淋巴结肿大；②白细胞计数和分类正常；③未发现纵隔淋巴结肿大；④手术证实病变；⑤肝脏、脾脏正常。

常见的影像表现：①管壁增厚。肠壁呈节段性或弥漫性增厚，增厚管壁常呈环周性、对称性改变，亦可增厚形成巨大软组织肿块；肠道黏膜层常无破坏。②肠腔改变。受累肠管具有一定柔软度，较少出现肠梗阻；肿瘤可破坏肌层内的自主神经丛而导致管腔明显扩张，表现为一特殊征象——动脉瘤样扩张，即受累肠壁明显增厚，但管腔不出现狭窄，反呈明显扩张，呈动脉瘤样改变，增强扫描肠黏膜中断、不连续，呈轻中度强化，显示宽大气液平。③肿瘤信号及强化改变。肿瘤信号较均匀，T_1WI与肌肉信号相比呈略低信号，T_2WI呈稍高信号，DWI呈高信号，增强后呈均匀轻中度强化，病灶内坏死、囊变、出血及钙化少见。④周围组织、器官受累；淋巴瘤一般不侵犯周围组织、器官，与之分界较清楚；进展期肿瘤可侵及周围结构。⑤淋巴结改变。常伴肠管周围淋巴结肿大，沿血管走行分布；部分融合淋巴结可包绕血管及脂肪组织，形成典型的夹心面包征；部分患者伴有腹膜后、肝门、脾门区淋巴结肿大。⑥远处转移表现。少数原发性肠道淋巴瘤可有远处器官转移，部分患者可伴有肝、脾浸润，表现为肝、脾弥漫性肿大；进展期原发性胃肠道淋巴瘤较难与继发性胃肠道淋巴瘤鉴别(图4-4-35)。

5）诊断要点：肠壁节段性或弥漫性环周、对称性增厚，可形成软组织肿块，黏膜层常无破坏，坏死、囊变、出血及钙化少见，部分可见特征性动脉瘤样扩张症和/或夹心面包征。

6）鉴别诊断：需要与以下疾病鉴别。结肠癌：结肠癌表现主要为肠壁增厚呈环形、半环形增厚或肠腔内偏心性分叶状肿块，肠腔狭窄明显，黏膜破坏中断，肿瘤穿透肠壁时浆膜层显得模糊毛糙，肠周脂肪线消失，增强扫描肠壁轻度均匀或不均匀强化，易侵犯周围脏器，可伴腹腔及腹膜后淋巴结肿大。克罗恩病：临床以腹痛腹泻为主要表现，低热为主，肠道淋巴瘤多见高热，克罗恩病一般病史较长、常有复发史及肛周脓肿，可有腹部肿块，往往因局部炎症穿孔形成内瘘；影像学主要表现为节段性肠壁增厚，系膜侧明显，可见分层现象，肠腔狭窄，病变邻近段肠管扩张，肠系膜及腹膜后淋巴结均匀增大。肠结核：亦可出现腹部包块，有时与恶性淋巴瘤较难鉴别，但前者一般都有结核病史，有低热、盗汗及血沉加快，腹部检查有揉面感，周身情况一般不出现进行性恶化。

（5）*神经内分泌癌*

1）概述：神经内分泌癌是一种含神经内分泌颗粒，以分泌特异性激素和多肽类为特征的特殊肿瘤。常分为大细胞神经内分泌癌、类癌、不典型

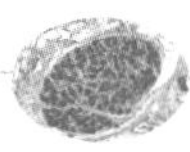

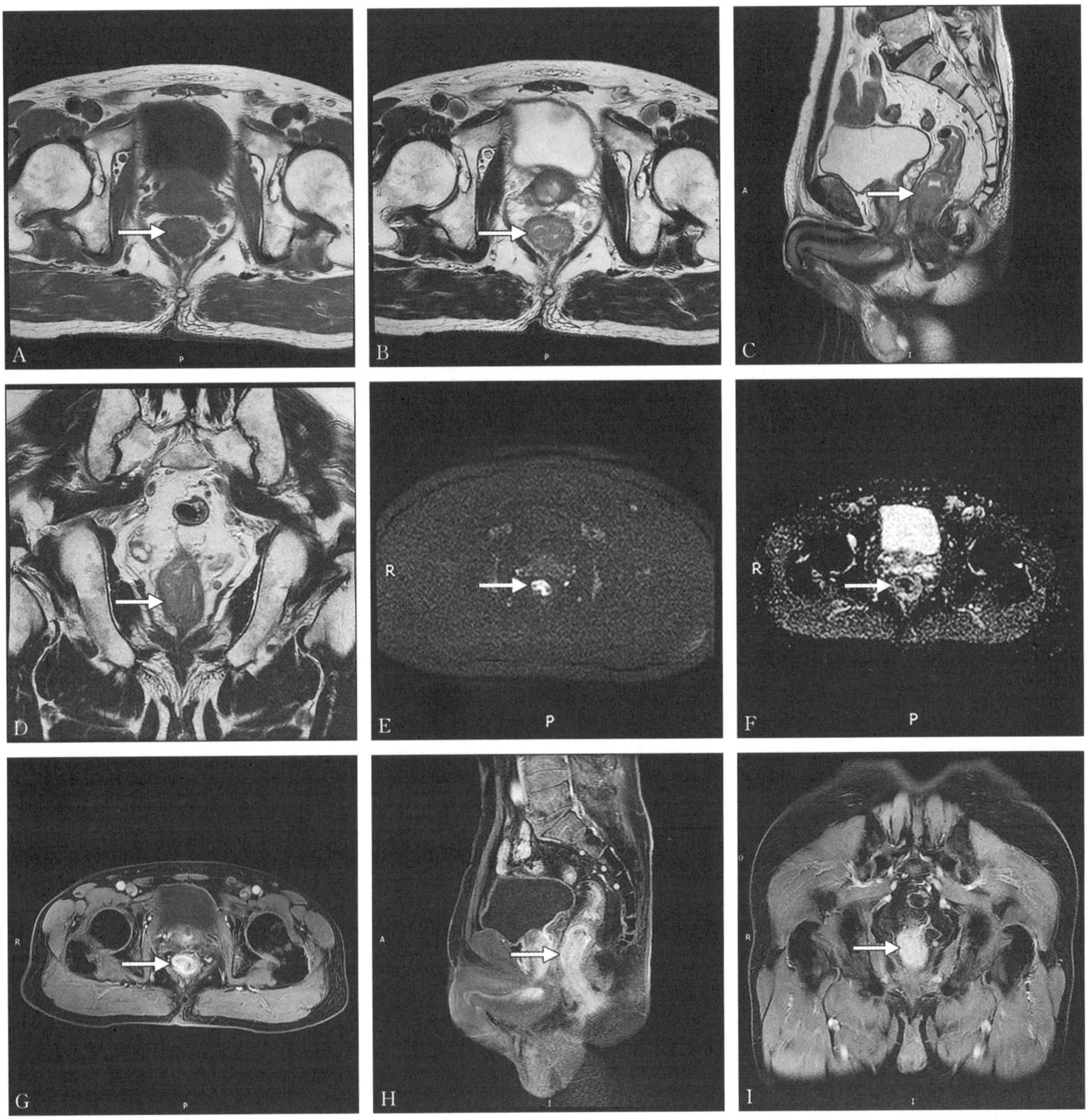

图 4-4-35 直肠淋巴瘤

注：患者，男性，71 岁。T_1WI 斜轴位（A，箭头）、T_2WI 斜轴位（B，箭头）、T_2WI 矢状位（C，箭头）和斜冠位（D，箭头）示肿瘤呈等/稍高信号；DWI（E，箭头）呈明显高信号，ADC（F，箭头）呈低信号；增强（G～I，箭头）呈均匀中度强化，肠壁黏膜面光整连续。

类癌、小细胞癌。类癌转移和复发率低。小细胞癌和大细胞癌恶性程度高，进展快。类癌可以发生于身体任何部位，发生于胃肠道者多见，其中以阑尾最常见，发生于大肠的类癌少见。

2）病理：典型的胃肠道类癌，瘤常为细小的黄色或灰色黏膜下结节样肿块，单发或多发，黏膜表面多完整，其形态不一，有结节状，息肉样或环状等表现。少数瘤体表面可形成溃疡，外观酷似腺癌，常侵入肌层和浆膜层。根据电子显微镜的观察，胃肠道各部分类癌的胞浆内颗粒形态与组织化学各呈不同表现。小肠类癌细胞内含有较大而多形的颗粒，银染色反应阳性故为亲银性。胃类癌细胞的颗粒呈圆形，银染色反应时，必须加入外源性还原剂才呈阳性反应，故为嗜银性。直肠类癌细胞的颗粒较大，圆形，均匀一致，亲银和嗜银的染色反应均阴性，故为无反应性。

2010 年 WHO 分类标准，将胃肠胰神经内分泌肿瘤分为：神经内分泌瘤（NET）G_1，低度恶性；NET G_2，中度恶性；小细胞或大细胞神经内分泌癌（NEC），高度恶性；混合性腺神经内分泌癌（mixed adeno-endocrine carcinoma，MAEC）；增生性和瘤前病变。根据病理核分裂象数及 Ki-67 指数可分为 3 级。G_1 级：核分裂象数<2/10 高倍视野和/或 Ki-67 指数≤2%。G_2 级：核分裂象数 2～20/10 高倍视野和/或 Ki-67 指数为 3%～20%。G_3 级：核分裂象数>20/10 高倍视野和/或 Ki-67 指数>20%。

3）临床：多表现为腹胀、腹痛等非特异性症状，其次为消化道出血。类癌表现不明显，临床上往往被忽略或误诊为阑尾炎、克罗恩病、肠癌等疾病。其临床、组织化学和生化特征可因其发生部位和内分泌细胞分泌的活性因子不同而异，当类癌出现类癌综合征时，诊断较易。典型者表现为皮肤潮红、腹泻、腹痛、哮喘、右心瓣膜病变和肝肿大等。血清 5-HT 含量增加和尿中 5-HIAA 排出增多，对诊断有意义，如每 24 h 超过 261.5～523 μmol，诊断即可成立。当类癌发生在消化道或胰腺时，它们产生的物质释放入直接供应肝脏的血管（门静脉），并在此被酶分解，因此发生于消化道的类癌通常不会出现症状，除非已经有肝脏转移，肝脏不能在这些物质循环到全身以前对它们进行处理。

4）MRI 表现：肿瘤一般呈宽基底或亚蒂软组织信号影，突出肠腔内，表面不光整，MRI 表现为 T_1WI 低信号，T_2WI 稍高信号，部分可见退变坏死区，增强一般呈富血供改变；有时虽瘤径不大，但在发现时已经突破浆膜并侵犯周围组织；据相关研究报道，动脉期不均匀强化可为神经内分泌癌的特征，不同程度持续强化亦可以作为神经内分泌癌的鉴别诊断征象（图 4-4-36）

5）诊断要点：肿瘤一般呈宽基底或亚蒂软组织信号影，突出肠腔内，MRI 表现为 T_1WI 低信号，

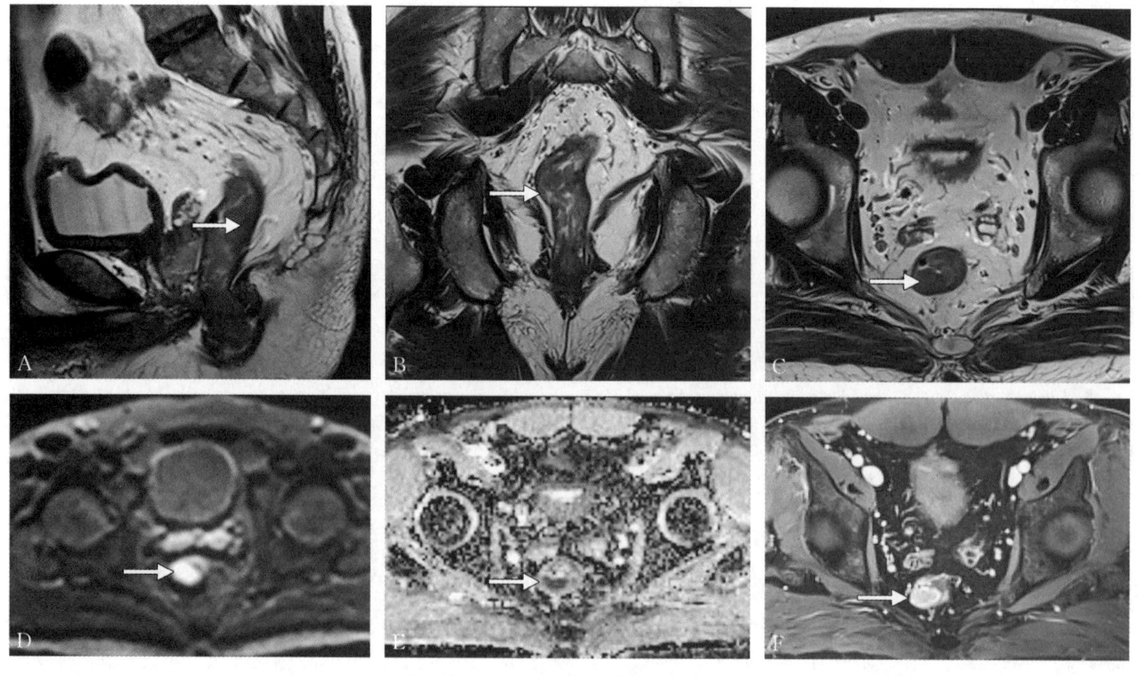

图 4-4-36 神经内分泌肿瘤

注：矢状位（A，箭头）、斜冠状位（B，箭头）及斜轴位（C，箭头）T_2WI 图像可见直肠下段低信号肿块，DWI（D，箭头）明显高信号，ADC（E，箭头）低信号，增强（F，箭头）病灶明显强化。

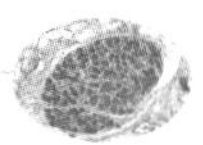

T_2WI稍高信号，部分可见退变坏死区，增强一般呈富血供改变，动脉期不均匀强化可为神经内分泌癌的特征。

6）鉴别诊断：需要与腺癌、淋巴瘤、间质瘤及息肉相鉴别。腺癌：肠壁不均匀增厚，肠管狭窄，乏血供肿瘤，增强后轻度强化。淋巴瘤：肠壁弥漫性不均匀增厚，壁较柔软，肠管大多扩张，常见肿大淋巴结较多，为乏血供肿瘤，增强后病变和淋巴结轻度强化。间质瘤：呈类圆形或分叶状，中心易出现坏死、出血，主要转移至肝脏和肠系膜，极少发生淋巴结转移。息肉：病灶较局限，直径从数毫米至数厘米，边界较清楚，强化程度低于神经内分泌癌，无周围组织侵犯和淋巴结转移。

（6）黑色素瘤

1）概述：恶性黑色素瘤（melanoma）是一类起源于神经脊黑色素细胞的高度恶性肿瘤，90%原发于皮肤，少数可发生于直肠、肛门及食管等。消化道恶性黑色素瘤来源于局部黑色素细胞恶性变，易发生淋巴和血行转移，恶性程度及死亡率高，预后差。其病因尚不清楚，可能与紫外线照射、遗传、创伤、化学致癌物质、免疫缺陷等因素有关。

2）病理：组织学通过观察胞质内黑色素颗粒诊断黑色素瘤，但发生于肛管直肠的黑色素瘤中约30%无黑色素颗粒，故确诊有赖于免疫组化HMB45（HMB45对恶性黑色素瘤特异度为100%，灵敏度为93%）、S-100蛋白。

3）临床：临床表现不典型，部分患者可无任何临床症状，部分患者可表现为腹痛、便血、贫血等。

4）MRI表现：MRI对黑色素极敏感，以出血顺磁性物质的多少及黑色素的含量和分布决定其信号的变化。由于黑色素瘤内稳定自由基的不成对电子与自由水的相互作用能够缩短 T_1 及相对缩短 T_2，黑色素瘤MRI特征性改变呈 T_1WI高信号、T_2WI低信号。根据MRI特点将黑色素瘤分为4型。①黑色素型：T_1WI高信号、T_2WI低信号。②非黑色素型：T_1WI呈低或等信号、T_2WI呈高或等信号。③混合型。④血肿型：呈血肿的MRI表现，MRI增强表现为环状或不均匀强化，但少有结节状强化（图4-4-37）。

5）诊断要点：根据下述几点即可诊断恶性黑色素瘤。①临床表现及影像学检查；②病理检查有典型的黑色素瘤组织学图像，显微镜下瘤细胞内有黑色素颗粒，经特殊染色证实为黑色素，肿瘤来自消化道黏膜上皮，免疫组化HBM45（+）、S-100蛋白（+）；③除外其他部位转移恶性黑色素瘤。

6）鉴别诊断：肠道恶性黑色素瘤需与肠癌、间质瘤和恶性淋巴瘤等鉴别。MRI检查有助于诊断。由于黑色素有顺磁性作用。含黑色素的黑色素瘤 T_1WI呈高信号，T_2WI呈低信号，不含色素的在 T_1W1呈低信号或等信号，T_2WI呈高信号或等信号，可资鉴别。

（7）转移瘤

1）概述：大肠转移性肿瘤（metastasis of colon）是指大肠以外组织和器官的原发性恶性肿瘤转移到大肠而形成的肿瘤。许多常见的肿瘤晚期都可出现大肠转移，特别是腹腔内恶性肿瘤，如胃癌、卵巢癌、肝癌等。不仅如此，一些腹腔外肿瘤也可发生小肠转移，包括恶性黑色素瘤、肺癌、乳腺癌、子宫颈癌和肾癌等。

与腹膜转移继发性结肠受累和结肠直接受侵发生的病变不同，血源性转移开始于固有肌层浅层。黑色素瘤是最常见的血源性转移到肠道的原发肿瘤，其次是肺癌和乳腺癌。血源性转移到肠道通常表现为明确的黏膜下结节或肿块，伴有或不伴有中心区域的溃疡。结肠和直肠比小肠较少受累。影像学表现与原发肿瘤相似，大肠转移瘤一般出现在浆膜或者肠壁。也有发生黏膜下转移，形成息肉样病变，引起溃疡和出血，或引起肠套叠。

大肠转移瘤需与结肠外肿瘤直接浸润或种植转移鉴别：可表现为管腔狭窄或不规则折叠增厚。CT/MRI有助于确定疾病的程度，特别适用于诊断大网膜肿块。尽管几乎所有肿瘤都可以通过腹膜腔弥散，但最常见的是卵巢、胃肠道、肺和乳腺肿瘤。肿瘤直接从邻近器官（如子宫、子宫颈、前列腺和膀胱）浸润，很少表现为结肠内息肉样肿块（图4-4-38）。

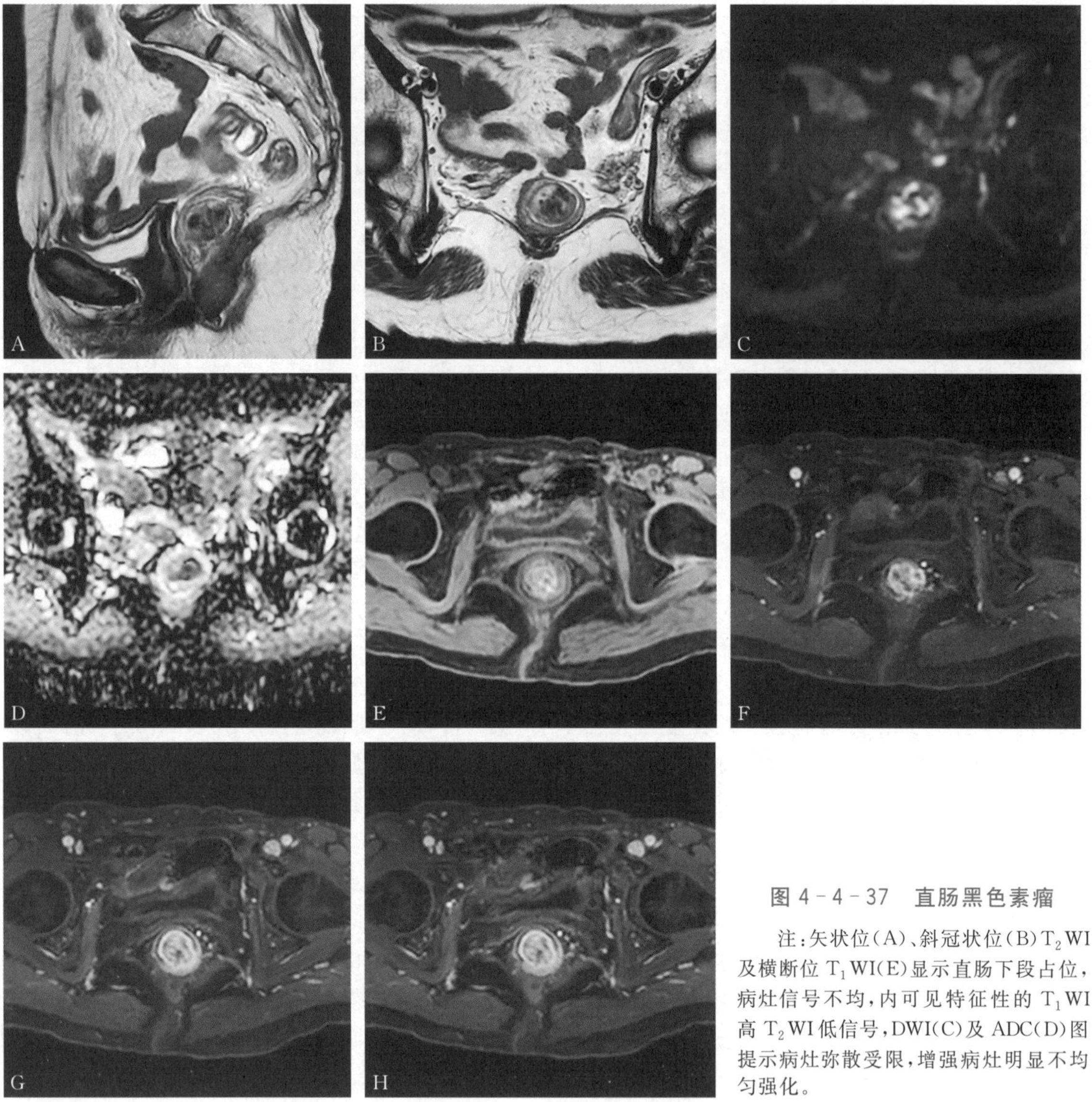

图 4-4-37　直肠黑色素瘤

注：矢状位(A)、斜冠状位(B) T_2WI 及横断位 T_1WI(E) 显示直肠下段占位，病灶信号不均，内可见特征性的 T_1WI 高 T_2WI 低信号，DWI(C) 及 ADC(D) 图提示病灶弥散受限，增强病灶明显不均匀强化。

4.5　炎症性和感染性疾病

4.5.1　溃疡性结肠炎

(1) 概述

溃疡性结肠炎(ulcerative colitis，UC)和克罗恩病是慢性 IBD 的两大病种。UC 患者中，有 20%～25% 的病例发生于儿童时期。溃疡性结肠炎是一种局限于大肠的慢性溃疡性炎症。病变从直肠开始，连续分布并向近侧蔓延，可累及部分或整个结肠。分布特点方面与克罗恩病存在差异，后者表现为“跳跃性”节段性病变。UC 发病率在 20～40 岁最高，高加索人和女性多见，高达 25% 的病例报道可能与家族史相关。病因尚不清楚，与克罗恩病相似的是，该病受多种因素影响。

(2) 病理

与累及肠壁全层的克罗恩病不同，溃疡性结肠炎一般只累及黏膜和黏膜下层。在活动性溃疡性结肠炎中，黏膜可见多灶性全层溃疡。溃疡周围黏膜可向腔内隆起形成“假息肉”。长期慢性 UC 患者，可能会出现肠缩短和结肠袋消失，其原

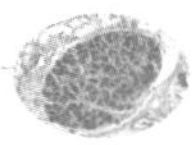

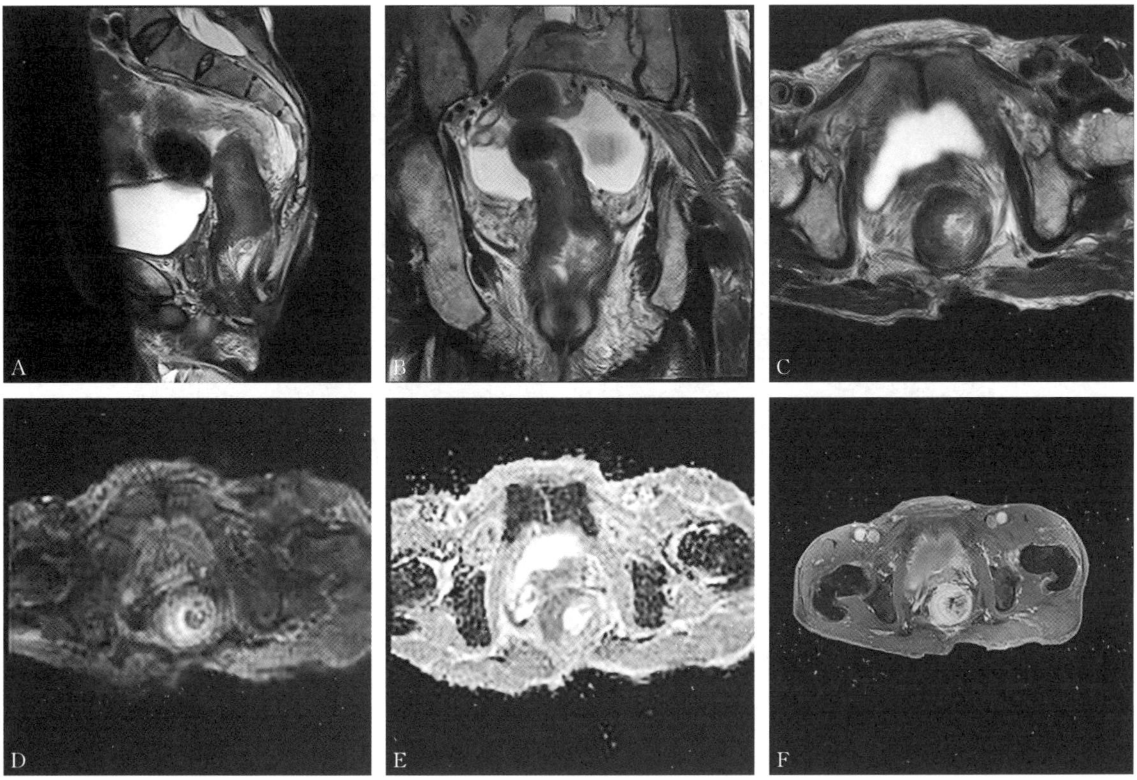

图 4-4-38 直肠转移瘤

注:患者,男性,73 岁,胃癌病史。矢状位(A)、斜冠状位(B)及横断位 T_2WI(C)显示直肠中下段黏膜明显增厚,内可见 T_2WI 低信号,DWI(D)及 ADC(E)图提示病灶弥散受限,增强病灶明显强化(F),骶前筋膜模糊增厚。

因是由肌层异常引起,尤其是远端结肠和直肠。

(3) 临床

UC 常见临床表现往往是无痛的伴有间歇性腹泻和直肠出血,并且具有发展为中毒性巨结肠的风险,后者较为特异。同时,慢性溃疡性结肠炎可增加罹患结肠癌的风险。

(4) MRI 表现

溃疡性结肠炎的 MRI 表现与克罗恩病相似,反映了其潜在的生理学特征,但更能提示溃疡性结肠炎的特征是直肠病变逆行性累及不同部分的结肠(图 4-5-1)和黏膜下极少受累。后者在钆增强脂肪抑制的 3D-GE 图像上尤其明显,显示明显的黏膜强化和不明显的浆膜强化(图 4-5-2)。与其他的炎症过程相比,溃疡性结肠炎时可见明显的直肠直小血管。在慢性长期溃疡性结肠炎中,肠管失去正常的结肠袋标记、管腔狭窄和肠道缩短,典型表现称为铅管征。克罗恩病往往表现为右侧结肠和回肠末端受累,常表现为肠壁厚且狭窄。

中毒性巨结肠的特征是完全或节段性结肠扩张,其收缩能力丧失。与急性加重和慢性无痛性溃疡性结肠炎不同,中毒性巨结肠是跨壁的改变。整个肠壁在静脉注射对比剂之后都会强化(图 4-5-3)。患者虚脱,伴有血性腹泻虚弱、发热、白细胞增多和腹痛。

妊娠期 IBD 可能加重。这些患者很适合做磁共振检查,因为过程相对安全。

(5) 诊断要点

溃疡性结肠炎的特征:直肠病变逆行性累及不同部分的结肠,黏膜下极少受累。与其他的炎症过程相比,溃疡性结肠炎时可见明显的直肠直小血管。在慢性长期溃疡性结肠炎中,肠管失去正常的结肠袋标记、管腔狭窄和肠道缩短,典型表现称为铅管征。

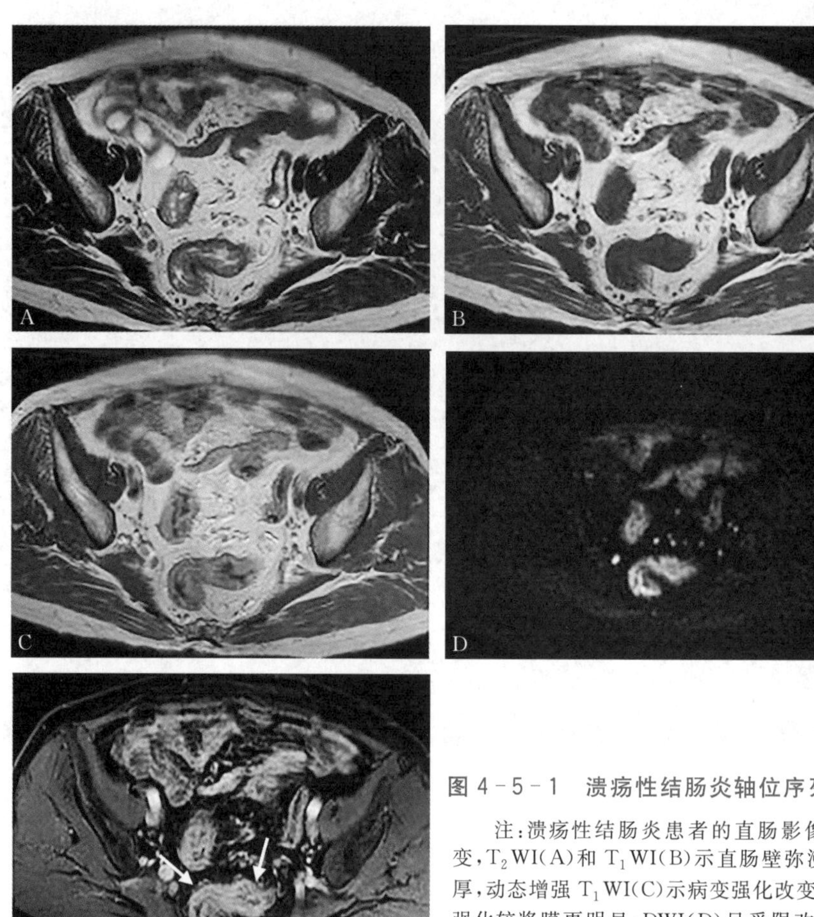

图 4-5-1 溃疡性结肠炎轴位序列图像

注：溃疡性结肠炎患者的直肠影像学改变，T_2WI(A)和 T_1WI(B)示直肠壁弥漫性增厚，动态增强 T_1WI(C)示病变强化改变，黏膜强化较浆膜更明显；DWI(D)呈受限改变；钆增强薄层 T_1WI 抑脂序列示病变外缘小血管影(E，箭头)。

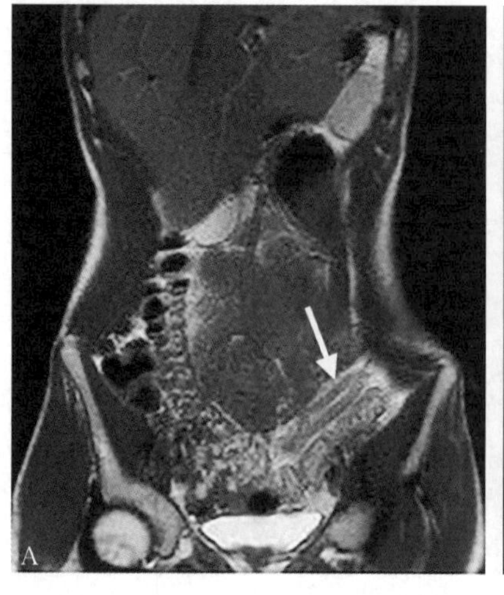

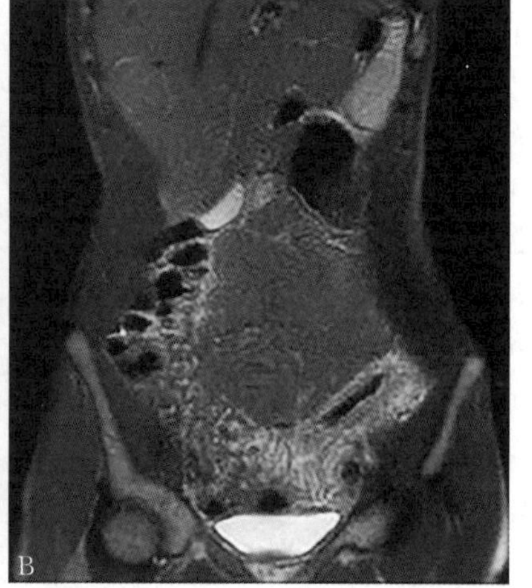

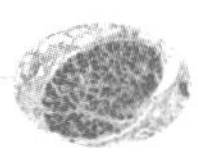

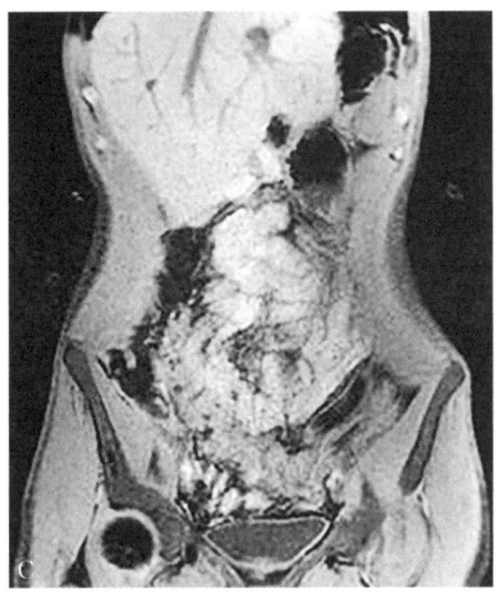

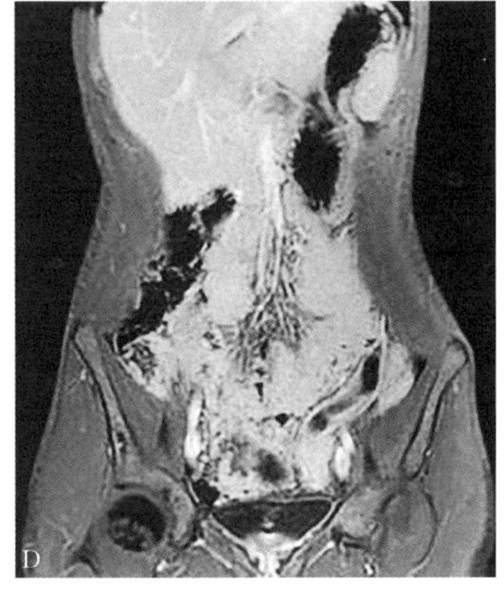

图 4-5-2 溃疡性结肠炎冠状位成像

注：患者，男性，23 岁。降结肠、乙状结肠及直肠弥漫性增厚表现，冠状位 T_2 SSFSE 序列及抑脂序列分别示降乙交界处肠壁增厚（A、B，箭头），冠状位 LAVA 平扫（C）和增强（D）对比，提示病变强化较明显，呈弥漫环周增厚。

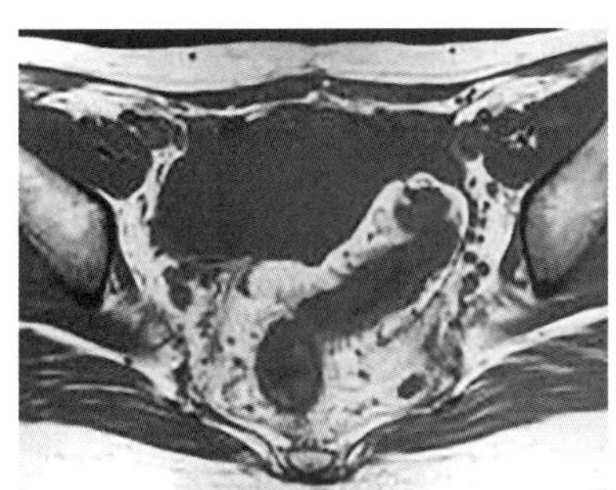

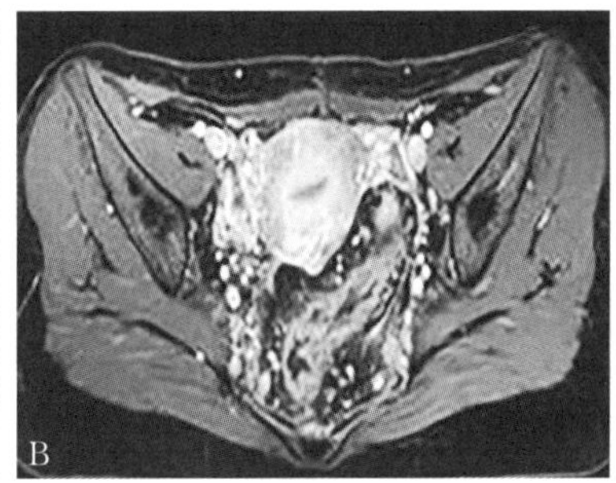

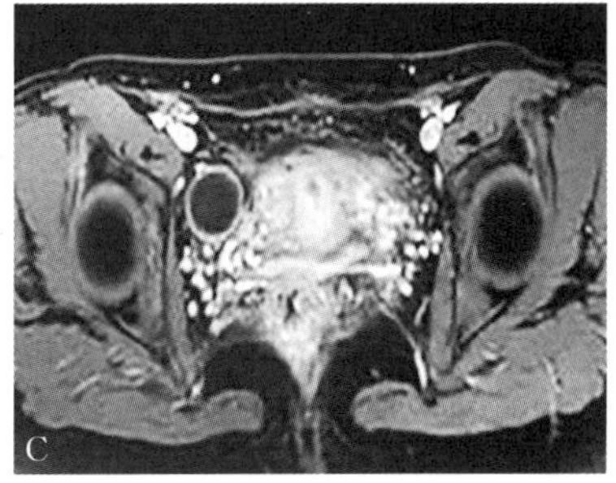

图 4-5-3 溃疡性结肠炎（中毒性巨结肠）

注：2D-GE（A）和钆增强的 T_1 加权脂肪抑制自旋回波（B、C）图像。平扫图像显示不规则的低信号索条与厚壁乙状结肠相关。增强后表现为肠壁的强化。结肠周围索条的强化反映的是突出的直小血管。黏膜下旷置是溃疡性结肠炎的特征。注意结肠壁非常明显的强化，近乎累及乙状结肠的全层。这与患者的中毒性结肠表现一致。

（6）鉴别诊断

溃疡性结肠炎除了与克罗恩病、中毒性巨结肠相鉴别，还需要与缺血性结肠炎（ischemic colitis，IC）、感染性结肠炎等相鉴别。IC 是由各种原因导致肠壁血流灌注不良，引起缺血性肠道损害，与老年 UC 易于误诊。IC 主要表现为单纯血便；UC 更易出现肠外表现如口腔溃疡、虹膜炎、关节炎等，而 IC 出现肠穿孔、肠梗阻、消化道出血等并发症较多见。对于急性起病的 UC 或隐匿性起病的感染性结肠炎，二者临床表现差异不明显，且感染性结肠炎获取病原菌的阳性率较低，仅占 8.8%，此时很容易误诊。此种情况内镜及组织病理学的检查可能会提供有价值的鉴别信息。

4.5.2 克罗恩结肠炎

（1）概述

克罗恩病是一种病因未明的非特异性慢性炎症性肠病，可以累及消化道从口腔到肛门的任何部位，但好发于末端回肠和右半结肠。对克罗恩病的认识可追溯至 1932 年，首先由伯里尔·克罗恩描述末段回肠炎，以后相继命名为肉芽肿性肠炎、局限性肠炎、节段性肠炎。1973 年世界卫生组织将本病正式定名为克罗恩病。病变呈节段性或跳跃性分布，以腹痛、腹泻为主要症状，常并发肠瘘和肠梗阻，且有发热、贫血、营养障碍及关节、皮肤、眼、口腔黏膜、肝脏等肠外损害。本病有终生复发倾向，重症患者多迁延不愈，预后不良。

本病分布于世界各地，国内较欧美少见。不同种族、不同地域，甚至不同经济社会地位间有所差别。白种人发病率高，黄种人和黑种人发病率低。近几年其发病率在我国逐年上升，发病年龄呈双峰特征：15～30 岁和 55～80 岁高发，女性比男性发病率高 20%～30%。

本病病因尚不明确，随着免疫学、遗传学、分子生物学等学科的迅速发展，以及动物模型制作方法的日趋成熟，其病因已初显端倪。目前认为本病是多种因素相互作用所致，主要包括免疫、感染、遗传以及精神心理因素等。

（2）病理

1）克罗恩病的病理变化：分为急性炎症期、溃疡形成期、狭窄期和瘘管形成期（穿孔期）。本病的病变呈节段性分布，与正常肠段相互间隔，界限清晰，呈跳跃区的特征。急性期以肠壁水肿、炎变为主；慢性期肠壁增厚、僵硬，受累肠管外形呈管状，狭窄肠管近端肠管扩张。黏膜典型病变有以下几种。

A. 溃疡：早期病变呈鹅口疮样小溃疡，呈纵行或匍匐状，不连续，大小不等。最小者如针尖，伴有出血；较大者边界清楚，底为白色。手术切除时如遗漏小的病变，可从该处复发。晚期溃疡为纵行或横行，深入肠壁的纵行溃疡即形成较为典型的裂沟，沿肠系膜侧分布。

B. 卵石状结节：鹅卵石样改变约存在 1/4 病例中。由于黏膜下层水肿和炎细胞浸润形成的小岛状突起，加上溃疡愈合后纤维化和瘢痕的收缩，使黏膜表面似卵石状。

C. 肉芽肿：肉芽肿由类上皮细胞组成，常伴有朗格汉斯巨细胞，但无干酪样变，有别于结核病。肠内肉芽肿系炎症刺激的反应，并非克罗恩病独有；且 20%～30%病例并无肉芽肿形成。

D. 瘘管和脓肿：肠壁的裂沟实质上是贯穿性溃疡，使肠管与肠管、肠管与脏器或组织（如膀胱、阴道、肠系膜或腹膜后组织、肌肉等）之间发生粘连和脓肿，并形成内瘘管。肠管如穿透肠壁，经腹壁或肛门周围组织而通向体外，即形成外瘘管。有些克罗恩病可见多发炎性息肉，息肉直径一般小于 15 mm，多局限于一个肠段。

2）克罗恩病光镜下特点：克罗恩病的光镜下特点为不连续的全壁炎、裂隙状溃疡、黏膜下层高度增宽、淋巴细胞聚集和结节病样肉芽肿形成。

A. 全壁炎：病变处肠壁全层有淋巴细胞和浆细胞浸润。中性粒细胞则易侵犯隐窝，称为隐窝浸润细胞，常导致隐窝炎和隐窝脓肿，是活动性病变的标志。克罗恩病隐窝脓肿的分布比溃疡性结肠炎更局限。

B. 裂隙状溃疡：为刀切样纵行溃疡，深入肠壁，有时可达浆膜层。这是克罗恩病并发肠瘘的病理基础。裂隙状溃疡有时可呈分支状，溃疡的内壁为炎性渗出物和肉芽组织。裂隙状溃疡的横切面即肠壁内脓肿。该溃疡虽也可见于溃疡性结肠炎和肠结核的急性期，但前者较表浅，而后者数量很少，所以裂隙状溃疡对克罗恩病有一定的诊断价值。

C. 淋巴细胞聚集：肠壁各层特别是黏膜下层和浆膜层，有大量淋巴细胞形成结节，并有生发中心。溃疡往往发生在淋巴细胞聚集的上方。

D. 黏膜下层高度增宽：这是由于黏膜下层高度水肿、淋巴管和血管扩张、神经纤维及纤维组织增生等使黏膜下层高度增厚，可达正常组织的数倍。

E. 结节病样肉芽肿：即非干酪样肉芽肿，也可称为上皮样肉芽肿。50%～70%的克罗恩病肠壁可找到这种肉芽肿。它可存在于肠壁黏膜至浆膜的各层，也可见于附近的淋巴结、肠系膜和肝脏。结节样肉芽肿是克罗恩病较具特征的病理改变，事实上，部分克罗恩病缺乏这种特征性改变，仅表现为非特异性全壁炎。结节病样肉芽肿与结核结节的区别在于前者无干酪样坏死，体积小而孤立，周围淋巴细胞少而不显。肉芽肿的巨细胞浆内可找到绍曼小体。肉芽肿是克罗恩病的早期改变。

（3）临床

多起病隐匿，病程常呈慢性，反复发作性。临床表现比较多样，与肠内病变的部位、范围、严重

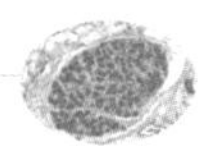

程度、病程长短以及有无并发症有关。本病主要有以下几种表现。

1）腹痛：腹痛的部位常与本病病变部位一致。炎症常累及回肠末端，因此，以右下腹部或耻骨上区域多见。多数呈慢性间歇性疼痛，可为隐痛、钝痛或痉挛性疼痛。

2）腹泻：也是本病常见症状之一。可为黏膜便，常伴有肛门出血，很少为脓血便。如结肠受累，可伴有较多鲜血。如小肠（特别是末端回肠）有广泛病变，可有脂肪泻。病变处的炎症、蠕动增加及继发性吸收不良是腹泻的主要原因。

3）腹部包块：病程进入亚急性期，出现肠壁增厚、肠腔狭窄、肠粘连及不完全性肠梗阻，腹部常能触及质地柔软、膨胀的肠袢包块。肠系膜淋巴结肿大、内瘘形成或局部脓肿形成时，亦可出现腹部包块。

4）便血：结肠受累时，有深在的结肠溃疡，侵及肠壁血管，可引起便血。

5）瘘管或窦道形成：克罗恩病透壁性炎症病变穿透肠壁全层至浆膜层，与肠外组织或器官相通，形成瘘管或窦道。

6）发热：活动性肠道炎症及组织破坏后毒素的吸收等均能引起发热。当病情缓解或发展到纤维化狭窄阶段，体温可降至正常。

7）胃肠道外表现：本病可有全身多个系统的损害，从而伴有一系列的胃肠外表现。这些损害主要有骨关节损害、结节性红斑、虹膜睫状体炎、葡萄膜炎、口腔溃疡、小胆管周围炎、硬化性胆管炎、慢性活动性肝炎等。其发病机制可能是抗原抗体复合物沉积于滑膜、皮肤和眼睛的脉络膜等处以及肠道吸收不良、某些营养物质丢失、体内代谢障碍、毒素所致。

8）实验室检查：

A. 血液学检查：血红蛋白可有轻度至中度减少，重症者可有明显下降；活动期白细胞计数轻度升高，并发脓肿时可明显升高，以中性粒细胞为主；血小板在活动期也升高。

B. 粪便检查：粪便外观呈糊状或稀水样，镜检一般无红细胞、白细胞及黏膜。隐血试验可呈阳性。

C. 血沉检查：克罗恩病有活动性病变者血沉明显快于缓解期，因此血沉常作为本病活动性的重要指标之一。

D. 血液生化检查：克罗恩病活动期尤其是重症患者血清多种急性反应蛋白升高；血清铁和血清维生素 B_{12} 由于吸收不良或肠道出血而降低；血清免疫球蛋白水平有轻度升高；血清补体及补体降解产物水平有不同程度的增加，并与病变活动性有一定的关系。

（4）影像学检查

在大约 1/4 的病例中有孤立的结肠受累。当克罗恩结肠炎局限于肛门直肠区域时，与溃疡性结肠炎的鉴别较难。在罕见的情况下，克罗恩结肠炎也可能出现中毒性巨结肠（图 4－5－4）。克罗恩结肠炎与溃疡性结肠炎的区别在于：①大多数情况下结肠袋持续存在；②跨壁增强，黏膜下层有时可能表现出最高的强化，而在溃疡性结肠炎中这一层则不受累（图 4－5－5、6）。与溃疡性结肠炎一样，黏膜下水肿也可能存在。

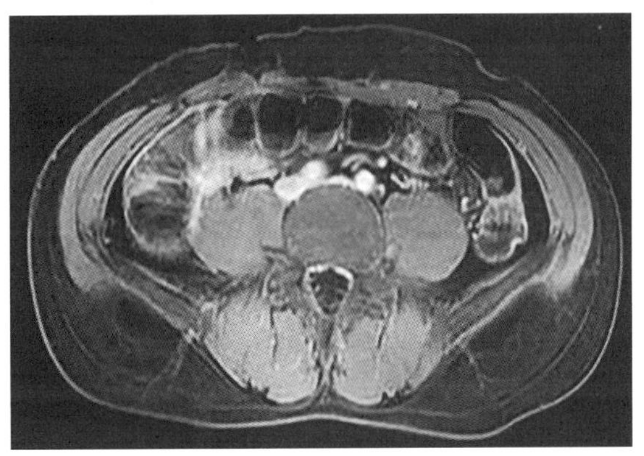

图 4－5－4　表现为中毒性巨结肠的克罗恩病

注：中毒性巨结肠患者的钆增强的 T_1 加权脂肪抑制自旋回波图像。肠道扩张和肠壁增厚是中毒性巨结肠的特征性表现，是 IBD 的并发症之一。

（5）鉴别诊断

克罗恩结肠炎除了需要与溃疡性结肠炎鉴别，还需要与肠结核鉴别。肠结核多继发于肺结核，好发于回盲部。MRI 表现为肠管环形增厚伴黏膜溃疡；肠壁分层或均匀一致强化；回盲瓣挛缩变形和固定开口；淋巴结肿大伴周边环形强化和钙化。

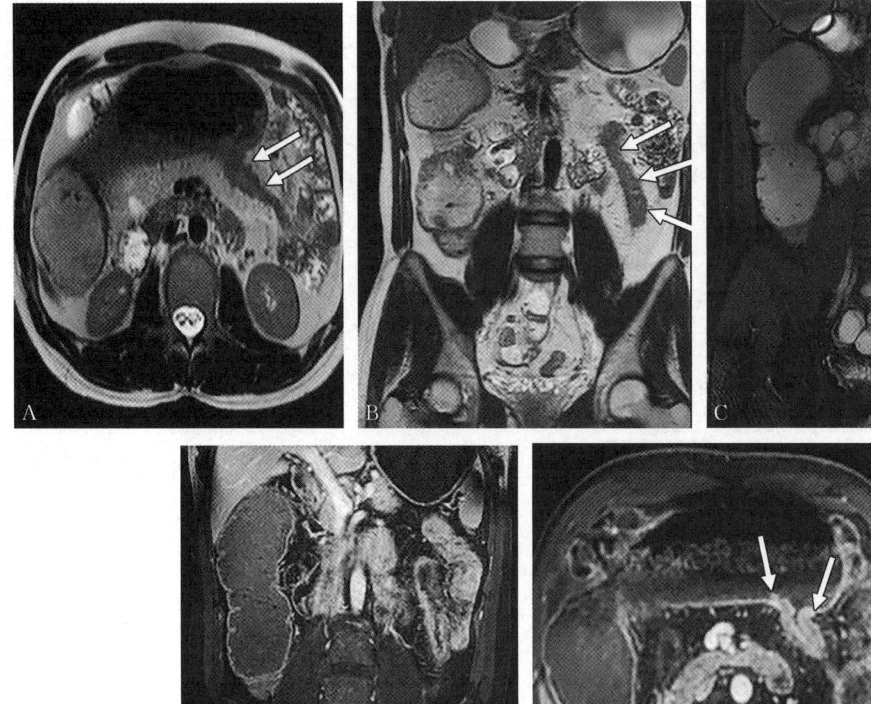

图 4-5-5 克罗恩结肠炎

注：轴位 SS-FSE T_2WI 序列(A)示横结肠左半部节段性增厚(箭头)、局部狭窄伴近端结肠梗阻。冠状位 T_2 加权 SS-FSE(B)和 FIESTA 脂肪抑制序列(C)示降结肠壁弥漫性增厚(箭头)。冠状位 LAVA 钆增强序列(D)示病变呈透壁性强化，边缘模糊。薄层增强 LAVA 轴位(E)示结肠病变与正常肠壁界限明确，呈节段性改变(箭头)，这可以与溃疡性结肠炎相鉴别，后者往往表现为弥漫性改变。

4.5.3 憩室炎

(1) 概述

结肠憩室是结肠壁向外凸出形成袋状结构。可为单个，但更常见一连串由肠腔向外的囊状突出结构。先天性憩室也被称为真正的憩室，因为它包含胃肠道的所有层。先天性憩室是胃肠道重复畸形的结果，获得性憩室则为黏膜通过肠壁肌层的薄弱点疝出，因此其继发于肠腔内压力的增高，迫使黏膜经肠壁肌肉的薄弱区向外突出，若其开口被阻塞时，则形成憩室炎。

(2) 病理

憩室病的病因学是多因素的，可能是年龄、饮食、结肠解剖和运动相结合的结果。饮食的差异可能解释了人口统计学上的差异，在西方的患病率比非洲或亚洲人口高得多。低纤维饮食会导致结肠内压升高和运输时间延迟，易导致通过肌层的黏膜疝出和憩室形成。随着年龄的增长，肠壁的强度和弹性也会发生变化。对许多患者来说，憩室病是无症状的。然而，10%～25%的结肠憩室病患者会出现憩室炎的发作。第一次发作后复发的患者占 7%～35%，吸烟者复发的风险更高。憩室炎发生于憩室因灌注减少而引起炎症，继发于粪便阻塞或嵌塞。

(3) 临床

憩室炎是憩室病最常见的并发症，憩室炎的

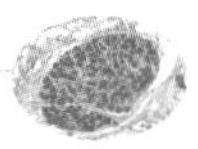

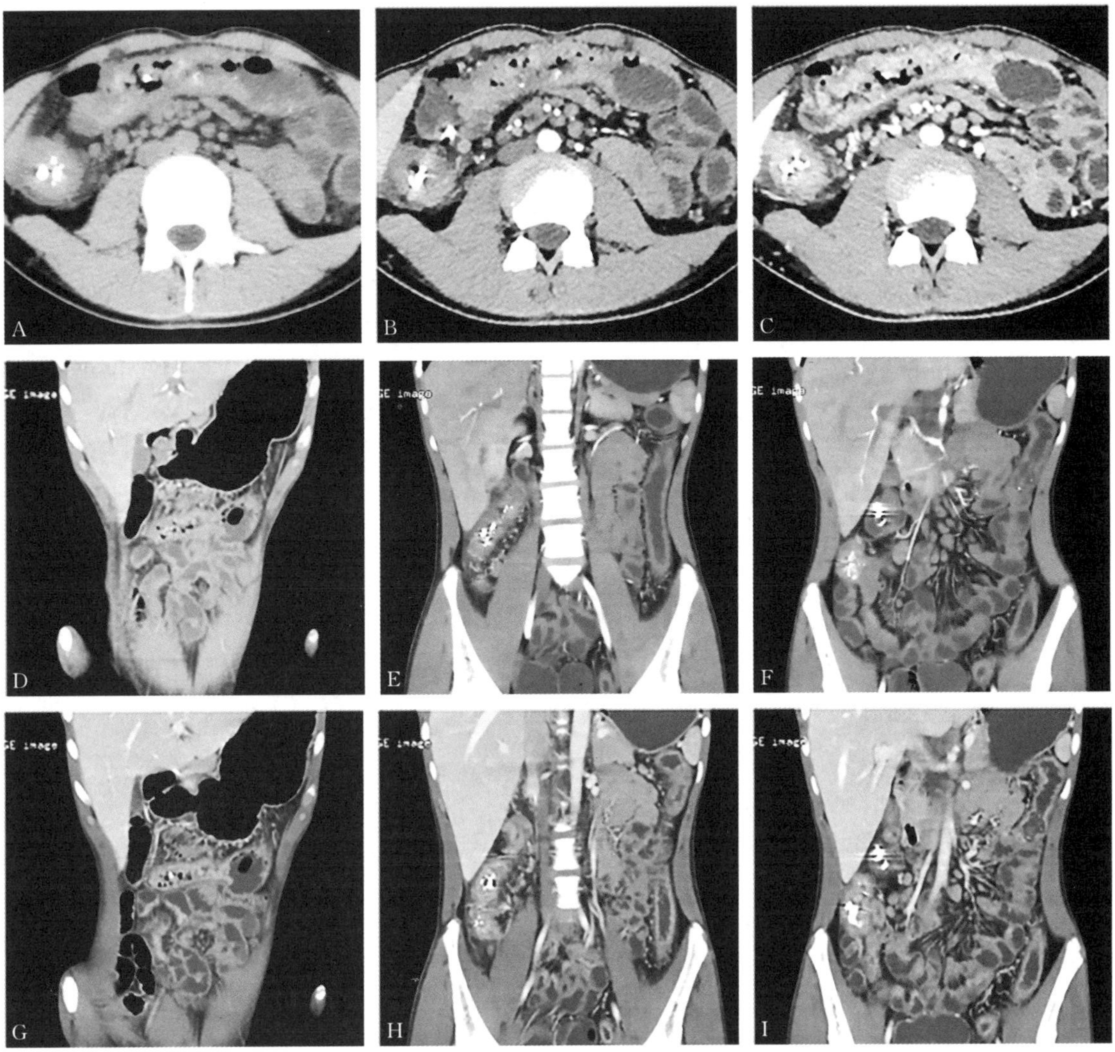

图 4-5-6　弥漫性肠道克罗恩病

注：肠镜及 CT 横断位及冠状位，CT 平扫（A）、动脉期（B、D～F）及静脉期（C、G～I）图像示空肠、回肠、右半结肠、横结肠及左半结肠、乙结肠节段性肠壁增厚，肠腔变窄，呈分层强化改变，黏膜层异常强化，黏膜下层水肿，强化减弱，黏膜面不规则、呈凹凸不平溃疡性改变，浆膜层毛糙模糊。

严重程度不同，从轻度炎症反应到脓肿的形成或穿孔。其发生过程类似于阑尾炎，因憩室颈部被粪便阻塞，黏膜受损，导致细菌增生、发炎，局部缺血，逐渐扩展至整个肠壁，最终导致穿孔。复杂的憩室疾病可表现为腹部肿块、直肠出血或继发于肠-膀胱瘘的气尿。14%的急性憩室炎患者会形成瘘管。结肠膀胱瘘管是最常见的，结肠-子宫和结肠-肠瘘也可发生。当发生结肠膀胱瘘时，通常膀胱内会存在气体。

（4）MRI 表现

结肠憩室炎的 MRI 诊断可通过肠壁增厚、肠腔周壁带和憩室的存在 3 种表现来确定，三者缺一不可。由于基于影像学表现的憩室炎的严重程度对疾病过程的处理和预后具有重要意义，因此有必要为 MRI 的解释提供某种形式的分类。轻度憩室炎在 MRI 上表现为憩室与肠壁增厚和肠壁脂肪带；中度憩室炎定义为肠壁增厚＞3 mm，伴蜂窝织炎或小脓肿形成；严重的憩室炎表现为

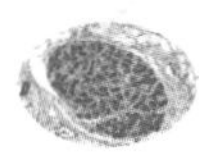

肠壁增厚>5 mm,同时伴穿孔和脓肿形成(>5 cm)。多平面成像在显示复杂的脓肿和瘘管时具有价值。在憩室炎中,液体有时可沿肠壁弥散,这在 T_2 或液体加权序列上表现最佳。

在没有导尿或其他医源性空气进入膀胱的情况下,即使是膀胱中少量的空气,在存在憩室炎的情况下,均提示有瘘。对多平面序列的仔细评估可能在某些病例中可以看到瘘管,但在许多病例中,瘘管只能被推断出来。急性憩室炎常有脓肿形成,这通常是由发炎的憩室局部穿孔引起的。因此,脓肿通常含有空气,MRI 上易识别到信号缺失区域。

由于憩室炎最常见于乙状结肠,而左侧输尿管在这一层面接近结肠,明显的炎症或局部脓肿的形成可能导致输尿管在这一水平的梗阻,导致肾积水。这种并发症很容易在 MRI 上被发现,特别是在液体加权序列中,输尿管扩张表现为高信号,可以沿着其走向肾脏。

磁共振成像能准确诊断急性憩室炎,灵敏度为 86%~94%,特异度为 88%~92%(图 4-5-7)。结合钆增强脂肪抑制的 T_1 加权 3D-GE 图像和 T_2 加权 SS-ETSE 图像可以清楚看到肠壁增厚、结肠周水肿、憩室、穿孔和脓肿等并发症(图 4-5-8)。同样,窦道和瘘管也可以用这种技术识别。在 T_1 加权 GE 平扫图像上,炎性改变表现为位于结肠周围高信号脂肪内的低信号弯曲索条。窦道和瘘管和脓肿壁强化在钆增强脂肪抑制 3D-GE 图像的抑制脂肪背景中显示良好。区分穿孔性结肠癌和憩室炎比较困难,两者可能共存。

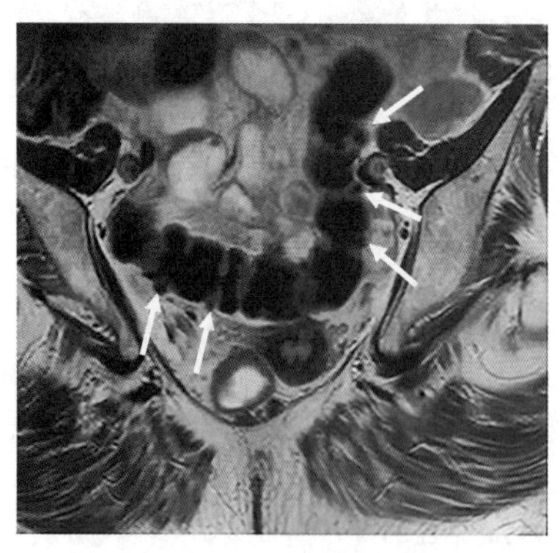

图 4-5-7　憩室病

注:斜冠状位 FSE T_2WI 序列示乙状结肠多发囊性无信号灶(箭头),常为偶然发现。憩室可并发炎症或脓肿,本病例未见炎症。

(5) 鉴别诊断

憩室炎需要与结肠脂垂炎及各种原因引起的肠炎相鉴别。结肠脂垂炎是脂垂自发性扭转、缺血及炎症的结果,主要 CT 表现为位于结肠系膜对侧的类圆形或分叶状含脂肪密度病灶,其内可见点状或线状高密度影,周围脂肪结构紊乱。憩室炎以肠系膜侧多见,其内含气体、液体或粪石,无脂肪密度,此为主要鉴别点。肠炎 CT 主要表现为肠壁环形增厚,范围较大,部分可引起管腔狭窄;憩室炎则表现为憩室邻近管壁局部增厚,少有肠壁环形增厚,并可见突入于肠壁之外的囊袋影。

4.5.4　阑尾炎

(1) 概述

阑尾是一条细长的盲管,管腔狭小,易潴留来自肠腔的粪便及细菌。阑尾壁富于神经(如肌神经丛等),阑尾根部并有类似括约肌的结构,故受刺激时易于收缩使管腔更为狭窄。阑尾动脉为回结肠动脉的终末分支,是一条终动脉,故因刺激发生挛缩或有阻塞时,常导致阑尾的缺血甚至坏死。

阑尾炎因细菌感染引起,但无特定的病原菌。通常在阑尾腔内能找到大肠杆菌、肠球菌及链球菌等,但必须在阑尾黏膜发生损害之后,这些细菌才能侵入引起阑尾炎。阑尾腔可因粪石、寄生虫等造成机械性阻塞,也可因各种刺激引起阑尾痉挛,引起阑尾壁的血液循环障碍造成黏膜损害,有利于细菌感染而引起阑尾炎。

(2) 病理

1) 急性阑尾炎,有 3 种主要类型:

A. 急性单纯性阑尾炎(acute simple appendicitis):为早期的阑尾炎,病变多只限于阑尾黏膜或黏膜下层。肉眼观,阑尾轻度肿胀、浆膜面充血、失去正常光泽。镜下,黏膜上皮可见一个或多个缺损,并有中性粒细胞浸润和纤维素渗出。黏膜下各层

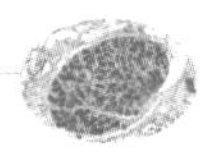

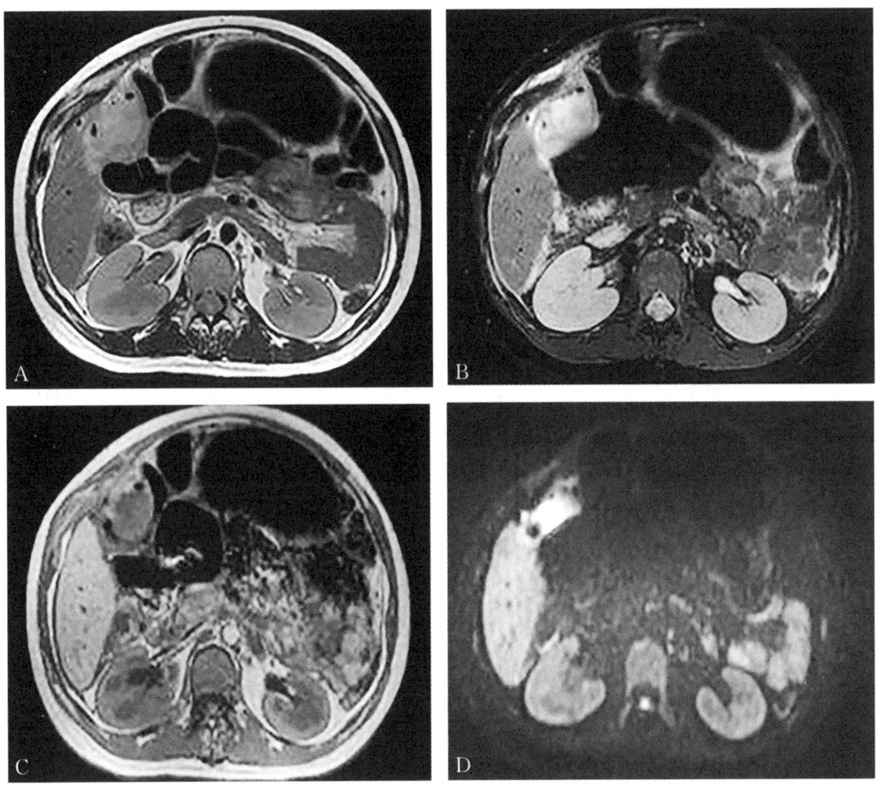

图 4-5-8 憩室脓肿

注：一名孕妇伴升结肠肝曲憩室并脓肿形成。T_2 加权 FSE(A)和抑脂(B)序列示结肠肝曲包裹性异常信号，T_1 加权-GE(C)病变呈均匀偏低信号，DWI(D)脓液明显受限改变。由于患者为孕妇，不宜行对比剂增强检查。

则有炎性水肿。

B. 急性蜂窝织炎性阑尾炎(acute phlegmonous appendicitis)：或称急性化脓性阑尾炎，常由单纯性阑尾炎发展而来。肉眼观，阑尾显著肿胀，浆膜高度充血，表面覆以纤维素性渗出物。镜下，可见炎性病变呈扇面形由表浅层向深层扩延，直达肌层及浆膜层。阑尾壁各层皆为大量中性粒细胞弥漫浸润，并有炎性水肿及纤维素渗出。阑尾浆膜面为渗出的纤维素和中性粒细胞组成的薄膜所覆盖，即有阑尾周围炎及局限性腹膜炎表现。

C. 急性坏疽性阑尾炎(acute gangrenous appendicitis)：是一种重型阑尾炎。阑尾因内腔阻塞、积脓、腔内压力增高及阑尾系膜静脉受炎症波及而发生血栓性静脉炎等，均可引起阑尾壁血液循环障碍，以致阑尾壁发生坏死。此时，阑尾呈暗红色或黑色，常导致穿孔，引起弥漫性腹膜炎或阑尾周围脓肿。

2）慢性阑尾炎多为急性阑尾炎转变而来，也可开始即呈慢性经过。主要病变为阑尾壁的不同程度纤维化及慢性炎症细胞浸润等。

（3）临床

1）急性阑尾炎：

A. 腹痛：典型的急性阑尾炎初期有中上腹或脐周疼痛，数小时后腹痛转移并固定于右下腹。当炎症波及浆膜层和壁腹膜时，疼痛即固定于右下腹，原中上腹或脐周痛即减轻或消失。因此，无典型的转移性右下腹疼痛史并不能除外急性阑尾炎。

单纯性阑尾炎常呈阵发性或持续性胀痛和钝痛，持续性剧痛往往提示为化脓性或坏疽性阑尾炎。持续剧痛波及中下腹或两侧下腹，常为阑尾坏疽穿孔的征象。

B. 胃肠道症状：单纯性阑尾炎的胃肠道症状并不突出。在早期可能由于反射性胃痉挛而有恶心、呕吐。盆腔位阑尾炎或阑尾坏疽穿孔可有排便次数增多。

C. 发热：一般只有低热，无寒战，化脓性阑尾炎一般亦不超过38℃。高热多见于阑尾坏疽、穿孔或已并发腹膜炎。

D. 压痛和反跳痛：阑尾压痛点通常位于麦氏点，即右髂前上棘与脐连线的中、外1/3交界处。反跳痛是壁腹膜受炎症刺激的表现。肥胖患者或盲肠后位阑尾炎的患者，压痛可能较轻，但有明显的反跳痛。

E. 腹肌紧张：阑尾化脓即有此体征，坏疽穿孔并发腹膜炎时腹肌紧张尤为显著。但老年或肥胖患者腹肌较弱，须同时检查对侧腹肌进行对比。

F. 皮肤感觉过敏：在早期，尤其在阑尾腔有梗阻时，可出现右下腹皮肤感觉过敏现象，范围相当于第10～12胸髓节段神经支配区，位于右髂嵴最高点、右耻骨嵴及脐构成的三角区，也称Sherren三角，它并不因阑尾位置不同而改变，如阑尾坏疽穿孔则在此三角区的皮肤感觉过敏现象即消失。

2）慢性阑尾炎：

A. 腹痛：右下腹部疼痛，其特点是间断性隐痛或胀痛，时重时轻，部位比较固定。多数患者在饱餐、运动、劳累、受凉和长期站立后，诱发腹痛发生。

B. 胃肠道反应：患者常有轻重不等的消化不良、食欲下降。病程较长者可出现消瘦、体重下降。一般无恶心和呕吐，也无腹胀，但老年患者可伴有便秘。

C. 腹部压痛：压痛是唯一的体征，主要位于右下腹部，一般范围较小，位置恒定，重压时才能出现。无肌紧张和反跳痛，一般无腹部包块。

D. 体征：各种特定的压痛点如麦氏点、兰氏点及腰大肌征、罗氏征阳性。

（4）MRI表现

阑尾炎的临床诊断不难，影像学通常是针对一些不典型患者。目前阑尾炎的影像学检查，成人常采用CT成像，儿童多采用超声检查。MRI的价值与两种检查方式相当，另外有一些额外的优势：MRI对炎症过程有很高的对比度分辨率，并且没有电离辐射。由于MRI在鉴别炎症方面比CT更敏感，因此MRI应该用于不确定病例的诊断。电离辐射问题并非无关紧要，因为阑尾炎最常见于儿童和育龄期年轻人。MRI对孕妇准确显示腹部和盆腔疾病特别有用，包括阑尾炎和阑尾脓肿。

事实上，急性阑尾炎平扫即可诊断无须增强，特别是使用脂肪抑制的 T_2 加权SS-ETSE序列，这点对孕妇显得尤为重要（图4-5-9）。有许多重要的MRI表现提示阑尾炎诊断，如阑尾肿大（直径>7 mm）和阑尾周围炎积液。在钆增强的 T_1 加权脂肪抑制图像上，漏斗状阑尾和周围组织明显强化。MRI诊断急性阑尾炎肠系膜水肿的灵敏度高，在脂肪抑制的 T_2 加权图像上表现最好。在 T_1 加权平扫图像上也能很好地显示周围脂肪中的炎性索条及并发症如脓肿形成等，诊断特异度较高。阑尾结石对阑尾炎的诊断阳性预测价值低。如果可以排除阑尾炎，最常见影像学鉴别诊断是妇科疾病、憩室炎、结肠炎或肠脂垂炎。

阑尾炎是儿童急腹症最常见的病因。通常，急性阑尾炎的检查包括超声和CT；然而，MRI越来越多地被用作主要的成像手段，或在超声诊断不确定的情况下作为辅助检查方式。急性阑尾炎的表现与CT所见一致，包括阑尾肿大（>6 mm），有或无阑尾结石，以及可能有游离液体的邻近炎症征象（图4-5-9）。此外，在急性阑尾炎（图4-5-10）的情况下，DWI明确的弥散受限征象可提示诊断。像脓肿这样的并发症也很容易在MRI上被发现。在某些情况下，MRI还可以检出急性腹痛的其他原因。即使不能清楚地看到阑尾，如果MRI上右下腹没有炎性改变，急性阑尾炎的诊断不能成立。

（5）鉴别诊断

需要与消化道穿孔、盲肠憩室炎等相鉴别。急性阑尾炎病灶在右下腹，早期出现上腹部或脐周疼痛，甚至内脏牵涉痛；而消化道穿孔往往表现为病灶部位剧烈疼痛，且疼痛持续。盲肠憩室炎典型表现为盲肠周围局限性炎性改变，肠壁可增厚，憩室影可为一个或多个，而阑尾正常。如感染，憩室内可含有液体、气体钙化物。

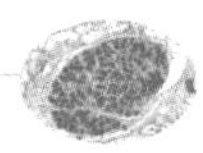

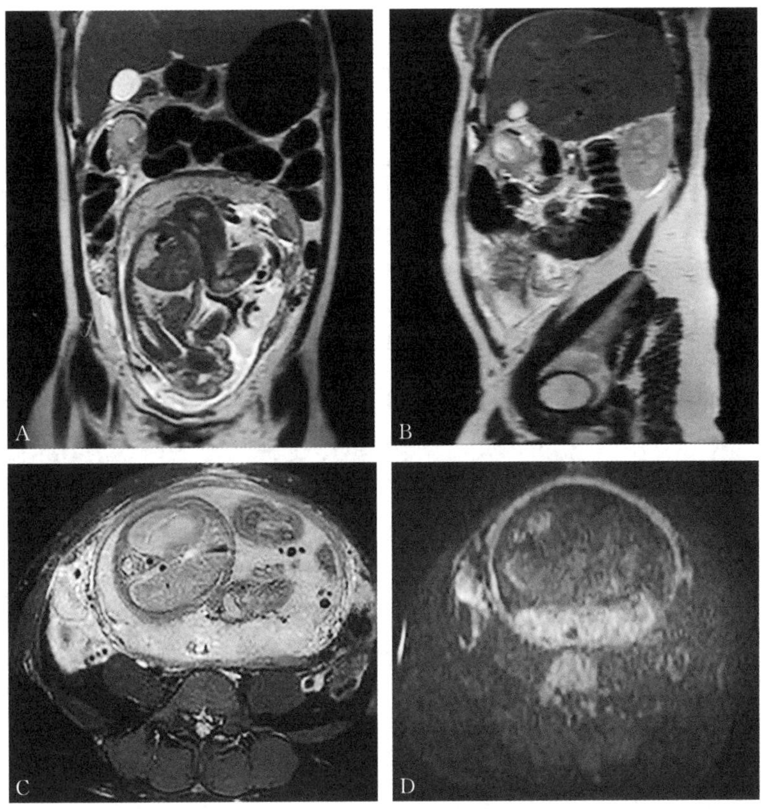

图 4-5-9 孕妇患急性阑尾炎

注：T_2 加权 SSFSE 非抑脂冠状位(A)及矢状位(B)示阑尾区异常信号，轴位抑脂(C)示局部腹膜信号增高，DWI 轴位序列(D)呈不均匀高信号改变。

4.5.5 脓肿

(1) 概述

脓肿可能是胃肠道或胆道手术、憩室炎、阑尾炎或 IBD 的并发症。努恩(E. Noon)等报道 MRI 对疑似急性腹腔脓肿的诊断有很高的准确性。在该系列中，脓肿被视为边界清晰的积液，边缘在对比增强 T_1 加权脂肪抑制图像上强化。在积液中的低信号空气可明确诊断。口服或直肠造影在区分肠脓肿中的作用尚不明确。大多数脓肿可以通过在两个层面获取的钆增强 T_1 加权脂肪抑制 3D-GE 和 T_2 加权 SS-ETSE 图像确切地与肠管分开。该方法显示脓肿呈卵圆形，可与邻近的管状小肠区分开。在钆增强的 T_1 加权脂肪抑制的 3D-GE 图像上脓肿周围组织强化，证实了积液是炎性的(图 4-5-11)。在 T_2 加权像上，低信号灶伴有分层改变是大多数脓肿的重要辅助特征。T_2 加权 SS-ETSE 上无运动伪影有助于鉴别脓肿中的低信号物质。低信号反映了感染产物的高蛋白质含量。

对于有静脉注射碘对比剂过敏禁忌证的患者，应考虑用 MRI 来评价脓肿。MRI 也可以作为一种跟踪治疗干预的方法(图 4-5-12)。

(2) 鉴别诊断

需要与肛瘘鉴别。肛瘘是肛管与肛周皮肤之间的异常通道，临床较为常见，发病率约为 0.01%，常经久不愈且反复发作，尤其是复杂型肛瘘。瘘管在 T_1WI 上表现为低信号，T_2WI 及 STIR 上呈高信号表现。DWI 序列上脓肿内的脓液多呈高信号，与肛周肌肉形成明显的对比，提高了瘘管及脓肿的显示率，同时能判断病变的活动与否。T_1WI 增强扫描能使丰富血管的炎性瘘管边缘强化明显，改善肛周瘘与脓肿的显示。

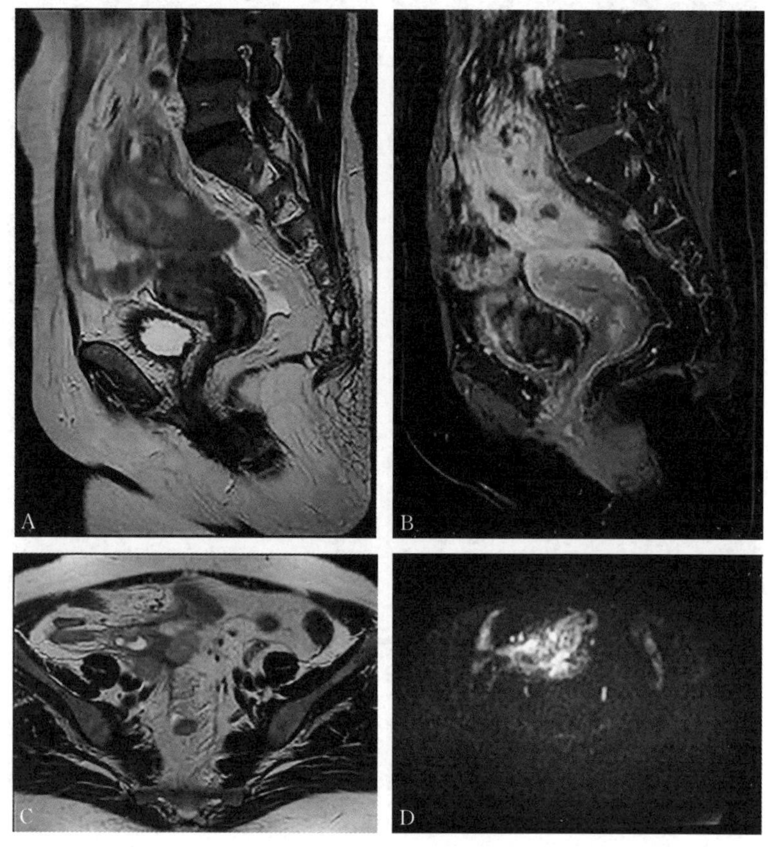

图 4-5-10　阑尾炎

注：患者，女性，59 岁，右下腹痛，超声检查不明确后做 MRI 检查。矢状位 T_2WI(A)和 LAVA 增强(B)显示阑尾增粗及局部炎症反应。轴位 T_2WI(C)示病变范围、轴位 DWI(D)显示弥散受限，与急性阑尾炎一致。

4.5.6　结肠瘘

(1) 概述

结肠瘘是指由于多种原因导致的结肠部位和其他脏器形成的异常通道性疾病。结肠瘘是一种常见病，主要病因与饮食、创伤、手术等因素有关。一些胃肠道病变也会导致结肠瘘的出现，如克罗恩病、肠结核、肠伤寒、肠憩室炎、放线菌病、肠血吸虫病、溃疡性肠炎等，可因炎性粘连、局部肠壁坏死穿孔而形成瘘。胃、十二指肠或结肠的恶性肿瘤浸润、穿破，引发溃疡穿孔后，形成的脓肿溃破穿入结肠而产生结肠瘘。另外还有些腹腔脓肿、腹腔结核、急性胰腺炎、急性胆囊炎等病变患者，也有可能并发结肠瘘。肛瘘又称肛管直肠瘘，是肛管或直肠与肛周皮肤相通的肉芽肿性管道，主要侵犯肛管，很少涉及直肠，故常称为肛瘘，内口多位于齿状线附近，外口位于肛周皮肤处。发病率仅次于痔，多见于男性青壮年，可能与男性的性激素靶器官之一皮脂腺分泌旺盛有关。

(2) 病理

肛瘘有原发性内口、瘘管、支管和继发性外口。内口即感染源的入口，多在肛窦内及其附近，后正中线的两侧多见，但也可在直肠下部或肛管的任何部位。瘘管有直有弯，少数有分支。外口即脓肿溃破处或切开引流的部位，多位于肛管周围皮肤，由于病原菌不断经内口进入管道，加之管道迂曲行走于内、外括约肌附近，管壁由纤维组织构成，管内有肉芽组织，故经久不愈。

一般单纯性肛瘘只有 1 个内口和 1 个外口，这类肛瘘临床上最多见。若外口暂时封闭，局部

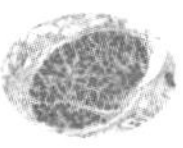

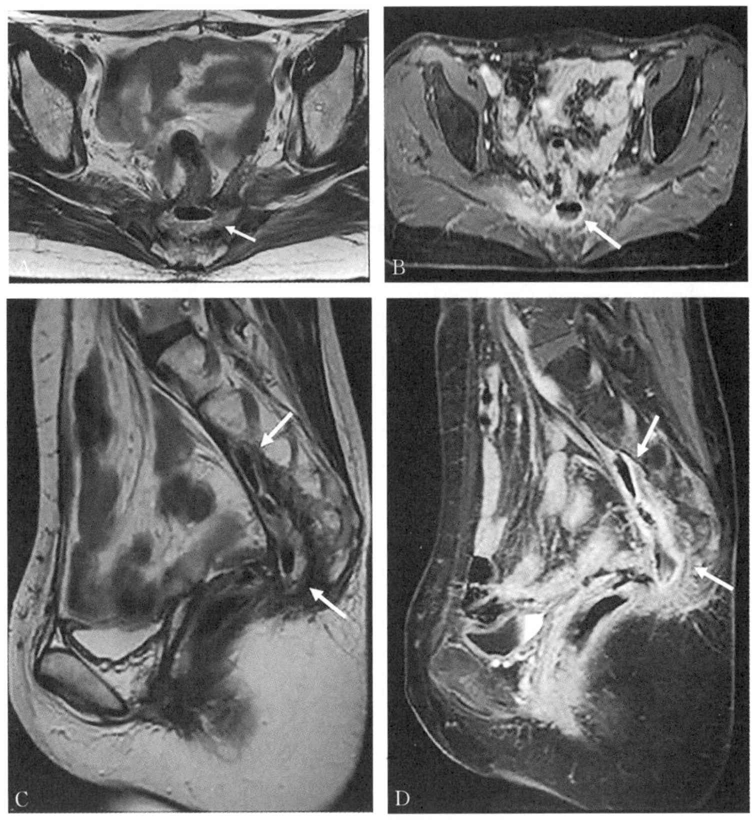

图 4－5－11　腹中线部和盆腔脓肿

注：轴位 T_2 加权 FSE 序列(A)和钆增强脂肪抑制 2D－GE(B)图像示骶前包裹性积液，T_2 加权像可见低信号(内见积气、与肠管相通)，增强后壁强化明显。矢状位图像显示骶前脓肿范围(C、D，箭头)，沿骶前纵行分布，内以积气为主，与前方直肠相通。

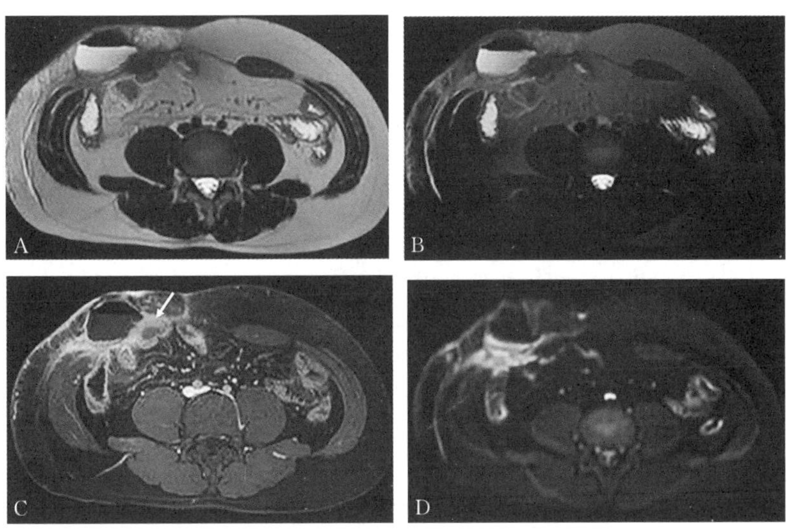

图 4－5－12　右侧腹壁脓肿

注：轴位 T_2 加权 FSE(A)和脂肪抑制(B)和 LAVA(C)钆增强脂肪抑制 2D－GE 图像。图像显示右侧腹壁脓肿，内见气液分层征象，增强后环壁强化，与局部腹壁下小肠分界不清(C，箭头)，并周围间隙炎症反应。DWI 序列(D)示炎症反应呈弥散受限改变。

引流不畅，则又逐渐发生感染，再次形成脓肿，封闭的外口可再穿破或在其他处形成另一外口。如此反复发作，使病变范围扩大或有时造成几个外口，与内口相通，这种肛瘘称为复杂性肛瘘，即有1个内口与多个外口。

（3）临床

主要临床表现：①流脓，周期性发作，时有时无；②肿痛，一般不疼，当脓液积存于管腔内引流不畅时，局部胀痛，当脓液流出后疼痛马上减轻；③肿块，大部分患者可在肛缘触及索条状硬块，按压轻度疼痛；④瘙痒，脓液经常刺激瘘口周围皮肤，致肛门皮肤瘙痒或湿疹；⑤一般无全身症状，病情复杂或迁延日久则有排便困难、狭窄、贫血、身体消瘦、精神萎靡、神经衰弱等症状，继发感染时有不同程度的体温升高等全身症状。

（4）MRI 表现

MRI 是评价结肠瘘的有效影像学手段。MRI 的多平面成像技术已被证明对直肠/肛周瘘管的手术计划是有用的。

肛周瘘管是克罗恩病的常见并发症。MRI 是评价肛周瘘管的首选检查方法，能准确地描述瘘管走行、与括约肌的关系及相关的脓肿。这样有助于减少复杂瘘的漏诊。

对直肠肛门及其周围解剖学的基本了解有助于理解肛周瘘脓肿流注播散的常见途径。肛管的长度在 2.5～5 cm。肛管是一个圆柱形结构，周围有两层肌肉，内括约肌和外括约肌。内括约肌由平滑肌组成，是直肠下段环形肌的直接延续，从肛门直肠交界处延伸至齿状线以下 1～1.5 cm。与外括约肌相比，在 T_2 加权像上它为相对高信号，并在注射钆对比剂后强化。内括约肌的外部是括约肌间隙，内有一个低信号的纵形肌，是直肠纵形肌的延续。肛门括约肌复合体的下半部分是由相对较低信号的外括约肌形成的，向上方与耻骨直肠肌连续，形成外上部分。耻骨直肠肌起源于耻骨联合的两侧，在肛门直肠周围形成一个“吊索”。在轴位和冠状位 MRI 图像上，不同层次的肛门括约肌及其周围结构均可清晰显示。

括约肌复合体的上部向上与肛提肌相连，肛提肌与外括约肌一起构成坐骨肛门窝的内侧缘，坐骨肛门窝是括约肌复合体周围一个含脂肪的空间。坐骨肛门窝的其他边界包括侧方的闭孔内肌、后方的臀大肌和骶结节韧带，以及前方浅深横肌。后方，坐骨肛门间隙通过位于肛提肌和肛尾韧带之间的深部肛门后间隙中的马蹄形连接进行沟通。如果使用相控阵表面线圈进行成像。不需要特殊的患者准备。

常规 MRI 包括脂肪抑制和非脂肪抑制的 T_2 加权 TSE 图像，其应与肛管对齐以显示肛门括约肌复合体；随后进行定向正交采集。也可以通过获取薄层 3D－T_2 加权 FSE 来实现，从而也有助于多平面重建。静脉对比剂的使用是评价肛周瘘的 MRI 扫描技术方案的一个重要部分，与三平面薄层 3D－GE 图像相结合。强化的瘘管壁清楚地显示了路径，但也提示了慢性和急性炎症性质。活动性炎性瘘管强化更明显(图 4－5－13)。

未加脂肪抑制的 T_2 加权图像显示整体解剖结构良好，而脂肪抑制图像显示瘘管较好。在 T_2 加权像上，瘘管、相关管道和脓肿表现为高信号，与周围肌肉和括约肌复合体相区别。

纤维性瘘管在 T_1 和 T_2 加权图像上呈低信号，在增强后图像上呈轻微的渐进性强化(图 4－5－13)。另一方面，含脓液的瘘管在 T_2 加权像上表现为高信号，在增强后早期和晚期脂肪抑制的 T_1 加权 3D－GE 序列上表现为高信号。脓肿在 T_2 加权像上表现为高信号，在 T_1 加权像上表现为显著脓肿壁强化。DWI 序列或可对不能静脉注射钆对比剂的患者有帮助(图 4－5－14)。

现在使用一种基于 MRI 的分类法将肛周瘘分为 5 个等级。1 级瘘管为单纯线性穿过括约肌间平面到肛周皮肤的括约肌间瘘，完全被外括约肌所限。没有分支在括约肌复合体内或延伸到坐骨肛门窝(图 4－5－15)。括约肌间瘘管伴限制在括约肌复合体的脓肿或继发瘘管被认为是 2 级瘘管。继发瘘管可在同侧括约肌间隙分支，或可能穿过中线，形成马蹄形管道(图 4－5－16)。3 级经括约肌瘘贯穿括约肌复合体的两层，并通过坐骨肛门窝至皮肤(图 4－5－17)。与在坐骨肛门窝的脓肿或继发瘘管有关者为 4 级(图 4－5－18)。5 级提肛肌上和经提肛肌疾病可能在肛提肌上方

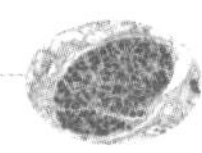

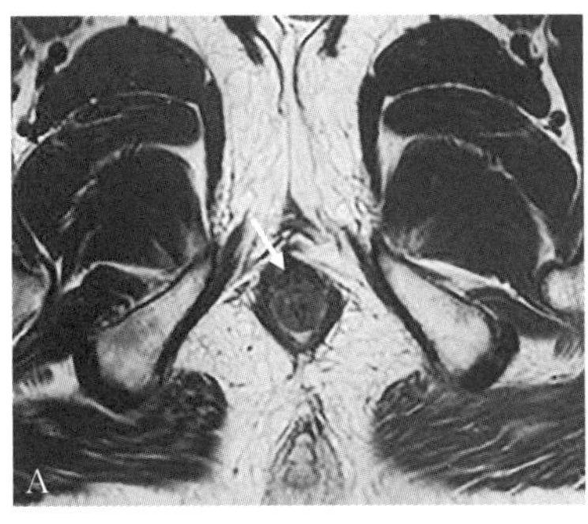
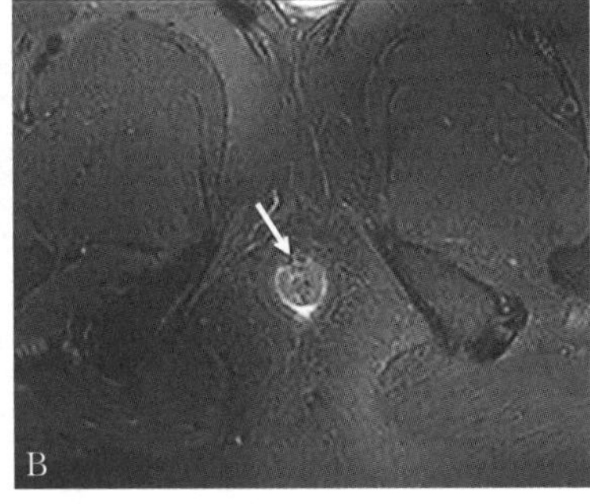
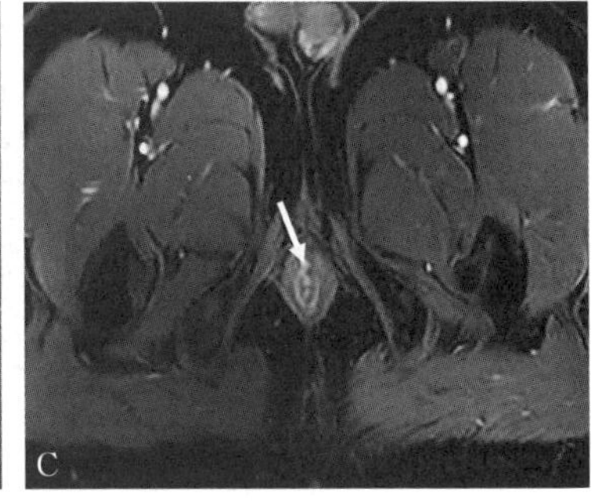

图 4-5-13 肛瘘增强扫描的优点

注：轴位高分辨率 FSE T_2，无(A)和有(B)脂肪抑制，斜轴位(肛管短轴)LAVA 脂肪抑制增强后图像，静脉期图像显示前括约肌间瘘管(A～C，箭头)。尽管 T_2 加权成像(A、B)病变显示不精准，增强后显示瘘管明显高强化(C，箭头)，提示瘘管为肉芽肿为主，而呈乏脓液改变。

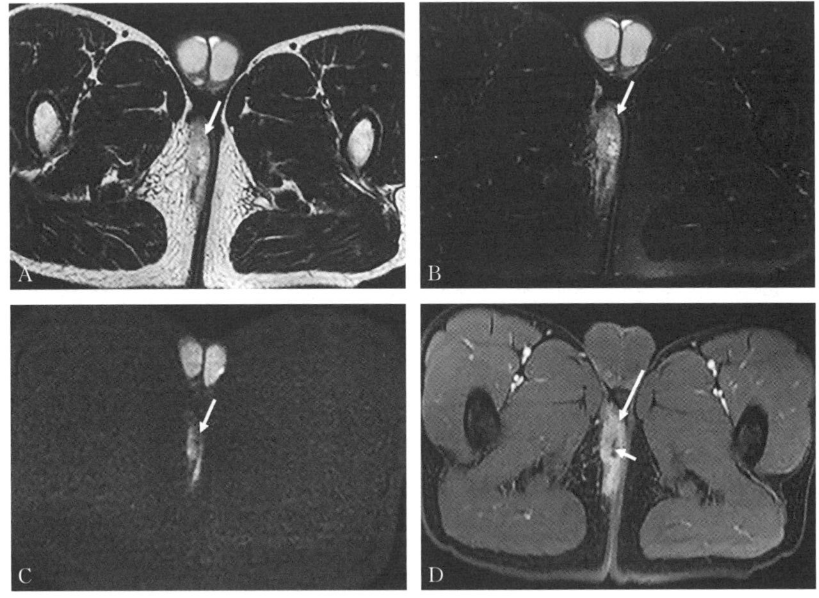

图 4-5-14 肛周瘘伴脓肿

注：轴斜位(肛管短轴)高分辨率 FSE T_2 加权(A)和脂肪抑制 T_2 加权(B)序列示肛缘脓肿。DWI(C)呈中等偏高不均匀信号，LAVA 脂肪抑制增强序列(D)示脓肿壁较厚(D，长箭头)，强化明显，脓腔强化不明(D，短箭头)，该脓肿与肛管内瘘管有关。

的经括约肌平面上有向头侧延伸的管道，然后向下穿过坐骨肛门窝被称为括约肌上瘘，或者可能由于盆腔病变的延伸而成为括约肌外瘘(图 4-5-19)。当描述瘘管时，提及黏膜开口在轴位图像上的位置(钟点方向)、在冠状位或矢状位上的黏膜缺损到肛周皮肤的距离以及继发性瘘或脓肿的存在是有价值的。

(5) 鉴别诊断

需要与肛裂鉴别。肛裂患者的典型临床表现是疼痛、便秘和便血，MRI 多表现为黏膜下条状长 T_1、短 T_2 信号，增强扫描可见裂隙状强化，伴感染时可见周边片状强化。已确诊肛裂时，一般不宜进行肛门指检及肛门镜检查，以免引起剧痛。

4.5.7 感染性结肠炎

(1) 概述

感染性结肠炎是由病原体感染导致肠道上皮的水肿，渗出，甚至出血、坏死等一系列的病变。结

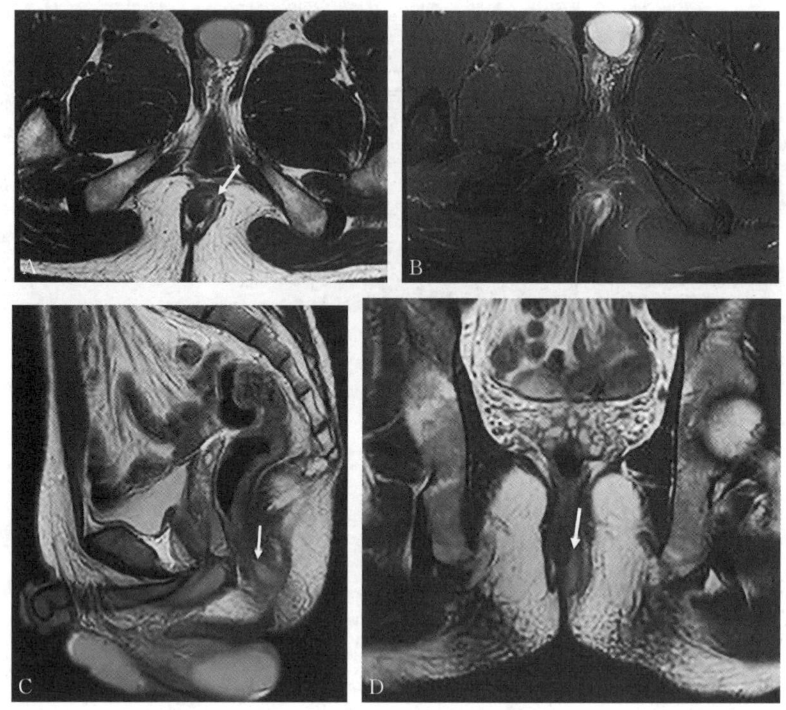

图 4-5-15　1 级肛周瘘

注：括约肌间瘘。轴斜位（肛管短轴）高分辨率 FSE T_2 加权无（A）和有（B）脂肪抑制，斜矢状位（肛管长轴）高分辨率 FSE T_2 加权（C）图像和冠状位（D）图像。在 1 点钟位置（箭头，A）显示一个括约肌间瘘。非脂肪抑制图像显示了瘘管的解剖关系，显示了内括约肌和外括约肌之间的高信号瘘管。脂肪抑制的 T_2 加权像使瘘管更明显，证实了先前的发现（B）。

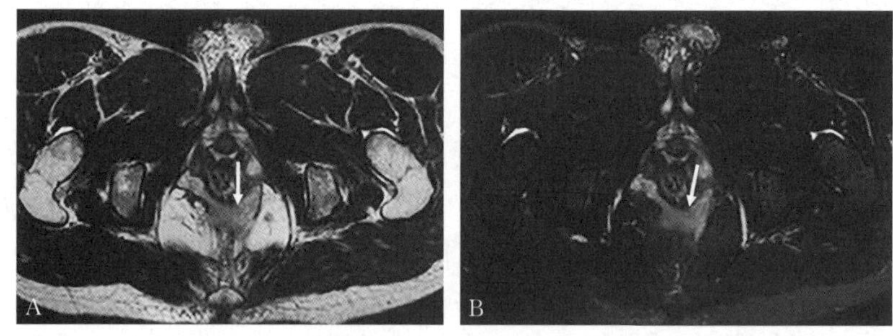

图 4-5-16　2 级肛周瘘：括约肌间瘘伴"马蹄状"继发瘘管

注：连续斜轴（肛管短轴）高分辨率 FSE T_2 加权图像（A）和脂肪抑制 T_2 加权序列（B）。图中显示括约肌间隙脓肿呈"马蹄状"跨越中线（箭头）。

肠炎常见病原体有病毒性结肠炎和细菌性结肠炎。在病毒性肠炎中，轮状病毒是婴幼儿腹泻的主要病因，而诺瓦克病毒（Norwalk virus）是成人和大龄儿童流行性病毒性胃肠炎的主要病因。细菌性肠炎的病原菌可分产肠毒素性和侵袭性两大类。不同病原菌引起的肠炎有不同的发病机制和临床表现。

（2）临床

肠毒素性细菌性肠炎病原体主要感染小肠，因此基本临床表现是腹泻次数较多，为大量水样便，无脓血，一般无腹痛，无里急后重感，常伴有呕吐，容易发生脱水、电解质紊乱及酸中毒，全身中毒症状较轻。

侵袭性细菌性肠炎的基本临床表现：全身毒

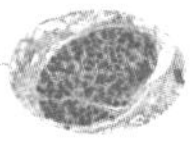

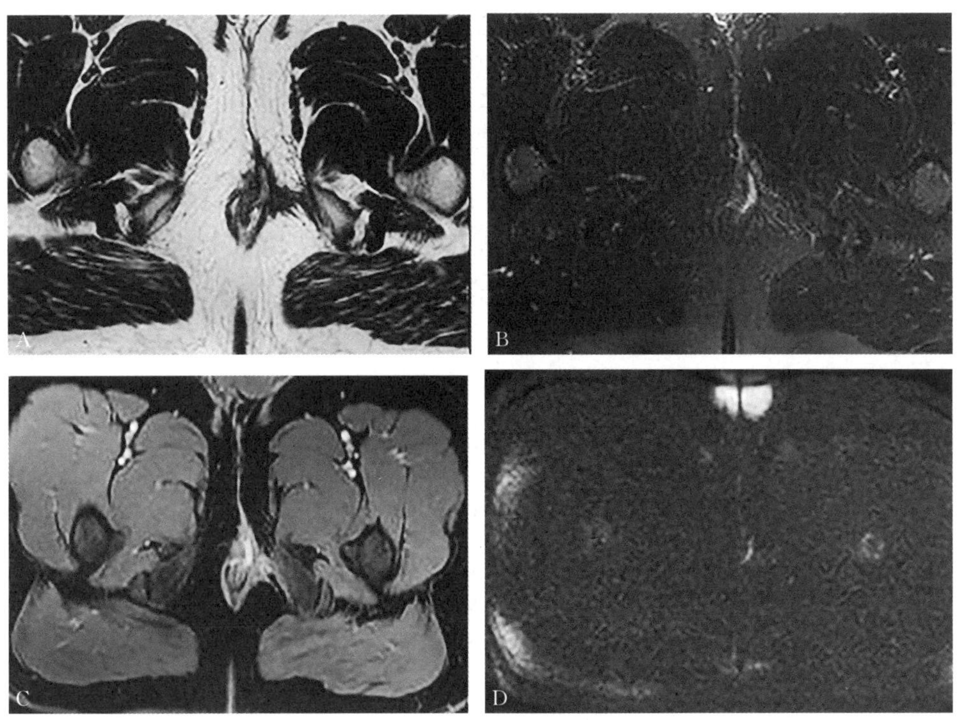

图 4-5-17　3 级肛周瘘:经括约肌瘘

注:斜轴位(肛管短轴)高分辨率 FSE T_2 加权序列(A)和脂肪抑制序列(B)图像。图中所示为 12—1 点钟位置的经括约肌瘘管形成,穿透内括约肌和外括约肌,走行至会阴区。LAVA 增强后期(C)可见瘘管明显强化,DWI(D)示瘘管轻度弥散受限改变。

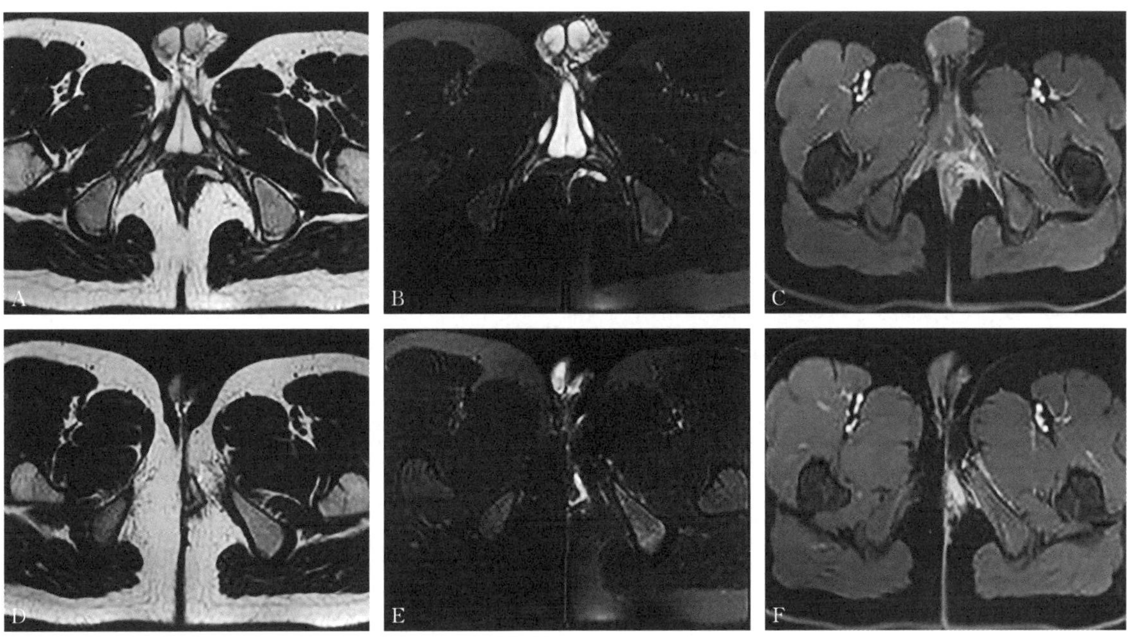

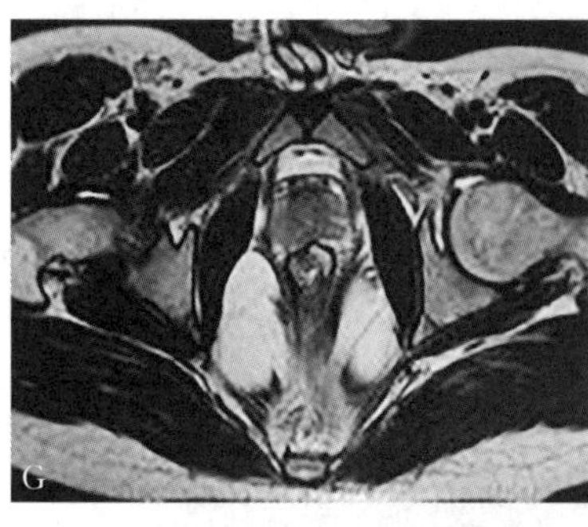
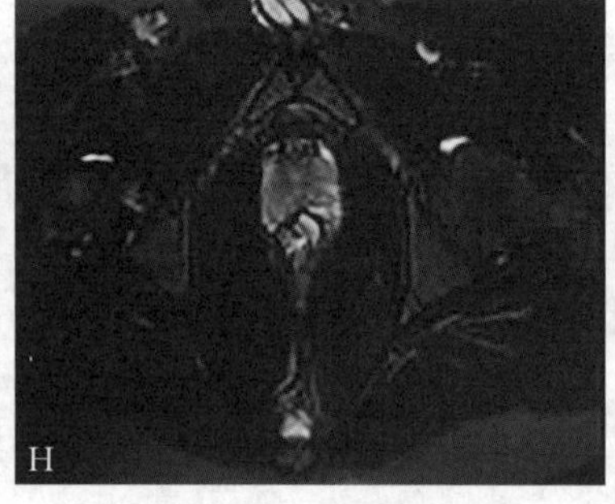
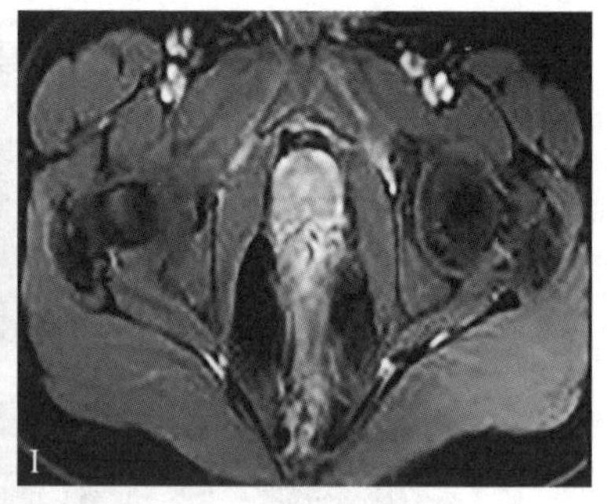

图 4-5-18　4 级肛周瘘：经括约肌瘘伴继发瘘管

注：斜轴位（肛管短轴）高分辨率 FSE T_2 加权序列（ADG）、T_2 加权脂肪抑制序列（BEH）及 LAVA 脂肪抑制增强序列（CFI）。病变分别如下：瘘管一，瘘管穿透左侧外括约肌走行至左侧坐骨肛门窝间隙（A～C）；瘘管二，瘘管向前穿透外括约肌走行至会阴区（D～F）；下段直肠黏膜下脓肿形成（G～I）。所有瘘管及脓肿壁强化明显（箭头，G～I），内部脓液无强化。

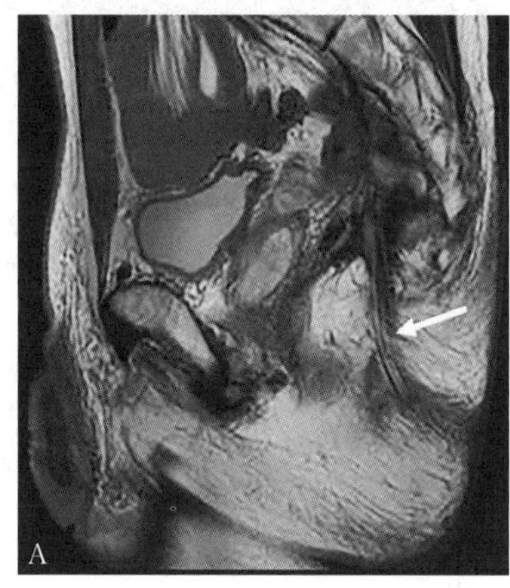
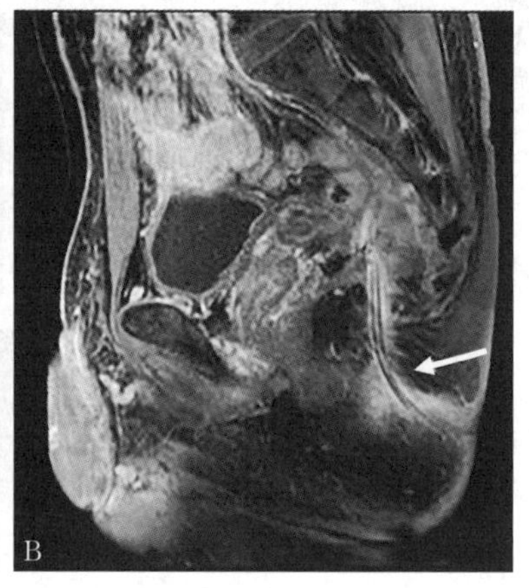

图 4-5-19　5 级肛周瘘：括约肌外型瘘

注：矢状位高分辨率 FSE T_2 加权（A）和脂肪抑制 LAVA 增强序列（B）图像显示瘘管发自下段直肠，未累及肛管。瘘管内为治疗后置管后改变（A、B，箭头）。

血症明显，有高热，重症患者可发生感染性休克。大便可呈黏膜脓血便，便量少，便次多。腹痛明显，呈阵发性绞痛。

病毒性肠炎一般起病急，主要临床表现为腹泻，排黄色水样便，无黏液及脓血，量多，多数伴有发热，患儿早期可能出现呼吸道症状。成人感染者发热及呼吸道症状较儿童少。其他并发症状有腹胀、腹鸣、腹痛和恶心、呕吐等。也可有全身乏力、酸痛、头晕、头痛等症状。腹泻重者可发生等渗性脱水、代谢性酸中毒和电解质紊乱。体弱、老年人及接受免疫抑制剂治疗患者的症状较重。

(3) MRI 表现

MRI 表现与急性 IBD 相似，包括肠壁增厚、肠壁高强化和肠系膜炎症。可以发生类似的并发症，如积气、穿孔、腹水和脓肿。感染性结肠炎主要累及结肠，小肠通常不受累。正是这种分布有助于区别于移植物抗宿主反应（graft-versus-host disease，GVHD）。明确的诊断通常依赖于活检、粪便培养和临床特征，然而，放射学在指导潜在的内镜活检、确定脓肿引流或确定严重性方面发挥着重要作用。

假膜性结肠炎是一种急性结肠炎，其病理特征是在黏膜损伤区上形成一层粘连的炎性“膜”（假膜）。这是在使用广谱抗生素的情况下发生的疾病。最常见的感染性病原体是艰难梭菌。这种疾病的严重程度从轻微到危及生命不等。MRI 显示感染的大肠增厚并有明显强化。

感染性结肠炎的一种特殊形式是中性粒细胞

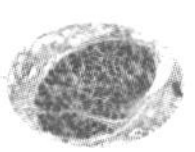

性结肠炎(伤寒),因为通常局限于右半结肠,见于中性粒细胞减少症儿童。过去,中性粒细胞减少性小肠结肠炎(伤寒)是一种主要发生于在治疗白血病儿童的疾病。这种疾病还发生于健康的中性粒细胞减少症患者,包括患有实体肿瘤和其他疾病的患者。盲肠和升结肠是最常见感染的肠段。在感染性结肠炎患者中,MRI 表现为非特异性,通常表现为壁增厚和强化(图 4-5-20)。其他感染结肠病原体包括志贺菌、沙门菌、大肠埃希菌、阿米巴原虫和霍乱弧菌。病毒性肠炎在儿童中很常见,通常可以通过 X 线片或临床诊断。典型的轮状病毒、诺如病毒和腺病毒是引起呕吐和水样腹泻自限症状的病原体。然而,肠炎可能是为诊断阑尾炎做 MRI 检查时偶然发现到的。与感染性结肠炎不同,在这些情况下,MRI 会显示多个扩张的小肠和大肠袢,而肠壁没有增厚,典型的可见直肠平面的气-液平,这与 X 线上的表现相似。

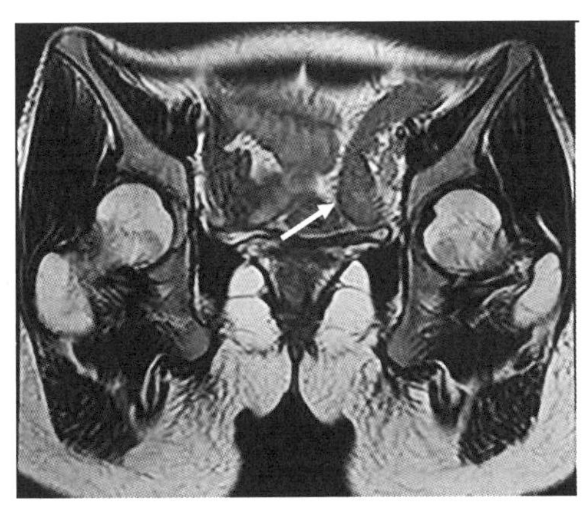

图 4-5-20 中性粒细胞减少性结肠炎

注:一名 20 岁男性右下腹疼痛,冠状位 FSE 无脂肪抑制 T_2 加权序列显示乙状结肠局灶性肠壁增厚(箭头),伴有结肠周围炎症。

艾滋病患者易患鸟分枝杆菌结肠炎(*M. Avium-intracellulare*)。鸟分枝杆菌也感染小肠并致使肠壁增厚。巨细胞病毒性结肠炎也可见于这些患者。继发于黏膜下出血的肠壁增厚是最具特征性的表现。艾滋病患者常患直肠炎。机会性感染导致直肠壁增厚和直肠周围间隙索条影。偶尔会发生直肠周围脓肿。钆增强 T_1 加权脂肪抑制 3D-GE 图像显示肠壁增厚、强化和脓肿形成。非增强非脂肪抑制的 GE 显像对显示直肠周围索条是有效的,在高信号的脂肪背景下,直肠周围索条的信号较低。

(4) 鉴别诊断

需要与溃疡性结肠炎鉴别。溃疡性结肠炎的特征是病变逆行性累及不同部分的结肠和黏膜下极少受累。与其他的炎症过程相比,溃疡性结肠炎时可见明显的直肠直小血管。在慢性长期溃疡性结肠炎中,肠管失去正常的结肠袋标志、管腔狭窄和肠道缩短,典型表现称为铅管征。

4.5.8 放射性肠炎

(1) 概述

放射性肠炎是由盆腔、腹腔等部位的恶性肿瘤进行放射治疗时引起的一种并发症,可以累及小肠、直肠、结肠。该病发病与放疗照射剂量和时间、肠道不同部位对照射的敏感性、其他基础性病变都有关系。根据发病时间长短、发病缓急可分为急性放射性肠炎、慢性放射性肠炎。

(2) 病理

放射线对肠壁的损伤作用有直接和间接两种方式,在组织病理学上通常可分为 3 个时期,即急性期、亚急性期和慢性期。急性期发生在放疗后早期,亚急性期发生在放疗后 2~12 个月,慢性期发生在 12 个月以后。

1) 急性期损伤:是放射线通过直接引起肠黏膜上皮细胞的再生障碍导致的肠壁损伤,在代谢旺盛、有丝分裂活跃的细胞中表现得最为明显,尤其是肠黏膜基底部的隐窝细胞和黏膜上皮细胞。黏膜的完整性依赖于对脱落上皮细胞的不断更新,在非照射区域绒毛上皮的正常更新一般需要 5~6 d。当由于放射损伤引起的肠黏膜上皮的脱落速度超过隐窝细胞产生的速度,黏膜上皮再生系统的平衡即被破坏,脱落的上皮细胞不能够被有效地补充,结果就会出现肠黏膜腐脱,肠壁绒毛变短,上皮表层区域变小。当细胞更新系统进一步受到损伤,就会形成微小溃疡,随着时间的推移,微小溃疡相互融合,可以形成肉眼可见的溃疡。同时,黏膜下发生一系列病理生理变化,出现水肿、炎症细胞浸润以及毛细血管扩张等，并引起肠黏膜对液体和营养物质的吸收障碍、黏液的过量分泌，甚至引起出血。急性期的变化常常引起自限性临床症状，例如腹痛、黏液性腹泻、里急后重和直肠出血等。该期常在放疗开始后 3～4 周达到高峰，然后逐渐消退。

2）亚急性期损伤：此时肠黏膜可能已再生，并有不同程度的愈合。再生程度取决于起初结缔组织损伤的严重性。黏膜下小动脉的内皮细胞可发生肿胀，并与基底膜分离和发生变性，腔内可有血栓形成。进行性血管和结缔组织的病变可以造成闭塞性动、静脉炎和微血管功能不全。位于纤维结缔组织之上的黏膜可因斑片状缺血而产生溃疡。在血管内膜下可见到较大的泡沫细胞，有人认为这是诊断放射性肠炎的要点。黏膜下层因缺血性纤维化而增厚，并常出现大的巨怪形状的成纤维细胞。

3）慢性期损伤：与急性损伤相比，放射线引起的肠道慢性损伤具有更加明显的隐匿性和进行性，并引起比较严重的后果。临床症状可以在放疗后持续数周、数月，甚至数年。慢性损伤是放射线的间接作用所致，主要是由进行性闭塞性末端小动脉炎和广泛的胶原蛋白沉积和纤维化引起。肠壁终末血管损伤和数量的逐渐减少导致肠壁血供的逐渐减少和肠壁缺血，继而在肠壁慢性缺血以及蜂窝织炎引起的黏膜下玻璃样变和纤维化的基础上，出现进行性的黏膜萎缩和黏膜毛细血管扩张。扩张的毛细血管管壁薄弱，可以成为肠道慢性出血的来源。随着血管炎的进行性加重，可以发生肠壁的坏死、溃疡和穿孔。其中溃疡最为常见，可以穿透肌层，并引起腹膜炎或腹腔内脓肿。溃疡的愈合和修复可以导致纤维化和瘢痕形成，引起肠腔狭窄和肠梗阻。部分患者可以形成内瘘或外瘘，但不是很常见。后期也可出现放射线诱发的癌肿。

（3）临床

放射性结肠炎可以发生在放疗的早期，也可以发生在放疗完成之后，甚至可以发生在放疗后数月乃至数年。

1）早期症状：急性放射性结肠炎的临床症状最早可在放疗开始后数小时或几天内出现，但大多数患者要等到照射 30～40 Gy 时才会出现症状。早期症状主要由于放射线对小肠或结直肠损伤诱发的胃肠道反应引起，常见的症状有恶心、呕吐、腹痛、腹泻等。在接受盆腔放射治疗的患者中 50%～75%伴有黏液血便或直肠出血。全身营养状况较差，出血时间较长的患者常合并贫血，部分患者还可伴有低热。放射性直肠炎的患者常伴有里急后重和直肠部位疼痛。在内脏放射性损伤中，有 25%～33%累及小肠。回肠黏膜受损时，由于胆酸重吸收减少，也可引起腹泻。若绒毛吸收细胞成熟发生障碍，刷状缘的酶活力可下降，乳糖、木糖、维生素 B_{12} 的吸收均可发生障碍。通常急性期症状在放疗完成之后很快消退，早期伴有慢性的临床症状常提示发生晚期后遗症的危险性增加。

2）后期症状：在发生慢性放射性结直肠炎的患者中，约 85%发生于放疗完成后 6～24 个月，其余 15%的患者在数年甚至数十年之后才出现症状。单独发生结直肠放射性肠炎的可能性比较小，大部分患者同时伴有小肠的炎症。常见的临床表现有慢性腹痛、大便次数增多、黏液便、血便、直肠部疼痛和里急后重等。晚期小肠放射性损伤常伴有小肠吸收不良和肠蠕动紊乱、小肠部分性梗阻引起的腹部绞痛，也可有恶心、呕吐和不同程度的吸收不良。肠狭窄和数段肠管的肠蠕动障碍均可引起肠梗阻，并可由部分性发展至完全性肠梗阻。腹部检查有时可摸到肠管和肠系膜炎症引起的包块。肠管与腹部其他器官（包括盆腔器官）之间可形成瘘管。阴道流出粪液样物、小便时出现气尿或在腹泻液中排出未消化的食物，都提示有内瘘形成的可能。放射线损伤的回肠和结肠也可由于发生穿孔而引起急性弥漫性腹膜炎，也可因溃疡而并发胃肠道出血。溃疡比狭窄、瘘管等病变出现得早。

患者偶尔可因肠腔狭窄而产生便秘，部分患者表现为大便失禁，这可能是由于肛门括约肌或盆腔神经受放射损伤而产生的晚期效应。此外，还可在接受照射 5 年之后于照射野内出现另外的癌肿。桑德勒（Sandler）报道盆腔肿瘤放疗后发生

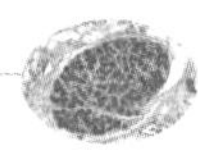

结、直肠癌的可能性要比一般患者多 2～3 倍。布莱克(Black)等提出，确定肿瘤是由先前的放疗所造成者应具备 3 个标准：①肿瘤发生与接受放疗之间的间隔时间至少要有 5～10 年；②肿瘤附近有放射线引起的严重变化；③病变肠段曾遭受过大剂量放射线的照射。因此，凡接受过盆腔放疗的患者，在 5 年之后应定期作纤维结肠镜检查，密切监视放射性肿瘤的发生。

(4) MRI 表现

直肠是最易患放射性肠炎的大肠段。这可能归因于治疗盆腔区肿瘤的大剂量放射，并且相对位置固定。急性放射损伤的病理改变包括黏膜下水肿、溃疡、息肉、缺血改变等。慢性放射损伤可表现为黏膜萎缩、血管闭塞和纤维化的组织学特征(图 4-5-21、22)。放射损伤的晚期效应在病理学上可以通过黏膜、黏膜下和肌层纤维化伴狭窄的形成得到证实。在一项研究中，42 名放射治疗后的患者直肠的 T_1 和 T_2 加权 MRI 特征根据肌层和黏膜下层的肠壁厚度和信号强度进行分级。无论治疗开始的时间间隔为多久，直肠都能看到一系列的组织变化。MRI 对描述异常灵敏度高，但特异度可能有限。这项研究的结果强调需要详细的临床病史，以确保最佳的 MRI 读片。常规使用钆增强 T_1 加权脂肪抑制成像是评价放射后变化的有效方法，因为该技术对炎性改变的灵敏度很高。高分辨率 T_2 加权像可以良好地显示急性放射性直肠结肠炎黏膜下水肿。

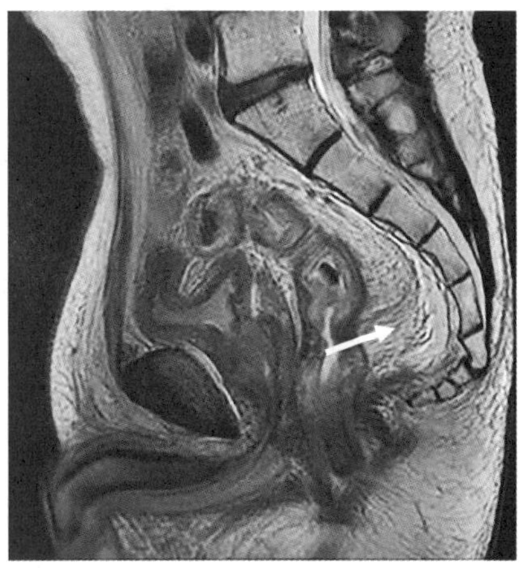

图 4-5-21　放射性肠炎

注：直肠癌患者，男性，55 岁。行新辅助放疗后，局部病灶 T_2WI 呈低信号纤维化改变(箭头)，余直肠壁弥漫性增厚，提示放射性直肠炎，肠壁以黏膜下水肿改变为主，同时直肠后脂肪间隙信号减低，提示合并放射性盆腔间隙炎性改变。

(5) 鉴别诊断

需要与克罗恩病、溃疡性结肠炎、假膜性肠炎等鉴别。克罗恩病呈节段性、跳跃性病变，主要累及回盲部和右半结肠，有裂隙状溃疡、结节病样肉芽肿等特征，可见肠管明显增厚，可达 10 mm 以上。溃疡性结肠炎患者无辐射病史，病理检查可见隐窝脓肿，最先起始于直肠乙状结肠，连续性病变并逆行向上发展，管壁增厚一般小于 10 mm。假膜性肠炎患者无放射性物质照射史，多于病前使用广谱抗生素，一般多在抗生素治疗过程中开始出现症状，少数患者可于停药 1～10 d 后出现，大便培养为难辨梭状芽孢杆菌。

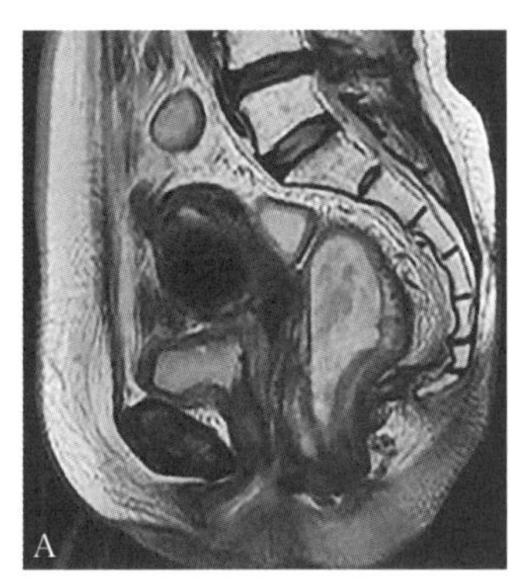

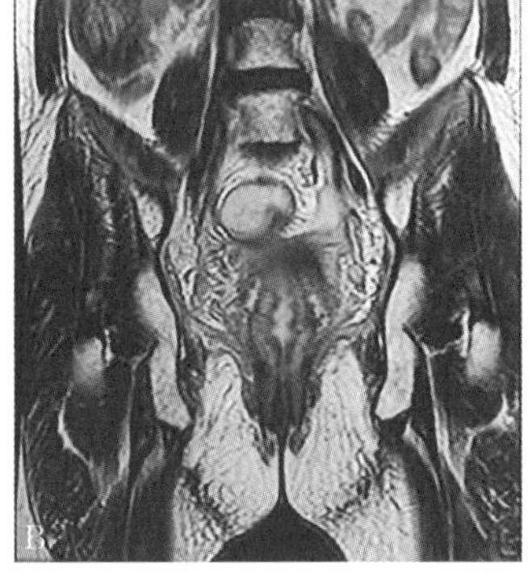

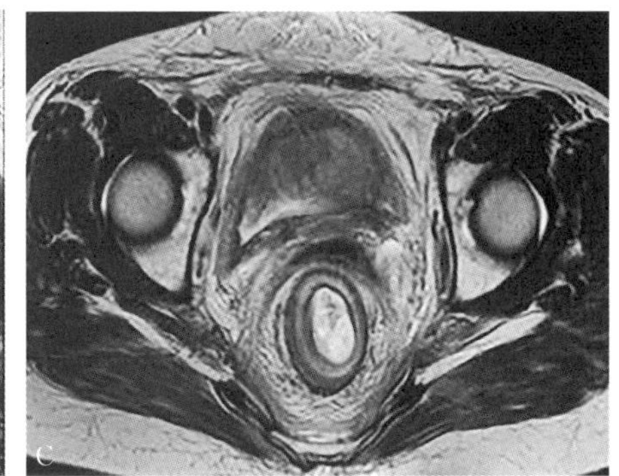

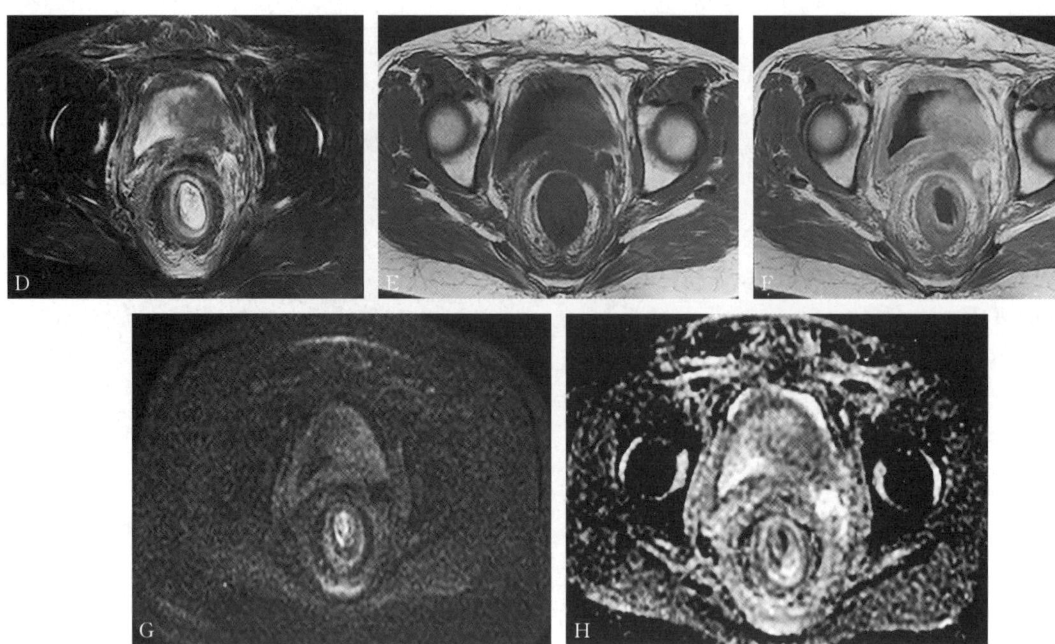

图 4-5-22 放射性直肠炎

注:患者,女性,57 岁,宫颈癌放疗后,直肠疼痛并便血改变。矢状位及冠状位 T_2WI 示直肠弥漫性增厚,轴位 T_2WI 示肠壁环周增厚,呈黏膜下水肿改变(C),T_2WI 抑脂序列示肠壁周围间隙急性炎症反应(D),T_1WI 平扫及增强(E、F)可见病变环周均匀强化,DWI b=1 200 s/mm^2 及 ADC 图示病变肠壁受限不明显,可除外宫颈癌种植转移。

(张 欢 夏益涵 谭晶文 王 兰 童 彤 罗明月 黄子璇 李芳倩 孟晓春 王凌云 张晓燕 卢巧媛 曹务腾)

参考文献

[1] 柏树令,应大君. 系统解剖学[M]. 8 版. 北京:人民卫生出版社,2013:114-119.

[2] ALAMO L, MEYRAT B J, MEUWLY J Y, et al. Anorectal malformations: finding the pathway out of the labyrinth [J]. Radiographics, 2013, 33(2): 491-512.

[3] ALLOS Z, ZHUBANDYKOVA D. Large benign submucosal lipoma presented with descending colonic intussusception in an adult [J]. The American Journal of Case Reports, 2013, 14:245-249.

[4] ALOBAIDY M, ALTUN E, SEMELKA R C. Spleen [M]//Abdominal-Pelvic MRI. Oxford, UK: John Wiley & Sons, Ltd, 2015:559-591.

[5] BALLESTEROS GÓMIZ E, TORREMADÉ AYATS A, DURÁN FELIUBADALÓ C, et al. Intestinal malrotation-volvulus: imaging findings [J]. Radiología (English Edition), 2015, 57(1):9-21.

[6] BALSAMO F, CARDOSO P A S, DO AMARAL JUNIOR S A, et al. Birt-Hogg-Dubé syndrome with simultaneous hyperplastic polyposis of the gastrointestinal tract: case report and review of the literature [J]. BMC Medical Genetics, 2020, 21(1): 52.

[7] BOSMAN F T, CARNEIRO F, HRUBAN R H, et al. WHO classification of tumours of the digestive system[R]. World Health Organization, 2010.

[8] CAK R T, ASLANER A, YAZ M, et al. Schwannoma of the sigmoid colon [J]. Case Reports, 2015, 2015(may14 1): bcr2014208934.

[9] CHUANG-WEI CHEN M D, SHU-WEN PH D, CHANG-CHIEH PH D, et al. Massive lower gastrointestinal hemorrhage caused by a large extraluminal leiomyoma of the colon: report of a case [J]. Diseases of the Colon & Rectum, 2008, 51(6): 975-978.

[10] CICHY W, KLINCEWICZ B, PLAWSKI A. Juvenile

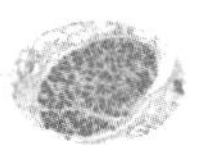

polyposis syndrome [J]. Archives of Medical Science: AMS, 2014,10(3):570 - 577.

[11] CORDEIRO J, CORDEIRO L, PÔSSA P, et al. Intestinal intussusception related to colonic pedunculated lipoma: a case report and review of the literature [J]. International Journal of Surgery Case Reports, 2019,55:206 - 209.

[12] DASSANAYAKE S U B, DINAMITHRA N P, NAWARATHNE N M M. Submucosal lipoma of the sigmoid colon as a rare cause of mucoid diarrhea: a case report [J]. Journal of Medical Case Reports, 2016,10(1):17.

[13] DE MIGUEL CRIADO J, DEL SALTO L G, RIVAS P F, et al. MR imaging evaluation of perianal fistulas: spectrum of imaging features [J]. Radiographics, 2012,32(1):175 - 194.

[14] DUERDEN L, ABDULLAH H, LYEN S, et al. Contrast circulation in adult fontan patients using MR Time Resolved Angiography: application for CT pulmonary angiography [J]. Journal of Cardiovascular Computed Tomography, 2020,14(4):330 - 334.

[15] FUJIMOTO G, OSADA S. Total laparoscopic surgery for treatment of leiomyoma of the transverse colon in a patient with an abdominal mesh: a case report [J]. International Journal of Surgery Case Reports, 2019, 64:66 - 71.

[16] GALIATSATOS P, FOULKES W D. Familial adenomatous polyposis [J]. The American Journal of Gastroenterology, 2006,101(2):385 - 398.

[17] JOHANNES T HEVERHAGEN PH D M D, HELMUT PH D, ANDREAS ZIELKE M D, et al. Prospective evaluation of the value of magnetic resonance imaging in suspected acute sigmoid diverticulitis [J]. Diseases of the Colon & Rectum, 2008,51(12):1810 - 1815.

[18] JUDIT MACHNITZ A, REID J R, ACORD M R, et al. MRI of the bowel—beyond inflammatory bowel disease [J]. Pediatric Radiology, 2018,48(9):1280 - 1290.

[19] KATABATHINA V S, MENIAS C O, KHANNA L, et al. Hereditary gastrointestinal cancer syndromes: role of imaging in screening, diagnosis, and management [J]. Radiographics, 2019,39(5):1280 - 1301.

[20] KIM G, KIM S I, LEE K Y. Case Report: Schwannoma of the sigmoid colon: a case report of a rare colonic neoplasm and review of literature [J]. F1000Research, 2019,8:652.

[21] KOCH M R, JAGANNATHAN J P, SHINAGARE A B, et al. Imaging features of primary anorectal gastrointestinal stromal tumors with clinical and pathologic correlation [J]. Cancer Imaging, 2013,12(3):557 - 565.

[22] KOIVUSALO A I, RINTALA R J. Duplications of the alimentary tract [M]//Rickham's Neonatal Surgery. London: Springer, 2018:727 - 738.

[23] KUMARA P D, JAYAWARDANE G L, ALUWIHARE A P. Complete colonic duplication in an infant [J]. The Ceylon Medical Journal, 2001,46(2): 69 - 70.

[24] LEEUWENBURGH M M N, JENSCH S, GRATAMA J W C, et al. MRI features associated with acute appendicitis [J]. European Radiology, 2014,24(1):214 - 222.

[25] MATSUMOTO T, YAMAMOTO S, FUJITA S, et al. Cecal schwannoma with laparoscopic wedge resection: report of a case [J]. Asian Journal of Endoscopic Surgery, 2011,4(4):178 - 180.

[26] MCCALLUM R W, LIU R P, ASATRIAN A. Intestinal Malrotation Volume II Small Bowel Malrotation: A Perspective for the Adult Gastroenterologist [J]. Practical Gastroenterology, 2016,40(2):23 - 28.

[27] MIYASAKA M, NOSAKA S, KITANO Y, et al. Utility of spinal MRI in children with anorectal malformation [J]. Pediatric Radiology, 2009,39(8): 810 - 816.

[28] MOORE M M, KULAYLAT A N, BRIAN J M, et al. Alternative diagnoses at paediatric appendicitis MRI [J]. Clinical Radiology, 2015,70(8):881 - 889.

[29] MOORE S W. Associations of anorectal malformations and related syndromes [J]. Pediatric Surgery International, 2013,29(7):665 - 676.

[30] NOUGARET S, REINHOLD C, MIKHAEL H W, et al. The use of MR imaging in treatment planning for patients with rectal carcinoma: have You checked the "DISTANCE"? [J]. Radiology, 2013,268(2):330 - 344.

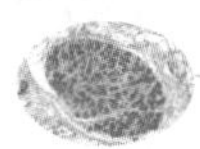

[31] PARK K J, KIM K H, ROH Y H, et al. Isolated primary schwannoma arising on the colon: report of two cases and review of the literature [J]. Journal of the Korean Surgical Society, 2011,80(5):367.

[32] PICKHARDT P J, KIM D H, MENIAS C O, et al. Evaluation of submucosal lesions of the large intestine: part 1. Neoplasms [J]. Radiographics, 2007,27(6):1681-1692.

[33] PURI P, HO¨LLWARTH M E. Pediatric surgery [M]. Array Berlin, Germany: Springer, 2019.

[34] REPPLINGER M D, LEVY J F, PEETHUMNONGSIN E, et al. Systematic review and meta-analysis of the accuracy of MRI to diagnose appendicitis in the general population [J]. Journal of Magnetic Resonance Imaging, 2016,43(6):1346-1354.

[35] RICHARD C. SEMELKA. Abdominal-Pelvic MRI [M]. Chichester: Wiley Blackwell,2016:678-680.

[36] SAGNOTTA A, SPARAGNA A, UCCINI S, et al. Giant extraluminal leiomyoma of the colon: rare cause of symptomatic pelvic mass [J]. International Surgery, 2015,100(5):805-808.

[37] STOKER J, VAN RANDEN A, LAMÉRIS W, et al. Imaging patients with acute abdominal pain [J]. Radiology, 2009,253(1):31-46.

[38] SURABHI V R, MENIAS C O, AMER A M, et al. Tumors and tumorlike conditions of the anal canal and perianal region: MR imaging findings [J]. Radiographics, 2016,36(5):1339-1353.

[39] TAN A C, TAN C H, NANDINI C L, et al. Multimodality imaging features of rectal schwannoma [J]. Annals of the Academy of Medicine, Singapore, 2012,41(10):476-478.

[40] THORNTON E, MORRIN M M, YEE J. Current status of MR colonography [J]. RadioGraphics, 2010, 30(1):201-218.

[41] UHR A, SINGH A P, MUNOZ J, et al. Colonic schwannoma: a case study and literature review of a rare entity and diagnostic dilemma [J]. The American Surgeon, 2016,82(12):1183-1186.

[42] WANG W B, CHEN W B, LIN J J, et al. Schwannoma of the colon: a case report and review of the literature [J]. Oncology Letters, 2016, 11(4): 2580-2582.

[43] WIJERS C H W, DE BLAAUW I, MARCELIS C L M, et al. Research perspectives in the etiology of congenital anorectal malformations using data of the International Consortium on Anorectal Malformations: evidence for risk factors across different populations [J]. Pediatric Surgery International, 2010, 26(11): 1093-1099.

[44] ZWINK N, JENETZKY E, BRENNER H. Parental risk factors and anorectal malformations: systematic review and meta-analysis [J]. Orphanet Journal of Rare Diseases, 2011,6:25.

5 肾 上 腺

肾上腺是人体重要的内分泌器官，其功能状态正常与否直接影响人体正常代谢和功能。临床上，肾上腺疾病按其功能状态分为功能亢进性、功能低下性及非功能性；按起源分为皮质源性和髓质源性；按疾病良恶性分为良性和恶性。肾上腺功能性疾病通常由临床表现和实验室检查作出诊断，但定位诊断尚有赖于影像学检查；非功能性肾上腺疾病往往在腹部影像学检查时被偶尔发现。据文献报道，这种“偶发瘤”(incidentaloma)约占腹部影像学检查病例的5%。在肾上腺“偶发瘤”中，恶性肿瘤的发生率为2%～3%。此外，文献报道在患有肾上腺外恶性上皮性肿瘤的病例中，约27%于尸检时发现有肾上腺转移。因此，肾上腺MRI检查的主要目的是：①评价和确定偶发瘤的性质。虽然绝大多数偶发瘤为非功能性腺瘤，但与恶性肿瘤的鉴别十分重要，对正确制定临床治疗方案具有重要的指导意义。②检查恶性肿瘤患者的肾上腺以明确是否存在转移性肿瘤或原发性肿瘤，并作出鉴别。③对肾上腺功能异常的患者，MRI检查的目的为定位，并尽可能对其良、恶性作出判断。④随访肾上腺肿瘤病例的术后情况。

迄今，MRI 以其软组织分辨率高及多方位成像的优点早已被医学界认可，并为肾上腺影像学检查开辟了一条崭新的途径；尤其是 MRI 领域新技术层出不穷，如化学位移成像等，已在肾上腺肿瘤的良、恶性的鉴别方面发挥重要的作用。

5.1　正常解剖

双侧肾上腺位于第 12 胸椎至第 1 腰椎水平的腹膜后间隙，分别居于左、右肾脏上极的前内上方，与肾脏有丰富的脂肪组织相隔，同位于肾筋膜囊内。右侧肾上腺略高于左侧，位于肝右后叶内下缘、右膈肌脚及下腔静脉之间，呈"人"字形或倒"Y"形；左侧肾上腺呈三角形或倒"V"形，位于左肾上极前内方，其前外侧有小网膜、胃、胰体尾及脾动静脉，其内侧为左膈肌脚。

肾上腺外包被膜，实质分为外层的皮质和内层的髓质，分别起源于中胚层和外胚层。肾上腺皮质的组织结构可分 3 层，由外而内分别为球状带、束状带和网状带。肾上腺皮质约占肾上腺总量的 90%。球状带紧贴包膜下方，较薄，占皮质的 15%，分泌盐皮质激素，调节电解质和水盐的代谢；束状带最厚，约占皮质的 78%，分泌调节糖代谢和蛋白质代谢的糖皮质激素，如氢化可的松；网状带居最内侧，约占皮质的 7%，分泌性激素，如脱氢异雄酮和雌激素。肾上腺髓质起源于外胚层，与交感神经同源。肾上腺髓质与皮质交界参差不齐，约占肾上腺的 10%。肾上腺髓质主要由高度分化的嗜铬细胞组成。嗜铬细胞群由毛细血管将其分割成格子状。肾上腺髓质分泌的儿茶酚胺主要为肾上腺素，绝大多数嗜铬细胞和组织位于肾上腺髓质内，但如果胚胎期分布于交感神经丛区域的嗜铬组织没有退化，即可能成为副神经节瘤[过去又称异位嗜铬细胞瘤(pheochromocytoma)]的起源。在少数人中，有一种肾上腺正常变异，即在肾上腺和肾脏周围尚有肾上腺组织，可既含皮质又含髓质。

肾上腺血供极为丰富，约占心输出量的 1%。肾上腺上面有来自膈下动脉的终末分支，内侧面由上而下依次为肾上腺上、中、下动脉，分别起源于膈下动脉、主动脉和肾动脉。肾上腺诸供血动脉于被膜下形成动脉丛，并由此丛发出丰富的放射状排列的毛细血管，形成环绕网状带的静脉窦，汇成髓质静脉性毛细血管窦，再流入中央静脉。被膜下动脉环发出的髓质动脉穿过皮质，达到髓质，分支成毛细血管供血给髓质，一部分引入髓质静脉窦，一部分直接引入中央静脉，最后中央静脉汇入左、右肾上腺静脉。右肾上腺静脉直接引入下腔静脉，左侧则与膈下静脉汇合，注入左肾静脉。肾上腺淋巴液引流至主动脉旁淋巴结。肾上腺髓质受交感神经节前纤维支配，这些纤维由胸 10 椎～腰 2 椎水平脊髓神经元发出，经腹腔神经丛到达肾上腺，在包膜处形成神经丛，然后进入腺体。节前纤维末梢与嗜铬细胞形成突触。近年来的研究发现肾上腺皮质亦接受神经纤维的支配。

5.2　MRI 检查技术及肾上腺正常 MRI 表现

5.2.1　MRI 检查技术

肾上腺与肾脏均位于肾筋膜囊内，其周围多有丰富的脂肪组织，天然对比较佳。但由于肾上腺体积较小，需采用薄层扫描以增加空间分辨率。此外，肾上腺 MRI 应常规进行冠状位扫描，一方面可以清晰显示较小的病灶，另一方面可以显示病变与肾脏及其他邻近结构的关系，有利于肿块性病变的准确定位。患者的检查前准备与腹部常规 MRI 检查无异。肾上腺 MRI 检查的常规步骤为先平扫、后增强。当然，对肾上腺而言，若平扫无异常发现或能确定病变性质，则不必行增强检查。

(1) 化学位移成像

米切尔(Mitchell)等首先报道将化学位移成像应用于肾上腺良、恶性肿块的鉴别。这种技术利用氢质子在水与脂肪中进动频率的差异，在射频脉冲停止后水分子中的质子与脂质中的质子横向磁化矢量相位相反时(180°)进行反相位图像采

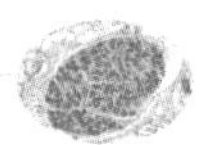

集，再至二者横向磁化矢量相位一致时(0°)进行同相位图像采集。通过对比同、反相位上组织的信号强度，能够敏感地检出组织中的脂质成分，如此有助于诊断肾上腺腺瘤。在 1.5 T 磁场中，回波时间差值(ΔTE)为 2.22 ms；在 3.0 T 磁场中，ΔTE=1.11 ms。此外，化学位移成像的扫描及优化还需注意 3 点：①同、反相位图像需在同一次屏气过程中采集，以避免扫描层面的不匹配问题；②使用双回波序列采集时，首先采集反相位图像，减少 T_2^* 衰减对反相位图像的影响，避免造成图像的误判；③同、反相位图像选择尽可能短的 TE，可提高信噪比，减少 T_2^* 衰减与 T_2 弛豫的影响。

绝大多数肾上腺占位是肾上腺腺瘤，大部分腺瘤细胞富含胞质内脂质，在 T_1WI 反相位上出现明显的信号衰减，但有少部分乏脂质的腺瘤可在 T_1WI 反相位上没有信号衰减。另有少见的其他肾上腺肿瘤也含有脂质成分，T_1WI 反相位上可出现局灶性信号衰减。因此，当肾上腺占位在 T_1WI 反相位上出现信号衰减时，需注意结合其他序列及临床信息进行综合诊断。

(2) T_1WI 脂肪抑制

T_1WI 同、反相位检出的是组织细胞中是否含有脂质成分，而 T_1WI 同相位联合 T_1WI 脂肪抑制序列可以明确组织内有肉眼可见的脂肪，后者的检出是诊断肾上腺髓样脂肪瘤的关键。此外，T_1WI 脂肪抑制序列上的高信号可以提示出血性改变，有助于肿瘤内出血或肾上腺血肿(adrenal hematoma)的诊断。

(3) T_2WI 脂肪抑制

在 T_2WI 脂肪抑制序列中，正常肾上腺的信号高于肝脏，并且明显高于被抑制的脂肪背景，肾上腺形态及内部信号改变均得以清晰显示。T_2WI 脂肪抑制序列在肾上腺囊、实性疾病的鉴别方面有重要作用，在肾上腺腺瘤与肾上腺转移瘤的鉴别方面准确性中等。

(4) DWI

关于 DWI 在鉴别肾上腺疾病中的价值，尚未达成共识。部分研究表明肾上腺良、恶性病变的表面弥散系数(ADC)有较大重叠，DWI 在肾上腺良、恶性疾病鉴别中的价值有限；亦有研究报道，在 CT 显示为低密度的肾上腺肿瘤中，DWI 有助于鉴别其良、恶性。目前，DWI 作为腹部 MRI 常规序列之一，普遍应用于临床肾上腺疾病的影像学评估。

(5) T_1WI 动态增强检查

肾上腺良、恶性疾病在肾上腺 MRI 动态增强检查中常常表现出不同的强化特点。典型肾上腺腺瘤增强后多呈特征性快速流入及快速流出，少部分表现为轻度均匀强化；嗜铬细胞瘤动脉期可呈边缘斑片状或点状强化，随增强时间延长，强化程度明显增加；肾上腺转移瘤多在增强后呈持续或延迟的边缘强化；肾上腺皮质癌常呈不均匀斑片状强化。

尽管化学位移成像在典型肾上腺腺瘤的诊断中有很高的灵敏度与特异度，但对于不典型肾上腺腺瘤价值有限，而部分不典型腺瘤的强化方式在 T_1WI 动态增强中有典型表现。化学位移成像联合 T_1WI 动态增强检查诊断肾上腺腺瘤的灵敏度可达 94%，特异度达 98%。

结合文献与实际工作情况，推荐肾上腺 MRI 检查方案如下(表 5-2-1)。

表 5-2-1 推荐肾上腺 MRI 检查方案

MRI 序列	成像方位	层厚(mm)
T_2WI 脂肪抑制	横断位	4.0
T_1WI 同相位与反相位	横断位、冠状位	1.5
T_1WI 脂肪抑制	横断位	1.5
DWI(b=50、500、800 s/mm^2)	横断位	5.0
可选序列：T_1WI 脂肪抑制梯度回波动态增强检查	横断位、冠状位	1.5

5.2.2 肾上腺正常 MRI 表现

脂肪组织于 T_1WI、T_2WI 均为高信号。在脂肪组织衬托下，肾上腺大多得以清晰地显示；周围脂肪少时肾上腺显示欠佳，脊柱畸形的患者肾上腺显示率亦较低。一般而言，左侧肾上腺与左肾上极几乎同层面显示，而右侧肾上腺通常在右肾上极的上一层面即开始出现。据文献统计，左侧肾上腺显示率较右侧高。横断位上可观察肾上腺宽度；横断位与冠状位结合可更为准确地显示肾上腺区占位性病变与肾上腺及周围结构的毗邻关系，从而提高定位、定性诊断的准确率。少数情况下，肝肾隐窝肿块体积较大或左肾上极、胰腺后方有巨大肿块，横断位及冠状位判断肿块起源有困难，可加做矢状位检查。

肾上腺体积小，目前MRI尚难以分辨皮质与髓质区界限。肾上腺可分为体部、外侧肢和内侧肢，这三部分共同构成肾上腺的外形，右侧为“人”字形或倒“Y”形，左侧为三角形或倒“V”形（图5-2-1）。有时两个肢体在横断面图像上不在同一层面出现，单肢体呈线条状表现，右侧较多见；因右侧肾上腺外侧肢较短时易重叠于肝内缘而难以显示。肾上腺体部及肢体总长度可达5 cm。横断位上，肾上腺各部宽度为2～6 mm，并随年龄增长而增加，40岁左右达高峰水平，最大可达8 mm。其中，左侧肾上腺宽度略大于右侧肾上腺，肾上腺内侧肢宽度均略大于外侧肢。内、外侧肢外缘弧度均呈平直或凹陷状，如向外膨隆，也可提示异常。一般情况下，肾上腺宽度不超过同侧同层膈肌脚宽度。正常肾上腺在任何序列上均为均匀的软组织信号；T_1WI信号与脾脏信号接近（图5-2-2 A、E），低于肝实质信号；T_2WI脂肪抑制与DWI上信号高于肝实质，略低于或接近脾脏信号（图5-2-2 C、D）。增强后肾上腺组织呈均匀强化（图5-2-2 F、G）

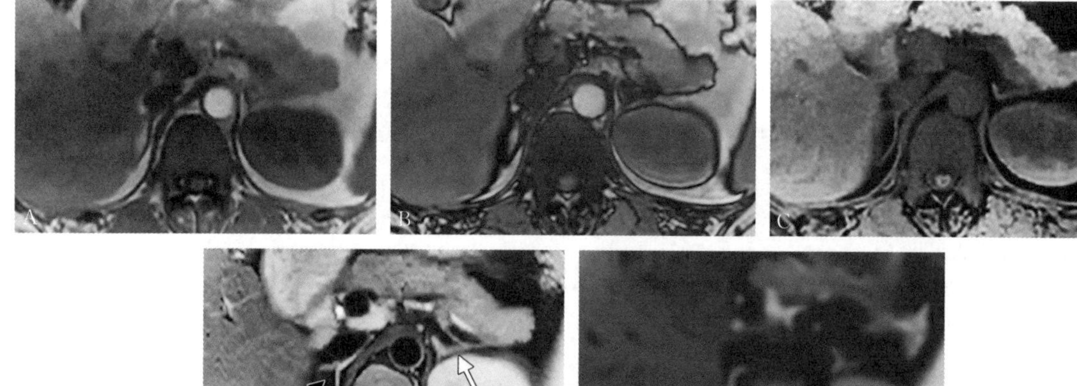

图5-2-1 肾上腺形态

注：横断位T_1WI同相位(A)、T_1WI反相位(B)、T_1WI脂肪抑制(C)、T_2WI脂肪抑制(D)及DWI($b=800\ s/mm^2$)(E)示左侧肾上腺呈倒“V”形(白箭头)，右侧肾上腺呈“人”字形(黑箭头)。

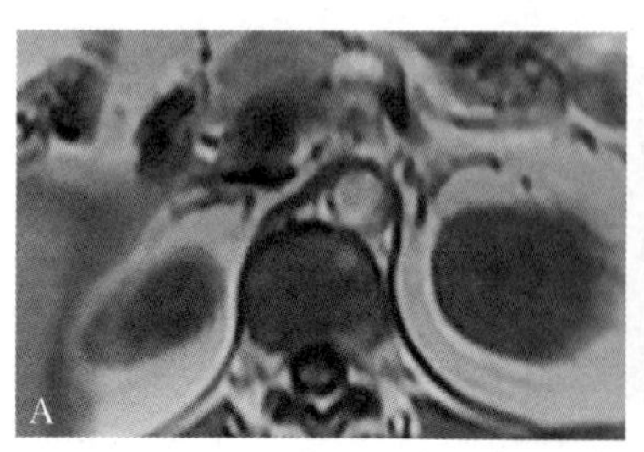

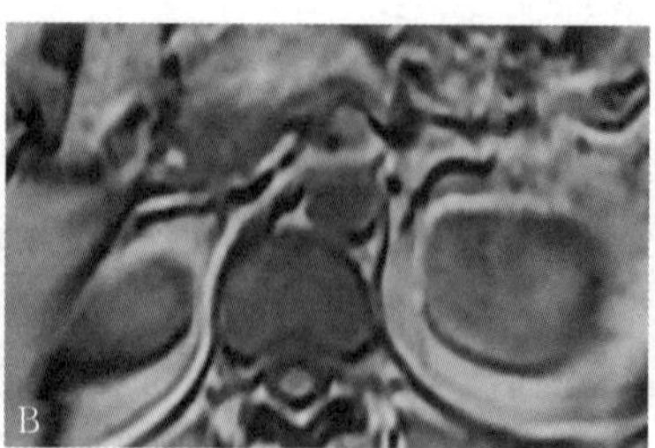

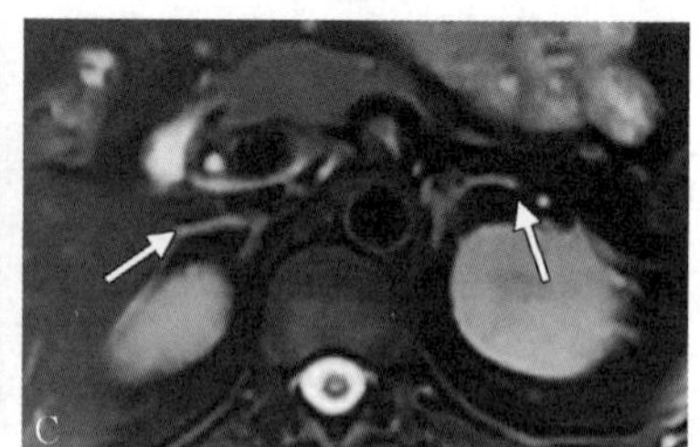

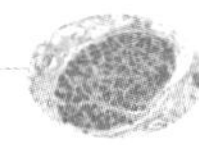

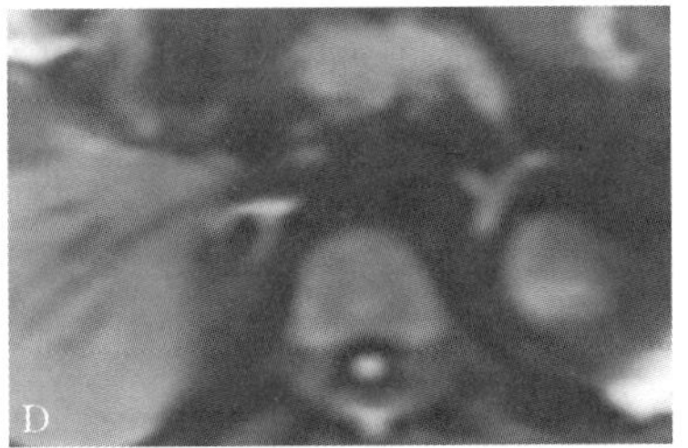

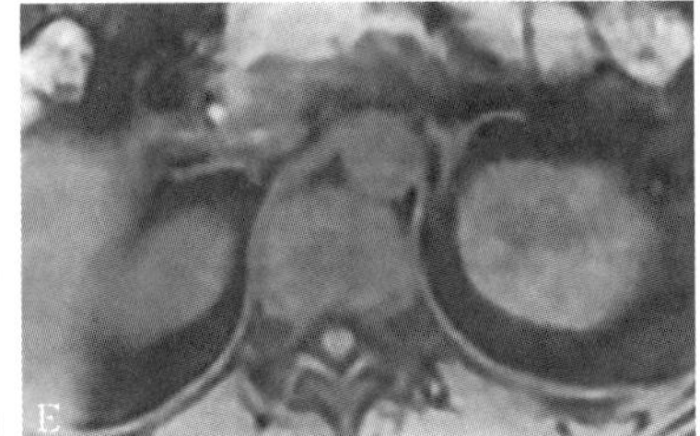

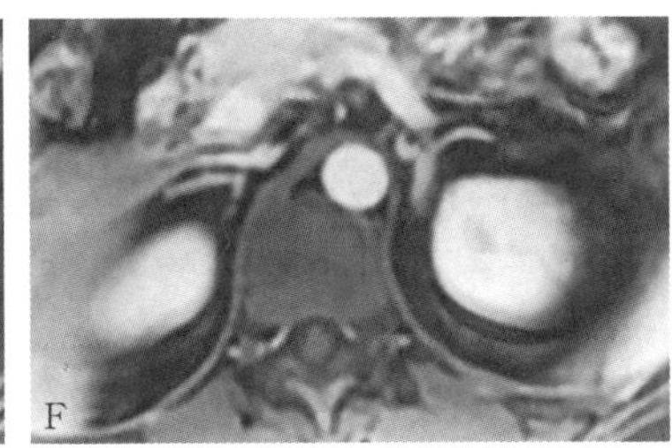

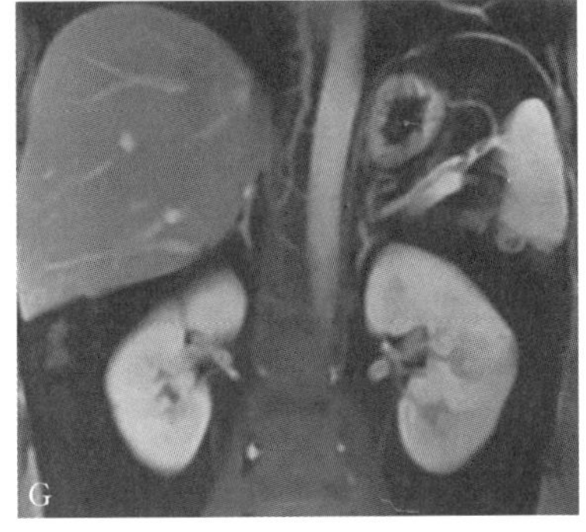

图 5-2-2　肾上腺正常 MRI 表现

注：肾上腺（箭头）在横断位 T_1WI 同相位（A）、T_1WI 反相位（B）、T_2WI 脂肪抑制（C）、DWI（D，$b=800\,s/mm^2$）、T_1WI 脂肪抑制（E）、T_1WI 增强静脉期（F）与冠状位 T_1WI 增强静脉期（G）图像上的正常表现。

5.3　肾上腺皮质功能亢进

肾上腺皮质分泌的肾上腺皮质激素由多种类固醇混合而成。肾上腺皮质功能亢进是指肾上腺皮质激素分泌过多产生的不同临床综合征。本节主要讨论糖皮质激素分泌过多引起的库欣综合征和醛固酮分泌过多导致的醛固酮增多症。

5.3.1　库欣综合征

（1）概述

库欣综合征（Cushing syndrome）又称皮质醇增多症，是由于肾上腺糖皮质激素合成过多所致。

（2）病理

约 85% 的病例为促肾上腺皮质激素（adrenocorticotropic hormone，ACTH）依赖性疾病，包括垂体分泌 ACTH 和异位分泌 ACTH 的肿瘤，前者即垂体肿瘤或垂体增生引起 ACTH 过多分泌，使双侧肾上腺增生肥大，最终导致肾上腺合成过多的糖皮质激素；后者指某些垂体外的肿瘤（如神经内分泌肿瘤、小细胞癌、甲状腺髓样癌等）分泌过量的具有生物活性的 ACTH 或 ACTH 类似物，从而刺激肾上腺皮质增生，产生过量皮质类固醇引起临床综合征，称为异位 ACTH 综合征。另外约 15% 的病例为非 ACTH 依赖性，通常由肾上腺腺瘤或皮质癌所致，这些肿瘤为功能性肿瘤，会产生大量的皮质醇引起相应临床症状。

（3）临床

高发年龄为 30～40 岁，男女比例约 1∶4。患者有典型的外貌体态特征：满月脸、水牛背、向心性肥胖。皮肤菲薄易擦伤，伤口不易愈合，腹部可见紫纹。患者易患高血压、肾结石、骨质疏松、糖耐量减退等疾病。儿童患者常停止线性生长。女性患者常有月经不规则及女性雄性化体征。

（4）MRI 表现

ACTH 依赖性皮质醇增多症可引起肾上腺增生。肾上腺增生可表现为肢体的弥漫性增生或结节样增生，也可以保持正常的形态。部分临床和生化检查都提示增生的患者，影像学上显示肾上腺正常，这是由于肾上腺皮质在出现可发现的增厚前就已经有明显的功能亢进。因此，在 MRI 检查时，有一部分患者的肾上腺可以表现为正常的形态与信号。肾上腺增粗的简易判断标准是与相同层面的同侧膈肌脚对比，当肾上腺的宽度大于同侧膈肌脚时，可认为肾上腺增粗。在有些肾上腺增生的患者中，除了表现为肾上腺的弥漫性增粗外，可在肾上腺内发现微小结节样表现，这些结节通常小于 5 mm，平扫信号与周围正常肾上腺相似，增强后强化程度等于或稍低于周围肾上腺(图5-3-1、2)。

非ACTH依赖性皮质醇增多症通常是由肾上腺肿瘤引起的，即原发的功能性肾上腺肿瘤，可以是肾上腺腺瘤或者皮质癌。当有肿瘤存在并分泌功能性激素时，同侧的其余肾上腺和对侧肾上腺可正常或萎缩，这是ACTH受到负反馈被抑制所致的萎缩。由于影像学检查目前并不能区分这类肿瘤有无功能，它的影像学表现与非功能性的肾上腺腺瘤、皮质癌相似，这在后面的章节中会详细介绍。

(5) 诊断要点

诊断库欣综合征主要靠皮质醇增多引起的临床症状联合血清学检查，影像学检查仅为辅助作用。双侧肾上腺在影像上正常也不能排除这一疾病，肾上腺增生或肾上腺结节可符合这一疾病的表现。

(6) 鉴别诊断

结合患者的临床病史及血清学检查，可以明确诊断。对于有肿瘤病史的患者，需要与肾上腺转移瘤相鉴别。肾上腺转移最常来源于肺癌(40%)和乳腺癌(20%)，其他还有黑色素瘤、肾细胞癌、胰腺癌、甲状腺癌等。肾上腺转移瘤与腺瘤的大小有重叠。当肿瘤较小时，通常边界清晰，呈圆形或类圆形，信号均匀；较大的转移瘤表现为形态不规则、信号不均匀的肿块，T_1WI为低信号，T_2WI为高信号，内部可见坏死。转移瘤内不含脂质成分，所以在T_1WI反相位图像上无信号减低，这一点与腺瘤明显不同。静脉注射钆对比剂后，转移瘤可出现持续数分钟的明显不均匀强化，这种强化方式与腺瘤明显不同。

5.3.2 原发性醛固酮增多症

(1) 概述

原发性醛固酮增多症(primary hyperaldosteronism)，又称康恩综合征(Conn syndrome)是肾上腺皮质分泌过多醛固酮激素所致的疾病。它的特征为低血钾症和高血压。

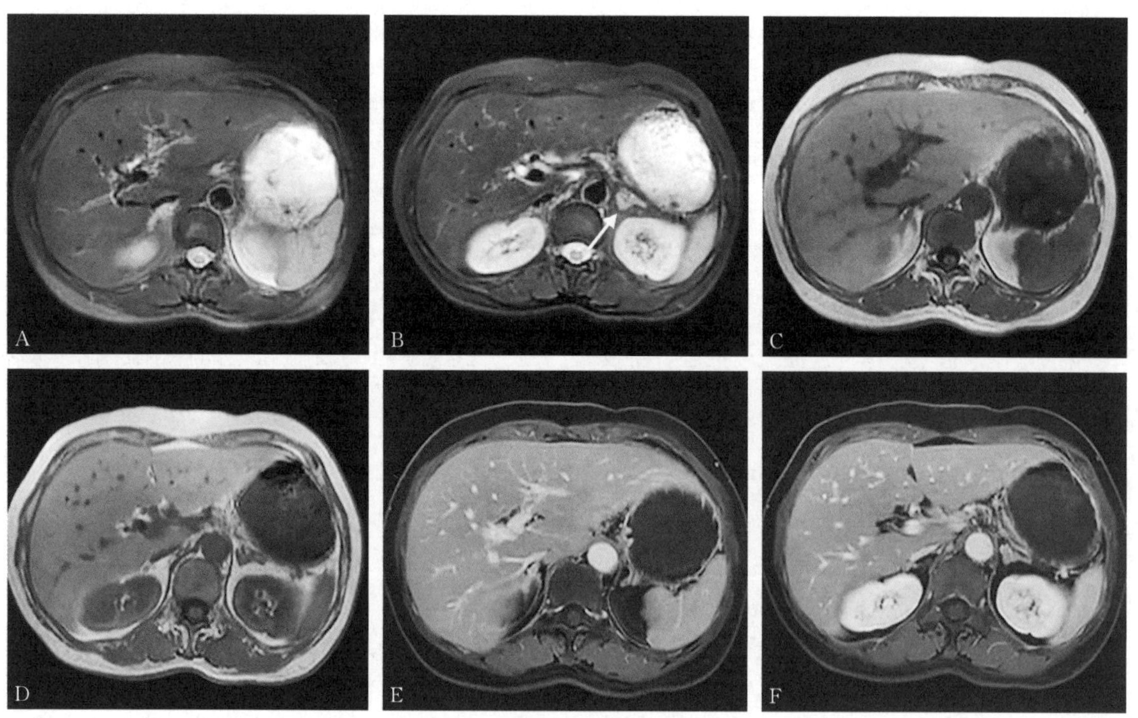

图5-3-1 双侧肾上腺增生

注：横断位T_2WI脂肪抑制(A、B)和T_1WI(C、D)示双侧肾上腺较同层面的膈肌脚明显增粗，左侧呈结节样增粗(箭头)；T_1WI相对肝脏呈稍低信号，T_2WI脂肪抑制呈稍高信号。注入对比剂后(E、F)强化尚均匀。

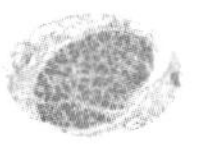

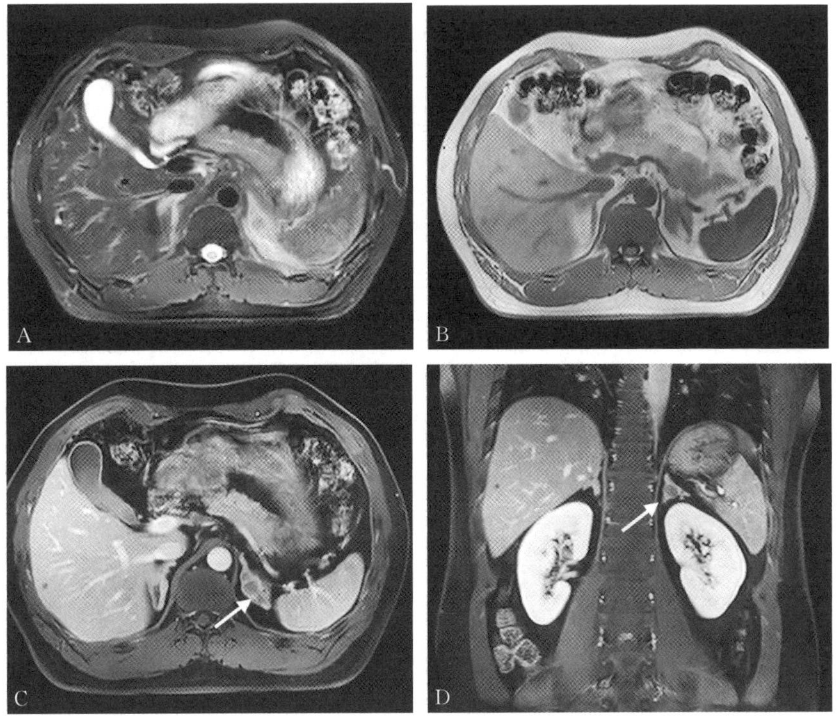

图 5-3-2 双侧肾上腺增生伴微小结节

注：横断位 T_2WI 脂肪抑制(A)和 T_1WI(B)示双侧肾上腺不均匀增粗，内见多枚微小结节，T_1WI 呈等信号，部分结节 T_2WI 脂肪抑制呈稍低信号，增强后(C、D)结节强化程度稍低于周围肾上腺(箭头)。

(2) 病理

原发性醛固酮增多症由醛固酮瘤、特发性双侧肾上腺增生、单侧肾上腺增生或其他罕见疾病所致，其中醛固酮瘤、特发性双侧肾上腺增生为主要病因，总比例超过 90%。醛固酮瘤通常体积较小，直径 0.5～3.5 cm，很少超过 3.5 cm，平均直径约 1.7 cm，通常小于皮质醇腺瘤。醛固酮瘤内有较多的脂质成分，在高功能性肾上腺腺瘤中，醛固酮瘤的密度是最低的。应该认识它的低密度特点，以免将高醛固酮血症患者的低密度肿物误诊为囊肿，MRI 在这方面的鉴别上具有优势。

(3) 临床

原发性醛固酮增多症主要的临床表现为高血压和低血钾。在高血压患者中，0.05%～2%的患者是由原发性醛固酮增多症引起的。发病年龄为 30～50 岁，男女比例约 1∶2。低血钾可表现为肌无力、心律失常、葡萄糖不耐受、肾性尿崩症等。

(4) MRI 表现

对怀疑有原发性醛固酮增多症的患者，常规首选检查为薄层 CT 扫描，薄层 CT 能发现肾上腺的微小病变。但对于组织成分的分析，CT 有一定的局限性，因醛固酮瘤的密度很低，CT 平扫极易将它误诊为肾上腺囊肿。

MRI 能提供多种不同序列，具有更高的软组织分辨率，可提供更丰富的诊断信息。在常规 T_1WI 序列中，多数醛固酮瘤呈等信号或稍低信号，在 T_2WI 脂肪抑制序列中呈稍高信号，高于正常肝实质。MRI 的化学位移序列，能很好地区分出醛固酮瘤细胞内的脂质信号，表现为反相位上病灶信号的明显降低(图 5-3-3)，在其他功能性或非功能性肾上腺腺瘤中也有此特点。增强后醛固酮瘤表现为中等强化(图 5-3-4)，信号均匀，呈快进快出表现。

部分原发性醛固酮增多症的患者仅表现为肾上腺增生，在 MRI 图像中，肾上腺可表现正常或

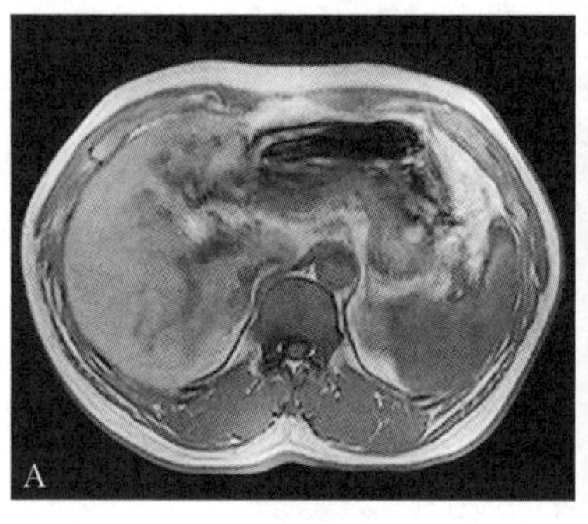
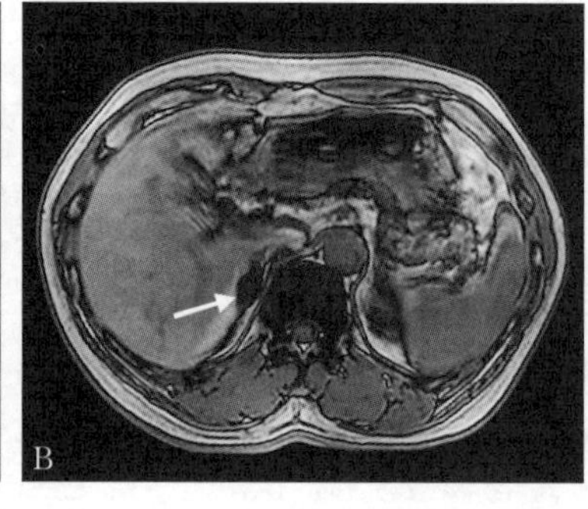
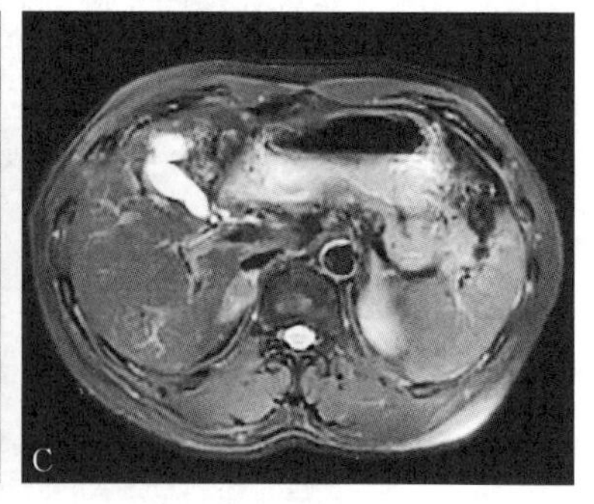

图 5-3-3　右侧肾上腺醛固酮瘤

注：横断位 T_1WI 同相位(A)和反相位(B)可反映细胞内脂质成分，表现为反相位上信号明显减低(箭头)。横断位 T_2WI 脂肪抑制序列(C)上肿瘤相对于肝实质呈稍高信号。

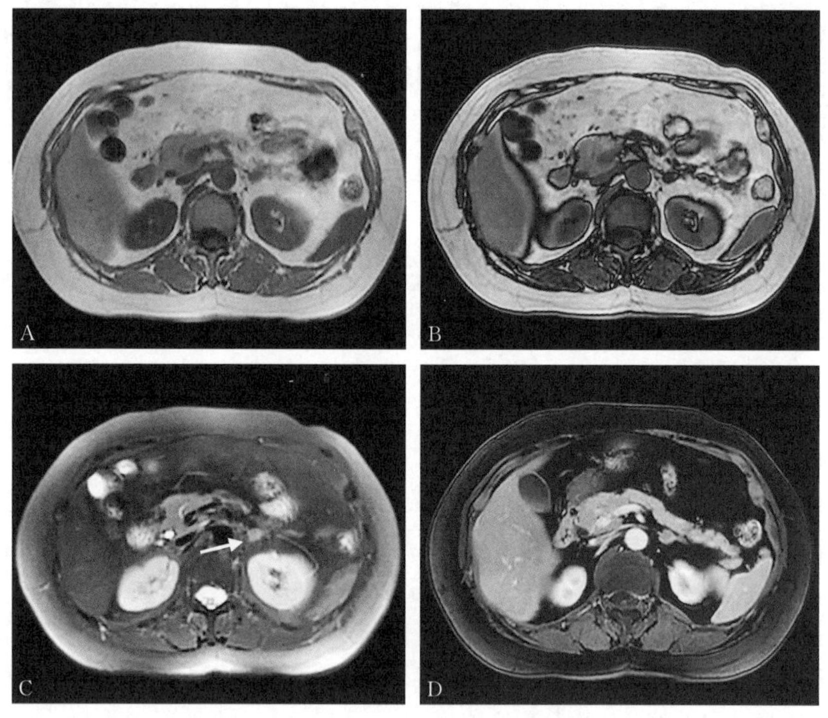

图 5-3-4　左侧肾上腺醛固酮瘤

注：左侧肾上腺醛固酮瘤(箭头)的横断位 T_1WI 同相位(A)和反相位(B)、T_2WI 脂肪抑制(C)与 T_1WI 增强图像(D)。

弥漫性增厚，可见一个或多个微小结节样增生，此类表现无特异性，易引起误诊，需要通过生化检查来确诊。

(5) 诊断要点

原发性醛固酮增多症依靠生化检查即可确诊，影像检查是为了对肿瘤术前定位，可发现肾上腺增生或醛固酮瘤。醛固酮瘤的本质为腺瘤，其MRI特征与其他功能性或非功能性腺瘤相似。肿瘤内含有较多的脂质成分，在化学位移序列的反相位图像上可见信号明显降低。强化特征呈现快进快出表现。

(6) 鉴别诊断

醛固酮瘤的 MRI 表现与其他肾上腺腺瘤鉴别困难，即 MRI 无法提示腺瘤为高功能性还是非

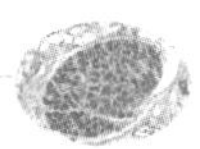

功能性，这需要通过生化检查来鉴别。

醛固酮瘤需要与肾上腺髓样脂肪瘤、转移瘤等鉴别。①髓样脂肪瘤：由脂肪细胞与造血组织构成，由于脂肪在 T_1WI 和 T_2WI 中均呈典型的高信号，在脂肪抑制序列上呈低信号，发现病灶内的脂肪是诊断髓样脂肪瘤的关键。而醛固酮瘤富含细胞内的脂质，并非脂肪细胞，其在 T_1WI 上的信号不高。②转移瘤：有原发肿瘤病史，呈单侧或双侧病变，T_1WI 反相位图像无信号衰减，增强呈不均匀、渐进性强化，强化持续时间较醛固酮瘤长。

5.3.3 肾上腺皮质癌

（1）概述

肾上腺皮质癌（adrenocortical carcinoma）是一种罕见的侵袭性恶性肿瘤，发病率为（1～2）/100 万，占所有恶性肿瘤的 0.05%～0.2%，分为功能性和非功能性肾上腺皮质癌，约各占 50%。多为单侧，约 10%可累及双侧，肿瘤生长迅速，发现时体积较大。

（2）病理

肿瘤外观呈分叶状，内有广泛的坏死和出血。组织学上肿瘤细胞各异，从接近正常的细胞至分化极差的细胞，伴有明显的核和细胞的异型性，可发生血管或包膜的侵犯和远处转移。出现以下 3 个病理特征提示预后不良：肿瘤大于 12 cm，内部有出血，有丝分裂率增多。

（3）临床

肿瘤有两个高发年龄段，5 岁以下及 40～50 岁。非功能性肿瘤好发于老年男性患者。肿瘤可偶然被发现，也可因肿瘤局部压迫引起症状或发生转移时被检出。70%的功能性肾上腺皮质癌表现为库欣综合征，其中 36%病例伴发男性化；其余患者可仅表现为男性化、女性化或者醛固酮增多症。此外，常见的临床表现有腹痛、腹部肿块、发热和消瘦。

（4）MRI 表现

功能性肾上腺皮质癌体积一般小于非功能性皮质癌。在 T_1WI 上多呈低信号，T_2WI 上呈中等或高信号，信号不均匀，瘤内多有出血和坏死（图 5-3-5），部分可见钙化，增强后肿瘤呈不均匀轻到中度强化（图 5-3-6）。注射对比剂 10 min 时，对比剂廓清率＜50%。化学位移成像反相位时局部可出现少量信号衰减，这一征象提示肿瘤起源于肾上腺皮质。MRI 对于肿瘤的分期评估非常有价值，能够清晰地显示肾静脉及下腔静脉受侵犯，在 T_2WI 上呈高信号，其强化程度与原发灶一致。肾上腺皮质癌远处转移易累及肝、肺、淋巴结与骨骼。

（5）诊断要点

病灶较大（＞6 cm），内部信号不均质，增强后强化不均匀，包膜欠光整；可向肾静脉、下腔静脉内生长。

（6）鉴别诊断

功能性肾上腺皮质癌需与功能性肾上腺腺瘤鉴别，后者体积多小于 4 cm，边界清晰，MRI 上更易检出脂质成分，强化方式呈快速廓清型。

非功能性肾上腺皮质癌需与嗜铬细胞瘤鉴别。嗜铬细胞瘤常伴有相应的临床症状，表现为

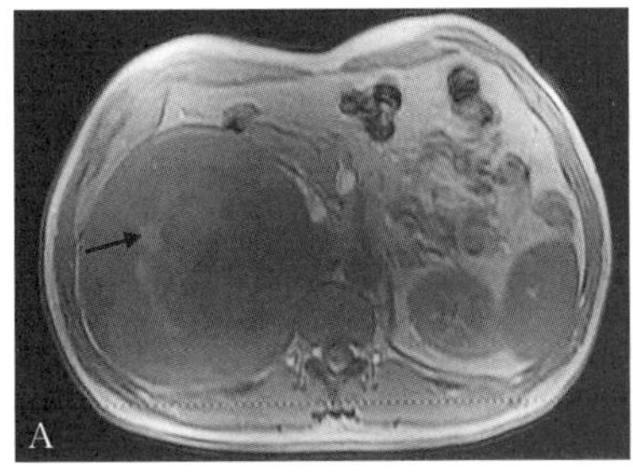

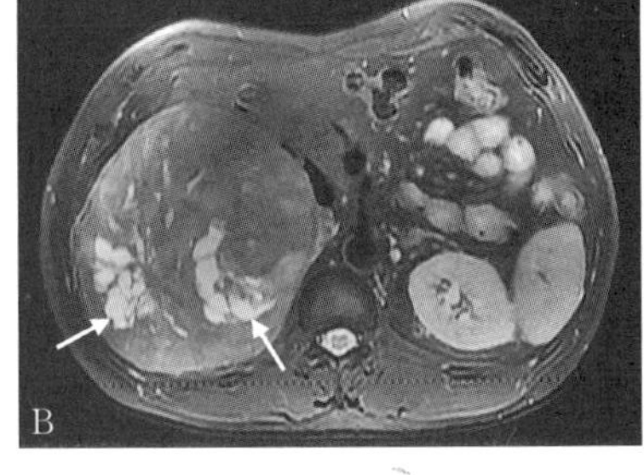

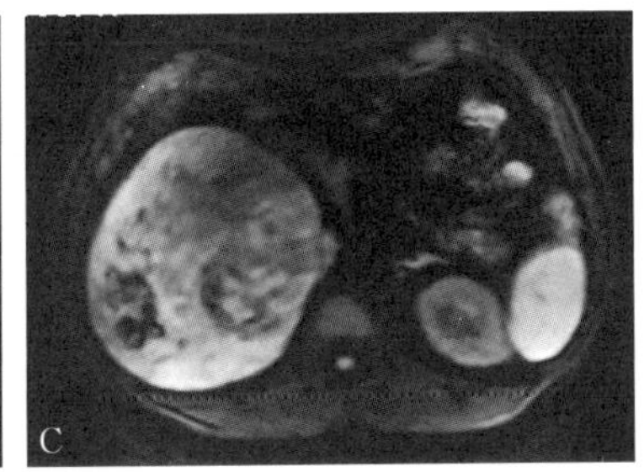

图 5-3-5 右侧肾上腺皮质癌（一）

注：患者，男性，50 岁，右侧肾上腺占位。横断位 T_1WI(A)和 T_2WI 脂肪抑制(B)示右侧肾上腺巨大肿块，内部信号不均，见条片状 T_1WI 高信号（黑箭头）与多发 T_2WI 高信号的囊变（白箭头）。DWI(C)示肿块实性成分呈混杂高信号。

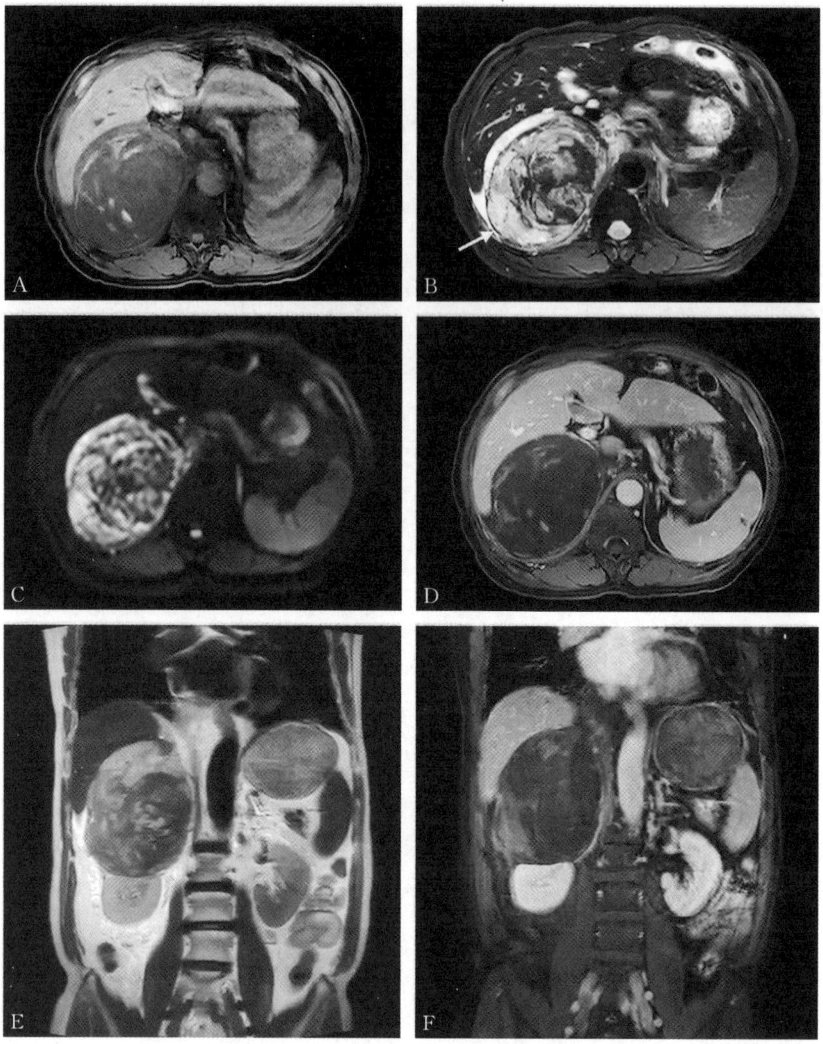

图 5-3-6　右侧肾上腺皮质癌(二)

注:患者,男性,66 岁,右侧腰背部疼痛半天。横断位 T_1WI 脂肪抑制(A)和 T_2WI 脂肪抑制(B)示右侧肾上腺巨大肿块(箭头),内部信号混杂,见多发出血,肝周少量积液。DWI(C)示肿瘤呈混杂高信号。增强静脉期(D)示肿块不均匀轻度强化。冠状位 T_2WI(E)与 T_1WI 增强延迟期(F)清晰显示肝右叶与右肾明显受压。

继发性高血压伴有头痛、心悸和多汗。肿瘤边缘光整,T_1WI 呈低信号,T_2WI 呈明显高信号,可伴有出血、囊变,早期明显强化且持续强化。

5.4　肾上腺皮质功能减退

(1) 概述

肾上腺皮质功能减退(adrenocortical insufficiency)按病程进展分为急性和慢性,按发病机制分为原发性和继发性。原发性肾上腺皮质功能减退又称艾迪生病(Addison disease),可能由自身免疫性肾上腺炎、Ⅰ型和Ⅱ型多腺体自身免疫综合征、感染(结核、真菌和病毒)、转移性病变、淀粉样蛋白沉积以及出血等引起,90%以上的肾上腺被破坏而引起皮质激素分泌不足。在西方国家,自身免疫性疾病是肾上腺皮质功能减退的最常见病因;在其他地区,结核仍是最常见病因。肾上腺结核(adrenal tuberculosis)是由结核分枝杆菌感染引起,血源性播散累及双侧肾上腺,出现肾上腺功能渐进性破坏。继发性肾上腺皮质功能减退则

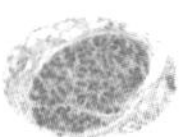

为垂体分泌 ACTH 不足所致。

(2) 病理

在特发性(自身免疫性)艾迪生病中,腺体明显萎缩,残留的皮质组织被慢性炎症细胞浸润,包括淋巴细胞和浆细胞。通常肾上腺皮质全层受累,而髓质不受影响。体液和细胞介导的免疫机制涉及自身免疫性肾上腺皮质功能减退的发展。在肾上腺结核病例中,结核分枝杆菌多同时感染双侧肾上腺,破坏肾上腺皮质。病理改变包括干酪样坏死、结核性肉芽肿以及纤维化钙化。大体表现为灰黄色、干燥实质的坏死组织。镜下正常肾上腺组织结构消失,大量淋巴细胞及多核巨细胞浸润。

(3) 临床

肾上腺皮质功能减退的临床表现取决于发病速度,持续时间和肾上腺功能减退的严重程度。急性肾上腺皮质功能减退可引起脱水、低血压、少尿、休克、昏迷,称为肾上腺危象;亦可引起腹痛、恶心、大便改变等胃肠道症状,常被误诊为胃肠炎。慢性肾上腺皮质功能减退表现为疲劳、虚弱、胃肠道症状与特征性的皮肤和黏膜色素沉着。女性可能会出现腋毛和阴毛脱落。一些患者也可能出现记忆减退、过度烦躁、抑郁和精神病。

(4) MRI 表现

急性肾上腺皮质功能减退表现为肾上腺增大或占位性病变。慢性肾上腺皮质功能减退表现为双侧肾上腺萎缩,常伴钙化。肾上腺结核多表现为双侧肾上腺不规则增粗,早期肾上腺仍保持光滑的边缘,后期随着纤维增生和坏死组织形成,边缘不规则。T_1WI 和 T_2WI 可见双侧肾上腺多发大小不等结节状、团块状稍低信号,边缘和内部可见散在线条状更低信号。增强后病灶明显强化,部分呈环形强化,坏死区域无强化(图 5-4-1)。

(5) 诊断要点

诊断有赖于皮质醇与 ACTH 水平的检测,诊断自身免疫性肾上腺炎还需要检测相应抗体。影像学检查的目的在于肾上腺皮质功能减退的病因学分析与肾上腺病变转归的监测。

(6) 鉴别诊断

肾上腺结核需要与肾上腺转移瘤、肾上腺嗜铬细胞瘤相鉴别。肾上腺转移瘤有原发肿瘤病史,可累及双侧或单侧肾上腺,呈椭圆形或不规则形,可直接侵犯周围结构。嗜铬细胞瘤多为单侧发病,可以为双侧,体积相对较大,有儿茶酚胺分

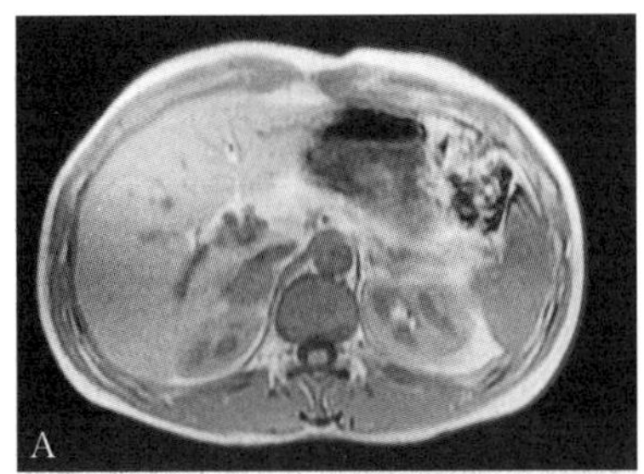

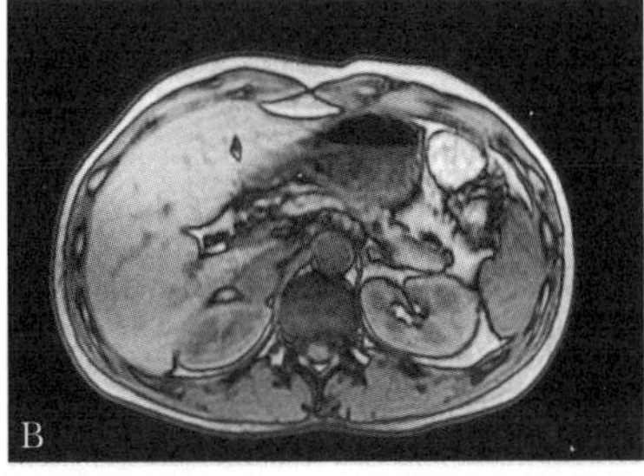

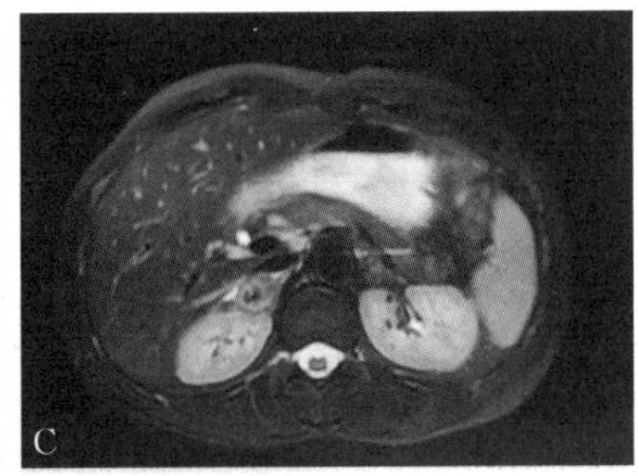

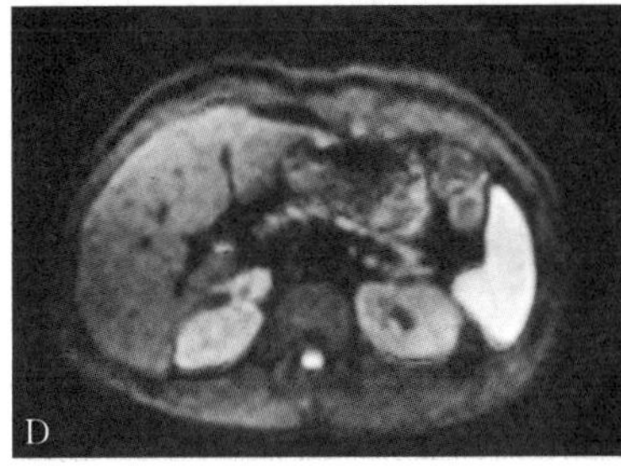

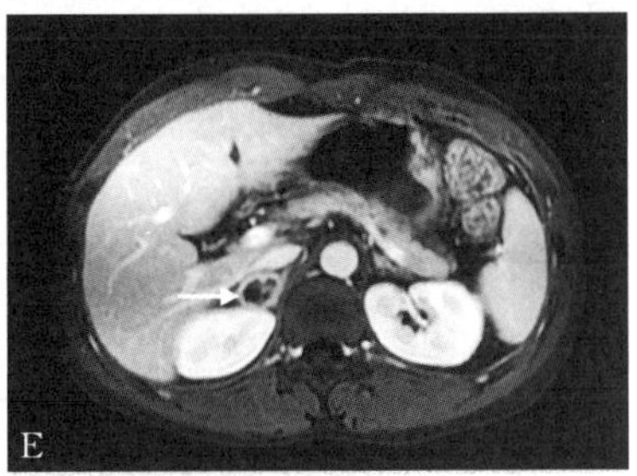

图 5-4-1 右侧肾上腺结核

注:患者,男性,38 岁,右侧肾上腺结核。横断位 T_1WI 同相位(A)及反相位(B)示右侧肾上腺稍低信号结节,T_2WI 脂肪抑制(C)及 DWI(D)上结节内见低信号的凝固性坏死,增强图像(E)上结节呈环形明显强化(箭头),坏死区域无强化。

泌过多的症状，肿瘤呈 T_1WI 低信号、T_2WI 高信号，易伴坏死，坏死区呈 T_2WI 更高信号，增强后实性成分呈持续性明显强化。

5.5 肾上腺髓质源性肿瘤

5.5.1 嗜铬细胞瘤

（1）概述

嗜铬细胞瘤是肾上腺内交感神经副神经节瘤，而副神经节瘤是起源于神经嵴细胞的神经内分泌肿瘤。该神经嵴细胞在发育过程中，形成几乎遍布全身的交感及副交感副神经节。目前将发生于肾上腺髓质嗜铬细胞的副神经节瘤称为嗜铬细胞瘤，而发生于肾上腺外的嗜铬细胞瘤称为副神经节瘤，又称肾上腺外副神经节瘤。根据起源不同，副神经节瘤分为交感副神经节瘤和副交感副神经节瘤。交感副神经节瘤除肾上腺髓质外，还可位于主动脉分叉处化学感受器及胸、腹、盆部交感神经椎旁神经节，通常可分泌儿茶酚胺。副交感副神经节瘤大部分位于颅底及颈部，沿舌咽神经和迷走神经的走行分布，通常为无功能性。2017 WHO 内分泌肿瘤分类根据副交感副神经节瘤的解剖学位置，分别命名为颈动脉体副神经节瘤、丘脑闭合性副神经节瘤（中耳）、迷走神经副神经节瘤和喉副神经节瘤。

嗜铬细胞瘤多为单侧，右侧稍多于左侧，双侧发生者约占 10%。既往认为嗜铬细胞瘤中，恶性者约占 10%。当肿瘤出现局部侵袭（如肝脏、肾脏）或发生淋巴结及远处转移（骨、肝脏等）时，均提示恶性嗜铬细胞瘤的诊断。2017 WHO 内分泌肿瘤分类摒弃既往良、恶性嗜铬细胞瘤的分类，将二者合称为“嗜铬细胞瘤”。目前缺乏肿瘤侵袭性生物学行为的组织学评价系统，故认为所有嗜铬细胞瘤均有转移潜能，用“转移”替代过去“恶性”的术语，以上改变同样适用于副神经节瘤。

（2）病理

肿瘤大小不一，平均直径约 5 cm，呈圆形或椭圆形，有完整包膜，切面灰红或褐色，常见囊性变、出血、玻璃样变或钙化。显微镜下，嗜铬细胞为大型多角细胞，形成细胞束或细胞巢，瘤细胞有不同程度的多形性，周围有支持细胞和血管网。肿瘤胞质内嗜伊红玻璃样小体常见，坏死和核分裂象比较少见，如有则可能提示具有恶性行为。嗜铬细胞表达神经内分泌标志物，如 Syn、CgA 和 CD56，也可以表达其他标志物，如儿茶酚胺、NSE 和 NF，但不表达上皮标志物。此外，S-100 蛋白有助于识别支持细胞。

（3）临床

嗜铬细胞瘤好发于 40～50 岁，无性别倾向。50%患者有症状，且通常为阵发性。最常见的临床表现是继发性高血压，高血压发作时伴有头痛、心悸和多汗三联征最富有诊断意义，但大多数嗜铬细胞瘤患者并没有典型的三联征。持续性或阵发性高血压是嗜铬细胞瘤最常见的表现，但 5%～15%的患者血压是正常的。实验室检查包括血浆和尿中儿茶酚胺及其代谢产物的定量分析，这对于嗜铬细胞瘤的诊断极有价值。尿液中香草扁桃酸水平升高是有分泌活性嗜铬细胞瘤的重要标志。嗜铬细胞瘤可发生在遗传性综合征的患者，如多发性内分泌肿瘤（multiple endocrine neoplasia，MEN）IIA 和 IIB 型、神经纤维瘤病Ⅰ型及 von Hippel-Lindau 综合征等。当出现双侧肾上腺嗜铬细胞瘤时需要考虑遗传性综合征的可能。2017 WHO 内分泌肿瘤分类提出，至少 30%的肿瘤具有遗传性。

（4）MRI 表现

肾上腺嗜铬细胞瘤多大于 3 cm，呈圆形或类圆形，边缘光整。典型的嗜铬细胞瘤 T_1WI 信号低于肝脏，如瘤内伴有出血，可表现为混杂高信号（图 5-5-1）；在 T_2WI 上多呈明显不均匀高信号（图 5-5-2），包膜呈低信号，在 T_2WI 脂肪抑制序列上表现更为明显。肿瘤因坏死、出血及囊变，其信号可发生相应的改变，少数病例在 T_2WI 上也可出现等信号。因其起源于肾上腺髓质而不是富有胆固醇的皮质，化学位移成像反相位通常不会发生信号衰减（图 5-5-3）。强化方式表现形式多样，但多数增强呈早期明显强化，且对比剂廓清晚于肾上腺腺瘤（图 5-5-3）。肿瘤间质成分（包括血管成分、玻璃样变等）越多，延迟期强化程

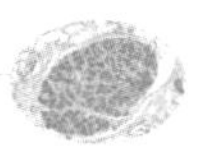

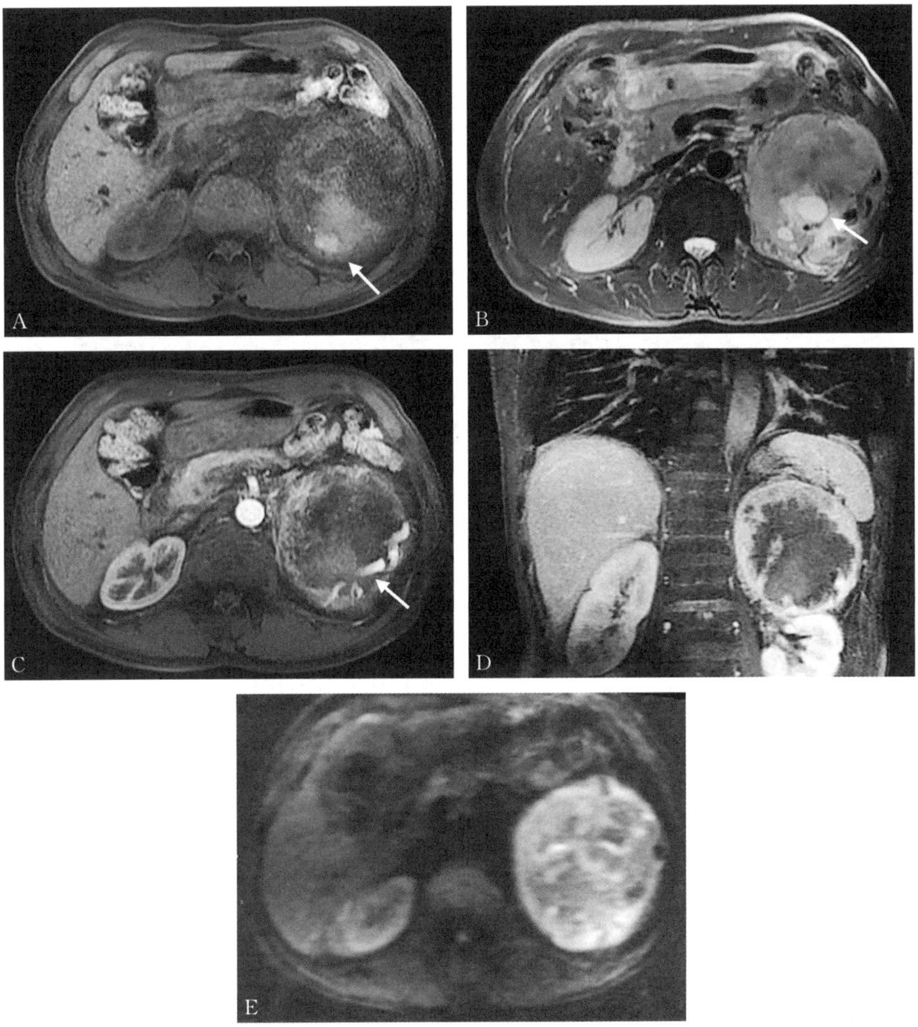

图 5－5－1　左侧肾上腺嗜铬细胞瘤

注：患者，男性，51 岁，腹痛、大汗、头痛伴胸闷。横断位 T_1WI 脂肪抑制(A)和 T_2WI 脂肪抑制(B)示左侧肾上腺区巨大肿块，大小约 10.6 cm×10.2 cm×10.5 cm，在 T_1WI 上主体呈等低信号，内见斑片状 T_1WI 高信号的出血(A，箭头)；肿块内见局灶性 T_2WI 高信号(B，箭头)且增强(C、D)后无强化的囊变、坏死区；增强动脉期肿块内可见迂曲增粗的肿瘤血管(C，箭头)；增强延迟期(D)示肿块外周部呈持续性明显强化，并可见外缘强化的包膜，左肾上极及周围其他脏器呈受压改变。DWI(E)上肿块呈不均匀明显高信号。

度越明显，这可能与对比剂在间质成分中滞留时间相对较长有关。既往研究报道，恶性嗜铬细胞瘤的 MRI 信号强度、增强表现多与良性嗜铬细胞瘤相似，但肿瘤形态不规则，包膜亦不完整，可侵犯局部血管或邻近组织，病灶周围也可出现小的卫星结节。局部淋巴结转移和远处转移是诊断恶性嗜铬细胞瘤的重要依据。

(5) 诊断要点

临床表现为继发性高血压伴有阵发性头痛、心悸和多汗。肿瘤边缘光整，呈 T_1WI 低信号、T_2WI 高信号，可伴有出血、囊变，增强呈早期明显强化及持续性强化，周围见明显强化包膜。双侧发生需考虑遗传性综合征。

(6) 鉴别诊断

肾上腺嗜铬细胞瘤需与肾上腺皮质癌及肾上腺转移瘤鉴别。肾上腺皮质癌分为功能性与非功能性肿瘤，恶性程度较高，转移出现早，功能性肿瘤依据实验室检查及内分泌紊乱症状，鉴别较为

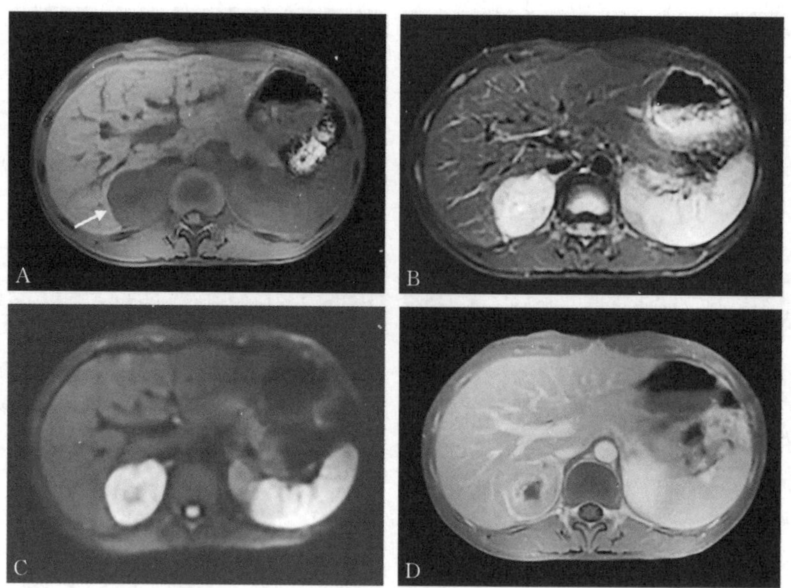

图 5-5-2　右侧肾上腺嗜铬细胞瘤(一)

注：患者，男性，13 岁，反复头晕、恶心 2 周，头痛 1 周，血压呈波动性(收缩压 114～208 mmHg，舒张压 80～151 mmHg)。横断位 T_1WI 脂肪抑制(A)、T_2WI 脂肪抑制(B)和 DWI(C)示右侧肾上腺肿块(箭头)，呈 T_1WI 低信号、T_2WI 与 DWI 明显高信号，增强后(D)肿块强化不均匀，中央见无强化的坏死区，周围见明显强化的包膜。

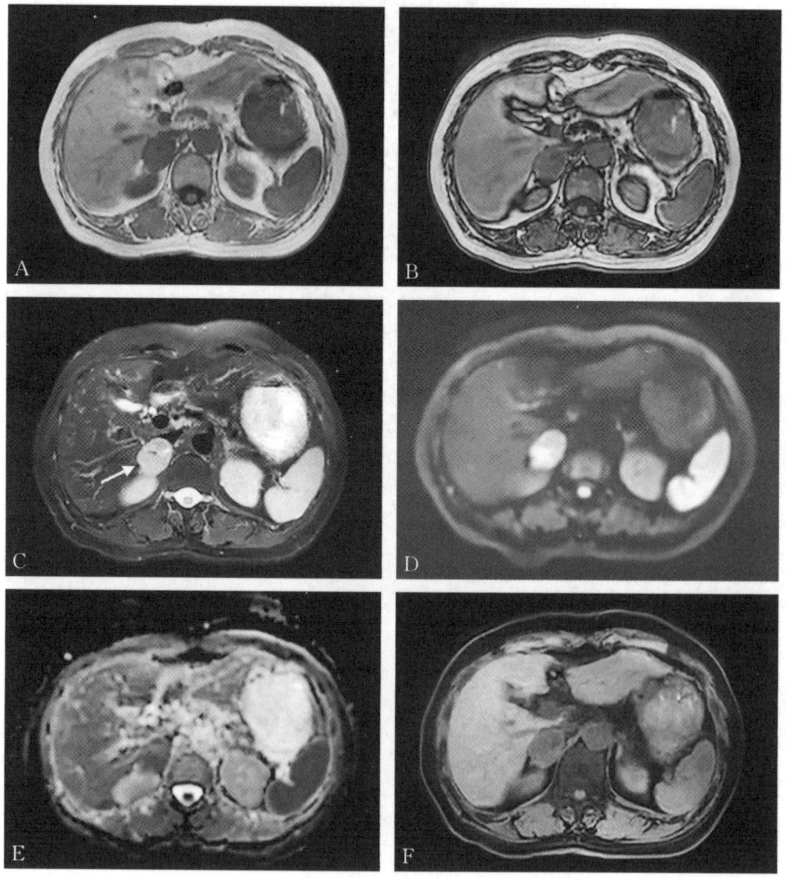

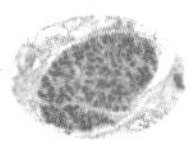

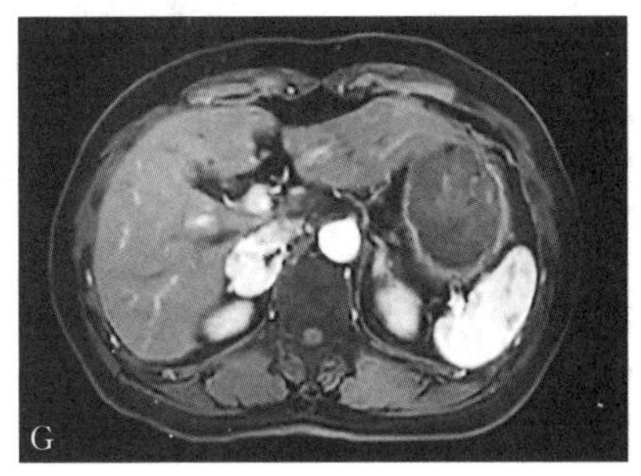

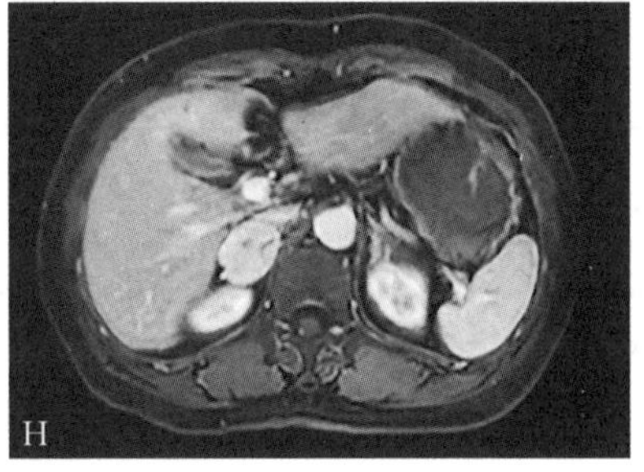

图 5-5-3 右侧肾上腺嗜铬细胞瘤(二)

注：患者，女性，57 岁，体检发现右侧肾上腺占位(箭头)。肿块边界清楚，与 T_1WI 同相位(A)相比，T_1WI 反相位(B)上肿块未见明显信号衰减。T_2WI 脂肪抑制(C)与 DWI(D)上肿块均呈高信号，ADC 图(E)上呈稍低信号。肿块在 T_1WI 脂肪抑制(F)上呈低信号，注射对比剂后，动脉期(G)即呈明显强化，静脉期(H)呈持续性强化，周围见明显强化的包膜。

容易；非功能性肿瘤影像表现与本病相似，但常出现肾门与腹主动脉旁淋巴结肿大。肾上腺转移性肿瘤，有原发肿瘤病史，双侧较单侧多见，强化方式与原发灶类似。

5.5.2 神经节细胞瘤

(1) 概述

神经节细胞瘤(ganglioneuroma，GN)为一种罕见肿瘤，由较为成熟的神经节细胞及 Schwannian 间质构成，不含神经母细胞、中间细胞及有丝分裂象，一般认为是良性肿瘤，也有极少数 GN 伴转移的文献报道，但转移灶可随发育成熟变成 GN，预后良好。少数 GN 可发生恶性转化，一种发展为神经母细胞瘤，另一种向恶性神经鞘瘤转变。GN 的发病率明显低于神经母细胞瘤，发病年龄较神经母细胞瘤大。常发生于纵隔及腹膜后，位于肾上腺的 GN 少于 30%，其次可发生在颈部及盆腔，亦可发生于精索、心脏、骨骼肌、肠管等罕见部位。

(2) 病理

肿瘤呈分叶状，质地稍硬。组织学上在大量 Schwannian 间质背景上见数量不等的神经节细胞，可散在少量分化中的神经母细胞。

(3) 临床

GN 好发于儿童及青年，以 35 岁以下多见。后纵隔比肾上腺髓质(10%)更为多见，女性多于男性。GN 常表现为无症状的肿块，多为影像学检查偶然发现，当肿块增大可引起局部压迫症状，其他症状包括多汗、心悸、高血压，腹泻也较常见。另外，由于 GN 的内分泌功能，少部分患者可出现香草基扁桃酸和高香草酸的升高，部分患者可出现儿茶酚胺过量的表现。

(4) MRI 表现

GN 为边缘较清楚的肿块，T_1WI 呈中等信号，内部信号稍不均匀，T_2WI 呈高信号(图 5-5-4)，坏死、囊变较少见(图 5-5-5)，强化程度较轻(图 5-5-6)，一般不侵犯和包绕血管，部分呈现“见缝就钻”表现(图 5-5-5)。个别患者若为恶性 GN，由于其生长迅速，出现一系列恶性征象，坏死、囊变多见，与神经母细胞瘤类似，也可出现肿瘤侵犯和包绕血管的征象。

(5) 诊断要点

肿瘤边缘较清楚，部分呈现“见缝就钻”表现。T_1WI 呈中等信号，内部信号稍不均匀，T_2WI 呈高信号，一般不侵犯和包绕血管，坏死、囊变较少见，强化程度较轻。

(6) 鉴别诊断

GN 需与节细胞神经母细胞瘤鉴别。节细胞神经母细胞瘤较 GN 的发病年龄小，边界可不清晰，其内可见囊变、出血、坏死及粗大钙化，易累及周围组织，可伴淋巴结转移，增强扫描肿块呈明显不均匀、延迟强化。

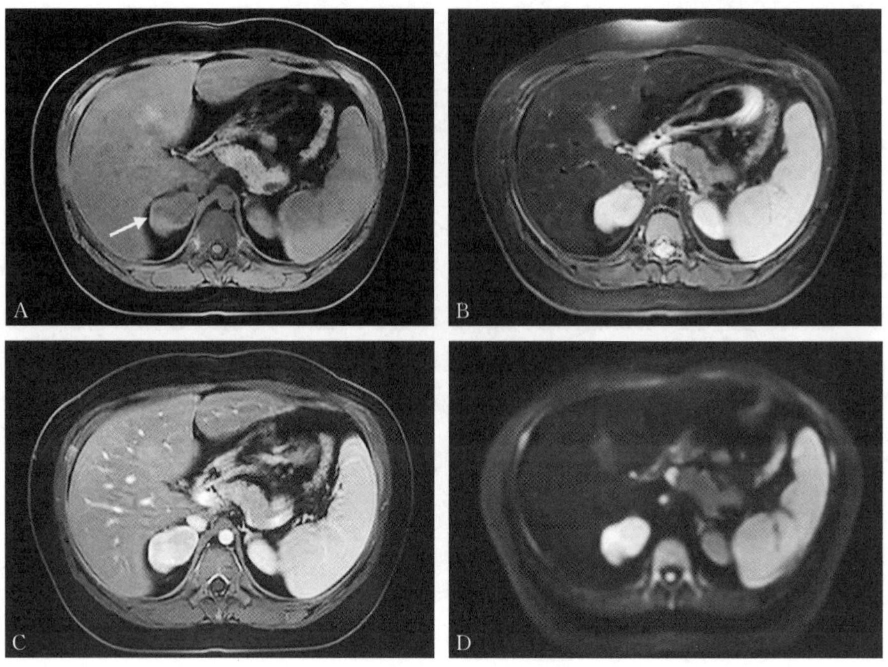

图 5-5-4　右侧肾上腺神经节细胞瘤(一)

注：患者，男性，8 岁，右侧肾上腺占位(箭头)。横断位 T_1WI 脂肪抑制(A)和 T_2WI 脂肪抑制(B)示右侧肾上腺肿块，边缘光整，T_1WI 上呈等低信号，T_2WI 上呈明显高信号；注入对比剂后(C)肿块强化较均匀；DWI(D)上肿块呈高信号。

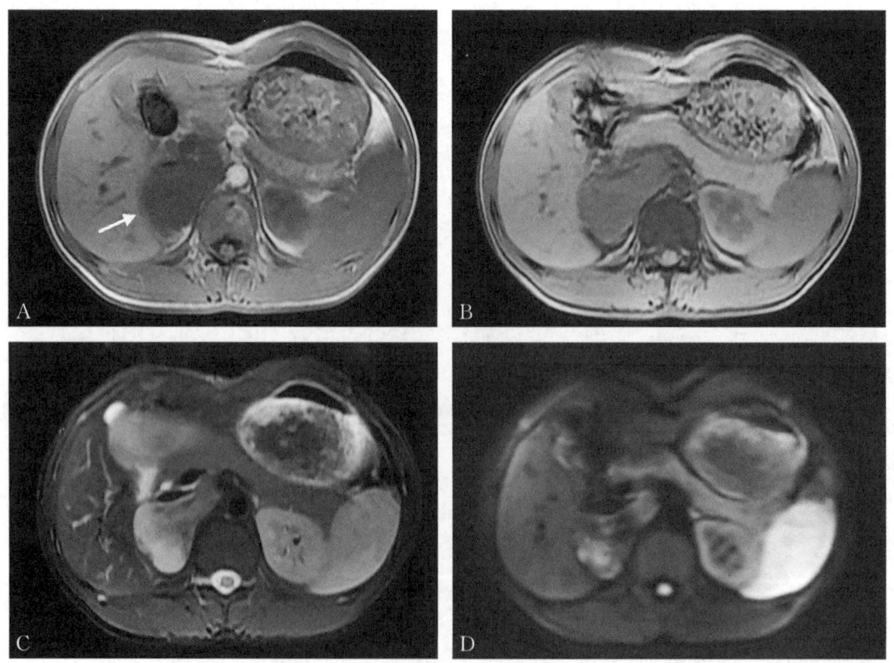

图 5-5-5　右侧肾上腺神经节细胞瘤(二)

注：患者，男性，19 岁，右侧肾上腺神经节细胞瘤。横断位 T_1WI 同相位(A)示右侧肾上腺低信号肿块(箭头)，T_1WI 反相位(B)未见明显信号衰减，T_2WI 脂肪抑制(C)呈等至稍高信号，DWI(D)上呈不均匀低至稍高混杂信号。肿块呈“见缝就钻”表现，延伸至下腔静脉内后方。

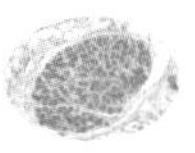

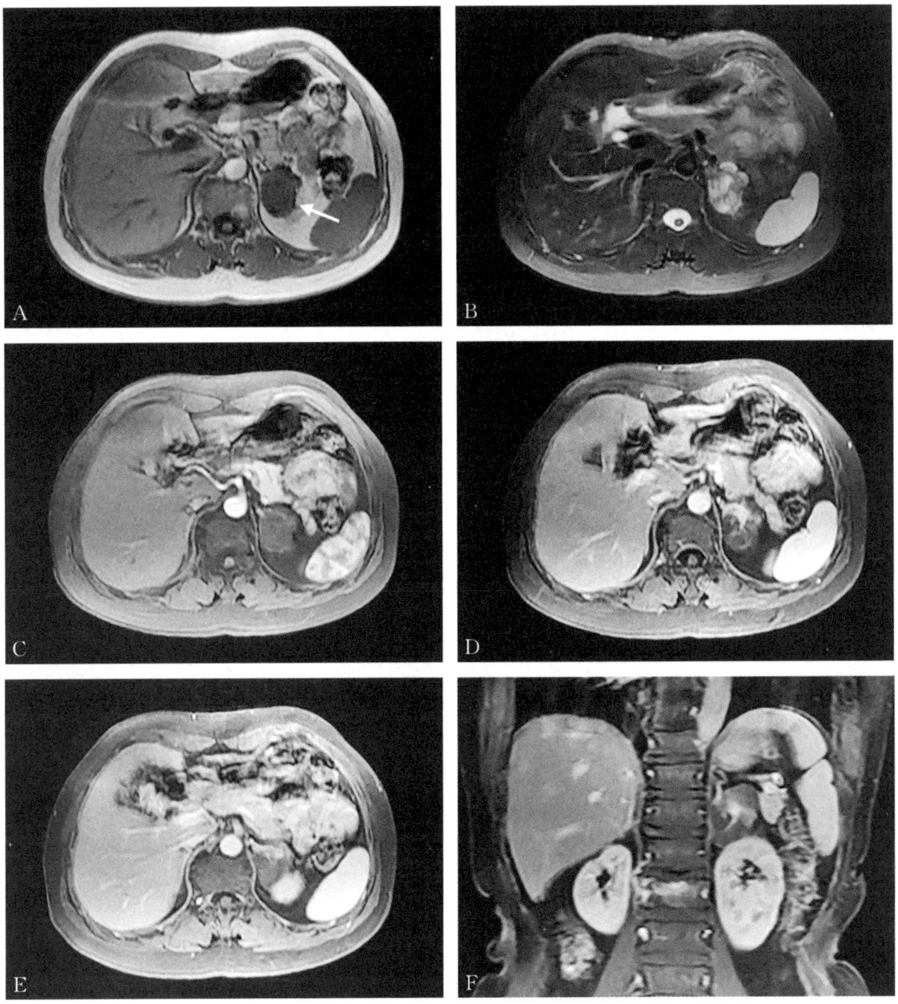

图 5-5-6 左侧肾上腺神经节细胞瘤

注：患者，女性，62 岁。图 A、B 分别为左侧肾上腺神经节细胞瘤（箭头）的横断位 T_1WI、T_2WI 脂肪抑制图像。T_1WI 增强动脉期（C）、静脉期（D、E）与冠状位 T_1WI 增强延迟期（F）示肿块中央见条状强化与少许分隔样轻度强化，其余部分无明显强化。

5.5.3 节细胞神经母细胞瘤

（1）概述

节细胞神经母细胞瘤（ganglioneuroblastoma，GNB）分为混合型 GNB 和结节型 GNB。多发于儿童，恶性程度介于神经母细胞瘤与 GN 之间，一般临床症状不明显，当发生周围组织受压和转移时可出现相应的症状，好发部位与 GN 相似，以腹膜后多见，多数位于肾上腺髓质和脊柱旁交感神经链，部分可由 GN 转化而来。

（2）病理

GNB 的确诊依赖于组织病理学诊断。混合型 GNB，Schwannian 间质占肿瘤组织 50%以上，镜下常可见神经母细胞小巢，小巢内见灶状残留的、处于不同发育阶段的神经母细胞成分，还可在 Schwannian 间质中见数量不等的处于不同分化阶段的神经母细胞。结节型 GNB，肉眼常见一个或多个出血性/坏死性神经母细胞瘤结节，常与混合型 GNB 或 GN 共同存在。放化疗常导致肿瘤广泛坏死、出血、含铁血黄素沉着、纤维化和钙化。

在免疫组化上，Syn、CgA、NSE染色可以显示肿瘤的神经分化。

(3) 临床

临床多无特异性表现，可表现为腹部包块、疼痛、发热、乏力等；部分因肿瘤组织分泌大量儿茶酚胺及其衍生物引起腹泻、高血压等。

(4) MRI表现

一般GNB有完整或不完整的纤维假包膜，虽与周围组织紧密相邻，但边界尚清晰。MRI常表现为不规则肿块，也可向周围间隙内生长，呈"见缝就钻"改变，但不如GN常见(图5-5-7)。发生于脊柱旁神经节的GNB可沿椎间孔生长，肿块呈"哑铃状"，伴有同侧椎间孔扩大(图5-5-8)。GNB信号不均匀，T_1WI呈相对低信号，T_2WI呈高信号，内部可见囊变、出血、坏死及斑点状、粗大钙化。增强扫描肿块呈中度或明显的不均匀渐进性强化(图5-5-9)。GNB为潜在恶性肿瘤，可侵犯周围组织，伴淋巴结转移，周围血管可被包绕但不受累及。

(5) 诊断要点

可有完整或部分完整的纤维假包膜，瘤内信号多不均匀，增强呈不均匀中度或明显强化。瘤体内可见斑点状、粗大结节状钙化，邻近大血管推挤或包埋。

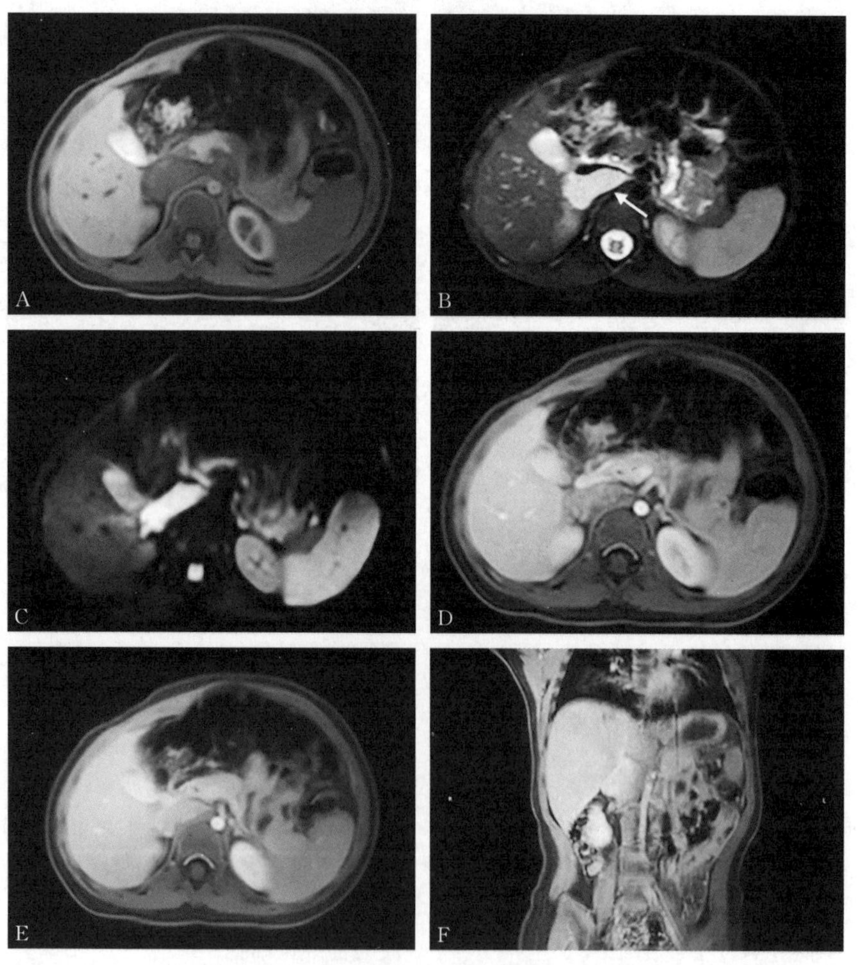

图5-5-7 右侧肾上腺节细胞神经母细胞瘤

注：患者，女性，12岁。横断位T_1WI脂肪抑制(A)和T_2WI脂肪抑制(B)示右侧肾上腺肿块(箭头)，呈T_1WI低信号、T_2WI与DWI高信号，内部信号较均匀，向下腔静脉内后方延伸。注入对比剂后静脉期(D)与延迟期(E、F)示肿块渐进性强化。

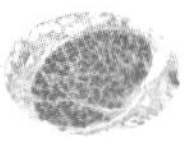

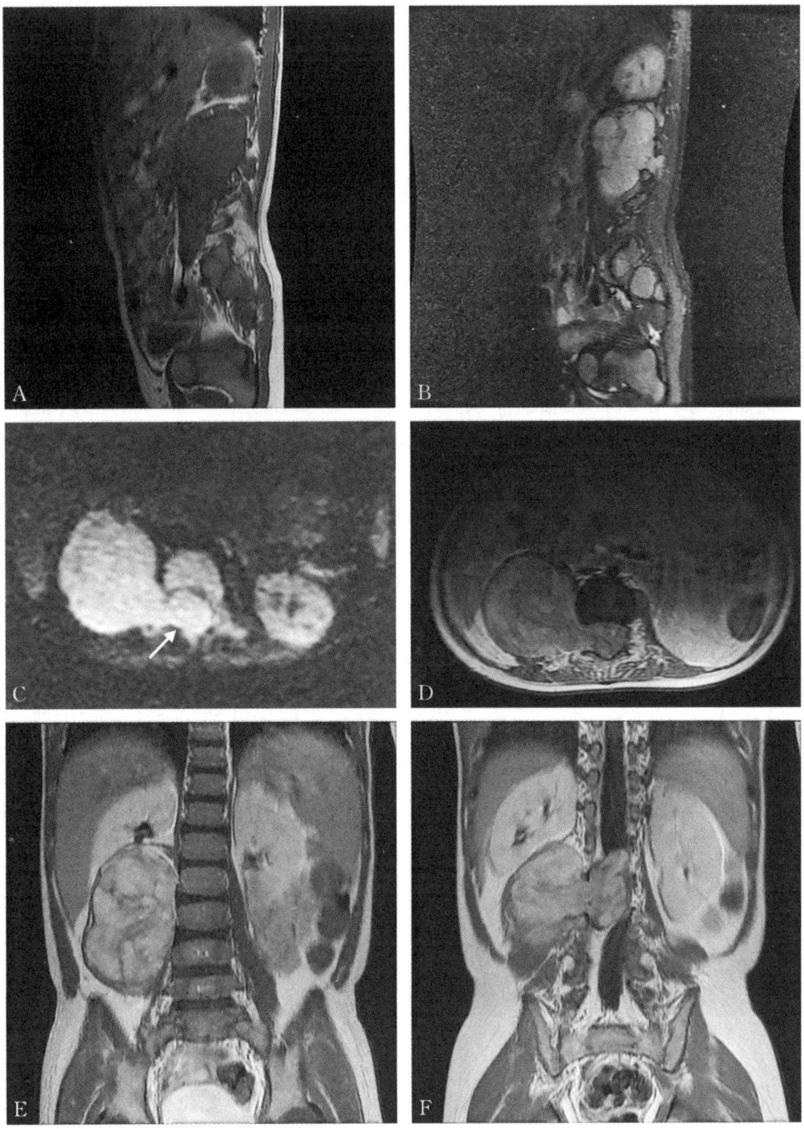

图 5-5-8 脊柱右旁节细胞神经母细胞瘤

注：患者，男性，4 岁，右侧腰痛、不适。腰椎矢状位 T_1WI(A)、T_2WI 脂肪抑制(B)、横断位 DWI(C)、T_1WI 增强横断位(D)与冠状位(E、F)示脊柱右旁“哑铃状”占位，沿椎间孔生长(C，箭头)。肿块呈 T_1WI 低信号、T_2WI 与 DWI 高信号，增强后不均匀明显强化。

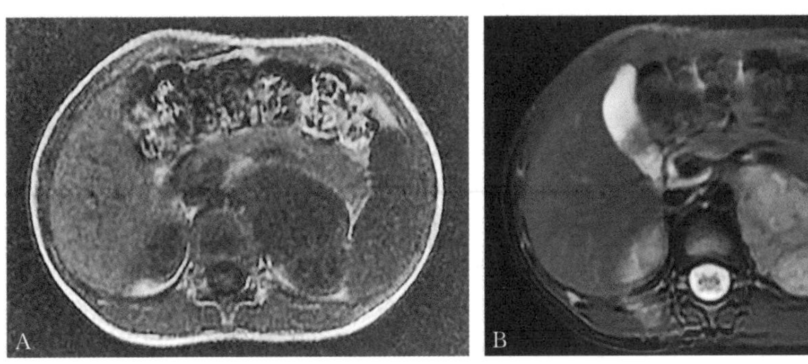

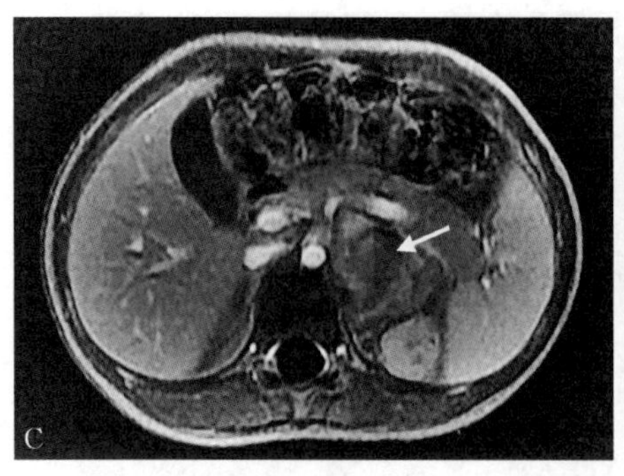
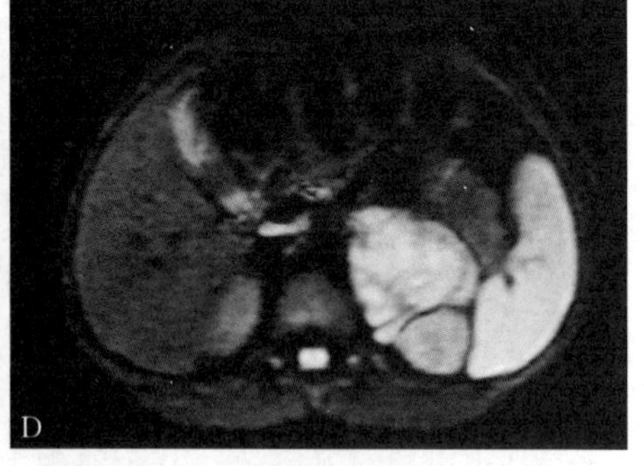

图 5-5-9　左侧肾上腺节细胞神经母细胞瘤

注：患者，女性，5 岁，左侧肾上腺占位。横断位 T_1WI(A)和 T_2WI 脂肪抑制(B)示左侧肾上腺肿块，呈 T_1WI 低信号、T_2WI 高信号，内部信号欠均匀；增强静脉期(C)肿块呈不均匀中度强化(箭头)；DWI(D)呈不均匀明显高信号。

(6) 鉴别诊断

GNB 需与神经母细胞瘤、神经鞘瘤鉴别。神经母细胞瘤发病年龄较 GNB 更小，恶性程度较 GNB 高。神经母细胞瘤患者腹腔淋巴结肿大明显多于 GNB，反映了其易发生淋巴结转移且恶性程度高于 GNB。神经鞘瘤多发于成年人，极易发生坏死、囊变，增强扫描呈不均匀、明显强化。

5.5.4　神经母细胞瘤

(1) 概述

神经母细胞瘤(neuroblastoma，NB)起源于肾上腺髓质或椎旁交感神经链，是儿童期最常见的颅外实体瘤，美国国家癌症研究所调查结果显示 NB 的发病率在 1975—2009 年间为 10.54/100 万(15 岁以下的儿童)。

(2) 病理

肿瘤常较大，直径 6～8 cm，最大可达到 10～20 cm。境界不清，质软，灰色，可见明显出血、坏死，常见颗粒状钙化。镜下肿瘤细胞类似小淋巴细胞，富于染色质，胞质少。电镜下可见内含神经内分泌颗粒，Schwannian 间质贫乏。若生长迅速，易突破包膜，侵入周围组织。镜下瘤组织分化程度低，若神经母细胞向神经节细胞分化形成 GNB，则属于一种低度恶性肿瘤。

(3) 临床

腹部 NB 最常见的部位是肾上腺，约占 50%，其次是腹膜后的椎旁交感神经链(图 5-5-10、11)，其他少见部位有后纵隔、颈部的交感神经链。可为多中心性，亦可为原发性肿瘤伴其他部位转移，家族性者则多为多中心性肿瘤。患者常以腹部肿块就诊，常有皮肤苍白、多汗、食欲不振、腹泻、消瘦、易疲劳、长期低热或关节痛等症状，这与儿茶酚胺及其代谢产物增加有关。NB 是高度异质性的肿瘤，一些肿瘤可不经治疗自发消退，但大部分肿瘤发病隐匿，诊断时已出现全身转移并快速进展。NB 可通过淋巴道和血行转移。转移部位以骨髓(78%)、骨(69%)、淋巴结(42%)及肝脏(20%)多见(图 5-5-12、13)，少见肺和脑转移，皮肤和睾丸更少见。

(4) MRI 表现

肿块较大时，边界欠清，常突破包膜，且跨越中线(图 5-5-14)，可延伸至对侧肾上腺；位于右侧者可直接侵犯肝脏，位于左侧者可侵犯胰腺。在 T_1WI 上，肿瘤信号常低于或类似于肝实质，亦可见高信号区；在 T_2WI 上，肿瘤呈不均匀高信号，有时可见漩涡状改变或肿瘤内条索状改变，主要是由于 Schwann 细胞束和纤维组织交织在一起(图 5-5-15)。肿瘤易钙化、出血(图 5-5-13)、坏死、囊变，较小肿瘤也可发生出血和囊变。CT 对钙化的显示优于 MRI。T_1Wl 与 T_2WI 上信号均较低的区域提示钙化形成，呈晕点状或环形；这种钙化是 NB 的重要特征(图 5-5-10、11)。起源于腹膜后椎旁交感神经链的 NB 易向椎管内侵犯(图 5-5-10、11)。增强后肿瘤常呈不均匀明显强化，包膜欠光整，中央坏死区无明显强化，肿块包绕大血管并使之变形，肿块与大血管之间的

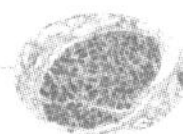

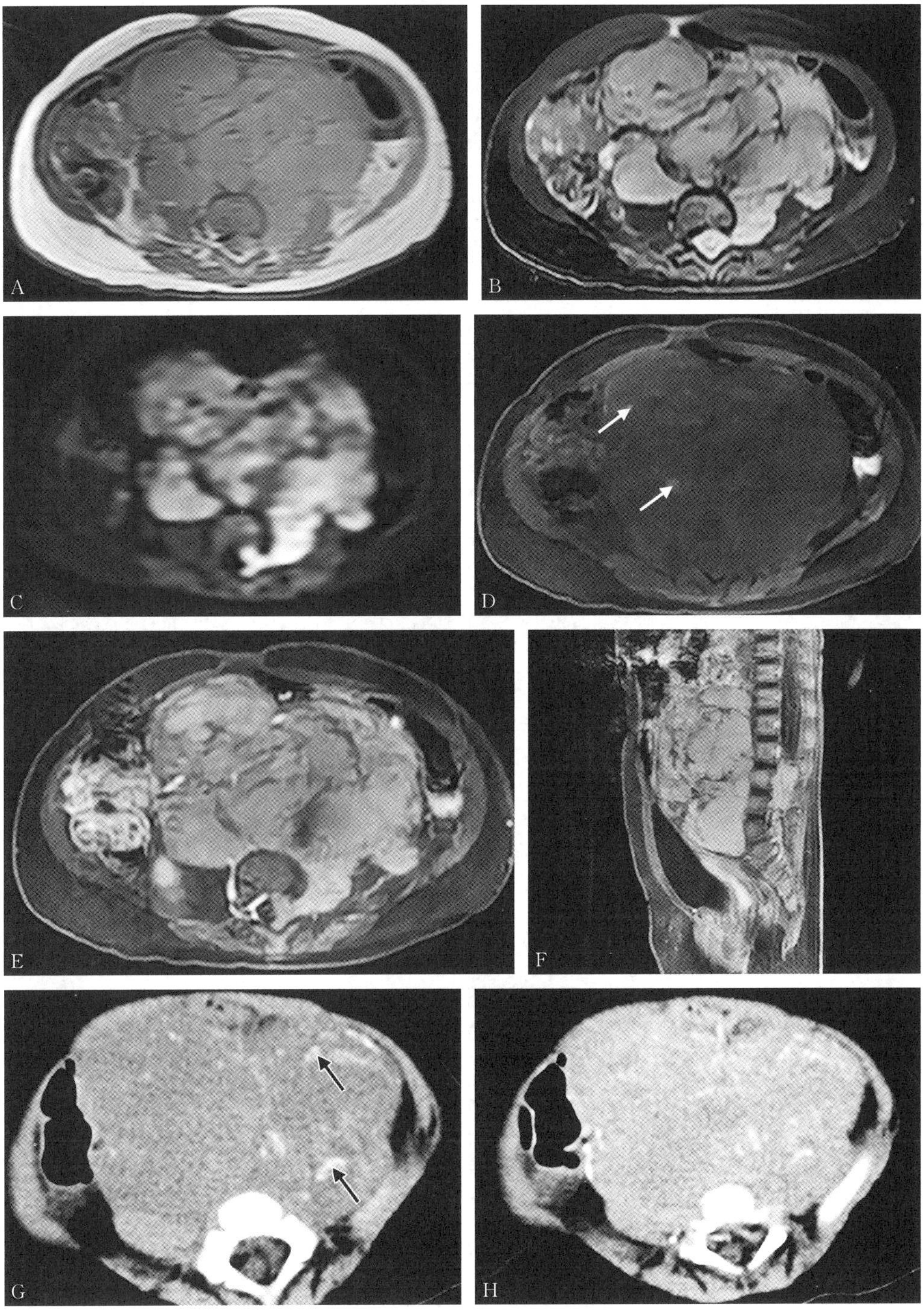

图 5-5-10 腹膜后神经母细胞瘤(一)

注：患者，女性，4 个月，发现下腹部肿块 2 个月余。横断位 T_1WI(A)、T_2WI 脂肪抑制(B)、DWI(C)示腹膜后不规则肿块，呈 T_1WI 低信号、T_2WI 与 DWI 高信号，T_1WI 脂肪抑制(D)示肿块内多发高信号出血灶(白箭头)。T_1WI 增强横断位(E)与矢状位(F)示肿块呈不均匀明显强化，并向椎管内侵犯。CT 平扫(G)示肿块内多发点状、条状钙化(黑箭头)，增强后肿块明显强化(H)。

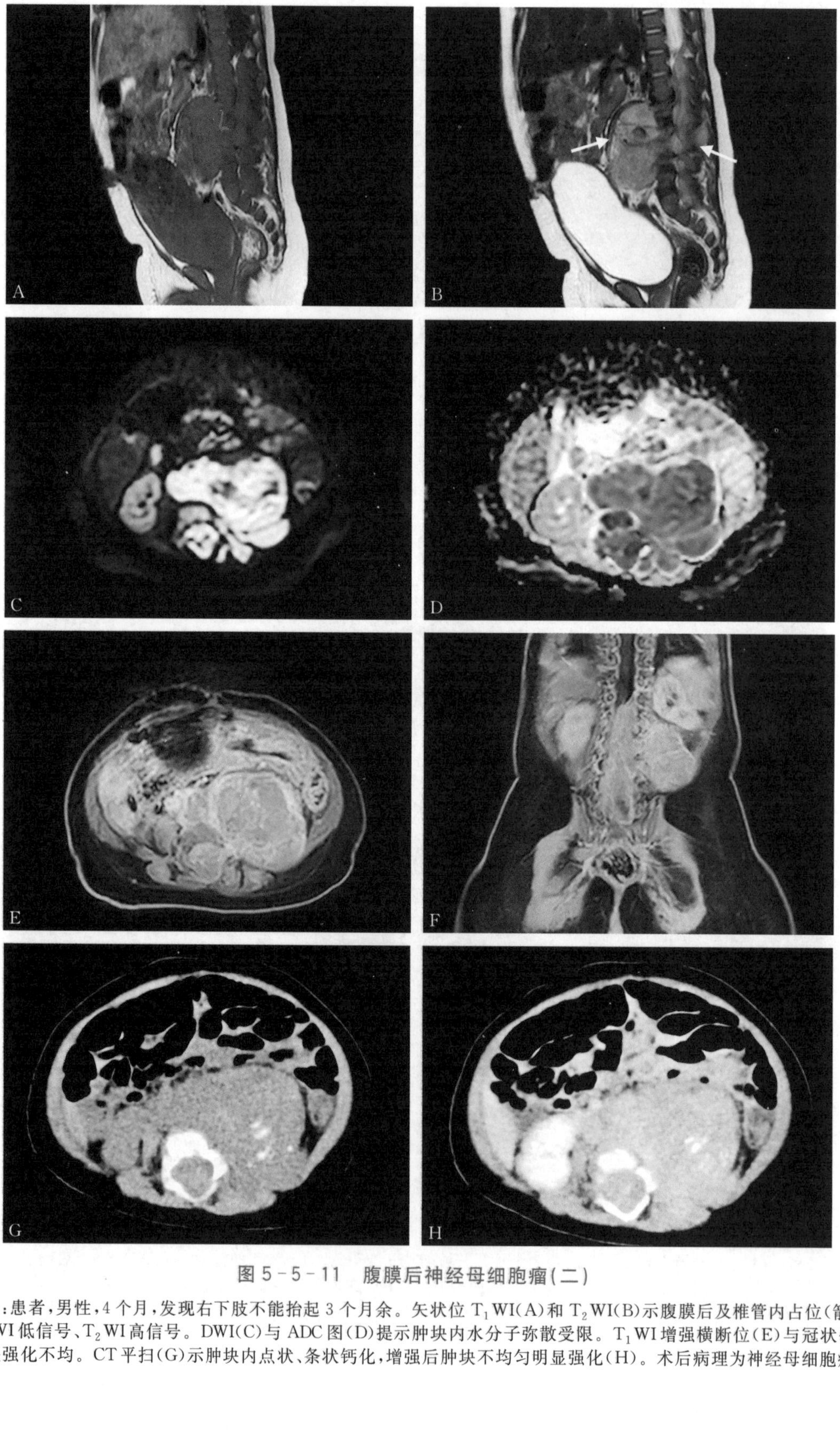

图 5-5-11　腹膜后神经母细胞瘤(二)

注：患者，男性，4 个月，发现右下肢不能抬起 3 个月余。矢状位 T_1WI(A)和 T_2WI(B)示腹膜后及椎管内占位(箭头)，呈 T_1WI 低信号、T_2WI 高信号。DWI(C)与 ADC 图(D)提示肿块内水分子弥散受限。T_1WI 增强横断位(E)与冠状位(F)示肿块强化不均。CT 平扫(G)示肿块内点状、条状钙化，增强后肿块不均匀明显强化(H)。术后病理为神经母细胞瘤。

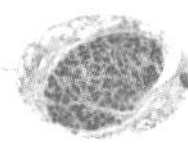

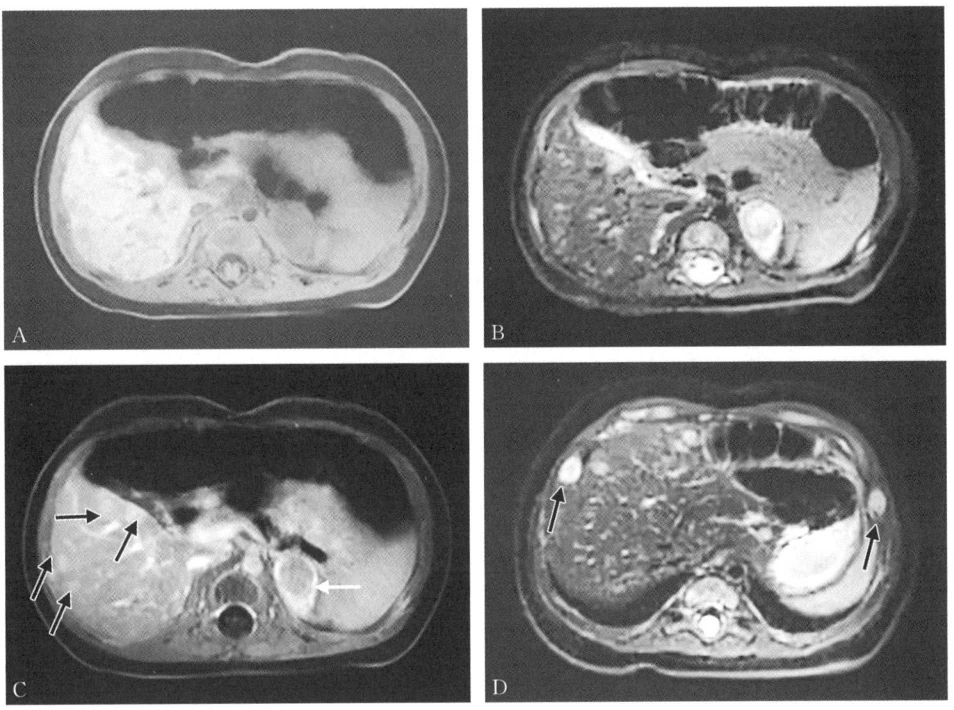

图 5-5-12 左侧肾上腺神经母细胞瘤伴肝脏、肋骨多发转移

注：患者，男性，2 个月 24 天。左侧肾上腺神经母细胞瘤呈 T_1WI 低信号（A）、T_2WI（B）不均匀高信号，注射对比剂后（C）肿块明显强化，内见圆形低信号的囊变、坏死区（白箭头）。肝脏多发转移瘤，呈 T_2WI 稍高信号，增强后呈均匀、明显强化（C，黑箭头）。上方层面的 T_2WI 脂肪抑制图像（D）示双侧肋骨转移瘤（黑箭头）。

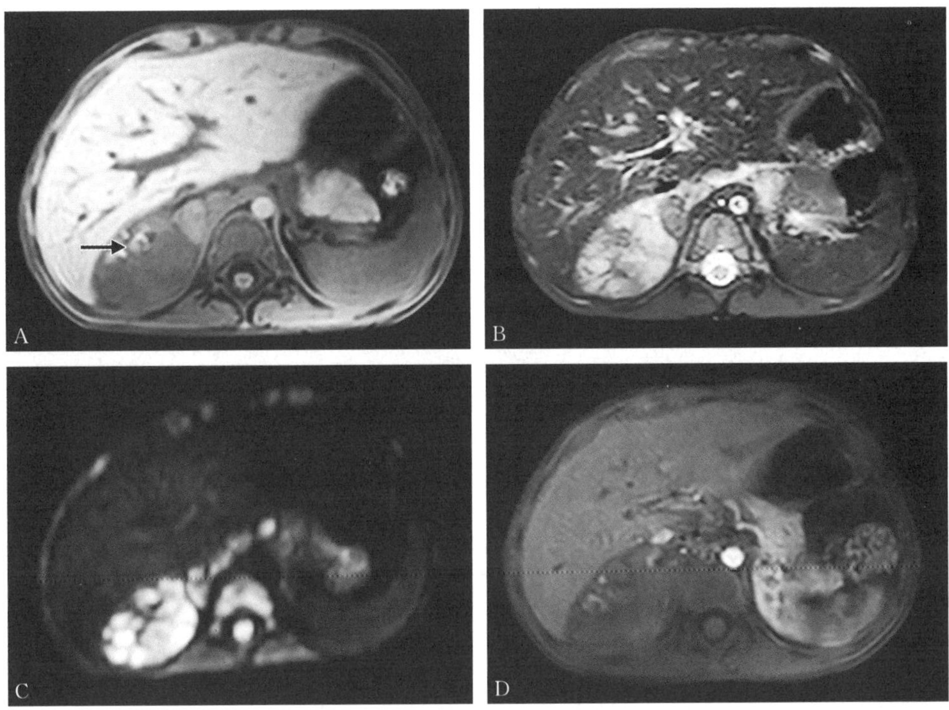

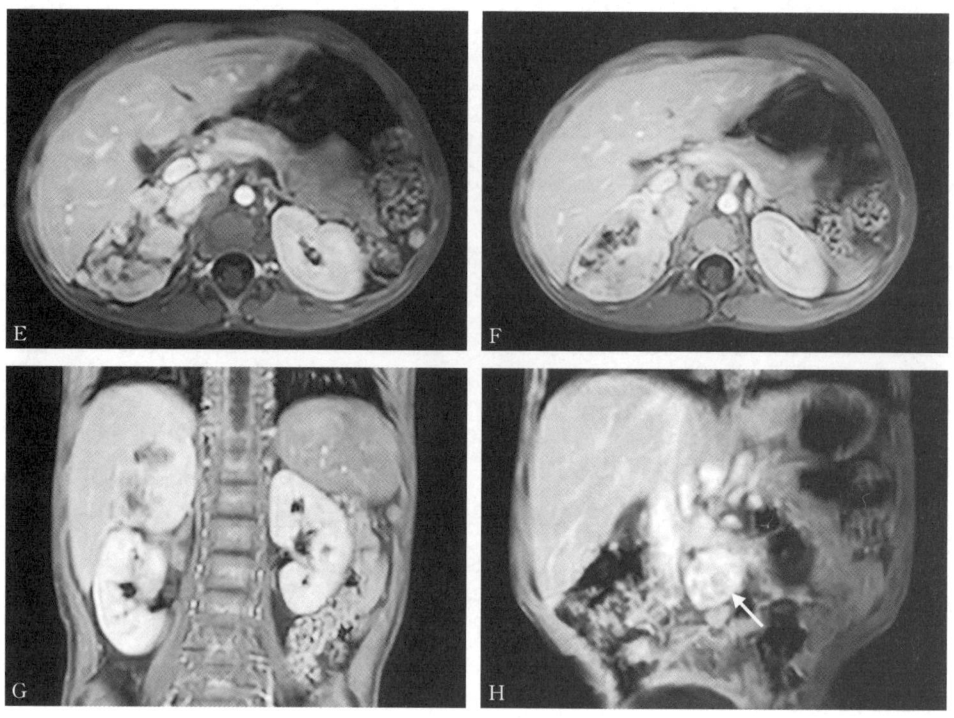

图 5-5-13　右侧肾上腺神经母细胞瘤(一)

注：患者，男性，3 岁，发现腹膜后占位 4 个月。横断位 T_1WI 脂肪抑制(A)和 T_2WI 脂肪抑制(B)示右侧肾上腺肿块，呈结节状改变，T_1WI 上肿块内见斑片状高信号的出血灶(黑箭头)，DWI(C)上肿块呈不均匀高信号。注入对比剂后横断位(D～F)及冠状位图像(G)示肿块呈不均匀明显强化，内见局灶性无强化区。前方腹侧层面的冠状位图像(H)示腹膜后淋巴结转移(白箭头)，强化特点与肾上腺肿块一致。

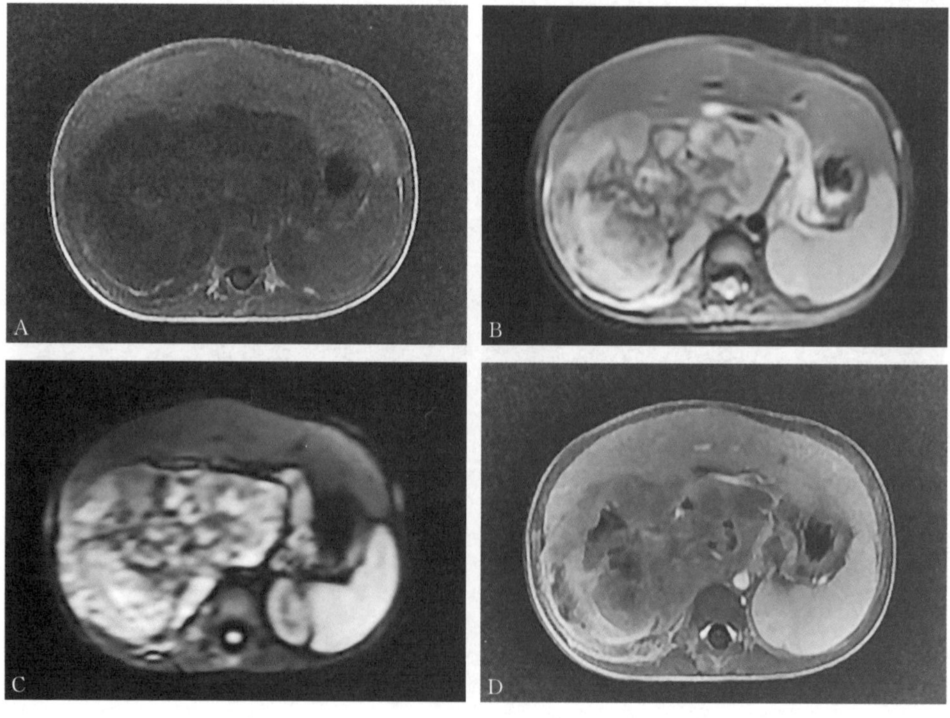

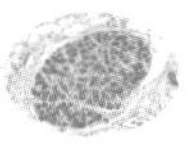

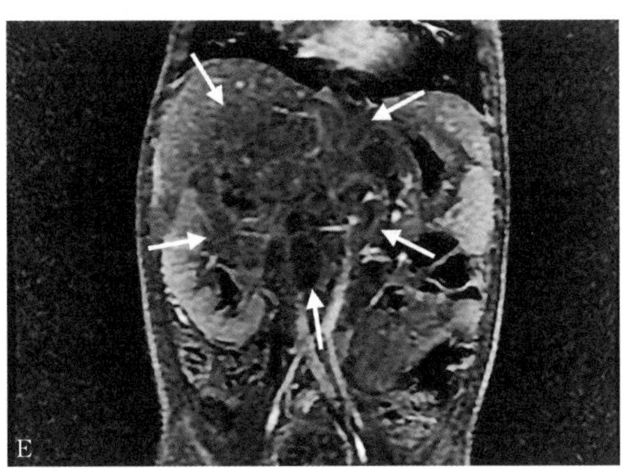

图 5-5-14 右侧肾上腺神经母细胞瘤(二)

注:患者,男性,1岁,间断发热10个月余。横断位 T_1WI(A)与 T_2WI 脂肪抑制(B)示右侧肾上腺区巨大肿块,内见多发 T_2WI 低信号的条索影,肿块跨中线生长,DWI(C)呈明显高信号。横断位 T_1WI 增强(D)示肿块不均匀强化。冠状位 T_1WI 增强(E)示肿块(箭头)边界不清,侵犯肝脏及肾脏,包绕腹膜后大血管。活检证实为肾上腺神经母细胞瘤。

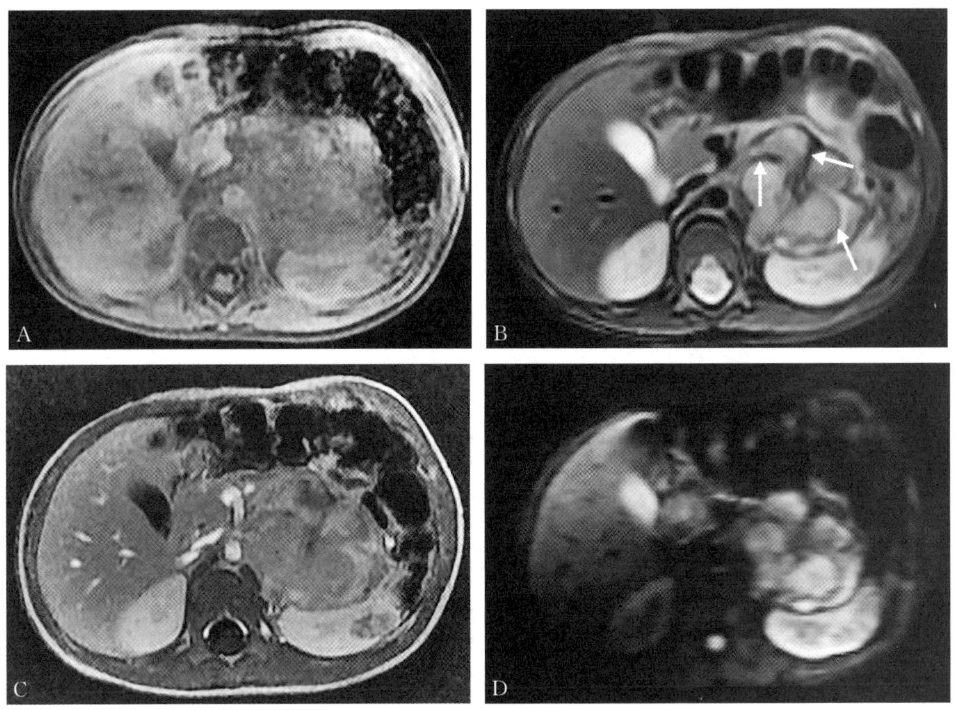

图 5-5-15 左侧肾上腺神经母细胞瘤

注:患者,女性,3岁。横断位 T_1WI 脂肪抑制(A)和 T_2WI 脂肪抑制(B)示左侧肾上腺分叶状肿块,大小约 4.5 cm×5.8 cm×7.6 cm, T_1WI 呈稍低信号,T_2WI 呈稍高信号,内部信号不均匀,见多发 T_2WI 低信号的条索影(箭头);注入对比剂后,横断位增强图像(C)示肿块不均匀强化,左肾受压,肿块部分包绕血管。DWI(D)上肿块呈不均匀高信号。

脂肪信号消失,邻近结构和组织亦可受侵并见异常强化。

(5) 诊断要点

肾上腺区不规则大肿块,常跨越中线,肿瘤信号不均,常出现颗粒状钙化、坏死与囊变,增强呈不均匀明显强化,可侵犯椎管、侵犯或包绕邻近结构,还可出现淋巴结增大、肝脏及骨骼转移灶。

(6) 鉴别诊断

NB需与GNB、肾上腺皮质癌鉴别。GNB发病年龄较NB大,恶性度较NB低,腹腔淋巴结肿大较NB少见。50%的肾上腺皮质癌呈功能性,肿块更易出血、坏死,增强后肿块实性部分呈轻到中度强化。

5.6 非功能性肾上腺肿瘤及肿瘤样疾病

5.6.1 非功能性肾上腺腺瘤

(1) 概述

肾上腺腺瘤是肾上腺最常见的良性肿瘤。非功能性肾上腺腺瘤(nonfunctioning adrenal adenoma)占90%左右,占肾上腺偶发瘤的60%~75%。

(2) 病理

大体上多数腺瘤为边界清楚的肿瘤,有完整包膜。切面为实性,金黄色或棕黄色,可见出血或小囊变区,偶有钙化。镜下主要由富含脂质的透明细胞构成,少数含脂质较少的瘤细胞胞质为嗜酸性。瘤细胞排列成团,由内含毛细血管的少量间质分隔。

(3) 临床

非功能性肾上腺腺瘤平均发病年龄为40岁,患者无明显临床症状,常于体检时发现。多数病灶较功能性腺瘤大,多数为2~4 cm,少数可大于4 cm。少数非功能性肾上腺腺瘤会转变成功能性肾上腺腺瘤,但恶变的概率极低。

(4) MRI表现

多为单侧、单发,边界清晰,仅依靠MRI鉴别肾上腺功能性腺瘤和非功能性腺瘤较困难。肾上腺腺瘤在MRI上最具特征性的表现是病灶内含有细胞内脂质成分。化学位移成像是诊断肾上腺腺瘤最可靠的磁共振成像序列。大多数肾上腺腺瘤在化学位移序列的反相位图像中信号衰减呈低信号(图5-6-1)。T_1WI较肝脏呈等或稍低信号,T_2WI较肝脏呈等或稍高信号,动态增强扫描呈中度或明显强化,呈快速廓清表现(图5-6-2)。病灶较大时也可出现出血、坏死(图5-6-3)。

(5) 诊断要点

肾上腺边界清晰肿块,无明显临床症状,化学位移序列的反相位图像中可见信号衰减呈低信号,动态增强扫描呈中度或明显强化,呈快速廓清表现。

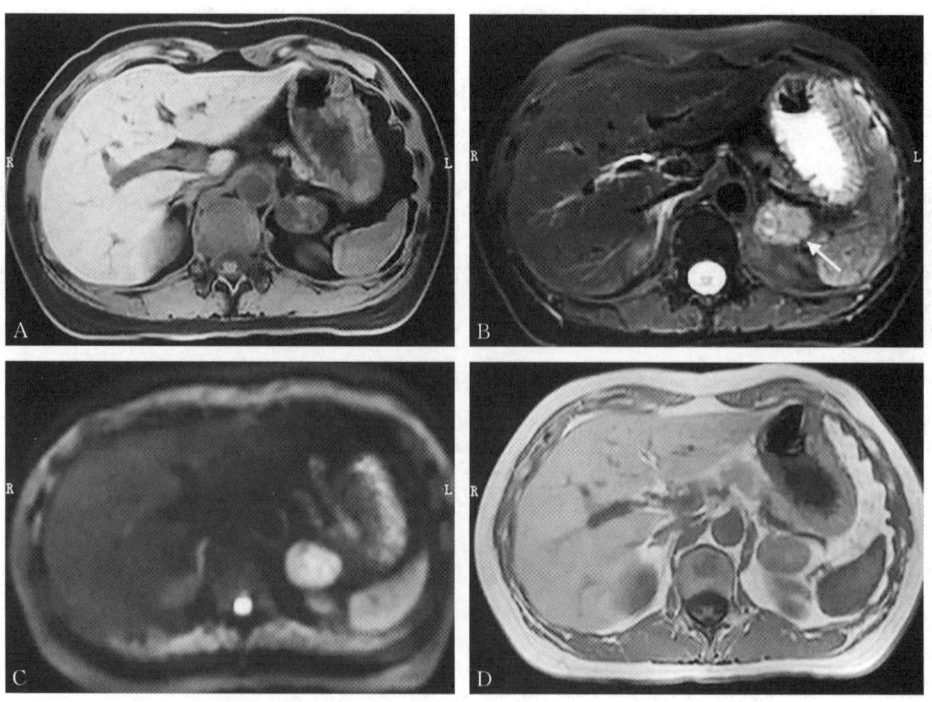

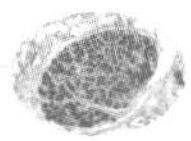

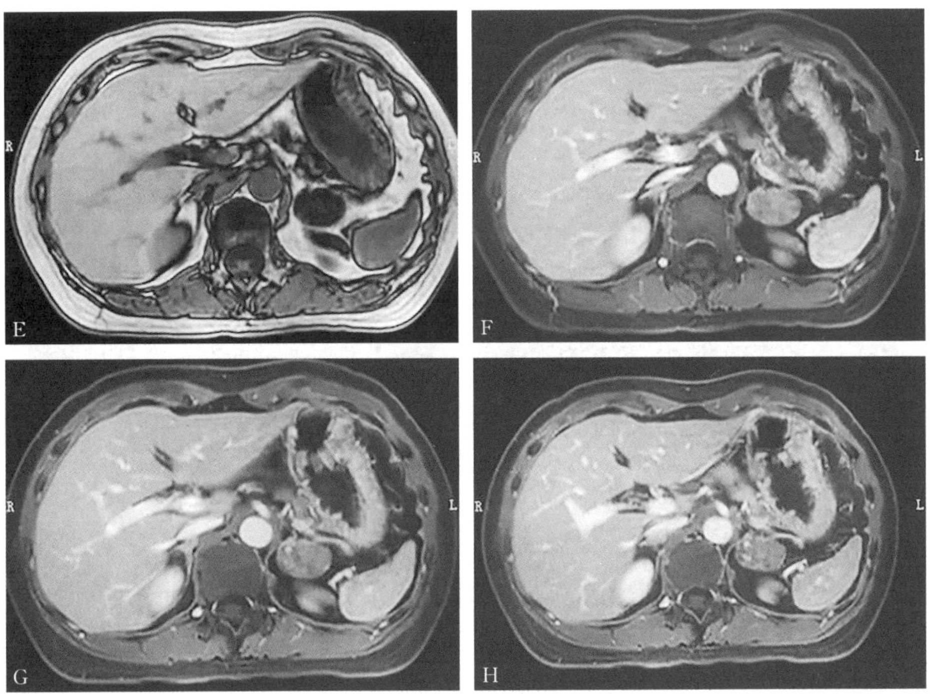

图 5-6-1 左侧肾上腺非功能性腺瘤(一)

注:患者,女性,44 岁,体检发现左侧肾上腺肿块,皮质醇、醛固酮无升高。横断位 T_1WI 脂肪抑制(A)和 T_2WI 脂肪抑制(B)示左侧肾上腺肿瘤(B,箭头),信号欠均匀;横断位 DWI(C)呈高信号;T_1WI 同、反相位图像(D、E)示反相位上肿块信号明显衰减;增强扫描动脉期、静脉期及延迟期(F~H)示肿瘤呈不均匀轻到中度强化。

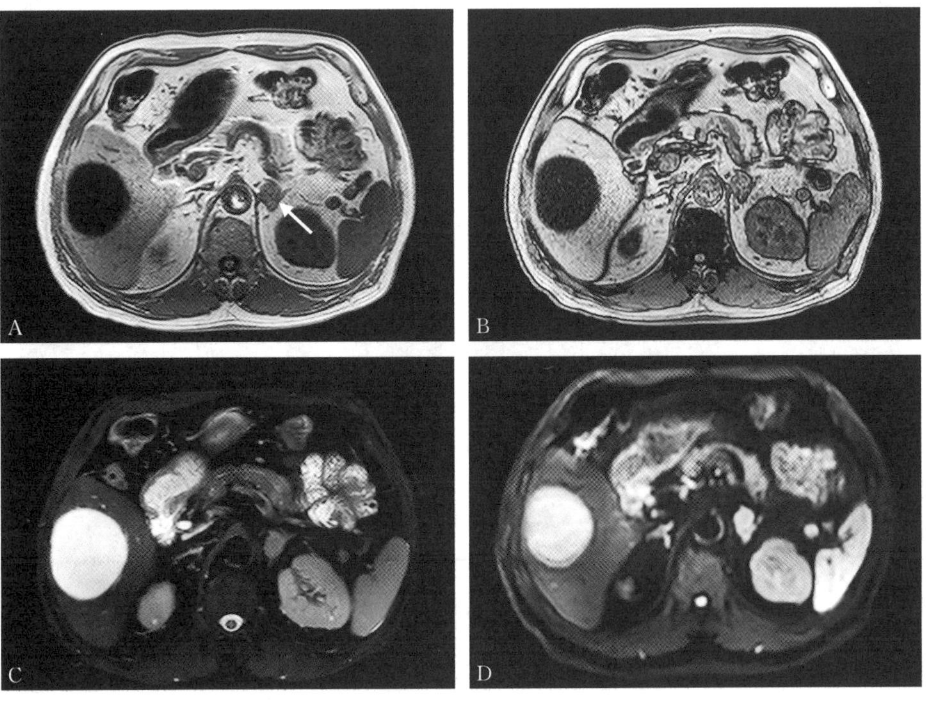

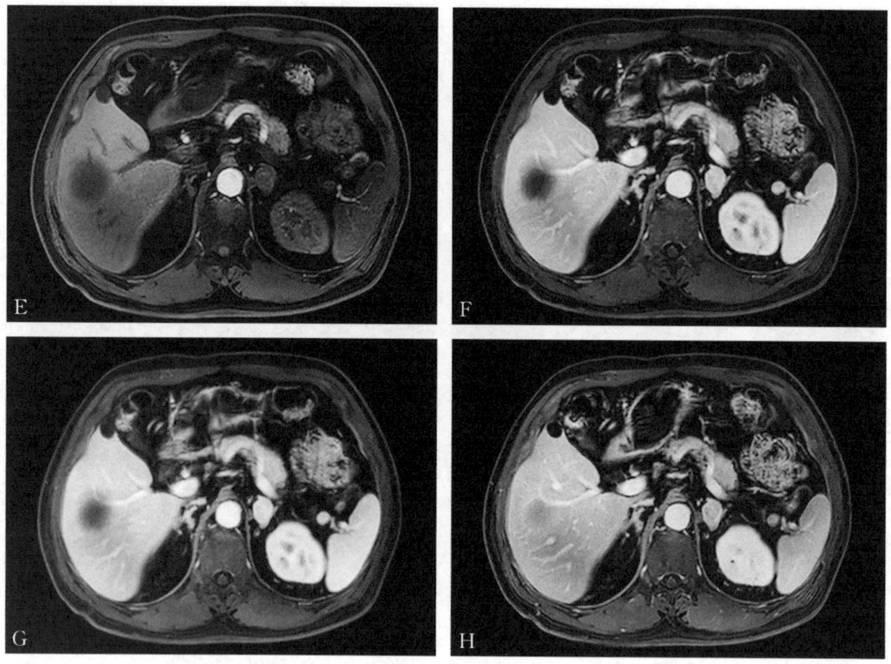

图 5-6-2　左侧肾上腺非功能性腺瘤(二)

注:患者,男性,68 岁,偶然发现左侧肾上腺结节。结节(箭头)在横断位 T_1WI 同相位(A)与反相位(B)未见明显脂质成分的信号衰减,在横断位 T_2WI 脂肪抑制(C)与 DWI(D)上呈均匀高信号。横断位 T_1WI 增强动脉早期(E)、静脉期(F、G)与延迟期(H)示肿瘤呈明显强化。

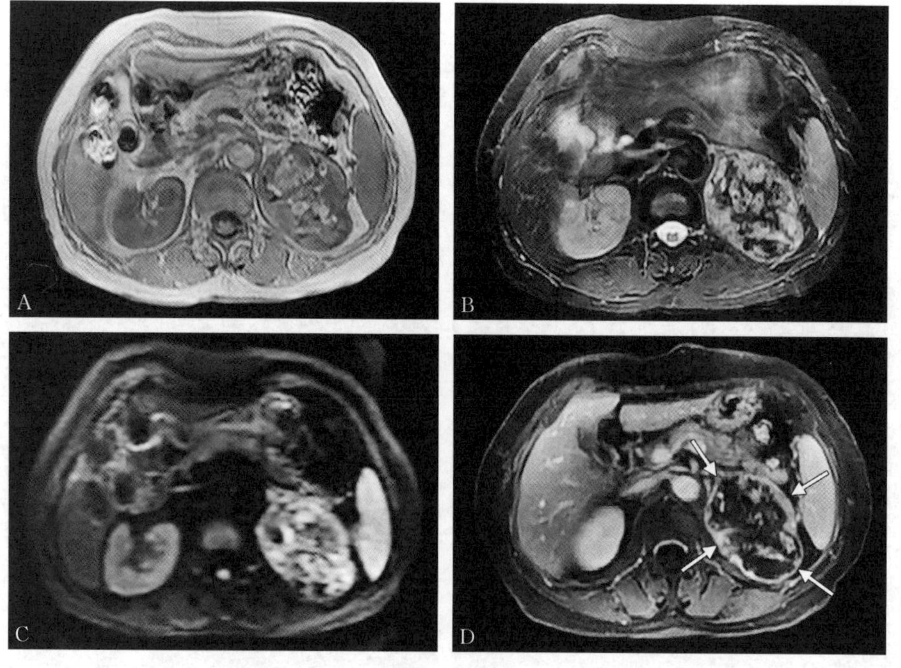

图 5-6-3　左侧肾上腺非功能性腺瘤(三)

注:患者,女性,75 岁,体检发现左侧肾上腺肿块,皮质醇、醛固酮无升高。横断位 T_1WI(A)和 T_2WI 脂肪抑制(B)示左侧肾上腺肿瘤,内见大片出血区;横断位 DWI(C)实性成分呈高信号;增强扫描延迟期图像(D)示肿瘤实性成分呈不均匀、明显强化,周边见明显强化包膜(箭头)。

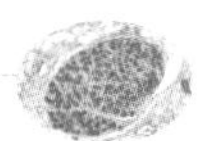

(6) 鉴别诊断

非功能性肾上腺腺瘤需与肾上腺其他非功能性肿瘤鉴别，如皮质癌、嗜铬细胞瘤、转移瘤等。

1) 肾上腺皮质癌：5岁以下儿童与40～50岁成人多见，肿块常较大，出血、坏死率较高，化学位移序列的反相位图像中无明显信号衰减或仅有局灶性信号衰减，增强呈不均匀轻到中度强化，对比剂廓清速度较慢。

2) 嗜铬细胞瘤：平扫为均质或不均质肿块，易伴坏死，增强扫描强化程度更高，且对比剂廓清速度较慢。

3) 转移瘤：有原发肿瘤病史，可为单侧或双侧病灶。肿瘤体积较小时表现为均质、圆形结节；体积大者表现为边界不清肿块，强化方式与原发灶类似，多数呈不均匀的边缘强化。

5.6.2 髓样脂肪瘤

(1) 概述

髓样脂肪瘤(myeolipoma)是一种少见的非功能良性肿瘤，占肾上腺偶发肿瘤的10%～15%，由成熟脂肪组织及骨髓成分按不同比例混合构成，可起源于皮质或髓质，偶发生于肾上腺外。有学者将髓样脂肪瘤分为3类：①脂肪型，以脂肪成分为主型，内含少量髓样软组织；②混合型，由脂肪和髓样软组织混合构成；③软组织型，以髓样软组织为主型，内含少量脂肪组织。

(2) 病理

肾上腺髓样脂肪瘤由成熟脂肪组织和不同比例的小岛状骨髓样造血组织构成，无恶变倾向。由于二者含量比例不同，其大体标本切面可呈淡黄色或红褐色，质软。含丰富骨髓造血组织的肿瘤有明显发生瘤内出血或破裂的倾向。大部分肿瘤有假包膜，由肿瘤被残存的肾上腺皮质和肾上腺皮膜包绕而成。镜下可见分化良好的脂肪细胞及不同程度分化的造血干细胞，并可见脂肪坏死和出血，偶可见钙化，无骨组织。

(3) 临床

髓样脂肪瘤好发于40～60岁，常单侧发病，以右侧多见，无明显性别倾向。肿瘤大小差异较大，常为2～17 cm，少数可>30 cm。多数患者为偶然发现，临床上无明显症状，当肿瘤较大对周围脏器压迫和肿瘤坏死、出血等可引起腹胀、腹痛等。

(4) MRI表现

肿瘤呈圆形或椭圆形，少数呈不规则形，由成熟脂肪与骨髓样组织构成(图5-6-4)。约24%的病灶内可出现钙化，75%病例可见假包膜形成(图5-6-5)，边界清楚。根据病灶内脂肪成分和骨髓样成分比例的不同，可呈现不同的MRI表现。肿瘤内脂肪成分，在T_1WI及T_2WI上均为高信号；骨髓样组织T_1WI呈中等信号，T_2WI呈较高信号，脂肪抑制图像上肿块信号显著下降(图5-6-6)，增强后骨髓样组织呈轻度或中度强化，脂肪成分无强化。

(5) 诊断要点

肾上腺区单发圆形或椭圆形病变，境界清晰，有假包膜，内含脂肪成分，增强扫描后骨髓样组织呈轻到中度强化。

(6) 鉴别诊断

肾上腺髓样脂肪瘤需与肾上腺或腹膜后含脂肪的其他病变鉴别。

1) 肾上腺腺瘤：一般腺瘤含细胞内脂质成分，T_1WI较肝脏呈等或稍低信号，化学位移图像上有反相位信号衰减，功能性者可伴有临床内分泌症状及血生化异常。

2) 腹膜后脂肪肉瘤：脂肪肉瘤通常形态不规则，且向周围组织侵袭性生长，增强后呈明显不均匀强化。肾上腺呈受压或受侵袭改变。

3) 肾脏血管平滑肌脂肪瘤：与肾脏血管平滑肌脂肪瘤的鉴别点主要在于准确定位，肾脏血管平滑肌脂肪瘤起源于肾脏，相邻肾皮质多呈楔形缺如或局部不光整改变，可通过MRI多方位成像清晰显示。病变血供丰富，增强扫描后血管成分明显强化。

4) 肾上腺脂肪瘤或腹膜后间隙脂肪瘤：表现为成分均匀单一的脂肪信号，增强后亦无强化。

5) 肾上腺畸胎瘤：畸胎瘤内含多种成分致使信号混杂，瘤体内常伴有骨骼、牙齿或不规则钙化。

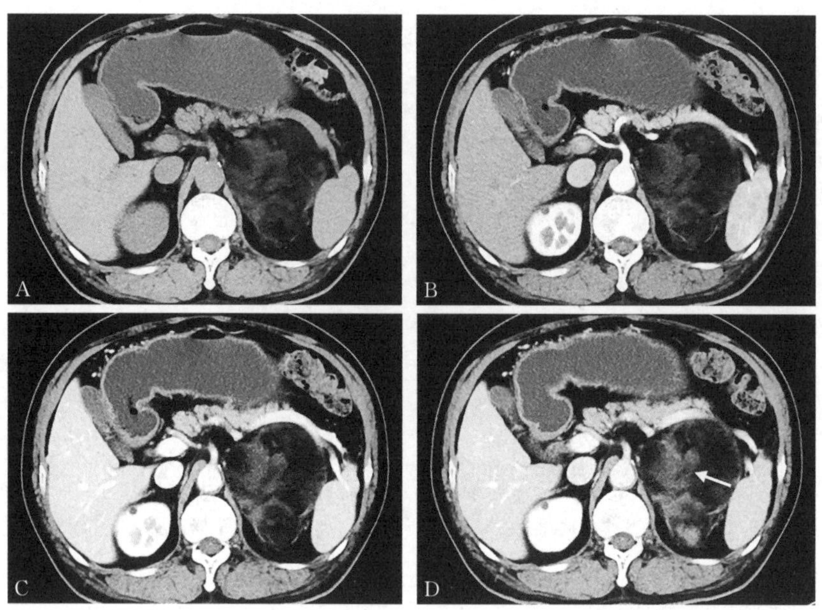

图 5-6-4　左侧肾上腺髓样脂肪瘤(一)

注:患者,男性,61 岁,体检发现左肾上腺占位 1 个月余。横断位 CT 平扫(A)示髓样脂肪瘤内大量成熟脂肪与呈软组织密度的骨髓样组织。注射对比剂后,横断位增强动脉期(B)、静脉期(C)与延迟期(D)示骨髓样组织轻度强化(箭头)。

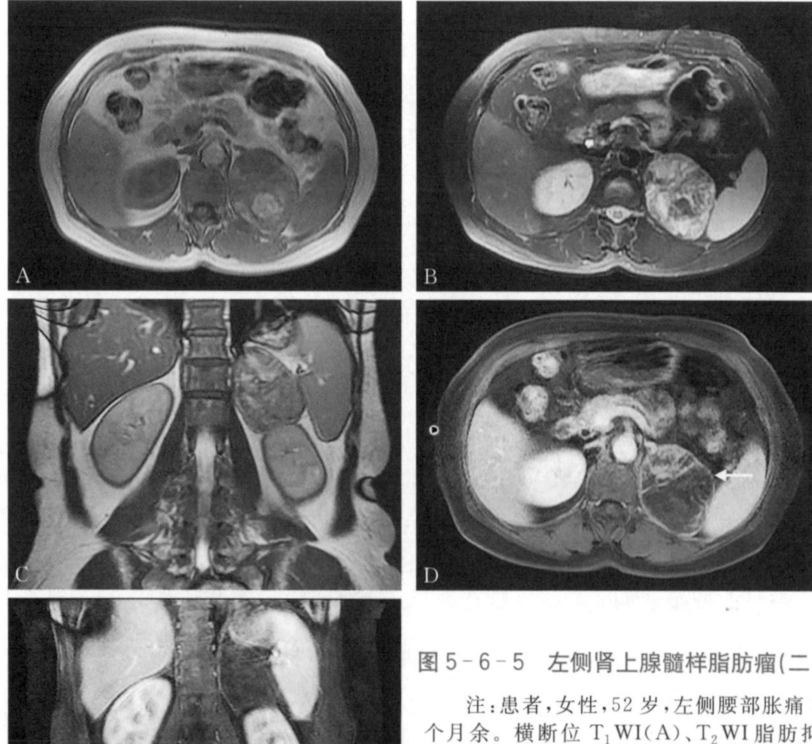

图 5-6-5　左侧肾上腺髓样脂肪瘤(二)

注:患者,女性,52 岁,左侧腰部胀痛 2 个月余。横断位 T_1WI(A)、T_2WI 脂肪抑制(B)及冠状位 T_2WI(C)示左侧肾上腺肿瘤,内见片状脂肪信号;增强静脉期横断位(D)及延迟期冠状位(E)图像可见肿瘤内软组织影呈中度强化,周边见强化的假包膜(箭头)。

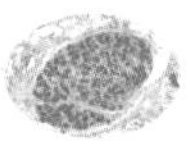

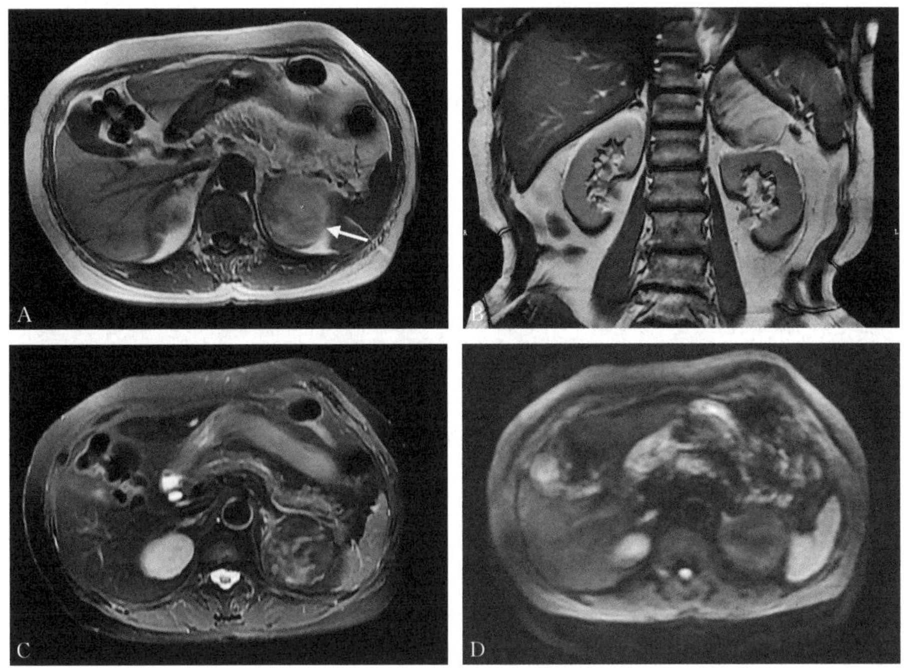

图 5-6-6 左侧肾上腺髓样脂肪瘤(三)

注：患者，女性，64 岁，体检发现左侧肾上腺占位 2 周。横断位 T_1WI(A)、冠状位 T_2WI(B)及横断位 T_2WI 脂肪抑制(C)示左侧肾上腺肿瘤(箭头)，内见大片状脂肪信号；DWI 图像(D)示肿瘤呈不均匀低信号。

5.6.3 神经鞘瘤

(1) 概述

神经鞘瘤起源于神经鞘膜施万细胞，可发生于任何包含施万细胞的神经组织。其中颅神经、颈神经与躯干、四肢的屈侧多见，肾上腺神经鞘瘤极少见，来源于支配肾上腺髓质的有髓神经纤维或邻近肾上腺的腹膜后神经纤维，仅占所有神经鞘瘤的 0.7%～2.7%，约占所有腹膜后肿瘤的 1%～5%。

(2) 病理

肿瘤大体呈圆形或卵圆形，包膜完整，表面一般较光滑，质韧，切面呈灰黄、灰褐或灰白色，较大体积的肿瘤内可出现局灶暗红色的出血或囊性变区。镜下观察大量梭形的施万细胞按不同方式排列，根据排列方式的不同，可分为 Antoni A 型(Antoni A 区为主)和 Antoni B 型(Antoni B 区为主)，通常 A 区在肿块中央，B 区位于肿块周边。Antoni A 区由密集的小梭形细胞构成，细胞核排列为栅栏或漩涡状；而 Antoni B 区瘤细胞稀疏，排列呈网状，基质含水量高。免疫组化染色大多肿瘤细胞核和细胞质都弥漫性强表达特异性标志物 S-100。

(3) 临床

好发年龄为 20～50 岁，无明显性别差异。肾上腺神经鞘瘤瘤体生长缓慢，一般无内分泌功能，血液生化(ACTH、皮质醇、醛固酮、儿茶酚胺及电解质)检查多正常。早期无明显临床症状，肿瘤较大时可出现腰背部隐痛及上腹部饱胀不适等症状。

(4) MRI 表现

肾上腺神经鞘瘤在 T_1WI 呈低信号，T_2WI 呈不均匀高信号。病灶内可见囊变、坏死、出血、钙化。因此，MRI 上表现多样，出血成分 T_1WI 可呈高信号，囊变区域在 T_2WI 图像上呈明显高信号。病灶内可出现小斑点状或细线状钙化，内部可见分隔，周围可见完整包膜。增强扫描包膜明显强化，实质部分及分隔呈渐进性、轻度到明显强化(图 5-6-7)。

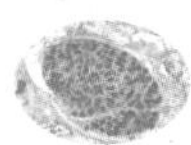

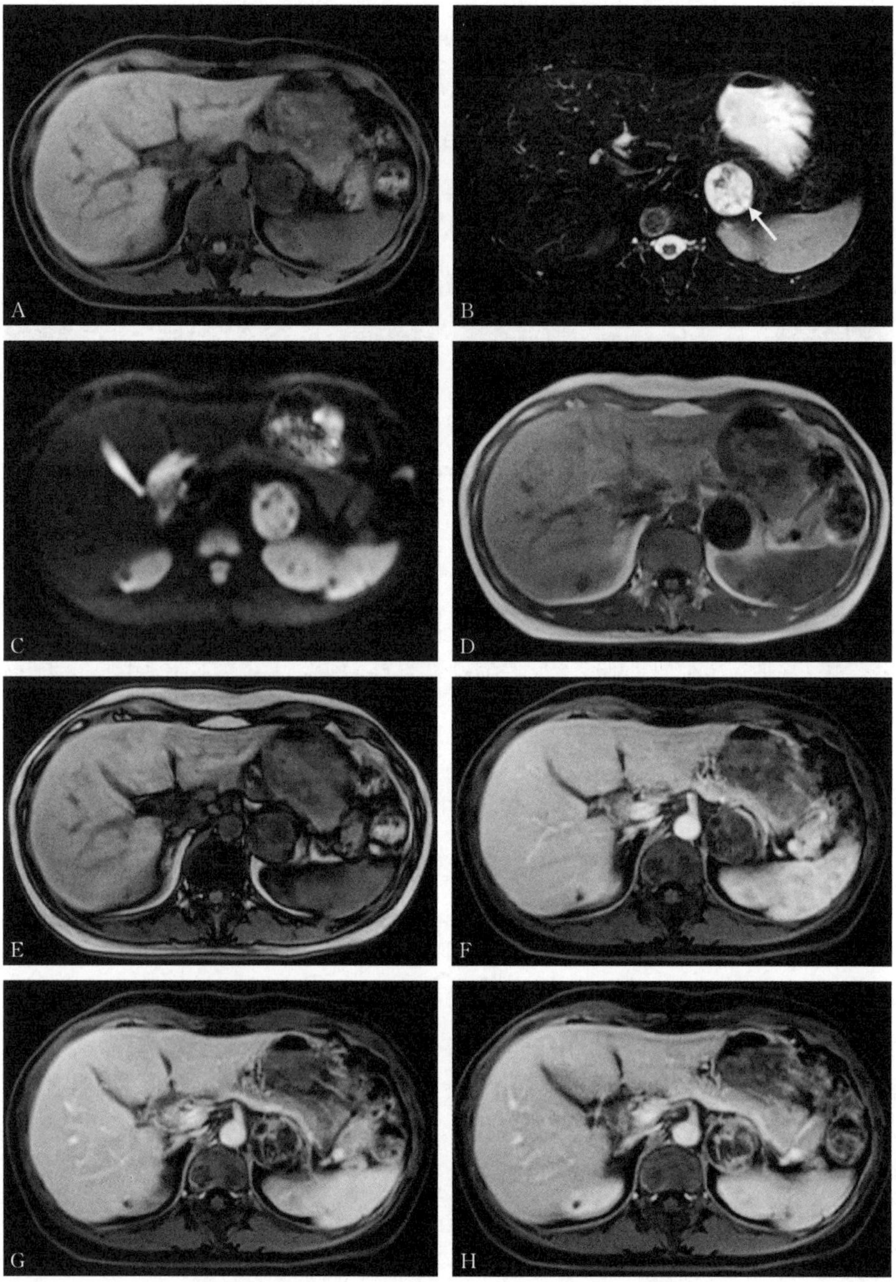

图 5-6-7　左侧肾上腺神经鞘瘤

注：患者，女性，55 岁，上腹部疼痛。横断位 T_1WI 脂肪抑制（A）及 T_2WI 脂肪抑制（B）图像示左侧肾上腺边界清楚、类圆形肿块（箭头），T_1WI 呈低信号，T_2WI 呈不均匀高信号。横断位 DWI（C）示肿瘤呈不均匀高信号。横断位同相位（D）及反相位（E）未见反相位信号衰减。横断位增强动脉期（F）、静脉期（G）及延迟期（H）显示肿瘤内部实性成分、分隔以及包膜呈渐进性、中度强化。

（5）诊断要点

单侧肾上腺区的囊实性肿块，边界清楚，有完整包膜，实性成分增强扫描呈不均匀、渐进性、轻度到明显强化。

（6）鉴别诊断

肾上腺神经鞘瘤需与肾上腺其他非功能性肿

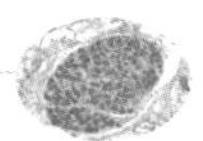

瘤鉴别，如肾上腺乏脂性腺瘤、神经节细胞瘤、神经母细胞瘤、皮质癌、嗜铬细胞瘤、转移瘤等鉴别。

1）乏脂性腺瘤：单侧、单发多见，偶可见于双侧，一般较小，很少囊变或出血；增强呈中度到明显强化，增强有快速廓清的特点。

2）神经节细胞瘤：信号均匀，边界清楚的椭圆形、新月形或分叶状肿块，轻到中度强化，常无囊变。

3）神经母细胞瘤：通常发生于5岁以下儿童，边界不清，无包膜，分叶状，不规则钙化，易跨中线生长，肿瘤呈现恶性征象。

4）皮质癌：边界不清，常大于6 cm，可局部侵犯及远处转移。

5)嗜铬细胞瘤：平扫为均质或不均质肿块，增强扫描呈持续、明显强化。

6）转移瘤：有原发肿瘤病史，可为单侧或双侧，肿瘤体积较小时表现为均质软组织肿块，体积大者表现为边界不清肿块，增强扫描多数呈不均匀、边缘强化。

5.6.4 血管瘤

（1）概述

血管瘤是一种常见的良性肿瘤，可发生在身体多个部位，如皮肤、肌肉、骨骼、内脏等，但发生于肾上腺者罕见，为良性无功能性肿瘤，大小2～22 cm。

（2）病理

肾上腺血管瘤通常发生于肾上腺皮质，有完整包膜。在病理上可以将血管瘤分为以下类型。

1）海绵状血管瘤：镜下表现为大片相互吻合、大小不一的静脉窦或腔隙，腔壁衬有内皮细胞层，有时可见有血栓形成或钙化，腔隙可有纤维结缔组织分离。

2）蔓状血管瘤：一般为动脉血管畸形，动脉血管增宽，形成瘤体，内有瘤腔，腔内大量积血。

3）毛细血管型血管瘤。

4）混合型血管瘤：由于肿瘤常常有梗死、出血、坏死、钙化。因此，大体标本常表现为多彩状。镜下常见丰富的血窦及变性改变，如血窦血栓、出血、坏死及玻璃样变、钙化、纤维化等，由动脉炎或栓塞引起。

上述4类血管瘤中以海绵状血管瘤和毛细血管型血管瘤较常见。

（3）临床

发病年龄多大于60岁，单侧多见，一般为非功能性肿瘤，无明显特异性临床表现。肿瘤常常为体检发现，部分患者在瘤体较大时由于压迫周围组织引起症状，如上腹部饱胀、后背部疼痛等。肾上腺血管瘤压迫、牵拉肾血管可引起肾性高血压。

（4）MRI表现

肿瘤较小时，钙化及坏死少见，信号较均匀，T_1WI呈低信号，T_2WI呈高信号（图5-6-8）；增强后动脉期明显均匀强化，或动脉期边缘结节状明显强化，静脉期及延迟期向中央填充。肿瘤较大时，MRI因内部不同的组织成分而表现不同。

1）肿瘤内钙化：发生率为28%～87%，为静脉石或肿瘤实性成分的钙化，提示之前有出血、血栓或坏死。

2）肿瘤中央区域出血、囊变、坏死及纤维化：原因可能是血窦内血栓形成或动脉炎，供血不足所致。MRI平扫T_1WI呈不均匀低信号，T_2WI呈高低混杂信号，内可见裂隙样或小灶状T_2WI低信号影，呈“马赛克”样改变。T_2WI高信号区域可能是血窦、出血、囊变或坏死，T_2WI低信号区域可能是出血或纤维化。当肿瘤出现较彻底的出血、坏死，内部结构完全消失，形成囊状易被误诊为囊肿或淋巴管畸形（lymphatic malformation）（图5-6-9）。

3）肿瘤的实性成分：是由充满血液的血窦构成，通常位于肿瘤的边缘。增强扫描后动脉期边缘结节状明显强化，随时间延长强化范围向中央扩大。

（5）诊断要点

肾上腺血管瘤具有特征性，动态增强扫描肿瘤边缘呈结节状或条状明显强化，逐渐向中心填充为其典型特征。

（6）鉴别诊断

肾上腺血管瘤需与非功能性肾上腺腺瘤、嗜铬细胞瘤、单纯肾上腺囊肿等鉴别。

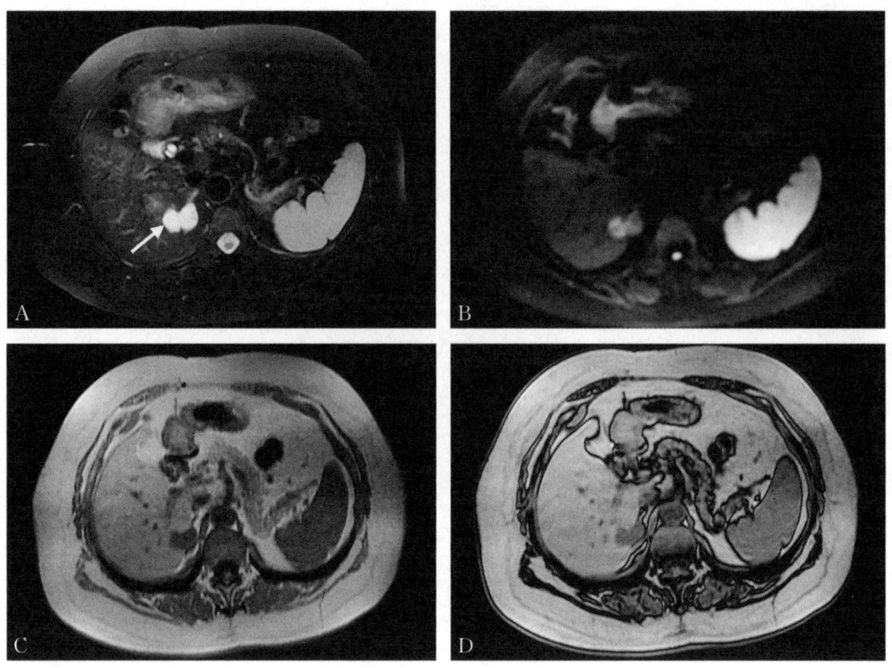

图 5-6-8　右侧肾上腺血管瘤

注：患者，女性，69 岁，体检发现右侧肾上腺肿瘤。横断位 T_2WI 脂肪抑制序列(A)示右侧肾上腺边界清楚、分叶状结节(箭头)，T_1WI 同相位(C)呈低信号，T_2WI 呈高信号，内部信号尚均匀。横断位 DWI(B)示结节呈不均匀稍高信号，横断位 T_1WI 反相位(D)上未见明显信号衰减。

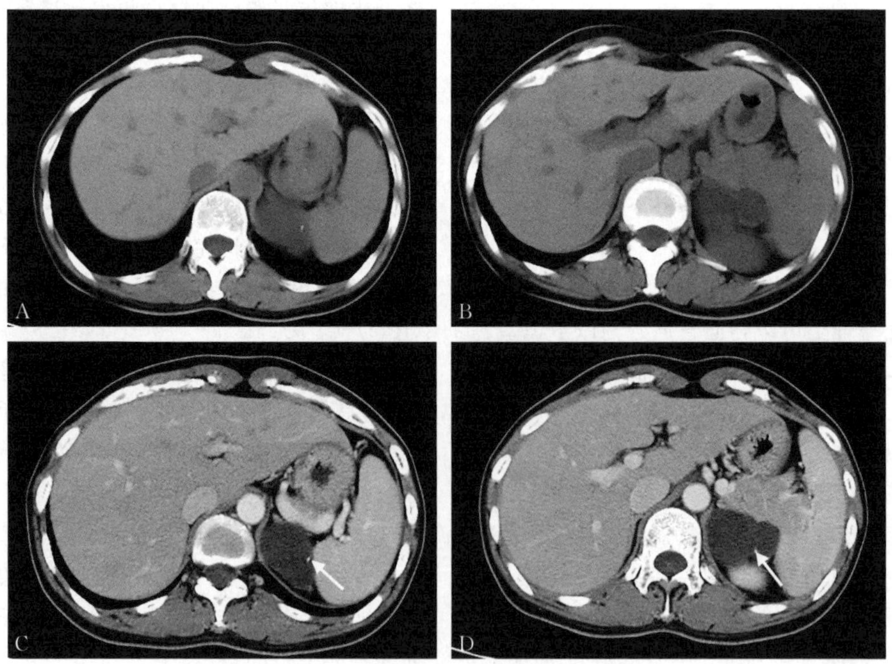

图 5-6-9　左侧肾上腺海绵状血管瘤

注：患者，女性，46 岁，发现血压升高 1 个月，伴头晕半月余。横断位 CT 平扫(A、B)与增强图像(C、D)示左侧肾上腺低密度肿块，呈分叶状，边缘与间隔见少许钙化(箭头)，增强后部分边缘与间隔见轻度强化。

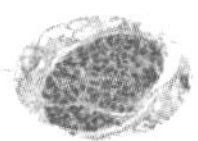

1）非功能性肾上腺腺瘤：多数含脂质成分，化学位移成像反相位图像见信号衰减，增强扫描呈中度或明显强化，强化方式呈快速廓清型。

2）嗜铬细胞瘤：肿块信号可均匀或不均匀，较大者可有出血、坏死或囊变，部分病灶可见钙化，增强扫描动脉期强化明显，无血管瘤强化逐渐向中央填充的特点。

3）单纯肾上腺囊肿：边缘光滑，多呈水样信号，信号均匀，增强扫描囊液无强化，囊壁及分隔可呈轻度强化。

5.6.5 淋巴瘤

（1）概述

原发性肾上腺淋巴瘤(primary adrenal lymphoma)是一种罕见的淋巴结外淋巴瘤，双侧或单侧受累，可发生在各年龄段，随着年龄的增长发病率增高。伴有其他部位的淋巴结肿大，如合并腹腔或腹主动脉周围淋巴结肿大以及肝脾受累时较易诊断。

（2）病理

病理类型多为非霍奇金淋巴瘤，以B细胞和T细胞型多见，肿瘤大小不等，常大于6 cm，质地较软，肾上腺仍可保持原来形态。

（3）临床

临床表现多不典型，可有发热、乏力等非特异性症状，可扪及浅表淋巴结肿大及腹部包块，偶有肾上腺皮质功能减退。

（4）MRI表现

肾上腺淋巴瘤 T_1WI 呈中等信号，T_2WI 呈稍高信号，增强后早期呈轻度强化，延迟期渐进性强化(图 5-6-10)。由于淋巴瘤罕见出血及坏死，肿瘤常强化均匀或略不均匀，这一强化方式有助于与转移瘤及嗜铬细胞瘤鉴别。化学位移成像无反相位信号衰减征象。

（5）诊断要点

信号及强化较均匀，可伴有其他部位淋巴结肿大，增强呈轻到中度强化。

（6）鉴别诊断

肾上腺淋巴瘤需与肾上腺转移瘤、肾上腺皮质癌、肾上腺腺瘤鉴别。肾上腺转移瘤常有原发肿瘤病史，较大时可见肿瘤内部出血、坏死，强化不均匀。肾上腺皮质癌单侧多见，常出现出血、坏死，强化不均匀，化学位移成像反相位时局部可出现少量信号衰减。肾上腺腺瘤单侧多见，化学位移成像反相位信号衰减，增强呈中等或明显强化，强化方式呈快速廓清型。

5.6.6 血管肉瘤

（1）概述

血管肉瘤是一种少见的起源于血管内皮细胞的高度恶性肿瘤，好发于皮肤、乳腺、肝脏、脾脏及心脏，其中肝脏是腹部脏器中最易受累的脏器，肾上腺血管肉瘤极为罕见。大多数为单侧发病。

（2）病理

肿瘤直径为1～15 cm，常伴有出血且常呈多结节性，内部可见大片液化、坏死，可见包膜。镜下示肿块内衬以内皮细胞的血管腔，管腔之间互相沟通，内皮细胞异型性明显，可见核分裂象。免疫组织化学示CD31、CD34弥漫性阳性。

（3）临床

文献报道肾上腺血管肉瘤好发于60～70岁男性患者，为非功能性肿瘤。临床表现缺乏特异性，最常见为腹痛及腹部包块，也可表现为体重下降、厌食以及发热等。患者预后差，易发现邻近组织浸润及远处转移。

（4）MRI表现

肿瘤体积较大，边界清楚，中央可见大面积坏死伴出血、钙化，T_1WI 及 T_2WI 均呈高低混杂信号。增强扫描时动脉期肿块边缘出现强化，静脉期和延迟期肿块强化范围扩大，呈向心性强化，类似于血管瘤强化方式，周边迂曲扩张的血管影随时间延迟而增多。延迟强化被认为与肿块内网状交汇的血管间隙有关。

（5）诊断要点

体积较大，T_1WI 及 T_2WI 信号混杂，动脉期肿块边缘强化，静脉期和延迟期肿块呈渐进性及向心性强化。

（6）鉴别诊断

肾上腺血管肉瘤需与肾上腺皮质癌、肾上腺

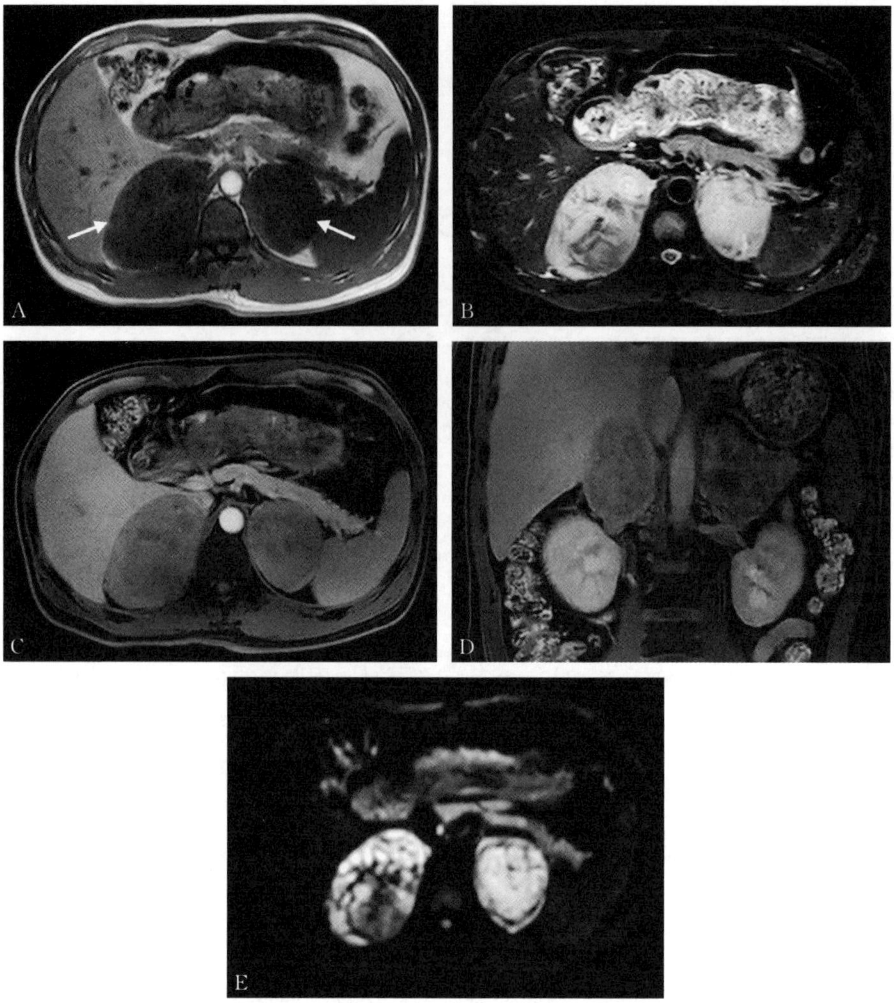

图 5-6-10 双侧肾上腺淋巴瘤

注：患者，男性，34 岁，双侧肾上腺占位。横断位 T_1WI(A)和 T_2WI 脂肪抑制(B)示双侧肾上腺肿块(箭头)，右侧病灶大小约为 10.1 cm×6.3 cm，左侧病灶大小约为 6.7 cm×6.5 cm，T_1WI 呈等低信号，T_2WI 呈以高信号为主的混杂信号；注入对比剂后横断位(C)及冠状位(D)示肿块轻到中度强化；DWI(E)上肿块呈以高信号为主的混杂信号。

嗜铬细胞瘤鉴别。肾上腺皮质癌分为功能性与非功能性肿瘤，功能性肿瘤依据实验室检查及内分泌紊乱症状，鉴别较为容易，20%～30%的肾上腺皮质癌可出现点状、片状钙化影，而血管肉瘤内的钙化多为血管腔内血栓钙化形成，形状较皮质癌规整。肾上腺皮质癌增强后呈不均匀轻到中度强化，廓清延迟。肾上腺嗜铬细胞瘤可分泌大量儿茶酚胺，产生阵发性高血压和头痛、心悸、多汗等典型的临床表现，且为富血供肿瘤，增强呈持续性强化，肿瘤内部常见坏死。

5.6.7 平滑肌肉瘤

(1) 概述

平滑肌肉瘤是起源于平滑肌的间叶组织恶性肿瘤，肾上腺平滑肌肉瘤十分罕见，一般认为起源于肾上腺中央静脉或其分支的平滑肌。迄今，国内外报告 30 余例，好发于中老年人，少数双侧发生，发现时肿瘤已较大。部分患者有获得性免疫缺陷综合征病史。

(2) 病理

肿块切面呈灰白、灰黄，呈实性，部分区域见

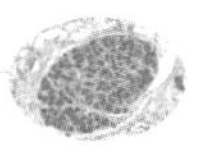

出血、坏死。肿瘤细胞呈梭形，细胞较丰富，可见核分裂象。免疫组织化学 Vimentin、Desmin 和 SMA 阳性。

(3) 临床

早期肿瘤较小，无明显临床症状。当肿块较大时因压迫或浸润邻近组织或脏器产生相应的症状而被发现，如腰痛、腹痛、腹胀不适等。一般无肾上腺内分泌功能紊乱症状。晚期平滑肌肉瘤主要通过血行转移，最常见为肺部转移，较少有淋巴道转移，并且该肿瘤易复发。

(4) MRI 表现

肿瘤为圆形或类圆形，边缘分叶、不规则，肿块较大，直径多>7 cm，肿块常伴坏死、出血，信号不均匀，少见钙化。多数肿瘤血供较丰富，增强后呈中等或明显强化，且由于肿块内含丰富的纤维组织，所以实质成分呈延迟强化。腹主动脉旁淋巴结肿大少见，周围血管多不被包绕，而是受推移或粘连。肾静脉、下腔静脉瘤栓少见，可有邻近组织侵犯或远处转移。

(5) 诊断要点

肾上腺区占位伴有明显坏死，有邻近组织侵犯或远处转移，局部肿大淋巴结少见，增强扫描呈延迟强化。

(6) 鉴别诊断

肾上腺平滑肌肉瘤需与肾上腺的嗜铬细胞瘤、皮质癌及转移瘤鉴别。嗜铬细胞瘤可分泌大量儿茶酚胺，产生阵发性高血压和头痛、心悸、多汗等典型的临床表现，且为富血供肿瘤，肿块常伴坏死及出血，实质成分持续、明显强化。肾上腺皮质癌分为功能性与非功能性肿瘤，恶性程度较高，转移早，功能性肿瘤依据实验室检查及内分泌紊乱症状，鉴别较为容易；非功能性肿瘤平扫表现与本病相似，但强化程度略低，且常出现肾门、腹主动脉旁淋巴结肿大。肾上腺转移性肿瘤，双侧较多见，有原发肿瘤病史。

5.6.8 转移瘤

(1) 概述

肾上腺是转移瘤发生的常见部位，转移瘤也是成人肾上腺最常见的恶性肿瘤，原发性肿瘤常起源于肺、乳腺、胃肠道、肝、肾、皮肤和甲状腺，其中以肺癌、乳腺癌最多见。多为双侧，单侧亦可；常与其他器官的转移瘤共存。

(2) 病理

转移瘤多发生于肾上腺髓质，早期形态无明显改变，后期可弥漫性增大，逐渐破坏正常肾上腺形态，可累及单侧或双侧，肿瘤大小不一，瘤内常有坏死和出血。

(3) 临床

如患者有恶性肿瘤病史，25%～72%肾上腺病变为转移瘤。患者多无明显症状，常于原发灶分期检查时发现，也存在其他部位转移瘤为寻找原发灶而发现的情况。

(4) MRI 表现

肿瘤大小不等，双侧居多(图 5-6-11～13)。肿瘤边缘不规则，可呈分叶状。信号常与原发灶类似，较小的肿瘤信号较均匀，边界清晰、光滑，T_2WI 呈稍高信号。而较大者，由于继发出血及中央坏死，T_2WI 上信号有明显增高。部分含有明显结缔组织时，T_2WI 可呈低信号。化学位移成像反相位无信号衰减。近年研究显示几乎一半的肾上腺转移瘤在动脉期表现病灶边缘强化，原发灶来源于肝细胞癌或肾脏透明细胞癌的转移瘤动脉期可明显强化，延迟期呈渐进性强化或对比剂缓慢不均匀退出。罕见转移瘤发生在已有腺瘤的肾上腺，即两者同时存在，称为碰撞瘤(collision tumor)，可同时出现腺瘤和转移瘤的影像特征。

(5) 诊断要点

有原发肿瘤病史，双侧发病多见，信号及强化方式与原发病灶相似。

(6) 鉴别诊断

肾上腺转移瘤需与肾上腺腺瘤、淋巴瘤鉴别。肾上腺腺瘤常表现在动脉期中等或明显强化，化学位移成像反相位信号衰减。肾上腺淋巴瘤的信号及强化较均匀，伴有其他部位淋巴结肿大，增强后呈轻到中度渐进性强化。

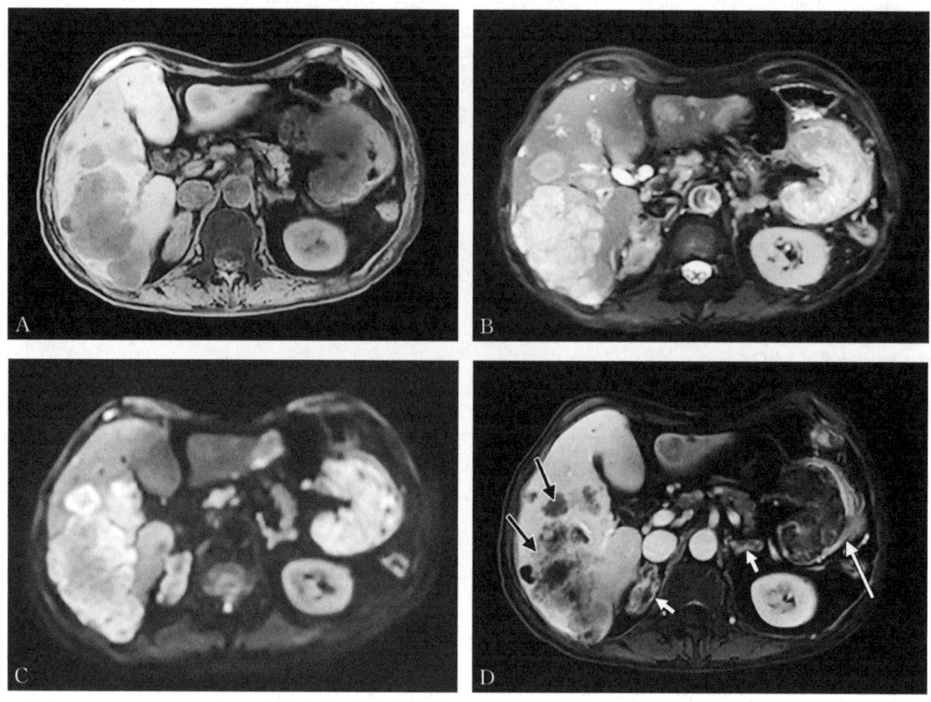

图 5-6-11 结肠癌伴双侧肾上腺及肝脏转移瘤

注：患者，男性，73 岁，横断位 T_1WI 脂肪抑制(A)和 T_2WI 脂肪抑制(B)示结肠脾曲腺癌(长白箭头)与肝脏多发转移瘤(黑箭头)。双侧肾上腺结节样增粗(短白箭头)，呈 T_1WI 稍低信号、T_2WI 不均匀稍高信号。DWI(C)上结节呈稍高信号，增强静脉期(D)示双侧肾上腺多发小环形强化灶。肝门区多发肿大淋巴结。

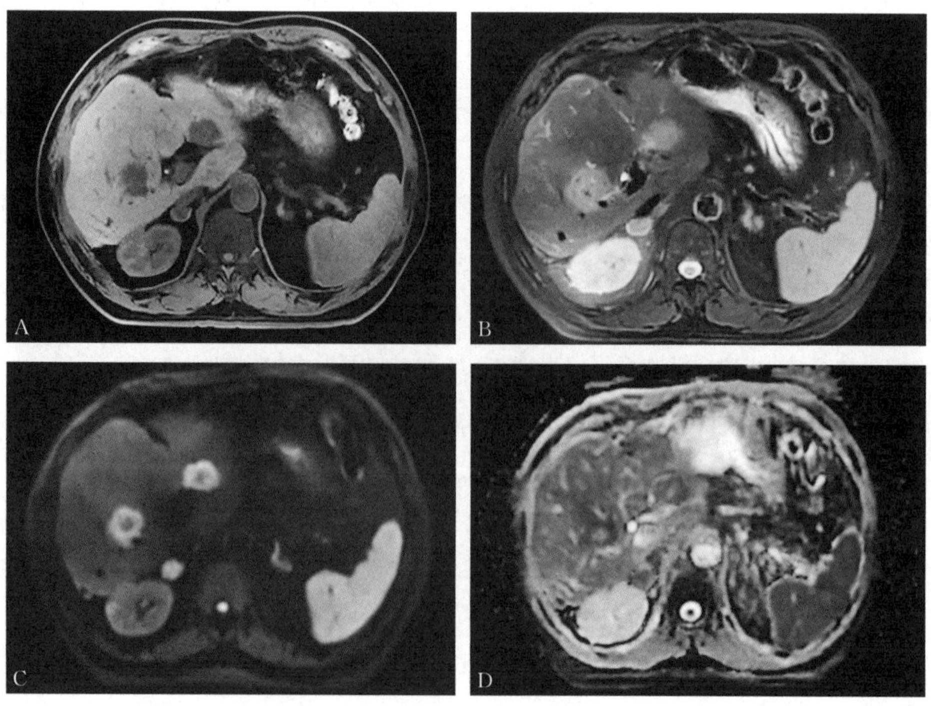

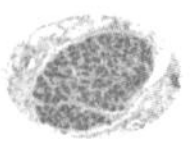

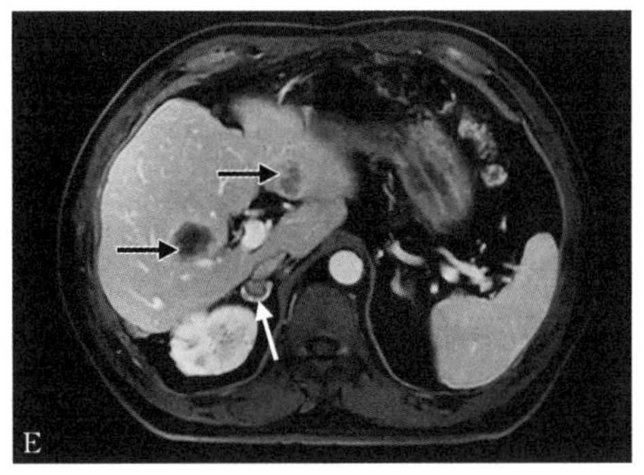

图 5-6-12 右侧肾上腺及肝脏转移瘤

注：患者，男性，60 岁，结肠癌病史。横断位 T_1WI 脂肪抑制（A）和 T_2WI 脂肪抑制（B）示右侧肾上腺小结节，呈 T_1WI 稍低信号、T_2WI 不均匀稍高信号。肾上腺小结节在 DWI（C）上为明显高信号，ADC 图（D）中为偏低信号，提示弥散受限。增强后（E）结节呈环形强化（白箭头）。肝脏可见转移瘤（黑箭头）。

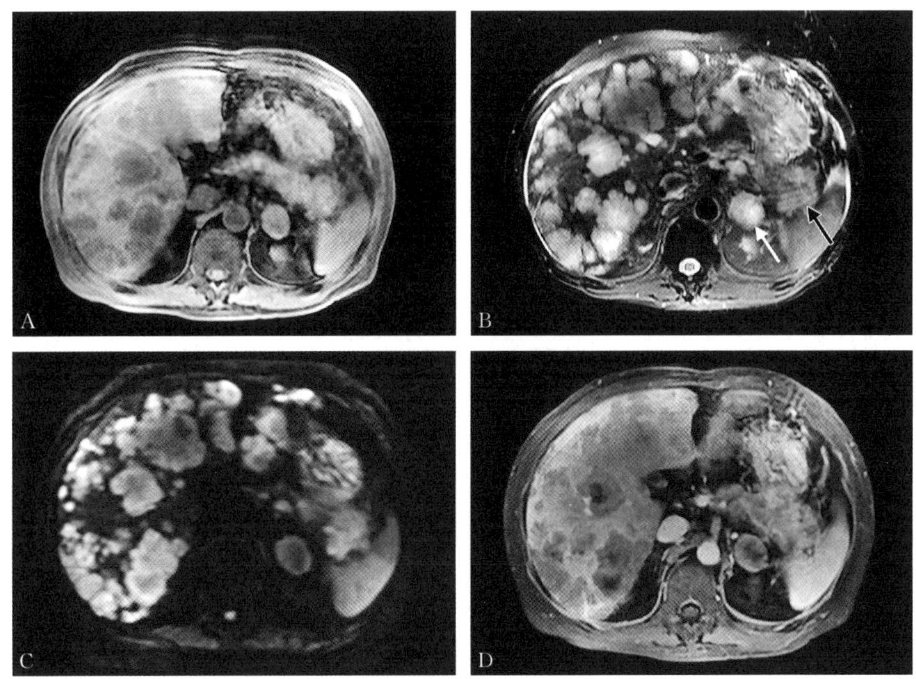

图 5-6-13 胰腺癌伴肝脏及左侧肾上腺转移瘤

注：患者，男性，65 岁，上腹痛伴腹胀 2 周。A～D 图分别为横断位 T_1WI 脂肪抑制（A）、T_2WI 脂肪抑制（B）、DWI（C）与增强静脉期（D），图像示胰腺癌（黑箭头）伴肝脏多发转移瘤、左侧肾上腺转移瘤（白箭头）与腹腔、腹膜后淋巴结转移。

5.7 其他疾病

5.7.1 囊肿

（1）概述

肾上腺囊肿是一种罕见的肾上腺良性疾病，其尸检发现率为 0.064%～0.18%。可分为 4 类：内皮囊肿、假性囊肿、上皮囊肿和寄生虫囊肿。内皮囊肿和上皮囊肿为真性囊肿。内皮囊肿可分为淋巴管样囊肿、血管样囊肿和错构瘤性囊肿，一般认为由发育异常所致；假性囊肿为肾上腺出血吸收后的结果，这种出血可发生在正常肾上腺或肾上腺肿瘤；上皮囊肿通常是指发生退行性变的囊性腺瘤;而寄生虫囊肿主要源于细粒棘球绦虫感染,常有牧畜地区生活史,卡索尼(Casoni)试验呈阳性。

(2) 病理

肾上腺囊肿根据上皮性囊肿、内皮性囊肿、假性囊肿和寄生虫性囊肿4种分类,病理表现不同。

1) 内皮性囊肿(占45%):根据其组织起源可分为淋巴管性囊肿、血管瘤性囊肿及错构瘤性囊肿。淋巴管性囊肿镜下示肾上腺组织内大小不等的囊状淋巴管腔,腔内为粉染的淋巴液,囊壁衬单层扁平上皮,囊外侧见厚薄不等的平滑肌及纤维组织,并可见砂粒体形成;血管瘤性囊肿镜下示有大小不等的薄壁静脉血管构成,血管腔扩张,腔内含血红细胞,或囊壁由纤维组织构成,脉管因出血破裂,囊壁间有大量的含铁血黄素沉着;错构瘤性囊肿囊壁有血管、平滑肌、脂肪等间叶组织瘤样增生伴囊性变,一般比较少见。

2) 假性囊肿(占39%):组织学上囊壁由纤维组织形成而无内皮或上皮细胞覆盖,可有分隔,且囊壁和分隔可有钙化斑,囊液常为血性或棕黑色,部分病例囊壁可见慢性炎细胞浸润。

3) 上皮性囊肿(占9%):内壁为柱状上皮,由胚胎始基残余异常发育而来,包括真性腺样囊肿、胚胎性囊肿和囊性腺瘤。

4) 寄生虫性囊肿(占7%):常为包虫囊肿,其内可见子囊,壁较厚,多有钙化。

(3) 临床

肾上腺囊肿可发生在任何年龄,但多见于30~60岁,女性多于男性,多为单侧,两侧分布基本相同。较小的肾上腺囊肿多无临床症状,较大囊肿可压迫周围脏器而引起上腹部隐痛、胀闷,反复恶心、呕吐等症状。

(4) MRI表现

肾上腺囊肿壁薄,多为圆形,也可呈椭圆形和分叶状。囊肿大小相差悬殊,多数小于6 cm。T_1WI呈均匀低信号,T_2WI多数呈均匀高信号(图5-7-1),但随囊内容物的不同,囊肿信号亦发生改变,如囊内出血等,根据出血时期不同而T_1WI、T_2WI信号多样。囊内可见分隔,囊壁一般光滑,囊壁和分隔多数不强化,少数可有轻度强化(图5-7-2),囊壁及分隔可见点状及弧形钙化。

(5) 诊断要点

肾上腺圆形、椭圆形或分叶状肿物,边界光滑,囊壁菲薄,囊液水样信号,单房或多房,可伴出血、钙化,增强后少数囊壁及分隔可见强化。其中淋巴管性囊肿可呈匍匐状生长。

(6) 鉴别诊断

肾上腺囊肿需与肿瘤囊变鉴别,囊壁厚度具有重要价值,肾上腺囊肿囊壁厚度多小于10 mm,内外壁光整。肾上腺肿瘤囊变时,囊壁一般较厚,囊内壁多不光整,可有壁结节,囊壁增强强化较明显。另外,部分肾上腺肿瘤囊变可伴有临床内分泌症状,结合相关实验室检查有助于鉴别。

5.7.2 血肿

(1) 概述

肾上腺血肿由创伤或非创伤性因素引起,可累及单侧或双侧肾上腺。易感因素包括弥漫性血管内凝血、原发性抗磷脂抗体综合征、败血症和类固醇药物等,新生儿肾上腺血肿与围产期缺氧、产伤和感染相关。

(2) 病理

肾上腺血肿大体上质地中等,呈暗褐色。病理可见陈旧性机化性出血或新鲜出血。

(3) 临床

肾上腺血肿可发生于单侧或双侧,单侧肾上腺血肿常见于右侧。创伤是单侧肾上腺血肿的常见原因。双侧肾上腺血肿多由非创伤性因素引起,常合并肾上腺血管痉挛或血栓形成。绝大部分单侧肾上腺血肿患者无明显临床表现,常由于其他原因进行腹部影像检查时发现。双侧肾上腺血肿易造成肾上腺功能不全,甚至肾上腺危象,若不及时进行激素替代治疗,可能导致昏迷,甚至死亡。

(4) MRI表现

肾上腺血肿在MRI上的信号表现与病变时期有关。急性期肾上腺血肿通常在T_1WI呈等信号或略低信号,T_2WI呈低信号。亚急性期血肿呈T_1WI高信号、T_2WI低或高信号(图5-7-3、4)。慢性期病变在T_1WI、T_2WI上存在低信号边

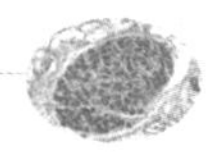

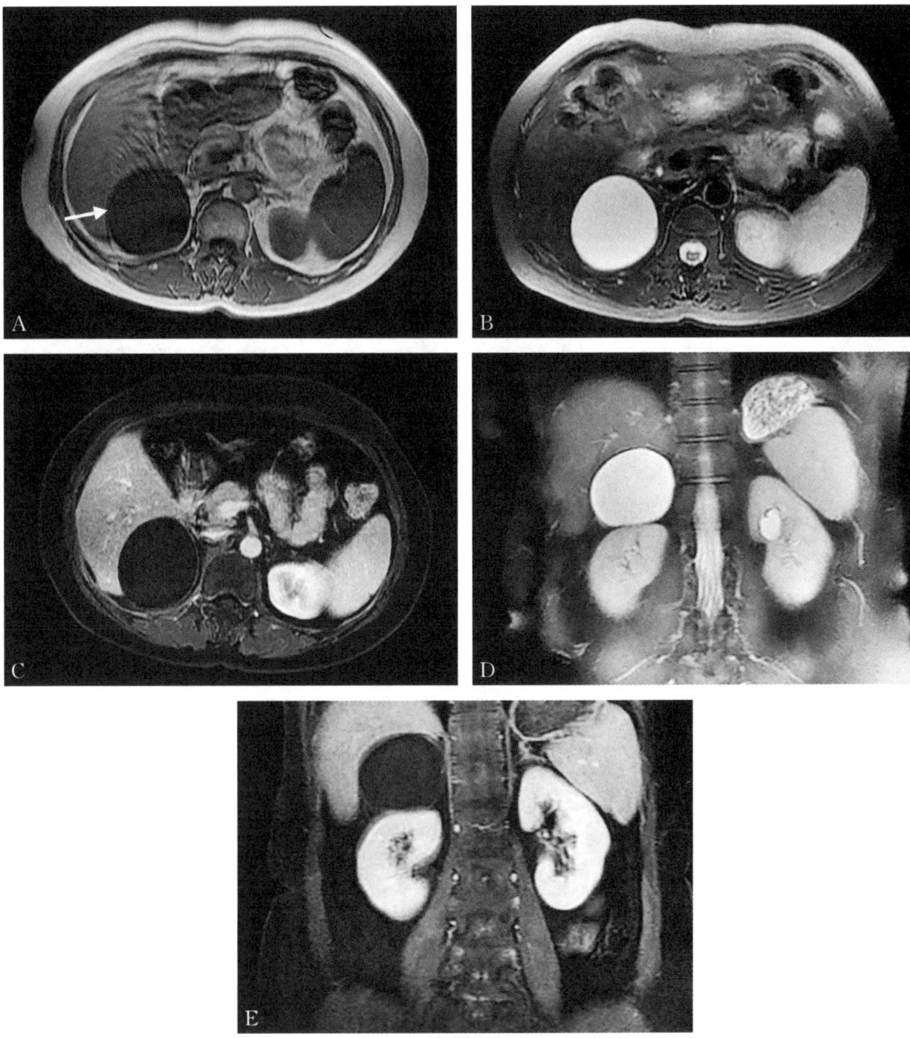

图 5-7-1 右侧肾上腺囊肿/上皮囊肿(一)

注：患者，女性，55 岁，右上腹部不适。横断位 T_1WI(A)、T_2WI 脂肪抑制(B)示右侧肾上腺边界清楚的类圆形占位(箭头)，T_1WI 呈低信号，T_2WI 呈高信号，内部信号均匀。横断位 T_1WI 增强静脉期(C)可见边缘囊壁呈轻度强化，内部囊液无强化。冠状位 T_2WI 脂肪抑制序列(D)及冠状位 T_1WI 增强延迟期(E)清晰显示右肾受压表现。

缘，与周围含铁血黄素沉积有关。增强后血肿呈环形强化(图 5-7-5)。

(5) 诊断要点

肾上腺血肿信号随时间的推移而表现多样，需要结合病变以及患者是否存在相关易感因素进行诊断。

(6) 鉴别诊断

肾上腺血肿需要与肾上腺其他占位性病变合并出血相鉴别，包括神经母细胞瘤、先天性肾上腺皮质增生症合并出血。神经母细胞瘤病灶内钙化较常见，包绕腹膜后大血管，增强后明显不均匀强化。先天性肾上腺皮质增生症多为双侧肾上腺均匀增粗，增强后明显强化。

5.7.3 脓肿

(1) 概述

肾上腺脓肿(adrenal abscess)较为罕见，一般由感染性病变血源性播散引起，多继发于肺部感染。单侧或双侧肾上腺均可受累。常见病原体包括肺炎链球菌、诺卡菌属等。

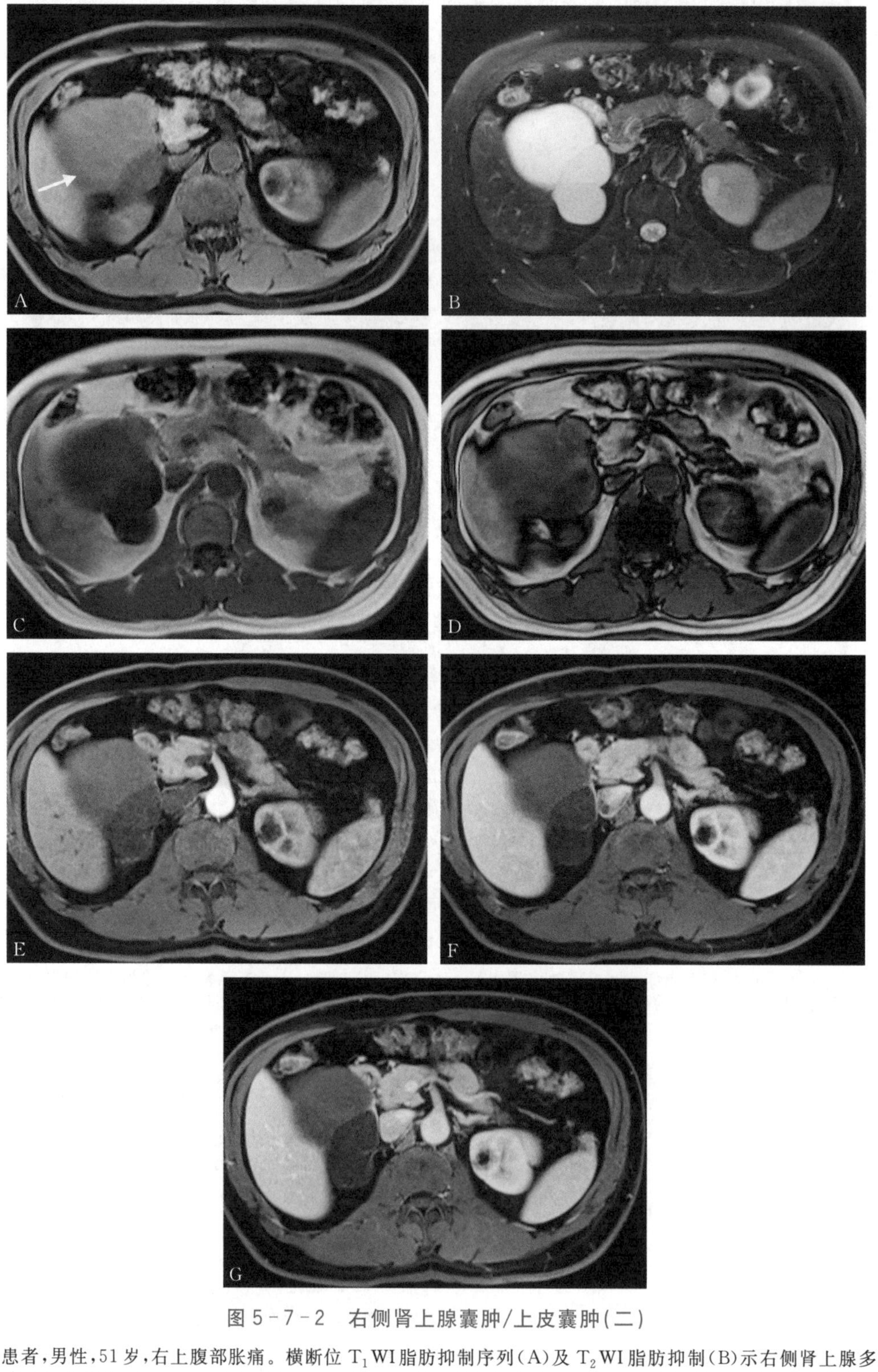

图 5-7-2 右侧肾上腺囊肿/上皮囊肿(二)

注:患者,男性,51 岁,右上腹部胀痛。横断位 T_1WI 脂肪抑制序列(A)及 T_2WI 脂肪抑制(B)示右侧肾上腺多房囊肿(箭头),囊肿边界清楚,内见多发分隔,囊液在 T_1WI 上呈稍高或低信号,在 T_2WI 上呈高信号。横断位 T_1WI 同相位(C)及反相位(D)图像示囊内未见信号衰减。横断位增强动脉期(E)、静脉期(F)及延迟期(G)显示病灶内部分隔及囊壁呈延迟、轻度强化。

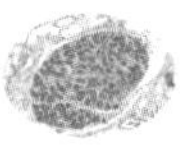

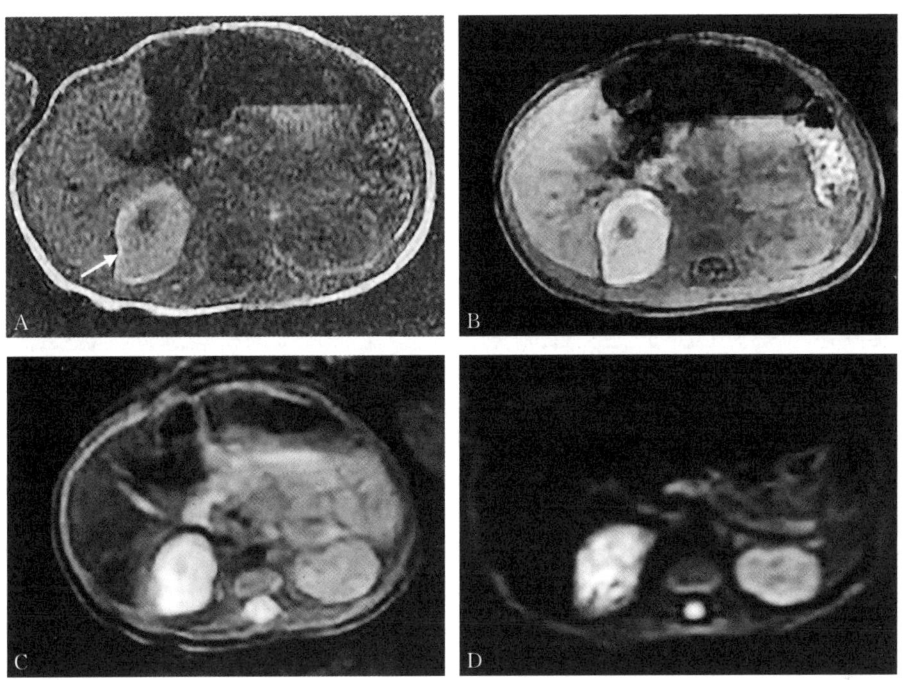

图 5-7-3 右侧肾上腺血肿(一)

注：右侧肾上腺血肿(箭头)在横断位 T_1WI 同相位(A)、T_1WI 脂肪抑制(B)、T_2WI 脂肪抑制(C)及 DWI(D)图像上均呈不均匀高信号，内见局灶性稍低信号。

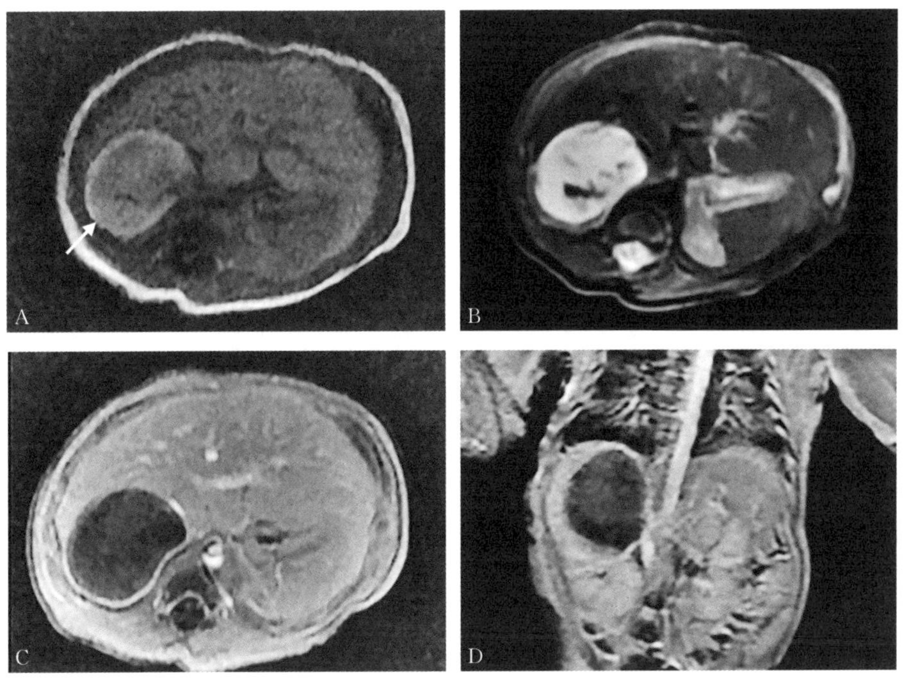

图 5-7-4 右侧肾上腺血肿(二)

注：患者，男性，出生 6 天，顺产，发现右侧肾上腺区占位 1 周。右侧肾上腺血肿(箭头)在横断位 T_1WI(A)、T_2WI 脂肪抑制(B)呈不均匀高信号，横断位(C)与冠状位(D)T_1WI 增强图像示血肿边缘轻度强化。

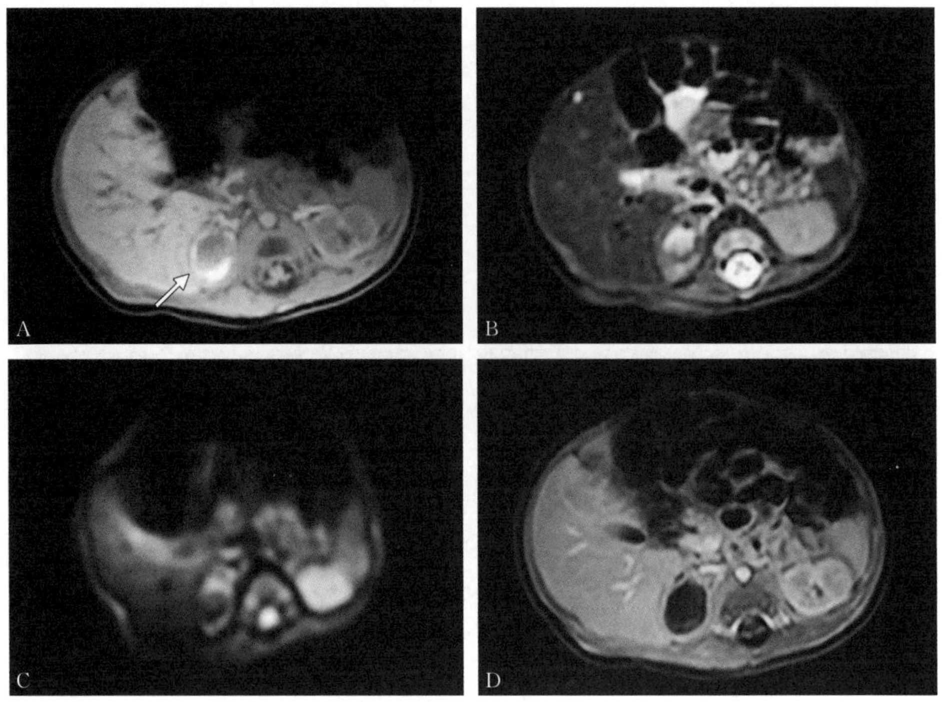

图 5-7-5　右侧肾上腺血肿(三)

注:患者,男性,出生 1 周,皮肤黄染两天。横断位 T_1WI 脂肪抑制(A)与 T_2WI 脂肪抑制(B)示右侧肾上腺血肿(箭头),周边呈 T_1WI 高信号、T_2WI 稍高信号,中央见局灶性液性信号。DWI(C)示血肿呈环形稍高信号,增强图像(D)示肿块边缘呈环形强化。

(2) 病理

病理示脓肿内含有坏死组织、病原菌及白细胞浸润,脓肿壁为纤维结缔组织。

(3) 临床

肾上腺脓肿多发生于免疫功能不全的患者,例如婴幼儿、长期使用免疫抑制剂或广谱抗生素治疗的患者。全身症状无特异性,包括发热、乏力、厌食。部分患者有腹痛、恶心、呕吐。婴幼儿患者表现为拒食、易激惹。实验室检查常提示感染指标包括白细胞计数、中性粒细胞比例、CRP 增高。

(4) MRI 表现

脓肿可发生于双侧或单侧肾上腺,为单房或多房,呈类圆形或不规则形,T_1WI 表现为低信号,周围脓肿壁的信号稍高于脓液,T_2WI 上脓液表现为明显的高信号,脓肿壁为中等信号。脓液中水分子弥散受限,而呈特征性的 DWI 高信号、ADC 图低信号。增强扫描脓肿壁呈环形强化,脓液无强化。

(5) 诊断要点

肾上腺脓肿表现为单侧或双侧肾上腺增大,脓液呈 T_1WI 低信号、T_2WI 与 DWI 高信号、ADC 图低信号。增强后脓肿壁呈环形强化,脓液无强化。

(6) 鉴别诊断

肾上腺脓肿需要与肾上腺转移瘤、肾上腺囊肿相鉴别。肾上腺转移瘤可累及双侧或单侧肾上腺,呈椭圆形或不规则形,可直接侵犯周围结构,患者多有原发肿瘤病史。转移瘤中囊变、坏死均无水分子扩散受限改变,ADC 图上呈高信号,可以鉴别。肾上腺囊肿壁较薄,增强后囊壁多数无强化,少数可轻度强化,囊液中水分子亦多无扩散受限改变。

5.7.4　包虫病

(1) 概述

包虫病(echinococcosis)又称棘球蚴病,是由

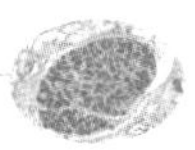

棘球绦虫的幼虫寄生引起的人畜共患病，分为由细粒棘球绦虫引起的囊性棘球蚴病和由多房棘球绦虫引起的泡型棘球蚴病。寄生于人体者，一般经狗、牛、羊等动物粪便污染的水或者食物传染，故多发现于农牧区，尤以我国西北地区多见。

（2）病理

肾上腺包虫病较少见，多为囊状，典型者囊壁分内外两层，内层为生发层，可形成子囊；外层为角化层，镜下为红染平行板层结构，囊内为淡黄色液体。

（3）临床

临床表现缺乏特异性，患者可有腰背部胀痛，肾上腺激素分泌紊乱及囊肿压迫邻近器官所致的相应症状。包虫酶联免疫吸附实验阳性。

（4）MRI 表现

MRI 上典型表现为孤立或多发的圆形囊性病变，多数边界清晰，囊液中可见多发大小不等的子囊和钙化。若包虫囊肿的内膜剥离，则可见典型的"浮莲征"。囊性棘球蚴病的钙化位于囊壁，呈弧形；泡型棘球蚴病的钙化可位于中央或周边，呈簇状、斑块状。

（5）诊断要点

牧区生活史，肾上腺圆形囊性病变，多数边界清晰，囊液中可见多发大小不等的子囊和钙化，出现典型的"浮莲征"较容易诊断。最终诊断需依靠血清学或病理学检查。

（6）鉴别诊断

肾上腺包虫病需与肾上腺其他囊性疾病鉴别，如囊性肿瘤性病变、脓肿、囊肿等鉴别，结合临床病史、影像学表现以及血清学检测可以进行鉴别。

5.7.5 真菌感染

肾上腺真菌感染（fungal infection）包括组织胞浆菌及隐球菌感染等，极其罕见，多见于慢性病患者及免疫功能受损者，感染者常伴有肾上腺功能减退的临床表现，累及皮质和髓质。国内外仅有数例报道，肾上腺隐球菌感染表现为双侧对称，病变进展较快，T_1WI 呈等低信号，T_2WI 呈高信号，轻度强化但不均匀（图 5-7-6），可以伴液化、

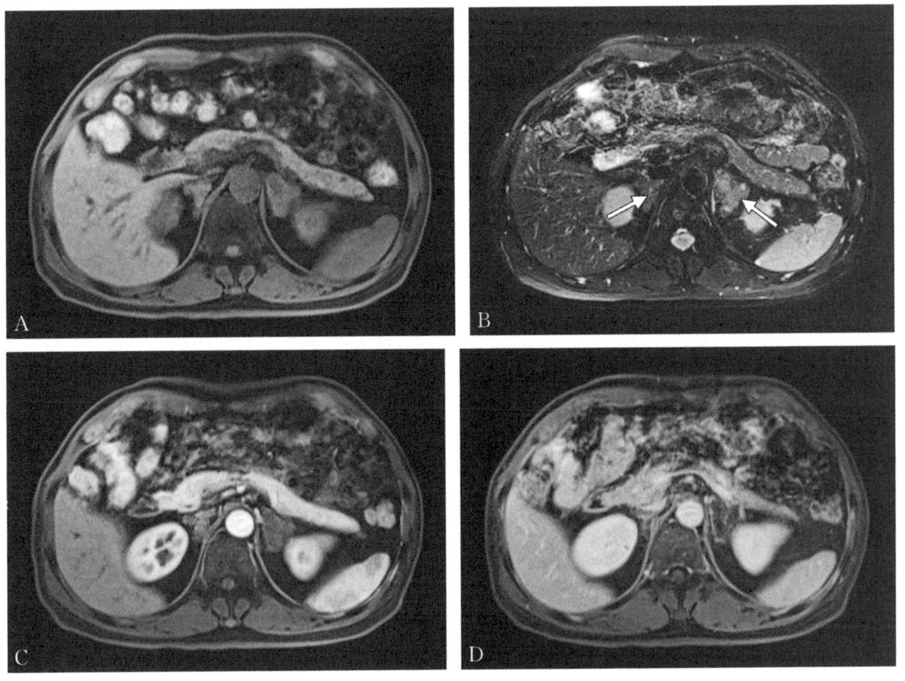

图 5-7-6 双侧肾上腺隐球菌感染

注：患者，男性，54 岁。横断位 T_1WI 脂肪抑制（A）和 T_2WI 脂肪抑制（B）示双侧肾上腺增粗（箭头），左侧较明显，在 T_1WI 上呈周边等信号、内部低信号，T_2WI 上呈稍高信号；注入对比剂后（C、D）示病灶边缘呈轻度、延迟强化。

坏死。当患者有免疫低下的病史，化学位移成像反相位时无信号衰减且定性困难时，应考虑真菌感染的可能性。

（李金凝　汪登斌　侯　亮　张霆霆　吴晨青　唐永华　刘欢欢）

参考文献

[1] 曹开明，王葳，朱晓丽，等. 肾上腺神经鞘瘤的诊断及临床特点并文献复习(附8例报告)[J]. 中国癌症杂志，2016，26(5)：441-446.

[2] 陈玲军，银小辉，方虹，等. 肾上腺嗜铬细胞瘤及异位嗜铬细胞瘤的CT、MRI表现[J]. 实用放射学杂志，2013，29(7)：1125-1127.

[3] 胡申申，肖慧娟，梁盼，等. 节细胞神经母细胞瘤的CT表现[J]. 实用放射学杂志，2019，35(7)：1116-1118，1135.

[4] 李芳，王进京，邓会岩，等. WHO(2017)肾上腺内分泌肿瘤新分类解读[J]. 临床与实验病理学杂志，2018，34(7)：709-713.

[5] 李小双，周浩，崔文静，等. 肾上腺髓样脂肪瘤CT与MRI表现及误诊分析[J]. 实用放射学杂志，2016，32(6)：888-891.

[6] 刘发权，孟瑜，胡道予. 脂肪成分在肾上腺髓样脂肪瘤CT和MRI诊断中的价值[J]. 放射学实践，2011，26(12)：1279-1282.

[7] 刘文慧，李红文，钱银锋，等. 节细胞神经瘤与节细胞神经母细胞瘤的CT诊断[J]. 放射学实践，2017，32(3)：262-266.

[8] 彭洪娟，赵斌，马凌云，等. 肾上腺囊肿的CT、MRI诊断[J]. 医学影像学杂志，2006，16(10)：1059-1061.

[9] 时惠平，张挽时，鲁晓燕，等. 肾上腺囊肿的CT和MRI诊断[J]. 医学影像学杂志，2005，15(7)：616-617.

[10] 孙雪峰，袁新宇，杨梅，等. 儿童腹膜后节细胞神经母细胞瘤与神经母细胞瘤的CT影像鉴别诊断[J]. 中华放射学杂志，2012，46(10)：907-911.

[11] 唐浩. 肾上腺髓样脂肪瘤的CT和MRI诊断[J]. 中国CT和MRI杂志，2009，7(4)：54-56.

[12] 田维林，边杰. 原发性肾上腺平滑肌肉瘤1例[J]. 中国临床医学影像杂志，2019，30(4)：300-302.

[13] 王定福，李胜. 原发性肾上腺血管肉瘤一例[J]. 临床放射学杂志，2015，34(7)：1105-1106.

[14] 王东烨，罗嘉玲，吴卓，等. 肾上腺囊肿的CT和MRI表现[J]. 影像诊断与介入放射学，2011，20(2)：95-97.

[15] 王强，李州利，李聪然，等. 双侧肾上腺隐球菌感染一例[J]. 中华临床医师杂志(电子版)，2012，6(24)：8427-8428.

[16] 吴慧敏，吴玉珍，倪萍，等. 肾上腺神经鞘瘤MR表现-2例报告并文献回顾[J]. 罕少疾病杂志，2018，25(2)：71-73，2.

[17] 吴奕君，徐霖. 原发性肾上腺血管肉瘤一例[J]. 中国CT和MRI杂志，2019，17(1)：149-150.

[18] 中华医学会内分泌学分会肾上腺学组. 嗜铬细胞瘤和副神经节瘤诊断治疗的专家共识[J]. 中华内分泌代谢杂志，2016，32(3)：181-187.

[19] 周康荣，陈祖望. 体部磁共振成像[M]. 上海：复旦大学出版社，2017.

[20] DAHNERT W. 医学影像学诊断与鉴别诊断[M]. 梁长虹，曾辉，主译. 6版. 北京：人民军医出版社，2013.

[21] LEE J K T，SAGEL S S，STANLEY J P，et al. 体部CT与MRI对照[M]. 尹建忠，张龙江，主译. 天津：天津科技翻译出版公司，2008.

[22] ADAM S Z，NIKOLAIDIS P，HOROWITZ J M，et al. Chemical shift MR imaging of the adrenal gland：principles，pitfalls，and applications [J]. Radiographics，2016，36(2)：414-432.

[23] BETTERLE C，PRESOTTO F，FURMANIAK J. Epidemiology，pathogenesis，and diagnosis of Addison's disease in adults [J]. Journal of Endocrinological Investigation，2019，42(12)：1407-1433.

[24] BHALLA A，SANDHU F，SIEBER S. Primary adrenal leiomyosarcoma：a case report and review of the literature [J]. Connecticut Medicine，2014，78(7)：403-407.

[25] BHARWANI N，ROCKALL A G，SAHDEV A，et al. Adrenocortical carcinoma：the range of appearances on CT and MRI [J]. American Journal of Roentgenology，2011，196(6)：W706-W714.

[26] BOLAND G W L，BLAKE M A，HAHN P F，et al. Incidental adrenal lesions：principles，techniques，and algorithms for imaging characterization [J]. Radiology，2008，249(3)：756-775.

[27] CHU Z G，LV F J，ZHU Z Y，et al. Extrahepatic

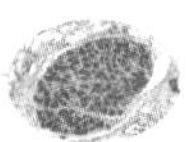

primary adrenal alveolar echinococcosis: a review [J]. Surgical Infections, 2013,14(4):418 - 421.

[28] DI SERAFINO M, SEVERINO R, COPPOLA V, et al. Nontraumatic adrenal hemorrhage: the adrenal stress [J]. Radiology Case Reports, 2017,12(3):483 - 487.

[29] ELSAYES K M, MUKUNDAN G, NARRA V R, et al. Adrenal masses: MR imaging features with pathologic correlation [J]. RadioGraphics, 2004, 24 (suppl_1): S73-S86.

[30] INAN N, ARSLAN A, AKANSEL G, et al. Dynamic contrast enhanced MRI in the differential diagnosis of adrenal adenomas and malignant adrenal masses [J]. European Journal of Radiology, 2008,65(1):154 - 162.

[31] IWAMOTO G, SHIMOKIHARA K, KAWAHARA T, et al. Adrenal hemangioma: a case of retroperitoneal tumor [J]. Case Reports in Medicine, 2018,2018:8796327.

[32] KUMAR S, KARTHIKEYAN V S, MANOHAR C S, et al. Adrenal schwannoma: a rare incidentaloma [J]. Journal of Clinical and Diagnostic Research: JCDR, 2016,10(8): PD01-PD02.

[33] LATTIN G E Jr, STURGILL E D, TUJO C A, et al. From the radiologic pathology archives: adrenal tumors and tumor-like conditions in the adult: radiologic-pathologic correlation [J]. Radiographics, 2014,34(3):805 - 829.

[34] LEE N J, HRUBAN R H, FISHMAN E K. Abdominal schwannomas: review of imaging findings and pathology [J]. Abdominal Radiology, 2017, 42 (7):1864 - 1870.

[35] REAM J M, GAING B, MUSSI T C, et al. Characterization of adrenal lesions at chemical-shift MRI: a direct intraindividual comparison of in- and opposed-phase imaging at 1. 5 T and 3 T [J]. American Journal of Roentgenology, 2015, 204 (3): 536 - 541.

[36] RODACKI K, RAMALHO M, DALE B M, et al. Combined chemical shift imaging with early dynamic serial gadolinium-enhanced MRI in the characterization of adrenal lesions [J]. American Journal of Roentgenology, 2014,203(1):99 - 106.

[37] SARGAR K M, KHANNA G, HULETT BOWLING R. Imaging of nonmalignant adrenal lesions in children [J]. Radiographics, 2017,37(6):1648 - 1664.

[38] SHAABAN A M, REZVANI M, TUBAY M, et al. Fat-containing retroperitoneal lesions: imaging characteristics, localization, and differential diagnosis [J]. RadioGraphics, 2016,36(3):710 - 734.

[39] SIEGELMAN E S. Adrenal MRI: techniques and clinical applications [J]. Journal of Magnetic Resonance Imaging, 2012,36(2):272 - 285.

[40] SOHAIB S A, REZNEK R H. Adrenal imaging [J]. BJU International, 2000, 86 (Suppl 1): 95 - 110.

[41] SONG J Q, ZHANG C Q, LIU Q W, et al. Utility of chemical shift and diffusion-weighted imaging in characterization of hyperattenuating adrenal lesions at 3. 0T [J]. European Journal of Radiology, 2012, 81 (9):2137 - 2143.

[42] TANG W, YU X R, ZHOU L P, et al. Adrenal schwannoma: CT, MR manifestations and pathological correlation [J]. Clinical Hemorheology and Microcirculation, 2018,68(4):401 - 412.

[43] WANG F Q, LIU J W, ZHANG R X, et al. CT and MRI of adrenal gland pathologies [J]. Quantitative Imaging in Medicine and Surgery, 2018, 8(8): 853 - 875.

[44] ZHOU L P, PENG W J, WANG C F, et al. Primary adrenal lymphoma: radiological; pathological, clinical correlation [J]. European Journal of Radiology, 2012, 81(3):401 - 405.

6 腹　膜

6.1　正常解剖

腹膜(peritoneum)反折及韧带构成了腹膜腔中一系列相互交通但彼此分隔的潜在腔隙，如果没有液体充盈，MRI 检查难以显示。然而这些反折的存在使得一些疾病(如外伤、炎性、肿瘤性病变)在影像学上呈现特征性的表现方式。因此，了解这些腹膜皱襞、腹膜韧带及间隙对理解腹膜腔的病理过程、疾病的诊断及鉴别有重要意义。

腹膜是指衬覆于腹、盆壁内面和被覆于腹盆腔各器官表面的一层菲薄的半透明的浆膜，由单层立方上皮细胞构成，也称间皮(mesothelium)，前者为壁腹膜或腹膜壁层，后者称为脏腹膜或腹膜脏层。脏、壁两层腹膜之间有 50～100 ml 的浆液将其分隔，但在某些部位互相延续、移行，移行部分常形成各种腹膜结构，如网膜(omentum)、系膜(mesenterium)、韧带及皱襞等，这些结构共同围成不规则的潜在腔隙，称为腹膜腔(peritoneal cavity)。在男性，腹膜腔是封闭的；在女性，腹膜腔可经输卵管、子宫及阴道与外界相通。网膜是附着于胃大、小弯侧的两层腹膜结构，之间有血管、神经、淋巴管和结缔组织等。大网膜连接胃大弯和横结肠，并向下位于小肠的前方。大网膜含

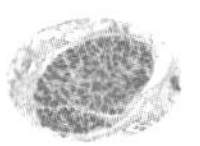

有多少不等的脂肪及吞噬细胞，具有防御功能。小网膜由肝门移行至胃小弯与十二指肠上部之间，内含肝胃韧带和肝十二指肠韧带，后者内有胆总管、肝固有动脉和门静脉。网膜囊是位于小网膜后方一个狭窄间隙，属于腹膜腔的一部分，也称小腹膜腔。这样，除网膜囊以外的腹膜腔主要部分被称为大腹膜腔，二者借网膜孔（Winslow foramen）相连通。系膜是将器官系连、固定于腹盆壁的双侧腹膜结构，内含有血管、神经、淋巴管等。主要的系膜有肠系膜、阑尾系膜、横结肠系膜和乙状结肠系膜。腹膜腔由横结肠系膜分为结肠系膜上腔和结肠系膜下腔，结肠系膜下腔由斜行的小肠系膜根部进一步分为右侧结肠系膜下腔和左侧结肠系膜下腔；结肠系膜上腔又被韧带分隔成膈下间隙、肝下间隙和小网膜囊等多个小间隙。腹膜腔的各个腔彼此相通。

6.2 MRI 检查技术及腹膜正常 MRI 表现

CT 仍是腹膜病变检出中最常用的影像学方法，可以清晰显示腹膜解剖结构及病变范围。MRI 的空间分辨率不及 CT，且易受呼吸、肠道蠕动等运动伪影及肠道-系膜界面的化学位移伪影影响，使其在腹膜小病变的评估上有一定困难。MRI 检查时间相对较长，患有急性腹膜炎、腹腔脓毒症等患者可能无法耐受 MRI 检查。难以配合屏气，也在一定程度上限制了其应用。但 MRI 具有较高的软组织分辨率，可进一步评估腹水中的成分，能更多方面地反映肿块性病变的组织学特点，且检查过程无辐射，适宜于儿童、青少年及需要反复多次评估的患者。近年来，MRI 在腹膜病变的检查中应用越来越广泛。MRI 与 CT 联合使用，可以互相取长补短，兼顾空间分辨率与软组织分辨率。腹膜及腹膜腔的 MRI 检查方法与腹腔内实质脏器，如肝脏、脾脏、肾脏等基本相同。为尽量减少运动伪影以获得更好的图像质量，现多采用快速自旋回波技术、梯度回波技术和呼吸门控技术，患者在自由呼吸或屏气状态下进行扫描。DWI 及对比剂的使用可以提高腹膜小转移性病变的检出率。除横断位扫描外加做冠状位，可扩大检查范围，有利于腹膜病变范围的显示及多发病灶的检出。

正常网膜及系膜在 MRI 图像中不能显示，当水肿、炎症或肿瘤浸润造成网膜及系膜增厚时可以直接显示。韧带、网膜和肠系膜可以作为良性或恶性病理过程在腹膜腔内以及腹膜腔与腹膜后间隙之间的播散途径。它的播散方式可以是直接蔓延，或者通过腹膜所包绕的淋巴、血管或神经组织进行播散。另外，腹膜腔内还有一些较为恒定的间隙，如位于肝右叶与右肾之间的肝肾隐窝（Morison fossa），网膜孔与此窝相通。仰卧位时，此处为腹膜腔最低处，是腹腔内液体易于积聚的部位。盆腔内男性有直肠膀胱陷凹，女性有直肠子宫陷凹（Douglas pouch），是直立时腹腔的最低处，也是积液的常见部位。

6.3 腹膜肿瘤及肿瘤样疾病

6.3.1 肠系膜囊肿

（1）概述

肠系膜囊肿泛指所有源于肠系膜结构的囊性病变，从十二指肠至直肠系膜都可发生，但大部分都位于回肠系膜间。基于组织病理学及其来源可分为 6 类，包括淋巴系统来源囊肿、间皮细胞来源囊肿、肠源性囊肿、泌尿生殖来源囊肿、皮样囊肿、非胰腺假性囊肿。

（2）病理

淋巴系统来源囊肿为淋巴液的异常聚集，可能与正常淋巴管受到破坏有关，囊壁缺乏上皮细胞。间皮囊肿即间皮细胞来源囊肿，为间皮不完全融合导致。非胰腺假性囊肿囊壁无上皮细胞内衬，由纤维组织包裹。肠重复畸形属于肠源性囊肿，镜下囊壁可见正常肠壁结构。

（3）临床

非胰腺假性囊肿可发生于腹部创伤、腹部手术和感染后，6 周内形成的假性囊肿多可自行吸收，存在 12 周以上者则需要引流。肠重复畸形最常见于回肠末端，多数发生于婴幼儿，且多在 2 岁以前消退，成人罕见。肠系膜囊肿较大时可压迫腹腔脏器引起相应症状，如腹痛、消化道梗阻、消化道出血和感染等，也可由行影像学检查时意外发现。

(4) MRI 表现

肠系膜囊肿多为单房囊性肿块，囊液呈 T_1WI 低信号、T_2WI 高信号，伴出血时，T_1WI 可出现高信号，增强后无强化(图 6-3-1、2)。部分囊内可见分隔，分隔与囊壁均较光滑，增强无强化或呈轻度强化。

(5) 诊断要点

腹腔内囊性肿块，多为单房，囊液呈 T_1WI 低信号、T_2WI 高信号，囊壁光滑，增强无强化或囊壁呈轻度强化。

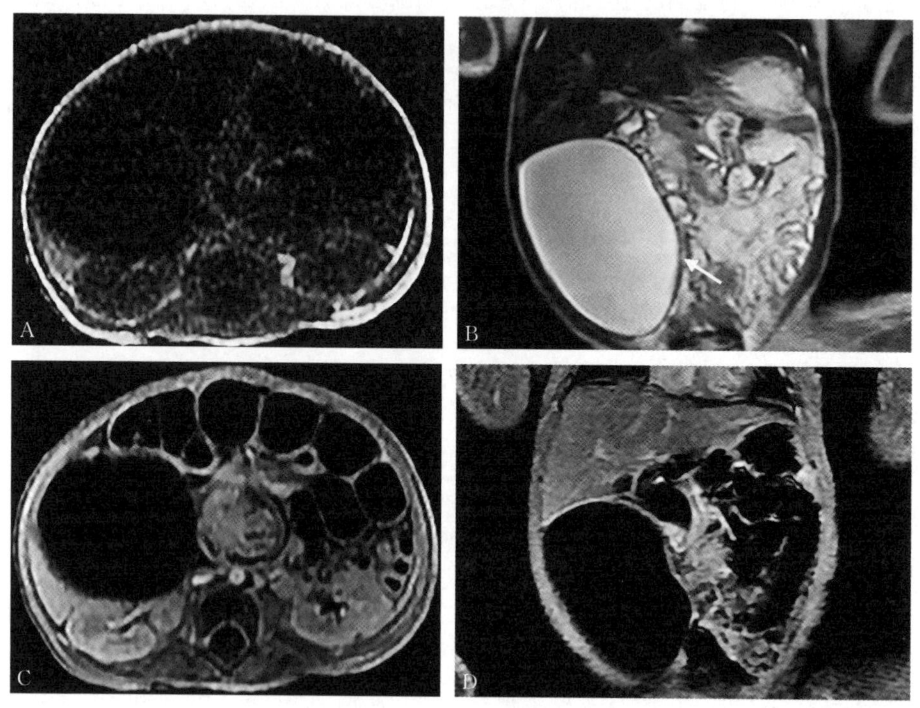

图 6-3-1 肠系膜囊肿

注：患者，男性，出生后 2 天。横断位 T_1WI(A)、冠状位 T_2WI(B)、T_1WI 增强横断位(C)与冠状位(D)示右侧腹腔内肠系膜囊肿(箭头)，囊液信号均匀，囊壁菲薄，增强后部分囊壁轻度强化。

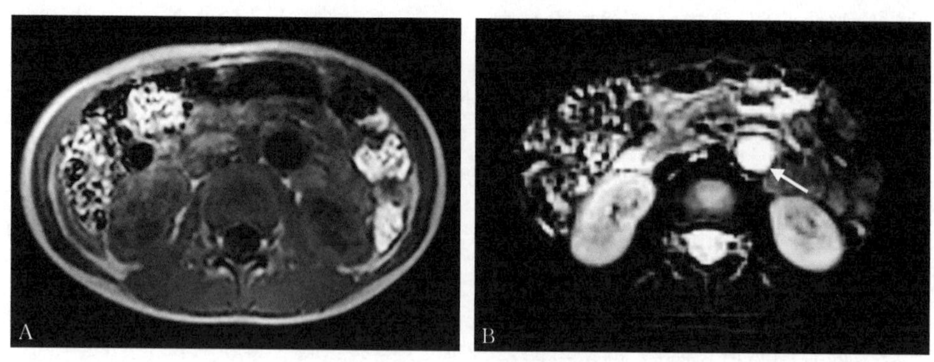

图 6-3-2 肠系膜囊肿

注：患者，女性，6 岁。横断位 T_1WI(A)与 T_2WI(B)图像示腹主动脉左旁囊肿(箭头)。术中探查发现病变位于肠系膜上血管根部，病理证实为肠重复畸形。

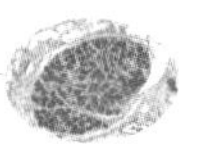

（6）鉴别诊断

肠系膜囊肿需要与卵巢囊肿、卵巢囊腺瘤和脂肪肉瘤等。

1）卵巢囊肿：发生于乙状结肠系膜的囊肿需与卵巢囊肿相鉴别，但后者主要位于附件区域。青春期开始，卵巢囊肿周围可以见到卵巢实性成分及卵泡结构，有助于二者鉴别。

2）卵巢囊腺瘤：当肠系膜囊肿位置较低时需要与卵巢囊腺瘤进行鉴别，后者为卵巢来源多房或单房囊性或囊实性肿块，可单侧或双侧，增强后可见强化的囊壁及壁结节。

3）脂肪肉瘤：复杂性肠系膜囊肿需与特殊类型脂肪肉瘤鉴别，后者可无脂肪成分，但其囊内可见明显强化的壁结节。

6.3.2 淋巴管畸形

（1）概述

淋巴管畸形是一种常见的先天性脉管畸形疾病，旧称“淋巴管瘤”。根据国际血管瘤和脉管畸形研究学会2018年血管瘤及脉管畸形分类，淋巴管畸形分为巨囊型、微囊型和混合型。巨囊型与微囊型淋巴管畸形的界定仍难统一，一般认为巨囊型淋巴管畸形由1个或多个体积大于2 cm^3 的囊腔构成，而微囊型由多个体积小于2 cm^3 的囊腔构成。淋巴管畸形好发于淋巴系统分布区域，以颈部及腋窝皮下最常见，通常由正常色素沉积的皮肤覆盖。原发于腹部的淋巴管畸形较罕见，而在腹部淋巴管畸形中，主要来源于肠系膜及大网膜。

（2）病理

淋巴管畸形发病机制不明，可能由于淋巴系统胚胎发育紊乱，不能向中央静脉引流，淋巴管系统异常生长和扩张导致，该淋巴管系统的异常生长表现为无内皮细胞数量的增多，仅为淋巴管直径增宽。因此，定义为非恶性生长。淋巴管畸形，形态不规则，巨囊型呈多房样，囊腔内充满水样透明液体，微囊型含有较多的实性成分，混合型介于两者之间。镜下淋巴管畸形囊壁由单层扁平内皮细胞构成，囊腔大小不等、形态不规则，内见淋巴液及淋巴细胞，周围有大量的成纤维细胞、白细胞。

（3）临床

腹膜淋巴管畸形生长缓慢，位置较深，常为无意间或体检时发现。常见的临床表现为间歇性腹痛，其次为腹胀、恶心、呕吐等。当肿瘤体积较大时可因推移、压迫周围组织引起肠梗阻、肠扭转或其他急腹症。

（4）MRI表现

典型腹膜淋巴管畸形表现为薄壁、多房囊性肿块（图6-3-3、4），少数为单房。病灶边界清晰，囊内分隔厚薄均匀。各序列信号与囊液成分有关。浆液性表现为 T_1WI低信号、T_2WI高信号（图6-3-5）；若发生出血在 T_1WI可呈高信号，并可见液-液平面。钙化或壁结节少见。肿块可推压、包绕周围脏器及血管，可沿着组织间隙蔓延呈“爬行性”生长。

（5）诊断要点

多房或单房囊性肿块，T_1WI信号多样，边界清晰，沿组织间隙生长。

（6）鉴别诊断

腹膜淋巴管畸形需要与腹膜其他囊性肿块鉴别。当出现钙化时需要与畸胎瘤进行鉴别，畸胎瘤内部信号多混杂，内部多可见脂肪、钙化信号。

6.3.3 孤立性纤维性肿瘤

（1）概述

孤立性纤维性肿瘤（solitary fibrous tumor，SFT）是一种罕见的起源于成纤维细胞的梭形细胞软组织肿瘤，WHO在2020年骨及软组织肿瘤分类中将其归入中间型肿瘤，具有局部侵袭性，约20%病变为恶性，但很少发生转移。SFT好发于浆膜、硬脑膜和深部软组织，约30%起源于胸腔，包括胸膜、肺和纵隔；另外30%的SFT起源于腹膜腔、腹膜后或盆腔。腹部SFT最好发于腹膜后，内脏也可受累，尤其是肝脏和泌尿生殖道（膀胱、前列腺、精囊、肾脏）。约20%的SFT发生于头颈部，包括脑膜。颅外头颈部SFT最常起源于鼻腔鼻窦道、口腔和深部软组织，包括眼眶。其余病例起源于躯干和四肢的深部软组织，偶尔可起源于骨，亦有罕见病例发生于浅表软组织（如真皮）。

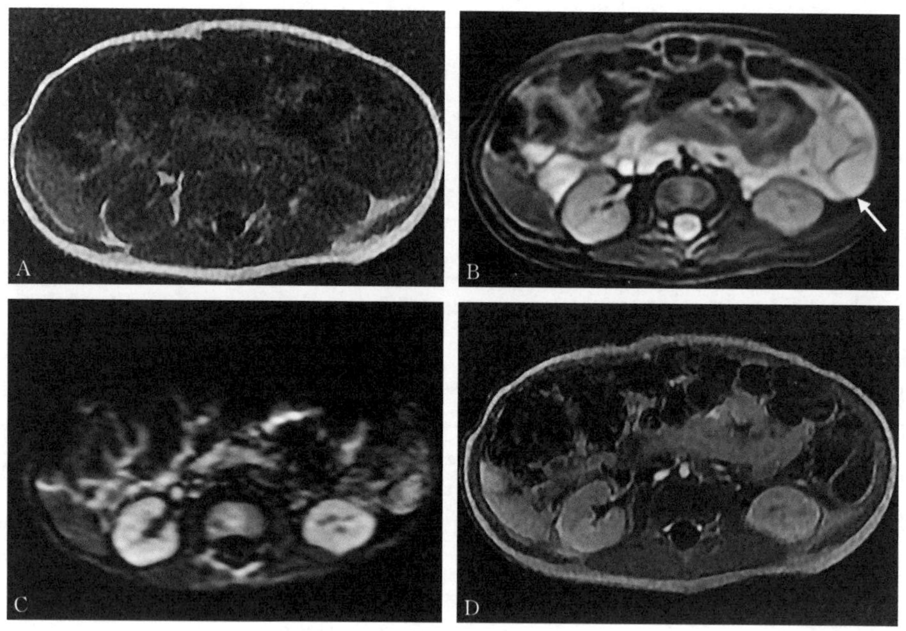

图 6-3-3　腹膜淋巴管畸形(一)

注：患者，男性，5 个月 14 天，发现左侧腹腔占位 1 月余。横断位 T_1WI(A)和 T_2WI 脂肪抑制(B)示左侧腹膜区不规则多房囊性占位(箭头)，呈"爬行性"生长，T_2WI 示病变内多发稍低信号的纤细分隔。DWI(C)示肿瘤呈不均匀低至稍高信号，增强检查(D)示部分分隔强化。

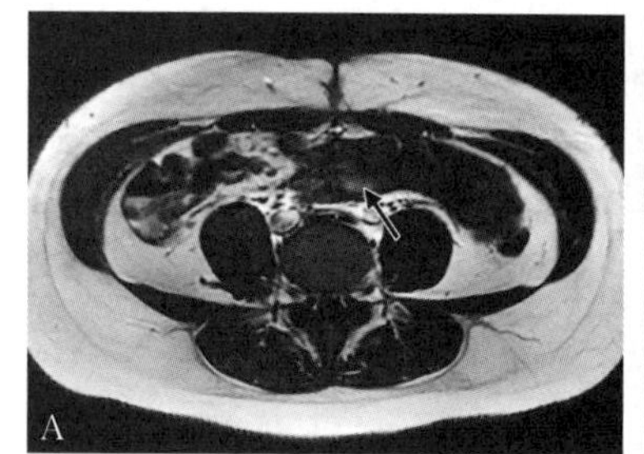

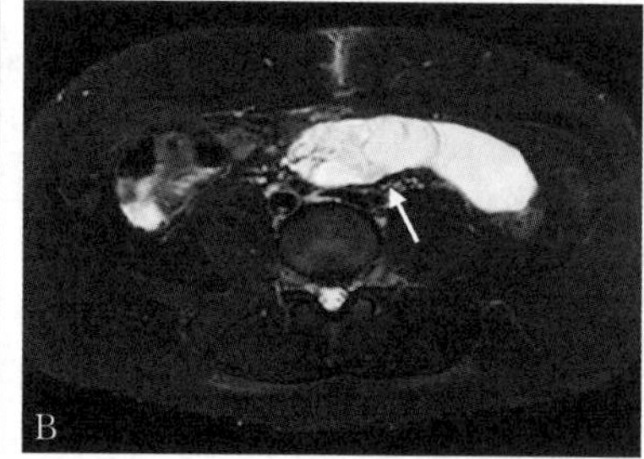

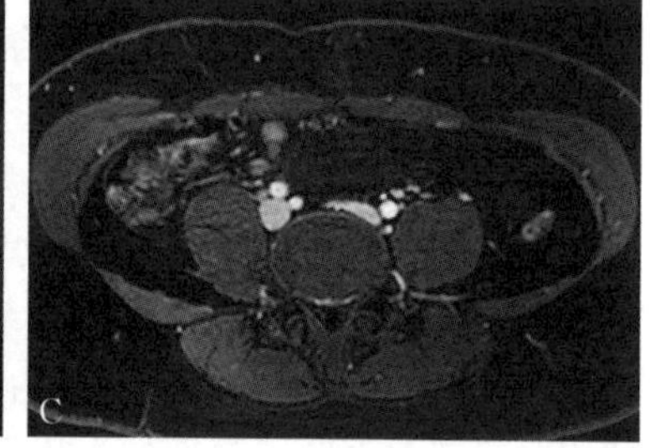

图 6-3-4　肠系膜淋巴管畸形

注：患者，女性，24 岁。横断位 T_1WI(A)、T_2WI 脂肪抑制(B)与 T_1WI 增强检查(C)显示腹腔内长条形多房囊性占位(白箭头)，囊内见多发纤细分隔，囊液于 T_1WI 上呈低信号伴少许斑片状稍高信号(黑箭头)，T_2WI 上呈明显高信号。增强后囊壁与囊内分隔均无强化。术中发现病变位于小肠系膜，囊液呈乳白色。

(2) 病理

肿瘤为圆形或卵圆形肿块，边界清楚，部分可见包膜，直径 1～40 cm，对于富含纤维成分者切面为白色、质地较硬；而细胞成分较多者切面为棕褐色、质地较软。部分肿瘤可出现出血、坏死、囊变或钙化。镜下可见无序生长、均匀一致的梭形细胞，瘤细胞间含有粗细不等的胶原纤维，富于细胞和细胞较少区域交替排列，可见"鹿角状"血管。免疫组化检查中，CD34、Vimentin 多为阳性，S-100 多为阴性。

(3) 临床

好发于 50～60 岁中老年人，肿块较小时可无症状；肿块较大时压迫周围器官发生腹痛，可出现体重减轻，也可出现排尿困难、尿潴留等泌尿道症状，以及呕吐、便秘等消化道症状。少数患者因肿瘤分泌胰岛素样因子表现为低血糖。

(4) MRI 表现

多为圆形或卵圆形实性肿块，边缘清楚，部分

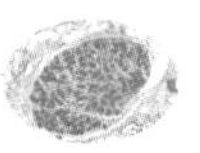

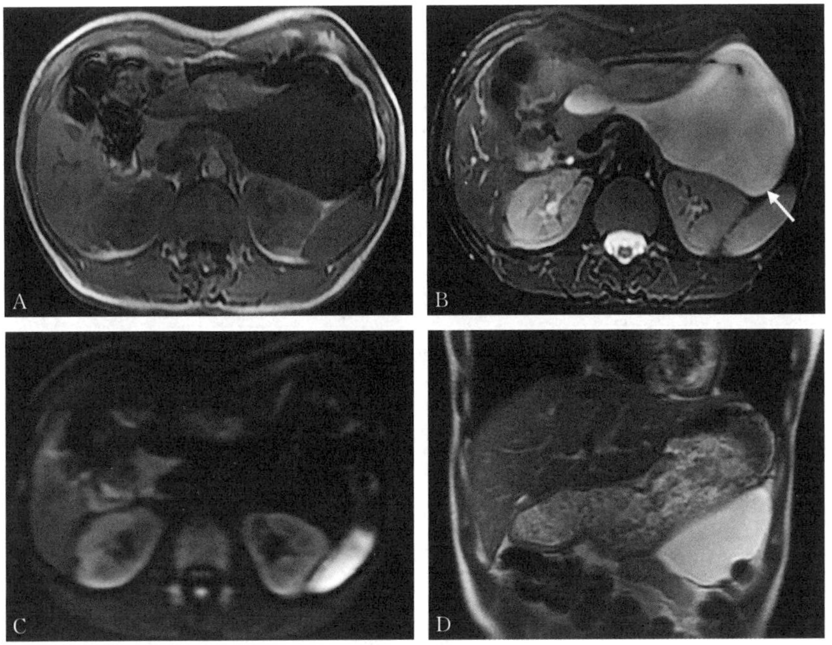

图 6-3-5 腹膜淋巴管畸形(二)

注:横断面 T_1WI(A)、T_2WI 脂肪抑制图像(B)、DWI(C)及冠状位 T_2WI(D)示脾胃间隙囊性占位(箭头),呈"爬行性"生长,向右侧延伸。

可呈分叶状。T_1WI 呈等或低信号,T_2WI 信号根据肿瘤成分不同而不同。当纤维成分较多而细胞成分较少时,T_2WI 呈低信号;当细胞成分较多、血管较丰富时,T_2WI 呈高信号(图 6-3-6);当肿块体积较大,出现囊变、坏死时,T_2WI 信号混杂。增强后,由于纤维组织的存在,肿块常表现为延迟强化,均匀或不均匀,部分呈持续的显著强化。文献报道 T_2WI 呈等或略高信号、内部散在片状或结节状低信号是大多数 SFT 典型 MRI 表现。

(5) 诊断要点

圆形或卵圆形实性肿块,边缘清楚,T_1WI 呈低信号,T_2WI 呈等或略高信号、内部散在片状或结节状低信号,增强延迟强化。

(6) 鉴别诊断

SFT 需要与其他间叶来源的恶性肿瘤如去分化脂肪肉瘤、平滑肌肉瘤、恶性胃肠道间质瘤等进行鉴别。去分化脂肪肉瘤内部可见到脂肪信号,增强后明显强化。平滑肌肉瘤最常起源于血管平滑肌,与肌肉相比,其 T_1WI 呈等或低信号,T_2WI 呈等或高信号,增强后中等或明显强化,肿块较大时可出现囊变、坏死及出血。胃肠道间质瘤来源于消化道间叶组织中具有多向分化潜能的细胞,也可发生于肠系膜,恶性进展者边界多不清楚,可发生转移。

6.3.4 硬纤维瘤

(1) 概述

硬纤维瘤(desmoid tumor)为局部侵袭性肿瘤,也称为侵袭性纤维瘤病、韧带样纤维瘤,是一种少见的起源于肌肉、筋膜或腱膜结缔组织的软组织肿瘤。硬纤维瘤可发生在任何部位,但以肩部、胸腹壁及四肢最常见,发生于腹内者较少,约占所有硬纤维瘤的 5%。病因不明,与妊娠期高雌激素状态、既往手术史及外伤史有关。肿瘤不发生转移,但具有局部侵袭性,且在完全切除后仍具有较高的复发率。

(2) 病理

肿瘤大体表现为边界清晰或边界不清的软组织肿块,切面呈灰白或灰黄色,质地较韧,出血、坏

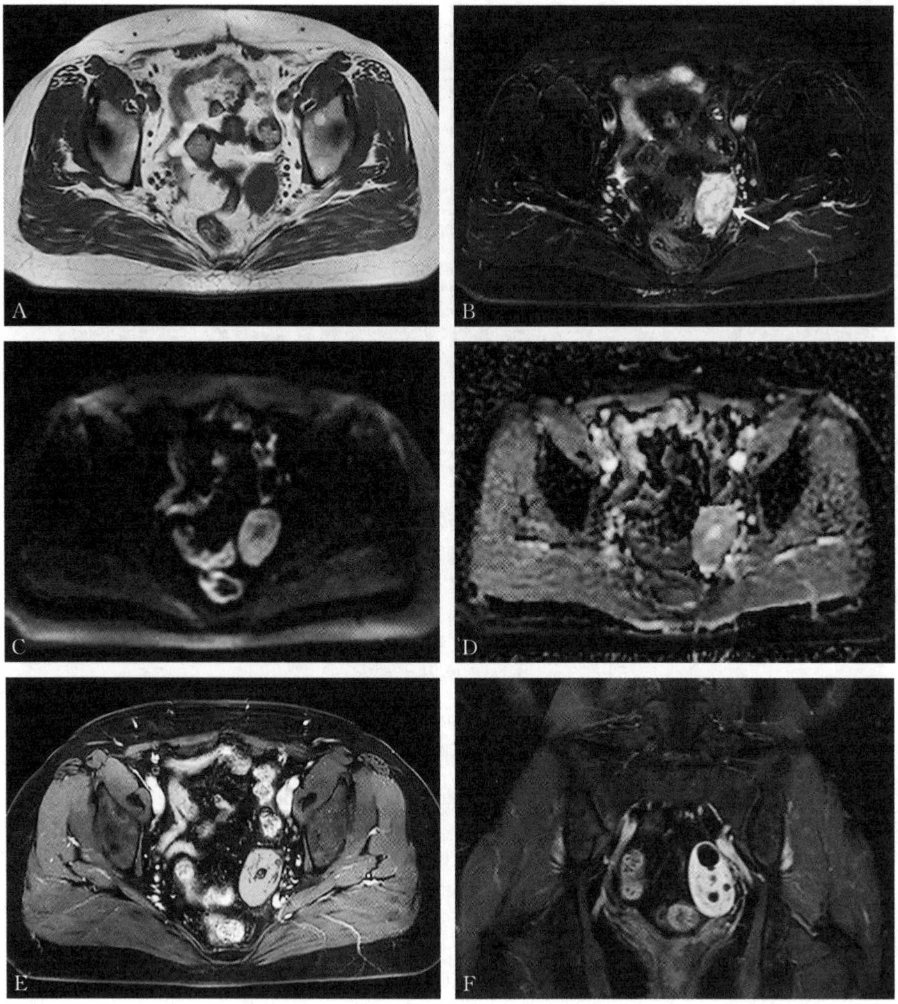

图 6-3-6 肠系膜孤立性纤维性肿瘤

注：横断面 T_1WI(A)、T_2WI 脂肪抑制(B)、DWI(C)、ADC 图(D)示盆腔左部卵圆形肿块(箭头)，边界清晰，呈 T_1WI 稍低信号、T_2WI 与 DWI 明显高信号。T_1WI 增强静脉期横断位(E)及延迟期冠状位(F)示肿块持续明显强化，内见多发局灶性无强化囊变区。术中发现肿块边缘有一蒂附于肠系膜。

死、钙化少见。部分病灶可见包膜。镜下肿瘤由梭形的成纤维细胞和肌成纤维细胞组成，瘤细胞无明显异型性，核分裂少见，部分呈侵袭性生长，浸润周围的肌组织及脂肪组织，间质内含有增生的胶原纤维及增生血管，部分区域可见透明样变、黏液样变。免疫组化检查，Vimentin 多为阳性，而 SMA、S-100、CD34 多为阴性。

(3) 临床

硬纤维瘤好发于 25～45 岁，女性患者发生率稍高。肿块生长缓慢，临床多数表现为无痛或轻微疼痛，可引起肠梗阻、肠缺血。家族性腺瘤性息肉病患者的发病率可大大提高。

(4) MRI 表现

硬纤维瘤可为边缘清楚的不规则肿块，也可呈浸润性生长。T_1WI 呈低至中等信号，T_2WI 因病灶内胶原纤维、黏液成分、纤维细胞的比例不同，肿块可表现为低信号、中等信号至高信号。肿块在 T_2WI 上呈现低信号的纤维分隔是硬纤维瘤的特征性表现。肿块增强后呈轻度到显著强化，强化程度取决于间质是否发生黏液变性。由于纤维间质的存在，肿块常表现为延迟强化。肿块内部出血、钙化及坏死少见(图 6-3-7)。

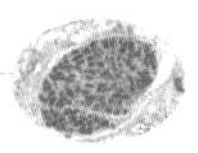

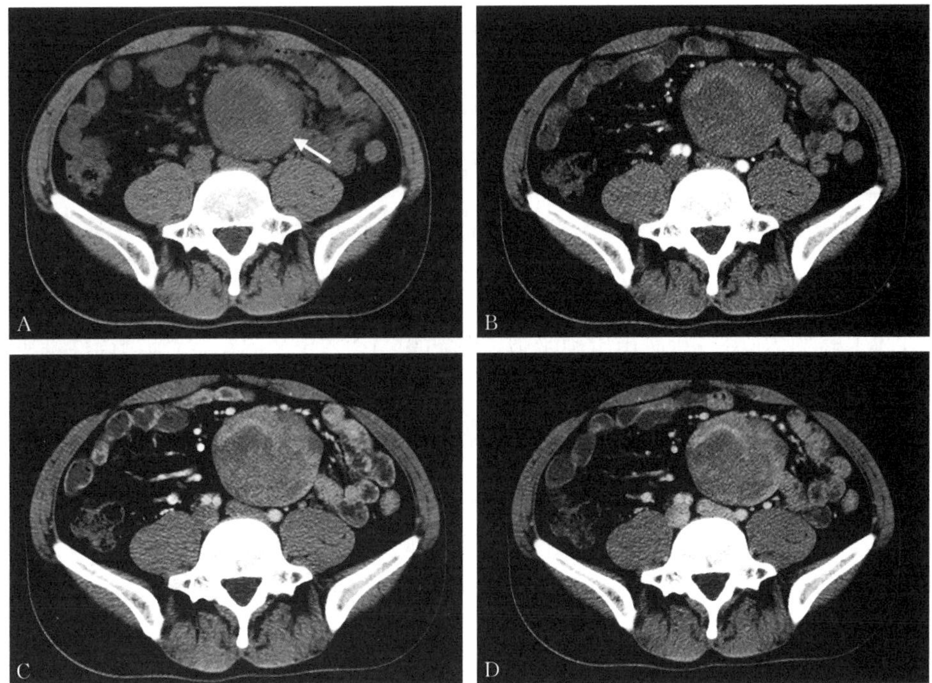

图 6-3-7　小肠系膜硬纤维瘤

注：患者，男性，36 岁，发现腹腔肿物 1 个月余。横断位 CT 平扫(A)示腹腔内类圆形肿块(箭头)，边界清晰，内部密度欠均匀，增强动脉期(B)、静脉期(C)与延迟期(D)示肿块不均匀轻到中度强化，未见明显坏死、出血、钙化。

(5) 诊断要点

圆形或不规则形，边界不清者呈蟹足样延伸至周围组织的软组织肿瘤，局部具有侵袭性、易复发，T_2WI 可见低信号分隔，出血、坏死少见，增强呈延迟强化。

(6) 鉴别诊断

硬纤维瘤可呈浸润性生长，需要与胃肠道间质瘤、平滑肌肉瘤等鉴别。胃肠道间质瘤与胃肠道关系密切，肿块易发生囊变、坏死，钙化少见，增强后明显强化。平滑肌肉瘤肿块通常较大，边缘分叶或不规则，常伴坏死、出血，增强后呈不均匀的中度或明显强化。

6.3.5　腹膜播散性平滑肌瘤病

(1) 概述

腹膜播散性平滑肌瘤病(leiomyomatosis peritonealis disseminate，LPD)是一种罕见的临床疾病，表现为多个结节散布于腹膜表面。通常为良性，但小部分可能会恶变。

(2) 病理

LPD 为灰白色及灰红色小结节，分布于脏、壁层腹膜，直径几毫米至数十厘米不等，多发，边界清楚，表面光滑，无坏死。镜下与典型平滑肌瘤一致，可见纵横交错的平滑肌束，瘤细胞呈梭形，胞质嗜酸性。良性者细胞无异型性及核分裂象。

(3) 临床

LPD 常见于育龄期妇女，偶可见于绝经后妇女、男性及婴幼儿。其发病机制尚不清楚，可能与雌激素水平增加有关，如怀孕、长期口服避孕药或同时罹患卵巢颗粒细胞瘤；也有认为与腹腔镜下子宫肌瘤切除术中平滑肌细胞沿手术路径发生播散有关。约 50%的患者无明显临床症状，50%的患者可表现为腹盆部疼痛、腹盆腔压迫症状(尿频、便秘等)；伴子宫肌瘤或子宫内膜异位症者，可表现月经改变、进行性加重的痛经等症状。实验室检查可出现 CA125 升高。

(4) MRI 表现

LPD 表现为分布于大网膜、肠系膜、直肠及膀胱浆膜面、子宫浆膜面、子宫直肠陷凹、腹主动脉及下腔静脉旁的多发软组织结节，边界清楚，信号均匀，不伴有腹膜、网膜增厚或腹盆腔积液等恶性征象。在 T_1WI 和 T_2WI 上与肌肉组织信号相仿，增强后明显强化。若肿瘤内部发生出血或坏死，肿瘤发生恶变的可能性增大。

（5）诊断要点

分布于脏、壁层腹膜大小不一的结节或肿块，边缘清楚，T_1WI 和 T_2WI 信号与肌肉组织类似，肿瘤出现坏死和出血提示恶变可能。

（6）鉴别诊断

LPD 主要需与腹膜转移癌（peritoneal carcinomatosis）鉴别，后者多表现为不规则结节或肿块，常伴有肠系膜、腹膜的不均匀增厚和腹盆腔积液。

6.3.6 炎性肌纤维母细胞瘤

（1）概述

炎性肌成纤维细胞瘤（inflammatory myofibroblastic tumor，IMT），既往曾被称为炎性假瘤（inflammatory pseudotumor，IPT），是一种生物学谱系广泛的间叶来源软组织肿瘤，由于可复发、转移，而归为中间型肿瘤。IMT 多发生于肺，发生于腹膜者较少见。病因不明，部分病例发生于手术、创伤或炎症后。

（2）病理

IMT 为实性或囊实性肿块，质硬或质韧，切面白色或灰白色，钙化、出血和坏死少见。镜下可见增生的梭形肌成纤维细胞分布于胶原间质内，伴有大量浆细胞和淋巴细胞浸润。根据细胞成分不同可分为 3 种亚型，包括Ⅰ型黏液/血管密集型、Ⅱ型梭形细胞丰富型和Ⅲ型少细胞纤维型，其中Ⅲ型好发于四肢软组织内。肿瘤内梭形细胞核分裂象及异型性与侵袭能力和复发率相关。

（3）临床

IMT 好发于儿童和青少年，患者多因体检发现，肿块体积较大时可压迫周围组织出现腹痛或肠梗阻等消化道症状。少部分患者可出现发热、体重减轻等症状。实验室检查可出现小细胞贫血、红细胞沉积率增加、血小板增多等，这与白细胞介素 6 分泌增多有关。

（4）MRI 表现

腹膜 IMT 多表现边界不清的软组织肿块，可侵犯周围肠管，与肠壁分界不清，并可引起肠壁增厚。肿块体积较大，在 T_1WI 上多为不均匀低信号；在 T_2WI 上信号多样，可为等、稍高或高信号，与肿瘤内间质水肿、胶原黏液变性和梭形细胞所占比例有关。增强后多为渐进性或持续性强化，可均匀或不均匀强化，与肿瘤内纤维成分和血管构成比例有关（图 6-3-8、9）。

（5）诊断要点

儿童和青少年多见，体积较大，边界多不清晰，T_2WI 信号多样，渐进性或持续性强化。

（6）鉴别诊断

腹膜 IMT 需要与腹膜后纤维化、纤维来源的腹膜良性肿瘤、淋巴瘤和软组织肉瘤鉴别。

6.3.7 恶性腹膜间皮瘤

（1）概述

恶性腹膜间皮瘤（malignant peritoneal mesothelioma，MPM）是一种起源于腹膜间皮细胞的高度侵袭性肿瘤，按肿瘤的生长方式分为局限型及弥漫型，后者多见。男性多发，患者多表现为腹痛和腹胀，5 年生存期为 30%～60%。其病因尚未完全明确，但与长期石棉接触有密切关系。据报道，长期大量接触石棉的人群中，2%～10% 可发生间皮瘤，且肿瘤中可找到石棉小体。石棉粉尘先进入呼吸道，经过横膈淋巴组织网或血液进入腹腔，并积累在腹膜，形成石棉小体。近年来，国内此病逐渐增多，但多数均无明确的石棉接触史，可能与恒河猿病毒 SV40 有关。

（2）病理

按大体病理分型可分为弥漫型和局限型，弥漫型多见，沿腹膜弥散，腹膜呈弥漫性增厚，或为多个小结节，切面灰白，质中，常与邻近器官粘连，积液常为血性。晚期腹膜明显增厚，脏器常被白色坚硬的肿瘤组织所覆盖，形成冰冻腹腔。镜下一般分为 3 型：上皮型、纤维型（肉瘤样型）及混合型。其中上皮型多见，而肉瘤样型在镜下常无明显的间皮细胞分化特征，易被误诊。

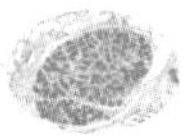

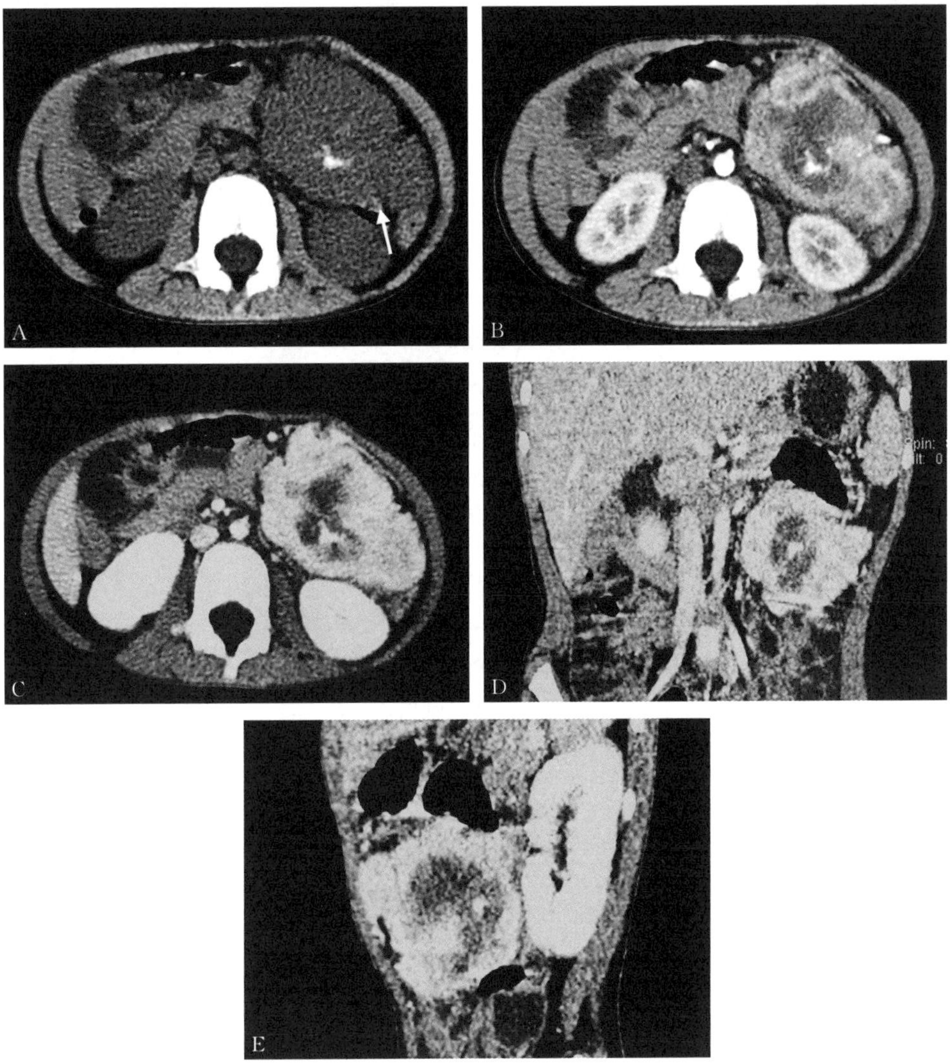

图 6-3-8 肠系膜炎性肌成纤维细胞瘤

注：患者，男性，6 岁，发热伴腹胀 1 周。横断位 CT 平扫(A)示腹腔左部分叶状稍低密度肿块(箭头)，位于降结肠前内侧，肿块中央可见钙化。横断位增强动脉期(B)、静脉期(C)与增强静脉期的冠状位(D)、矢状位(E)示肿块呈不均匀的渐进性、明显强化。

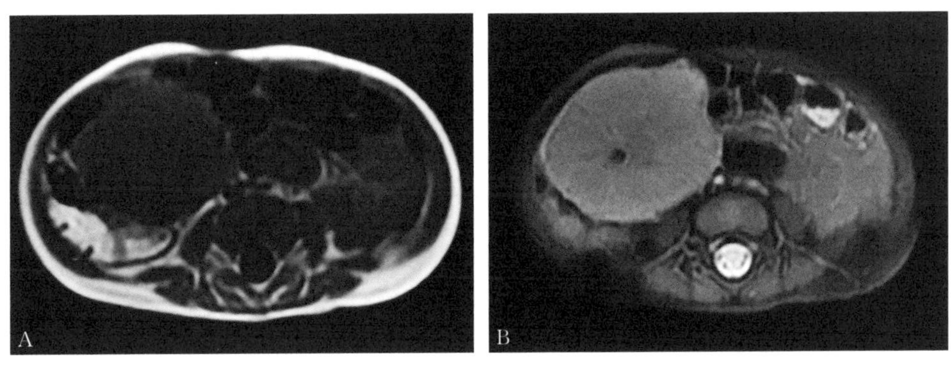

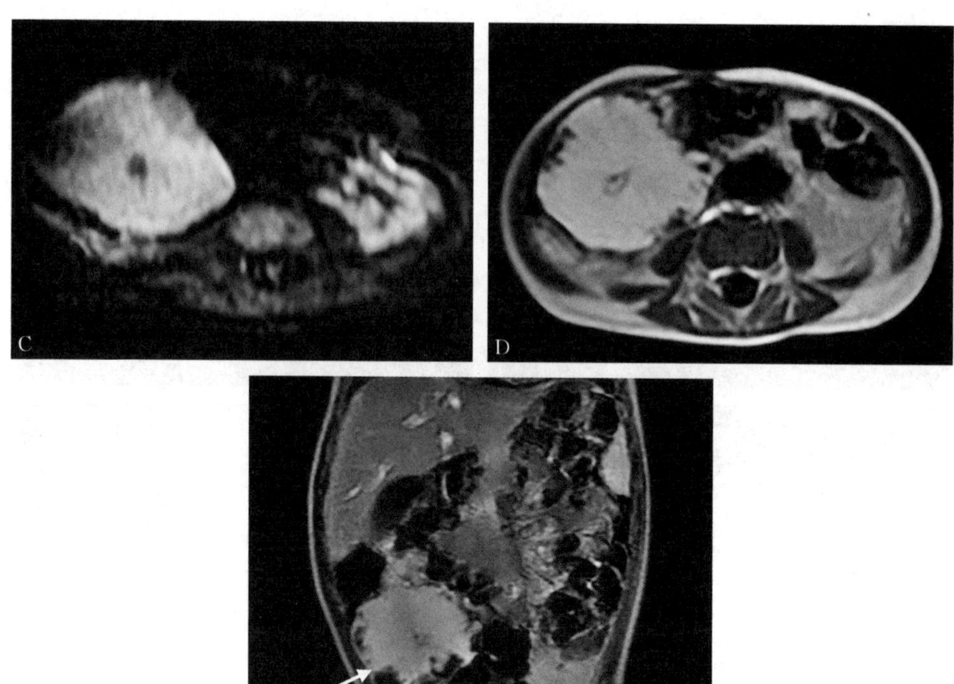

图 6-3-9　小肠系膜炎性肌成纤维细胞瘤

注：患者，男性，10 个月，反复发热 2 个月余。横断位 T_1WI(A)、T_2WI 脂肪抑制、DWI(C)示腹腔右部肿块，呈 T_1WI 低信号、T_2WI 高信号、DWI 高信号，增强横断位(D)与冠状位(E)T_1WI 图像示肿块明显强化(箭头)，主体强化均匀，中央见局灶性稍低信号。冠状位增强图像肿块形态不规则，边缘欠清，与周围肠管关系密切。术中发现肿块位于小肠系膜，术后病理结果示肿块累及小肠固有肌层。

（3）临床

MPM 一般起病隐匿、进展迅速、预后差。临床表现缺乏特异性，多数患者以腹痛、腹部包块为首发症状，腹胀伴有厌食、恶心、呕吐、便秘及体重下降。任何年龄均可发病，但以中老年人发病率较高。

（4）MRI 表现

弥漫型 MPM：主要表现为腹膜、大网膜、肠系膜不规则增厚(图 6-3-10、11)，T_2WI 呈等或稍高信号，部分呈“网膜饼”状，或者广泛分布的腹膜结节、团块。结节或团块 T_1WI 表现为等或稍低信号，在 T_2WI 脂肪抑制序列上信号表现多样，可表现等低信号、稍高信号或高信号，DWI 表现为高信号。增强后病灶中度或明显强化。多数伴有少量至大量的腹腔积液。局限型 MPM：较少见，呈不规则肿块，T_1WI 上呈等、低信号，T_2WI 及 T_2WI 脂肪抑制序列上呈不均匀高信号，病灶内见片状、环状稍高信号，DWI 上呈不均匀高信号。可表现为孤立性实质性肿块，伴有囊变、坏死，包膜完整，呈膨胀性生长，无邻近组织器官受侵。增强后实性成分呈中度或明显强化。部分表现为囊实性，好发于中年女性，生物学上属于低度恶性，生长较缓慢，可局部复发。MRI 上多以囊性为主，部分囊壁厚薄不均，可见壁结节形成。

（5）诊断要点

弥漫型 MPM 可见腹膜、网膜、肠系膜弥漫性增厚，呈结节样、团块样或“饼样”，多数伴有腹腔积液。局限型 MPM 可呈实性或囊实性，后者囊壁厚薄不均，可有壁结节。增强后均为中度或明显强化。肿瘤可侵犯邻近脏器，但一般不发生远处转移。

（6）鉴别诊断

MPM 发病部位广泛，需与多种疾病相鉴别。弥漫型需与结核性腹膜炎、腹膜转移癌相鉴别。结核性腹膜炎多见于青壮年，常伴有肺部结核或

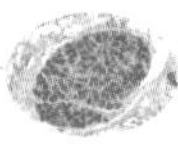

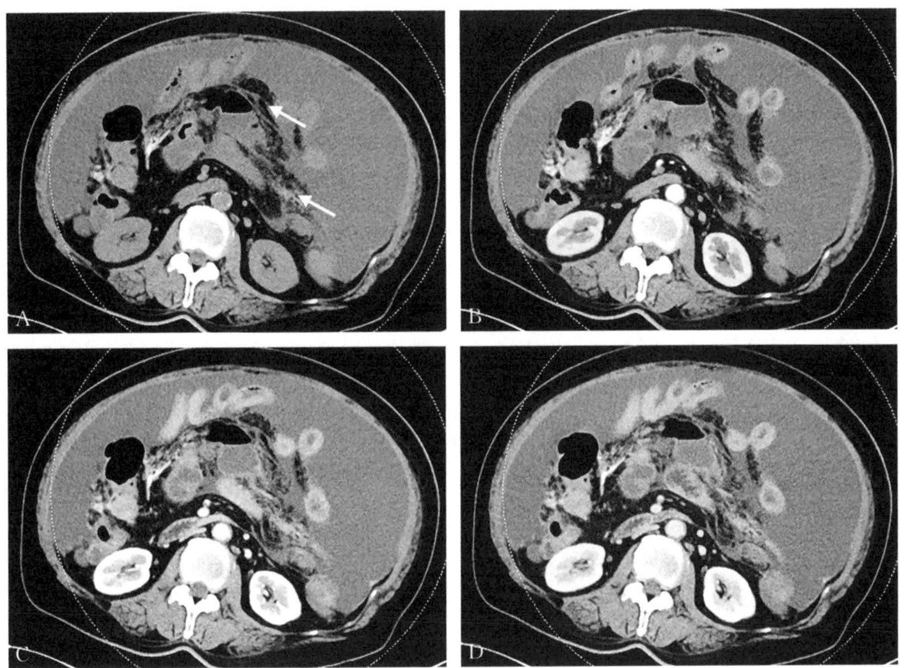

图 6－3－10　恶性腹膜间皮瘤

注：患者，女性，70 岁，腹痛伴腹围增大半月余。横断位 CT 平扫（A）示肠系膜多发条索影及小结节影（箭头），伴腹腔内大量积液，横断位 CT 增强动脉期（B）、静脉期（C）与延迟期（D）示结节、条索状轻到中度强化。

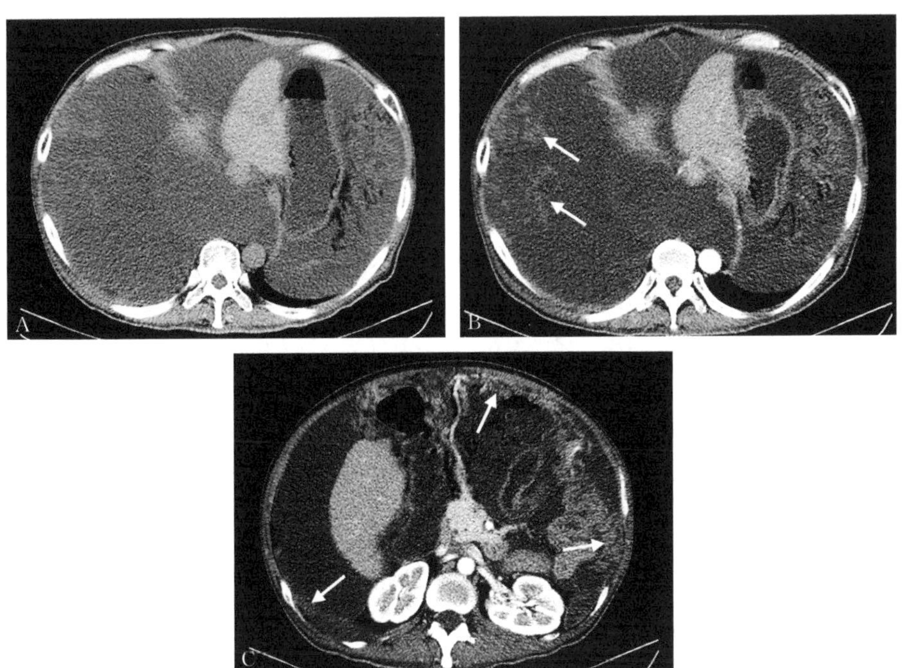

图 6－3－11　胸腹部恶性间皮瘤

注：患者，男性，40 岁。横断位 CT 平扫（A）及增强图像（B、C）示右侧胸腔多发小结节（B，箭头）、腹膜与大网膜弥漫小结节（C，箭头）及胸腹腔大量积液。腹膜穿刺活检证实为恶性间皮瘤。

其他部位结核及胸腔积液。腹膜广泛较均匀增厚，或以小结节病灶为主，病灶边缘一般较光滑；而 MPM 一般多凹凸不平，形态欠规则。此外，淋巴结的环状强化对结核性腹膜炎的诊断有一定提示作用。腹膜转移癌有恶性肿瘤病史，腹膜结节状或块状增厚，多伴有腹腔脏器及淋巴结的转移。

局限型 MPM 需与胃肠道外间质瘤等疾病鉴别。后者多表现为 T_1WI 等或稍低信号，T_2WI 稍高或高信号，形态不规则，信号不均匀，囊变、坏死多见，增强扫描呈不均匀中度强化。

6.3.8 原发性腹膜浆液性癌

(1) 概述

原发性腹膜浆液性癌(primary peritoneal serous carcinoma, PPSC)是一种少见的腹膜表面弥漫性受累、卵巢较少受累或不受累的原发性腹膜恶性肿瘤。该病的命名目前尚不统一，如浆液表面乳头状癌、原发性腹膜癌、盆腔卵巢外浆液性癌、原发性浆液性乳头状癌、沙瘤癌等。该疾病组织学特征与卵巢浆液性乳头状癌相类似，临床表现缺乏特异性。美国妇科肿瘤学组(GOG)关于本病的诊断标准如下。

1) 双侧卵巢正常大小或因良性病变增大。

2) 卵巢外病灶比卵巢表面受累病灶大。

3) 显微镜下检查具备下列情况之一：卵巢无病变存在；肿瘤仅侵及卵巢表面上皮，无间质浸润；肿瘤侵及卵巢皮质，但小于 5 mm×5 mm；卵巢实质内的癌灶在 5 mm×5 mm 范围以内，无论有无卵巢表面受累。

4) 肿瘤组织学类型和细胞学特征与卵巢浆液性乳头状癌相似或一致，分化程度可不等。

(2) 病理

PPSC 主要表现为腹膜、大网膜的多发结节。镜下可见低柱状癌细胞排列成分枝状乳头结构，在纤维间质和脂肪组织中浸润性生长。癌细胞核大深染、核仁明显、核分裂象易见，腺体及间质内常可见砂粒体形成。

(3) 临床

主要见于绝经后妇女，男性罕见。临床以腹胀、腹痛、腹围增大最常见，大多数患者有腹腔积液与 CA125 升高。体征为移动性浊音阳性、腹部肿块等。

(4) MRI 表现

多数患者 MRI 平扫可见“饼状”增厚的腹膜、腹膜与大网膜结节及肿块(图 6-3-12)、腹腔积液。结节和肿块在 T_1WI 上呈低信号，在 T_2WI 上呈略高信号；增强扫描见腹膜弥漫性强化或结节、肿块样强化。部分患者出现卵巢增大，T_2WI 上呈不均匀高信号，增强后不均匀强化。30%病例的腹膜、大网膜的结节与肿块中可见钙化，病理为肿瘤内砂粒体，MRI 难以显示，需结合 CT 检查。

(5) 诊断要点

多发生在绝经后妇女，CA125 升高；影像学表现多可见腹腔积液、腹膜“饼”样增厚、腹膜与大网膜结节及肿块，且无内脏原发性肿块的证据。

(6) 鉴别诊断

PPSC 应与恶性腹膜间皮瘤、卵巢原发性浆液性癌的腹膜转移、消化道肿瘤的腹膜转移相鉴别。

1) 恶性腹膜间皮瘤：中老年男性多见，患者可有石棉接触史；CA125 可升高，但不及 PPSC 升高明显。

2) 卵巢原发性浆液性癌的腹膜转移：PPSC 发病率低且影像学表现缺乏特征性，与原发性卵巢癌腹膜转移极难鉴别，其确诊需要病理学检查。但是，CT、MRI 可以初步评估卵巢有无病变，为两者的鉴别提供重要依据。原发性卵巢癌发生腹膜种植转移时，卵巢体积增大比较明显(通常直径>4 cm)；而 PPSC 累及卵巢时，卵巢的大小及形状大多正常。

3) 消化道肿瘤的腹膜转移：影像学表现与 PPSC 相似，但患者有消化道肿瘤病史，检查可发现其原发灶。

6.3.9 脂肪肉瘤

(1) 概述

脂肪肉瘤(liposarcoma)起源于间叶组织，可发生于腹膜后、四肢、臀部、腹腔等部位，10%～36%位于腹膜后，是腹膜后最常见的恶性软组织肉瘤。根据 2020 年WHO 软组织肿瘤分类方法，

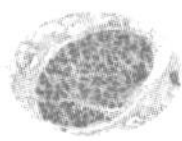

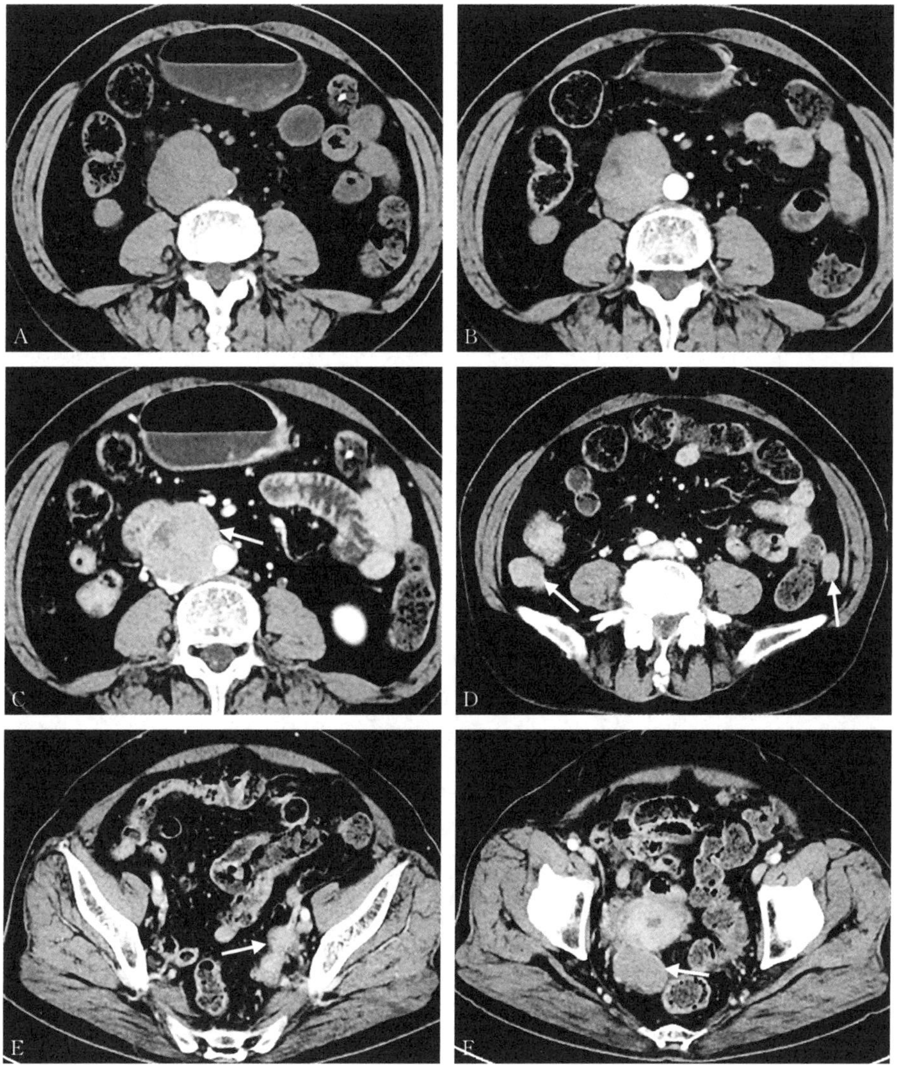

图 6-3-12　原发性腹膜浆液性癌

注：患者，女性，75 岁。横断位 CT 平扫(A)及增强图像(B～F)示腹主动脉-下腔静脉间隙、双侧结肠旁沟、左侧盆部及直肠子宫陷凹多发结节、肿块(箭头)，密度较均匀，增强呈轻到中度强化。

将脂肪肉瘤分为：高分化脂肪肉瘤(well-differentiated liposarcoma)、黏液性脂肪肉瘤(myxoid liposarcoma)、去分化脂肪肉瘤(dedifferentiated liposarcoma)、多形性脂肪肉瘤(pleomorphic liposarcoma)及黏液样多形性脂肪肉瘤(myxoid pleomorphic liposarcoma)。其中，高分化脂肪肉瘤是最常见的类型，其次是去分化脂肪肉瘤，而黏液性、多形性脂肪肉瘤较少见。

(2) 病理

大多数高分化脂肪肉瘤有较完整的包膜，表现为黄色、柔软、细腻、边界清楚的分叶状肿块。镜下可见大量成熟脂肪细胞和纤维组织间隔(>2 mm)，有时瘤内可伴有不规则的软组织样结节。去分化脂肪肉瘤中分化良好的脂肪成分(小于肿块总体积的 25%)和高级别非脂肪源性肿块共同存在，非脂肪源性肿块内常见出血、坏死。大体病理表现为肿块中实质灰白色区域与淡黄色区域分界清楚。镜下可见肿瘤细胞分化为脂肪细胞或非脂肪细胞(如纤维组织细胞、横纹肌细胞)。黏液性脂肪肉瘤镜下由不同分化程度的脂肪母细胞、黏液样基质、发育良好的丛状毛细血管组成。多形性脂肪肉瘤属于高度未分化型，切面为白色、黄色或黄白相间，常见出血和坏死。显微镜下可见大量处于不同时期的脂肪母细胞，细胞核扩大、深染，呈多形性。

（3）临床

脂肪肉瘤可发生于任何年龄段，多见于50～70岁，无种族、性别差异。由于位置深、发病隐匿，大部分患者无明显症状，通常在晚期才出现非特异性的临床表现。最常见的临床表现为腹痛、腹胀及腹部肿块，也可因肿瘤明显增大伴随出现邻近器官的压迫或侵犯症状，如恶心、呕吐、尿频、尿急等。

（4）MRI表现

1）高分化脂肪肉瘤中含有较成熟的脂肪成分（占肿瘤总成分大于75%），在T_1WI、T_2WI图像上均表现为类似皮下脂肪的高信号（图6-3-13），脂肪抑制序列上呈低信号。此外，非脂肪瘤性成分通常存在于厚间隔或结节灶中，在T_1WI上肿瘤内的间隔和结节灶相对于肌肉呈低信号。

2）去分化脂肪肉瘤表现为界限清楚的非脂肪性肿瘤与脂肪性肿瘤共存，脂肪与非脂肪组织界限清晰。肿块的信号多样，主要由于肿块内同时存在分化良好脂肪肉瘤成分和类似未分化多形性肉瘤或多形性纤维肉瘤（fibrosarcoma）成分（图6-3-14）。

3）大多数黏液性脂肪肉瘤在T_1WI图像上表现为低信号或稍高信号肿块，其内可见线样、花边状的高信号。在T_2WI图像上呈明显的高信号。这与肿块内含有大量的黏液基质和少量成熟脂肪

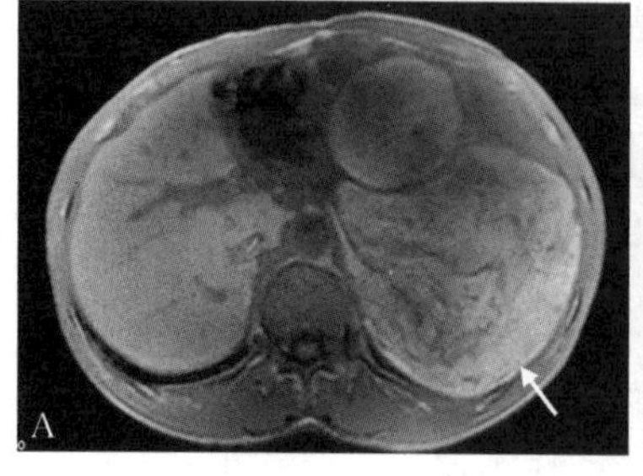
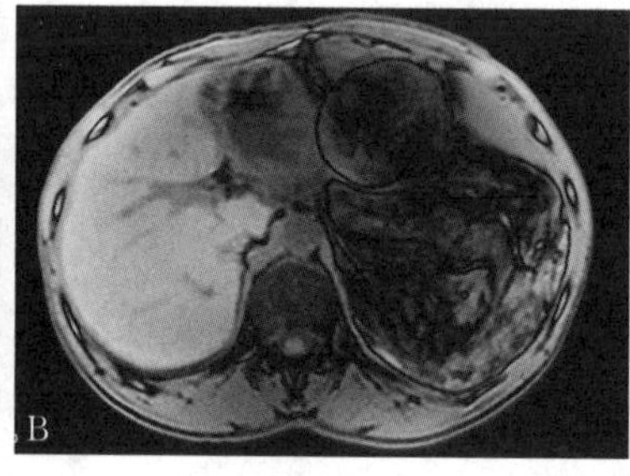
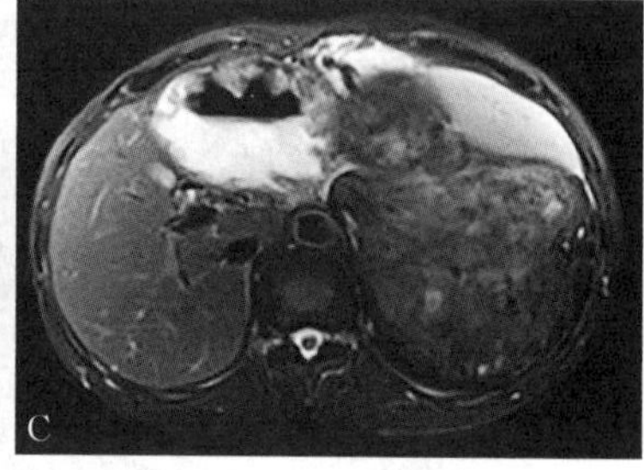

图6-3-13 高分化脂肪肉瘤（部分低分化）

注：患者，男性，50岁，腹部膨隆2个月余。横断位T_1WI同相位（A）、T_1WI反相位（B）、T_2WI脂肪抑制（C）示左侧腹部巨大混杂信号肿块（箭头），内见大片脂肪信号与多发分隔影，反相位图示肿块内多发水脂交界面形成的条状信号衰减区。

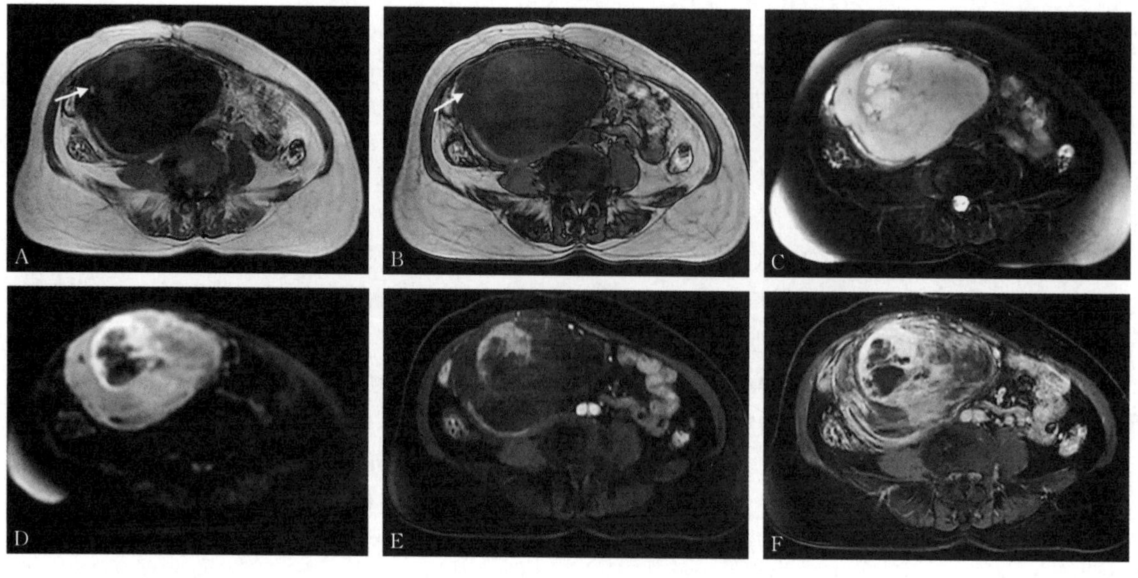

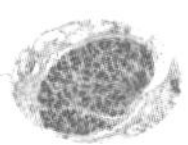

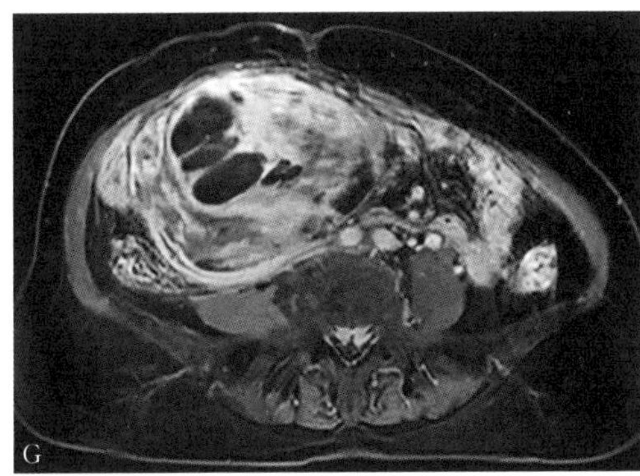

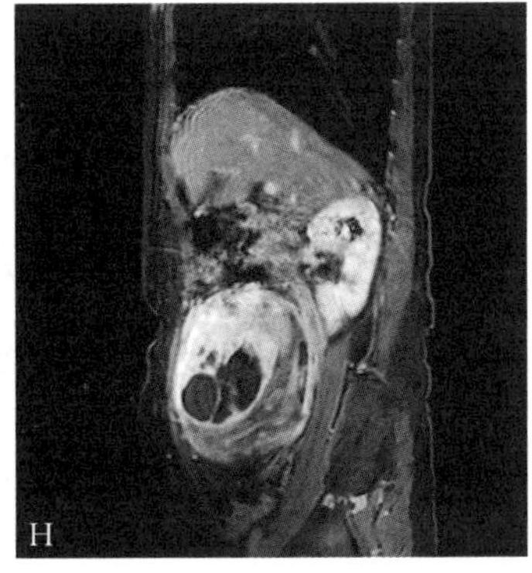

图 6-3-14 去分化脂肪肉瘤

注：患者，女性，65 岁。横断位 T_1WI 同相位（A）、T_1WI 反相位（B）、T_2WI 脂肪抑制（C）、DWI（D）示右下腹腔不规则肿块，边界不清，肿块实性成分呈 T_1WI 低信号、T_2WI 高信号、DWI 高信号，信号不均匀，增强部分呈轻度强化，部分呈明显强化，肿块内见点状脂肪信号（箭头）。横断位增强动脉期（E）、静脉期（F）、延迟期（G）及矢状位增强延迟期（H）示肿块呈不均匀明显强化，内见多发局灶性无强化的囊变区。

组织有关，增强后为渐进性网状强化。

4）多形性脂肪肉瘤在 MRI 图像无特征性表现，为软组织信号强度。T_1WI 信号与肌肉组织相近，T_2WI 信号为略高或混杂信号，增强扫描后强化明显，其内坏死灶增强后无强化。

（5）诊断要点

体积较大的软组织肿块，含或不含肉眼可见的脂肪成分，多可见间隔。分化差的脂肪肉瘤往往呈浸润性生长，沿组织间隙蔓延。肿块内检出脂肪成分为诊断要点。

（6）鉴别诊断

首先，需与其他含脂肪成分的肿瘤相鉴别。高分化性脂肪肉瘤常需与脂肪瘤进行鉴别，后者增强后不强化，瘤体内间隔少，几乎无软组织成分。成熟畸胎瘤除含有脂肪组织外，还有牙齿、骨、钙化等成分，容易与脂肪肉瘤鉴别。肾上腺髓样脂肪瘤大多数起源于肾上腺，定位有助于诊断。通常包膜完整，偶有钙化、出血。但肾上腺外髓样脂肪瘤与脂肪肉瘤很难鉴别。

其次，需与不含有脂肪成分的其他间叶源性肉瘤如平滑肌肉瘤和未分化多形性肉瘤鉴别。平滑肌肉瘤易发生囊变，高分化的脂肪肉瘤因其内部存在肉眼可见的脂肪成分易于平滑肌肉瘤区分，但是对于不含或者仅有少量肉眼可见的多形性脂肪肉瘤来说，很难与平滑肌肉瘤鉴别。去分化脂肪肉瘤的去分化部分组织学表现常与未分化多形性肉瘤组织学表现相同，因此与未分化多形性肉瘤很难区分，需借助免疫组化鉴别。

6.3.10 促纤维增生性小圆细胞肿瘤

（1）概述

腹腔促纤维增生性小圆细胞肿瘤（desmoplastic small round cell tumor，DSRCT）是一种罕见的腹膜恶性肿瘤，属于小圆细胞瘤家族。主要见于青少年及青年人，男女比例约 5∶1。肿瘤最常发生在腹腔，但发生在胸膜、骨和唾液腺等部位也有报道。对尤因肿瘤家族（Ewing tumor family）染色体易位 t（11；22）（p13；q12）的认识有助于 DSRCT 的组织病理学诊断。

（2）病理

肿瘤常较大，呈灰黄色、质韧的结节状或分叶状肿块，可见坏死或出血。镜下由未分化的小圆细胞组成，细胞互相黏附排列成大小不一的细胞巢，巢周有显著增生的结缔组织围绕。免疫组织化学显示瘤细胞具有多向分化的特点，同时表达上皮性、神经源性和肌源性标志物，大多数 DSRCT 肿瘤细胞为 Cytokeratin、Desmin、Vimentin、EMA 及 NSE 阳性。*EWS*-*WT1* 基因融合是明确的细胞遗传学标志，由此产生的嵌合蛋白被认为是一种不能抑制肿瘤细胞生长的转录激活因子。

（3）临床

腹部 DSRCT 的临床表现通常是非特异性的，

如腹胀、腹部不适、腹痛或腹部肿块，若发生在盆腔可引起尿路梗阻。患者体重多明显减轻，肿瘤标志物常无异常。该病起病隐匿，发现时肿块多巨大并见多发种植性播散或转移，手术常难以切除。通常预后不良，因肿瘤容易侵犯和阻塞邻近结构并转移至肝脏和淋巴结所致。

（4）MRI 表现

肿瘤通常表现为腹盆腔单发、巨大、不均质的肿块（图 6－3－15）或腹腔脏器表面及之间的单个、多个结节，可以累及相应的脏器深层。肿瘤腹膜和网膜种植较常见（图 6－3－16、17），腹膜外转移包括肝、肺和骨，大约 40％的患者在诊断时有转移征象。肿瘤对周围器官呈先推移、后包绕再侵犯趋势，与周围器官无明显起源关系。MRI 可清晰地显示肿瘤大小及分布，与肌肉信号相比，T_1WI 多呈低信号，T_2WI 多呈等、高信号，增强扫描呈轻、中度强化，并且肿瘤内可见被推移、包绕的大血管（图 6－3－18）。肿瘤内囊变、坏死在 T_2WI 上呈明显高信号。部分病灶内可见斑点状钙化（图 6－3－17）。

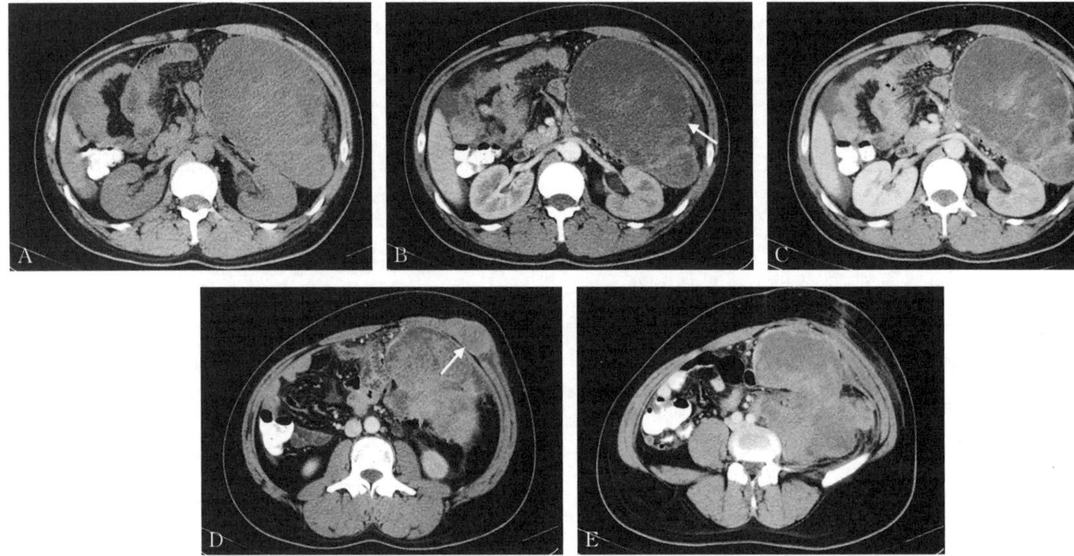

图 6－3－15　腹盆腔促纤维增生性小圆细胞肿瘤复发

注：患者，男性，27 岁，触及左下腹肿块 1 周，曾行腹腔促纤维增生性小圆细胞肿瘤切除术及术后化疗。化疗停止后自觉左下腹肿块增大。横断位 CT 平扫（A）、增强动脉期（B）与静脉期（C～E）示左侧腹腔内巨大不规则肿块（B，箭头），局部边界不清，增强后不均匀轻到中度强化，周围脂肪间隙多发条索影，腹腔少量积液。左侧腹壁另见一转移结节（D，箭头）伴腹壁内积液。

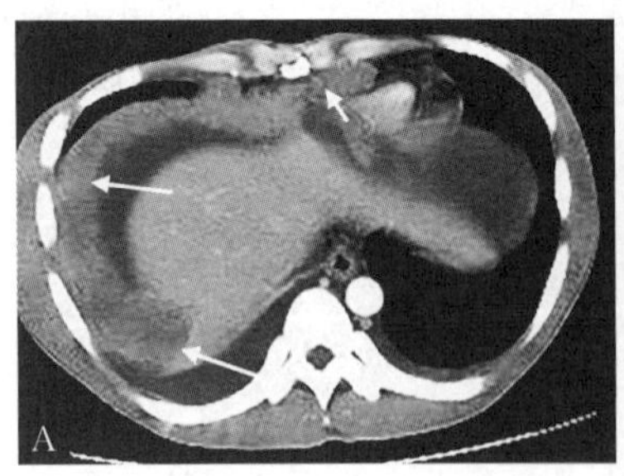
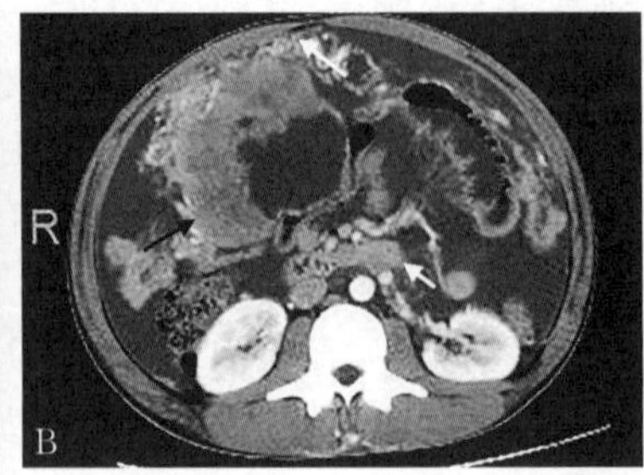
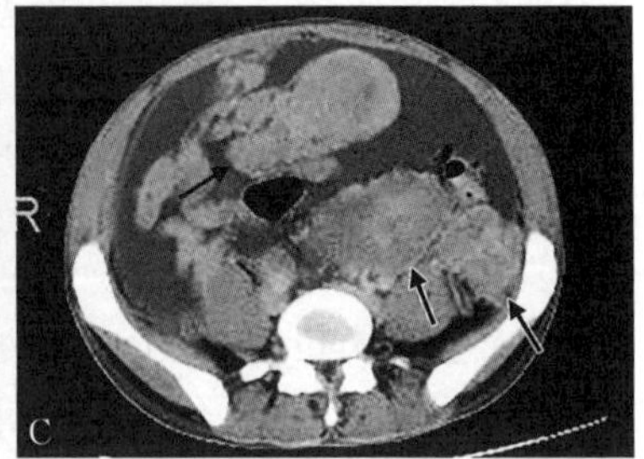

图 6－3－16　腹盆腔促纤维增生性小圆细胞肿瘤（一）

注：患者，男性，27 岁，胸闷半年、腹部不适伴腹胀 12 天。横断位 CT 增强动脉期（A、B）及静脉期（C）示腹盆腔内多发结节、肿块（黑箭头），较大者内见大片囊变、坏死区，实性部分呈不均匀轻到中度强化，腹膜及大网膜不均匀增厚（长白箭头），心膈角及腹膜后多发淋巴结转移（短白箭头），腹腔内大量积液。

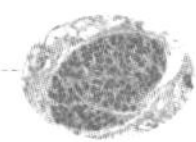

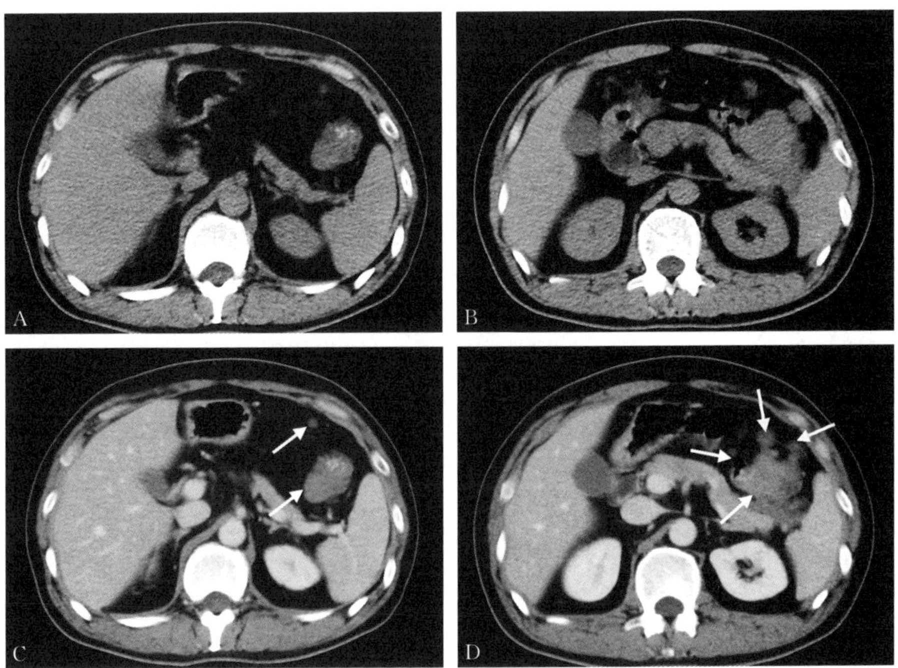

图 6-3-17 腹盆腔促纤维增生性小圆细胞肿瘤(二)

注：患者，男性，47 岁，腹痛、腹泻、血便 2 周。横断位 CT 平扫(A、B)与增强静脉期(C、D)示左侧腹腔内多发实性结节与肿块(箭头)，肿块内少许点状钙化，增强后呈较均匀轻度强化，肿块下部与横结肠分界不清。

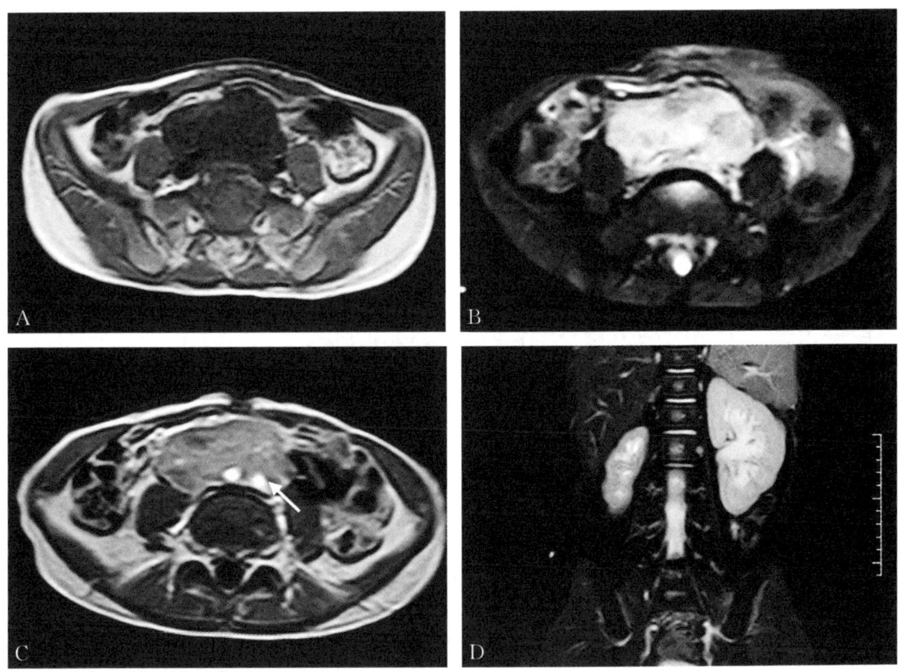

图 6-3-18 腹部促纤维增生性小圆细胞肿瘤

注：患者，男性，14 岁，反复腹痛 2 个月余，肿块位于腹盆腔交界，呈 T_1WI(A)低信号、T_2WI 脂肪抑制(B)不均匀高信号；增强扫描静脉期(C)示肿块中度强化，累及腹膜后，包绕腹膜后大血管(箭头)；冠状位示左肾积水，提示肿块累及左侧输尿管。

（5）诊断要点

DSRCT较为罕见，诊断主要基于组织学、免疫组织化学和细胞遗传学等方法分析。对于发生在青少年，表现为腹盆腔多发无明确器官来源的软组织肿块，增强为轻、中度强化，部分肿瘤内见多发斑点状钙化，发生腹膜多发种植转移者，需要考虑到该病的可能性。

（6）鉴别诊断

需与横纹肌肉瘤（rhabdomyosarcom）、恶性间皮瘤、淋巴瘤等鉴别。横纹肌肉瘤发病年龄常小于10岁。原发性腹膜腔横纹肌肉瘤信号多较均匀，较大肿瘤内可见坏死，出血及钙化罕见。增强扫描体积较小者可呈均匀强化，体积较大者多呈延迟、不均匀、中度到明显强化，边缘强化更为明显。转移性横纹肌肉瘤的表现可类似淋巴瘤，亦出现腹膜假黏液瘤样外观。恶性间皮瘤非常罕见，好发于中老年人，可有石棉接触史，通常表现为多个腹膜结节和腹盆腔积液。淋巴瘤可见于儿童或中老年，多位于腹膜后或回盲部，多表现为淋巴结增大并融合成团，并可包埋腹主动脉和下腔静脉，肿瘤内坏死及钙化少见，一般无腹腔积液及网膜种植结节。

6.3.11 淋巴瘤

（1）概述

淋巴瘤是原发于淋巴结或淋巴组织的恶性肿瘤，根据其主要成分和组织结构可分2大类：非霍奇金淋巴瘤（NHL）和霍奇金淋巴瘤（HL），常累及腹腔、腹膜后淋巴结。腹腔内淋巴瘤，NHL明显多于HL，主要表现为淋巴结肿大。

（2）病理

2016版WHO分类将淋巴瘤命名为三大类，分别是成熟B细胞淋巴瘤、成熟NK/T细胞淋巴瘤及HL。每一个独立的淋巴瘤都有其独自的定义，具有独特的病理、免疫、遗传和临床特征。HL的特点是病理组织学检查存在R-S细胞（Reed-Sternberg cells）。HL分为4种组织学亚型：淋巴细胞为主型、混合细胞型、结节硬化型及淋巴细胞减少型。预后以淋巴细胞为主型最好，其次是结节硬化型，混合细胞型较差，淋巴细胞减少型预后最差。NHL镜下可见正常淋巴结结构破坏，淋巴滤泡和淋巴窦可消失。增生或浸润的淋巴瘤细胞成分单一、排列紧密，大部分为B细胞型。NHL常累及结外淋巴组织，往往跳跃性播散，越过邻近淋巴结向远处淋巴结转移。NHL有多中心起源倾向，部分病例在临床确诊时已播散至全身。

（3）临床

HL发病年龄呈双峰分布：在发达国家，第一个高峰为20～30岁，第二个高峰为50岁之后；而在发展中国家，第一个高峰常出现在青春期之前；HL在5岁以下的儿童中非常罕见。男性和女性的发病率大致相同。与HL不同的是，NHL的发病率随着年龄的增长而稳步上升；NHL男性发病率高于女性。临床表现常有腹部不适、腹痛、腹部包块等腹部症状，亦可发生贫血、发热、体重减轻等全身症状。

（4）MRI表现

HL和NHL可累及一个或多个淋巴结群（图6-3-19）、实质脏器或形成广泛腹腔播散（图6-3-20）。大多数NHL患者有腹腔受累，而HL患者累及腹腔者不足50%。淋巴结是NHL好发部位，常累及肝及十二指肠韧带、肝胃韧带及肠系膜等部位，淋巴结NHL常沿淋巴回流路径向邻近淋巴组织播散，相邻淋巴结肿大后相互融合成团，包绕肠系膜血管及腹腔干，少数内部可发生坏死及钙化。淋巴结肿大时，邻近脏器会发生移位但不会受到侵犯，有助于鉴别淋巴瘤与其他恶性肿瘤。

腹腔淋巴瘤在T_1WI上表现为等或低信号肿块，在T_2WI上肿块呈稍高信号，信号较均匀（图6-3-21、22）。未经治疗的淋巴瘤肿块组织内含有过量的自由水，这使其T_2WI信号相对较高。经成功治疗后，淋巴瘤细胞成分和肿瘤含水量降低，其内纤维成分或瘢痕常表现为相对低信号。然而由于坏死、不成熟的纤维化组织、水肿和炎症的存在，这种表现的敏感性有限。增强扫描肿块呈轻度到中度强化。淋巴瘤在DWI上呈明显弥散受限（图6-3-23），ADC值明显降低，文献报道平均ADC值为$(0.94\pm0.03)\times10^{-3}\ mm^2/s$。

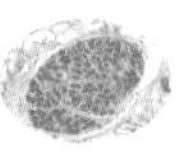

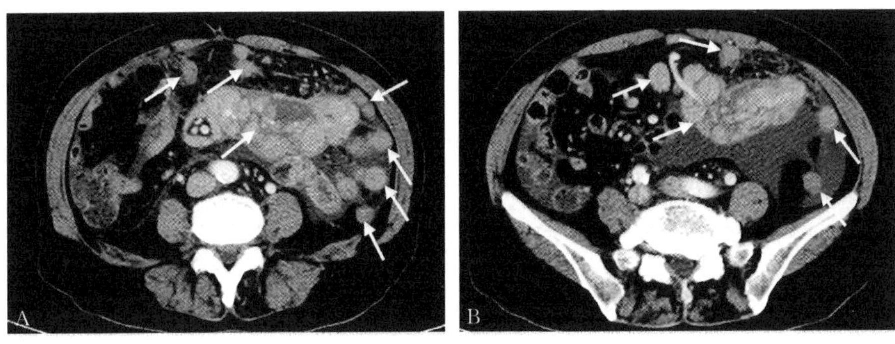

图 6-3-19 肠系膜与大网膜淋巴瘤

注：患者，女性，65岁，滤泡性淋巴瘤。横断位CT增强(A、B)示肠系膜、大网膜多发肿大淋巴结(箭头)，部分融合成团，包绕肠系膜血管，伴有腹腔积液。

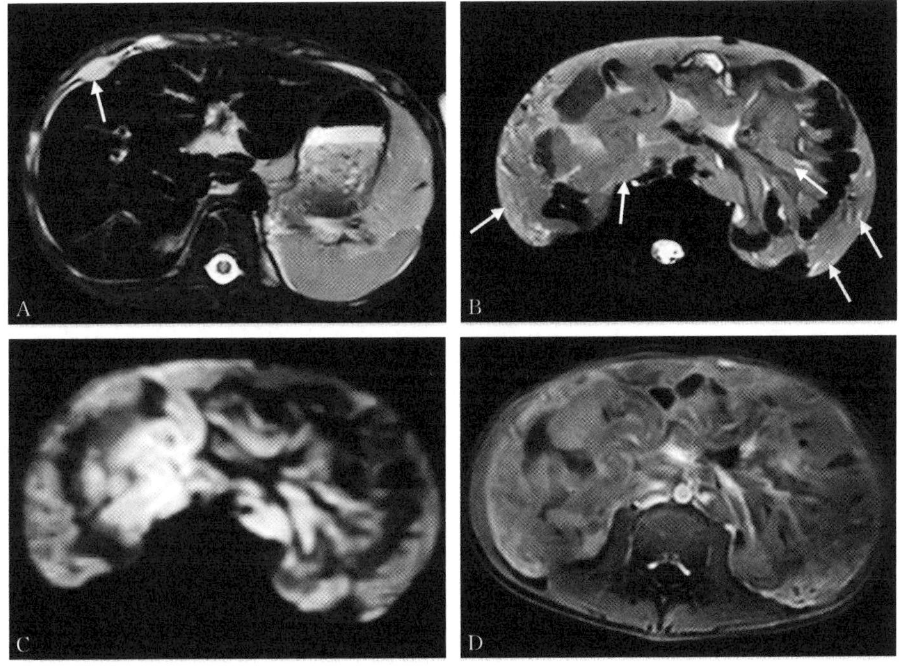

图 6-3-20 腹腔淋巴瘤(一)

注：患者，男性，7岁，Burkitt淋巴瘤。横断位 T_2WI 脂肪抑制(A、B)和DWI(C)示腹腔内弥漫 T_2WI 稍高信号(B，箭头)及DWI高信号病变，增强后病变轻度强化；肝周亦见 T_2WI 稍高信号结节(A，箭头)。

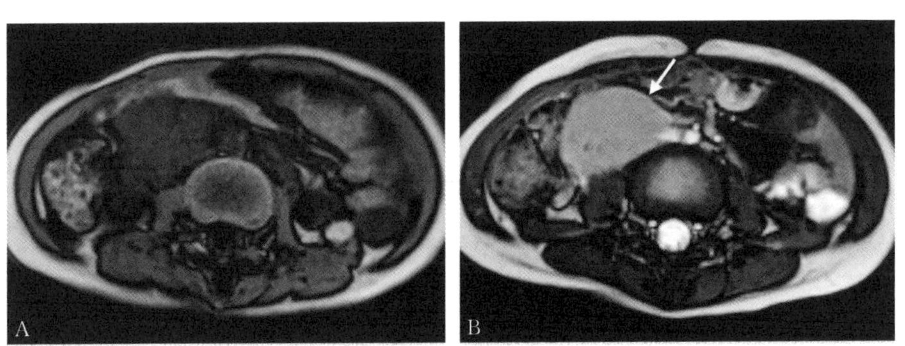

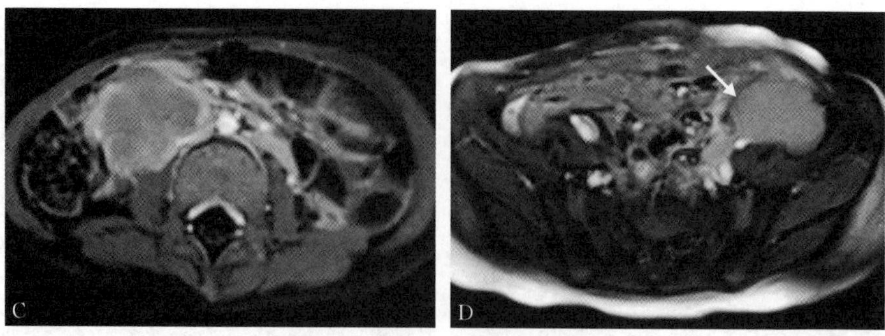

图 6-3-21 腹盆腔淋巴瘤

注:患者,男性,5 岁,无明显诱因下腹痛。横断位 T_1WI(A)和 T_2WI(B)示右下腹信号均匀的类圆形肿块(箭头),边界不清,呈 T_1WI 稍低信号、T_2WI 稍高信号;注入对比剂后(C)肿瘤呈轻度强化;周围肠系膜见多发中度强化条状影。横断位 T_2WI(D)示同一患者的盆腔左部有一类似信号肿块(D,箭头)。

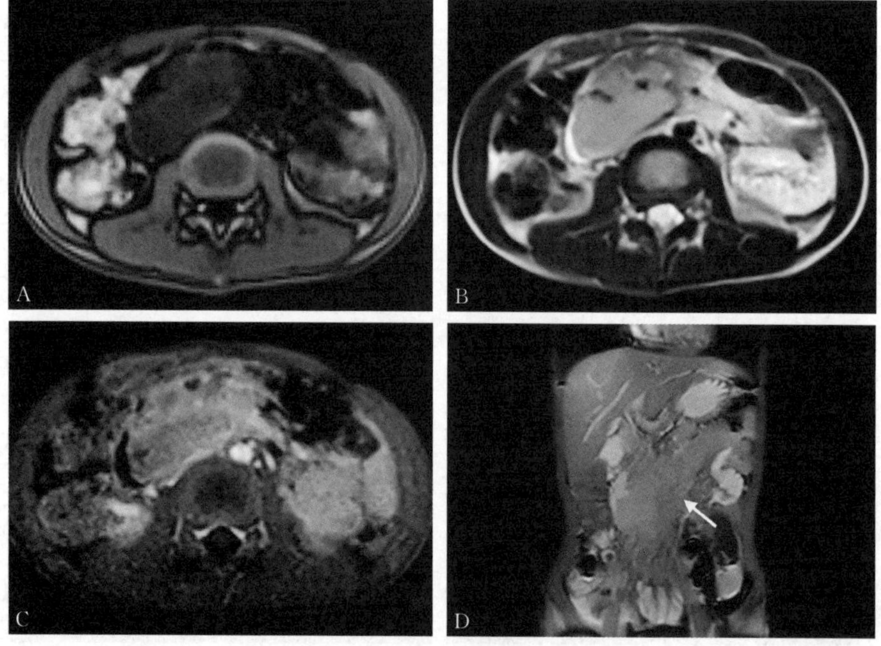

图 6-3-22 腹腔及腹膜后淋巴瘤

注:患者,男性,10 岁,低热伴间断性腹痛 2 个月余。横断位 T_1WI(A)和 T_2WI(B)示腹腔及腹膜后不规则肿块,信号均匀,呈 T_1WI 低信号、T_2WI 稍高信号,肿块包绕大血管;注入对比剂后(C)肿瘤呈不均匀中度强化。冠状位 T_2WI(D)可见肿块累及中上腹部(箭头)。肿瘤活检病理提示为 ALK 阳性间变性大细胞淋巴瘤。

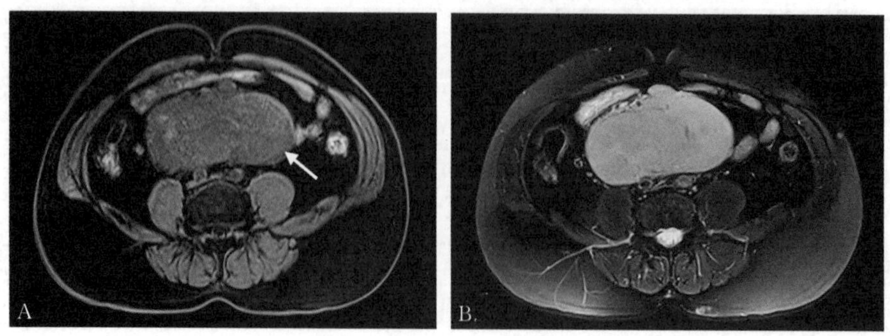

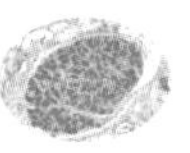

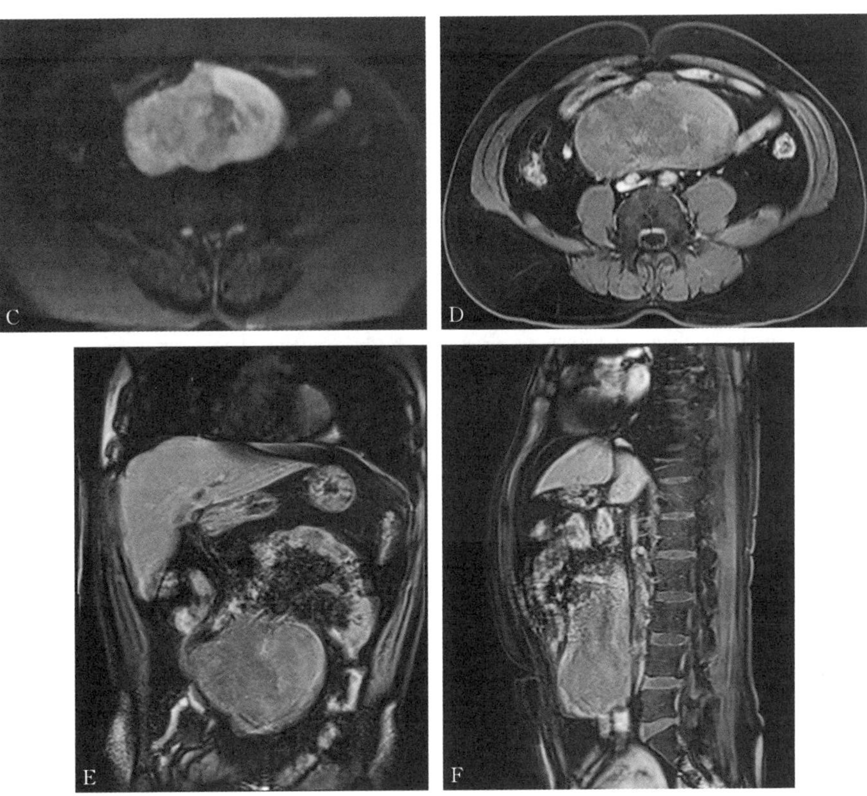

图 6-3-23　腹腔淋巴瘤(二)

注：患者，男性，54 岁。横断位 T_1WI 脂肪抑制(A)和 T_2WI 脂肪抑制(B)与 DWI(C)示腹腔内肿块(箭头)，边界清晰，呈 T_1WI 不均匀稍低信号、T_2WI 较均匀稍高信号、DWI 高信号。增强静脉期横断位(D)与增强延迟期冠状位(E)、矢状位(F)示肿块呈不均匀轻到中度强化。手术病理结果为弥漫性大 B 细胞淋巴瘤。

(5) 诊断要点

肠系膜淋巴结及腹膜后淋巴结增大、融合，包绕肠系膜血管及腹腔干，信号较均匀，增强呈轻度到中度强化，可有全身多组织器官受累。

(6) 鉴别诊断

腹腔淋巴瘤需与转移性肿瘤、淋巴结结核、巨淋巴结增生症、副神经节瘤等鉴别。

1) 转移瘤：有原发肿瘤病史，其影像表现与原发灶相关。

2) 淋巴结结核：不同于淋巴瘤均匀强化的表现，淋巴结结核表现为环状强化的淋巴结互相融合形成“多房样”的肿块。

3) 巨淋巴结增生症：病变可伴钙化、坏死，部分中央见放射状低信号，增强后多数呈均匀的轻度到明显强化。透明血管型多为单发病变，伴明显强化。浆细胞型常为多发病变，强化程度较低。

4) 副神经节瘤：有特殊的发病部位。肿块边界清晰，T_2WI 信号偏高，坏死多见，增强呈持续、明显强化。

6.3.12　腹膜黏液性肿瘤

(1) 概述

腹膜黏液性肿瘤旧称腹膜假黏液瘤(pseudomyxoma peritonei, PMP)，是一种少见疾病，主要以腹腔内弥漫性的大量胶冻状液性物质堆积，并伴有腹膜和网膜上的种植为主要表现，易复发。

PMP 分为原发性和继发性，以继发性(转移性)多见，在大部分的病例中，阑尾是原发病灶，通常低级别病变与阑尾低级别黏液性肿瘤相关；其次来源于结直肠与卵巢，也可以来源于其他器官，如膀胱、胃、胰腺、脐尿管等。

（2）病理

WHO 第 5 版消化系统肿瘤分类中将腹膜黏液性肿瘤分为低级别与高级别两种类型。2016 年腹膜表面肿瘤学国际联盟进一步将 PMP 分为无细胞黏液型、低级别、高级别、含印戒细胞癌 4 种类型。

低级别 PMP 镜下细胞稀少或缺乏，肿瘤细胞呈条状或小岛状单层排列，有时可见乳头簇状结构，细胞核小而规则，轻度异型，细胞内黏液丰富，核分裂象罕见。高级别肿瘤镜下肿瘤细胞多，细胞内黏液减少，可见印戒细胞，核分裂象常见。

（3）临床表现

女性多于男性，好发于 50 岁左右。无特异性临床表现，有部分患者有早期阑尾炎表现；卵巢受累的患者可出现相应妇科症状；或有腹胀、腹水、肠梗阻或腹股沟疝等表现。

（4）MRI 表现

低级别 PMP MRI 表现包括以下几种类型。

1）腹水型：腹、盆腔内积液或多囊性包块改变，信号变化与黏液蛋白含量有关，多数 T_1WI 呈低信号，T_2WI 呈高信号，局部可见分隔，增强扫描分隔可强化。腹水形态相对较固定，肝、脾等实质器官表面可呈“扇贝”样受压，此征象较为典型。

2）肿块型：腹、盆腔局限性或弥漫性类软组织样病变且无腹水改变，增强呈轻度环形、分隔或花边样强化。黏液性胶冻状肿块位于实质脏器表面产生占位效应及浸润性改变亦可表现为“扇贝”样或结节样压迹，累及腹膜、网膜、肠系膜时呈“饼”样增厚、污垢样增厚，部分可形成“胶冻腹”。MRI 呈 T_1WI 等信号、T_2WI 稍高信号、DWI 高信号。可有腹膜后淋巴结肿大。

3）混合型：以肠曲为中心分布的胶冻样病变，并见大量腹腔积液。部分病例可见斑点、索条形钙化。阑尾、卵巢等可见原发病灶。

（5）诊断要点

腹腔内见水样信号影，和/或腹膜、网膜、肠系膜“饼”样或污垢样改变，可有原发病灶，如阑尾、卵巢病变。

（6）鉴别诊断

低级别 PMP 需与非黏液腺癌腹膜转移癌、恶性腹膜间皮瘤、感染性腹膜炎鉴别。①非黏液腺癌腹膜转移癌：有明确的原发肿瘤病史，在腹膜、网膜可见散在软组织结节或肿块，伴局限性或弥漫性腹膜、网膜“饼”样增厚、污垢样改变，腹水移动度较好，腹腔或腹膜后可见肿大淋巴结。②恶性腹膜间皮瘤：弥漫型者可见腹膜、网膜、肠系膜弥漫性增厚，呈结节样、团块样或“饼”样，多数伴有腹腔积液；局限型者可呈实性或囊实性，实性成分增强后均为中度或明显持续性强化。③感染性腹膜炎：临床症状重，常合并腹膜刺激症。

6.3.13 转移性癌

（1）概述

腹膜转移癌（peritoneal carcinomatosis）是恶性肿瘤细胞经血管、淋巴管转移至腹膜腔或者直接腹膜种植转移所致，临床较常见。卵巢癌、胃癌和结直肠癌最易发生腹膜转移，发生率分别为 71%、15%、10%。腹膜转移可形成假性黏液瘤。

（2）病理

腹膜转移癌因其来源组织及肿瘤病理性质的不同而有不同表现。75%以上的腹膜转移癌为转移性腺癌，腹腔脏器的癌瘤累及浆膜后，瘤细胞脱落，弥漫种植于腹膜、大网膜或肠系膜的表面，生长繁殖，被腹膜的结缔组织所包绕，形成大小不等的转移性结节。

（3）临床

1）腹胀及腹水：腹水为腹膜转移性肿瘤最常见且较早出现的临床症状，腹水量常不大，与肝硬化、结核性腹膜炎、肾病患者大量腹水所致之严重腹胀有所不同。但若同时伴有门静脉转移或肝转移肝衰竭，则也可表现为大量腹水。体检可发现移动性浊音。腹水常为无色或淡黄色微混液体，若伴肿瘤坏死、出血，则可为血性；若为渗出液，蛋白含量较高，腹水病理检查可发现肿瘤细胞。

2）腹部包块：腹膜转移肿瘤所致的腹部包块常为多发性，可位于腹部各区，常有一定的活动度，其活动度因肿瘤所在腹膜部位而异，肿块质地因肿瘤病理性质而异。有时肿瘤侵及腹壁可表现为腹壁固定性包块，质地常较硬，压痛明显。

3）消化系统症状：常表现为食欲不振，有时

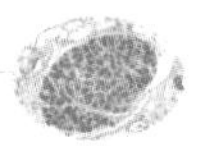

伴恶心、呕吐、腹痛及腹泻。若肿瘤侵及肝脏或胆管，可有黄疸。当肿块压迫胃肠道或因肿块致肠扭转、肠套叠时，则可出现肠梗阻的腹痛、呕吐、腹胀、便秘症状。部分患者因急性肠梗阻手术而明确诊断。

4）全身症状：常表现为乏力、消瘦、贫血、恶病质。

5）原发疾病症状：因不同组织、器官来源和不同病理类型而不同。如胃癌患者可出现上消化道出血、幽门梗阻；肝癌患者可出现黄疸、肝衰竭、门脉高压表现；而腹腔外脏器的腹膜转移肿瘤常以原发病灶的表现为主。

（4）MRI表现

1）腹水：腹水是腹膜转移癌最常见的影像学表现，呈 T_1WI 低信号、T_2WI 高信号。

2）腹膜改变：腹膜增厚（＞2 mm），可呈不规则的带状、结节状、团块状增厚（图 6－3－24）。增厚的壁层腹膜呈 T_1WI 稍低信号、T_2WI 等信号，增强扫描呈不均匀强化。

3）网膜改变：早期网膜改变表现为网膜脂肪的软组织浸润改变（图 6－3－25），均匀脂肪信号的大网膜内出现局灶性、多发细小的点状、短条状的污垢样异常信号；后期出现结节状软组织和网膜"饼"样增厚。

4）肠系膜及系膜血管改变：肠系膜失去脂肪信号，表现为小点状、短条状的污垢样异常信号，结节状改变的肠系膜均有强化。系膜血管改变表现为肠系膜血管边界欠清、欠光滑。

5）腹膜腔软组织结节、肿块与囊性占位：以多发软组织结节、肿块多见，在 T_2WI 脂肪抑制上呈中等或高信号，DWI 呈高信号，由于周围腹水的衬托可更加清晰显示（图 6－3－26、27）；表现为腹腔内多发或单发囊性病灶较少见，囊壁薄，囊内水样信号。

6）小肠表现：小肠受累表现为小肠壁增厚，累及部分或大部分肠壁，肠管粘连、扭曲，可伴有或不伴肠梗阻。

7）腹腔、腹膜后可见多发肿大淋巴结。

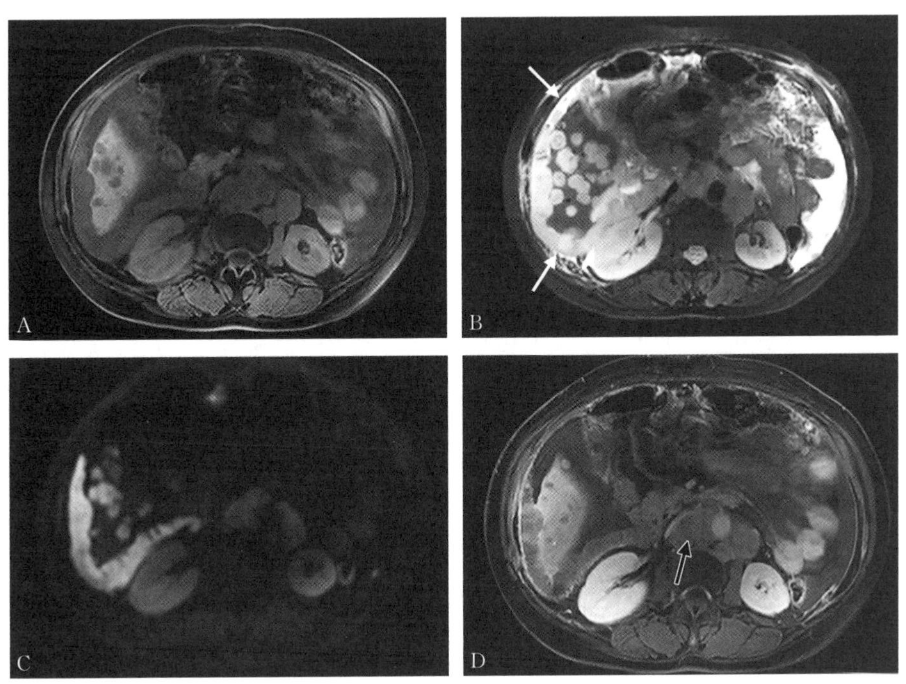

图 6－3－24　宫颈癌伴肝脏、腹膜、腹膜后多发转移

注：患者，女性，56 岁，宫颈癌病史。横断位 T_1WI 脂肪抑制（A）和 T_2WI 脂肪抑制（B）示右侧及后部腹膜不均匀明显增厚（白箭头），呈 T_1WI 稍低信号、T_2WI 及 DWI（C）高信号，横断位增强静脉期（D）呈轻度强化，腹膜余部稍增厚伴明显强化。此外，该患者伴有肝脏多发转移瘤、腹腔内及腹膜后多发淋巴结转移（黑箭头）与腹腔积液。

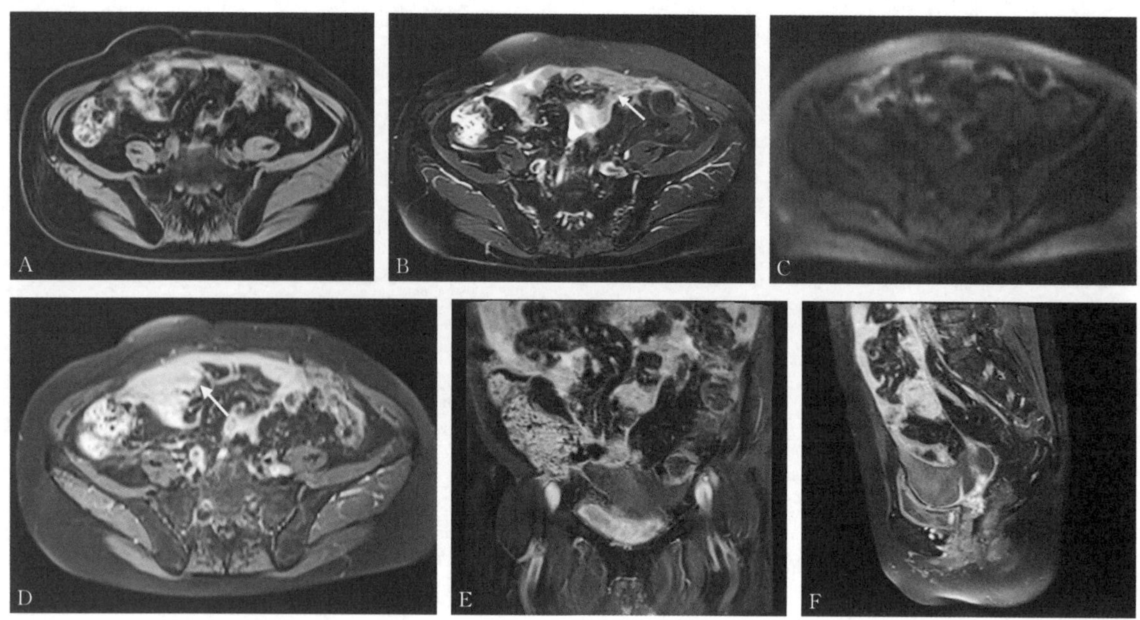

图 6-3-25　大网膜及肠系膜转移性癌

注：患者，女性，66 岁，横断位 T_1WI 脂肪抑制（A）、T_2WI 脂肪抑制（B）与 DWI（C）示大网膜、肠系膜及腹膜不均匀增厚，呈 T_2WI 不均匀稍高至高信号（箭头）、DWI 等或高信号。横断位（D）、冠状位（E）与矢状位（F）增强示病变明显强化（箭头）。

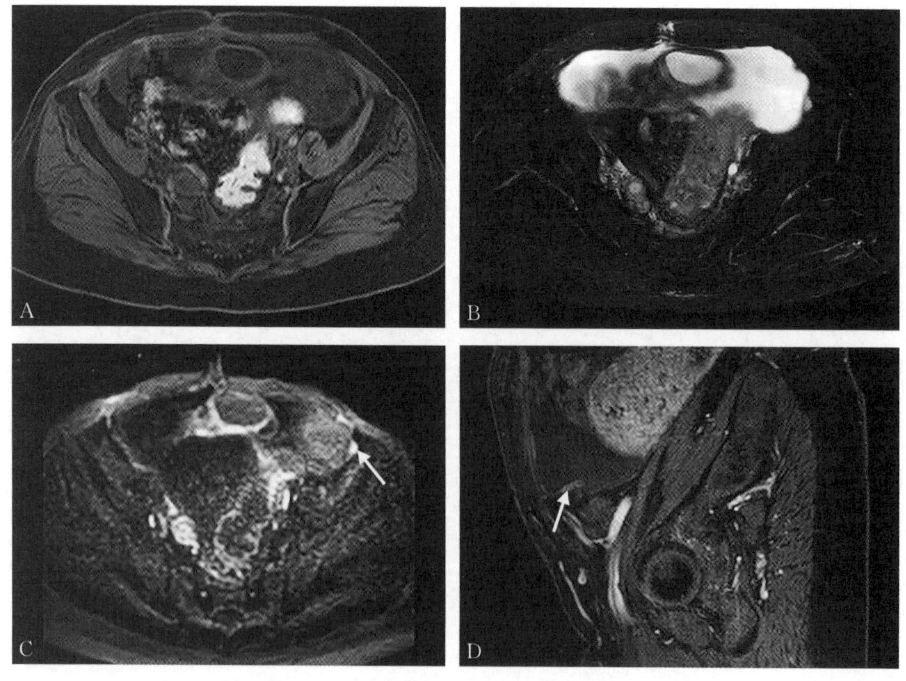

图 6-3-26　直肠癌伴腹膜多发转移

注：患者，女性，49 岁，直肠癌术后盆腔转移 4 个月余。横断位 T_1WI 脂肪抑制（A）和 T_2WI 脂肪抑制（B）示腹膜转移性小结节伴盆腔积液，结节呈 T_1WI 低信号、T_2WI 稍高信号。DWI（C）示结节呈明显高信号（箭头）。矢状位增强图像（D）示腹膜底部另一转移灶呈明显强化（箭头）。

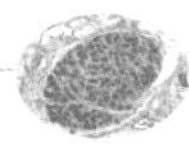

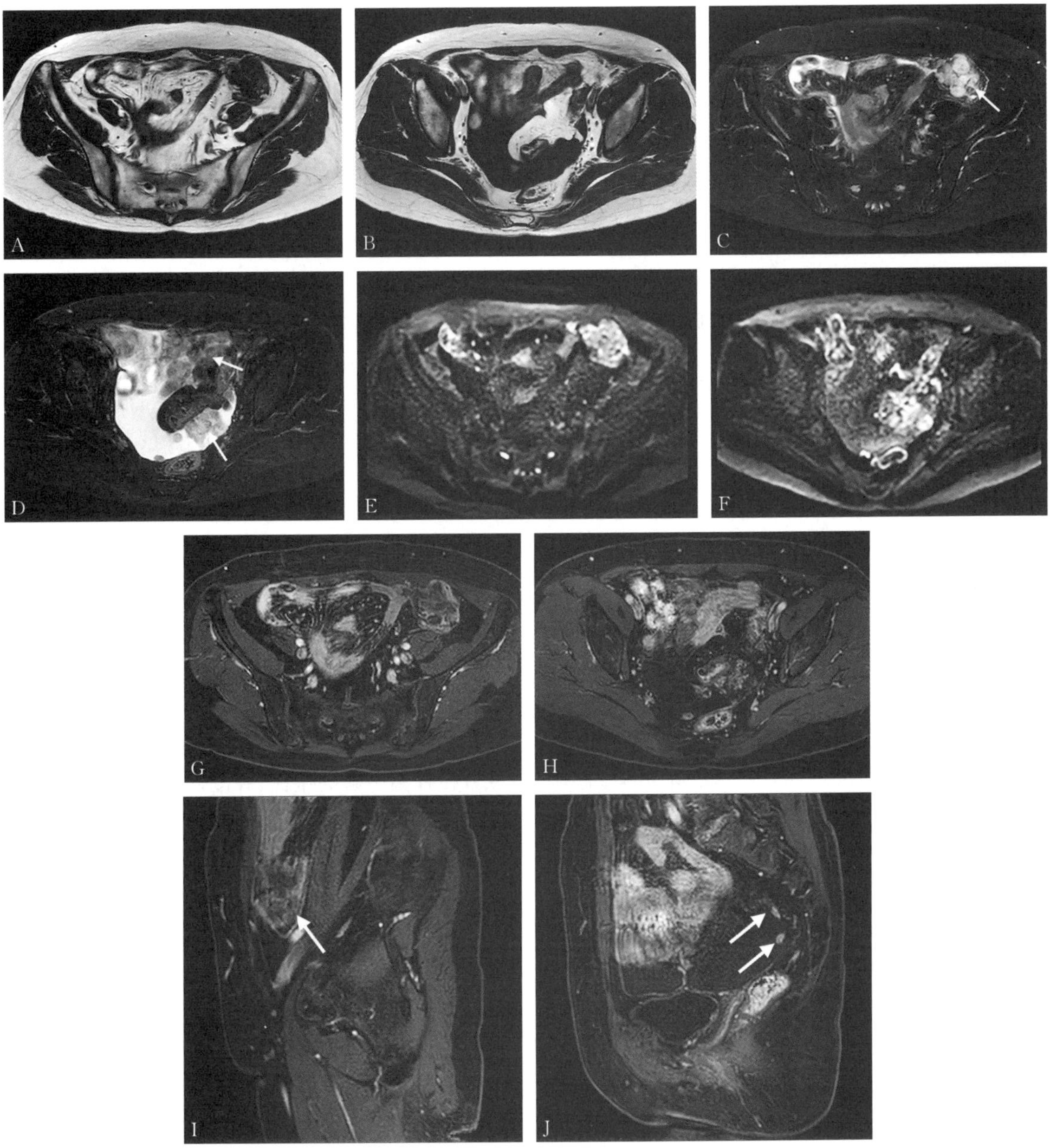

图 6-3-27 结肠黏液腺癌伴腹膜转移

注：患者，女性，64 岁，结肠黏液腺癌病史。横断位 T_1WI(A、B)、T_2WI 脂肪抑制(C、D)与 DWI(E、F)示腹膜与肠系膜多发转移结节(箭头)，呈 T_1WI 稍低信号、T_2WI 不均匀稍高信号、DWI 不均匀高信号，盆腔积液。横断位增强静脉期(G、H)与矢状位增强延迟期(I)示转移性结节呈不均匀中度强化(I，箭头)，另一层面矢状位增强图像(J)示腹膜小转移灶(箭头)。

(5) 诊断要点

具有原发肿瘤病史，当 MRI 上出现腹膜增厚或多发 T_1WI 低信号、T_2WI 中等或高信号软组织结节、肿块，伴有腹盆腔积液、肿瘤标志物升高，临床应考虑腹膜转移癌的诊断。

(6) 鉴别诊断

腹膜转移癌需要与结核性腹膜炎、腹膜播散性平滑肌瘤病、恶性腹膜间皮瘤、原发性腹膜浆液性癌等相鉴别，结合原发肿瘤的病史对鉴别诊断至关重要。

1）结核性腹膜炎：腹膜均匀、光滑增厚，小肠壁增厚，腹水，淋巴结肿大伴环形强化，存在其他部位的结核病灶。

2）腹膜播散性平滑肌瘤病：好发于育龄期妇女，表现为腹膜多发平滑肌瘤样结节。部分患者有子宫肌瘤手术史，尤其是腹腔镜子宫肌瘤切除术史。

3）腹膜恶性间皮瘤：二者影像学表现相似，难以鉴别。但腹膜恶性间皮瘤罕见，通常无原发恶性肿瘤病史。

4）原发性腹膜浆液性癌：多发生在绝经后妇女，CA125升高；多可见腹水、腹膜增厚及结节、网膜结节及肿块，无原发性恶性肿瘤的证据。

6.3.14 转移性肉瘤

（1）概述

腹膜转移性肉瘤（peritoneal metastatic sarcoma）即原发于其他组织的肉瘤转移、累及腹膜的病变，比较罕见。原发灶可以起源于腹部或四肢的肉瘤。其中，以胃肠道间质瘤、平滑肌肉瘤比较多见。

（2）病理

肉瘤是源于间叶组织的恶性肿瘤，包括脂肪、肌肉、神经、血管以及其他结缔组织的恶性肿瘤。转移性肉瘤的病理表现主要与原发病灶相关。

（3）临床表现

临床症状主要表现为腹痛、腹胀等，根据累及的部位或原发灶不同，可表现为相对特异的临床表现。

（4）MRI表现

多取决于原发灶的影像特征。胃肠道间质瘤引起的转移性腹膜肉瘤表现为多发、富血供、不均质病灶，病灶内多见坏死，腹水少见。平滑肌肉瘤引起的转移性腹膜肉瘤表现为较大的肿块或腹膜增厚，大肿块常呈现不均匀强化，可伴钙化。总体上腹膜转移性肉瘤易在腹膜表现为界限清楚结节或肿块，轮廓较为光滑，大多数病灶＞2 cm；发生腹水相对少见，单一表现为网膜“饼”样增厚、淋巴结肿大等亦较少见。

（5）诊断要点

结合病史，找准原发灶，对于转移性肉瘤诊断至关重要。对于腹膜增厚、腹膜多发结节或肿块应考虑到转移性病变可能。腹膜转移性肉瘤除表现为原发病灶的影像学特征外，血供丰富也是其特点。

（6）鉴别诊断

腹膜转移性肉瘤需要与腹膜转移性癌、淋巴瘤等表现为多发实性结节的病变进行鉴别。有无原发性肉瘤对鉴别诊断至关重要。此外，腹膜转移性癌较易伴有腹盆腔积液；淋巴瘤病灶信号多较均匀，增强呈轻到中度强化，且有病变融合趋势。

6.4 腹膜炎症性疾病

6.4.1 结核性腹膜炎

（1）概述

结核性腹膜炎（tuberculous peritonitis）是由结核分枝杆菌引起的慢性、弥漫性腹膜炎症，是腹部结核最常见的表现形式，同时可累及胃肠道、腹部实质脏器及腹腔淋巴结。

（2）病理

结核性腹膜炎通常是由原发性肺结核血行播散至腹膜引起，也可通过活动性肺结核或粟粒性结核血行播散而发生。此外，结核分枝杆菌也可穿透感染的局部肠壁进入腹膜腔，或通过结核性输卵管炎播散进入腹膜腔，但均较为少见。结核分枝杆菌感染腹膜后在腹膜形成结核结节，同时渗出含蛋白质的液体形成腹水，根据病理表现不同分为渗出型、粘连型及干酪型。在疾病发展过程中，上述病理改变可同时存在。

（3）临床

结核性腹膜炎的主要临床表现包括腹水、腹痛和发热，症状通常持续数周或数月，大部分患者初诊时已存在腹水，部分患者腹部触诊呈“揉面感”，部分可触及包块。大多数患者腹水呈淡黄色，白细胞计数＞500×10^6/L，以淋巴细胞增多为主，蛋白质含量通常＞3.0 g/dl，腹水ADA水平

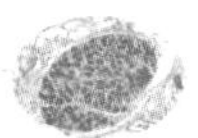

升高有助于结核诊断。

（4）MRI表现

结核性腹膜炎通常表现为腹膜增厚，形态较光滑、均匀，局部可形成结核结节，多呈 T_1WI 等、稍低信号，T_2WI 稍高信号，增强后病变呈中度至明显强化，常合并有腹膜后淋巴结肿大。淋巴结可以出现钙化，中心形成干酪样坏死时，增强呈环形强化。根据主要病理改变不同可有不同表现。①渗出型：腹腔内局限性或包裹性积液，因含蛋白质成分较多，T_1WI 可呈稍高信号。②粘连型：肠系膜和网膜增厚，伴多发结核结节形成，肠袢固定。③干酪型：可以表现为多房性肿块，增强后多房壁呈环形强化，内壁光整。邻近腹膜、肠壁、网膜及肠系膜增厚、粘连，可以伴有包裹性积液。

（5）诊断要点

腹膜增厚伴有腹水形成是结核性腹膜炎最常见表现，腹膜增厚通常较均匀、光滑，局部可见结核结节，增强后呈中度到明显强化。

（6）鉴别诊断

结核性腹膜炎需要与恶性肿瘤腹膜转移相鉴别：后者有原发肿瘤病史，多为卵巢、胃肠道肿瘤；腹膜增厚不规则，网膜呈污垢状改变或“饼”状增厚，增强后有不同程度强化，大量腹腔积液。

6.4.2　嗜酸性腹膜炎

（1）概述

嗜酸性腹膜炎（eosinophilic peritonitis）是一种特殊类型的非感染性透析相关性腹膜炎。病因不明，可能与患者对透析液成分过敏有关，常伴有嗜酸性粒细胞增多症，同时可累及胃肠道、腹部实质脏器。

（2）病理

嗜酸性腹膜炎大体表现为腹膜充血水肿伴渗出性腹腔积液。镜下可见腹膜血管扩张充血伴大量嗜酸性粒细胞，同时伴有淋巴细胞、中性粒细胞浸润。

（3）临床

嗜酸性腹膜炎是一种与腹膜透析相关的非感染性腹膜炎，通常发生在腹膜透析管置入后1～3个月。临床表现包括轻微腹痛、低热或无症状性透析液浑浊、透析液中嗜酸性粒细胞比例升高。腹膜透析液中嗜酸性粒细胞比例＞10%或绝对值＞100/μl时支持诊断。

（4）MRI表现

嗜酸性腹膜炎影像表现缺乏特异性，通常表现为腹膜轻度增厚伴强化，肠系膜血管扩张充血。当合并感染时，腹膜均匀或不均匀增厚伴明显强化，腹膜后可见肿大淋巴结。

（5）诊断要点

嗜酸性腹膜炎的影像表现缺乏特异性，同时临床症状较轻，诊断需要依靠透析液嗜酸性粒细胞的绝对值及比例的检测结果。

（6）鉴别诊断

嗜酸性腹膜炎需要与感染性腹膜炎相鉴别：感染性腹膜炎患者症状较重，常有寒战、高热及腹膜刺激征阳性，腹腔多有原发感染灶，伴有腹膜增厚，肠系膜充血水肿，肠系膜脂肪间隙模糊，增强后呈较明显强化。嗜酸性腹膜炎患者临床症状及体征均较轻微，腹膜增厚及淋巴结肿大通常不明显。

6.4.3　硬化性肠系膜炎

（1）概述

硬化性肠系膜炎（sclerosing mesenteritis）是一种累及肠系膜脂肪的非特异性炎症，包括一系列特发性炎症及纤维化过程。根据脂肪坏死、慢性炎症和纤维化的程度的不同而有不同的名称，如肠系膜脂肪营养不良（以脂肪坏死为主时）、肠系膜脂膜炎（以慢性炎症为主）、硬化性肠系膜炎或肠系膜纤维化或回缩性肠系膜炎（以纤维化为主）。以上名称很可能代表该疾病自然病程中的不同阶段，但并非所有患者均会经历此演变过程。硬化性肠系膜炎的发病机制尚不清楚，可能与腹部手术或腹部创伤、自身免疫、副肿瘤综合征、缺血和感染等因素有关。

（2）病理

大体上，受累肠系膜形成黄色或棕黄色的结节，内部散在不规则液化、坏死的脂肪组织。早期镜下可见坏死脂肪组织与淋巴细胞、浆细胞、嗜酸

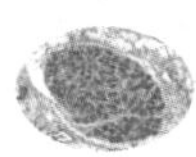

性粒细胞浸润。随着病程发展，纤维组织增生使病灶局限形成“假肿瘤包膜”。

（3）临床

硬化性肠系膜炎多发生于50～70岁，中位年龄为65岁。儿童及青少年的患病率较低，可能与肠系膜脂肪含量相对较少有关。病变常最常累及小肠系膜，其次是乙状结肠系膜。症状缺乏特异性，主要症状包括腹痛、低热、恶心、呕吐、消瘦乏力以及大便习惯改变。查体可触及腹部包块、腹部压痛。

（4）MRI表现

约20%的病变存在钙化，可能是由脂肪坏死所致。肠系膜脂膜炎的特征性表现为“脂肪环征”与“假肿瘤征”。肠系膜脂膜炎通常自肠系膜根部向下延伸，呈条索样、结节样，通常包绕但不侵犯肠系膜血管，形成脂肪环征，见于56%～90%的硬化性肠系膜炎患者。假肿瘤征见于约60%的硬化性肠系膜炎患者，表现为肠系膜 T_1WI信号减低、T_2WI脂肪抑脂序列信号增高而呈雾状改变，周围可见条索状分隔（图6-4-1～3）；以纤维为主的病变信号较均匀，而以炎症为主的病变信号多不均匀。肠系膜血栓形成或动脉充血造成肠系膜血管增粗，呈梳齿征。20%～40%的患者存在肠系膜或腹膜后间隙的淋巴结肿大（图6-4-1）。

（5）诊断要点

小肠系膜或乙状结肠系膜出现脂肪环征与假肿瘤征，多可做出正确诊断。

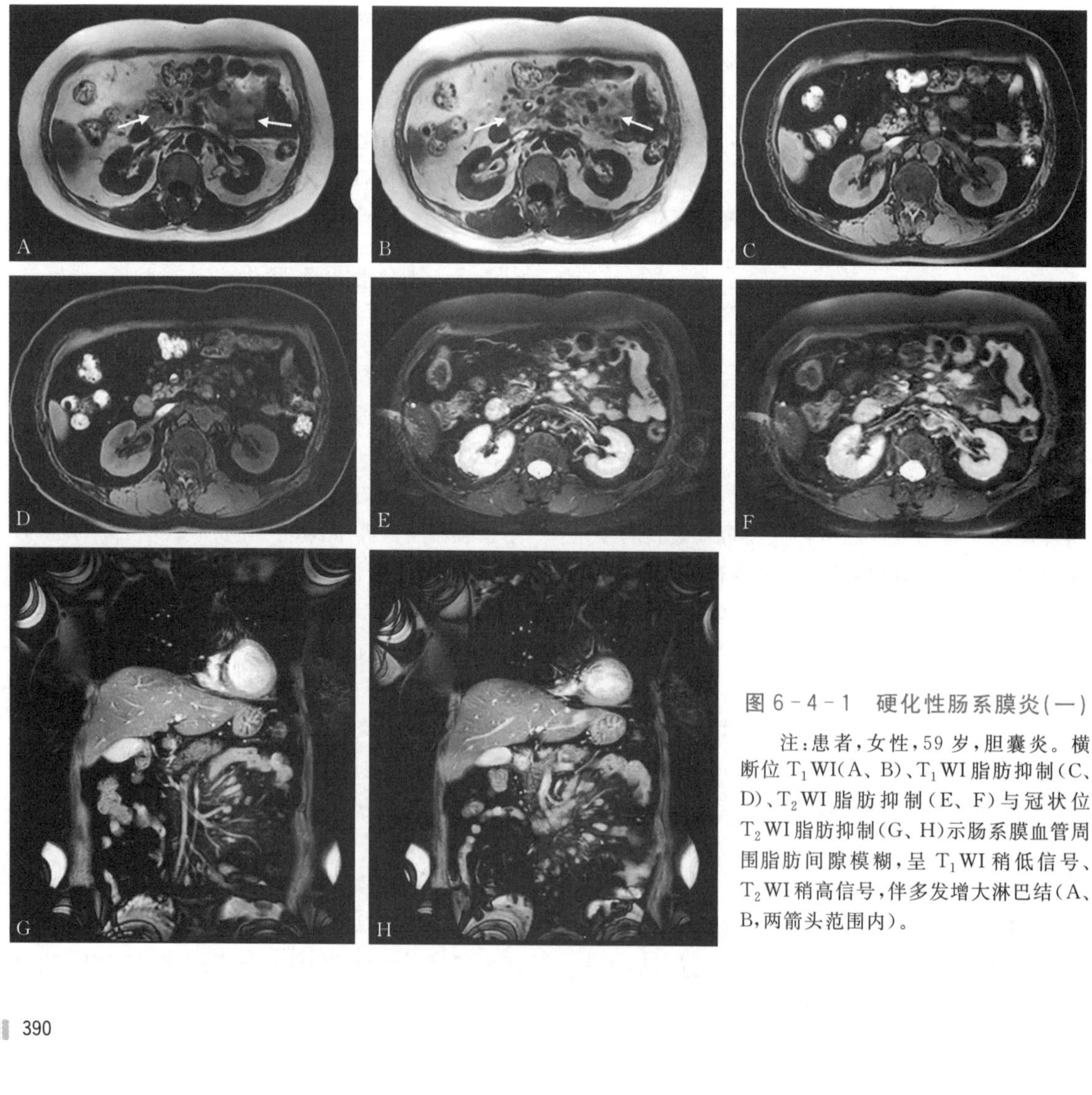

图6-4-1　硬化性肠系膜炎（一）

注：患者，女性，59岁，胆囊炎。横断位 T_1WI（A、B）、T_1WI脂肪抑制（C、D）、T_2WI脂肪抑制（E、F）与冠状位 T_2WI脂肪抑制（G、H）示肠系膜血管周围脂肪间隙模糊，呈 T_1WI稍低信号、T_2WI稍高信号，伴多发增大淋巴结（A、B，两箭头范围内）。

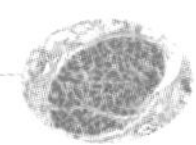

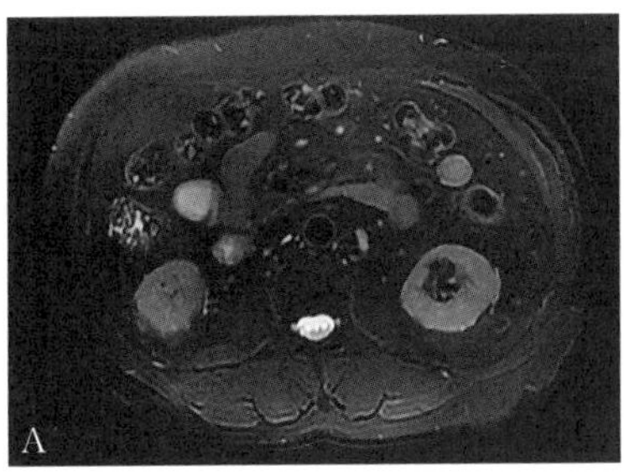

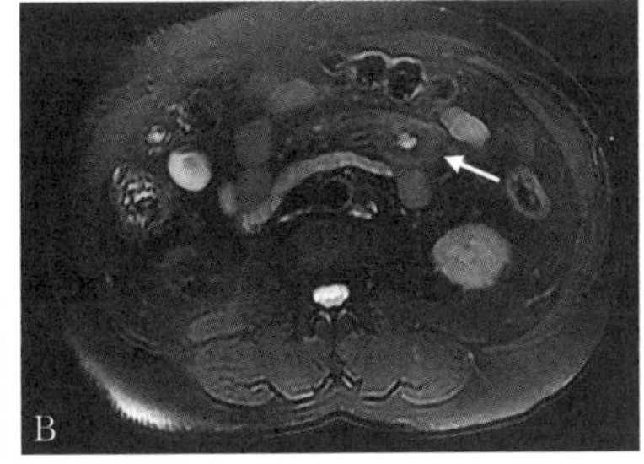

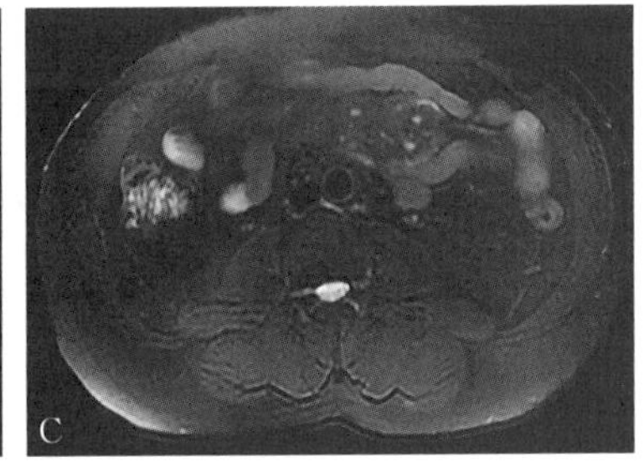

图 6－4－2 硬化性肠系膜炎(二)

注:患者,女性,63 岁,肾上腺肿瘤史。横断位 T_2WI 脂肪抑制(A～C)示肠系膜血管周围的团片状 T_2WI 稍高信号(箭头),形成假肿瘤征,伴多枚小淋巴结。

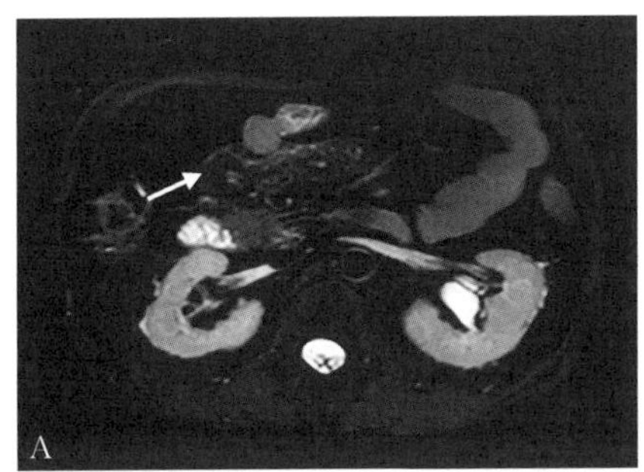

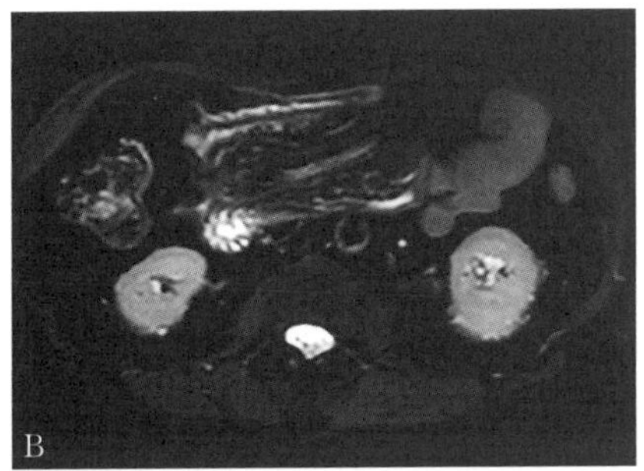

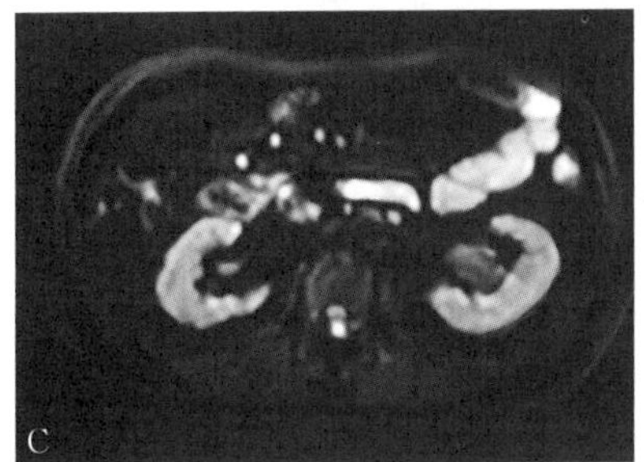

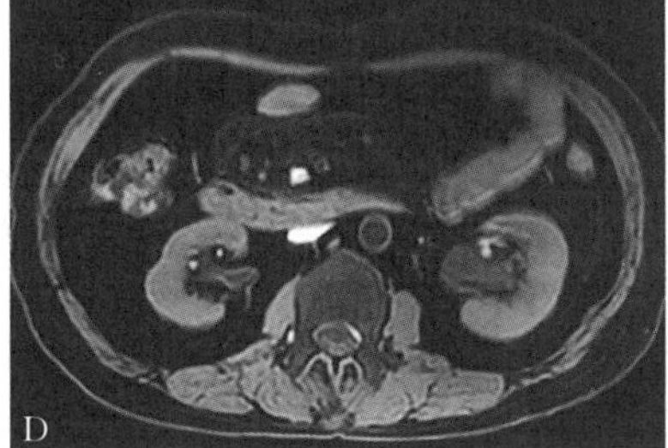

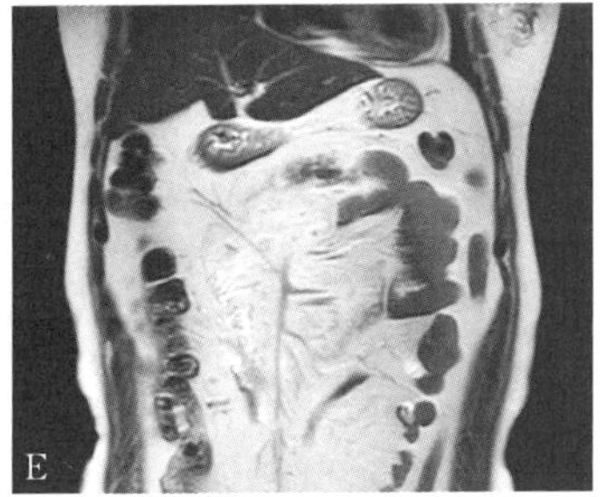

图 6－4－3 硬化性肠系膜炎(三)

注:患者,女性,65 岁,硬化性肠系膜炎。横断位 T_2WI 脂肪抑制(A、B)示稍高信号影包绕肠系膜血管(箭头),形成"脂肪环征",边界不清,局部在 DWI(C)图像上呈稍高信号。T_1WI 脂肪抑制(D)示病变周围可见条索状分隔,形成"假肿瘤征"。冠状位 T_2WI(E)示系膜血管周围广泛异常信号影,在腹腔内脂肪衬托下呈稍低信号。

(6) 鉴别诊断

需要与非霍奇金淋巴瘤(NHL)、肠系膜水肿、感染性病变累及局部肠系膜相鉴别。NHL 也可以表现为肠系膜多发结节、肿块,但常伴有腹膜后淋巴结明显肿大与脾肿大,但 NHL 无钙化与"脂肪环征"。肠系膜水肿、感染性病变累及局部肠系膜均无"假肿瘤征"。此外,肠系膜水肿多有心功能不全、肝硬化等病史。感染性疾病多有胰腺炎、阑尾炎等病史,同时多伴有腹腔淋巴结肿大。

6.4.4 肠系膜淋巴结炎

(1) 概述

肠系膜淋巴结炎(mesenteric lymphadenitis)是一种非特异性的自限性炎症,儿童、青少年多见,以右下腹肠系膜淋巴结受累为主要特征。

(2) 病理

各种胃肠道病毒性或细菌性感染均可引起肠系膜淋巴结炎,病原体经肠道淋巴管回流至肠系膜淋巴结,造成淋巴结非特异性炎症。大体上,淋

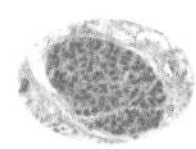

巴结肿大、质地柔软。镜下表现为淋巴细胞非特异性增生为主。当合并化脓性细菌感染时，可有脓液和坏死组织形成。

（3）临床

肠系膜淋巴结在右下腹回肠末端密集分布。因此，肠系膜淋巴结炎症状主要表现为急性或慢性右下腹痛，伴有恶心、呕吐等消化道表现，需要与阑尾炎和肠套叠鉴别。病程通常呈自限性，经过支持治疗后症状通常在1～4周内消退。

（4）MRI表现

肠系膜淋巴结炎多位于右下腹，局部可见2个或以上淋巴结肿大，长径≥10 mm或短径≥5 mm（图6-4-4），肿大淋巴结在DWI上呈均匀高信号，增强后轻到中度均匀强化。周围肠系膜脂肪间隙浑浊，可伴有回肠末端或回盲部肠壁轻度增厚。右下腹阑尾形态正常。

（5）诊断要点

肠系膜淋巴结炎于右下腹可见2个或以上淋巴结肿大，长径大于≥10 mm或短径≥5 mm，同时需排除邻近脏器病变合并淋巴结肿大。

（6）鉴别诊断

肠系膜淋巴结炎需要与急性阑尾炎合并淋巴结炎相鉴别。前者阑尾形态正常，无增粗或管壁增厚改变。急性阑尾炎累及周围淋巴结，常伴有局部肠系膜脂肪间隙模糊或腹腔少量积液，增大的淋巴结较肠系膜淋巴结炎数量少、体积小。

6.4.5 脓肿

（1）概述

肠系膜脓肿（mesenteric abscess）是一种指脓液被肠系膜局限、包裹，多由腹部脏器原发性化脓性感染或腹腔手术造成，是急性腹膜炎局限化的表现。

（2）病理

腹腔脏器感染，特别是胃肠道感染可引起肠系膜脓肿，病原体经血源性播散至肠系膜，造成局部组织液化、坏死，早期以中性粒细胞渗出、浸润为主；随着病变发展，纤维组织增生、包裹，形成脓肿。

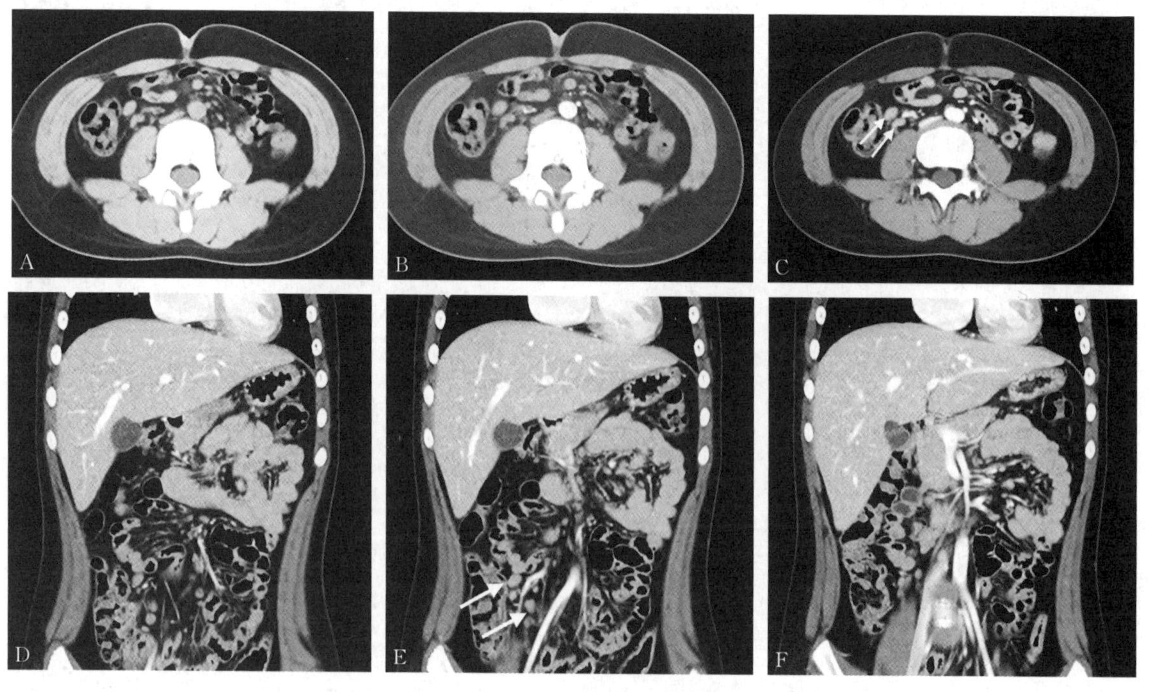

图6-4-4　肠系膜淋巴结炎

注：患者，女性，8岁，腹痛7日。CT平扫、增强动脉期、静脉期的横断位（A～C）与冠状位（D～F）图像示右下腹多发淋巴结，部分肿大（箭头）。

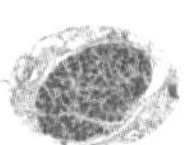

(3) 临床

肠系膜脓肿全身症状以腹痛、发热为主，发热多呈持续性高热。患者多伴有腹痛、恶心、呕吐表现，脓肿靠近盆腔时可引起里急后重和膀胱刺激征。体检时腹膜刺激征阳性。

(4) MRI 表现

肠系膜脓肿表现为受累肠系膜局部呈软组织样肿块，周围脂肪间隙模糊，肠系膜血管增粗。脓肿可为单房或多房，呈类圆形或不规则形，脓液 T_1WI 呈低信号，周围脓肿壁的信号稍高于脓液；T_2WI 上脓液表现为明显的高信号，脓肿壁为中等信号。DWI 脓液呈明显高信号。增强扫描脓肿壁呈环形强化。相应节段肠管壁增厚、肠袢积气。

(5) 诊断要点

单房或多房病变，脓肿壁呈 T_1WI 稍低信号、T_2WI 中等信号，脓液呈 T_1WI 低信号、T_2WI 明显高信号、DWI 高信号，增强扫描脓肿壁呈环形强化。

(6) 鉴别诊断

肠系膜脓肿需要与肠系膜囊肿、成熟性囊性畸胎瘤等鉴别。肠系膜囊肿多为单房，囊液呈 T_1WI 低信号、T_2WI 高信号，囊壁光滑，增强无强化或仅囊壁轻度强化。肠系膜脓肿壁较厚，脓液 DWI 呈高信号。成熟性囊性畸胎瘤多数内部可见脂肪、骨、钙化等成分。

6.5 腹膜其他疾病

6.5.1 肠系膜血肿

(1) 概述

肠系膜血肿(mesenteric hematoma)发生率较低，发病原因包括腹部外伤、肿瘤、血管源性因素(动脉瘤破裂)、出血坏死性胰腺炎、服用抗凝药物、手术等。特发性肠系膜血肿多见于青年，无明显性别差异。

(2) 病理

病理可见新鲜出血或陈旧性机化性出血。

(3) 临床

主要临床表现为腹痛、腹腔积血，严重者可引起弥漫性腹膜炎、感染性休克。外伤所致的损伤多发生于活动受限的固定区域，或活动部与固定部移行区域，如升结肠、降结肠、Treitz 韧带附近的十二指肠或空肠上段、回盲部和乙状结肠上端和下端等肠管，以及其相应肠系膜区。肠系膜血肿多经 CT 诊断，当难以与肠系膜肿瘤鉴别时，可行 MRI 检查。

(4) MRI 表现

血肿边界清楚或模糊，可伴周围脂肪间隙不清与多发条索影。不同时期 MRI 信号与血肿吸收演变过程一致：急性期 T_1WI 呈等低信号，T_2WI 为低信号；亚急性早期 T_1WI 呈高信号，T_2WI 呈低信号；亚急性晚期 T_1WI 和 T_2WI 均为高信号(图 6-5-1)；慢性期血肿吸收囊性变，含铁血黄素释放，病灶周围呈低信号。增强扫描有助于鉴别诊断与观察周围肠管强化程度、连续性及有无血管损伤后对比剂外溢等。急性期，病变增强无强化；亚急性期及慢性期，增强后可见环形强化。外伤者可以合并其他脏器损伤改变。

(5) 诊断要点

腹部外伤或手术史，肠系膜区域团块，呈随时间改变的血肿信号，增强无强化或呈环形强化。

(6) 鉴别诊断

肠系膜血肿主要与肠系膜肿瘤进行鉴别，既往腹部外伤史、手术史及短期内 MRI 信号改变有助于鉴别。

6.5.2 腹茧症

(1) 概述

腹茧症(abdominal cocoon)是一种罕见的腹部疾病，又称为硬化包裹性腹膜炎(sclerosing encapsulating peritonitis)，由于肠管被增厚的纤维膜包裹而呈"茧"状，引起反复发作的急、慢性肠梗阻和/或腹部包块。

(2) 病因病理

腹茧症的发病机制尚不明确，根据病因可分为原发性和继发性。原发性腹茧症病因尚不明确，可能由发育不全的大网膜沿横结肠下行包裹小肠导致；继发性腹茧症根据是否与腹膜透析相关分为两类，非腹膜透析相关性继发性腹茧症的

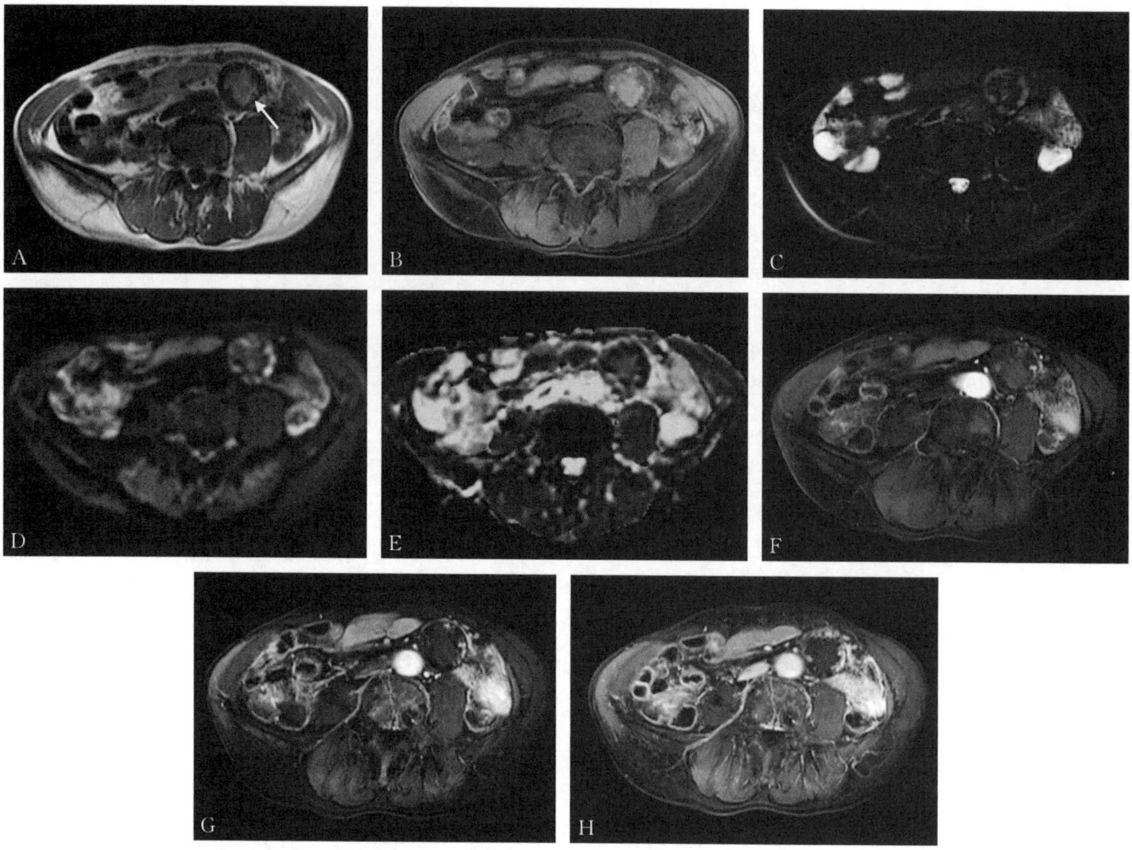

图 6-5-1 肠系膜血肿

注：患者，男性，66 岁，无明显诱因下腹痛 1 个月。横断位 T_1WI(A)、T_1WI 脂肪抑制(B)、T_2WI 脂肪抑制(C)、DWI(D)、ADC 图(E)、增强动脉期(F、G)与静脉期(H)示左侧腹腔内肿块(箭头)。肿块中央呈 T_1WI 高信号、T_2WI 与 DWI 低信号，增强无强化；肿块边缘呈 T_1WI 低信号、T_2WI 与 DWI 稍高信号，增强后边缘多发小结节状强化。患者行肿块切除术，镜下病理示病变呈囊性，囊壁为胶原纤维，未见到内衬上皮，囊内见血凝块与渗出、坏死物，伴有小血管形成。

病因包括结核性腹膜炎、腹部恶性肿瘤、腹部手术史、器官移植等，这些因素均可刺激腹膜发生炎性反应，导致腹腔内大量纤维蛋白析出，由于吸收障碍和结缔组织增生，最终形成纤维包膜。致密、坚韧的纤维膜样组织包裹部分或全部小肠，形成蚕茧状。病理上根据受累小肠的范围可分为局限型和弥漫型。

（3）临床

腹茧症的临床症状缺乏特异性，可表现为呕吐、腹痛、腹胀以及其他亚急性肠梗阻表现。病情反复，自行缓解后可再次出现，可导致营养不良。临床触诊可于腹部触及质韧肿块。

（4）MRI 表现

腹茧症的影像诊断主要依靠 CT，但在 MRI 上能更清楚地显示肠壁与纤维包膜，口服阳性对比剂后能够更好地显示肠管走行，可见被纤维膜包裹的肠管排列紊乱，肠管盘曲、并向中心聚拢(图 6-5-2)，肠腔扩张、积液甚至可形成宽大的气-液平面；纤维包膜 T_1WI 呈稍低信号，T_2WI 呈稍高信号，增强后呈渐进性强化。

（5）诊断要点

肠管呈“茧”状聚集于增厚的纤维包膜内，包膜呈渐进性强化。

（6）鉴别诊断

腹茧症需要与腹内疝鉴别。腹内疝也可出现肠管聚集，但通常发生于特定的解剖部位，如十二指肠旁疝、盲肠周围疝、网膜孔疝或肠系膜裂孔疝，临床症状较重，可形成绞窄性肠梗阻，影像上

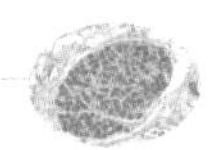

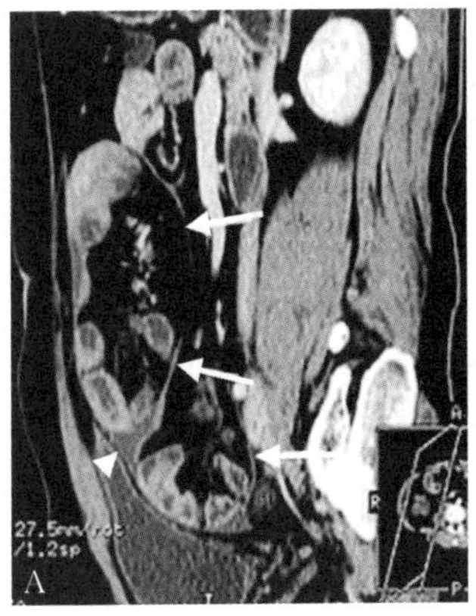

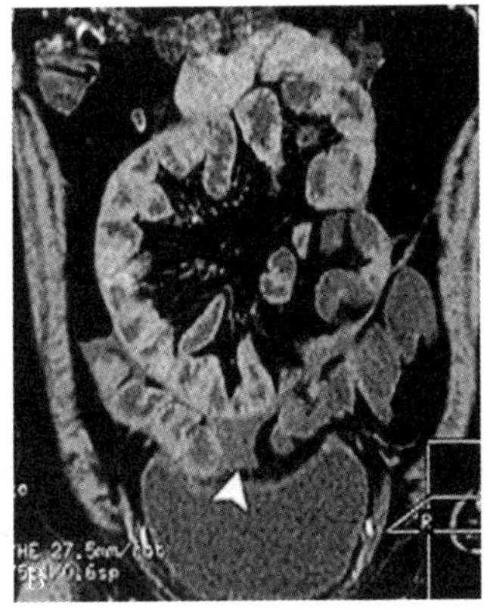

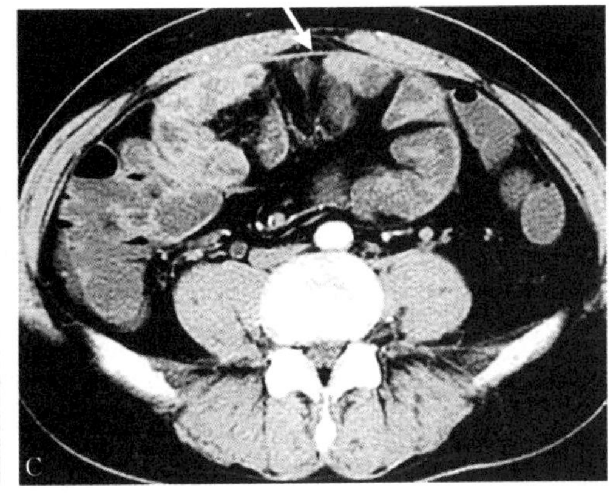

图 6-5-2 腹茧症

注：患者，男性，48 岁，胆囊炎。CT 增强矢状位(A)、冠状位(B)与横断位(C)示肠管呈环状排列，周围见纤维包膜包绕肠管(A、C，箭头)，中央见聚拢的系膜血管，盆腔内另见少量积液(A、B，三角箭头)。

肠管周围无增厚的纤维包膜。

6.5.3 肠系膜脾种植

(1) 概述

脾种植(splenosis)是由于腹部创伤、手术过程中意外损伤脾脏或择期脾切除术后脾髓细胞溢出造成脾组织植入，常见于腹、盆腔。脾种植为一种良性病变，不建议活检，不需要化疗或手术治疗。

(2) 病理

脾种植结节肉眼下呈紫红色、大小不一的结节或肿块，无脾门，包膜不完整。镜下所见与正常脾脏组织相同，可见正常红髓、白髓，但缺乏小梁结构。

(3) 临床

脾种植患者中 93%既往因脾脏外伤行脾脏切除术，70%曾有腹部创伤史，青年男性发生率较高；少部分也可发生于患有严重溶血性疾病的新生儿和患有传染性单核细胞增生症的儿童。患者通常无症状，多经影像学检查意外发现，少数可因发生部位不同而出现腹部疼痛、胃肠道出血或肠梗阻。

(4) MRI 表现

脾种植可位于腹腔各个部位，最常见于左中上腹部，为单发或多发实性结节，多数脾种植灶 MRI 信号与脾脏相仿，T_1WI 呈低信号，T_2WI 呈高信号，DWI 呈高信号。如脾种植内含有含铁血黄素，T_1WI、T_2WI 均呈低信号；如病灶有脂肪变性，T_1WI 呈高信号。直径小于 3 cm 的病灶，增强动脉期多表现为均匀强化；直径大于 3 cm 的病灶，增强动脉期多表现为“花斑样”强化。

(5) 诊断要点

临床有脾脏手术史或腹部创伤史，MRI 上各序列信号与脾脏类似，小于 3 cm 的病灶增强扫描早期呈均匀强化，大于 3 cm 的病灶增强早期呈“花斑样”强化。

(6) 鉴别诊断

发生于肠系膜单发的脾种植需要与其他肠系膜肿瘤鉴别，而多发的需要与腹膜转移癌鉴别。任何有脾脏手术史或腹部创伤史的患者，均需要考虑到发生脾种植的可能。

(李金凝　邬昊婷　汪登斌　刘欢欢　唐　文　任　刚　崔芷萌　郭　辰　陈　健　倪　婧　汪心韵　贺文广　吴晨青)

参考文献

[1] 李家言，黄增超，邓德茂. 腹茧症的 CT 与 MRI 表现及其误诊原因分析[J]. 中华放射学杂志，2013，47(9)：835-837.

[2] 王婷. CT 和 MRI 应用于诊断脾种植的临床分析与表现[J]. 中国 CT 和 MRI 杂志，2016，14(6)：76-78.

[3] 王玉，王国勤，徐潇漪，等. 腹膜透析患者并发嗜酸性腹膜炎 3 例报告并文献复习[J]. 中国实用内科杂志，

2016,36(6):518-521.

[4] 杨军,徐绍林,李勤勍,等.体部自发性血肿的CT和MRI表现[J].医学影像学杂志,2015,25(7):1277-1281.

[5] 张国平,陈晓莉,吕长磊,等.CT血管成像在网膜、系膜血肿中的应用价值[J].医学影像学杂志,2019,29(4):694-696.

[6] LEE J K T,SAGEL S S, STANLEY J P, et al. 体部CT与MRI对照[M].尹建忠,张龙江,主译.天津:天津科技翻译出版公司,2008.

[7] ALEXANDER H R Jr, BURKE A P. Diagnosis and management of patients with malignant peritoneal mesothelioma [J]. Journal of Gastrointestinal Oncology, 2016,7(1):79-86.

[8] ANIS M, IRSHAD A. Imaging of abdominal lymphoma [J]. Radiologic Clinics of North America, 2008,46(2):265-285.

[9] ARORA V C, PRICE A P, FLEMING S, et al. Characteristic imaging features of desmoplastic small round cell tumour [J]. Pediatric Radiology, 2013,43(1):93-102.

[10] ASIM M. Eosinophilic peritonitis in a continuous ambulatory peritoneal dialysis patient: inflammation and irritation without infection [J]. Saudi Journal of Kidney Diseases and Transplantation, 2017,28(2):401-404.

[11] BAGLA P, SARRIA J C. Disseminated histoplasmosis in early human immunodeficiency virus infection [J]. The American Journal of the Medical Sciences, 2017,353(3):293-295.

[12] BENETTI C, CONFICCONI E, HAMITAGA F, et al. Course of acute nonspecific mesenteric lymphadenitis: single-center experience [J]. European Journal of Pediatrics, 2018,177(2):243-246.

[13] CHO Y, STRUIJK D G. Peritoneal dialysis-related peritonitis: atypical and resistant organisms [J]. Seminars in Nephrology, 2017,37(1):66-76.

[14] CIANCI R, DELLI PIZZI A, PATRIARCA G, et al. Magnetic resonance assessment of peritoneal carcinomatosis: is there a true benefit from diffusion-weighted imaging? [J]. Current Problems in Diagnostic Radiology, 2020,49(6):392-397.

[15] DANFORD C J, LIN S C, SMITH M P, et al. Encapsulating peritoneal sclerosis [J]. World Journal of Gastroenterology, 2018,24(28):3101-3111.

[16] DAS J P, MALLEY E O, IQBAL A, et al. Perforated meckel's diverticulum masquerading as a mesenteric abscess related to umbilical piercing: an unusual cause of acute abdomen [J]. Cureus, 2019,11(2): e4020.

[17] DE PERROT M, BRÜNDLER M, TÖTSCH M, et al. Mesenteric cysts. toward less confusion? [J]. Digestive Surgery, 2000,17(4):323-328.

[18] DILLMAN J R, SMITH E A, MORANI A C, et al. Imaging of the pediatric peritoneum, mesentery and omentum [J]. Pediatric Radiology, 2017,47(8):987-1000.

[19] GREEN M S, CHHABRA R, GOYAL H. Sclerosing mesenteritis: a comprehensive clinical review [J]. Annals of Translational Medicine, 2018,6(17):336.

[20] GROSS I, SIEDNER-WEINTRAUB Y, STIBBE S, et al. Characteristics of mesenteric lymphadenitis in comparison with those of acute appendicitis in children [J]. European Journal of Pediatrics, 2017,176(2):199-205.

[21] HELBLING R, CONFICCONI E, WYTTENBACH M, et al. Acute nonspecific mesenteric lymphadenitis: more than No need for surgery [J]. BioMed Research International, 2017,2017:9784565.

[22] JOVANI M, BATICCI F, BONIFACIO C, et al. Abdominal cocoon or idiopathic encapsulating peritoneal sclerosis: magnetic resonance imaging [J]. Digestive and Liver Disease, 2014,46(2):192-193.

[23] KGOMO M, ELNAGAR A, MASHOSHOE K. Mesenteric panniculitis [J]. BMJ Case Reports, 2017, 2017: bcr2017220910.

[24] KHANNA M, RAMANATHAN S, KAMBAL A S, et al. Multi-parametric (mp) MRI for the diagnosis of abdominal wall desmoid tumors [J]. European Journal of Radiology, 2017,92:103-110.

[25] LEE S, KWON J, KIM Y, et al. Peritoneal simple mesothelial cyst misdiagnosed as a gastric subepithelial tumor [J]. Journal of Gastrointestinal Surgery, 2017, 21(9):1555-1556.

[26] LEVY A D, MANNING M A, MIETTINEN M M. Soft-tissue sarcomas of the abdomen and pelvis: radiologic-pathologic features, part 2-uncommon sarcomas [J]. Radiographics, 2017, 37(3): 797-812.

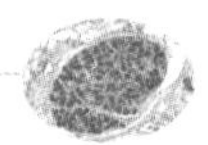

[27] LINDER K A, KAUFFMAN C A. Histoplasmosis: epidemiology, diagnosis, and clinical manifestations [J]. Current Fungal Infection Reports, 2019,13(3): 120-128.

[28] MAUNG H, BUXEY K, CERNELC J, et al. Multifocal abdominal splenosis [J]. ANZ Journal of Surgery, 2018,88(5): E460-E461.

[29] MOORE M M, KULAYLAT A N, BRIAN J M, et al. Alternative diagnoses at paediatric appendicitis MRI [J]. Clinical Radiology, 2015,70(8):881-889.

[30] OTERO S, MOSKOVIC E C, STRAUSS D C, et al. Desmoid-type fibromatosis [J]. Clinical Radiology, 2015,70(9):1038-1045.

[31] PATEL A, ALKAWALEET Y, YOUNG M, et al. Mesenteric panniculitis: an unusual presentation of abdominal pain [J]. Cureus, 2019,11(7): e5100.

[32] RAUT A A, NAPHADE P S, RAMAKANTAN R. Imaging spectrum of extrathoracic tuberculosis [J]. Radiologic Clinics of North America, 2016,54(3):475-501.

[33] SHARMA P, YADAV S, NEEDHAM C M, et al. Sclerosing mesenteritis: a systematic review of 192 cases [J]. Clinical Journal of Gastroenterology, 2017, 10(2):103-111.

[34] SHIKATA D, NAKAGOMI H, TAKANO A, et al. Report of a case with a spontaneous mesenteric hematoma that ruptured into the small intestine [J]. International Journal of Surgery Case Reports, 2016,24:124-127.

[35] SINGHAL M, KRISHNA S, LAL A, et al. Encapsulating peritoneal sclerosis: the abdominal cocoon [J]. Radiographics, 2019,39(1):62-77.

[36] SYED M, PARIDA B, MANKESHWAR T, et al. Imaging findings in a rare case of leiomyomatosis peritonealis disseminata with malignant transformation [J]. Polish Journal of Radiology, 2017, 82: 426-430.

[37] TANDON Y K, COPPA C P, PURYSKO A S. Splenosis: a great mimicker of neoplastic disease [J]. Abdominal Radiology, 2018, 43(11): 3054-3059.

[38] THIAM O, FAYE P M, NIASSE A, et al. Cystic mesenteric lymphangioma: a case report [J]. International Journal of Surgery Case Reports, 2019, 61:318-321.

[39] VAID U, KANE G C. Tuberculous peritonitis [J]. Microbiology Spectrum, 2017, 5(1): 103-105.

[40] VAIPHEI K, GUPTA V, RAJESH L S. Mesenteric hematoma mimicking a neoplasm—a case report [J]. Annals of Diagnostic Pathology, 2006, 10(2): 107-109.

[41] VICENS R A, PATNANA M, LE O, et al. Multimodality imaging of common and uncommon peritoneal diseases: a review for radiologists [J]. Abdominal Imaging, 2015,40(2):436-456.

[42] WATANABE K, WATANABE N, JIN M, et al. Mesenteric lymph node abscess due to *Yersinia enterocolitica*: case report and review of the literature [J]. Clinical Journal of Gastroenterology, 2014,7(1): 41-47.

[43] ZHAO X D, LI P Y, HUANG X H, et al. Prognostic factors predicting the postoperative survival period following treatment for primary retroperitoneal liposarcoma [J]. Chinese Medical Journal, 2015,128(1):85-90.

腹膜后间隙

7.1 正常解剖

腹膜后间隙是由前方的腹膜壁层、内侧的腰大肌筋膜、后方的腰方肌筋膜及外侧的腹横筋膜构成的腔隙，上至膈肌，下达盆腔。在肾脏水平，腹膜后间隙被肾前筋膜（亦称 Gerota 筋膜）及肾后筋膜（亦称 Zuckerkandl 筋膜）分隔为肾旁前间隙、肾旁后间隙及二者之间的肾周间隙。肾旁前间隙（图 7-1-1 A）位于后腹膜壁层与肾前筋膜之间，外侧为肾前筋膜与肾后筋膜融合而成的结肠旁筋膜，内包含升结肠、降结肠、胰腺、十二指肠降段与水平段。肠系膜与结肠系膜根部、膈结肠韧带、十二指肠结肠韧带及脾肾韧带融合、沟通。因此，腹膜下的炎症及出血可以累及腹膜后间隙。肾周间隙（图 7-1-1 B）内除有肾上腺、肾

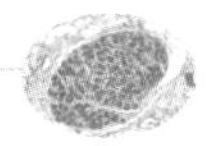

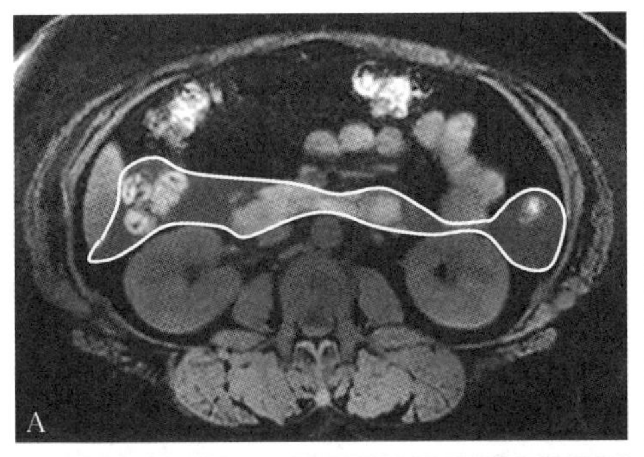

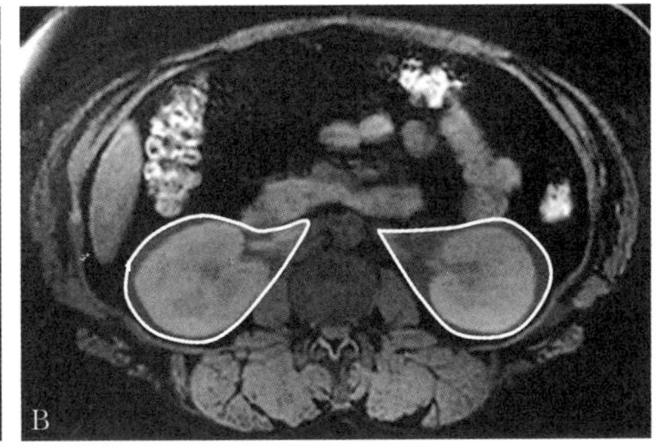

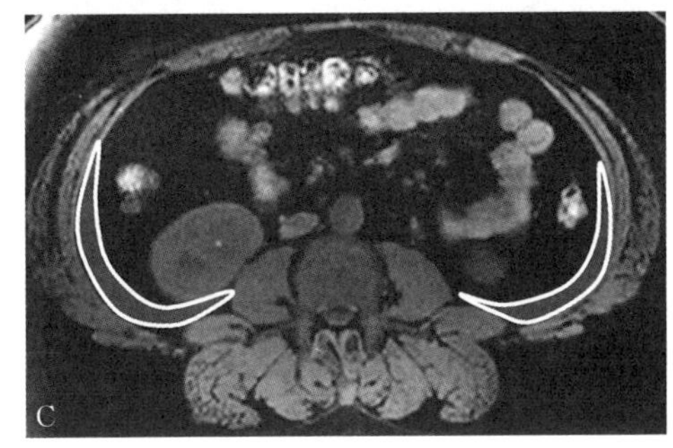

图 7－1－1　腹膜后间隙示意图

注：图 A～C 中白线勾画区域分别为肾旁前间隙、肾周间隙与肾旁后间隙。

脏、输尿管、肾门血管外，还有桥样分隔及淋巴、血管网络，使得疾病可在肾周间隙与肾旁前间隙、肾旁后间隙间弥散、蔓延。部分情况下，肾周间隙可向上与膈肌表面和肝裸区相连通，向下与盆腔腹膜外间隙相通；有时，两侧肾周间隙还可以跨越中线相互沟通。肾旁后间隙（图 7－1－1 C）在肾后筋膜与腹横筋膜之间，为一潜在腔隙，内无脏器，仅含脂肪、血管、淋巴管。肾旁后间隙内罕见局部孤立性积液，常由抗凝治疗后腰大肌自发性出血引起。肾前筋膜较薄，为一层结缔组织膜；肾后筋膜较厚，由两层结缔组织膜构成。前部为肾前筋膜的延续，侧后部为结肠旁筋膜。在部分急性胰腺炎患者中，肾旁前间隙的炎症可能向后蔓延，将肾后筋膜分离为两层。肾旁前间隙和肾旁后间隙均向上与膈下的腹膜外间隙相通，向下与肾下间隙及盆腔的腹膜外间隙相沟通。此外，肾前筋膜内存有潜在的肠系膜后间隙，肾后筋膜内存有潜在的肾脏后间隙，结肠旁筋膜内存有结肠旁间隙。这些潜在间隙也可能使腹膜后间隙内的积液扩展到腹膜外的盆腔。腹膜后间隙内实质脏器（肾上腺、肾脏、胰腺）、空腔脏器（部分十二指肠、结肠、输尿管）及大血管（主动脉、下腔静脉）的疾病将在其他分册或章节内讨论。

7.2　MRI 检查技术及腹膜后间隙正常 MRI 表现

腹膜后病变位置较深，大部分病例缺乏特异性的临床症状，难以在临床查体时发现，易被忽视，往往就诊时病变体积较大。影像学技术在腹膜后病变的范围显示、定位及定性等方面具有不可替代的优势。MRI 技术通过多平面成像，可以多维度显示病变范围，明确病变与周围脏器关系，从而进行准确的定位诊断；还可清晰显示病变对周围血管的累及情况，为临床治疗方案的选择提供重要信息。此外，与 CT 相比，MRI 具有更高的软组织分辨率，其多参数成像的优势可以从多个角度描述病变组织学特征，为软组织病变的诊断及鉴别诊断提供更为丰富的信息。

腹膜后病变 MRI 检查常规采用 T_1WI 及 T_2WI 序列。T_1WI 可以显示组织中高信号的脂肪、出血。T_2WI 脂肪抑制序列可以敏感地反映病变中的囊变及坏死、聚集的液体、扩张的尿路等含水结构。T_1WI 增强检查的延迟期是腹膜后 MRI 检查中最重要的序列，是腹部快速扫描方案中必不可少的一项。注射对比剂使得整个病变显示更为清晰，可以准确鉴别富水病变与囊性成分、反映肿瘤供血情况及组织活性、显示血管受累情况（如被包绕程度、有无血栓或癌栓）等。DWI序列可以无创性检测组织中水分子弥散的受限程度，从而反映组织中的细胞密度，对于淋巴瘤等小圆细胞肿瘤的诊断具有一定的特异性，在其他淋巴结病变的检出中亦具有较高的灵敏度。由于腹膜后病变常累及输尿管与血管，因此在常规扫描基础上可以加扫磁共振尿路成像（MR urography，MRU）及对比增强磁共振血管成像（contrast-enhanced MR angiography，CE-MRA）检查，以观察病变与尿路及血管的关系。除检查序列外，腹膜后病变MRI检查还需注意以下两点：①腹膜后病变体积往往较大，所以MRI检查需加大扫描范围，确保完整显示病变范围；②MRI检查空间分辨率在腹膜后病变的定位诊断中具有重要作用，可以为定性诊断提供方向。因此，需常规进行多方位成像，对于一些局部解剖细节，需要进行薄层高分辨率扫描。

正常腹膜后间隙内除包含的脏器外，主要为脂肪成分，在T_1WI及T_2WI上呈均匀高信号，增强后无强化。在此脂肪背景衬托下，可见位置相对固定的实质及空腔脏器，中央偏后、脊柱前方为下腔静脉及主动脉。正常情况下，在两者前、后及内外侧均可见散在小淋巴结。筋膜结构在正常情况下纤细、菲薄，MRI检查常无法显示。

7.3 肿瘤及肿瘤样疾病

7.3.1 神经鞘瘤

（1）概述

神经鞘瘤是起源于施万细胞的良性神经源性肿瘤，是最常见的外周神经源性肿瘤之一，占腹膜后肿瘤的4%。发病高峰位于50～60岁，女性较多见。常发生于神经节周围，以四肢（尤其上肢）多见，其他依次见于头颈部、后纵隔及腹膜后。

（2）病理

肿瘤呈圆形或类圆形，质韧，有完整包膜，较大时切面可见囊变、坏死区。镜下肿瘤包括密集的束状细胞组成的Antoni A区和肿瘤细胞呈疏松网状结构排列的Antoni B区。瘤组织内血管迂曲、血管壁增厚，部分聚集成海绵状血管瘤样结构，Antoni B区的疏松网状结构区域多富含黏液成分。

（3）临床

腹膜后间隙位置较深，呈潜在疏松的腔隙样结构，肿瘤可长期生长。患者多无临床症状，多因就诊时体检发现肿块；部分患者仅表现为腹痛、腹部不适或腰背部隐痛、不适伴下肢酸胀感。位于盆腔者因压迫输尿管或直肠，患者可表现为泌尿系感染、便秘等症状。临床检查常呈阴性，术前诊断困难。

（4）MRI表现

为圆形或卵圆形、边界清晰的肿块（图7-3-1），多位于脊柱旁或骶前区域的腹膜后间隙，周围器官或组织受压、移位，未见明显受侵征象（图7-3-2）。肿瘤的信号取决于Antoni A区及Antoni B区的分布及排列，T_1WI表现为等低信号，T_2WI表现为混杂高信号（Antoni A区富含细胞，表现为相对低信号；Antoni B区富含水分，表现为高信号）。肿瘤体积较大时（>5 cm）常出现囊变，部分囊变范围较大。长期存在的神经鞘瘤也可出现出血和钙化。增强后肿瘤呈不均匀强化，囊变区域无强化，实性区域可见程度不一的渐进性强化（图7-3-1）。

（5）诊断要点

脊柱旁或骶前肿块伴囊变，实性成分强化程度不一；肿瘤边界清晰，周围见包膜。

（6）鉴别诊断

神经鞘瘤需与非功能性副神经节瘤、孤立性纤维性肿瘤等其他腹膜后偏良性的间叶源性肿瘤鉴别。副神经节瘤呈持续性明显强化，瘤体内可见细小、强化的血管，部分血管在T_2WI上呈流空信号。孤立性纤维性肿瘤的发病年龄、影像学表现与神经鞘瘤有部分重叠，但无特征性的发病部位，增强呈延迟强化或持续性、明显强化。

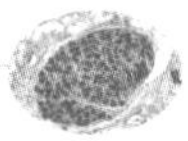

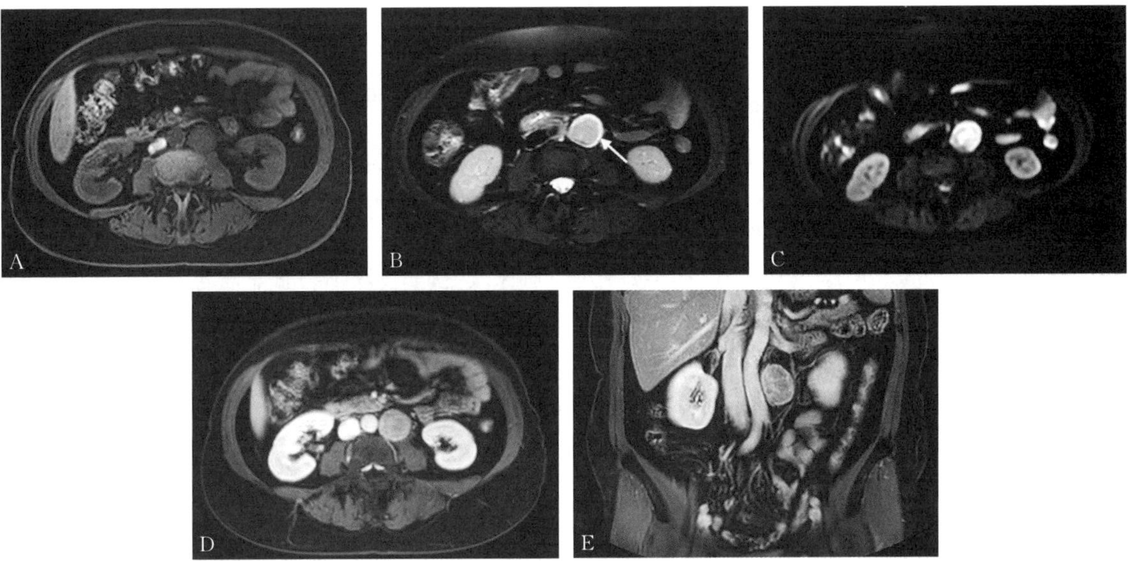

图 7－3－1　腹膜后神经鞘瘤(一)

注:患者,女性,68 岁,发现腹膜后肿物 1 年余,复查肿物增大 2 周。横断位 T_1WI 脂肪抑制(A)和 T_2WI 脂肪抑制(B)示肿瘤(箭头)为类圆形,边界清晰,呈 T_1WI 稍低信号、T_2WI 不均匀稍高信号;DWI(C)肿瘤呈明显高信号;横断位(D)与冠状位(E)T_1WI 增强延迟期示肿瘤不均匀轻到中度强化,周围见完整包膜。

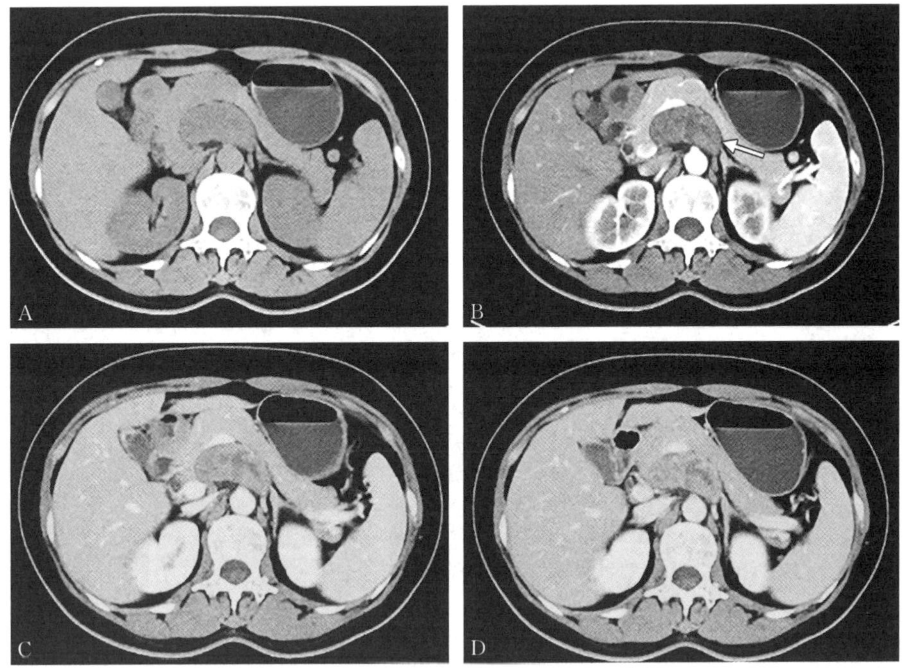

图 7－3－2　腹膜后神经鞘瘤(二)

注:患者,女性,49 岁。横断位 CT 平扫(A)和增强动脉期(B)、静脉期(C)及延迟期(D)图像示腹膜后卵圆形占位(箭头),边界清晰,增强后肿瘤主体呈渐进性、轻到中度强化,胰腺及肠系膜血管受压、明显前移。

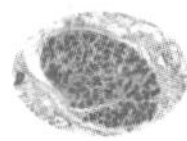

7.3.2 神经纤维瘤

（1）概述

神经纤维瘤是良性周围神经鞘膜肿瘤，发生于皮下或深部软组织，约占所有腹膜后肿瘤的1%。散发病例常见于20～50岁，男性更为多见。在低龄人群中，高达10%的病例见于神经纤维瘤病Ⅰ型（neurofibromatosis Ⅰ，NF-1）。神经纤维瘤主要分为以下3种类型：局灶性神经纤维瘤、弥漫性神经纤维瘤及丛状神经纤维瘤。单发的局灶性神经纤维瘤，大多为散发病例；多发的神经纤维瘤与丛状神经纤维瘤几乎均见于NF-1（图7-3-3）。

（2）病理

组织学上，神经纤维瘤由神经鞘膜细胞、厚波浪状的胶原束以及不等量的黏液变性组成。残存神经纤维的纵向束通常位于神经纤维瘤的中心。与神经鞘瘤不同，神经纤维瘤没有包膜。镜下，细胞核呈波浪状、深染，肿瘤间质见胶原纤维、黏液样基质、肥大细胞和淋巴细胞。免疫组化见S-100阳性神经细胞。

（3）临床

散发的神经纤维瘤临床症状无特异性，部分患者可出现腹背痛、下肢感觉及运动能力减弱等症状。NF-1患者可能有NF-1家族史及其他临床改变，如皮肤牛奶咖啡斑、色素沉着性虹膜错构瘤、多发性腋部或腹股沟区雀斑、视神经胶质瘤、先天性长骨弯曲等皮肤、神经及骨骼的多系统损害表现。

（4）MRI表现

散发的神经纤维瘤边界较为清晰（图7-3-4）。脊神经根的神经纤维瘤常呈“哑铃状”，沿椎间孔生长，造成同侧椎间孔扩大。该表现亦可见于累及脊神经根的其他神经源性肿瘤。与肌肉相比，肿瘤T_1WI呈等或低信号。T_2WI上病灶中央可见特征性稍低信号伴周围高信号环，即“靶征”

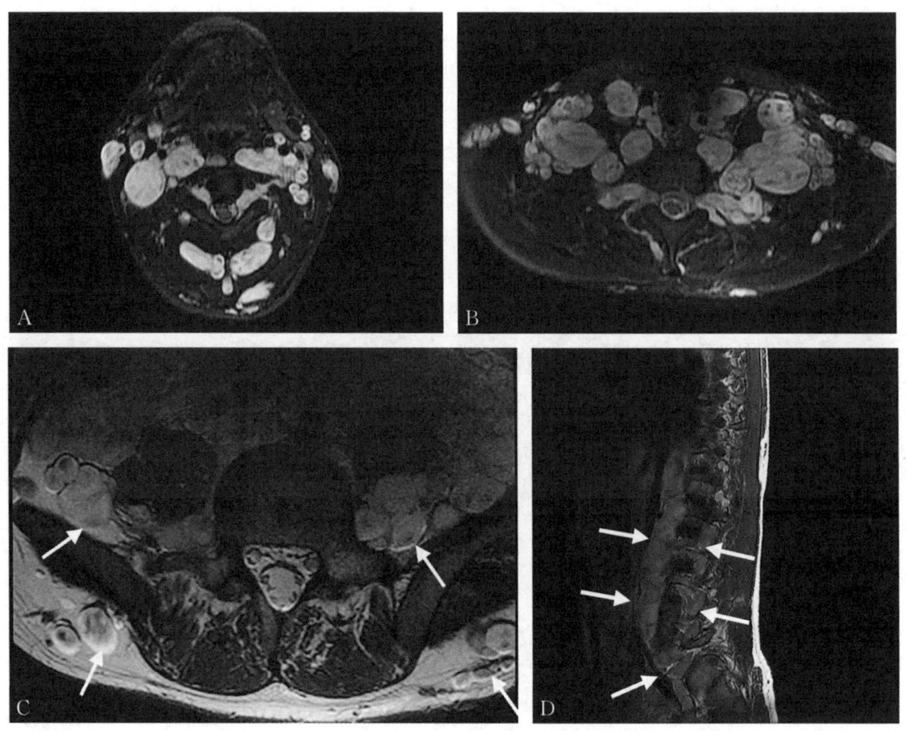

图7-3-3　神经纤维瘤病Ⅰ型

注：患者，男性，11岁，发现血压升高2年余。颈部横断位T_2WI脂肪抑制（A、B）、腰椎T_2WI横断位（C）示颈部皮下及肌间隙、盆部椎旁与皮下多发神经纤维瘤（箭头），可见“靶征”，呈T_2WI明显高信号伴中央斑片状T_2WI相对低信号。腰椎T_2WI矢状位（D）示椎旁与椎间孔内不规则团块状的丛状神经纤维瘤（箭头）。该患者为神经纤维瘤病Ⅰ型。

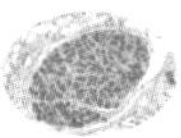

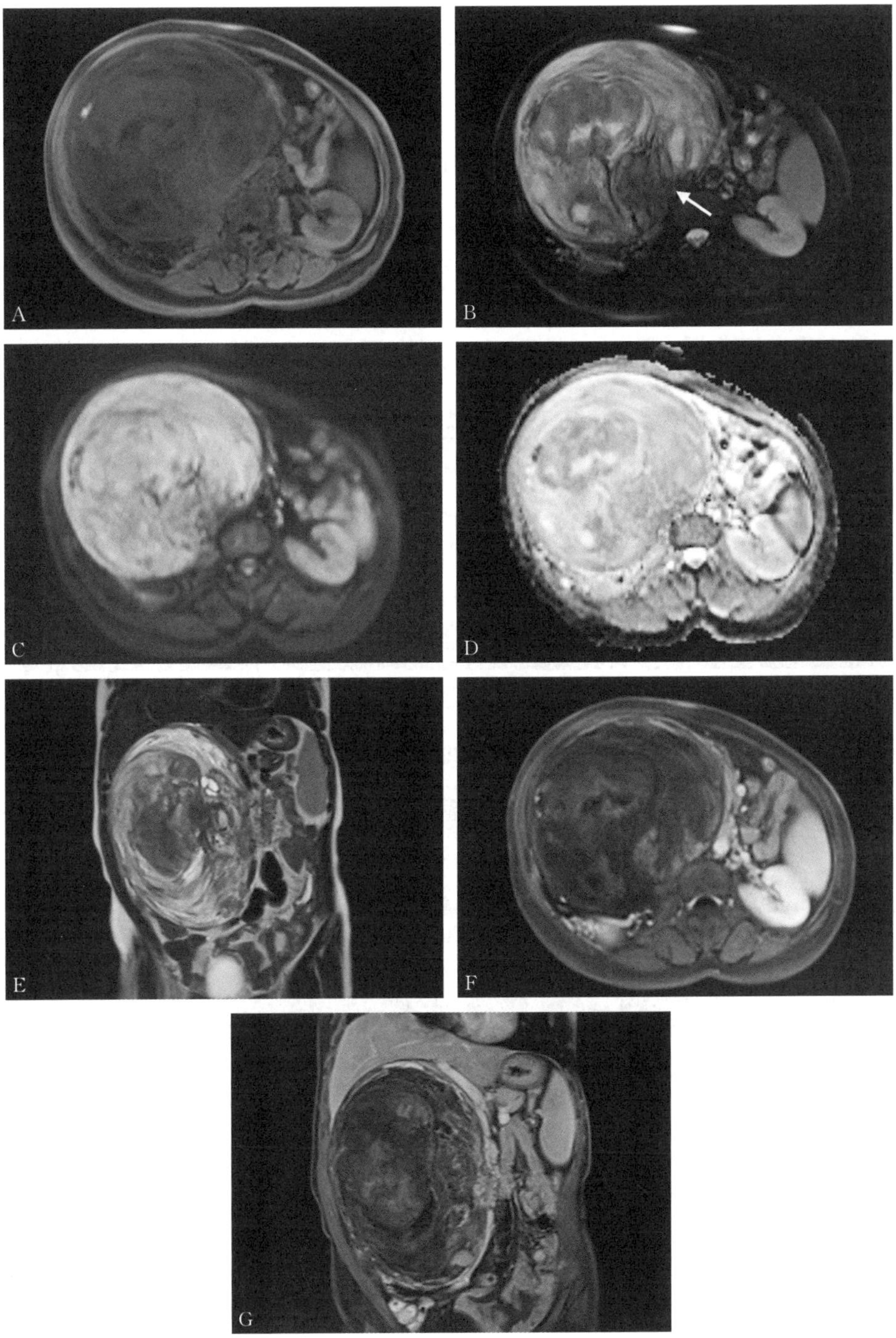

图 7-3-4　腹膜后神经纤维瘤

注：患者，女性，66 岁，体检发现腹膜后肿物 10 余天。横断位 T_1WI 脂肪抑制（A）、T_2WI 脂肪抑制（B）、DWI（C）、ADC 图（D）、冠状位 T_2WI（E）、T_1WI 增强静脉期横断位（F）与冠状位（G）示腹主动脉右旁巨大占位（箭头），呈 T_1WI 低信号、T_2WI 与 DWI 不均匀高信号，呈漩涡样改变。病灶内少许出血，增强后肿块呈不均匀轻到中度强化。

(图 7-3-3)，由中央致密的胶原纤维组织与周围富水的黏液基质形成。低信号的胶原纤维组织亦可呈线状或曲线状，形成漩涡样改变(图 7-3-4)。肿瘤内的液性信号区可能为黏液变性所致。增强扫描，肿瘤呈均匀或不均匀的轻到中度渐进性强化，部分可见靶样的中央强化。

丛状神经纤维瘤通常表现为大而浸润性生长的分叶状肿块，或沿着神经纤维走行的多发肿块(图 7-3-5、6)。腹膜后的丛状神经纤维瘤表现为腹膜后神经束弥漫增粗，呈分叶状、不规则形膨大，常为双侧、对称分布，沿腰大肌走行(图 7-3-6)，肿瘤与神经束分界不清，可以与其他腹膜后肉瘤相鉴别。丛状神经纤维瘤与神经鞘瘤引起周围神经受压、移位不同，丛状神经纤维瘤可见神经在肿瘤内部穿行。

(5) 诊断要点

腹膜后脊柱旁，类圆形、分叶状或不规则肿块，部分 T_2WI 可见特征性靶征或漩涡状改变，累及椎间孔时呈哑铃征表现。肿瘤无包膜，囊变少见，增强呈轻到中度渐进性强化。沿双侧腰大肌对称性生长者，提示为丛状神经纤维瘤的诊断，见于 NF-1。

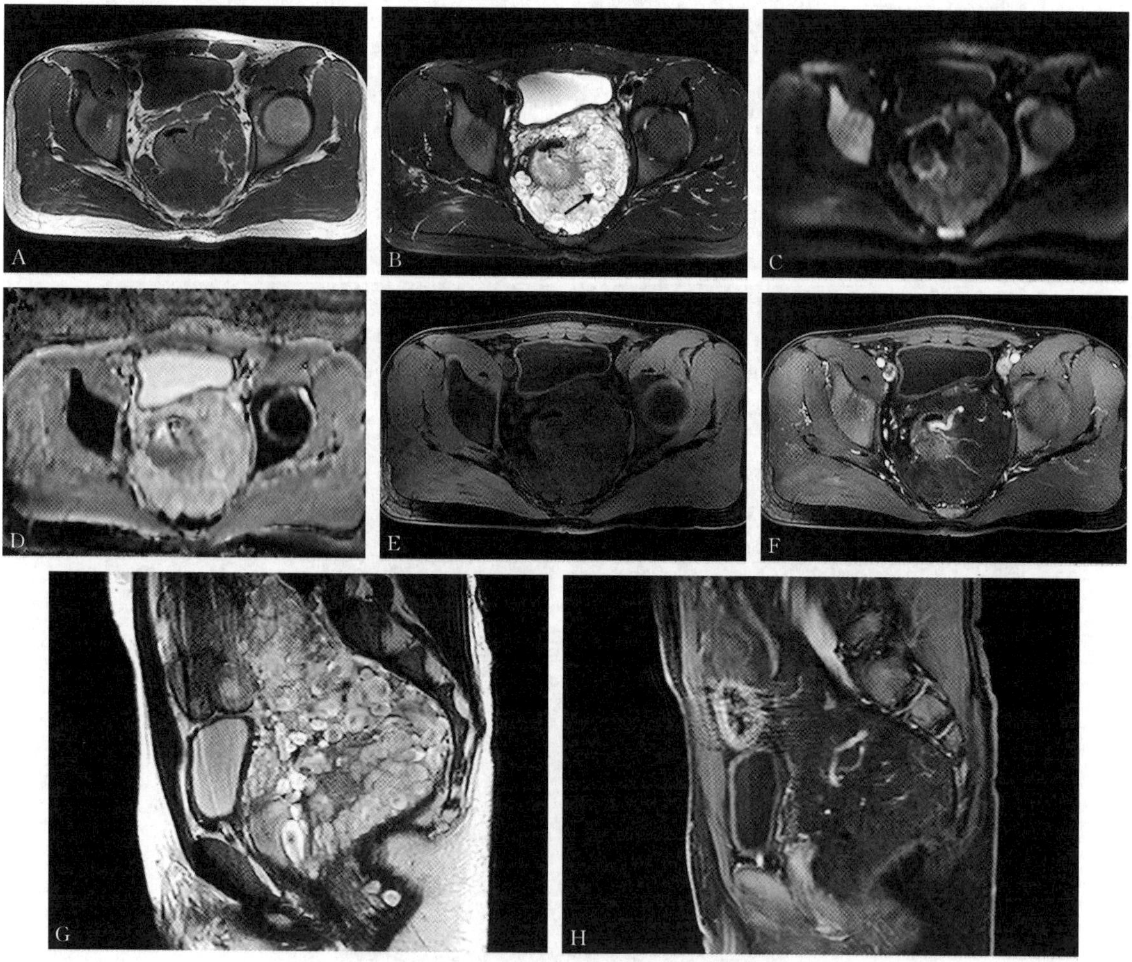

图 7-3-5 丛状神经纤维瘤(神经纤维瘤病Ⅰ型)

注：患者，男性，22 岁，皮肤多发牛奶咖啡斑，神经纤维瘤病Ⅰ型。盆腔横断位 T_1WI(A)、T_2WI 脂肪抑制(B)、DWI(C)、ADC 图(D)、T_1WI 脂肪抑制(E)、T_1WI 增强动脉期(F)、矢状位 T_2WI(G)与 T_1WI 增强静脉期(H)示直肠周围丛状神经纤维瘤，T_2WI 呈特征性的靶征(箭头)，增强后肿块内见穿行的血管与斑点状轻度强化灶。

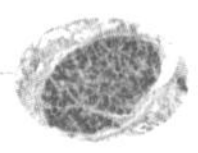

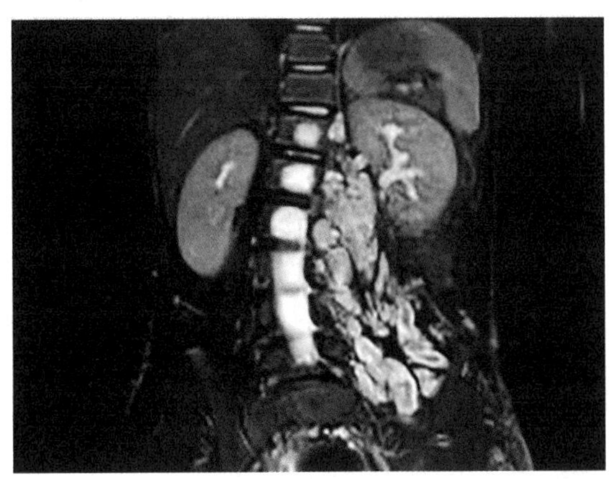

图 7-3-6 腹膜后丛状神经纤维瘤(神经纤维瘤病Ⅰ型)

注:冠状位 T_2WI 示腹膜后脊柱左旁丛状神经纤维瘤,沿腰大肌走行,边界欠清,T_2WI 呈不均匀高信号,局部可见靶征。

(6) 鉴别诊断

神经纤维瘤需与神经鞘瘤及恶性神经鞘瘤鉴别。神经鞘瘤多呈圆形或卵圆形,有包膜,易囊变,信号相对不均匀,周围神经束可受压移位;而神经纤维瘤信号相对均匀。恶性神经鞘瘤与神经不连续,呈类圆形或不规则,肿瘤边界不清,呈毛刺样或晕样改变。

7.3.3 副神经节瘤

(1) 概述

副神经节瘤(paraganglioma)是起源于肾上腺外自主副神经节的神经内分泌肿瘤,又称肾上腺外副神经节瘤。关于副神经节瘤与嗜铬细胞瘤的关系及其分类,请详见“肾上腺嗜铬细胞瘤”一节。腹膜后副神经节瘤属于交感神经副神经节瘤,多有儿茶酚胺分泌功能,占交感神经副神经节瘤的 75%,较嗜铬细胞瘤有更高的转移率,可达 40%。

(2) 病理

副神经节瘤与嗜铬细胞瘤在细胞水平上难以区别,病理表现请详见“肾上腺嗜铬细胞瘤”一节。

(3) 临床

副神经节瘤多见于年龄为 20～50 岁的患者,腹部副神经节瘤患者的就诊年龄较头颈部副神经节瘤患者略小,发病无明显性别差异。部分副神经节瘤患者有家族遗传性,发生于儿童的副神经节瘤几乎都是遗传性的。临床症状表现为与儿茶酚胺分泌过多有关的症状,常呈阵发性,包括高血压、头痛、潮汗、高血糖、高代谢、心悸、震颤等。上述症状可在重体力劳动、外伤、麻醉、手术等诱导因素的作用下加重。实验室检查可有儿茶酚胺及其代谢产物血尿浓度升高表现。非功能性副神经节瘤的临床症状不明显。此外,肿瘤较大时的占位效应也可以引起相关临床症状,该类患者常以腹痛为首发症状。

(4) MRI 表现

约 75%的交感神经副神经节瘤发生于腹部,最常见于下腔静脉与左肾静脉的交汇处或 Zuckerkandl 器处(位于腹主动脉分叉、接近肠系膜下动脉起点处)。肿瘤呈圆形或类圆形,边界清晰,内部信号欠均匀,约 40%的病例见中心坏死(图 7-3-7、8),15%可见点状钙化,病灶内可见出血。T_1WI 呈等低信号,T_2WI 呈明显高信号,于脂肪抑制序列更明显。增强后肿瘤强化明显且持续(图 7-3-8),瘤体内可见细小、强化的肿瘤血管(图 7-3-9),部分肿瘤血管可呈流空信号。

(5) 诊断要点

年轻患者出现阵发性高血压,MRI 上可见下腔静脉与左肾静脉的交汇处或腹主动脉分叉、接近肠系膜下动脉起点处的肿块伴坏死,T_2WI 呈高信号,增强后呈持续、明显强化。

(6) 鉴别诊断

副神经节瘤需与神经鞘瘤及巨淋巴结增生症鉴别,特别是非功能性副神经节瘤,因临床症状不显著,鉴别难度较大。神经鞘瘤囊变、坏死多见,实性成分强化程度不一,其中 Antoni A 区强化明显,但 Antoni B 区强化程度较弱;而副神经节瘤实性成分呈明显强化,此外,神经鞘瘤无血管流空征象。巨淋巴细胞增生症表现为腹膜后明显均匀强化的肿块,囊变及坏死少见,T_2WI 信号不及副神经节瘤高。

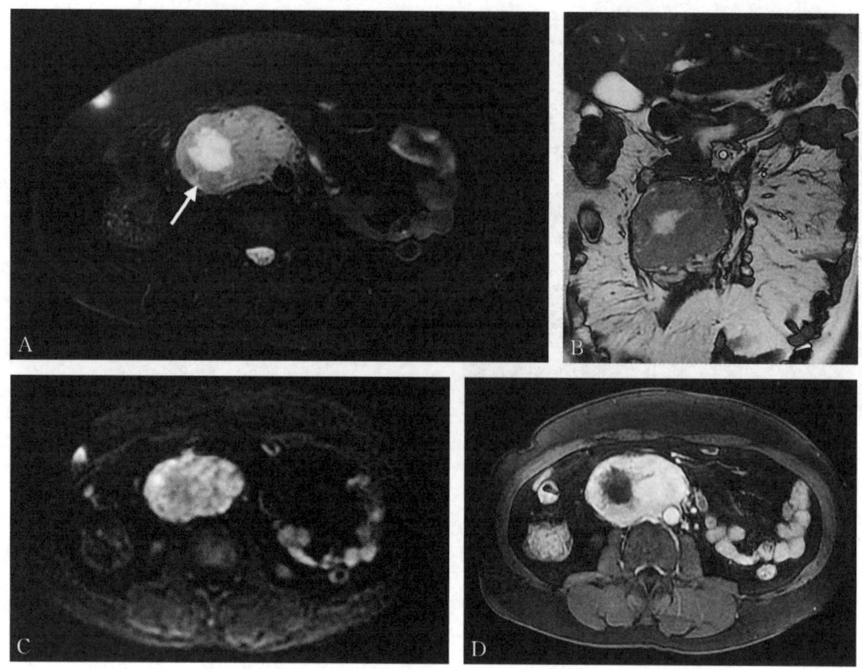

图 7-3-7　腹膜后副神经节瘤(一)

注：横断位 T_2WI 脂肪抑制(A)和冠状位 T_2WI(B)示肿瘤(箭头)呈 T_2WI 高信号，信号不均，中心大片坏死、液化区呈 T_2WI 更高信号；DWI(C)示肿瘤呈高信号；注入对比剂后(D)肿瘤实性成分明显强化，中心坏死区域未见强化，肿块与腹主动脉关系密切。

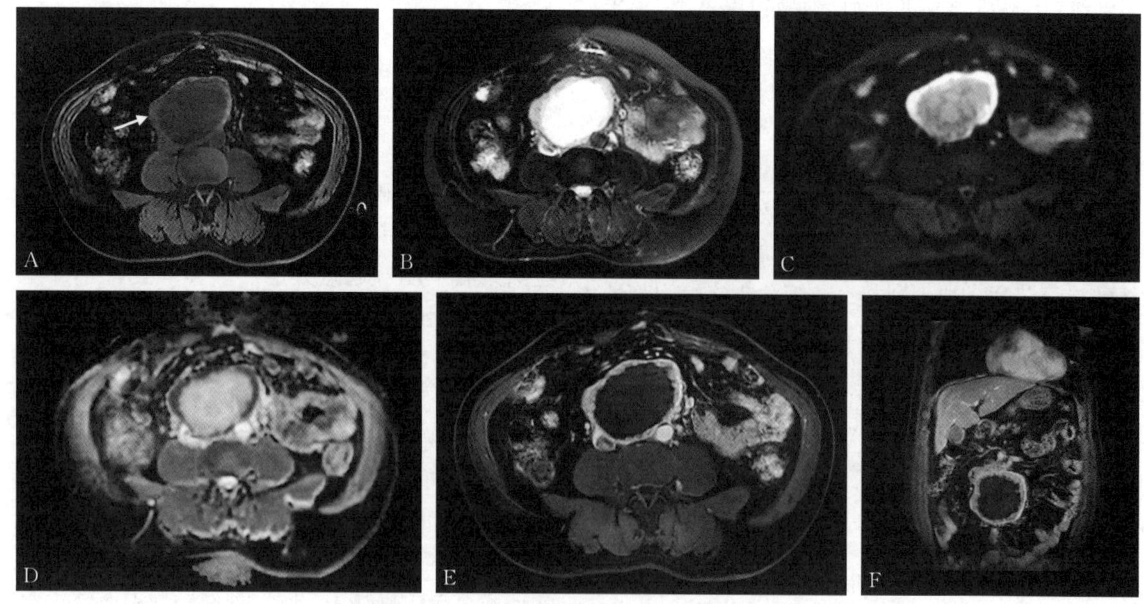

图 7-3-8　腹膜后副神经节瘤(二)

注：患者，男性，67 岁，体检发现腹膜后占位 1 周。横断位 T_1WI 脂肪抑制(A)和 T_2WI 脂肪抑制(B)示腹膜后巨大肿块(箭头)，下腔静脉受压、右移。肿块边缘的实性成分呈 DWI(C)高信号、ADC 图(D)低信号，增强(E、F)呈持续的明显强化；中央见大片无强化的液化、坏死区。

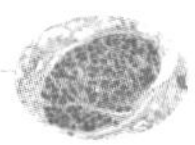

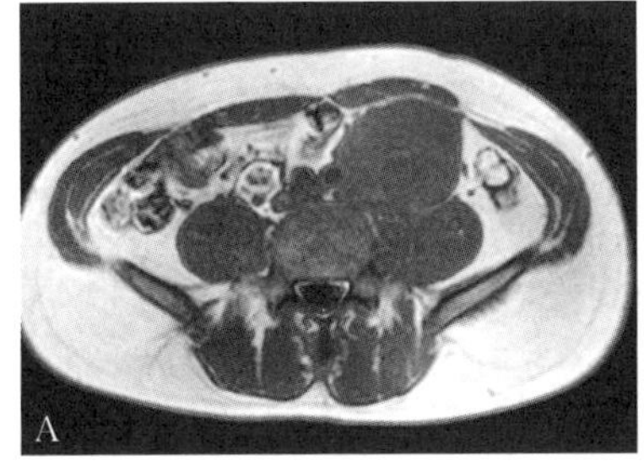

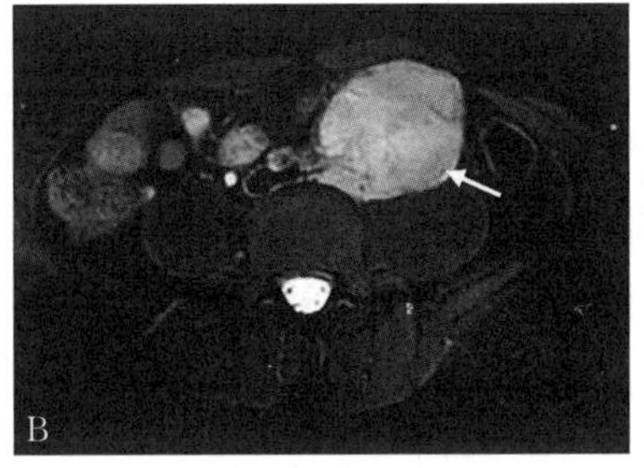

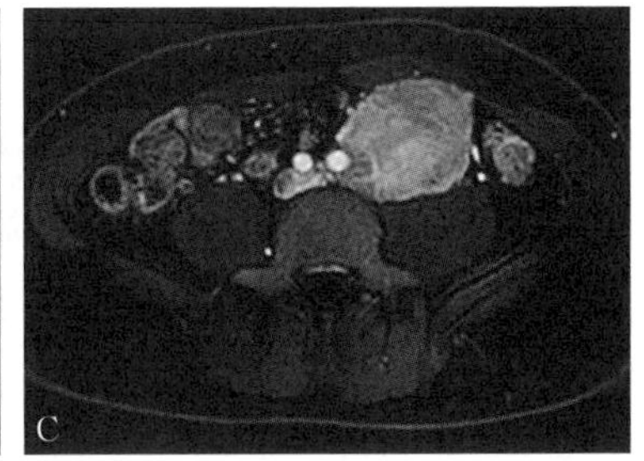

图 7-3-9　腹膜后副神经节瘤(三)

注：横断位 T_1WI(A)和 T_2WI 脂肪抑制(B)示主动脉分叉水平肿瘤(箭头)，呈均匀的 T_1WI 低信号、T_2WI 高信号，边界清晰。注入对比剂后(C)肿瘤明显均匀强化，内见细小强化血管。

7.3.4　血管瘤

(1) 概述

血管瘤是常见的血管源性良性肿瘤，可见于皮下、黏膜及几乎所有的实质性器官。腹膜后血管瘤较罕见，占腹膜后肿瘤的 1%～3%，相关病例仅见于个案报道。血管瘤根据病理分为海绵状血管瘤、毛细血管瘤、混合型血管瘤和蔓状血管瘤等类型，其中腹膜后血管瘤主要为海绵状血管瘤。

(2) 病理

肿瘤形态不规则，可呈多房囊样，囊内可见出血或伴血栓形成，囊液呈黄色或深褐色，有文献报道部分肿瘤周围可见包膜，部分病例可与周围器官粘连。镜下肿瘤切面呈海绵状，见单层扁平上皮围绕而成的多发、大小不等的血窦，周围可见纤维组织及炎症细胞浸润。免疫组化 CD31 及 CD34 染色阳性。

(3) 临床

腹膜后血管瘤可见于各年龄段，较多见于中年患者，发病无性别差异。临床症状不典型，主要与发病具体部位和肿瘤的占位效应有关，表现为腹胀、腹痛不适等非特异性症状。

(4) MRI 表现

病变通常呈圆形或分叶状，部分形态可不规则，境界基本清晰。T_1WI 呈低信号，T_2WI 呈高信号。部分病例由于出现脂肪细胞、出血、纤维化或血栓而内部信号不均(图 7-3-10)。静脉石在 T_1WI 与 T_2WI 中均为低信号，需结合 CT 图像进行判断(图 7-3-11)。增强检查中，腹膜后血管瘤通常表现为渐进性、填充式强化(图 7-3-10)，表现为腹膜后囊性占位者罕见(图 7-3-12)。

(5) 诊断要点

中年患者出现腹膜后肿瘤，T_2WI 呈均匀或不均匀高信号，增强表现为渐进性、填充式强化。

(6) 鉴别诊断

腹膜后血管瘤较为罕见，明确诊断需要手术病理证实。病变出现囊性成分时需要与神经鞘瘤鉴别。神经鞘瘤含有富黏液的 Antoni B 区，T_2WI 呈高信号；Antoni A 区细胞致密，多表现为 T_1WI 低、T_2WI 稍高信号；肿瘤增强呈不均匀、渐进性、轻度到明显强化，强化程度通常不及血管瘤。腹膜后血管瘤为富血供肿瘤，还需与副神经节瘤鉴别。腹膜后副神经节瘤发生在腹主动脉旁副神经节分布区，虽然为富血供肿瘤，但是缺乏渐进性、填充式强化的特点。

7.3.5　淋巴管畸形

(1) 概述

淋巴管畸形是一种常见的先天性脉管畸形疾病，旧称“淋巴管瘤”。根据国际血管瘤和脉管畸形研究学会 2018 年血管瘤及脉管畸形分类，淋巴管畸形分为巨囊型、微囊型和混合型。巨囊型与微囊型淋巴管畸形的界定仍难统一，一般认为巨囊型淋巴管畸形由 1 个或多个体积大于 2 cm^3 的囊腔构成，而微囊型由多个体积小于 2 cm^3 的囊腔构成。淋巴管畸形好发于淋巴系统分布区域，以颈部及腋窝皮下最常见，通常由正常色素沉积的皮肤覆盖。腹膜后淋巴管畸形较少见，多见于

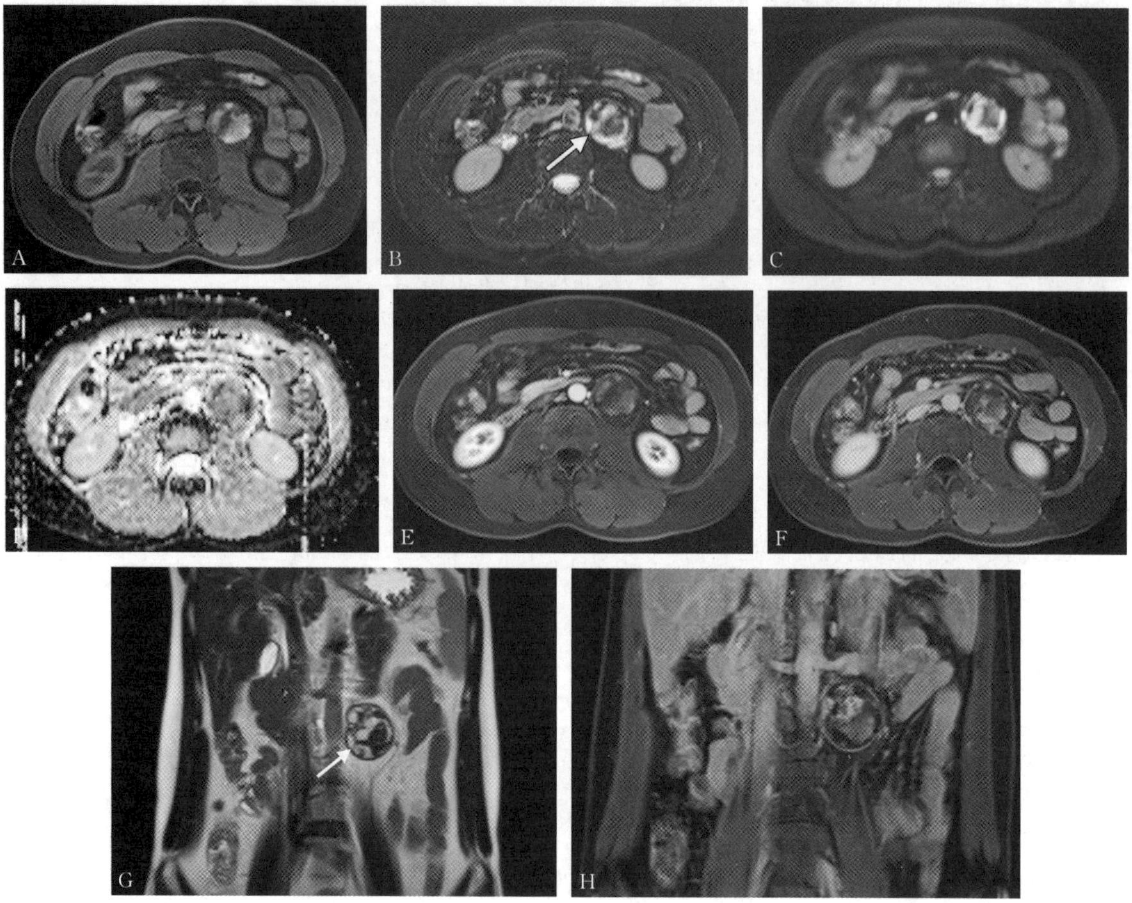

图 7-3-10　腹膜后血管瘤(一)

注:患者,男性,38 岁,体检发现左侧腹膜后占位 5 年。横断位 T_1WI 脂肪抑制(A)、T_2WI 脂肪抑制(B)、DWI(C)、ADC 图(D)、T_1WI 增强动脉期(E)与静脉期(F)、冠状位 T_2WI(G)与 T_1WI 增强延迟期(H)示腹主动脉左旁圆形混杂信号肿块(箭头),内见不同时期的血肿信号,增强后边缘可见环形强化伴内部结节样强化。术后病理证实为海绵状血管瘤伴大片出血及血肿形成。

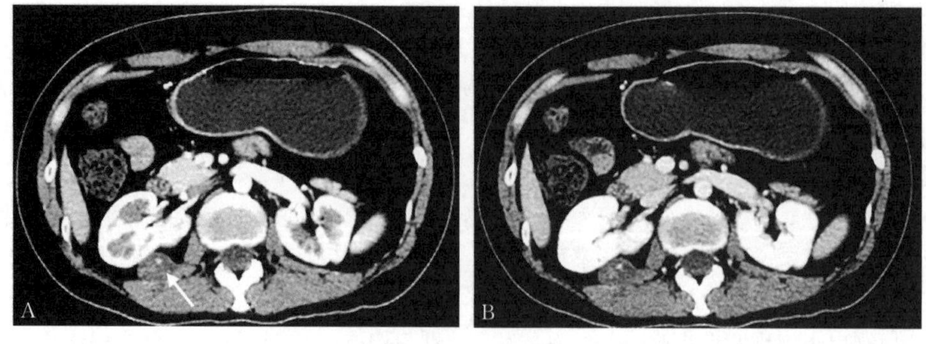

图 7-3-11　腹膜后血管瘤(二)

注:患者,女性,39 岁,右侧腰背部酸胀不适 8 个月余。横断位 CT 增强动脉期(A)与静脉期(B)示右肾后方类圆形低密度结节(箭头),内见小静脉石。术后病理证实为血管瘤。

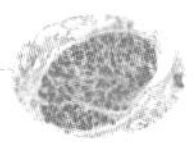

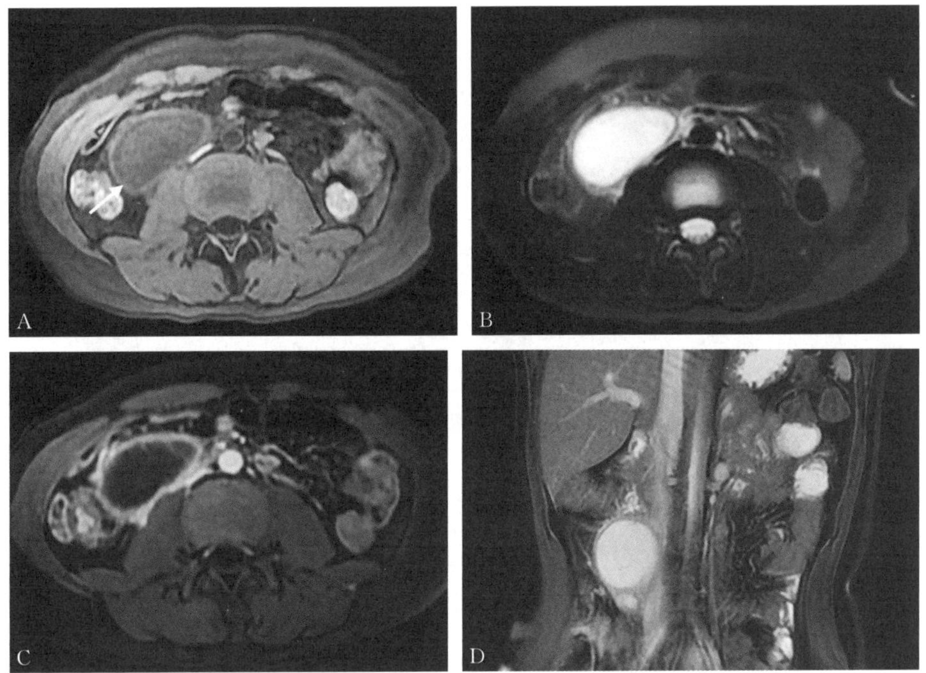

图 7－3－12　腹膜后血管瘤（三）

注：横断位 T_1WI 脂肪抑制（A）和 T_2WI 脂肪抑制（B）示类圆形囊性占位（箭头），主体呈 T_1WI 低信号、T_2WI 高信号，内见少许分隔，囊壁较厚。注入对比剂（C）后囊壁明显强化；冠状位 T_2WI（D）示病灶位于下腔静脉右旁，内见较厚分隔。

2 岁以内小儿，男性患儿多见。

（2）病理

关于淋巴管畸形的病理表现，请详见“腹膜淋巴管畸形”一节。

（3）临床

发生于腹膜后的淋巴管畸形，临床症状不典型，小儿患者多因腹痛、腹胀就诊，甚至以肠梗阻为首发症状。年龄较大患者临床症状不明显。

（4）MRI 表现

为单房或多房囊性肿块（图 7－3－13、14），形态不规则，沿腹膜后间隙生长，典型者呈“爬行性”生长（图 7－3－15）。病变较大时可包绕周围实质器官、空腔脏器及血管结构（图 7－3－16）。囊壁菲薄伴多发分隔，囊内容物表现为水样 T_2WI 高信号；囊内蛋白成分较多时表现为 T_1WI 稍高信号（图 7－3－16）；囊内合并出血时（图 7－3－17）

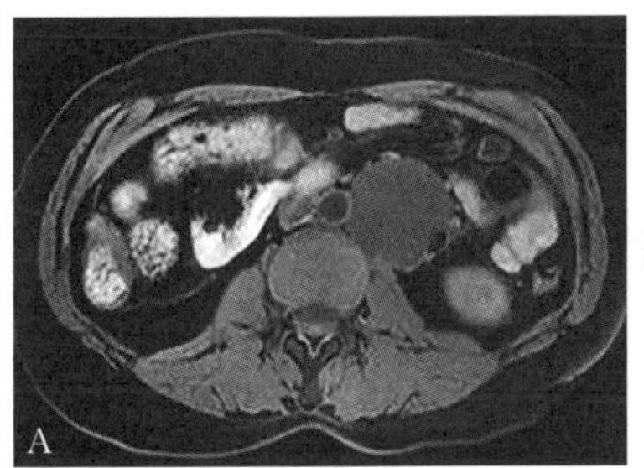

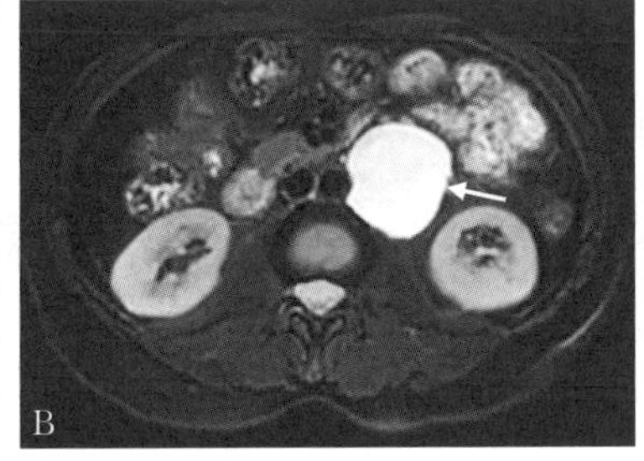

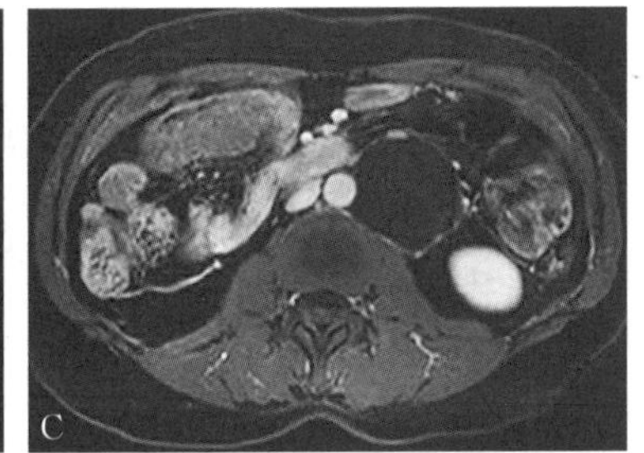

图 7－3－13　腹膜后淋巴管畸形

注：横断位 T_1WI 脂肪抑制序列（A）和 T_2WI 脂肪抑制序列（B）显示腹膜后主动脉左旁薄壁、囊性占位（箭头），呈 T_1WI 低信号、T_2WI 高信号，囊壁菲薄，边界清晰；注入对比剂（C）后囊壁可见轻度强化。

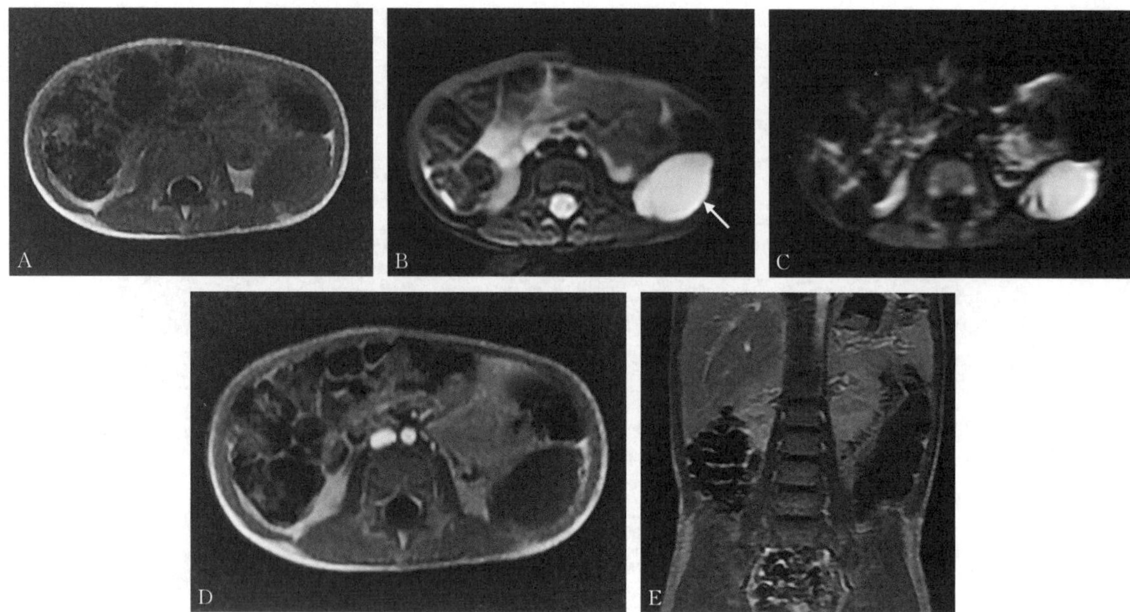

图 7-3-14　腹膜后淋巴管畸形(二)

注：患者，女性，3岁，发现腹部囊性占位4个月。横断位 T_1WI(A)和 T_2WI 脂肪抑制(B)示左侧腹膜后囊性占位(箭头)，边界清晰，沿间隙生长，呈 T_1WI 低信号、T_2WI 明显高信号，DWI(C)呈高信号，囊壁菲薄。横断位(D)与冠状位(E)增强图像示部分囊壁轻度强化。

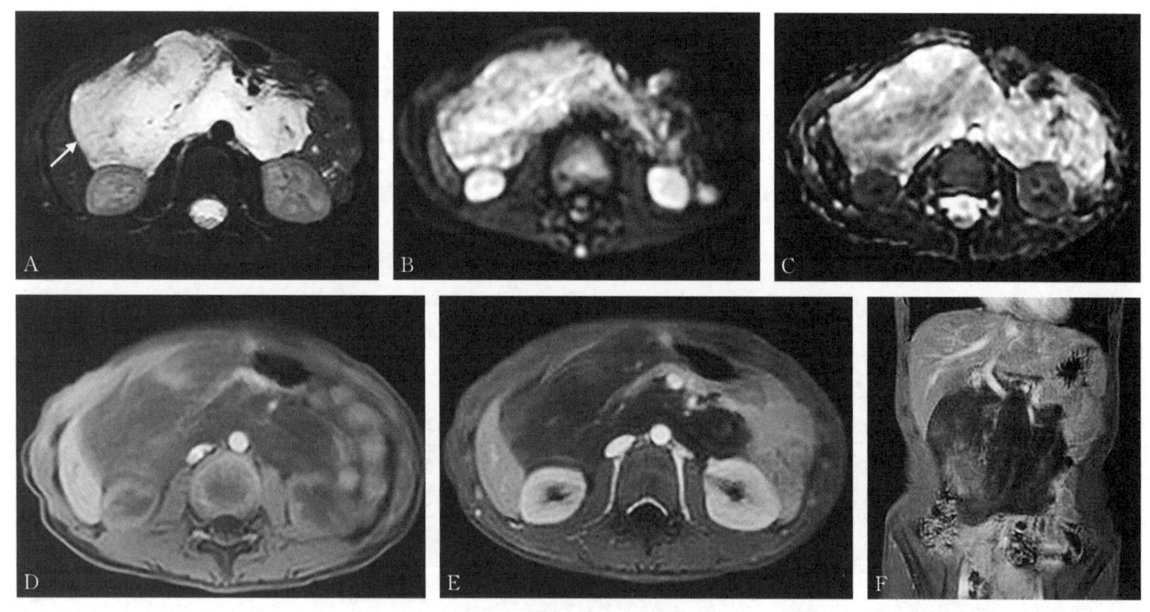

图 7-3-15　腹膜后淋巴管畸形(三)

注：患者，男性，8岁，发现右上腹占位半月余。横断位 T_2WI 脂肪抑制(A)与 DWI(B)显示腹膜后不规则占位，"爬行性"生长(箭头)，T_2WI、DWI 与 ADC 图(C)呈不均匀高信号。横断位 T_1WI 增强动脉期(D)、静脉期(E)及冠状位 T_1WI 增强延迟期(F)显示病变内条状、片状强化。

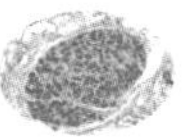

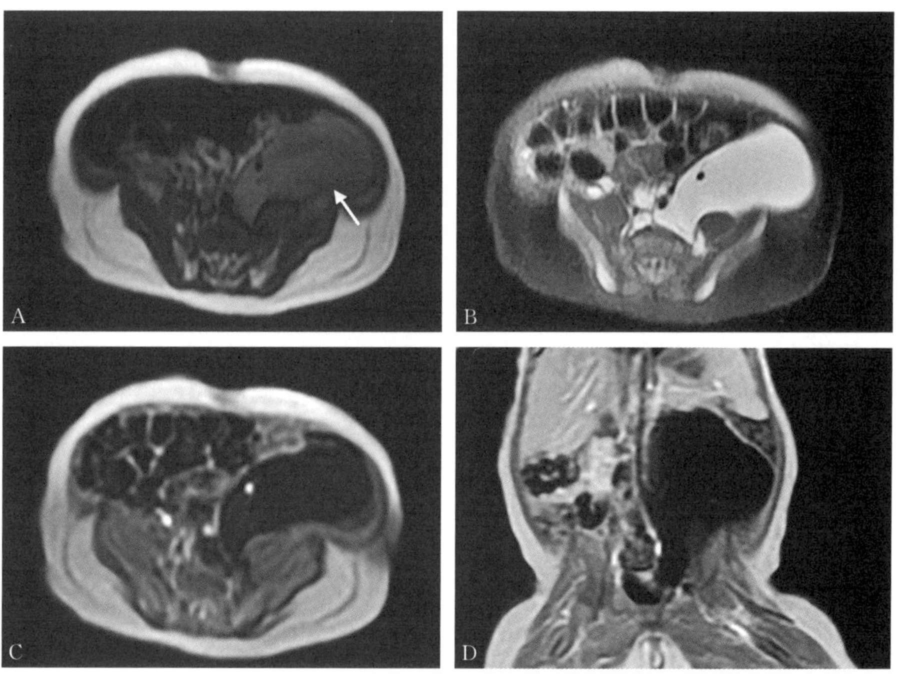

图 7-3-16　腹膜后淋巴管畸形(四)

注：患者，女性，2 个月 13 天，胚胎 7 个月时发现腹部囊性占位，逐渐增大。横断位 T_1WI(A)和 T_2WI 脂肪抑制(B)显示左侧腹膜后囊性占位(箭头)，边界清晰，呈 T_1WI 稍高信号、T_2WI 明显高信号，囊壁菲薄。注入对比剂(C、D)后占位内见被包绕的强化血管影，囊壁呈轻度强化。

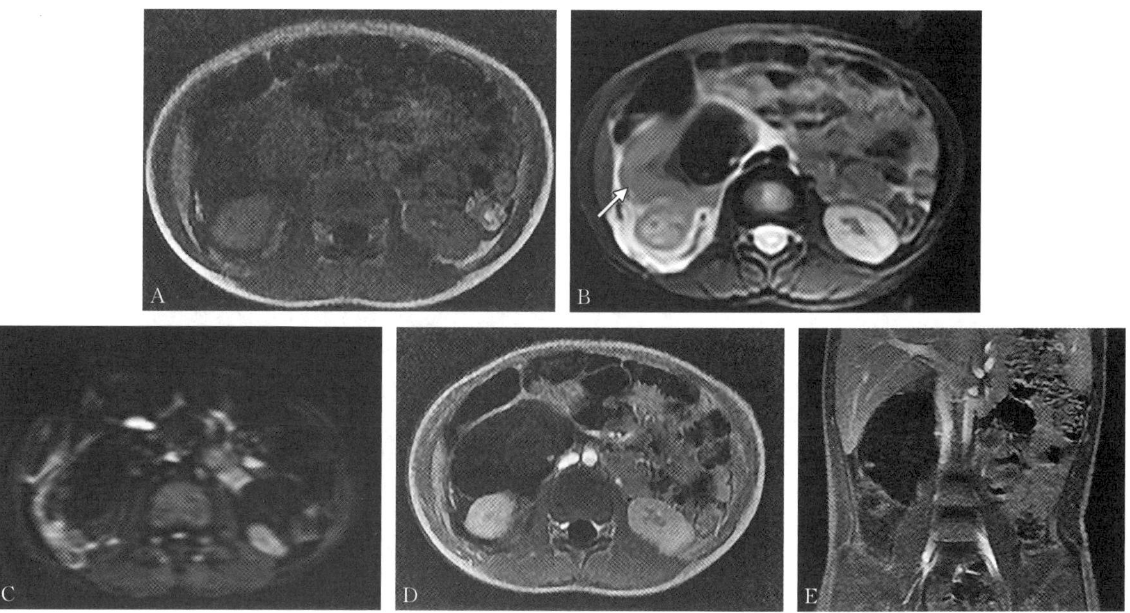

图 7-3-17　腹膜后淋巴管畸形(五)

注：患者，女性，4 岁，摔伤后右上腹痛 40 余天，淋巴管畸形伴出血。横断位 T_1WI(A)与 T_2WI 脂肪抑制(B)示右肾前方占位(箭头)，边界欠清，周围可见积液，主体呈 T_1WI 稍低、T_2WI 高信号，内见局灶性 T_1WI 稍高、T_2WI 低信号，提示病变内出血。DWI(C)示病变呈明显低信号。T_1WI 增强横断位(D)与冠状位(E)示病变边缘轻度强化。

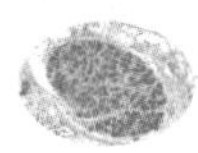

可出现液-液平面；增强后囊壁及囊内分隔呈轻度强化（图7-3-13）。囊壁增厚伴明显强化常提示病变伴感染。

（5）诊断要点

小儿腹膜后单房或多房囊性占位，囊壁菲薄，可伴多发分隔，呈“爬行性”生长，包绕周围脏器及血管结构，增强后分隔与囊壁呈轻度强化。

（6）鉴别诊断

腹膜后淋巴管畸形需与腹膜后其他囊性病变鉴别。囊性畸胎瘤，常见于新生儿，女性多见，好发于骶尾部，病变以囊性成分为主，呈类圆形，边界清晰，囊内出现钙化及脂肪成分为鉴别要点。尾肠囊肿常见于中年女性，源于胚胎尾肠残余成分，多位于直肠与骶骨间隙，MRI上表现为边界清晰的多房囊性包块，囊液呈 T_1WI 低信号、T_2WI 高信号。

7.3.6 孤立性纤维性肿瘤

（1）概述

关于孤立性纤维性肿瘤（SFT）的概述，请详见“腹膜孤立性纤维性肿瘤”一节。

（2）病理

腹膜后SFT的病理表现与腹膜SFT相似，请详见“腹膜孤立性纤维性肿瘤”一节。

（3）临床

中老年患者多见，平均年龄50岁，无性别差异。腹膜后SFT表现为腹部及腰背部不适、腹痛等非特异性症状，部分患者表现为腹痛、腹胀、血尿等症状。

（4）MRI表现

SFT为类圆形肿块，肿瘤生长缓慢，多边界清晰（图7-3-18）。胶原密集、细胞稀少型SFT在 T_2WI 上常呈低信号（图7-3-19）；而细胞丰富型、血管丰富、存在坏死或黏液样退行性改变的肿瘤呈 T_2WI 高信号，部分肿块内见多发血管流空信号（图7-3-20）。DWI上因肿瘤细胞密实及胶原纤维引起水分子弥散受限而表现为高信号。CT图像上可见肿块内散在钙化（图7-3-21）。强化多不均匀，常呈延迟强化，部分呈持续、显著强化（图7-3-21、22）。当肿瘤大于10 cm，边界不清，呈分叶状改变，肿块浸润性生长，提示肿瘤为恶性可能。

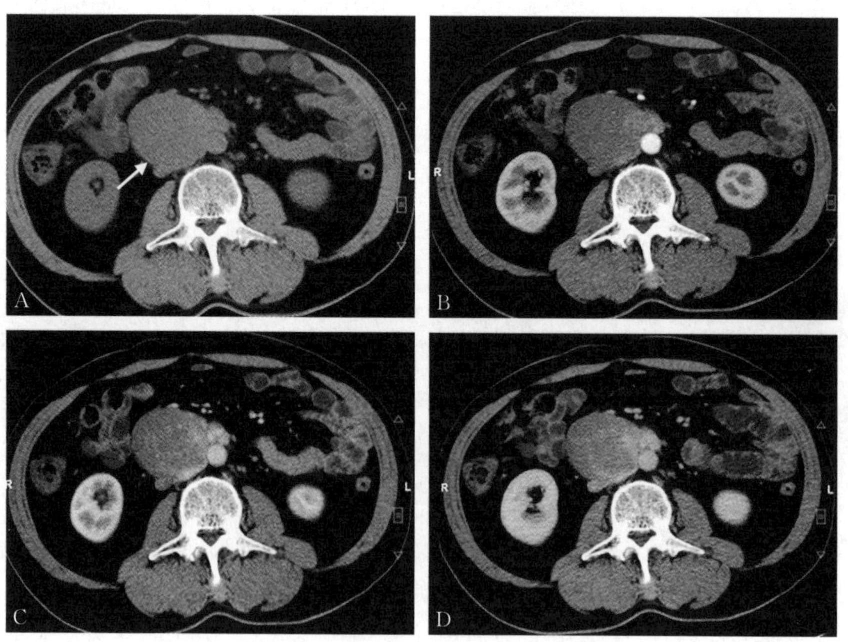

图7-3-18 腹膜后孤立性纤维性肿瘤（一）

注：患者，男性，51岁，15年前曾行腹腔内纤维瘤切除术。横断位CT平扫（A）及增强图像（B～D）示下腔静脉-腹主动脉间隙肿块（箭头），肿块边界清晰，平扫密度均匀，增强呈延迟的不均匀轻到中度强化。

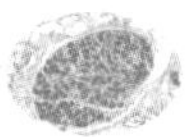

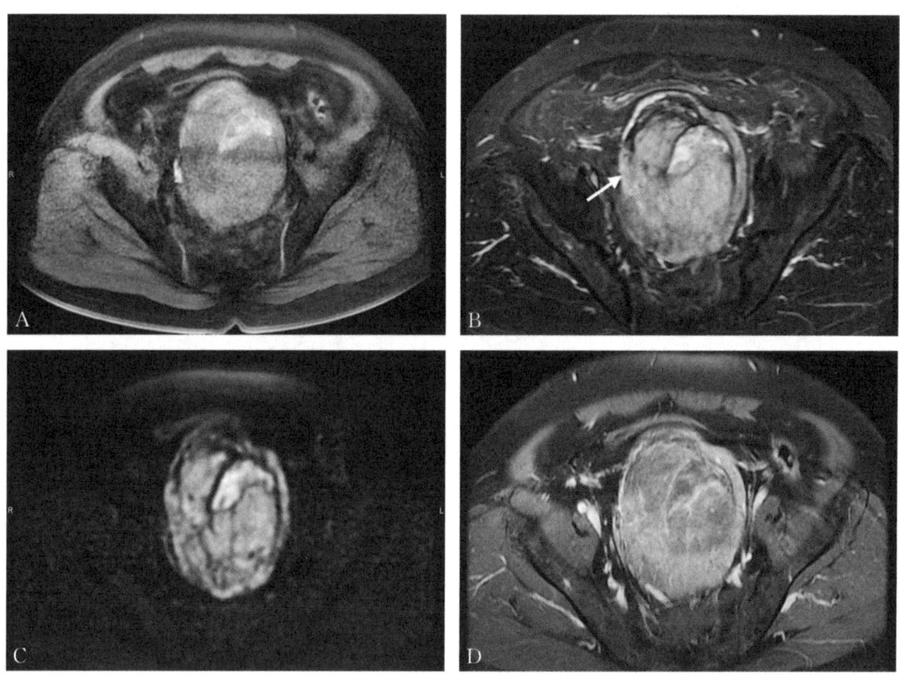

图 7-3-19 腹膜后孤立性纤维性肿瘤(二)

注:患者,男性,69 岁。横断位 T_1WI 脂肪抑制(A)、T_2WI 脂肪抑制序列(B)及 DWI(C)示腹膜后肿块(箭头),瘤内见局灶性出血,呈 T_1WI 等高信号、T_2WI 及 DWI 高信号,T_2WI 上肿块内见多发低信号分隔。增强静脉期(D)示肿块不均匀强化。

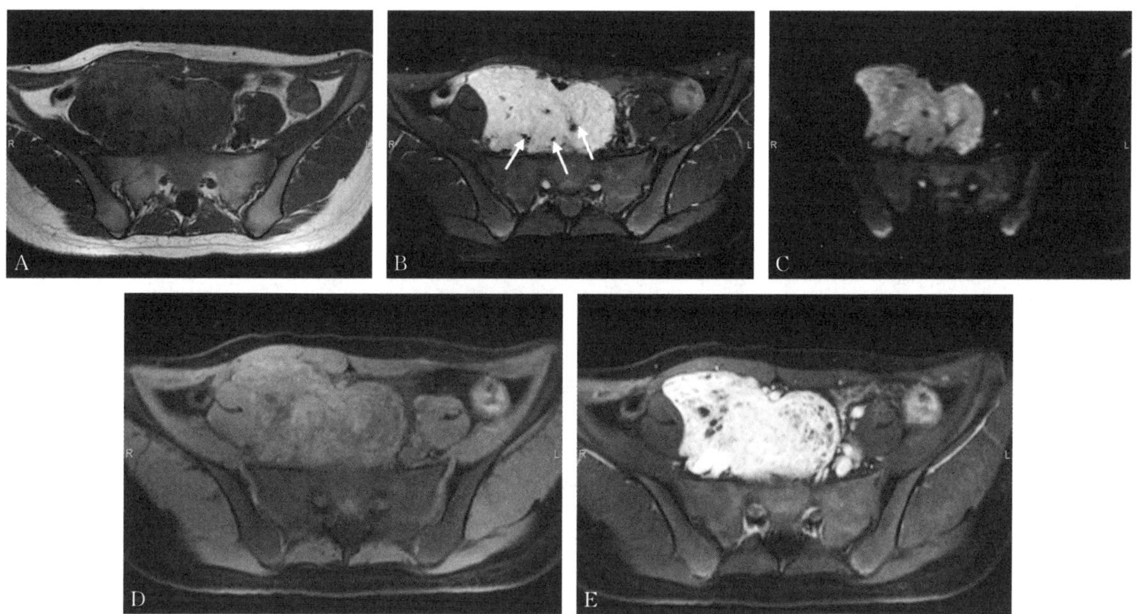

图 7-3-20 腹膜后孤立性纤维性肿瘤(三)

注:患者,女性,18 岁。横断位 T_1WI(A)、T_2WI 脂肪抑制(B)、DWI(C)示盆部腹膜后不规则肿块。右侧髂血管受压,向前内侧移位。肿块信号欠均匀,呈 T_1WI 等至稍高信号、T_2WI 与 DWI 明显高信号,肿块内见多发血管流空信号(箭头)。横断位 T_1WI 脂肪抑制(D)与 T_1WI 增强静脉期(E)示肿块不均匀明显强化。

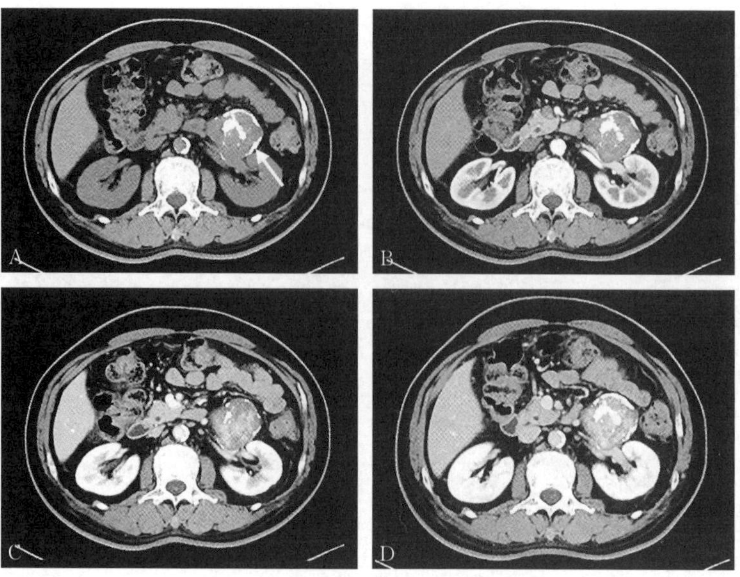

图 7-3-21　腹膜后孤立性纤维性肿瘤(四)

注：患者，男性，67 岁。横断位 CT(A)平扫及增强图像(B～D)示左侧腹膜后肿块(箭头)，肿块边缘及内部多发钙化，增强后肿块呈不均匀、渐进性、明显强化。肿块侵犯左肾静脉。

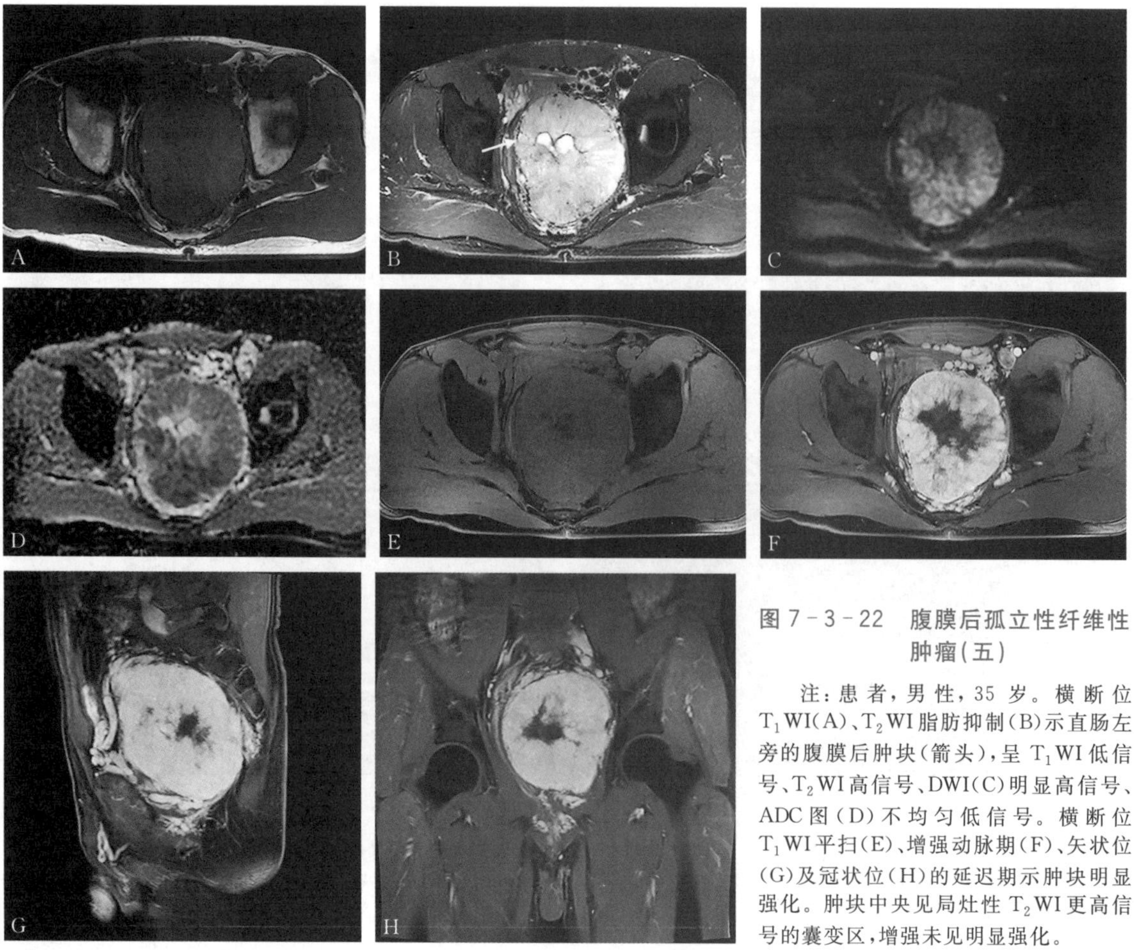

图 7-3-22　腹膜后孤立性纤维性肿瘤(五)

注：患者，男性，35 岁。横断位 T_1WI(A)、T_2WI 脂肪抑制(B)示直肠左旁的腹膜后肿块(箭头)，呈 T_1WI 低信号、T_2WI 高信号、DWI(C)明显高信号、ADC 图(D)不均匀低信号。横断位 T_1WI 平扫(E)、增强动脉期(F)、矢状位(G)及冠状位(H)的延迟期示肿块明显强化。肿块中央见局灶性 T_2WI 更高信号的囊变区，增强未见明显强化。

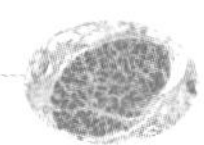

(5) 诊断要点

腹膜后孤立的类圆形肿块，边界清晰，T_2WI呈高低混杂信号，强化多不均匀，常呈延迟强化，部分呈持续、明显强化。

(6) 鉴别诊断

腹膜后SFT需与硬纤维瘤、淋巴瘤及平滑肌肉瘤等实性肿瘤鉴别。硬纤维瘤好发于青中年女性，出血、坏死少见，增强呈延迟强化。淋巴瘤占腹膜后原发性肿瘤的30%，发病率相对较高，包括霍奇金和非霍奇金淋巴瘤，非霍奇金淋巴瘤见于中老年患者，表现为腹部大血管周围的均质肿块，边界清晰，坏死及钙化极少见，增强呈轻到中度强化。平滑肌肉瘤多见于女性，起源于平滑肌组织或血管壁，T_1WI及T_2WI呈等信号，肿块内大量坏死并累及大血管均提示平滑肌肉瘤的诊断。

7.3.7 硬纤维瘤

(1) 概述

硬纤维瘤(desmoid tumor)是起源于肌成纤维细胞的结缔组织肿瘤，是具有侵袭性生长及复发倾向的中间型肿瘤，复发率达24%～77%，但不出现血行及淋巴结转移。好发于四肢肌腱及深筋膜、腹壁及腹膜后间隙。腹膜后硬纤维瘤较罕见，占腹膜后肿瘤的不足1%。该肿瘤与家族性结肠息肉病有关，表现为雌激素依赖。女性患者多见，青春期至中年均可发病，发病高峰居于30岁左右。

(2) 病理

肿块呈类圆形或不规则形，部分呈分叶状，切面灰白色、质韧，边界不清，呈浸润性生长。镜下肿瘤由细长的、形态一致的梭形细胞构成，细胞间见较多胶原纤维分隔，胶原纤维可见黏液变性，肿瘤较大时局灶可见出血。

(3) 临床

临床症状不典型，与肿瘤大小及发病部位有关，主要表现为肿瘤压迫引起的腹胀、腹痛。若泌尿系统受压，可引起泌尿系感染等相关症状。

(4) MRI表现

肿瘤呈类圆形或不规则形，边界欠清。肿块内肿瘤细胞丰富区域表现为T_1WI低信号、T_2WI高信号。束状及带状胶原纤维分布区表现为T_1WI与T_2WI等低信号。肿瘤体积较大时，肿瘤内坏死、出血区域仍较少见，增强后多呈延迟性、均匀或不均匀的轻到明显强化(图7-3-23、24)。

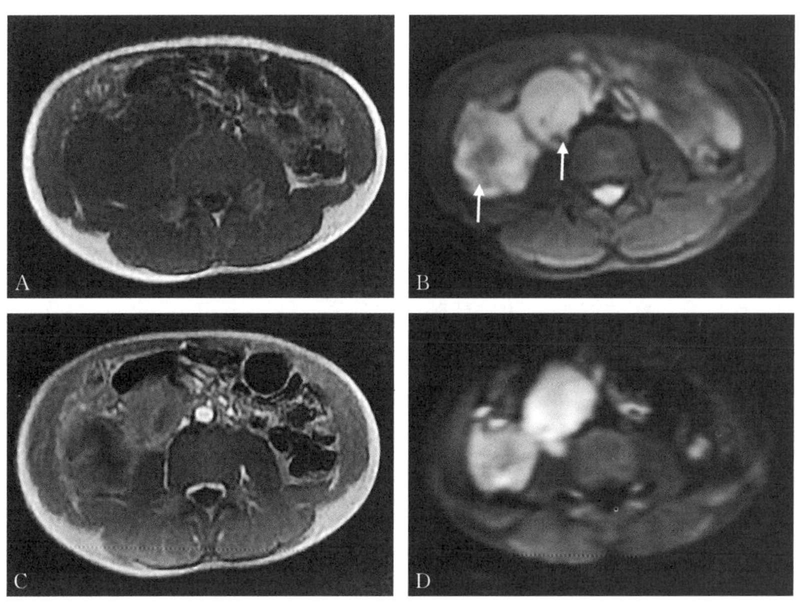

图7-3-23 腹膜后硬纤维瘤(一)

注：横断位T_1WI(A)和T_2WI脂肪抑制(B)示腹膜后两枚类圆形肿块(箭头)，呈T_1WI低信号、T_2WI不均匀高信号，靠外侧病灶中心见T_2WI低信号影；注入对比剂后(C)肿块不均匀轻到中度强化；DWI(b=600 s/mm^2)(D)上肿块呈稍高及高信号。

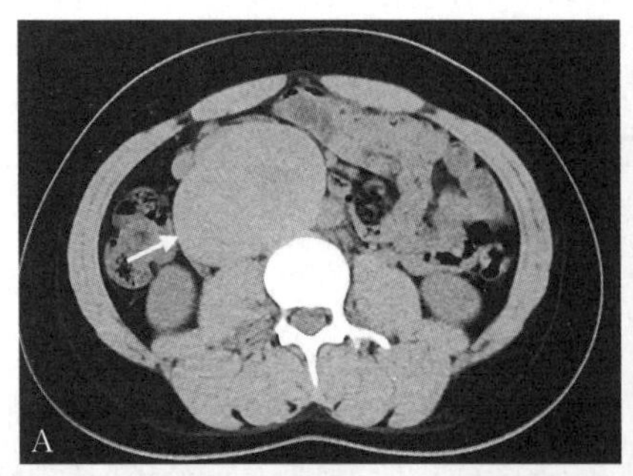

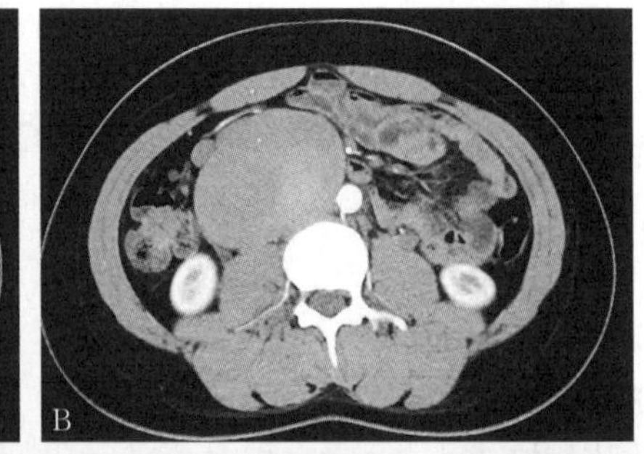

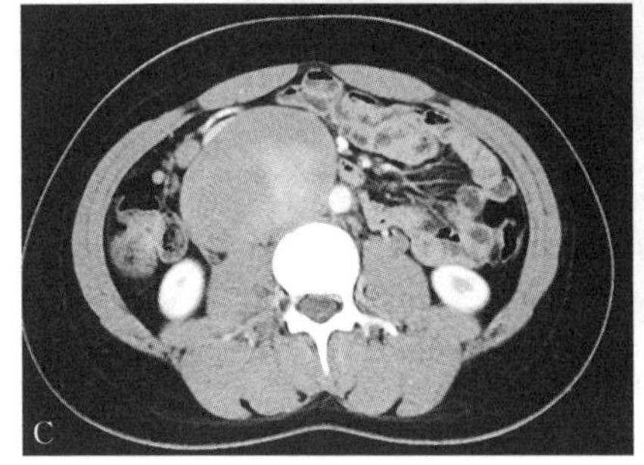

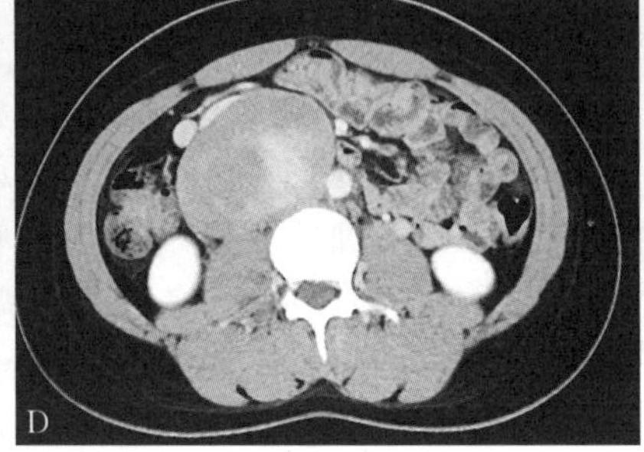

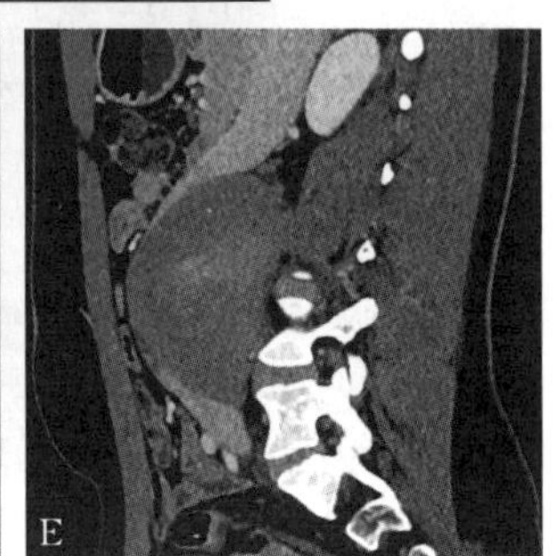

图 7-3-24 腹膜后硬纤维瘤(二)

注:患者,女性,35 岁,发现腹部肿物 1 年余。横断位 CT 平扫(A)与增强动脉期(B)、静脉期(C)与延迟期(D)示腹膜后肿块(箭头)边界清晰,平扫呈等密度,增强后肿块呈延迟性、不均匀轻到中度强化。矢状位 CT 增强延迟期图像(E)显示肿块位于下腔静脉后方,下腔静脉明显受压、前移。

(5) 诊断要点

腹膜后类圆形或不规则形肿块,坏死、出血少见,增强呈延迟强化。

(6) 鉴别诊断

腹膜后硬纤维瘤需与孤立性纤维性肿瘤及淋巴瘤等实性肿瘤鉴别。孤立性纤维性肿瘤发病年龄相对较高,更易出现坏死、出血改变,强化多不均匀,呈延迟强化或持续、明显强化。淋巴瘤常表现为多发均质结节、肿块,可呈融合改变。硬纤维瘤 T_2WI 信号多变,内部 T_2WI 等低信号的带状胶原纤维分隔可以提示诊断。

7.3.8 平滑肌瘤

(1) 概述

平滑肌瘤最常起源于子宫平滑肌细胞,是女性生殖系统最常见的良性肿瘤之一。女性常见,男性亦可发病;35 岁以上女性发病率为 20%~30%。子宫外平滑肌瘤比较罕见,主要起源于泌尿生殖系统的平滑肌细胞,可表现为播撒性或转移性生长方式。发病部位包括宫颈、子宫旁、膀胱、血管、腹腔及腹膜后等部位,以盆部腹膜后间隙多见,很少达到肾门水平。腹膜后平滑肌瘤非常罕见,40% 患者伴发子宫肌瘤或既往子宫肌瘤切除史,主要起源于激素敏感平滑肌细胞或米勒管及中肾管胚胎残余。

(2) 病理

肿瘤呈类圆形,切面与子宫平滑肌瘤相似,呈漩涡状或栏栅状。镜下肿瘤由梭形细胞构成,细胞核呈长杆状,两端钝圆,细胞大小形态较一致,排列紧密,与平滑肌细胞形态相仿,可见核异型性;但每 50 个高倍视野等于或少于 3 个核分裂象,若出现 4~10 个核分裂象则须警惕恶变发生。肿瘤内可见透明变性、钙化及坏死。

(3) 临床

大多数腹膜后平滑肌瘤无明显临床表现,多为体检偶然发现。腹膜后平滑肌瘤常伴发子宫平滑肌瘤,患者以子宫平滑肌瘤临床症状为主要表现,表现为月经异常,尿频、尿急等泌尿系统压迫

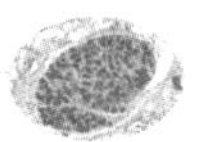

症状，下腹部坠胀不适，腰背酸痛。

(4) MRI表现

表现为腹膜后肿块(图7-3-25)，与子宫分界清晰。MRI信号与子宫平滑肌瘤相似，肿块多数呈 T_1WI等信号、T_2WI低信号，部分DWI弥散受限，增强后肿块强化程度不一。肿块较大时内部可发生玻璃样变、囊变及坏死，T_2WI信号不均；囊变、坏死区域水分增多，T_2WI表现为高信号，钙化较为少见。

(5) 诊断要点

腹膜后肿块，T_2WI呈低信号，增强后强化程度不一。

(6) 鉴别诊断

腹膜后平滑肌瘤需与平滑肌肉瘤及神经源性肿瘤鉴别。影像学方法鉴别平滑肌瘤及平滑肌肉瘤仍面临挑战。通常肿瘤边缘不清、中心大片不规则坏死、呈浸润性生长可提示肉瘤的诊断。神经源性肿瘤表现为腹膜后神经分布区肿瘤，边界清晰，肿瘤内包含细胞密实与疏松区，更易出现囊变，T_2WI呈混杂高信号。

7.3.9 胃肠道外间质瘤

(1) 概述

胃肠道间质瘤(GIST)起源于胃肠道卡哈尔细胞，是胃肠道最常见的间叶源性肿瘤。GIST最常见于胃(60%～70%)，其次是小肠(30%)，很少来自直肠、结肠、食管和阑尾。胃肠道外间质瘤(extra-gastrointestinal stromal tumor，EGIST)被认为是胃肠道间质瘤的亚型，即组织形态和肿瘤免疫表型相似，而起源部位不同，多起源于网膜、肠系膜或腹膜后间隙，占所有GIST的不足10%。所有GIST均具有潜在恶性特质，是一种有复发及转移倾向的肿瘤。多见于50～70岁中老年人，男性发病略多于女性。根据肿瘤直径大小、高倍视野下核分裂象数目与肿瘤原发部位分为极低度侵袭危险性、低度侵袭危险性、中度侵袭危险性和高度侵袭危险性。肿瘤体积越大，非原发于胃的GIST越倾向于更高的危险度分级。

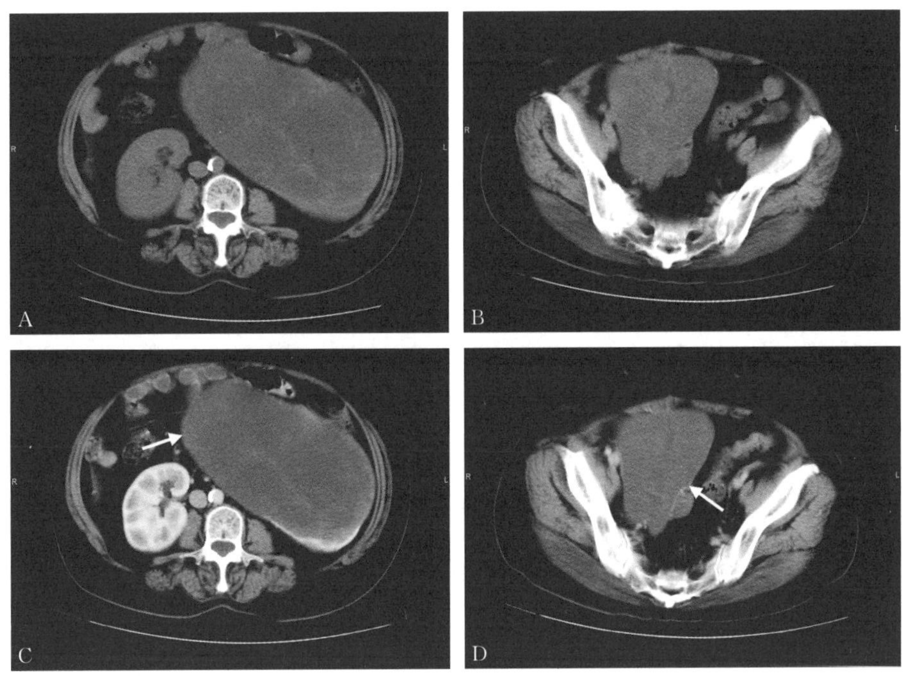

图7-3-25 腹膜后平滑肌瘤

注：患者，女性，70岁，腰背部、大腿酸痛10年余，曾行后背部、大腿平滑肌瘤剥除手术。复查的CT平扫(A、B)与增强图像(C、D)示左肾下方与右侧盆部各见一类圆形不均匀低密度肿块(箭头)，边界清晰，密度不均，增强后见少许轻度强化。

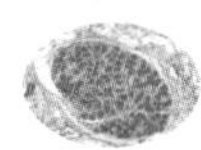

（2）病理

肿块大小不一，表面呈结节状、灰褐色，周围无完整包膜，部分可见假包膜。肿块内可见出血、坏死及囊变。镜下肿瘤由梭形或上皮样细胞及大量胶原构成，肿瘤细胞胞质少。免疫组化 CD117 及 CD34 表达阳性具有诊断意义。

（3）临床

EGIST 不直接起源于消化道管壁。因此，临床症状不典型，就诊时肿瘤往往体积较大，可伴随腹胀、腹痛或泌尿系统压迫症状，消化道出血及梗阻少见。

（4）MRI 表现

与 GIST 相似，肿块体积较小时边界清晰，呈均匀 T_1WI 低信号、T_2WI 高信号。肿块体积较大时呈分叶状，内部坏死、囊变较多见，表现为 T_2WI 更高信号；有时可见钙化与出血，肿块内出血呈 T_1WI 高信号。病灶周围可见 T_1WI 及 T_2WI 低信号假包膜样结构。增强后肿瘤呈不均匀中度强化，坏死、囊变区无强化。

（5）诊断要点

腹膜后巨大肿块，内部信号不均，囊变、坏死较明显。

（6）鉴别诊断

腹膜后 EGIST 需与平滑肌肉瘤、脂肪肉瘤及纤维肉瘤等间叶源性肿瘤鉴别。平滑肌肉瘤与大血管及胃肠道关系较密切，肿瘤血供丰富，强化程度较 EGIST 明显。脂肪肉瘤多见于老年患者，信号多混杂，边界不清，内部可见多少不等的脂肪信号，若无脂肪信号则鉴别较困难。

7.3.10 畸胎瘤

（1）概述

腹膜后畸胎瘤（teratoma）较少见，占腹膜后原发肿瘤的 6%～11%，多见于儿童。成人发病率不足 20%，其中女性的发病率为男性的 2～4 倍。儿童以良性畸胎瘤常见，而成人恶性畸胎瘤的概率显著高于儿童。有 15%的畸胎瘤发生于性腺外。染色体分析显示，性腺畸胎瘤为单倍体，而性腺外畸胎瘤为双倍体。因此，有假说认为性腺畸胎瘤来源于患者生殖细胞的单性繁殖，而性腺外畸胎瘤来源于患者体内原始胚胎细胞的残存。因此，性腺外畸胎瘤好发于人体中线附近。

（2）病理

畸胎瘤起源于原始胚芽细胞，通常是由 2 个或 3 个原始胚层组织演化而来的胚胎性肿瘤，但是也可以由一个胚层组成。绝大多数畸胎瘤为囊性或囊实性，实性者少见。肿瘤直径一般 5～10 cm，呈圆形或卵圆形，常为单房或多房状结构。表面光滑呈灰白色，囊壁较厚或厚薄不均，囊内含皮脂样物质、毛发、牙齿、骨、软骨和脂肪组织，各组织成分的含量不一。按大体结构分为囊性畸胎瘤和实性畸胎瘤，按生物学行为分为良性和恶性，按组织分化程度分为成熟性畸胎瘤、未成熟性畸胎瘤和恶性畸胎瘤。

囊性畸胎瘤即皮样囊肿，多为良性，肿块内含脂样物、毛发、牙齿及液体等，部分囊肿壁内存在实性结节，称为头结。头结由骨、软骨、脂肪等组成。实性畸胎瘤组织学上包含内、中、外三个胚层的各种成熟和未成熟组织，肿瘤内常有大小不等的囊性区域，恶变倾向较囊性畸胎瘤大。

成熟性畸胎瘤由分化良好的瘤组织构成的良性肿瘤；未成熟的瘤组织分化程度差，主要由胚胎发生期的未成熟组织结构构成，如非成熟性神经组织、非成熟性软骨等，常有未分化、有丝分裂增多的恶性病理表现。恶性畸胎瘤，常由肿瘤内某一胚层的组织发生恶性转化而来，如上皮组织的癌变、间叶组织的肉瘤变。

（3）临床

本病一般无症状，大多数为体检时发现；少数可因肿瘤较大出现患侧腹部疼痛等压迫症状，甚至有因外伤致瘤体破裂的报道。

（4）MRI 表现

典型的畸胎瘤 MRI 表现为含脂肪或脂液平面的囊性（图 7－3－26）或囊实性肿块。肿块通常呈圆形或卵圆形，单房或多房（图 7－3－27）。肿瘤的边缘光整，囊壁厚薄不一，瘤体内大部分为囊性成分，呈 T_1WI 低信号、T_2WI 高信号，囊内实性部分呈圆形、卵圆形或不规则形，由骨、软骨、毛发和软组织组成，呈不均匀信号（图 7－3－28）。部分畸胎瘤可见特征性的脂液平。脂液平是由于

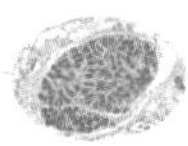

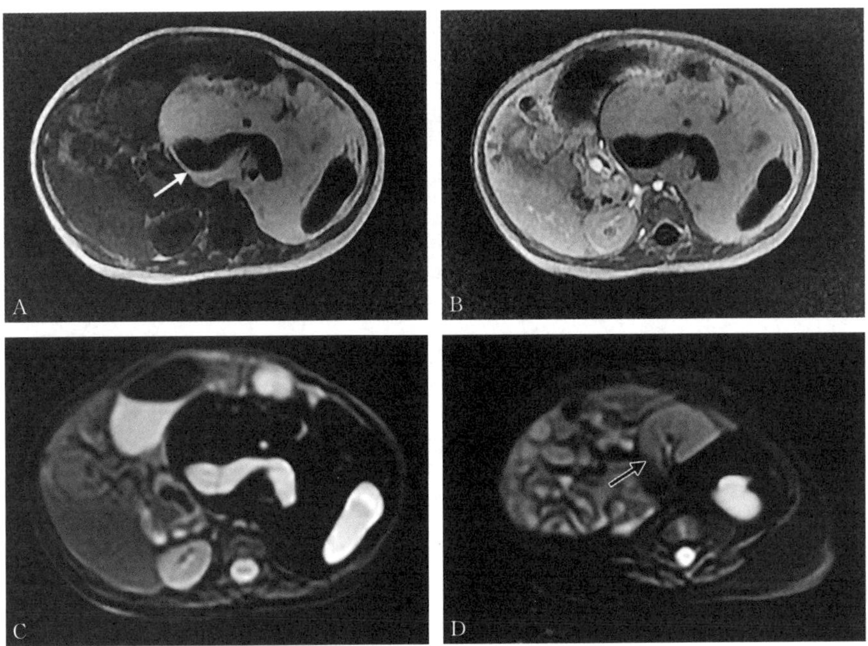

图 7-3-26 腹膜后成熟性畸胎瘤(一)

注:患者,女性,8 个月,腹膜后囊性肿块。横断位 T_1WI(A)、T_1WI 增强(B)、T_2WI 脂肪抑制(C)显示偏左侧腹膜后肿块(白箭头),肿块内见大片脂肪及液性成分。下方层面的 T_2WI 脂肪抑制(D)示左侧肾脏(黑箭头)明显受压,向前内侧移位。

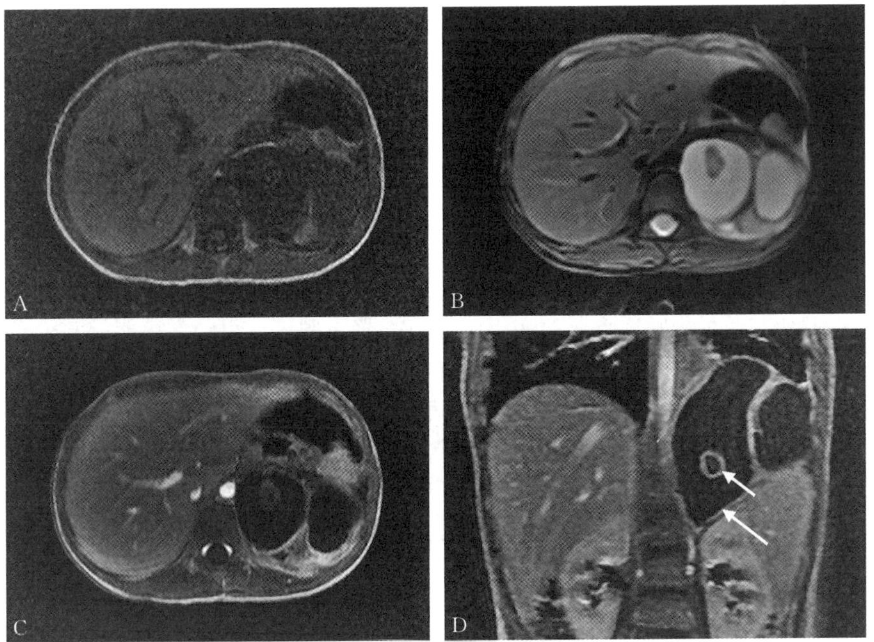

图 7-3-27 腹膜后成熟性畸胎瘤(二)

注:患者,女性,5 岁,间歇性左下腹痛 1 周余。腹膜后、左肾上方见囊性肿块,大小约 11 cm×8 cm×6 cm。囊液呈 T_1WI(A)低信号,T_2WI 脂肪抑制(B)明显高信号,可见分隔影,囊液中另见一结节状 T_1WI 稍低、T_2WI 稍高信号。横断位(C)与冠状位(D)T_1WI 增强后示囊壁与分隔呈不均匀轻到中度强化(长白箭头),囊液内结节呈小环形强化(短白箭头)。

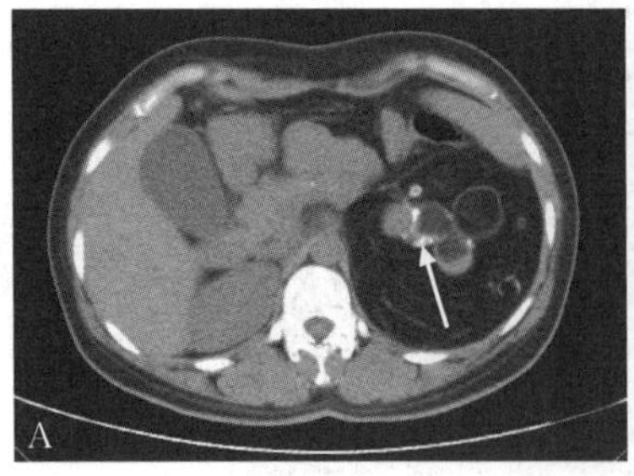
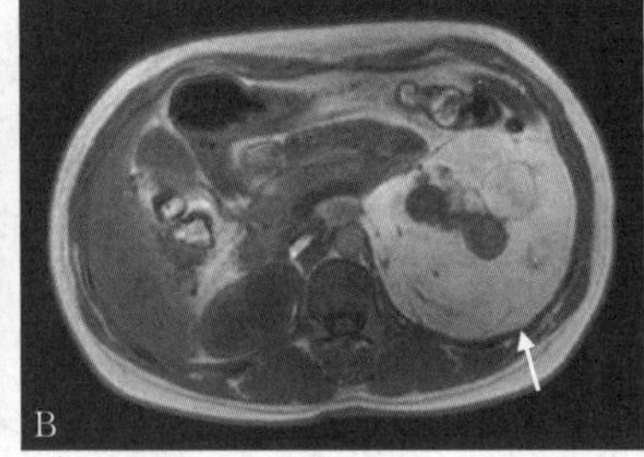
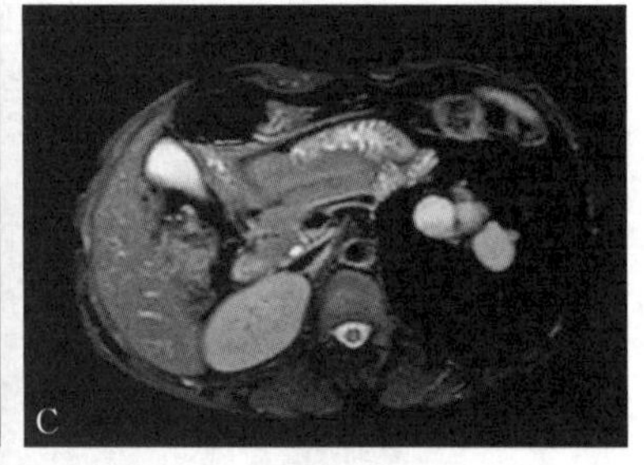

图 7-3-28　腹膜后成熟性畸胎瘤(三)

注:患者,女性,40 岁。左侧肾上腺区肿块,横断位 CT 平扫(A)上可见条状(长白箭)及点状钙化,并含大量脂肪,肿块大小为 10.7 cm×9.9 cm。横断位 T_1WI(B)与 T_2WI 脂肪抑制(C)示肿块(短白箭头)内大片脂肪信号中见局灶性液性成分。

下沉的细胞陈屑和漂浮的脂类物质形成的界面。在 T_1WI 上,界面上方为高信号,下方为低信号;在 T_2WI 上整个病灶呈不均匀高信号,但上下方信号比则相反,下部的信号高于上部信号。患者改变体位,脂液面也会移动。这一征象虽仅占少数,但为畸胎瘤的特征性表现。畸胎瘤中的脂肪成分在脂肪抑制序列呈低信号。MRI 对钙化不敏感,较大的骨性或钙化成分在 T_1WI 和 T_2WI 上均为低信号,此时需结合 CT 平扫(图 7-3-29)。增强扫描时,肿瘤囊性部分不强化,实质部分可轻度强化或不强化(图 7-3-30)。若肿瘤以实性为主且强化显著,则应考虑恶性畸胎瘤。

(5) 诊断要点

囊性畸胎瘤边缘光整,囊壁厚薄不一,瘤体内大部分为囊性成分。病灶内出现脂肪、钙化和脂液平为畸胎瘤的特征性征象。

(6) 鉴别诊断

腹膜后畸胎瘤需与其他腹膜后含脂病变相鉴别,包括髓样脂肪瘤与脂肪肉瘤。髓样脂肪瘤多见于肾上腺,可见 T_1WI 及 T_2WI 高信号的脂肪成分,以及 T_1WI 等信号、T_2WI 高信号的髓样组织,增强后髓样组织呈欠均匀的轻或中度强化。肿瘤合并出血或钙化时,两者鉴别困难。对病变的准确定位有助于髓样脂肪瘤的诊断。脂肪肉瘤常见于中老年人,形态多不规则,肿瘤内含多少不等的软组织成分。

7.3.11　颗粒细胞瘤

(1) 概述

颗粒细胞瘤(granular cell tumor, GCT)由阿布里科索夫(Abrikosoff)于 1926 年首次描述。颗粒细胞瘤占卵巢肿瘤的 1%～2%,是除纤维瘤和卵泡膜纤维瘤以外卵巢最常见的性索-间质性肿瘤,常见于 40～60 岁女性。卵巢外颗粒细胞瘤罕见,可以发生在腹膜后、阔韧带、肠系膜、网膜、肝脏、肾上腺等。组织学可能起源于异位的卵巢组

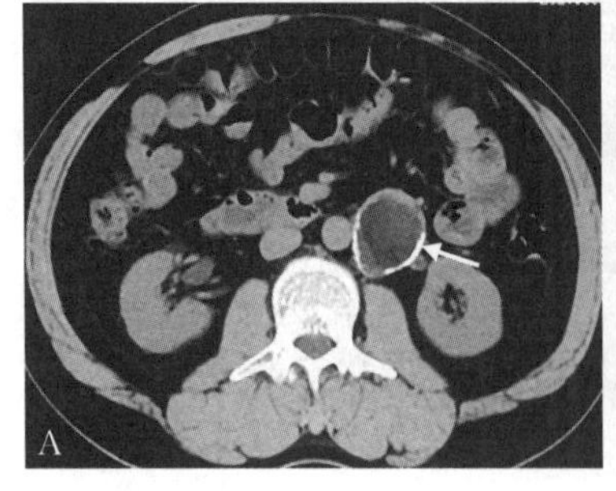
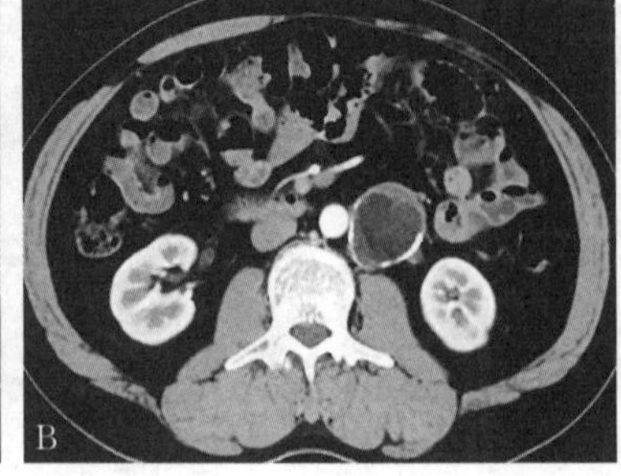
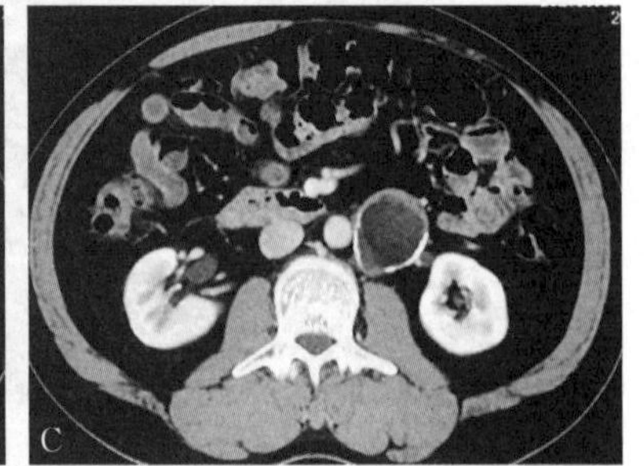

图 7-3-29　成熟性囊性畸胎瘤

注:患者,男性,54 岁。横断位 CT 平扫(A)示腹主动脉左旁囊性病变(箭头),囊壁厚薄不均伴弧形钙化,囊内片状低密度影,CT 值约 -27 HU。增强动脉期(B)与静脉期(C)示囊壁未见明确强化。

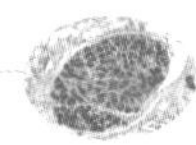

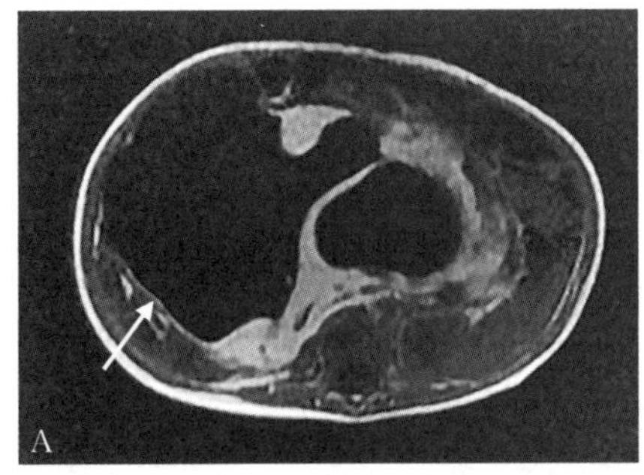

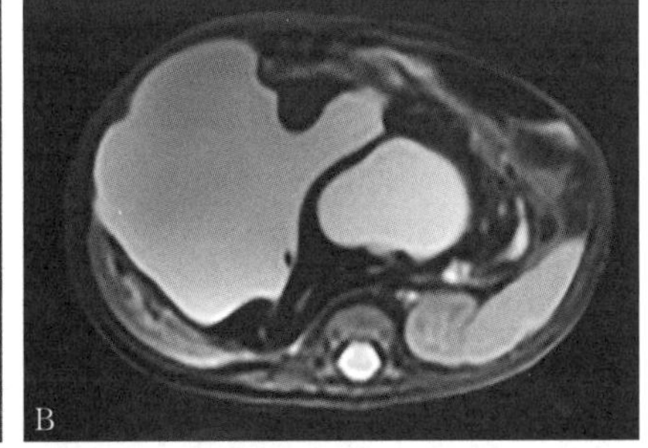

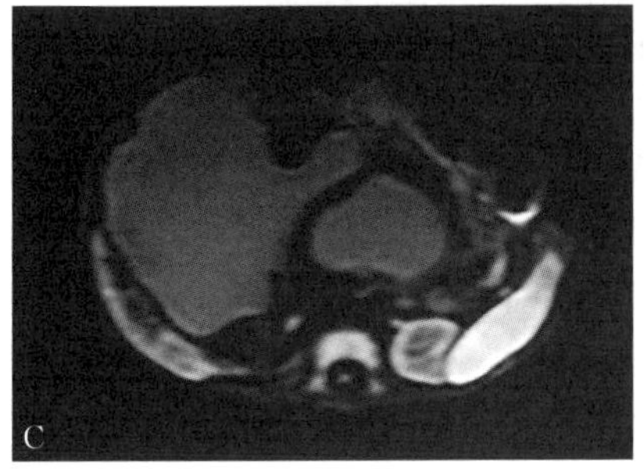

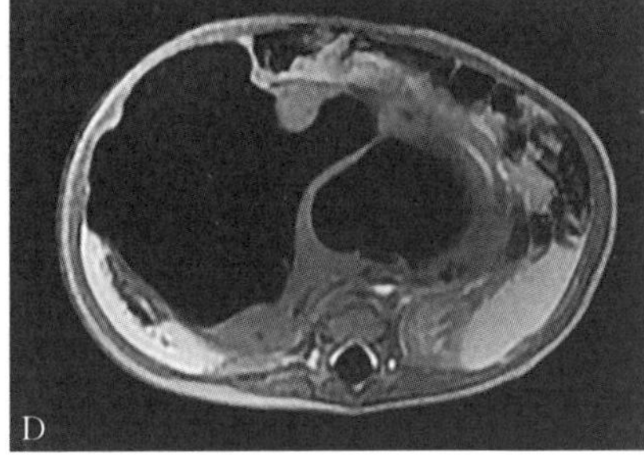

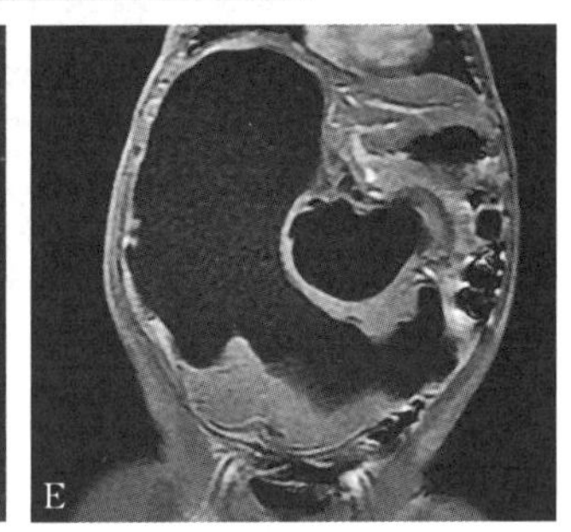

图 7-3-30 腹部成熟性畸胎瘤

注：患者，女性，8个月，发现腹部膨隆1周。横断位 T_1WI(A)、T_2WI 脂肪抑制(B)、DWI(C)示腹腔及腹膜后巨大囊性占位（箭头），囊内见厚分隔，囊液呈 T_1WI 低信号、T_2WI 高信号，边缘及间隔旁见脂肪信号影。横断位(D)与冠状位(E)增强图像示病变无明显强化。

织或性腺迁移途径中残留的生殖嵴间充质。

（2）病理

GCT 大体多为囊实性，常见囊内出血。镜下肿瘤由小的、圆形到椭圆形的肿瘤细胞组成，以微滤泡为主，呈弥漫性和水化丝状。细胞胞质稀少，胞核呈圆形至椭圆形，有丝分裂活性低。肿瘤表现为广泛的出血和坏死。免疫组织化学检测肿瘤抑制素阳性和上皮膜抗原阴性。

（3）临床

卵巢以外发生的颗粒细胞瘤罕见，仅见个别报道。一般以影像学发现占位性病变或急性腹痛就诊，患者多有既往子宫和/或卵巢手术史。5%～15%的患者可因囊性肿瘤破裂而继发出血性腹膜炎。

（4）MRI 表现

病变多为囊实性，实性部分 T_1WI 呈等信号，T_2WI 呈等或高信号，信号欠均匀，增强扫描呈中等强化。囊液 T_1WI 呈稍低信号，T_2WI 呈高信号；肿瘤发生出血时，在 T_1WI 上呈高信号。DWI 受囊液内所含黏蛋白比例影响而呈低或高信号。

（5）诊断要点

囊实性肿块，实性成分呈 T_1WI 等信号、T_2WI 等或高信号，易出血，增强扫描可见中等强化。

（6）鉴别诊断

本病罕见，需与腹膜后其他常见肿瘤鉴别，如神经鞘瘤、副神经节瘤、孤立性纤维性肿瘤等，但最终诊断须依靠病理分析。

7.3.12 肾上腺外髓样脂肪瘤

（1）概述

髓样脂肪瘤（myelolipoma）是少见的良性间叶源性肿瘤，由不同比例的成熟脂肪和骨髓造血细胞组成。髓样脂肪瘤最常见于肾上腺，少数发生于肾上腺外，如纵隔、壁层胸膜、胃、肾周、腹膜后和骶前区。

（2）病理

髓样脂肪瘤主要由成熟脂肪组织和骨髓造血组织混合构成，且根据两者的比例分成两型，Ⅰ型以脂肪组织为主，Ⅱ型以骨髓组织为主。髓样脂肪瘤的发病机制尚不明确，目前认为骨髓细胞和脂肪细胞均起源于前体网织细胞，在坏死、感染等刺激因素的作用下两种细胞从前体网织细胞内化生出来，从而形成髓样脂肪瘤。

(3) 临床

患者多无临床症状，常常为查体时发现；部分因肿瘤较大，产生压迫症状而就诊。

(4) MRI 表现

髓样脂肪瘤无论发生于肾上腺还是肾上腺外，影像学表现均具有一定特征性。表现为圆形或类圆形混杂信号肿块，内见脂肪信号影，以及 T_1WI 等信号、T_2WI 高信号的髓样组织。增强后髓样组织呈欠均匀的轻或中度强化。

(5) 诊断要点

含脂肪及 T_1WI 等信号、T_2WI 高信号的髓样组织的占位性病变。

(6) 鉴别诊断

1) 血管平滑肌脂肪瘤：主要由畸形血管、平滑肌和成熟脂肪 3 种成分组成，瘤内含有成熟脂肪及粗大的中心血管影有助于诊断。

2) 脂肪瘤：多发于体表，瘤体完全由成熟脂肪组成，表现为成分均匀单一的含脂肪肿块，增强后无强化。

3) 脂肪肉瘤：形态不规则，边缘不光整，具有侵袭性生长方式。根据脂肪肉瘤分化程度，其 MRI 表现不同，含有脂肪成分有助于诊断，增强后多数呈不均匀显著强化。

7.3.13 肾外血管平滑肌脂肪瘤

(1) 概述

血管平滑肌脂肪瘤(angiomyolipoma, AML)由不同比例的脂肪、异常血管和平滑肌构成，又称为错构瘤。多见于中年女性，男女发生比例约 1∶9。AML 最常发生于肾脏，AML 属于一个肿瘤家族，统称为血管周上皮样分化肿瘤，以前被称为血管周上皮样细胞肿瘤。这些肿瘤来源于分布在血管周围的上皮样细胞克隆性增生。20%的肾脏 AML 患者有结节性硬化症(tuberous sclerosis complex, TSC)，80%的 TSC 患者有 AML，且多为双侧多发。多达 57%的淋巴管平滑肌瘤病(lymphangioleiomyomatosis, LAM)患者有 AML。AML 也可发生于肝脏、子宫及其他部位，包括腹膜后、肺、头、皮肤、结肠等。腹膜后的肾外血管平滑肌脂肪瘤(extrarenal angiomyolipoma, EAML)罕见，国内外均为个案报道。多中心或腹膜后 EAML 可能是由于多部位先天存在的细胞前体引起，或与良性转移性平滑肌瘤相似，属于一种良性转移性病变。

(2) 病理

AML 有两种主要的组织学类型：经典型和上皮样型。散发型 AML 患者大多数是经典型。

经典型 AML 的主要特点包括血管壁异常增厚，缺乏发育良好的内弹性膜，以及含量不同的梭形平滑肌样细胞和脂肪组织。以上各种成分均可能占主要地位，或者几乎完全缺失。AML 中 3 种类型的细胞(包括梭形平滑肌样细胞、脂肪细胞样细胞和上皮样细胞)由周细胞分化而来，它们均表达周细胞标志物(血管紧张素Ⅱ 1 型受体、血小板衍生生长因子受体 β、肌间线蛋白、α 平滑肌肌动蛋白，以及血管内皮生长因子受体 2)，但不表达内皮细胞标志物 CD31。经典型 AML 是良性的，但可以有局部侵袭性。

上皮样型与经典型不同，前者含有丰富嗜酸性和颗粒性细胞质的上皮样细胞成分。关于做出上皮样型诊断所需的上皮细胞的比例并未达成共识，以往研究报道采用的比例为 10%～100%不等。当发现乏脂肪型 AML 为上皮样型 AML 时，提示恶性转化风险增加的特征(上皮样细胞≥70%，肿瘤大小>7 cm，侵犯血管，每 10 个高倍视野下核分裂象≥2 个，不典型核分裂象和坏死)，是手术的指征。由于可能发生恶性转化，所以即使上皮样病变不存在这些特征，也应进行密切随访，每 6 个月进行 1 次影像学检查以确定其稳定性。

(3) 临床

腹膜后 EAML 最常见症状是腹痛、出血、明显腹部肿物及压迫症状。出血与 AML 的自发性破裂有关，是本病最有威胁性的表现，其发生风险与病变大小无关。

(4) MRI 表现

AML 的 MRI 表现取决于 3 种组织成分的比例，大部分肿瘤以脂肪成分为主，在 T_1WI 上呈高

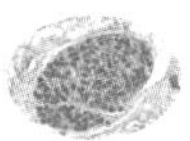

信号，T_2WI 上呈稍高信号，但在 T_1WI 和 T_2WI 脂肪抑制序列上均呈低信号，据此不难和出血性囊肿鉴别。部分 AML 内各种组织混合存在，在 T_1WI 和 T_2WI 上均呈高低混杂信号；而在脂肪抑制后则呈低信号。增强扫描后肿瘤依 3 种组织成分所占比例不同而强化各异，可呈均匀、轻度强化（图 7－3－31）或不均匀明显强化。少数 AML 可无明显的脂肪成分，难以和腹膜后其他肿瘤鉴别。

（5）诊断要点

AML 的 MRI 表现取决于 3 种组织成分的比例，大部分以脂肪成分为主。

（6）鉴别诊断

含脂肪的腹膜后 EAML 需与其他腹膜后含脂病变（如脂肪瘤、脂肪肉瘤等）相鉴别。当病变组织成分复杂且无明显脂肪成分时，需与间叶源性肿瘤及神经源性肿瘤相鉴别。①脂肪瘤：多发于皮下等浅表位置，发生于腹膜后者罕见。瘤体完全由成熟脂肪组成，表现为成分均匀单一的含脂肪肿块，增强后无强化。②脂肪肉瘤：具有侵袭性生长方式，常可伸入各组织间隙。另外，脂肪肉瘤的分化程度是决定 MRI 上信号变化的关键，对一些低分化脂肪肉瘤，见到条索状或局灶脂肪信号有助于诊断。③神经源性肿瘤：偏向于沿中线生长，不含脂肪成分，出现哑铃征、靶征与漩涡样信号改变可提示诊断。

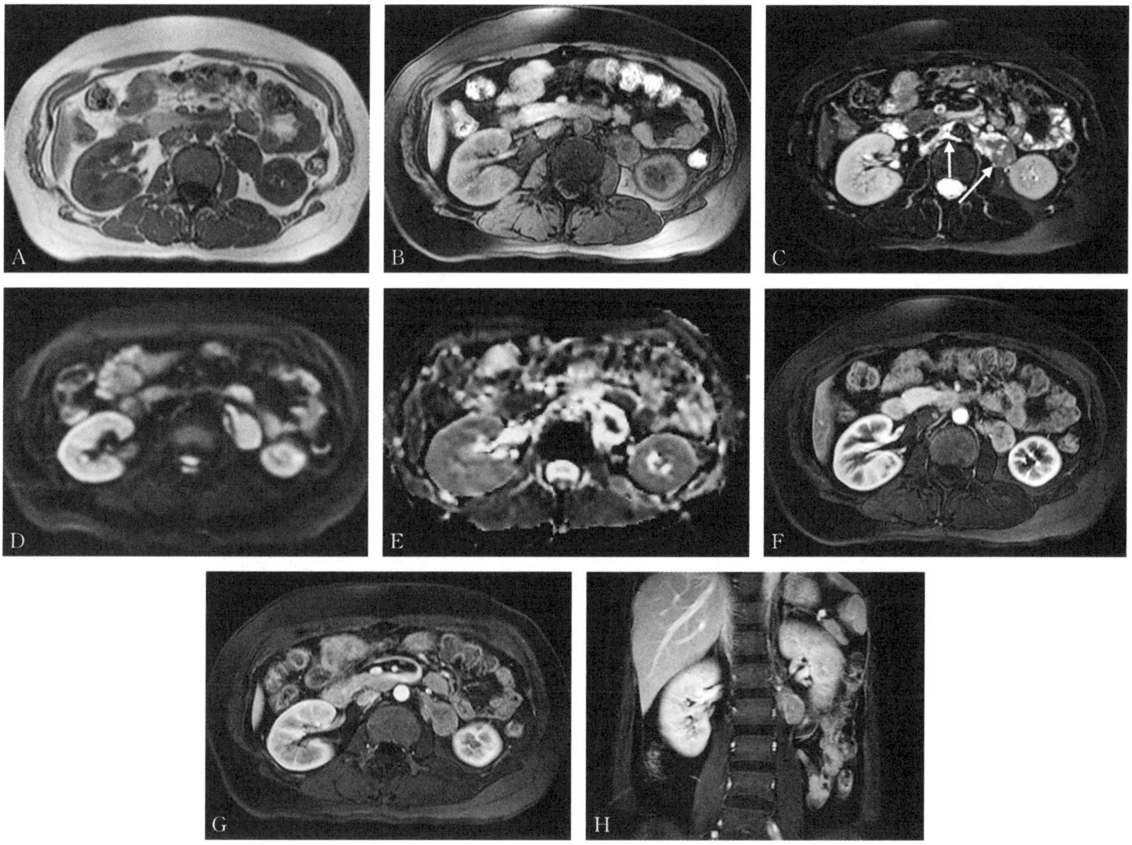

图 7－3－31　腹膜后肾外血管平滑肌脂肪瘤

注：患者，女性，42 岁，体检发现腹膜后占位。横断位 T_1WI（A）、T_1WI 脂肪抑制（B）、T_2WI 脂肪抑制（C）、DWI（D）与 ADC 图（E）示腹主动脉左旁类圆形肿块（长白箭头），与腰大肌信号相比，呈 T_1WI 等信号、T_2WI 稍高信号、DWI 高信号，肿块内未见明确脂肪信号。T_1WI 增强动脉期（F）、静脉期的横断位（G）与延迟期的冠状位（H）图像示肿块较均匀、轻度强化。术后病理证实结节为血管平滑肌脂肪瘤。T_2WI 脂肪抑制图像另示下腔静脉、腹主动脉与肿块周围多发管状 T_2WI 高信号影（短白箭头），术中探查为蔓状增生的淋巴管。

7.3.14 巨淋巴结增生症

(1) 概述

巨淋巴结增生症(castleman disease, CD),是一组具有组织病理学特征的异质性血液病。临床上可根据肿大淋巴结分布和器官受累的情况,分为单中心型(unicentric CD, UCD)和多中心型(multicentric CD, MCD)。UCD 发生率相对较高,常发生于 20～30 岁人群,累及单个淋巴结区域,症状较轻,预后较好;MCD 发生率相对较低,常发生于 40～60 岁人群,可累及多个淋巴结区域以及肝、肺、肾等重要脏器,多有全身症状,预后差。CD 的发病机制尚不完全清楚,根据目前的研究结果,白细胞介素 6(IL-6)异常表达和人疱疹病毒 8(HHV-8)感染是较为公认的可能引起该病的原因。其中 IL-6 是与 CD 发病关系最为密切的细胞因子之一,也是治疗该疾病的重要靶标。

(2) 病理

CD 可分为透明血管型、浆细胞型和混合型 3 种类型:①透明血管型最多见,显微镜下可见异常的淋巴滤泡和萎缩或退化的生发中心,周围可见小淋巴细胞组成的宽阔覆盖区域。可见数根小血管穿入,血管内皮明显肿胀,管壁增厚,后期呈玻璃样改变。血管周围有数量不一的嗜酸性或透明状物质分布,还可见到两个或更多紧密相邻的萎缩生发中心被一个小淋巴细胞组成的覆盖区域包围。退化的生发中心通常呈透明样化,其内的淋巴细胞减少,主要由大量残余的滤泡树突状细胞组成。树突状细胞表达 CD21、CD23、CD35 和表皮生长因子受体。这些滤泡树突状细胞会产生按同心圆排列呈"洋葱皮样"外观的典型形态学。②浆细胞型,显微镜下可见增生性 B 细胞滤泡(生发中心),通常也有一些退化的滤泡。滤泡间区血供丰富且可见成片的浆细胞。生发中心可见较为典型的反应性特征(核分裂象易见,包含细胞凋亡碎片的巨噬细胞等)。该型一般缺乏前述的"洋葱皮样"典型外观。③混合型,兼具透明血管型和浆细胞型特征的混合组织学外观。

(3) 临床表现

UCD 通常无症状,往往是通过体格检查或影像学检查发现肿大淋巴结才引起关注。肿大的淋巴结中位直径约 5.5 cm。少数因病变的压迫效应(例如压迫邻近血管)所导致的症状而就诊。MCD 累及多个淋巴结区域,随病变部位、病理类型不同,临床表现也复杂多变:可累及机体多个系统,引起相应的功能障碍,如疲劳、体温升高、盗汗、恶心、呕吐、体重减轻等全身性症状;75%的患者还可出现肝脾肿大,少数患者可有腹水、胸水等临床表现,具有侵袭性,预后较差。

(4) MRI 表现

腹膜后 CD 少见,多为单中心型,虽然多中心型亦有累及腹膜后淋巴结可能,但极为少见(图 7-3-32)。病变在 T_1WI 上与肌肉相比为低或等信号,T_2WI 上为高信号,DWI 呈高信号(图 7-3-33),增强后多数呈均匀的轻度到明显强化(图 7-3-34)。肿块直径>5 cm 时可发生坏死,但坏死不常见(图 7-3-35),推测与肿瘤血供丰富、侧支循环良好以及淋巴滤泡组织本身不易坏死的特性有关。透明血管型者,部分病灶中央可见放射状纤维,呈 T_1WI 与 T_2WI 低信号。钙化见于 1/3 病例,可呈块状、絮状,或位于病变中央,呈不规则放射状。通常,浆细胞型 CD 强化表现的变异度较大,但强化幅度均低于透明血管型。UCD 常表现为单发的较大肿块(直径 3～10 cm,平均直径为 6 cm),边界清晰,信号均匀,或表现为一个肿块伴周围卫星结节,多为透明血管型。MCD 表现为多个部位、大小不一的淋巴结,边界清晰,有时可以伴有肝脾肿大、腹水,主要为浆细胞型与混合型。

(5) 诊断要点

病变 T_2WI 与 DWI 呈高信号,可伴钙化、坏死,部分中央见放射状低信号,增强后多数呈均匀的轻度到明显强化。单发病变伴明显强化者可能为透明血管型;多发病变、强化相对较弱者,可能为浆细胞型。

(6) 鉴别诊断

腹膜后 CD 少见,主要需与腹膜后神经源性肿瘤、孤立性纤维性肿瘤与淋巴瘤相鉴别。①神经源性肿瘤偏向于沿中线生长,T_2WI 信号多不均匀,更易出现囊变,强化程度不一。②孤立性纤

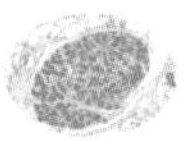

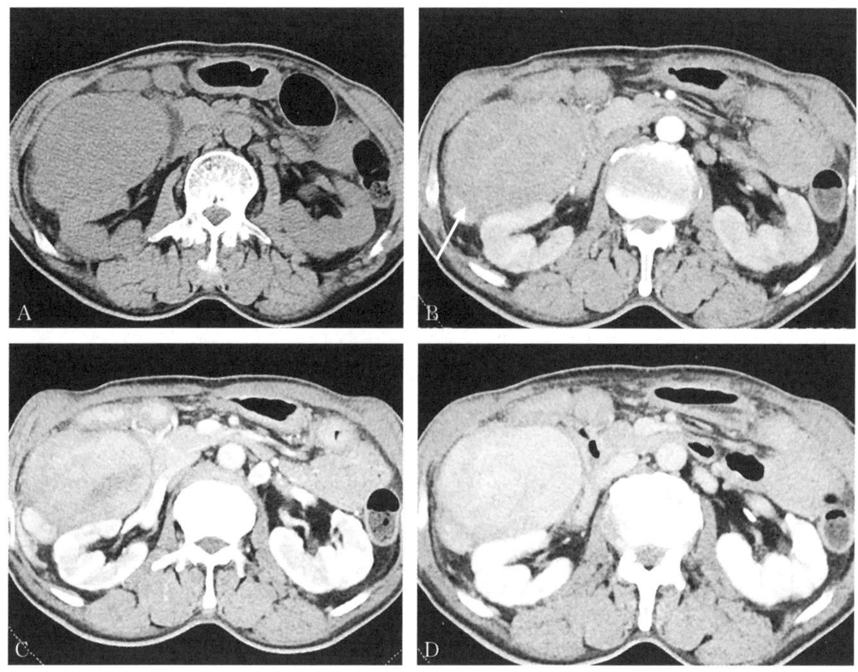

图 7－3－32 腹膜后浆细胞型巨淋巴结增生症

注：患者，男性，72 岁。横断位 CT 平扫（A）与增强动脉期（B）、静脉期（C）、延迟期（D）示右肾前方肿块（箭头），边界较清晰，平扫呈均匀的稍低密度，增强呈较均匀的延迟、中度强化。

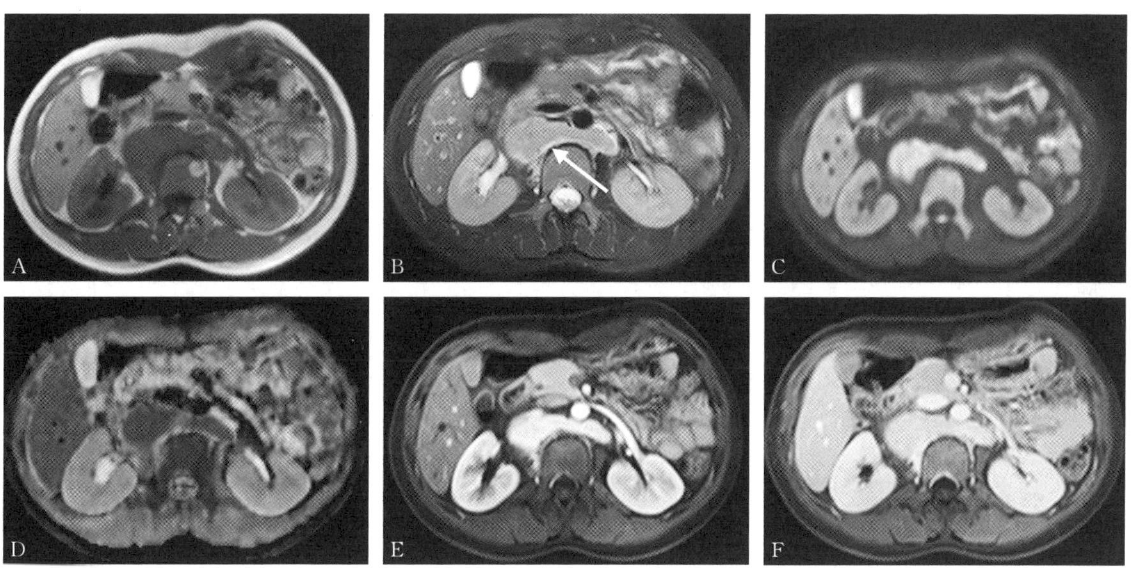

图 7－3－33 腹膜后透明血管型巨淋巴结增生症

注：患者，女性，24 岁，体检发现腹膜后占位。横断位 T_1WI（A）、T_2WI 脂肪抑制（B）、DWI（C）、ADC 图（D）、横断位 T_1WI 增强动脉期（E）与延迟期（F）示腹膜后不规则占位（箭头），呈 T_1WI 稍低信号、T_2WI 与 DWI 高信号、ADC 图明显低信号，增强后呈均匀、持续、明显强化，腹主动脉与下腔静脉受压、前移。

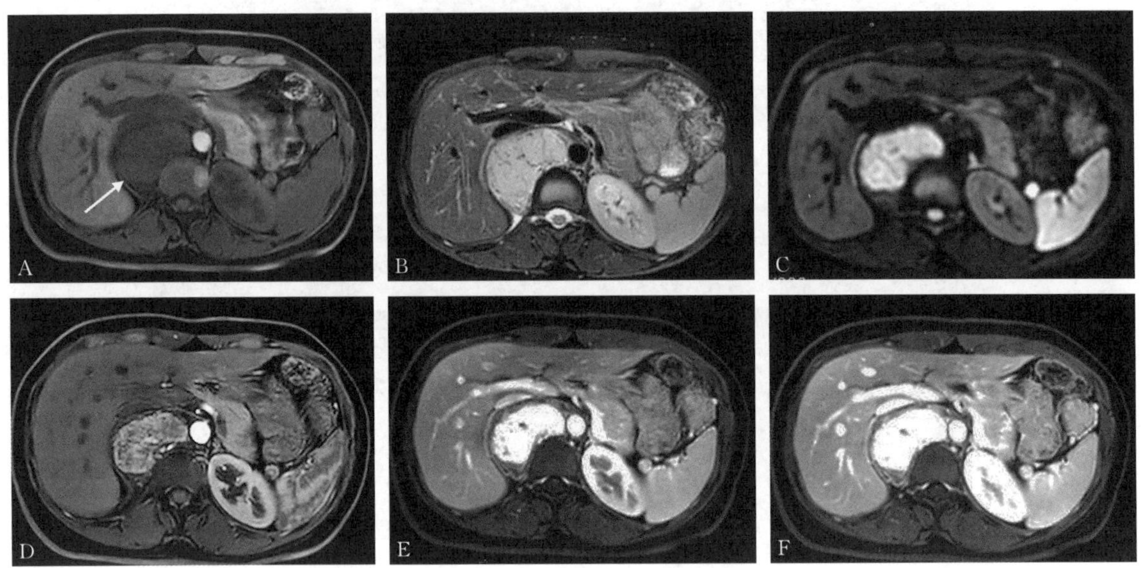

图 7-3-34　腹膜后混合型巨淋巴结增生症

注：患者，女性，34 岁，无明显诱因下间断腰背酸痛、胀痛。横断位 T_1WI 脂肪抑制（A）、T_2WI 脂肪抑制（B）示腹膜后下腔静脉后方肿块（箭头），DWI（C）呈明显高信号。横断位 T_1WI 增强动脉期（D）、静脉期（E）与延迟期（F）示肿块呈持续性、明显强化。肿块边缘尚清晰，邻近脏器受压表现。

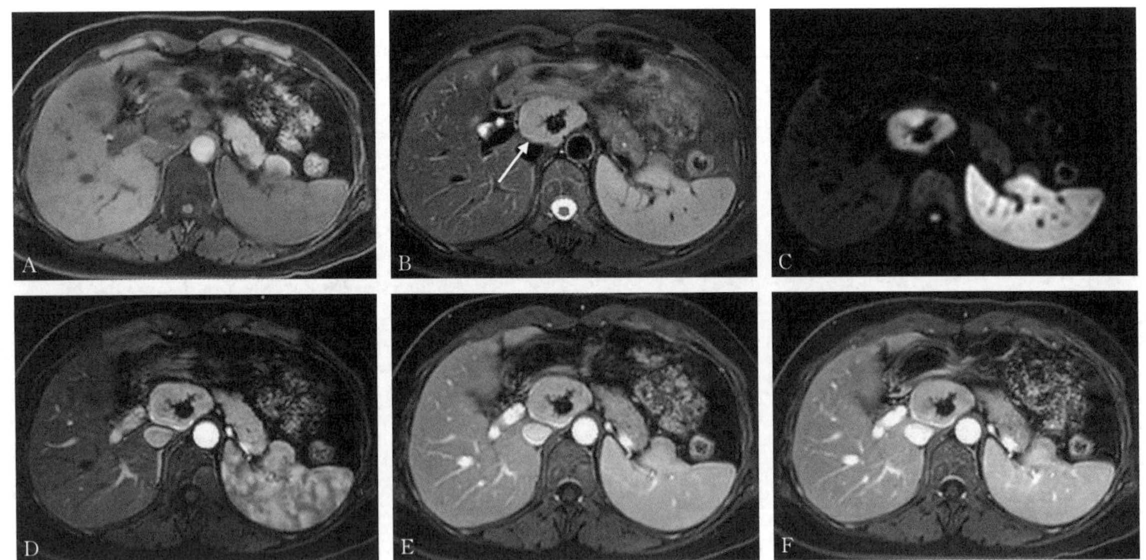

图 7-3-35　腹膜后透明血管型巨淋巴结增生症

注：患者，女性，52 岁，偶然发现腹膜后占位。腹膜后（腹主动脉右前方）一大小为 5.1 cm×3.7 cm 的异常信号肿块（箭头），呈 T_1WI 脂肪抑制（A）低信号、T_2WI 脂肪抑制（B）与 DWI（C）高信号，横断位 T_1WI 动脉期（D）、静脉期（E）与延迟期（F）示肿块持续性、明显强化，肿块中央见低信号的钙化。

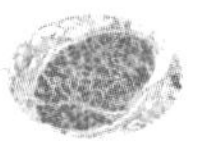

维性肿瘤：与 MCD 发病年龄相仿，但多为单发肿块，信号相对不均匀，增强呈延迟强化或持续、明显强化。③淋巴瘤：常呈多结节融合状，部分边界不清，可以包绕腹膜后大血管，病变信号均匀，治疗前出血、钙化、坏死均少见，增强呈轻到中度均匀强化。

7.3.15 腹膜后纤维化

（1）概述

腹膜后纤维化（retroperitoneal fibrosis）是一种罕见的纤维反应性疾病，表现为腹膜后纤维组织大量增生，包绕大血管、输尿管及神经组织等，甚至压迫腹腔器官。发病率为 1/200 000。目前一般认为它是一种自身免疫性或过敏性疾病，约 2/3 的病例为特发性，又称奥尔蒙特病（Ormond disease）；近 1/3 的病例为继发性，与药物应用、恶性肿瘤或其他原因有关。

（2）病理

腹膜后纤维化组织结构致密，呈灰白色。光镜下，病变早期疏松的胶原纤维网内见大量的成纤维细胞、炎症细胞及毛细血管增生。病变组织内富含水分，此时称为不成熟纤维组织。随着病情进展，成纤维细胞、炎症细胞和毛细血管逐渐减少，甚至消失，胶原纤维增生，形成肉芽肿并机化，病变内水分逐渐减少，形成致密的硬化性纤维组织，即为成熟纤维组织。

（3）临床

最常见的症状是腰腹痛或侧腰痛，往往为钝痛且定位模糊，不受活动或体位的影响；也可能为双侧或单侧腰痛，并向腹股沟区放射。疼痛可能呈急性发作，类似于肾绞痛。非甾体类抗炎药缓解疼痛的效果通常比阿片类药物好，很可能是因为病变具有炎症特性。疼痛常伴全身性表现，包括厌食、体重减轻、发热、恶心和呕吐。

腹膜后纤维化累及动脉致管腔狭窄者相对少见，静脉受压（主要是下腔静脉）较为常见，并可因淋巴管受压致下肢水肿。静脉受累会缓慢进展，有利于侧支循环的建立，很少会发生下腔静脉综合征、深静脉血栓和肺栓塞。下肢动脉血供不足可能导致大腿跛行，肠系膜动脉受压造成肠系膜缺血症状。当胸主动脉和/或主动脉外动脉受累时，患者可出现继发于喉返神经麻痹的声音嘶哑、干咳或上肢缺血性疼痛等。

髂动脉周围腹膜后纤维化常累及输尿管和肾脏，如果出现双侧纤维性包裹则可引起急性肾损伤。许多患者表现为肾脏萎缩，可能是由于腹膜后纤维化导致的输尿管梗阻或肾动脉狭窄对肾脏造成了长期损害。在尿路梗阻的患者中，尿量可能减少、正常甚至增加（由于继发性尿液浓缩功能缺陷）。肉眼血尿少见，但患者常诉尿急、尿频和排尿困难。体格检查时，患者可能存在肾动脉压迫导致的高血压。部分患者存在睾丸疼痛、精索静脉曲张或鞘膜积液，可能与腹膜后血管受压有关。

（4）MRI 表现

大多数患者表现为第二腰椎至上段骶椎水平的腹膜后肿块，包裹腹主动脉、髂总动脉、下腔静脉。一侧或双侧输尿管受累时（图 7-3-36），伴有同侧肾积水。极少数病变可发生于腹腔内或包绕小肠系膜、十二指肠、结肠、膀胱等组织器官。病变边缘欠清晰，与腰大肌周围的正常脂肪间隙消失。MRI 的信号特征及强化方式与病变所处时期及活动性有关。早期纤维化组织含水量较多，呈 T_1WI 均匀低信号，T_2WI 高信号，MRI 动态增强扫描病变区强化较明显。腹膜后纤维化晚期胶原纤维变性，细胞成分减少，水分含量减少，T_1WI 与 T_2WI 均呈低信号，MRI 动态增强扫描见病变区早期无强化，延迟期可有轻到中度强化（图 7-3-37、38）。

（5）诊断要点

腹主动脉和/或下腔静脉周围软组织团块，边界欠清，伴或不伴输尿管受累，T_1WI 呈低信号，T_2WI 呈低或高信号。MRI 动态增强扫描示病变区多数呈延迟轻到中度强化。

（6）鉴别诊断

腹膜后纤维化包绕腹膜后大血管和输尿管，但不会引起主动脉、输尿管的移位与骨质破坏，可以与腹膜后肿瘤相鉴别。此外，腹膜后纤维化主要位于主动脉两侧及前方，较少累及大血管后方，多不超过腰大肌，可以与淋巴瘤的广泛累及相区别。但需注意的是，部分腹膜后纤维化继发于恶

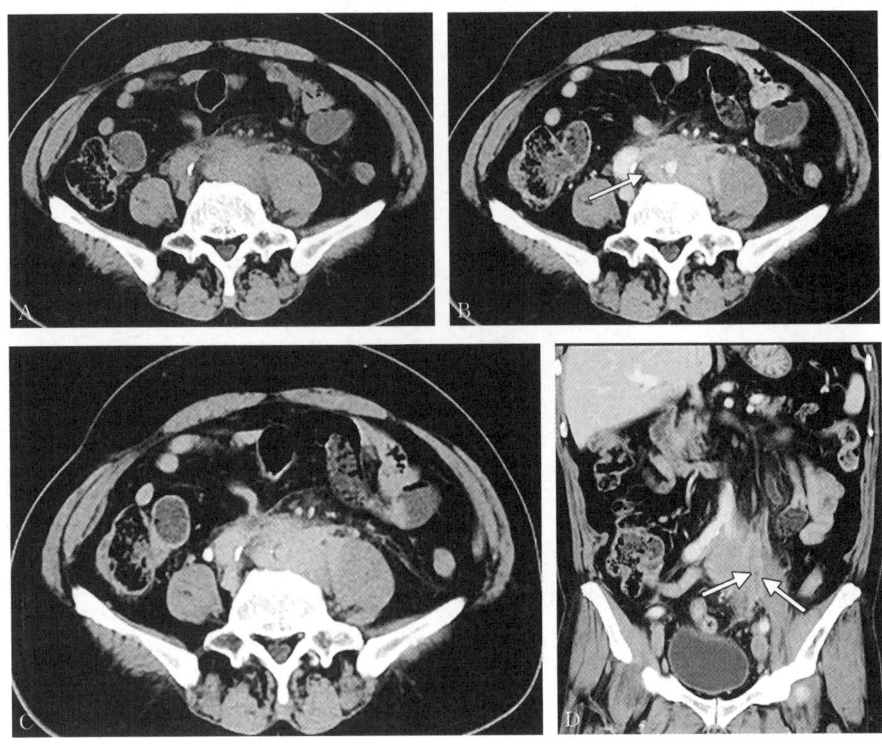

图 7-3-36　腹膜后纤维化(一)

注:患者,男性,63 岁。横断位 CT 平扫(A)及增强(B、C)图像示腹膜后软组织团块(B,箭头),包绕左侧髂总动、静脉,左侧髂总动脉管腔狭窄。肿块边界不清,增强呈延迟中度强化。冠状位增强图像(D)示左侧输尿管受累、管壁增厚(箭头)。

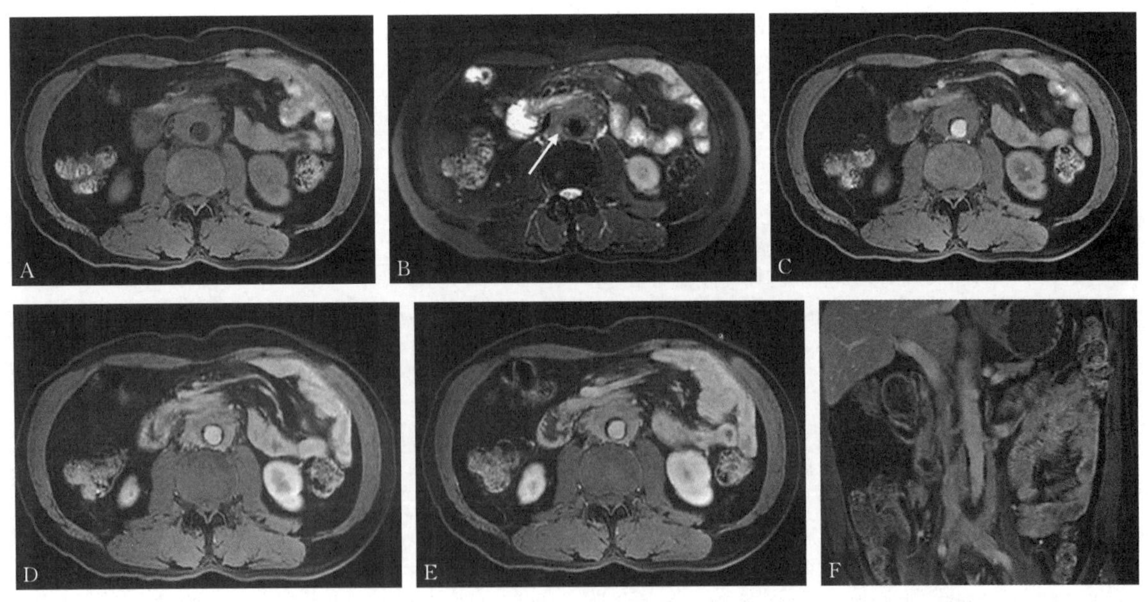

图 7-3-37　腹膜后纤维化(二)

注:患者,男性,63 岁,反复腰背部疼痛,进行性加重 1 年余。横断位 T_1WI 脂肪抑制(A)、T_2WI 脂肪抑制(B)示腹主动脉周围异常信号团块(箭头),边界欠清。横断位 T_1WI 增强动脉期(C)、静脉期(D)与延迟期(E)示病变呈延迟、中度强化。冠状位 T_1WI 延迟期(F)示病变包裹腹主动脉,累及范围自至肾动脉水平至髂嵴水平。

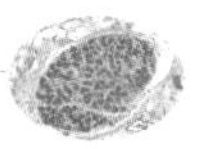

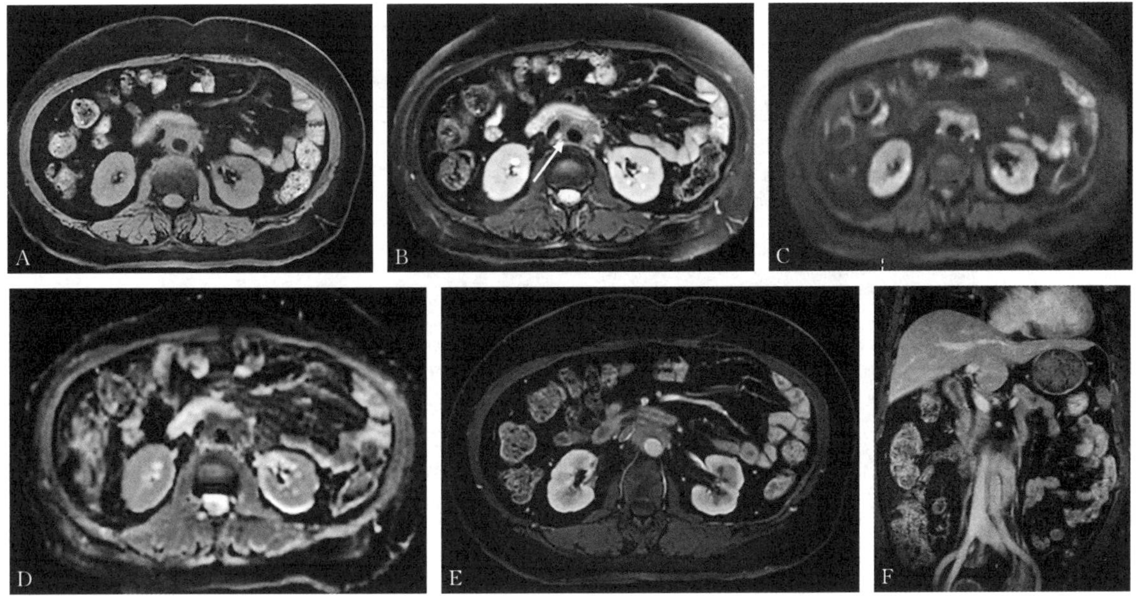

图 7-3-38　腹膜后纤维化(三)

注:患者,男性,61 岁,横断位 T_1WI 脂肪抑制(A)、T_2WI 脂肪抑制(B)示腹主动脉周围异常信号团块(箭头),呈 T_1WI 等信号、T_2WI 稍高信号,边界欠清。横断位 DWI(C)示病变呈稍高信号,在 ADC 图上(D)呈偏低信号。横断位 T_1WI 增强动脉期(E)与冠状位增强延迟期(F)示病变呈延迟、中度强化。

性肿瘤,对于此类可疑患者需进行活检证实。其他还需与腹膜后血肿及炎症等相鉴别,根据有无外伤史及实验室检查或增强扫描不难鉴别。

7.3.16　脂肪肉瘤

(1) 概述

腹膜后恶性肿瘤以间叶组织来源的肉瘤为主,其中脂肪肉瘤(liposarcoma)是原发性腹膜后肉瘤中最常见的类型。根据 2020 年 WHO 软组织肿瘤分类方法,脂肪肉瘤可分为:高分化脂肪肉瘤、黏液性脂肪肉瘤、去分化脂肪肉瘤、多形性脂肪肉瘤及黏液样多形性脂肪肉瘤。其中好发于腹膜后的类型为高分化脂肪肉瘤和去分化脂肪肉瘤两种。

(2) 病理

腹膜后脂肪肉瘤的病理表现与腹膜脂肪肉瘤相似,详见“腹膜脂肪肉瘤”一节。

(3) 临床

腹膜后脂肪肉瘤是腹膜后软组织肿瘤中比较常见的肿瘤,占全部腹膜后软组织肉瘤的 45%,发病率无明显性别和种族差异,好发年龄为 50～75 岁。一般起病隐匿,早期无特异临床症状,后期往往由于肿瘤体积巨大,压迫周围脏器产生腹痛、腹胀、肾积水、尿频、尿急等症状。

脂肪肉瘤治疗以手术切除为主。高分化脂肪肉瘤预后一般较好,5 年生存率约为 83%,而去分化型仅为 20%,影响预后的主要因素为邻近脏器侵犯及术后复发。虽然肿瘤有较高的完整切除率,但术后局部复发率仍高达 25%～80%,行肿瘤完整切除术后的高分化型和去分化型脂肪肉瘤 5 年复发率分别为 50%、80%。肿瘤常常原位、多次复发,且每次复发时间随复发次数的增多而明显缩短,但很少出现远处转移。

(4) MRI 表现

高分化脂肪肉瘤通常表现为脂肪成分为主的肿块(图 7-3-39),在 MR 图像上表现为大片均匀的 T_1WI 高、T_2WI 高信号肿块,脂肪抑制序列可见信号减低,内部具有多发厚且不规则的分隔(>2 mm)以及非脂肪成分,呈线样、结节样或漩涡状,增强后分隔可见较为均匀的强化(图 7-3-40)。10%～32%的肿瘤内部可见钙化成分,肿块边界大多清楚光滑。

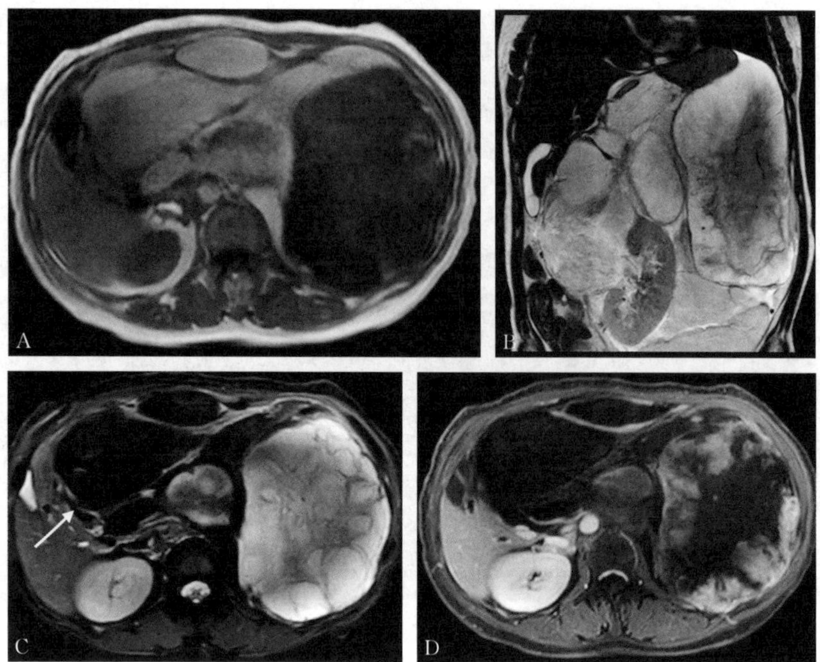

图 7-3-39 腹膜后高分化脂肪肉瘤

注：横断位 T_1WI(A)和冠状位 T_2WI(B)显示肿瘤内高信号的脂肪与软组织团块，伴多发分隔。横断 T_2WI 脂肪抑制图像(C)可见脂肪信号减低(箭头)。增强后(D)肿瘤内可见分隔及软组织团块的外周呈明显强化。

去分化脂肪肉瘤根据其所含成熟脂肪比例的不同，在 MRI 图像上显示为明显的不均质性，在 T_1WI、T_2WI 高信号的周围可见 T_1WI 等低、T_2WI 等高的软组织信号。在对比剂注射后，去分化成分可见不均匀的强化(图 7-3-41、42)。肿瘤可侵犯邻近组织。

(5) 诊断要点

定位于腹膜后间隙的非实质性脏器来源肿瘤，内部可见脂肪成分，伴有多发厚分隔或强化的软组织成分。

(6) 鉴别诊断

脂肪肉瘤需要和其他腹膜后含有脂肪成分的肿瘤相鉴别，包括起源于肾上腺的髓样脂肪瘤和起源于肾脏的血管平滑肌脂肪瘤等。所以首先要明确肿瘤的定位，髓样脂肪瘤的中心往往位于肾上腺区，内部除了脂肪成分外还含有类骨髓成分，表现为增强后内部的云絮状、条索状强化；而血管平滑肌脂肪瘤和肾脏关系密切，可见肾包膜局部缺损呈“劈裂征”或“抱球征”，提示肿瘤来源于肾脏。此外，还需与腹膜后的脂肪瘤与脂肪母细胞瘤相鉴别，这两类肿瘤在腹膜后肿瘤中相当少见，影像学上表现为完全成熟的脂肪组织，部分伴较薄的分隔，缺乏软组织成分。

7.3.17 平滑肌肉瘤

(1) 概述

平滑肌肉瘤(leiomyosarcoma)为腹膜后第二常见的原发性肉瘤，占原发性腹膜后肉瘤的 28%，仅次于脂肪肉瘤，起源于腹膜后平滑肌组织、血管或残余中肾管组织。

(2) 病理

大体上肿瘤质韧，切面呈漩涡状，灰白或灰黄色，部分灰红色，相间呈编织状；内部坏死多见，坏死多呈小囊腔样，部分条纹样分布。镜下梭形肿瘤细胞呈束状、编织状、漩涡状或鱼刺状排列，细胞密集，核浆比例大，内见散在灶性坏死，见不同程度的核异型和核分裂象。

(3) 临床

好发于 50～60 岁的女性。易累及下腔静脉及腹膜后大血管而产生相应梗阻症状，累及肝上

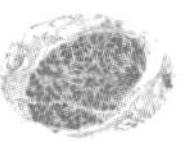

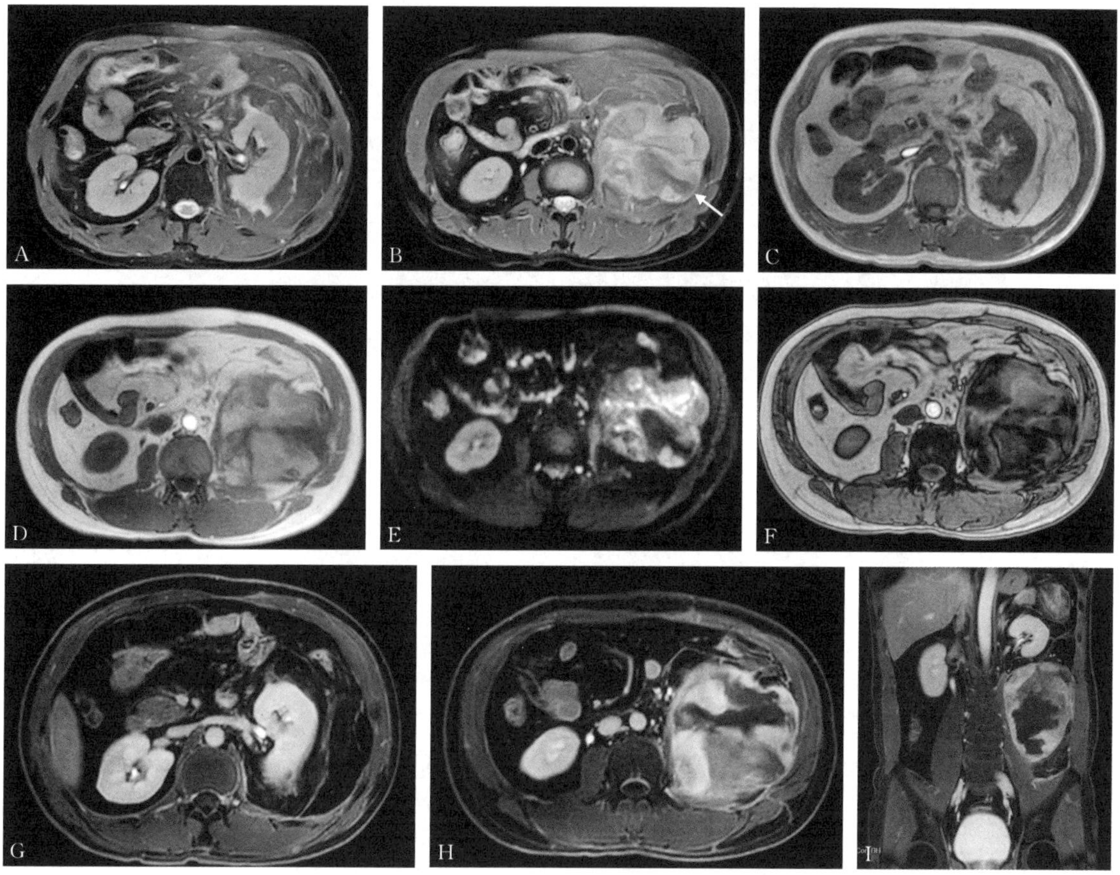

图 7-3-40　腹膜后脂肪肉瘤复发

注：患者，男性，46 岁，1 年余前于当地医院行左肾周脂肪肉瘤切除术。复查横断位 T_2WI 脂肪抑制（A、B）、T_1WI 同相位（C、D）、DWI（E）、T_1WI 反相位（F）、T_1WI 增强静脉期（G、H）和冠状位 T_1WI 增强延迟期（I）显示左肾下方不规则肿块（箭头），肿块内大片脂质成分，在 T_1WI 反相位呈信号衰减，肿块边缘多发分隔状、结节状软组织影，呈 T_1WI 稍低、T_2WI 与 DWI 稍高信号，增强后持续、明显强化。肿块边界不清，肾周少许积液，肿块及肾周脂肪间隙内多发条索影。再次对肿块行手术切除，病理为高分化脂肪肉瘤。

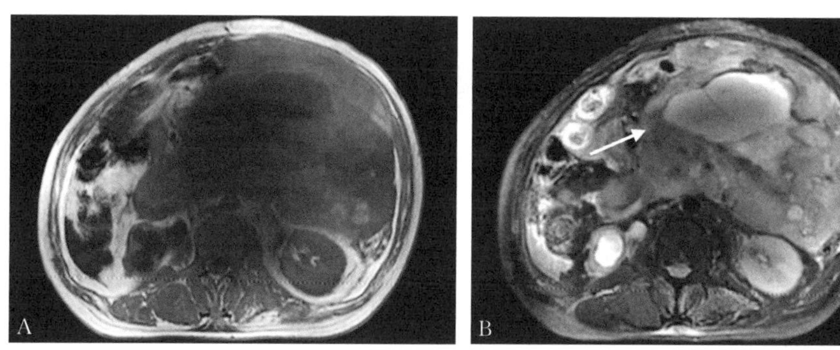

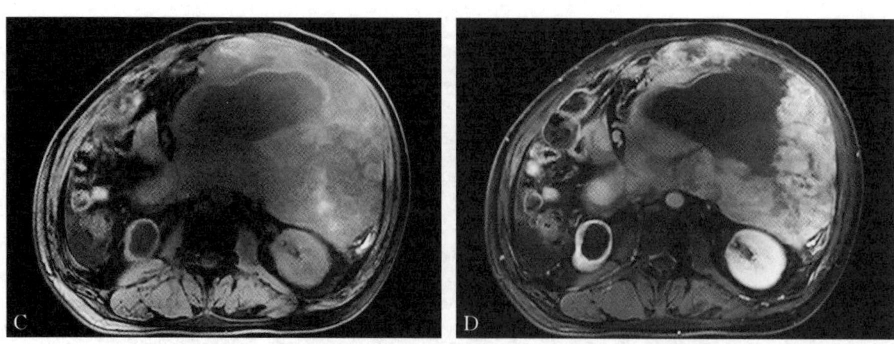

图 7-3-41 腹膜后去分化脂肪肉瘤

注：横断位 T_1WI(A)和 T_2WI 脂肪抑制(B)示腹膜后混杂信号肿块(箭头)，中央见大片 T_2WI 高信号坏死、囊变区，结合 T_1WI 脂肪抑制(C)提示肿块内部缺乏成熟的脂肪成分。T_1WI 增强检查(D)示肿瘤不均匀、明显强化。

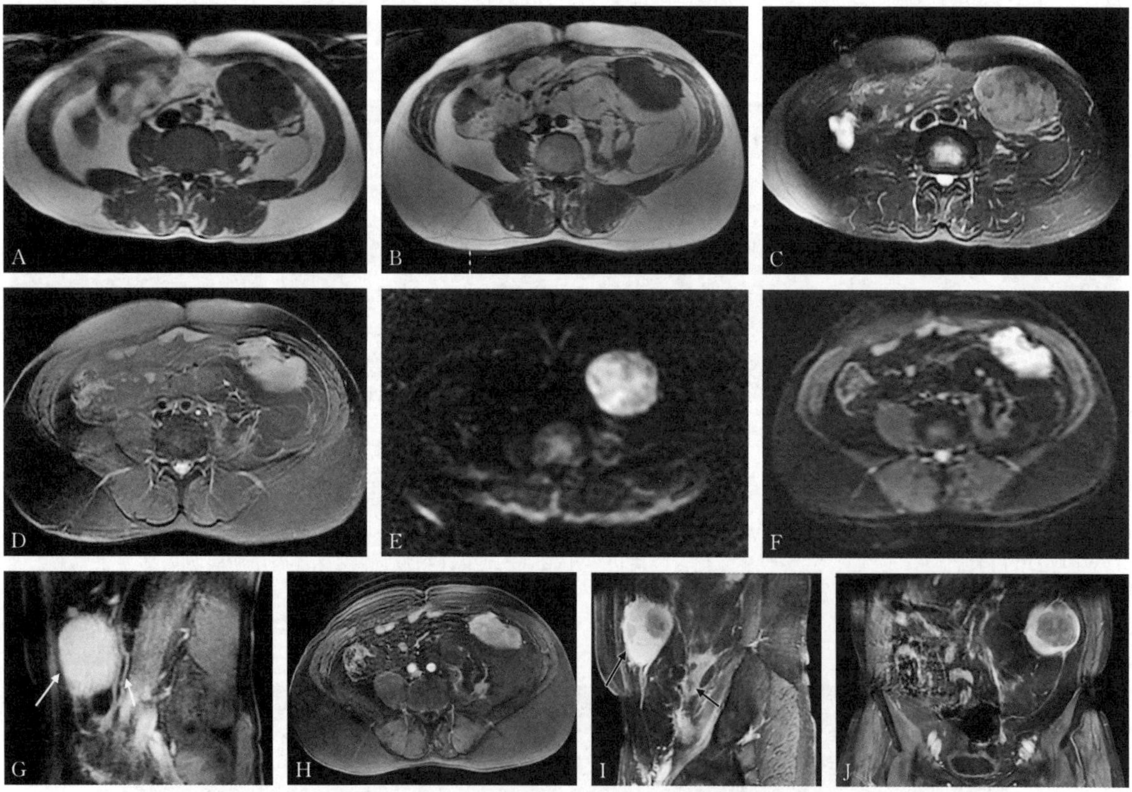

图 7-3-42 腹膜后去分化脂肪肉瘤术后复发

注：患者，男性，48 岁，发现腹部肿物 3 个月余。图 A、C、E、G 分别为其首次检查的横断位 T_1WI、T_2WI 脂肪抑制、DWI 与矢状位 T_1WI 增强延迟期图像，示左侧腹膜后类圆形实性肿块(长白箭)，呈 T_1WI 低信号、T_2WI 与 DWI 不均匀高信号，增强后肿块明显强化；肿块周围脂肪间隙多发偏低信号条索影，增强可见强化(G，短白箭)，提示该区域的成熟脂肪为肿瘤的一部分。患者遂行肿瘤切除术，病理证实为去分化脂肪肉瘤。患者于 1 年余后复查 MRI：图 B、D、F 分别为横断位 T_1WI、T_2WI 脂肪抑制与 DWI，横断位增强静脉期(H)、矢状位(I)与冠状位增强延迟期(J)见原实性肿块区域新发不规则肿块(长黑箭头)，主体信号与术前肿块相仿，增强呈不均匀明显强化，肿块周边较前出现更多的条状、片状强化(短黑箭头)。

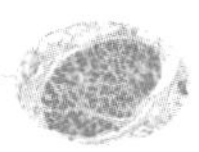

段下腔静脉，可导致布-加综合征（Budd-Chiari syndrome）；累及肝段者可产生腹痛、腹胀或血尿等症状；累及肾静脉水平以下，则容易产生腰痛及下肢水肿等表现。

（4）MRI 表现

平滑肌肉瘤可同时表现为血管腔内充盈缺损及血管外的巨大肿块。由于肿瘤内部极易发生囊变、坏死，故肿瘤内部成分不均匀，可出现类似"豹纹样"改变（图 7－3－43、44）。随着肿瘤的增大，其内的囊变、坏死区可以不均衡扩大，甚至可出现大片坏死、液化区（图 7－3－45）。肿瘤实性成分 T_1WI 呈低信号，T_2WI 相对肌肉呈等或稍高信号，囊变、坏死部分为高信号，增强后肿瘤呈持续性或渐进性强化（图 7－3－46）。

（5）诊断要点

腹膜后较大肿块，易累及下腔静脉，形成血管腔内充盈缺损及血管外的肿块，肿瘤内部多见囊变、坏死。

（6）鉴别诊断

需与腹膜后脂肪肉瘤、未分化多形性肉瘤等

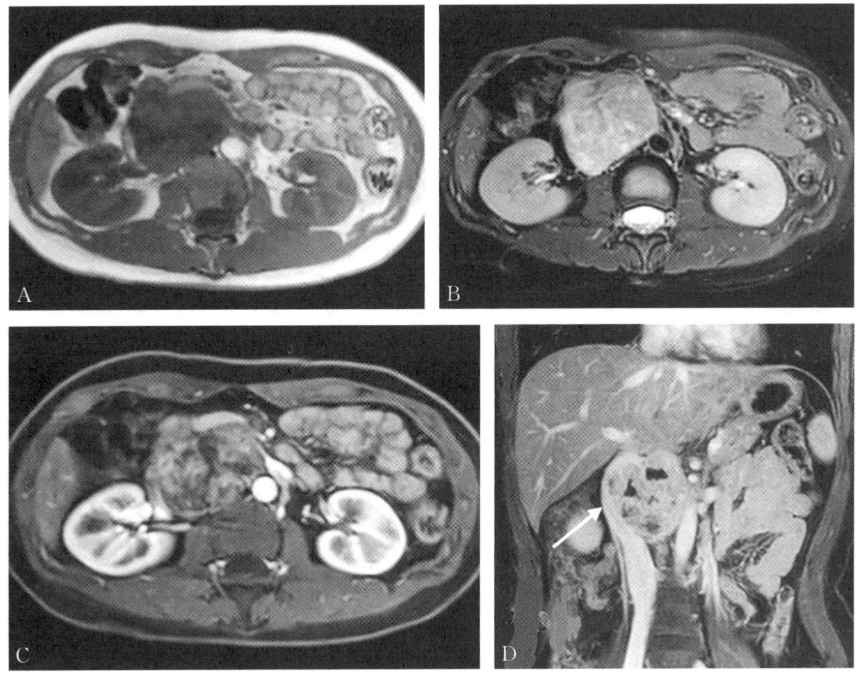

图 7－3－43　腹膜后平滑肌肉瘤（一）

注：患者，女性，40 岁，体检发现腹膜后占位。横断位 T_1WI（A）和 T_2WI 脂肪抑制（B）示肿瘤位于右肾门水平、下腔静脉后方，内部信号欠均匀，呈类似"豹纹样"改变。增强动脉期横断位（C）及延迟期冠状位（D）示下腔静脉受压狭窄（箭头），肿瘤不均匀明显强化，内部多发无强化坏死灶。

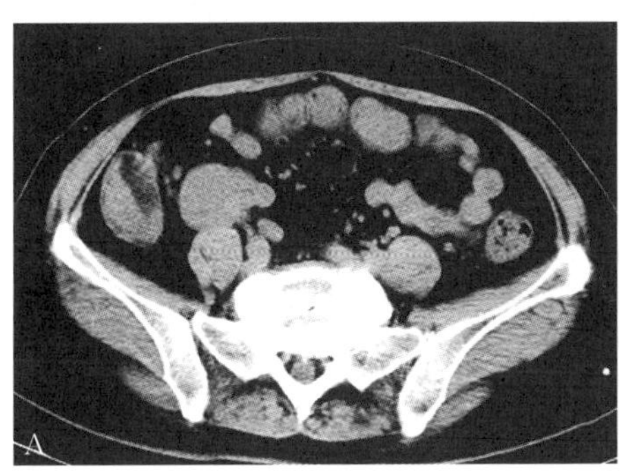

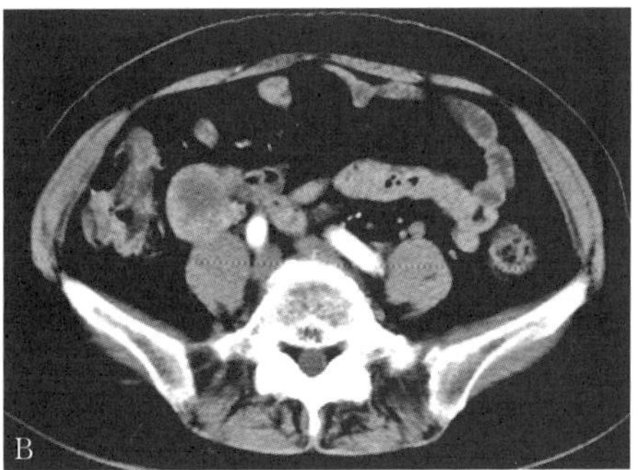

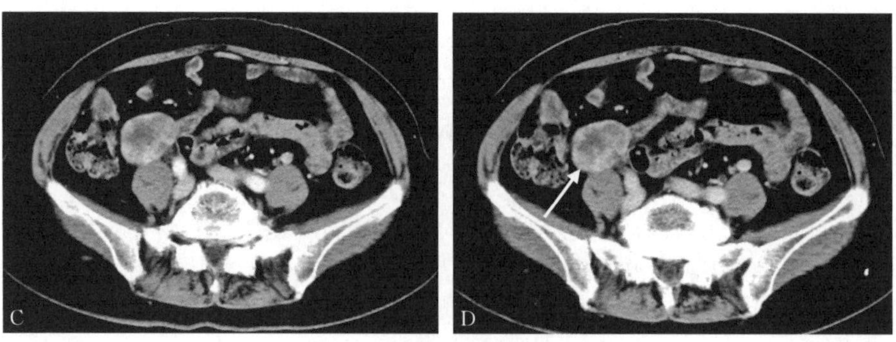

图 7-3-44　腹膜后平滑肌肉瘤(二)

注:患者,女性,71 岁,右下腹痛半年余,加重 2 周。横断位 CT 平扫(A)与增强动脉期(B)、静脉期(C)与延迟期(D)示右侧腰大肌前方稍低密度肿块,边界清晰,增强呈持续性、不均匀、明显强化(箭头)。

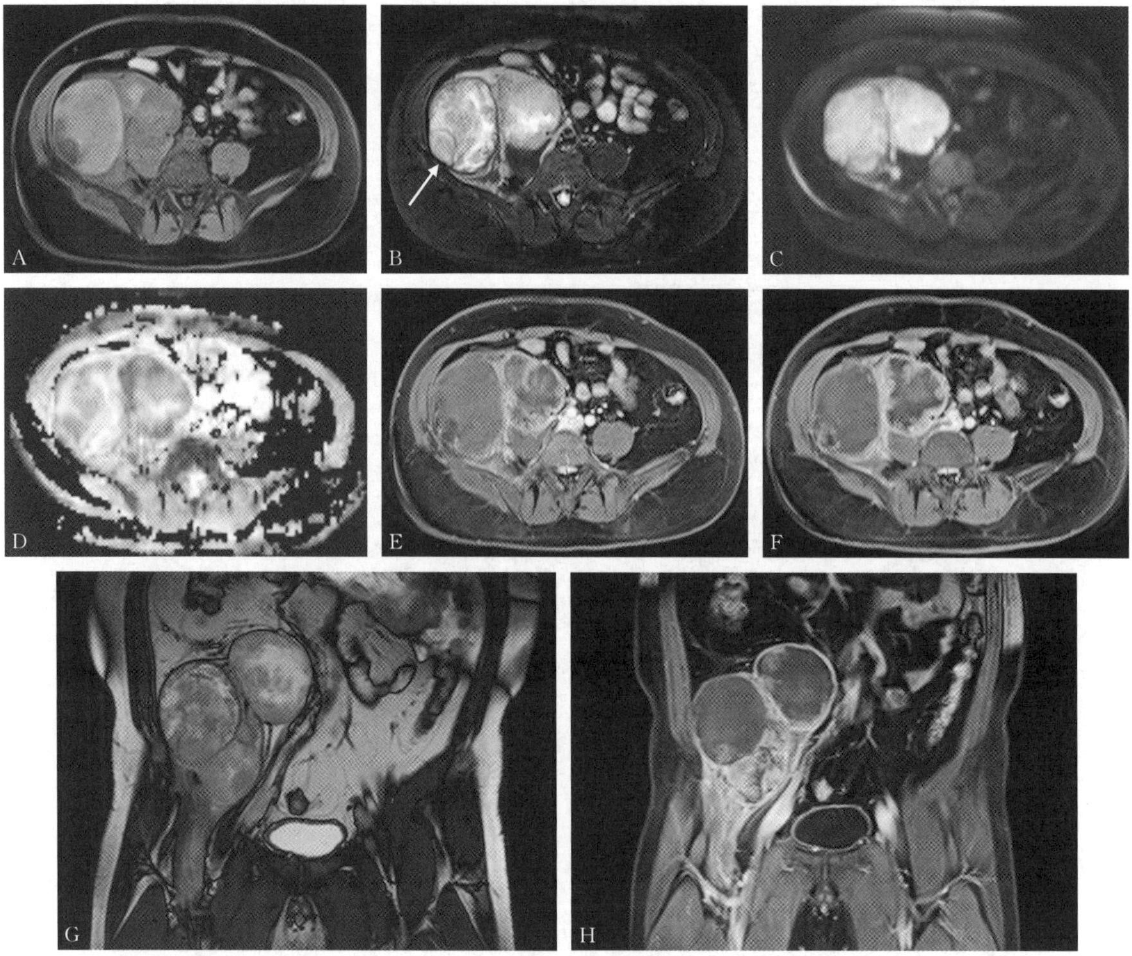

图 7-3-45　腹膜后平滑肌肉瘤(三)

注:患者,男性,42 岁,右臀部及下肢酸痛 2 年余。横断位 T_1WI 脂肪抑制(A)、T_2WI 脂肪抑制(B)、DWI(C)、ADC 图(D)、T_1WI 增强动脉期(E)与静脉期(F)示右侧腰大肌前外侧分叶状肿块(箭头),主体呈 T_1WI 稍低、T_2WI 不均匀高信号、DWI 高信号,增强后肿块周边呈边缘持续性强化,内见大片无强化的囊变、坏死区,肿块与右侧髂腰肌分界不清。冠状位 T_2WI(G)与 T_1WI 增强延迟期(H)示肿块沿髂腰肌向下方延伸。

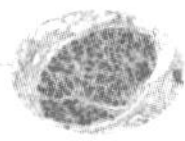

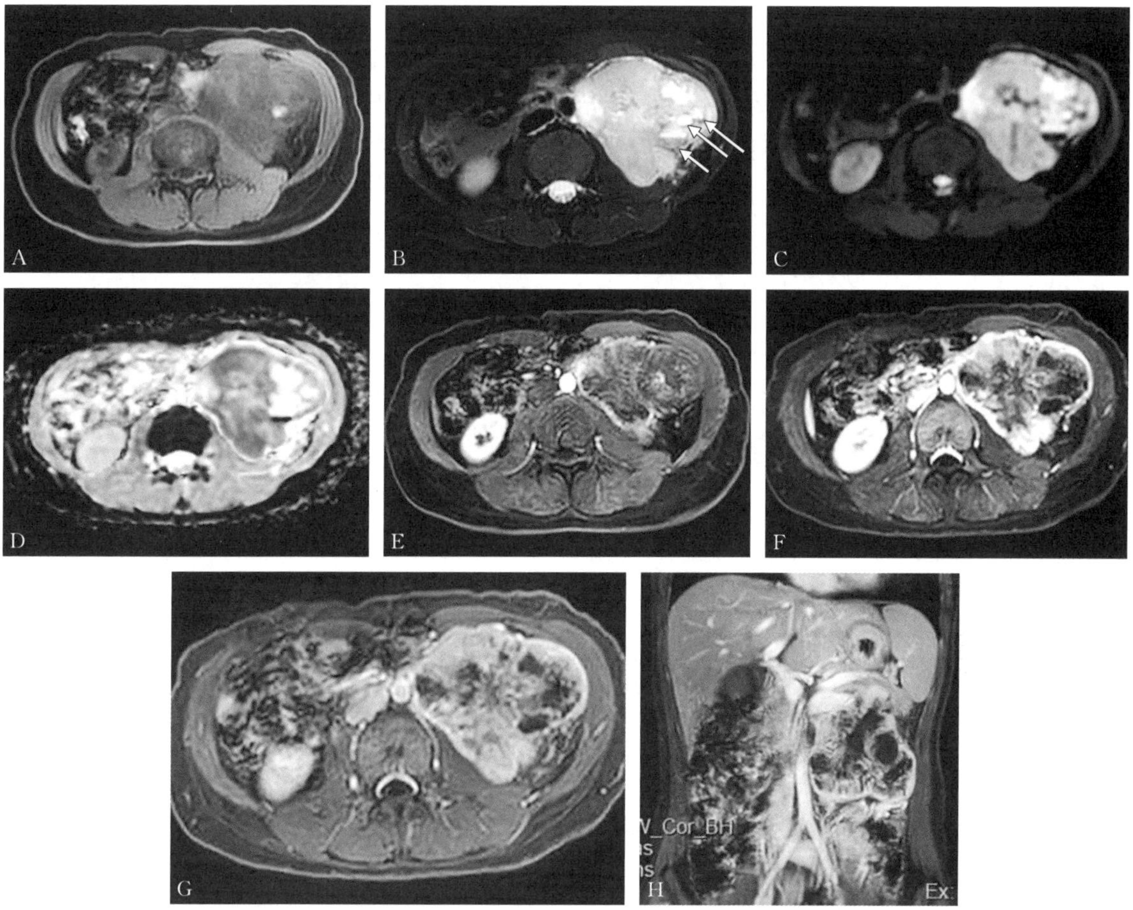

图 7-3-46 腹膜后平滑肌肉瘤(四)

注:患者,女性,26岁,反复左侧腰部酸胀1年余。横断位 T_1WI 脂肪抑制(A)、T_2WI 脂肪抑制(B)、DWI(C)、ADC 图(D)示左侧腹膜后肿块,肿块内多发局灶性出血伴液平影(箭头)。横断位 T_1WI 增强动脉期(E)、静脉期(F)、延迟期(G)和冠状位 T_1WI 增强延迟期(H)显示肿块呈持续性、填充式明显强化。

鉴别。脂肪肉瘤常有多少不等的脂肪成分,表现为特征性的 T_1WI 高信号、T_2WI 高信号,脂肪抑制成像后呈低信号。未分化多形性肉瘤,男性居多,影像学表现与腹膜后平滑肌肉瘤类似,但前者坏死更显著,呈侵袭性生长表现。

7.3.18 未分化多形性肉瘤

(1) 概述

未分化多形性肉瘤(undifferentiated pleomorphic sarcoma),是组织学来源及分化方向不明的多形性肉瘤,起源于原始间叶组织。以往称恶性纤维组织细胞瘤(malignant fibrous histiocytoma),为腹膜后第三常见的肉瘤,占所有腹膜后肉瘤的19%。好发于50～60岁的中年人,男性多于女性,男女比例约3∶1。

(2) 病理

主要由组织细胞和恶性成纤维细胞组成,肿瘤内常出现局灶性席纹状或车轮状结构。根据病理学上肿瘤中何种组织成分为主,可大致分为5型:

1) 纤维型:以长梭形纤维细胞为主,此型多见。

2) 巨细胞型:肿瘤内出现较多的硬骨细胞样多核巨细胞为特征。

3) 黏液型:肿瘤内有丰富的黏液成分。

4) 炎症型:肿瘤内有炎症或肉芽肿形成。

5) 血管瘤型:肿瘤内组织细胞间有出血、囊变,与血管瘤相似。

（3）临床

腹膜后未分化多形性肉瘤引起的临床症状发生较晚，大多数患者以肠道或泌尿系受压引发的腹胀、腹痛以及肿瘤坏死引起的发热就诊。

（4）MRI表现

腹膜后未分化多形性肉瘤直径常大于10 cm。由于组织成分混杂，MRI表现多样，缺乏特异性。同时，由于肿瘤恶性程度高，生长迅速，血液供应不均匀，肿瘤内部坏死、囊变、出血多见，坏死成分间夹杂着肿瘤组织。在T_2WI可见肿瘤内部明显不均匀的高信号，约20%的肿瘤边缘可出现结节状钙化。肿瘤实质部分多位于周边，呈伪足样、间隔样伸入病灶坏死区，增强后强化较明显，可见轨道样强化。肿瘤易侵犯周围器官及组织，与周围结构分界不清，脂肪间隙消失（图7-3-47）。

（5）诊断要点

腹膜后混杂信号肿块，伴多发坏死、出血及囊变，可见钙化。增强后实质部分明显强化，容易侵犯、浸润周围组织。

（6）鉴别诊断

需与平滑肌肉瘤等鉴别，位于腹膜后的平滑肌肉瘤亦表现为内部多发坏死、囊变，但平滑肌肉瘤一般不伴有钙化，若边缘见结节状钙化，则更应考虑未分化多形性肉瘤的诊断。

7.3.19 恶性周围神经鞘膜瘤

（1）概述

恶性周围神经鞘膜瘤（malignant peripheral nerve sheath tumor，MPNST）是一种少见的周围神经肿瘤，起源于正常的周围神经或已有的丛状神经纤维瘤，占软组织肉瘤的5%～10%。NF-1患者的发病年龄一般为20～30岁，而非NF-1患者发病年龄常常>60岁。一小部分MPNST发生于既往接受过放疗（通常是乳腺癌或淋巴瘤）的患者，平均延迟时间15年。儿童期癌症生存者的MPNST发生率为一般人群预期值的40倍以上。MPNST最常发生于四肢和躯干，较少发生于头部和颈部。

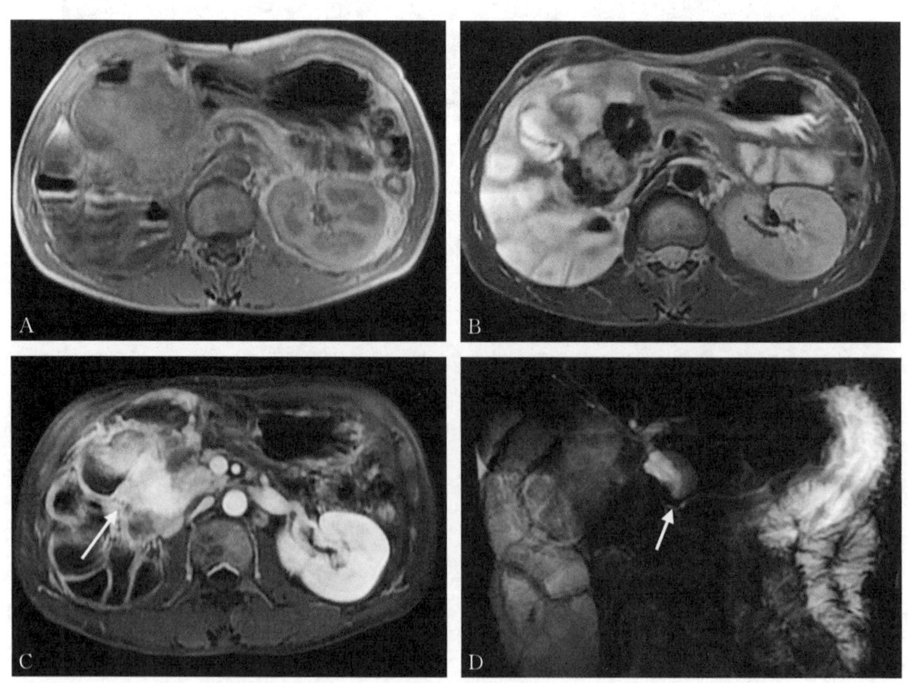

图7-3-47 腹膜后未分化多形性肉瘤

注：横断位T_1WI（A）和T_2WI脂肪抑制（B）示腹膜后软组织肿块，以实性成分为主，T_1WI为等信号，T_2WI为稍高信号。增强扫描（C）示肿瘤均匀、明显强化（箭头），侵犯邻近肠道，引起肠梗阻。MRCP（D）示胆总管受侵，下端中断（箭头），上游胆管扩张。

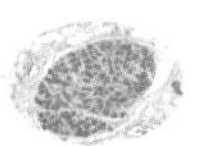

(2) 病理

肿瘤大体病理上多呈结节状及分叶状,切面呈灰白色,可有黏液胶冻样物质。肿瘤部分边界清,有假包膜,可将神经干包绕其中,可见出血、坏死。显微镜下常见侵犯周围软组织。镜下肿瘤细胞以梭形为主,核扭曲呈波纹状,核仁少见。核分裂象常见,表现为梭形细胞肉瘤,类似于纤维肉瘤,部分细胞胞质空亮,可见富含细胞区及疏松区结构,间质稀疏。部分有明显的神经纤维瘤样区域,细胞轻度异型,细胞间多为黏液样间质,与周围异型明显的肉瘤样区有移行但分界明显。部分可有局灶性其他肉瘤样区,如平滑肌肉瘤样、未分化多形性肉瘤样、滑膜肉瘤样、血管外皮瘤样改变。MPNST 常见出血与坏死,坏死区周围的瘤细胞呈假栅栏状排列。免疫组织化学技术对本病的诊断具有重要价值,S-100 蛋白是较为敏感的特异性标志物,阳性率可达 72.5%。

(3) 临床

MPNST 好发于 20~50 岁的中青年人,男女比例相当。发生于腹膜后者往往缺乏特异性临床表现,常见的临床症状是为疼痛、感觉及运动障碍等。部分病例可合并 NF-1,出现中枢及外周神经系统多发神经纤维瘤或丛状神经纤维瘤,皮肤表面牛奶咖啡斑等。完整彻底切除 MPNST 较为困难,多需同时切除部分神经干组织而影响到躯体功能。若要保留神经,则肿瘤多难彻底切除而易复发。

(4) MRI 表现

MRI 难以准确区分神经源性肿瘤的良恶性,二者在信号强度与强化特征上有所重叠。以下表现可提示 MPNST:①肿瘤往往>5 cm,且边界不清,伴有周围水肿,提示肿瘤浸润周围组织;②部分肿瘤位于脊柱两侧,可见扩大的椎间孔,提示来源于脊髓神经根;③MPNST 常呈不均质性,伴中央坏死;④钙化更常见于 MPNST。但以上表现亦可见于良性神经源性肿瘤。肿瘤增强后呈不均匀、明显强化。当肿块呈快速生长,且伴有相关性疼痛,是最可能的恶性征象;也有学者认为毛刺样或棘状突起样改变是 MPNST 的较具特征性改变,是恶性肿瘤细胞侵犯周围正常组织结构且进度不一的生物学行为的征象(图 7-3-48)。

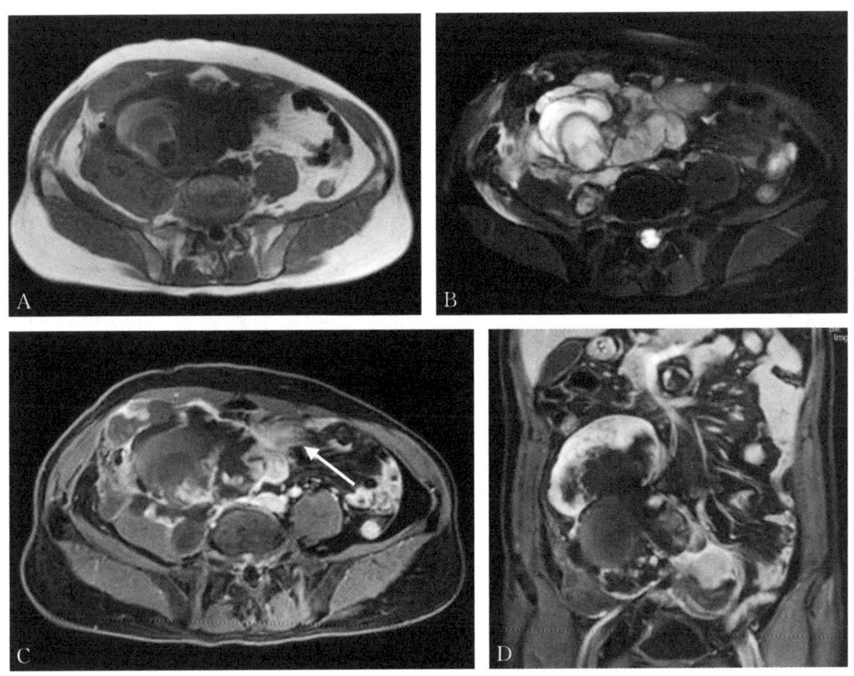

图 7-3-48 腹膜后恶性周围神经鞘膜瘤

注:横断位 T_1WI(A)和 T_2WI 脂肪抑制(B)示腹膜后巨大肿块,边界不清,周围软组织水肿。内部见大片坏死与出血。T_1WI 增强横断位(C)及冠状位(D)图像可见肿块边缘不均匀明显强化,边缘不光整,有多发毛刺及突起(箭头)。

（5）诊断要点

腹膜后边界不清肿块，边缘多发毛刺样或棘状突起，易囊变，增强后不均匀、明显强化，有NF-1者更易发生。

（6）鉴别诊断

需与良性神经鞘瘤等鉴别。良性神经鞘瘤一般小于5 cm，很少大于10 cm，肿瘤沿神经干走行，呈圆形、卵圆形，有包膜，边缘光整。由于神经鞘瘤内细胞密集和稀疏区共存，局部易出血、囊变，瘤内信号不均匀，MRI可见靶征，而靶征罕见于MPNST。

7.3.20 血管肉瘤

（1）概述

血管肉瘤包括来自血管内皮的血管肉瘤和淋巴管内皮的淋巴管肉瘤。由于两者在发病部位、形态和临床表现类似，而又缺乏特异性标志物，因此统称为血管肉瘤。血管肉瘤较为罕见，约占软组织肉瘤的1%，好发于皮肤及皮下组织，以头颈部最为多见，其次为肝脏、胸腹壁、心肺及四肢，发生于腹膜后者多数起源于下腔静脉。

（2）病理

血管肉瘤由分化程度不同的异型性内皮细胞组成：高分化病变由多数不规则、相互吻合的血管腔隙组成，血管腔衬覆不同程度多形性的内皮细胞；中分化病变不易看出血管腔隙，瘤细胞呈梭形，排列较为紧密；低分化的病变则以实性为主，瘤细胞形成实性团块，其异型性明显，无血管结构，内部常可见坏死。

（3）临床

原发性腹膜后血管肉瘤缺乏特异性的临床表现，常因肿瘤压迫或侵犯邻近器官出现相应症状才得以发现。对于早期局灶性无转移病灶，手术切除辅以放疗为首选治疗方式。53%的患者生存期中位数为11个月，49%发生转移，20%局部复发，局部复发和远处转移是患者的主要死亡原因。

（4）MRI表现

肿瘤多呈类圆形或浅分叶状软组织肿块，边界较清。T_1WI表现为不均匀低信号，部分肿瘤由于内部出血可呈T_1WI高信号；T_2WI脂肪抑制表现为水样高信号内散在低信号，低信号表明内部存在出血，由含铁血黄素沉着所致。肿瘤内钙化少见。增强扫描肿瘤强化不均，表现为早期边缘结节样强化，伴渐进性、向心性填充，该表现对于腹膜后血管肉瘤与其他来源的肉瘤鉴别有一定的价值。

（5）诊断要点

位于腹膜后以下腔静脉为中心生长，内部可见出血、坏死，增强后表现为早期边缘结节样强化伴渐进性、向心性填充。

（6）鉴别诊断

不典型的血管肉瘤的影像学表现缺乏特异性，与其他腹膜后的恶性肿瘤鉴别较为困难。平滑肌肉瘤，同样容易累及下腔静脉，但强化程度一般较血管肉瘤低。副神经节瘤有特殊的发病部位，易发生囊变、坏死，多呈功能性，有儿茶酚胺分泌亢进的症状。神经母细胞瘤好发于青壮年及儿童，强化程度均低于血管肉瘤。

7.3.21 纤维肉瘤

（1）概述

纤维肉瘤属于成纤维细胞/肌成纤维细胞性肿瘤，包括中间型的婴儿型纤维肉瘤和恶性程度较高的成人型纤维肉瘤、黏液型纤维肉瘤与硬化性上皮样纤维肉瘤。

（2）病理

镜下示肿瘤大多由梭形细胞构成，交织成漩涡状。这些细胞可产生丰富的网状纤维，有时也能产生较粗的胶原束。瘤细胞分化较好者，细胞核异型性较轻，病灶内可见多条状胶原纤维分隔。瘤细胞分化较差者，核大深染，核分裂象多见，偶可伴大量炎性细胞浸润。肿瘤内部可见出血、坏死、囊变。免疫组化示Bcl-2、VIM阳性，CD34、SMA部分阳性。

（3）临床

成人型纤维肉瘤好发于青壮年，以30～50岁多见，男女发病率相当，70%以上发生于四肢。发生于腹膜后者往往由于部位较深而缺乏特异性的临床表现，后期由于肿瘤生长挤压邻近器官而产生相应压迫症状。纤维肉瘤可发生血行转移，

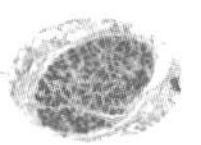

最常见转移至肺、肝和骨骼，淋巴结转移非常罕见。患者平均 5 年生存率为 39%～54%。

（4）MRI 表现

纤维肉瘤 T_1WI 呈等信号或稍高信号，稍高信号主要是因为纤维肉瘤内含有大量顺磁性较强的蛋白黏液基质。当病灶以组织细胞成分为主时，T_2WI 多为高信号；当以纤维细胞成分为主时，T_2WI 多呈等信号或低信号；病灶中央多见低信号的分隔，低信号分隔在病理上可能为大量胶原纤维。增强扫描，病灶实性成分多数呈明显强化，提示其血供丰富，与纤维肉瘤内含有丰富的毛细血管网络相符。

（5）诊断要点

青壮年发病，T_1WI 呈等信号或稍高信号，T_2WI 信号较为多变，增强多呈明显强化。由于肿瘤缺乏特征性影像学表现，诊断需依赖病理学检查。

（6）鉴别诊断

纤维肉瘤最需要与未分化多形性肉瘤相鉴别。后者多发生于下肢软组织，尤其以大腿多见。当深部软组织和腹膜后出现卵圆形或分叶状巨大软组织肿块且合并囊变、坏死、出血时，应该考虑到未分化多形性肉瘤，另外未分化多形性肉瘤的瘤周水肿一般较纤维肉瘤明显。

7.3.22 横纹肌肉瘤

（1）概述

横纹肌肉瘤好发于儿童，起源于原始间叶组织，并向横纹肌瘤方向分化，分为胚胎性、腺泡性、多形性和梭形细胞 4 个亚型。其中，多形性横纹肌肉瘤是成人中最常见的亚型。

（2）病理

胚胎性横纹肌肉瘤是最常见的病理亚型，占 50%～70%，头颈部最好发，10 岁前发病居多。肿瘤细胞由梭形或葡萄簇形细胞组成。葡萄簇形是一种起自黏膜下呈息肉样生长的特殊类型，约占 5%。腺泡性约占 30%，镜下圆形或卵圆形的肿瘤细胞呈实性、乳头状或假腺样排列，可见纤维组织分隔。多形性是最少见的病理亚型，仅见于成人，45 岁以上多见，病理表现为肿瘤由丰富的不规则分布的圆形和多形细胞组成。横纹肌肉瘤肿瘤细胞特异性表达 *MyoD1* 和 Desmin 抗原，必须结合免疫组织化学检查最终确诊。

（3）临床

横纹肌肉瘤除多形性外均好发于儿童，发病高峰为 7 岁，居儿童颅外实体肿瘤的第 3 位，发生于腹膜后者占所有横纹肌肉瘤的 7%左右。发生于腹膜后者临床表现无特异性，往往因偶尔发现腹部肿块或腹痛就诊。

（4）MRI 表现

横纹肌肉瘤多为单发、实性、边界欠清的软组织肿块。T_1WI 以等信号为主，T_2WI 几乎均为高信号，信号多数较均匀（图 7-3-49）。较大肿瘤内可见坏死，出血及钙化罕见。增强扫描体积较小者可呈均匀强化，体积较大者多呈延迟、不均匀、中度到明显强化，边缘强化更为明显。肿瘤易于侵犯周围结构、发生远处转移，其中骨质破坏在横纹肌肉瘤中相对多见。

（5）诊断要点

好发于儿童，单发、实性肿块居多，肿瘤 T_2WI 内部信号一般较为均匀，部分发生坏死。增强多呈延迟、均匀或不均匀、中度到明显强化。

（6）鉴别诊断

需要与其他儿童好发的腹膜后恶性肿瘤相鉴别。①神经母细胞瘤：起源于交感神经链，特征性表现为肿瘤内部砂粒样钙化，跨越中线生长，包绕血管生长，肿瘤内部囊变、坏死亦较横纹肌肉瘤多见。②内胚窦瘤：又称卵黄囊瘤，起源于胚胎残余的卵黄囊成分，好发部位为骶前区域，内部可出现大片坏死，增强后明显不均匀强化。肿瘤可分泌甲胎蛋白，实验室检查有助于两者鉴别。

7.3.23 骨外尤因肉瘤

（1）概述

尤因肉瘤及外周原始神经外胚层肿瘤（Ewing's sarcoma/peripheral primitive neuroectodermal tumor，ES/pPNET）是一类罕见的小圆细胞恶性肿瘤。两种肿瘤均有 95%以上的病例显示相同的染色体异常，即 t(11;22)(q24;q12) 或 t(21;22)(q22;q12)，同属于尤因肉瘤家族。ES 占原发恶性肿瘤的 6%，分为骨内型与骨外型，骨内型多

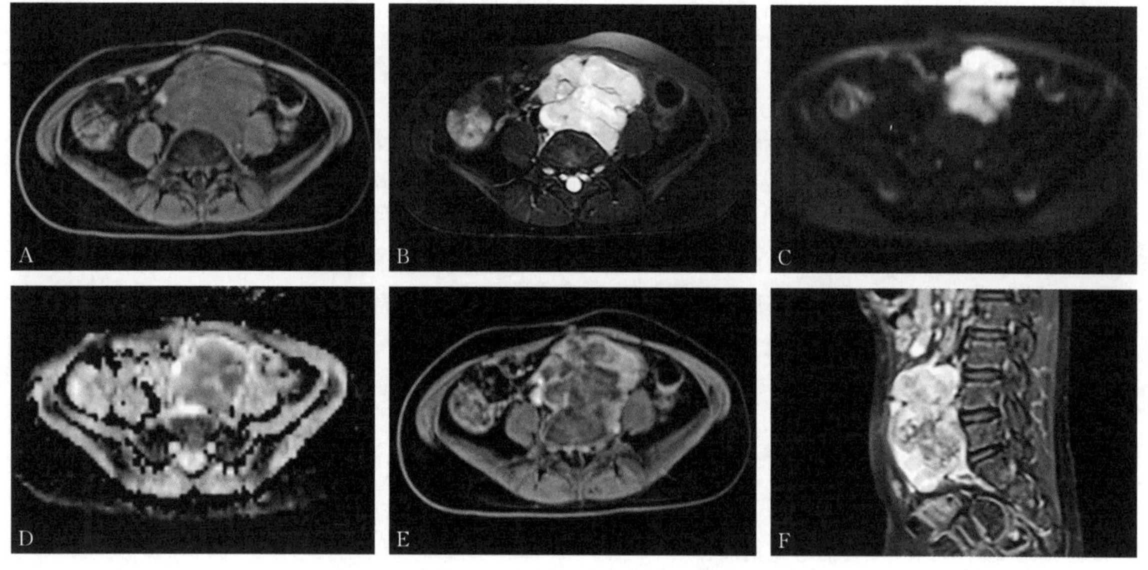

图 7-3-49　腹膜后胚胎性横纹肌肉瘤

注：患者，男性，11 岁，横断位 T_1WI 脂肪抑制（A）、T_2WI 脂肪抑制（B）示腹膜后分叶状肿块（箭头），呈 T_1WI 稍低信号、T_2WI 较均匀稍高信号，DWI（C）呈高信号，ADC 图（D）上呈低信号。腹主动脉明显受压、右移，肠系膜血管受压、前移。横断位 T_1WI 增强动脉期（E）与矢状位 T_1WI 增强静脉期（F）示肿块呈延迟、不均匀、明显强化，边缘强化较显著。

见；而骨外型少见，仅占 ES 的 15%～20%。

（2）病理

骨外 ES/pPNET 的病理形态学特点为瘤组织由未分化或分化差的小圆细胞构成，但两者在组织形态学方面仍有不同点：ES 的细胞光镜下呈多核粉尘状，核仁小而不明显，胞质可见空泡或透明带，PAS 阳性，偶尔见假菊形团，无 Homer-Wright 型菊形团形成；pPNET 的肿瘤细胞光镜下核呈细颗粒状，核仁较明显，胞质少，个别细胞 PAS 阳性，常形成典型的 Homer-Wright 型菊形团。

（3）临床

骨外 ES 可发生于各年龄段，大多数＜30 岁。男性多见，男女比例约为 1.6∶1。腹膜后 ES 由于部位隐匿，临床症状不典型，多数由于偶尔发现腹部包块或因肿瘤产生压迫症状导致腹痛、腹胀而就诊。

（4）MRI 表现

腹膜后 ES 常位于中线旁，偏一侧，肿瘤体积较大，形态不规则，多呈 T_1WI 等低信号、T_2WI 稍高信号，其内可见坏死、出血及囊变（图 7-3-50），部分病例可见钙化（图 7-3-51）。增强扫描强化不均匀。有研究报道骨外 ES 强化是否均匀与肿瘤的分化程度关，分化程度越高则强化越均匀。肿瘤易累及邻近血管及脏器。脊柱旁肿瘤易造成溶骨性骨质破坏（图 7-3-52）。

（5）诊断要点

30 岁以下多见，肿块内部伴坏死、囊变，常累及邻近血管及组织，易造成溶骨性骨质破坏。

（6）鉴别诊断

需要与 EGIST、横纹肌肉瘤相鉴别。EGIST 最常见于老年人，多发生于网膜及肠系膜，其次为腹膜后间隙。肿块呈球形或分叶状，边界多数清晰，肿瘤坏死、液化明显，信号不均匀，可以以囊性成分为主，增强扫描呈中度不均匀强化。横纹肌肉瘤儿童多见，表现为边界不清的软组织肿块，较均质，坏死与钙化少见，增强多呈延迟、均匀或不均匀、中度到明显强化。

7.3.24　骨外骨肉瘤

（1）概述

骨外骨肉瘤（extraskeletal osteosarcoma，EO）

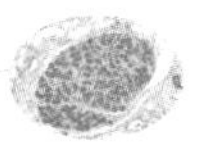

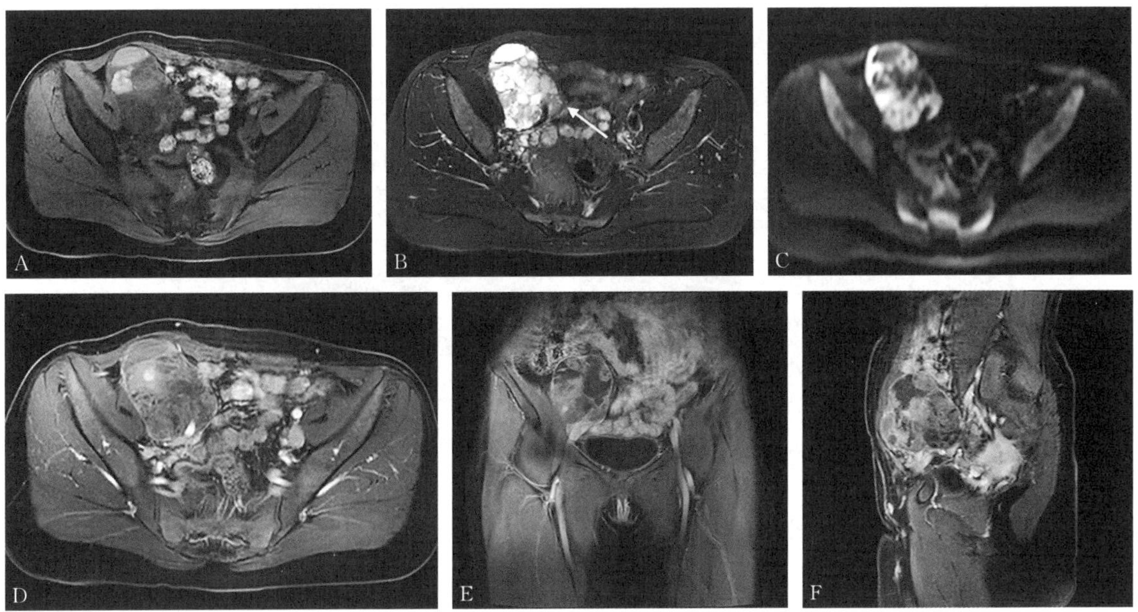

图 7-3-50　盆部骨外尤因肉瘤

注：患者，女性，38 岁。横断位 T_1WI 脂肪抑制（A）和 T_2WI 脂肪抑制（B）示右侧盆部囊实性肿块（箭头），部分囊内见 T_1WI 高信号出血，实性部分呈 T_2WI 稍高信号、DWI 高信号（C），增强呈不均匀轻到中度强化（D～F）。

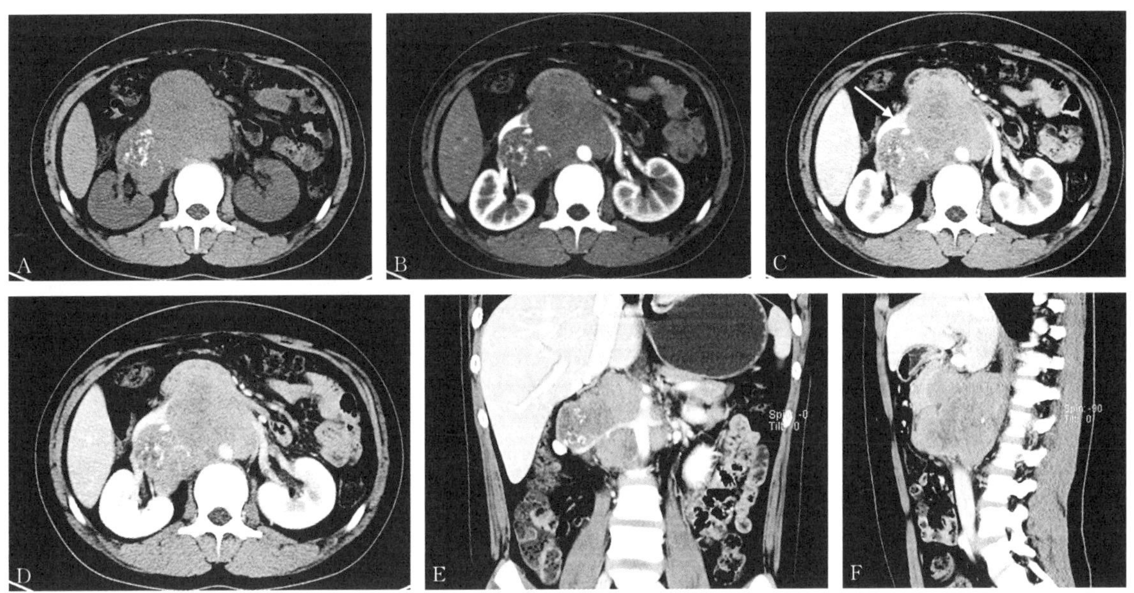

图 7-3-51　腹膜后骨外尤因肉瘤

注：患者，男性，14 岁，中上腹痛 1 个月余。横断位 CT 平扫（A）示肾门水平腹膜后不规则稍低密度肿块，内见多发钙化。横断位 CT 增强动脉期（B）、静脉期（C）、延迟期（D）与增强静脉期的冠状位（E）、矢状位（F）示肿块不均匀轻到中度强化，肿块包绕腹主动脉，下腔静脉明显受压、变形、向前外方移位（箭头），双侧肾静脉受累、管腔变窄。

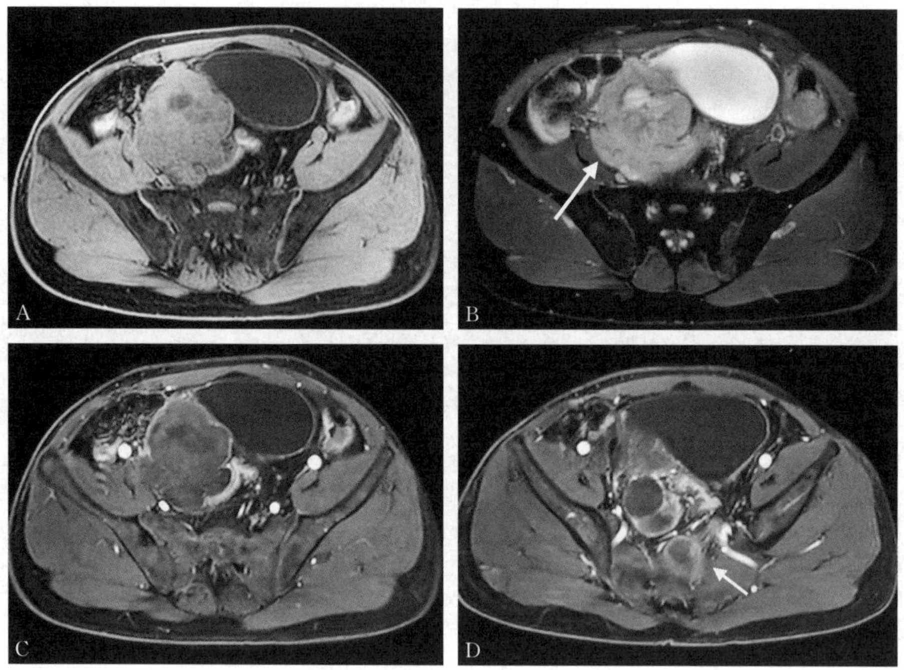

图 7-3-52　腹膜后骨外尤因肉瘤

注：患者，女性，38 岁。横断位 T_1WI 脂肪抑制(A)和 T_2WI 脂肪抑制(B)示腹膜后软组织肿块(B，箭头)，内部见片状坏死。增强后(C)肿块呈不均匀轻到中度强化，在下方层面增强图像(D)可见骶椎左部受累(箭头)。

是一种极罕见的发生于骨外软组织内而不附着于骨，能够产生骨样基质或瘤骨的恶性间叶源性肿瘤，又称软组织骨肉瘤。与骨原发性骨肉瘤不同，EO 好发于 40 岁以上，发病高峰为 60～70 岁，男性略多于女性。发病率仅占软组织肉瘤的 1%，骨肉瘤的 4%。EO 常见于下肢，其次是上肢，发生于腹膜后者约占 17%。

(2) 病理

EO 系残留的中胚叶组织或成纤维细胞化生所致，其大体、镜下表现及免疫表型与骨内原发性骨肉瘤相似。大体上界限清楚，可有假包膜，切面由于血供的差异或出血、坏死可呈灰白色、黄褐色及棕红色，质地软硬不均，有砂粒感，可见钙化、骨化和囊性变，部分亦可呈胶胨状。镜下根据瘤细胞形态可分为以下类型：骨母细胞型、软骨母细胞型、成纤维细胞型、未分化多形性肉瘤样型、高分化型和血管扩张型。所有类型的共同特点是含有肿瘤性骨样基质和骨，偶尔伴有肿瘤性软骨形成。瘤细胞呈梭形或多边形，具有异型性，核分裂活跃，可见病理性核分裂象。骨样基质均质、粉染，呈纤细分枝状、花边状或呈粗大骨小梁样；常见逆分带现象，即中心为骨质沉积，外周为非典型梭形细胞增生。免疫表型：Vimentin 和 CD 99 阳性，68%表达 SMA，20%表达 S-100，52%表达上皮膜抗原，8%表达 CK。

(3) 临床

临床主要表现为缓慢生长的无痛性肿块，约 12.5%的患者有外伤史，5%的患者局部有放射治疗史，也可由软组织病变如骨化性肌炎、未分化多形性肉瘤演变而来。

(4) MRI 表现

腹膜后 EO 通常表现为腹膜后单发的巨大肿块，肿块多呈圆形或类圆形，由于肿瘤内部存在瘤骨，因此信号一般不均匀。肿瘤骨成分在 T_1WI 和 T_2WI 均表现为低信号，软组织成分呈 T_1WI 等低信号、T_2WI 混杂高信号。出血和坏死常见，肿块内一般无脂肪成分。增强后肿块表现为不均匀、明显强化。

(5) 诊断要点

腹膜后巨大肿瘤，瘤内存在低信号瘤骨，出

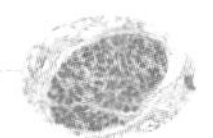

血、坏死常见，增强呈不均匀明显强化。

(6) 鉴别诊断

该病需与腹膜后脂肪肉瘤、畸胎瘤、骨化性肌炎等鉴别。脂肪肉瘤常可见脂肪成分和软组织成分交织分布，有分隔；病理检查可见脂肪母细胞是脂肪肉瘤的特异性表现。畸胎瘤内可见脂肪、牙齿、骨骼等成分，具有一定特异性。成熟畸胎瘤边界较光整，无外侵及远处转移。骨化性肌炎为良性病变，无周围浸润，临床多有明确外伤史。

7.3.25　骨外黏液样软骨肉瘤

(1) 概述

骨外黏液样软骨肉瘤（extraskeletal myxiod chondrosarcoma）起源于间充质原始多能干细胞，在软组织内生长，不依赖于骨、骨膜和软骨，约占软组织肉瘤的2%，临床极为罕见。

(2) 病理

2020年WHO软组织肿瘤分类中，骨外黏液样软骨肉瘤因不具有软骨分化的证据而被归为分化不确定的肿瘤类型中。组织学上，病变以未分化的间充质细胞伴分化较好的软骨岛为特征。

(3) 临床

骨外黏液样软骨肉瘤可发生于任何年龄，多见于35岁以上成人，发病年龄为45～60岁，男女比例约为2∶1。本病好发于下肢深部软组织，以大腿和膝部多见，偶可发生于舌、胸壁、腹膜后及膀胱等部位。临床上常表现为逐渐增大的软组织肿块，大小悬殊，直径1～37 cm不等。疼痛是最常见的临床表现，是肿块增大压迫或侵犯周围脏器所致。

(4) MRI表现

骨外黏液样软骨肉瘤的影像学表现报道较少，大部分为个案报道。MRI检查显示分叶状软组织肿块，总体信号混杂，病灶内可见软骨成分，T_1WI呈低信号，T_2WI呈明显高信号，DWI呈不均匀高信号。肿块内伴有出血时，T_1WI呈高信号；伴有钙化时，钙化区域表现为低信号。增强后肿块呈不均匀、明显强化。

(5) 诊断要点

发生于腹膜后的骨外黏液样软骨肉瘤极其罕见，因此做出正确的诊断十分困难。但该病是一种侵袭性非常强的高度恶性肿瘤，符合恶性病变的一般特征，如生长迅速、边界不清，DWI序列呈高信号，增强后呈不均匀、明显强化等。最终确诊需要依靠病理诊断。

(6) 鉴别诊断

需要与发生在腹膜后的其他间叶源性肿瘤鉴别，如平滑肌肉瘤、纤维肉瘤、滑膜肉瘤等。

7.3.26　滑膜肉瘤

(1) 概述

滑膜肉瘤（synovial sarcoma）起源于靠近关节囊、肌腱、腱鞘或筋膜的间充质细胞，约占所有软组织肉瘤的5%～10%。大多数(85%～95%)滑膜肉瘤发生于四肢关节周围，尤其是下肢关节周围；少部分发生于颈部、咽喉、胸腹壁、胸腔等部位，发生于腹膜后者很少见，占所有滑膜肉瘤的0.8%～8.3%。

(2) 病理

滑膜肉瘤的发病机制并不清楚，可能与放射线照射有关，近期研究提示可能与基因易位存在相关性。接近90%的滑膜肉瘤存在SYT-SSX融合基因，具有特异性。镜下肿瘤由丰富的梭形细胞组成，呈短束状交错排列，核分裂象多见。免疫组化染色Vimentin(+)，CD99(+)，Bcl-2(+)。

(3) 临床

青壮年多见，发病部位在躯干中线脊柱旁的结缔组织间隙。临床症状不典型，容易延误诊治。发现时肿瘤体积多较大，常大于5 cm。患者多以腹膜后包块、消瘦、腹痛等为首发症状，或出现邻近器官受累的并发症就诊。

(4) MRI表现

发生于腹膜后的滑膜肉瘤影像学表现缺乏特异性。MRI表现为腹膜后的软组织团块，边界欠清晰，部分伴有周围脂肪模糊，与邻近器官关系密切，难以分界。在T_1WI上呈等低信号，在T_2WI上呈稍高信号，较大的病灶内部可以出现囊变、坏死。部分病灶内可见各序列均为斑点状低信号、无强化，为钙化成分。一般认为有广泛钙化的肿瘤多提示分化好，恶性程度低，预后较好。

但大部分滑膜肉瘤没有钙化，具有很高的复发率及转移率。增强后滑膜肉瘤的强化特征也多变，缺乏特异性，部分表现为不均匀的明显强化，部分病变呈轻度强化，内部囊变、坏死区不强化（图7-3-53）。

（5）诊断要点

影像学表现缺乏特异性，难以判定其组织学来源，确诊依赖病理学检查。

（6）鉴别诊断

由于腹膜后滑膜肉瘤缺乏特异性并且罕见，所以常会被误诊为腹膜后其他肿瘤。根据病灶的信号较易鉴别的是脂肪肉瘤、畸胎瘤，后者有较特征性的脂肪、钙化信号。但与乏脂肪的肿瘤鉴别较为困难：①神经源性肿瘤，一般位于脊柱旁，大多为信号不均的肿块，常伴有囊变及不均匀强化；②淋巴瘤，常表现为腹膜后血管周围多发软组织结节，大小不等，可融合成团，呈轻到中度均匀强化；③平滑肌肉瘤，中心常见大片坏死区，不伴有钙化；④胃肠道外间质瘤，为体积较大的实性肿块，易坏死、囊变，增强呈不均匀中度强化。

7.3.27 恶性蝾螈瘤

（1）概述

恶性蝾螈瘤（malignant triton tumor, MTT）由马森（Masson）于1932年首次报道，其命名源自Locatelli的实验，他通过把坐骨神经的切端植入到蝾螈背部软组织内而诱导了生长出含有肌肉和骨骼的肢体，并认为神经鞘细胞在运动神经纤维的影响下可分化为肌肉组织，故有些病理学家把含有横纹肌肉瘤成分的恶性周围神经鞘膜瘤

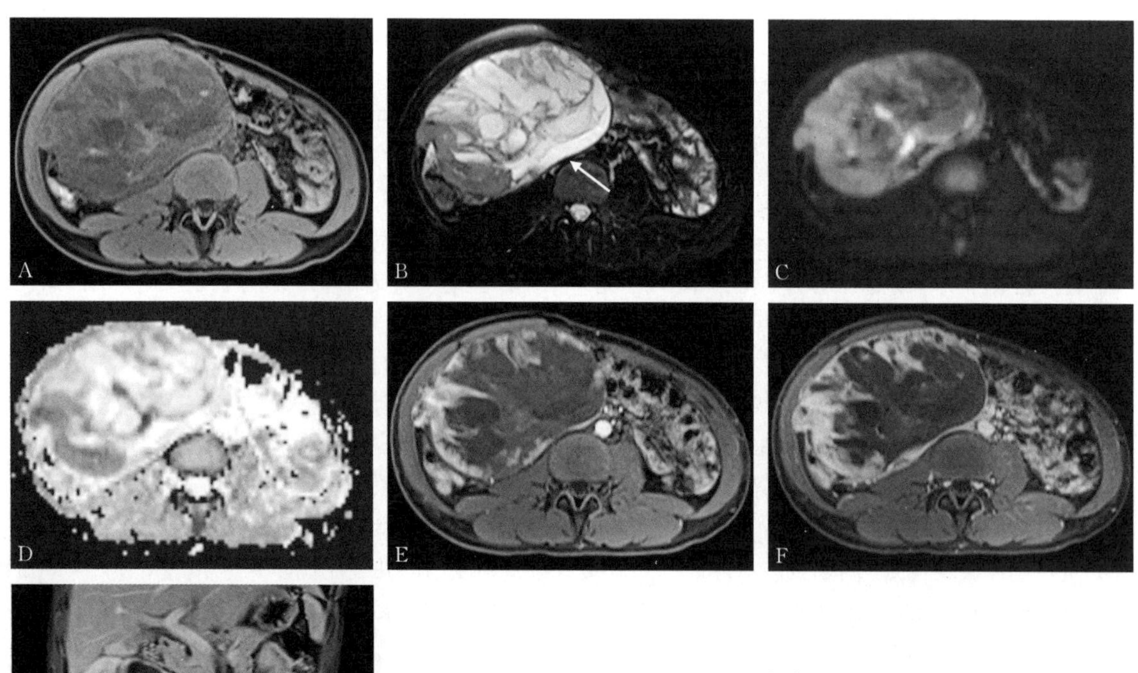

图7-3-53 腹膜后滑膜肉瘤

注：患者，女性，28岁，发现右腹部肿块2个月余。横断位T_1WI脂肪抑制(A)、T_2WI脂肪抑制(B)、DWI(C)、ADC图(D)示右侧腹膜后肿块（箭头），肿块多发囊变、坏死，肿块实性成分呈T_1WI低信号伴少许稍高信号，T_2WI与DWI呈不均匀高信号。横断位T_1WI增强动脉期(E)、静脉期(F)与冠状位T_1WI增强延迟期(G)示肿块实性成分呈持续、明显强化。

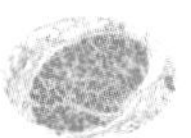

(malignant peripheral nerve sheath tumors, MPNST)称为“恶性蝾螈瘤”。

(2) 病理

据文献报道,MTT的瘤体直径在1.5～12 cm不等。镜下除MPNST成分外,还含有横纹肌肉瘤成分。后者瘤细胞形态多种多样,部分为圆形或多边形,似横纹肌母细胞,部分呈梭形,胞质呈带状。此外,还可见单核或多核的瘤巨细胞。免疫组化染色对本病的诊断具有重要的价值。Desmin阳性及myoglobin阳性可以作为横纹肌肉瘤成分存在的可靠依据。S-100阳性是支持恶性神经鞘瘤的依据。

(3) 临床

MTT占全部MPNST的不足5%,其中2/3患者并发神经纤维瘤病Ⅰ型。发病年龄30～35岁,男女比例大致相当,常见于头、颈、躯干和四肢。临床主要表现为肿物进行性增大及其引起的相应症状。腹膜后的MTT发现时往往已非常巨大,常引起腹胀、腹围增大、腹痛、腰背痛等症状。

(4) MRI表现

MTT非常罕见,在MRI上对该病的诊断缺乏经验;但是该病符合神经源性恶性肿瘤的特点,一般不难作出良恶性的判断。符合恶性肿瘤的征象有:肿瘤体积十分巨大,形态分叶状或不规则(图7-3-54);肿瘤信号不均,DWI呈高信号,增强呈明显不均匀强化(图7-3-55);肿块与周围组织分界不清或侵犯,出现周围淋巴结转移或远处转移。有文献报道MTT在T_2WI上可见高信号肿块内有环形或线样的低信号分隔。总之,MRI上对其定性比较困难。

(5) 诊断要点

影像学表现可提示其为恶性肿瘤,确诊依赖

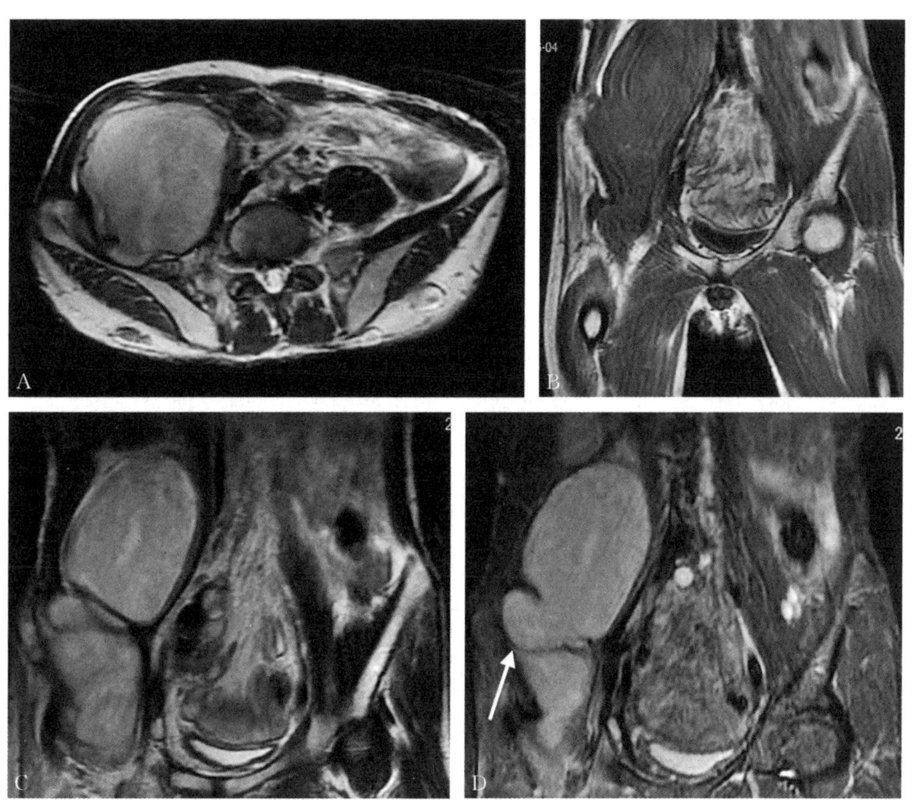

图7-3-54 腹膜后恶性蝾螈瘤(一)

注:横断位T_2WI(A)与冠状位T_1WI(B)、T_2WI(C)、T_2WI脂肪抑制(D)示肿瘤位于腹膜后(箭头),沿右侧腰大肌向下延伸至盆腔。肿块信号尚均匀,呈T_1WI等信号、T_2WI高信号。

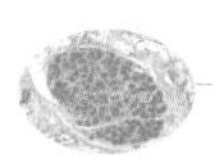

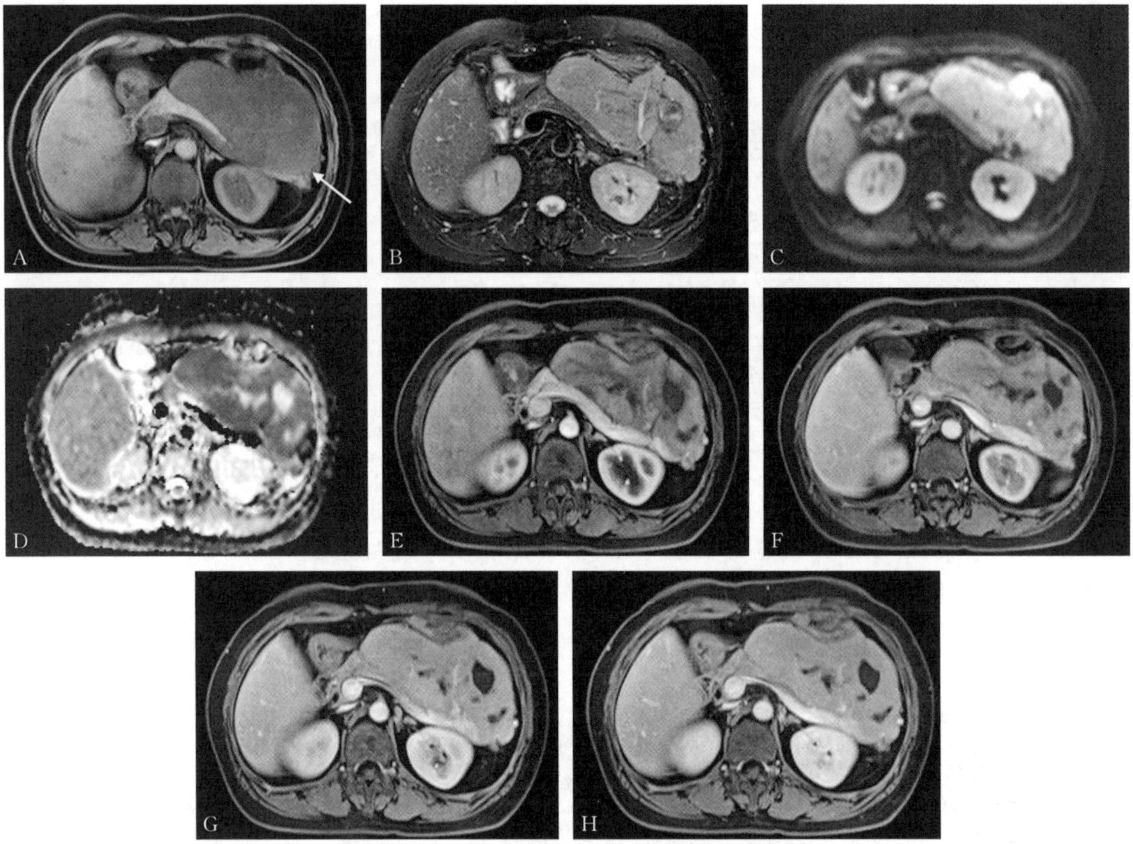

图 7-3-55　腹膜后恶性蝾螈瘤(二)

注：患者，女性，57岁，无明显诱因下发热、乏力、头痛。横断位 T_1WI 脂肪抑制(A)、T_2WI 脂肪抑制(B)、DWI(C)、ADC 图(D)示左侧腹膜后肿块(A，箭头)，肿块呈 T_1WI 低信号、T_2WI 高信号、DWI 高信号。横断位 T_1WI 增强动脉期(E)、静脉期(F)、延迟期(G、H)示肿块呈持续、明显强化，肿块内见多发局灶性坏死、囊变区。

病理学检查。肿瘤在镜下需具有 MPNST 和横纹肌肉瘤的成分，免疫组化染色 S-100、Desmin 和 myoglobin 均呈阳性。

(6) 鉴别诊断

MTT 需要与不含有横纹肌肉瘤成分的 MPNST 相鉴别，但甚为困难，因两者均表现为巨大的软组织肿块。MTT 伴有异源成分，其恶性程度明显高于 MPNST，因此液化、坏死的发生率更高；并且 MTT 伴有神经纤维瘤病Ⅰ型较 MPNST 多见。此外，未分化多形性肉瘤、平滑肌肉瘤、横纹肌肉瘤等疾病亦需要鉴别。

7.3.28　恶性颗粒细胞瘤

(1) 概述

恶性颗粒细胞瘤(malignant GCT)不常见，多发生于女性卵巢，发生于腹膜后者更为罕见。有两种类型：一类表现为临床恶性、组织学良性；另一类表现为临床和组织学均为恶性。目前较公认的恶性标准：①病理形态良性，但临床见复发或转移；②体积大于 5 cm，核分裂象＞2/10 HPF，有梭形细胞瘤，核大并核仁明显，有坏死，生长迅速或复发。上述现象不必全部具备。

(2)病理

可分为两型：一型原发肿瘤和转移性灶内瘤细胞有明显异型，可见自典型颗粒细胞经多形性颗粒细胞向无颗粒多形性梭形细胞演变过程中的瘤细胞，核有丝分裂象多见。另一型尽管临床生物学行为为恶性，但瘤细胞仅略大，染色较深，轻度异型，偶见核有丝分裂象。

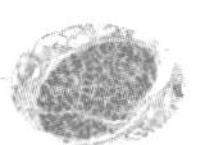

(3) 临床

该病临床症状无明显特异性，可以腹痛或可触及的腹部肿块就诊。腹痛常由肿瘤急性出血破入腹膜腔引起。

(4) MRI 表现

腹膜后软组织肿块，大部分实性成分在 T_1WI 上表现为“海绵状”等信号影，内见大量囊腔；囊腔伴出血时，T_1WI 可见高信号影。T_2WI 上，肿块为稍高信号，信号欠均匀，内见多发局灶性更高信号。DWI 序列上肿瘤呈高信号。增强后肿块不均匀强化。

(5) 诊断要点

腹膜后类圆形软组织肿块，多呈实性或囊实性。肿瘤易出血，在 T_1WI 序列上呈高信号，有时可见液-液平。增强扫描后实性成分或囊内分隔、囊壁呈明显强化。

(6) 鉴别诊断

神经源性肿瘤：多位于脊柱两旁，较大的肿瘤常常信号不均匀，内部可见囊变、出血及坏死，增强后为不均匀强化。恶性间叶组织肿瘤：常为体积较大的不规则软组织肿块，对邻近组织分界不清或有侵犯，肿块信号不均，可见坏死、出血、囊变或钙化，增强后为明显不均匀强化。

7.3.29 淋巴瘤

(1) 概述

淋巴瘤是起源于淋巴造血系统的恶性肿瘤。淋巴瘤的好发部位有淋巴结、淋巴器官和结外组织，所以只要是淋巴系统流经的部位都可能发生淋巴瘤。25%～55%的淋巴瘤累及腹膜后间隙，是腹膜后最常见的恶性肿瘤，约占全部恶性肿瘤的 1/3。

(2) 病理

淋巴瘤的病理学表现详见“腹膜淋巴瘤”一节。

(3) 临床

淋巴瘤的局部表现为浅表或深部淋巴结的无痛性肿大，表面光滑可活动，晚期多个淋巴结融合后活动度差。发生于腹膜后的淋巴瘤因部位较深，早期很难发现，就诊时肿瘤往往较大。对周围软组织的压迫会导致腹痛、腹胀、腰痛等症状。淋巴瘤的全身症状有发热、发力、盗汗、消瘦等。

(4) MRI 表现

腹部的霍奇金淋巴瘤(HL)往往局限于脾脏与腹膜后，可以播散至邻近淋巴结；而非霍奇金淋巴瘤(NHL)常常累及不同组群的淋巴结及节外组织。腹膜后淋巴瘤表现为腹膜后淋巴结肿大，50%伴有肠系膜淋巴结肿大，并互相融合呈分叶状肿块，边界欠清晰，可包绕肠系膜血管与腹膜后大血管(图 7－3－56)。大部分淋巴瘤的信号较为均匀，治疗前钙化、出血、囊变较少见(图 7－3－57)。肿瘤在 T_1WI 上为等低信号，T_2WI 脂肪抑制为稍高信号，DWI 呈高信号，ADC 图上呈低信号(图 7－3－58)；增强扫描为轻到中度均匀强化(图 7－3－59)。

(5) 诊断要点

腹膜后的淋巴结增大、融合成团，可包绕大血管，信号均匀；DWI 呈明显高信号；增强呈轻到中

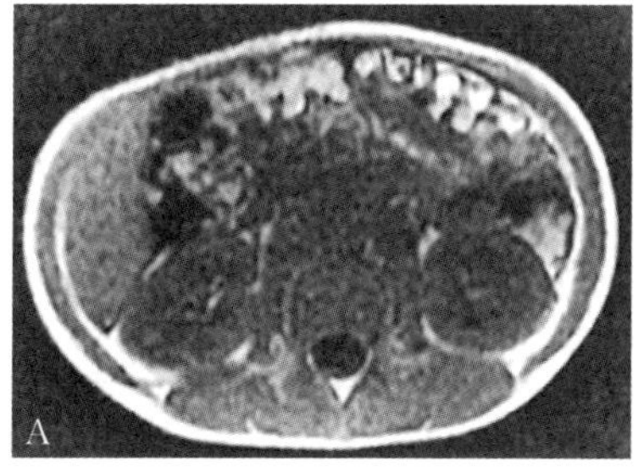

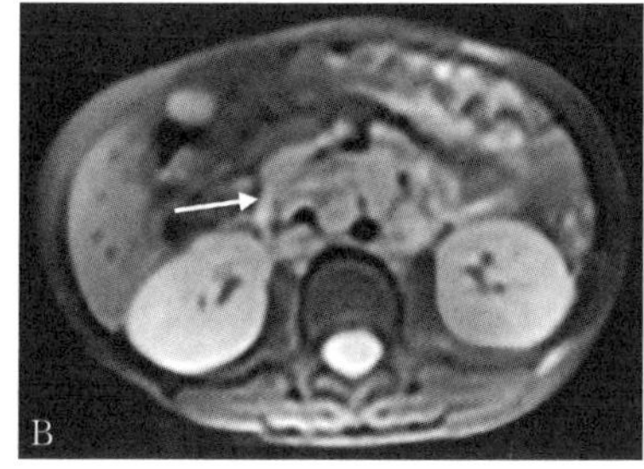

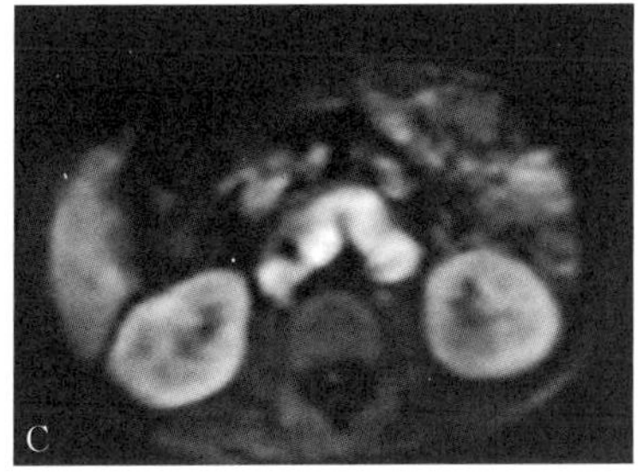

图 7－3－56 腹膜后淋巴瘤(一)

注：患者，男性，6 岁，横断位 T_1WI(A)、T_2WI 脂肪抑制(B)与 DWI(C)示腹膜后多发结节(箭头)融合成团，包绕腹膜后大血管；T_1WI 呈低信号，T_2WI 与 DWI 呈高信号。病理证实为淋巴瘤。

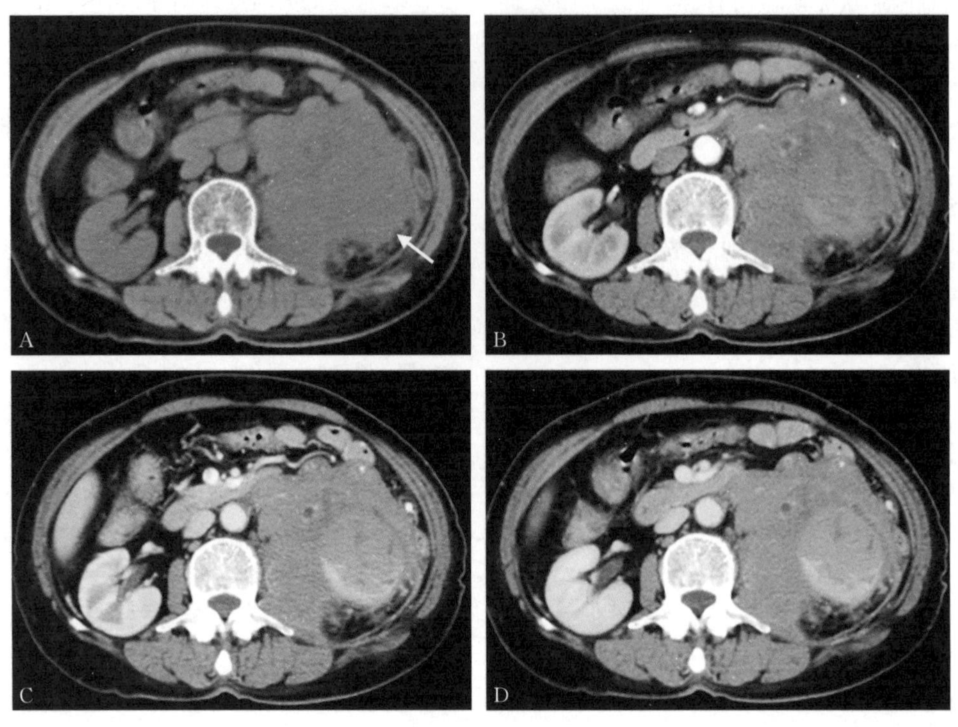

图 7-3-57　腹膜后淋巴瘤(二)

注:患者,女性,75 岁。横断位 CT 平扫(A)及增强图像(B～D)示左侧腹膜后不规则团块(A,箭头),边界不清,密度均匀,增强呈轻度强化,累及左肾。穿刺活检证实为侵袭性 B 细胞性淋巴瘤。

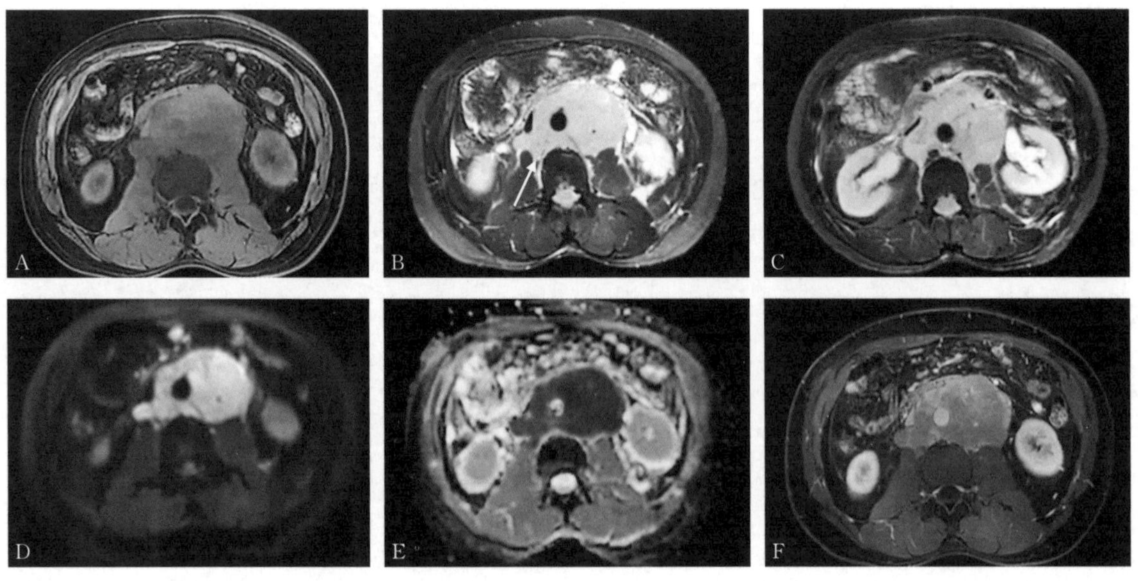

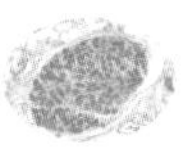

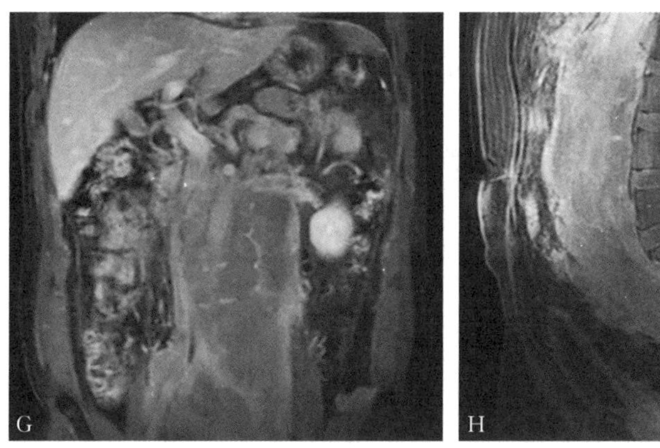

图 7-3-58 腹膜后淋巴瘤(三)

注：患者，男性，45 岁，双下周水肿 1 周余。横断位 T_1WI 脂肪抑制(A)与 T_2WI 脂肪抑制(B)示腹膜后不规则肿块(箭头)包绕腹主动脉，边界不清，周围脂肪间隙水肿，局部积液。上方层面 T_2WI 脂肪抑制(C)示双侧肾盂扩张，提示输尿管受累。DWI(D)与 ADC 图(E)示肿瘤内水分子扩散明显受限。T_1WI 增强静脉期横断位(F)与延迟期的冠状位(G)、矢状位(H)示肿瘤呈不均匀轻到中度强化，累及范围广泛，从肾门至尾椎水平。活检证实为滤泡性淋巴瘤。

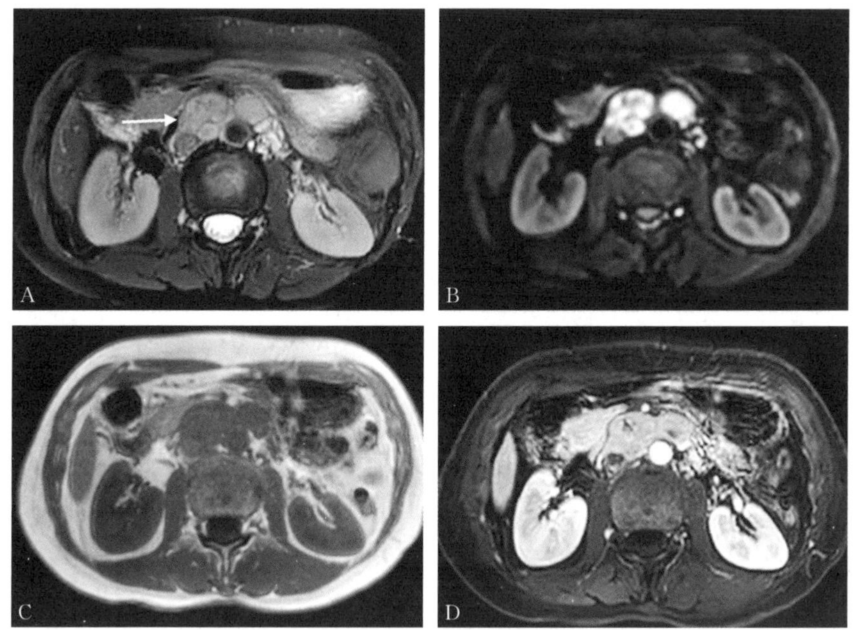

图 7-3-59 腹膜后淋巴瘤(四)

注：患者，男性，66 岁，腹膜后多发淋巴结肿大(箭头)，横断位 T_2WI 脂肪抑制(A)呈稍高信号，DWI(B)呈不均匀高信号，T_1WI(C)上呈等信号，增强后(D)肿瘤呈不均匀中度强化。病理提示弥漫大 B 细胞淋巴瘤。

度均匀强化。其中，肿瘤信号均匀、增强轻到中度均匀强化是淋巴瘤的典型征象。

(6) 鉴别诊断

典型的淋巴瘤不难诊断，但是当淋巴瘤内的信号不均匀时，容易与腹膜后的其他病变相混淆。

1) 腹膜后淋巴结转移：有原发肿瘤病史，转移淋巴结信号不均匀，部分内可见液化、坏死，增强后强化不均匀。淋巴结转移罕见融合改变，可以与淋巴瘤鉴别。

2) 神经源性肿瘤：MRI 信号常不均匀，肿瘤中心容易发生囊变、坏死，可伴有钙化，增强扫描可见明显不均匀强化。

3）腹膜后纤维化：早期表现为非特异性的炎症，边界不清，在腹膜后呈条片状异常信号，脂肪间隙模糊；晚期表现为纤维组织增生，可见多发结节样改变。病变可包绕腹主动脉、下腔静脉和输尿管，引起尿路狭窄，较少累及大血管后方，不造成血管移位。增强表现与病变活动有关，多呈延迟的轻到中度强化。

4）腹膜后恶性间叶组织肿瘤：这类肿瘤病理类型多样，通常为较大的软组织肿块，可有脂肪、钙化、囊变、坏死等多种信号，信号不均匀，增强呈不同程度强化。

7.4 其他疾病

7.4.1 脓肿

腹膜后脓肿（retroperitoneal abscess）是指发生在腹膜后间隙的局限性化脓性感染。腹膜后间隙部位深在、腔隙大、组织疏松，病灶易于扩散。腹膜后脓肿如不能得到及时诊断和有效治疗，可诱发多器官功能障碍综合征而致患者死亡。MRI检查可以通过多参数、多方位成像对腹膜后病变形态、增强情况及弥散表现进行多方面评价，并显示病灶与邻近器官、结构和重要血管、输尿管的关系，有利于腹膜后脓肿的诊断，并根据脓肿的解剖位置规划最佳治疗方案。

（1）概述

结合病史及MRI图像，腹膜后脓肿诊断并不困难。重要的是依据影像图像选择恰当的引流或手术路径。腹膜后脓肿根据解剖位置可分为肾旁前间隙脓肿、肾周脓肿和肾旁后间隙脓肿。

（2）病理

脓肿壁由充血带和/或纤维肉芽组织形成，其中心含坏死的细胞碎屑，周边为富血供的结缔组织。

（3）临床

腹膜后脓肿由腹膜后器官损伤、炎症反应等继发感染而引起，如急性坏死性胰腺炎、肾周炎，十二指肠穿孔、结肠损伤穿孔、肾外伤尿外渗等。在腹膜后脓肿形成过程中，除原发疾病的临床表现外，全身中毒症状较重，多数患者常出现畏寒、发热，嗜中性粒细胞计数明显升高，甚至核左移。伴有膈下脓肿者，可出现季肋部或肩背部叩击痛，呼吸音减弱。形成盆腔脓肿时，可表现为黏液便、里急后重感、尿频，直肠指检可有直肠前壁触痛及波动性的肿块。但有部分患者病情隐匿，在原发疾病病情稳定下，出现突发的、不明原因的严重感染，可能是腹膜后脓肿诊断的唯一线索。

（4）MRI表现

1）脓肿：脓肿壁呈T_1WI稍低信号、T_2WI中高信号，脓液呈T_1WI低信号、T_2WI高信号、DWI高信号；脓液内蛋白内容物增多时，T_1WI上可表现为中高信号。典型脓肿周围常见一完整包膜，增强扫描可见周边强化（图7-4-1），但脓肿形成早期包膜常不完整或没有包膜。部分脓肿可有间隔，为纤维组织增生并包裹、分隔化脓组织而生成。40%～50%患者中也可出现小气泡或气-液平面，在T_1WI和T_2WI上气体呈极低信号，此征象高度提示脓肿的诊断。

2）邻近组织结构改变：腹膜后脂肪间隙模糊，邻近肌肉筋膜、肠系膜或肠壁增厚，伴有邻近肠管内扩张、积气、积液。当病变较大时，可见部分脏器呈受压、推移改变。

（5）诊断要点

实验室检查提示血象异常，腹膜后囊性为主异常信号影，脓肿壁呈T_1WI稍低信号、T_2WI中高信号，脓液呈T_1WI低信号、T_2WI高信号、DWI高信号，增强扫描见周边强化。

（6）鉴别诊断

1）胰腺炎假性囊肿：其发生部位与胰腺关系密切，多见于胰腺内部和胰周的囊性占位，可见出血、钙化及假包膜形成。胰腺的体积增大或缩小，胰周血管受推移或被包裹。临床多有血、尿淀粉酶增高的病史。

2）淋巴管畸形：表现为单房或多房囊性占位，囊液DWI呈低信号。囊壁菲薄，可伴多发分隔。病变呈“爬行性”生长，增强后分隔与囊壁呈轻度强化。

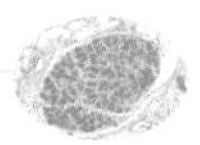

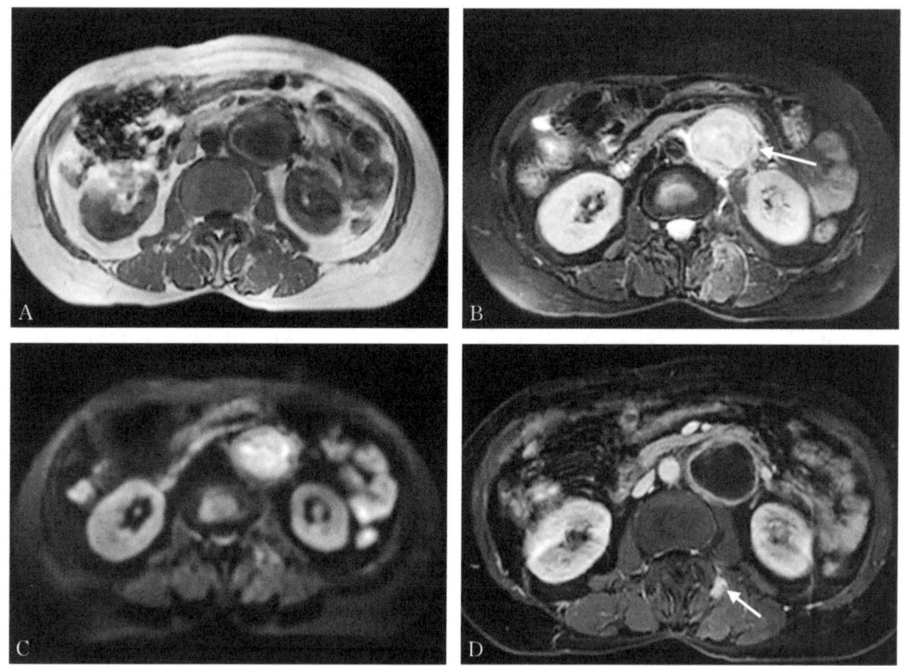

图 7-4-1　腹膜后脓肿

注：横断位 T_1WI(A)、T_2WI 脂肪抑制(B)示腹主动脉左旁占位(B,箭头)，脓液呈 T_1WI 稍低信号、T_2WI 高信号，脓液边缘呈环形 T_1WI 稍高信号、T_2WI 稍低信号，其外周见 T_1WI 低信号、T_2WI 中高信号的脓肿壁，周围脂肪间隙少许水肿。DWI(C)示脓液呈不均匀高信号，脓壁呈稍高信号。横断位 T_1WI 增强静脉期示脓肿壁明显强化，脓液无强化。左侧竖脊肌在 T_2WI 与 DWI 上信号稍增高，增强见小斑片状强化(D,箭头)，提示局部炎症改变。

7.4.2　血肿

腹膜后血肿(retroperitoneal hematoma)的病因多样，可能为创伤、外科或介入手术所致，亦可为自发性。导致腹膜后血肿的危险因素包括创伤、介入治疗、凝血功能障碍、长期抗凝治疗及剧烈运动等。

(1) 概述

腹膜后血肿的形成多合并腹盆腔其他脏器损伤，将腹膜后血肿按所在部分进行细分有利于血肿形成原因分析，为进一步剖腹探查及手术治疗提供方向。

1) 中央型：血管自横膈以下至盆腔上界的中央区。中央区主要包括腹腔大血管、胰腺及十二指肠等脏器，该区损伤多见于腰椎骨折或前后挤压伤导致的血管、胰腺、十二指肠损伤。若怀疑出血合并腹腔空腔脏器的穿孔，可先行血管栓塞，再行剖腹探查。

2) 肋腹型：血肿位于侧腹部，多见于肾实质损伤。因肾脏独特的马蹄状动脉供血结构，建议保守治疗以尽可能保留肾功能。

3) 复合型：两种类型的结合。

(2) 病理

腹膜后血肿的积血可不凝固，其机制可能有以下几种。

1) 位于腹膜后的腹主动脉、下腔静脉及髂血管的搏动，输尿管的蠕动，使积血中的纤维蛋白析出。

2) 腹膜后损伤合并肾上腺、前列腺、淋巴结等脏器损伤时，这些脏器释放的大量组织激活物，在积血中去激活纤溶酶使纤维蛋白原及纤维蛋白发生溶解。

3) 腹膜后损伤若伴泌尿系损伤时，腹膜后血肿可能被尿液稀释，尿液中的尿激酶也可使纤维

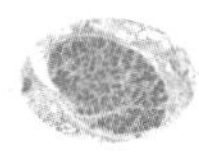

蛋白溶解。故穿刺针刺入腹膜后血肿时，可抽出不凝血。对于腹穿阴性结果，应改变体位，左右上下腹部多处穿刺有较好的鉴别意义。腹腔灌洗及穿刺液的血红蛋白测定均有助于鉴别诊断。

（3）临床

腹膜后间隙含有大量的疏松结缔组织且易剥离，肾病综合征的患者可因血管通透性增加大量血浆外渗等因素而导致腹膜后胶冻样水肿，水肿压力增加可导致剥离效应，而出现血管破裂导致出血的发生和加重。创伤性腹膜后血肿多有肌紧张、压痛、反跳痛等腹膜刺激征，外伤后出现低血容量休克。当其他部位损伤不能解释患者血容量的降低，并有腹痛、腹胀、肠鸣音减弱等表现时，应考虑到腹膜后血肿可能。

（4）MRI 表现

MRI 上出血表现取决于出血时期。为评价超急或急性期血肿而行腹部和盆部 MRI 检查者少见。在腹部 MRI 检查中显示的血肿大多为亚急性期或慢性期。T_1WI 超急性期呈稍低、稍高或等信号；急性期血肿为等或稍低信号；亚急性期呈中间低、外周高信号；慢性血肿为低信号，周围可见更低信号含铁血黄素环。T_2WI 超急性期呈等信号；急性期呈稍低信号；亚急性期呈中间低、外周高信号；慢性血肿为高信号，周围可见低信号含铁血黄素环。部分慢性血肿可见周边强化，体积随时间减小。

“同心环征”是亚急性血肿特异性表现（图 7-4-2）。血肿吸收过程中逐渐缩小，核心信号降低。活动性出血有时可表现 T_1WI 上高信号灶，或由于静脉内钆对比剂外渗而不断出现管腔外高信号，此征象提示需要立即手术或介入治疗。

（5）诊断要点

定期复查出现周期性 MRI 信号变化有利于鉴别诊断，亚急性期血肿 T_1WI 与 T_2WI 均表现为中间低、外周高的信号改变，血肿体积随时间减小。

（6）鉴别诊断

腹膜后脓肿：慢性血肿与脓肿均为厚壁囊性肿块，但脓肿壁更完整、光滑，其壁强化也较血肿明显。脓肿周围组织结构不清，与炎症渗出性反应有关。

7.4.3 子宫内膜异位症

子宫内膜异位症（endometriosis）是指功能性子宫内膜组织（腺体和间质）在子宫腔被覆内膜以外的部位出现、生长、浸润、反复出血，形成结节及包块，引起疼痛和不孕等症状。子宫内膜异位症是育龄期妇女的多发病、常见病，诊断年龄为 25～29 岁，也可发生于青少年，5%见于绝经后女性。子宫内膜异位症病变广泛、形态多样、具侵袭性和复发性，有性激素依赖的特点。

（1）概述

妇产科学一般将盆腔内子宫内膜异位症分为腹膜型、卵巢型和深部浸润型 3 种。现有学者提出，腹膜型和卵巢型均属于腹膜内子宫内膜异位症，分别可用种植学说和盆腔间皮化生学说解释；而深部浸润型属于腹膜后子宫内膜异位症，由腹

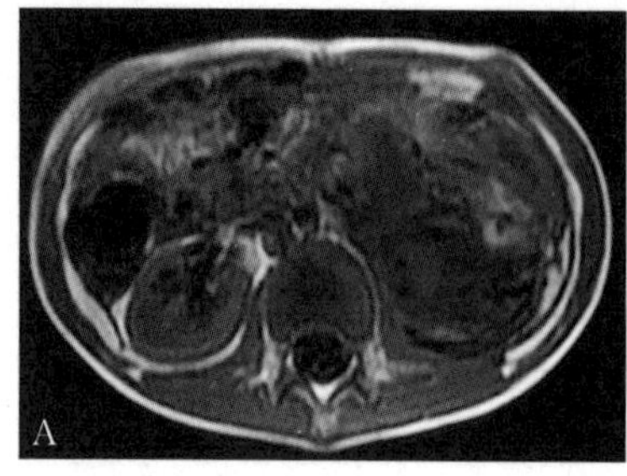

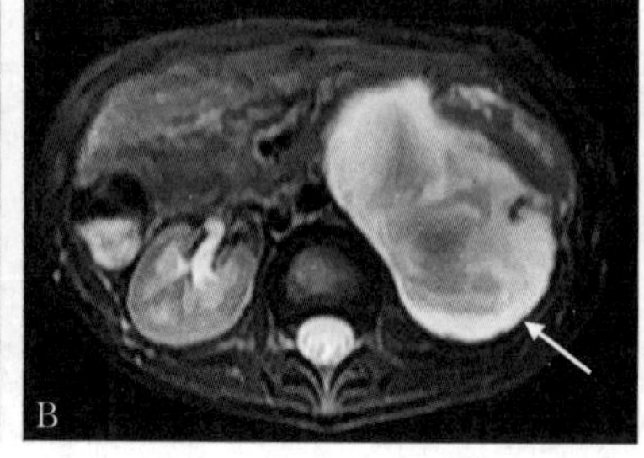

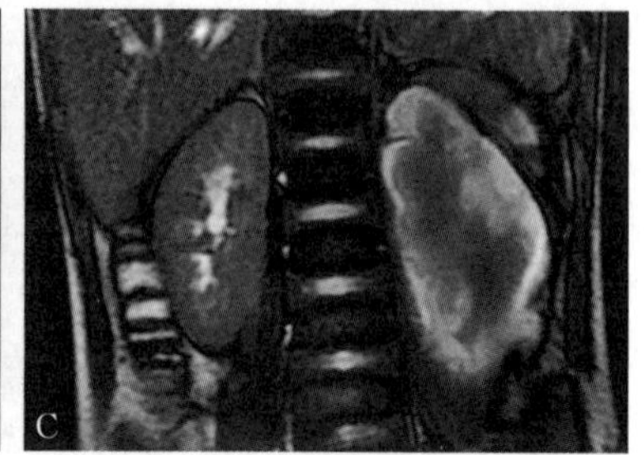

图 7-4-2 腹膜后血肿

注：患者，男性，5 岁，车祸伤后急诊入院，入院 1 周后行 MRI 检查。横断位 T_1WI（A）、T_2WI 脂肪抑制（B）与冠状位（C）示左侧肾周间隙内血肿（箭头），T_1WI 呈低信号伴部分边缘稍高信号，T_2WI 呈中央低信号伴外周高信号，似“同心环”样改变，左肾受压并向左前外侧移位。

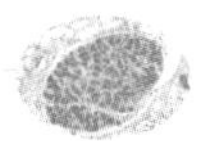

膜后间隙的残余米勒管化生而成。腹膜后子宫内膜异位症常见部位包括阴道后壁、阴道穹隆、直肠阴道隔和膀胱阴道隔、宫骶韧带和主韧带的侧方区域。

(2) 病理

子宫内膜异位症病灶呈结节或息肉样，腹腔镜下多呈蓝紫色。由平滑肌、子宫内膜腺体和部分子宫内膜间质局限性聚集而成。病理学特征为被覆少量间质的腺上皮侵入到大量聚集的平滑肌组织中。米勒管残余组织在直肠阴道隔化生为子宫内膜腺体后，周围平滑肌组织大量增殖，产生腺肌瘤样改变。

(3) 临床

腹膜后子宫内膜异位症常见表现为慢性盆腔痛和/或严重痛经，部分患者可有深部性交痛。

(4) MRI 表现

规则或不规则的结节或肿块，MRI 信号复杂，纤维组织为主的病灶 T_1WI、T_2WI 与盆腔肌肉信号一致；内部出血灶 T_1WI 为高信号，腺体组织为主的病灶 T_2WI 为高信号。部分病灶内可见液-液平面，囊壁常与周围组织粘连，增强扫描囊壁可见强化。

(5) 诊断要点

慢性盆腔痛和/或严重痛经，MRI 信号复杂，同一病灶在不同时间可随性激素变化表现出不同信号特征，内部出血灶 T_1WI 为高信号。

(6) 鉴别诊断

1) 腹膜后畸胎瘤：畸胎瘤因瘤内含有脂肪成分内部 T_1WI 呈高信号，该信号可被脂肪抑制序列所抑制，且患者多无痛经史。

2) 腹膜后血肿：血肿壁相对光滑，而子宫内膜异位病灶囊壁多较厚，且常与周围粘连。

7.4.4 髓外造血

髓外造血(extramedullary hematopoiesis, EMH)系良性病变，是骨髓造血功能不足的生理性补偿。当机体正常的造血功能破坏或需求增加时，骨髓外的某些组织基于生理性的补偿机制而产生造血功能。MRI 检查能够很好地显示髓外造血灶的部位、信号特征及造血灶与周围器官的关系，推测病灶的活跃程度，对髓外造血灶的影像学诊断具有十分重要的价值。

(1) 概述

EMH 多伴随骨髓增生障碍性疾病、霍奇金淋巴瘤、白血病或先天性溶血性贫血(地中海贫血、镰状细胞贫血)等。EMH 可发生于任何部位，主要发生于肝脏、脾脏、肾脏、淋巴结、纵隔、胸膜、腹膜后等部位。部分肿块样 EMH 可自腹膜后延伸至后纵隔或盆腔。

(2) 病理

大体上多为瘤样增生的暗红色肿块，有包膜。切面呈深(紫)色，似血块样，质软而脆。镜下以红细胞系、粒细胞系、巨核细胞系三系造血细胞弥漫增生为特征，类似于骨髓成分，无或可见极少量脂肪组织。有时可以某种成分增生为主。在高倍镜下识别大细胞形态符合巨核细胞，背景中小细胞为不同成熟阶段的红细胞及粒细胞是正确诊断的关键。免疫组化粒细胞 MPO 阳性、巨核细胞Ⅷ因子阳性有助于诊断。

(3) 临床

通常无或有轻微临床症状，可伴肝脏、脾脏及淋巴结肿大。当肿块增大压迫周围结构时会出现相应临床表现。发生在椎管附近或硬膜下者可造成脊髓、神经压迫症状。

(4) MRI 表现

MRI 可见大小不等的软组织肿块。T_1WI 呈较均匀等或稍低信号，T_2WI 脂肪抑制呈高信号，与脾脏信号类似。增强扫描病灶多表现为均匀轻到中度强化。活跃的造血组织因血供丰富表现为均匀中度强化，陈旧的造血组织因内含铁沉积和脂肪浸润通常信号不均匀。病灶内铁沉积和脂肪浸润发生机制不同，通常不会同时出现。脂肪浸润通常出现于未输血的贫血患者，而铁沉积出现于输血或铁螯合物的患者。

(5) 诊断要点

临床有导致髓外造血的相关病史，MRI 可见多发软组织结节、肿块，信号均匀，囊变、坏死少见，增强扫描呈均匀的轻到中度强化。髓外造血组织，其代谢升高，在 PET/CT 上呈明显高摄取，有助于诊断。

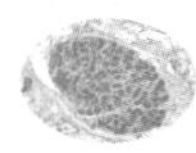

(6) 鉴别诊断

1) 神经源性肿瘤:以神经鞘瘤和神经纤维瘤居多,影像学表现通常为腹膜后软组织肿块,大多数为单发。神经鞘瘤由 Antoni A 及 Antoni B 型细胞组成,边界清晰,易发生囊变、坏死,其特征性表现为与相邻椎管相通,伴椎间孔的扩大,呈哑铃状。MRI 平扫病灶信号欠均匀,增强后呈不同程度强化。同时,神经源性肿瘤一般不伴有血液系统疾病,如贫血等表现。

2) 淋巴瘤:病灶呈多结节融合状,信号均匀,治疗前坏死、囊变少见,可以合并肝脾增大及其他部位淋巴结肿大。

3) 巨淋巴结增生症:病变可伴钙化、坏死,部分中央见放射状低信号或等信号。透明血管型者多为单发病变伴明显强化。浆细胞型常为多发病变,强化程度相对较弱。

(李金凝 汪登斌 张财源 刘欢欢 唐永华 路怡姝 阎伟伟 周建军 池润民 李华莉 侯 亮 王彦姝)

参考文献

[1] 曹国海. 恶性颗粒细胞肿瘤[J]. 国际外科学杂志,1995(5):299-300.

[2] 程瑞新,宋璟璟,黄俊,等. 盆腔卵巢外部位子宫内膜异位症 MRI 诊断[J]. 实用放射学杂志,2015(8):1309-1311.

[3] 方三高,魏建国,陈真伟. WHO(2020)软组织肿瘤分类[J]. 临床与实验病理学杂志,2020,36(9):1132-1134.

[4] 冯元春,李晶英,玉波,等. 不同分化类型的腹膜后脂肪肉瘤病理及影像学特征分析[J]. 基因组学与应用生物学,2018,37(9):4124-4131.

[5] 傅晓琴,梁付奎,郭威. 原发腹膜后滑膜肉瘤一例[J]. 放射学实践,2013,28(10):1086-1087.

[6] 郭苏晋,刘军,全亚洲,等. 腹膜后淋巴瘤 MRI 表现(附 10 例报告)[J]. 医学影像学杂志,2014,24(8):1419-1421.

[7] 胡智斌,冯利波,张涛,等. 腹膜尤文肉瘤/原始神经外胚层肿瘤 5 例临床与影像学分析[J]. 疑难病杂志,2018,17(9):940-942,946,973.

[8] 乔瑾,闵大六,孟刚. 恶性蝾螈瘤[J]. 临床与实验病理学杂志,1999,15(5):461-482.

[9] 任静,常英娟,宦怡,等. 恶性蝾螈瘤的 CT 及 MRI 表现(附 3 例报告及文献复习)[J]. 实用放射学杂志,2008(1):84-86,96.

[10] 邵世虎,吴志远,王忠敏,等. 腹膜后平滑肌肉瘤 CT、MRI 诊断与病理对比分析[J]. 中国医学计算机成像杂志,2018,24(3):224-228.

[11] 唐颖,张丽,王莉芬. 卵巢外颗粒细胞瘤 1 例[J]. 大连医科大学学报,2015,37(4):415-416.

[12] 王关顺,刘云霞,李振辉,等. 胃肠道外间质瘤的 CT 和 MRI 表现[J]. 临床放射学杂志,2013,32(1):76-79.

[13] 王洪波,李鹍,丁莹莹. 左大腿下段骨外软骨肉瘤 1 例[J]. 实用放射学杂志,2013,29(11):1893-1894.

[14] 王坚,盛伟琪,朱雄增,等. 恶性颗粒细胞瘤临床病理、免疫组化和超微结构观察[J]. 临床与实验病理学杂志,1998,14(2):120-122,1019.

[15] 王开华,汪令生,陈平有. 腹膜后恶性纤维组织细胞瘤的 MSCT 表现及诊断价值[J]. 生物医学工程与临床,2014,18(2):160-164.

[16] 王玉蕊,关丽明.《请您诊断》病例 108 答案:腹膜后血管肉瘤[J]. 放射学实践,2016,31(3):283-284.

[17] 吴益西. 原发性腹膜后软组织肉瘤和脂肪肉瘤临床病理特点及预后分析[D]. 重庆:第三军医大学,2017.

[18] 西格尔曼. 体部磁共振成像[M]. 程庚哲,苑志新,主译. 北京:人民军医出版社,2012.

[19] 谢敏,潘颖奇,张国华. 腹膜后淋巴瘤的 CT 诊断(附 20 例报告)[J]. 浙江临床医学,2013(4):559-560.

[20] 徐妍妍,孙宏亮,王武,等. 原发腹膜后滑膜肉瘤 1 例[J]. 中日友好医院学报,2012,26(2):120,130.

[21] 赵松涛,罗鹏,吴准,等. 原发性腹膜后滑膜肉瘤 1 例并文献复习[J]. 现代泌尿生殖肿瘤杂志,2017,9(1):48-49,51.

[22] 赵廷宽,张利铭,杨勇,等. 髓外造血组织瘤样增生 2 例报道[J]. 诊断病理学杂志,2016,23(3):222-224.

[23] 周应媛,梁文杰,许顺良. 恶性外周神经鞘膜瘤的影像学表现[J]. 浙江医学,2013,35(1):60-62.

[24] 诸静其,汤光宇,周国兴,等. 横纹肌肉瘤的影像学诊断[J]. 临床放射学杂志,2014,33(8):1237-1242.

[25] AL-DASUQI K, IRSHAID L, MATHUR M. Radiologic-pathologic correlation of primary retroperitoneal neoplasms [J]. Radiographics, 2020,40(6):1631-

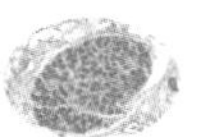

1657.

[26] CRAIG W D, FANBURG-SMITH J C, HENRY L R, et al. Fat-containing lesions of the retroperitoneum: radiologic-pathologic correlation [J]. RadioGraphics, 2009,29(1):261-290.

[27] DEL FRATE C, GIROMETTI R, PITTINO M, et al. Deep retroperitoneal pelvic endometriosis: MR imaging appearance with laparoscopic correlation [J]. RadioGraphics, 2006,26(6):1705-1718.

[28] ELIAS J Jr, MUGLIA V F. Magnetic resonance imaging of the perirenal space and retroperitoneum [J]. Magnetic Resonance Imaging Clinics of North America, 2019,27(1):77-103.

[29] GINZEL A W, KRANSDORF M J, PETERSON J J, et al. Mass-like extramedullary hematopoiesis: imaging features [J]. Skeletal Radiology, 2012,41(8):911-916.

[30] GOENKA A H, SHAH S N, REMER E M. Imaging of the retroperitoneum [J]. Radiologic Clinics of North America, 2012,50(2):333-355, vii.

[31] GUPTA P, POTTI T A, WUERTZER S D, et al. Spectrum of fat-containing soft-tissue masses at MR imaging: the common, the uncommon, the characteristic, and the sometimes confusing [J]. Radiographics, 2016,36(3):753-766.

[32] HUGHES M J, THOMAS J M, FISHER C, et al. Imaging features of retroperitoneal and pelvic schwannomas [J]. Clinical Radiology, 2005,60(8):886-893.

[33] MAFFIONE A M, PANZAVOLTA R, LISATO L C, et al. Retroperitoneal endometriosis: a possible cause of false positive finding at (18) F-fluorodeoxyglucose positron emission tomography/computed tomography [J]. World Journal of Nuclear Medicine, 2015,14(2):131-133.

[34] MATALON S A, ASKARI R, GATES J D, et al. Don't forget the abdominal wall: imaging spectrum of abdominal wall injuries after nonpenetrating trauma [J]. Radiographics, 2017,37(4):1218-1235.

[35] MURPHEY M D, ARCARA L K, FANBURG-SMITH J. Imaging of musculoskeletal liposarcoma with radiologic-pathologic correlation [J]. RadioGraphics, 2005,25(5):1371-1395.

[36] NAUFEL D Z, PENACHIM T J, DE FREITAS L L L, et al. Atypical retroperitoneal endometriosis and use of tamoxifen [J]. Radiologia Brasileira, 2014,47(5):323-325.

[37] RAI K, ANDERSON K, SYLVESTER J E. Use of more specific terminology may assist in better diagnosis of abdominal wall injuries [J]. American Family Physician, 2019,99(12):731-732.

[38] RAJIAH P, SINHA R, CUEVAS C, et al. Imaging of uncommon retroperitoneal masses [J]. RadioGraphics, 2011,31(4):949-976.

[39] RHA S E, BYUN J Y, JUNG S E, et al. Neurogenic tumors in the abdomen: tumor types and imaging characteristics [J]. Radiographics, 2003,23(1):29-43.

[40] SANGSTER G P, MIGLIARO M, HELDMANN M G, et al. The gamut of primary retroperitoneal masses: multimodality evaluation with pathologic correlation [J]. Abdominal Radiology, 2016,41(7):1411-1430.

[41] SCALI E P, CHANDLER T M, HEFFERNAN E J, et al. Primary retroperitoneal masses: what is the differential diagnosis? [J]. Abdominal Imaging, 2015, 40(6):1887-1903.

[42] SHAABAN A M, REZVANI M, TUBAY M, et al. Fat-containing retroperitoneal lesions: imaging characteristics, localization, and differential diagnosis [J]. Radiographics, 2016,36(3):710-734.

[43] SHIAN B, LARSON S T. Abdominal wall pain: clinical evaluation, differential diagnosis, and treatment [J]. American Family Physician, 2018,98(7):429-436.

[44] SIQUARA DE SOUSA A C, CAPEK S, HOWE B M, et al. Magnetic resonance imaging evidence for perineural spread of endometriosis to the lumbosacral plexus: report of 2 cases [J]. Neurosurgical Focus, 2015,39(3): E15.

[45] YAMAMICHI F, SHIGEMURA K, KITAGAWA K, et al. Should we change the initial treatment of renal or retroperitoneal abscess in high risk patients? [J]. Urologia Internationalis, 2017,98(2):222-227.

[46] YANG D M, JUNG D H, KIM H, et al. Retroperitoneal cystic masses: CT, clinical, and pathologic findings and literature review [J]. Radiographics, 2004,24(5):1353-1365.

[47] ZAIN S, MIRCHIA K, HUSSIEN A, et al. Malignant triton tumor of the anterior mediastinum: a rare tumor in a rare location [J]. Radiology Case Reports, 2021,16(7):1770 - 1776.

[48] ZHU G B, WU X M, ZHANG X L, et al. Clinical and imaging findings in thalassemia patients with extramedullary hematopoiesis [J]. Clinical Imaging, 2012,36(5):475 - 482.

8 腹　壁

8.1　正常解剖

腹壁范围上为胸骨的剑突，外侧为肋缘，下部为骨盆的髂骨和耻骨。腹前外侧壁由浅入深依次分为皮肤、浅筋膜、肌层（腹外斜肌、腹内斜肌和腹横肌）、腹横筋膜、腹膜外筋膜和壁腹膜。

8.1.1　浅层结构

（1）皮肤

皮肤是人体最大的器官，具有多种功能，包括防止机械损伤，防止细菌入侵，以及防止紫外线的影响。腹前外侧壁的皮肤薄而富有弹性，与皮下组织连接疏松。

（2）浅筋膜

主要由脂肪和疏松结缔组织组成，在腹壁的下部（约在脐水平以下）分为两层：浅层为 Camper 筋膜，含有丰富的脂肪组织，又称脂肪层，向下与股部的浅筋膜相互延续；深层为 Scarpa 筋膜，富有弹性纤维的膜性层，在中线处紧密附着于白线，向下到阴囊，与会阴浅筋膜相延续。

浅筋膜内有腹壁浅动脉、浅静脉、浅淋巴管和皮神经。浅动脉主要来自肋间后动脉、肋下动脉和腰动脉的分支、腹壁上动脉和腹壁下动脉的分支、腹壁浅动脉和旋髂浅动脉。浅静脉比较丰富，吻合成网，在脐区较明显。脐以上的浅静脉经胸腹壁静脉回流入腋静脉，脐以下的浅静脉经腹壁浅静脉汇入大隐静脉，再回流入股静脉。浅淋巴管与浅血管伴行，脐以上者汇入腋淋巴结，脐以下者汇入腹股沟淋巴结。皮神经与胸壁相似，有肋间神经的前皮支和外侧皮支。

8.1.2　深层结构

（1）肌层

由腹前正中线两侧的腹直肌及其外侧的 3 层阔肌组成。

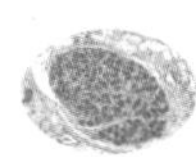

腹直肌由一对带状肌肉组成，分别纵列于白线两侧。腹直肌上方借 3 条大小不等的肌束止于第 5、6、7 肋软骨外面，最外侧的纤维常止于第 5 肋前端，最内侧的纤维偶尔附于肋剑突韧带及剑突的边缘。腹直肌纤维中间有 3 个纤维性横带相隔，称为腱划。腱划与腹直肌鞘紧密结合，腱划内常有血管，经腹直肌切口分开腹直肌纤维时，腱划容易出血。腹直肌鞘由腹内、外斜肌和腹横肌鞘膜包裹腹直肌形成，容纳腹直肌，锥状肌，腹壁上、下血管和下位肋间神经的末端。

白线位于腹前正中线上，是从剑突到耻骨联合和耻骨嵴的腱性结构。位于两侧腹直肌之间，由两侧腹直肌鞘彼此交织而成。

腹外斜肌起自下位 8 肋的外面，起始部呈锯齿状，与前锯肌和背阔肌相交错。肌纤维从外上斜向内下，在髂前上棘与脐连线附近移行为腹外斜肌腱膜，参与构成腹直肌鞘的前壁。腹外斜肌腱膜在耻骨结节外上方形成三角形裂隙，即腹股沟管浅环。腹外斜肌腱膜下缘伸张于髂前上棘至耻骨结节之间，向后卷曲反折增厚形成腹股沟韧带。

腹内斜肌位于腹外斜肌深面，肌纤维起自腹股沟韧带外侧 1/2 或 2/3、髂嵴及胸腰筋膜，扇形向内上，后部纤维止于下位 3 对肋，其余纤维至腹直肌的外侧缘处移行为腱膜。

腹横肌位于腹内斜肌深面，较薄弱，起自下位 6 对肋软骨的内面，胸腰筋膜、髂嵴及腹股沟韧带的外侧 1/3，肌纤维自后向前横行，于腹直肌外侧缘处移行为腱膜。

(2) 血管、淋巴引流及神经

腹壁深层的动脉有穿行于腹内斜肌和腹横肌之间的下 5 对肋间后动脉、肋下动脉及 4 对腰动脉。腹上部有腹壁上动脉，腹下部有腹壁下动脉及旋髂深动脉。由腹壁下动脉、股直肌外侧缘和腹股沟韧带内侧半所围成的三角形区域为腹股沟三角。腹股沟直疝由此三角突出。

腹壁的深静脉与同名动脉伴行。

腹壁上部的深淋巴管注入肋间淋巴结或胸骨旁淋巴结，腹壁中部者注入腰淋巴结，腹壁下部的淋巴管注入髂外淋巴结。

第 7～12 胸神经前支斜向下，行于腹内斜肌与腹横肌之间，至腹直肌外侧缘处进入腹直肌鞘，沿途发出肌支，支配腹前外侧壁诸肌。其前皮支向前依次穿过腹直肌和腹直肌鞘前层，分布于其前面的腹前壁皮肤；外侧皮支则分布于腹外侧壁的皮肤。

(3) 腹横筋膜、腹膜外筋膜

腹横筋膜紧贴腹横肌深面，是腹内筋膜的一部分，在腹股沟管深环处呈漏斗形突出，延续为精索内筋膜。

腹膜外筋膜是位于腹横筋膜与壁腹膜之间的疏松结缔组织，向后与腹膜后隙疏松结缔组织相连续。

(4) 壁腹膜

壁腹膜是腹前外壁的最内层，向上移行于膈下腹膜，向下延续为盆腔的腹膜。在脐水平以下，腹前外侧壁的腹膜形成 5 条纵行的皱襞，将腹股沟以上的腹前壁内面分为 3 对凹陷。

8.1.3 腹股沟区

腹股沟区为下腹部两侧的三角形区域，其内侧界为腹直肌外侧缘，上界为髂前上棘至腹直肌外侧缘的水平线，下界为腹股沟韧带。此区为腹壁的薄弱区。男性有精索、女性有子宫圆韧带通过腹股沟管，形成解剖上的潜在裂隙。腹股沟疝好发于此。

8.2 MRI 检查技术及腹壁正常 MRI 表现

为尽量减少运动伪影，使图像具有较高的空间分辨率和对比分辨率，目前常规 T_1WI 多采用快速自旋回波序列(FSE)和梯度回波序列(GRE)。在腹壁成像中，采用 GRE 序列可进一步加快扫描速度，降低腹部运动伪影。T_2WI 序列多采用 FSE，在屏气或呼吸触发模式下采集图像。FSE 序列基本保持了自旋回波序列(SE)的特点，信噪比稍差，但 FSE 在一个 90°脉冲激发后，利用 180°聚焦脉冲采集多个自旋回波，可以填充 K 空间的多条相位编码线，TR 需要重复的次数将明

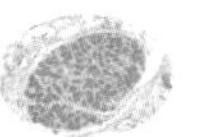

显减少，从而加快成像速度，可极大降低扫描时间，减少图像运动伪影。

脂肪抑制技术是MRI检查中一项重要的技术，脂肪组织与邻近组织具有较好的对比，有助于部分病变的检出。但是脂肪组织容易引起运动伪影、水-脂肪界面上的化学位移伪影、降低增强扫描的效果。因此，脂肪抑制技术可减少运动伪影、化学位移伪影或其他相关伪影、增加增强扫描的效果、判断组织内是否存在脂肪组织。不同厂家都具有多种脂肪抑制技术，较常用的如下：GE公司的STIR技术是基于脂肪组织短T_1特性的脂肪抑制技术，可用IR或FIR序列来完成，可根据不同的场强设置合适的T_1以达到良好的脂肪抑制效果。西门子公司的Fat Saturation类似于频率选择饱和法，所用的为略大于90°的射频脉冲。飞利浦公司的SPAIR所用的是频率选择的180°反转脉冲，而且是绝热脉冲，这种脉冲激发容积内的均匀度优于普通的射频脉冲，其脂肪抑制效果较好且更为均匀。

另一个常用的序列为弥散加权成像(DWI)技术，DWI在临床中应用于各系统疾病的诊断。DWI与常规MRI技术不同，它主要反映水分子的运动受限程度而非组织的自旋质子密度或T_1、T_2值的大小。DWI技术是假定人体内水分子的弥散均呈正态分布，成像后利用其计算出ADC值。在人体复杂的环境中，细胞外的水分子弥散相对自由，而细胞内水分子运动相对弥散受限。人体内不同组织具有特征性的细胞结构及细胞内/细胞外室比例，DWI可提供有关弥散特性的定性和定量信息。为增强弥散的敏感性，须施加弥散敏感梯度。扩散敏感梯度可与任何脉冲序列融合，包括SE、SE-EPI、FSE等。弥散敏感梯度可显著增加序列对水分子布朗运动的敏感性。对于DWI，弥散敏感系数(b值)的选择很重要。b值越高对水分子弥散运动越敏感。但b值越高组织衰减越明显，组织信噪比较低。在腹壁疾病成像中，b值可选用600 s/mm^2、800 s/mm^2、1 000 s/mm^2。

腹壁MRI多采用体部相控阵线圈。行常规横断面T_1WI、T_2WI、T_2WI脂肪抑制序列、功能成像DWI序列(b = 600 s/mm^2、800 s/mm^2 或 1 000 s/mm^2)和T_1WI脂肪抑制序列增强扫描。扫描层厚5 mm，层间隔1～2 mm。对比剂采用钆对比剂，通常剂量为0.1 mmol/kg，速率为2 ml/s，静脉团注后行横断位、矢状位、冠状位成像。

正常腹壁脂肪在T_1WI、T_2WI序列呈高信号，在脂肪抑制序列呈低信号。腹壁肌肉在T_1WI、T_2WI上呈中等信号。DWI均未见明显弥散受限。腹壁肌肉在周围高信号脂肪衬托下境界较清楚。

8.3 腹壁炎症

(1) 概述

腹壁炎症(abdominal wall inflammation)包括蜂窝组织炎和脓肿等感染性病变，通常由术后伤口感染或腹腔内源性炎症引起。最常见的致病微生物有金黄色葡萄球菌、肺炎克雷伯菌、结核分枝杆菌等。

(2) 病理

腹壁自发性感染在一般人群中并不常见，但可能发生在糖尿病、免疫抑制剂治疗、败血症、外科手术、创伤、动脉粥样硬化、酒精中毒、肥胖和营养不良等患者中。病理和实验室检查结果因感染类型不同而表现各异。炎症可影响皮肤、皮下组织和腹壁肌肉，并可与腹膜外间隙或腹膜腔相通。腹肌内脓肿可沿整个肌肉扩散，细菌性腹肌脓肿内常含有气体。

(3) 临床

临床症状可表现为发热、疼痛和皮肤改变(从轻微变色到明显的皮肤坏死)。体格检查往往低估潜在组织受累的程度。在外科手术中，脓肿大小常常会超出皮肤异常范围。

(4) MRI表现

腹壁炎性病灶具有异质性，MRI检查有助于判断病变的性质。多数病灶在T_1WI上表现为低信号，T_2WI上表现为中等或高信号(图8-3-1)，增强扫描可见周围强化，并与邻近组织分界欠清(图8-3-2)。腹壁脓肿中央脓液呈DWI高信号有助于诊断。值得注意的是，当腹壁感染发

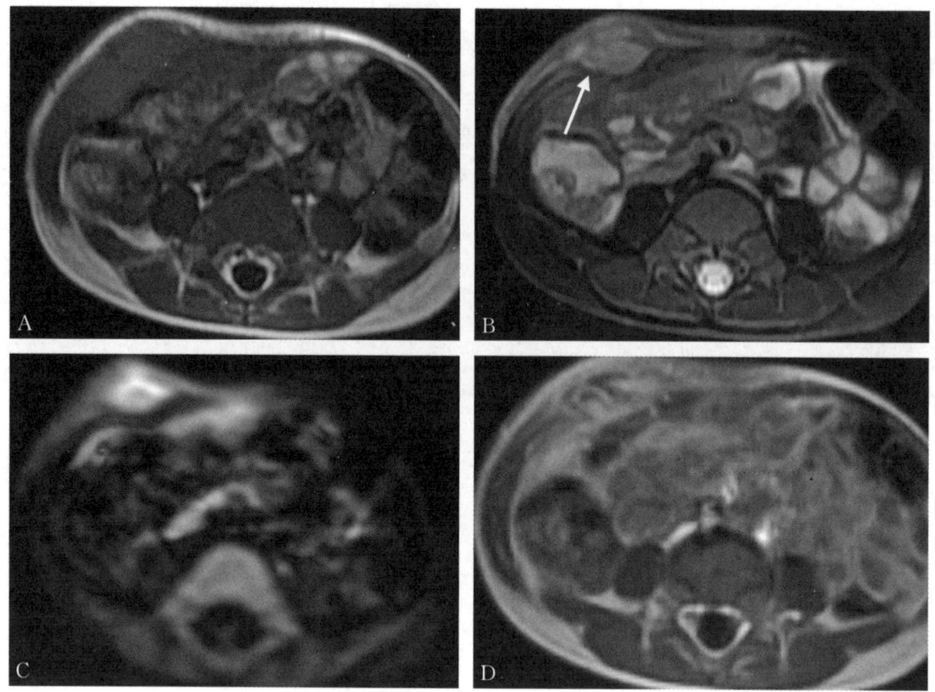

图 8-3-1　右前下腹壁脓肿

注：横断位 T_1WI(A)和 T_2WI 脂肪抑制(B)示右前下腹壁肿胀，伴类圆形 T_1WI 低信号、T_2WI 与 DWI 高信号灶(箭头)。注入对比剂后(D)病灶与周围呈不均匀明显强化。病理检查提示：大量急、慢性细胞浸润，脓肿形成，肉芽组织及纤维组织增生，可见泡沫反应与小灶性放线菌团。

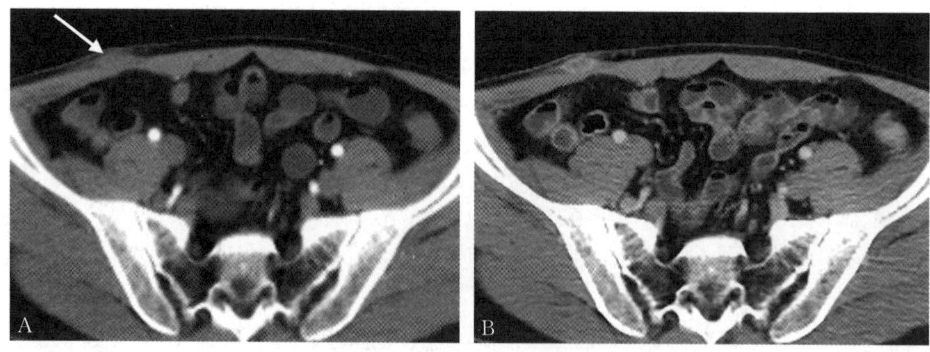

图 8-3-2　右侧前下腹壁蜂窝织炎

注：患者，男性，46 岁。横断位 CT 增强动脉期(A)与静脉期(B)图像示右前下腹壁皮下延迟、环形强化结节(箭头)，边界不清。

生在骨结构附近时，应考虑 MRI 检查，因为 MRI 对骨髓炎的早期变化较为敏感。

（5）诊断要点

出现发热、疼痛和皮肤异常改变等临床表现，实验室检查血象异常。腹壁见 T_1WI 低信号、T_2WI 中等或高信号病灶，增强扫描见周边强化，与邻近组织分界欠清。病灶中央液体 DWI 呈高信号有助于脓肿的诊断。

（6）鉴别诊断

1）腹壁子宫内膜异位症：通常与腹部手术病史有关，多数继发于剖宫产术后。临床表现为与月经周期相伴随的周期性腹痛及剖宫产瘢痕周围

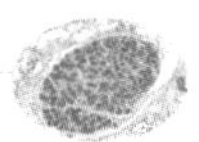

的痛性结节。MRI 检查病灶内部因腺体、间质、出血成分不同而信号表现多样。

2) 腹壁硬纤维瘤：较罕见，可能与创伤、遗传、内分泌等因素有关。T_1WI 多呈等或低信号，T_2WI 信号变化多样，可表现为高信号、略高信号和低信号，多数病灶内可见致密胶原纤维形成的低信号区。多数肿瘤表现为中等或明显强化。

8.4 腹壁积液

(1) 概述

未感染的液体可聚集于腹壁形成腹壁积液(abdominal wall effusion)，多见于手术后或创伤后。非感染性腹壁积液不需要任何治疗，可自然吸收。

(2) 病理

腹壁积液多为清亮液体，多次连续培养均无细菌生长。若为脂肪液化形成的腹壁积液镜检可见大量脂肪滴。

(3) 临床

目前随着高频电刀广泛应用，腹部切口脂肪液化有增多的趋势，是形成腹壁积液的重要原因。脂肪液化是脂肪细胞因电刀热损伤发生变性、坏死，同时脂肪组织因血管被离断、挤压与钳夹等原因造成血液循环障碍，使脂肪组织发生无菌性坏死。腹壁积液患者多无明显临床症状。

(4) MRI 表现

腹壁积液多呈条状 T_1WI 低信号、T_2WI 高信号(图 8-4-1)，增强后无明显强化。术后患者腹壁积液常伴周围腹壁水肿。

(5) 诊断要点

多见于手术后或创伤后，条状 T_1WI 低信号、T_2WI 高信号灶，增强后无明显强化。

(6) 鉴别诊断

1) 腹壁血肿：常见于外伤、凝血功能障碍、抗凝治疗后或手术后，呈椭圆形或梭形肿物，亚急性期血肿多见，T_1WI 呈高信号。

2) 腹壁表皮样囊肿：表皮样囊肿由残留的原始胚层发展而来，呈"钻缝样"生长，囊壁较薄，囊液因角蛋白与胆固醇含量不同，T_1WI 而呈略高于脑脊液的低信号，DWI 呈特征性的高信号。

3) 腹壁脓肿：受脓腔内细胞碎片影响，T_1WI 信号稍高于积液，DWI 信号明显增高。脓肿壁较厚，与周围组织分界欠清，增强后呈环形强化。

8.5 腹壁血肿

(1) 概述

腹壁血肿(abdominal wall hematoma)可能与创伤、手术、运动相关性损伤等有关，也可能是自发性(如咳嗽、打喷嚏或癫痫发作后、凝血功能障碍、全身抗凝治疗)。腹壁血肿常见于腹直肌，也可见于腹侧壁、腰背部肌肉，可累及筋膜面。

(2) 病理

镜下见红细胞充斥于纤维结缔组织之间，挤压纤维结缔组织，形成血肿。血肿内及血肿边缘

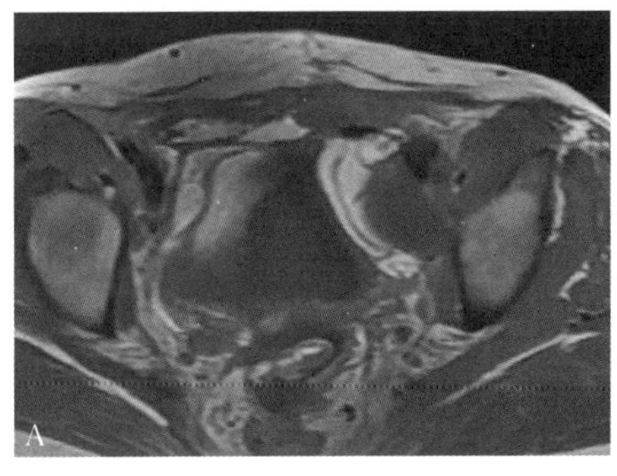

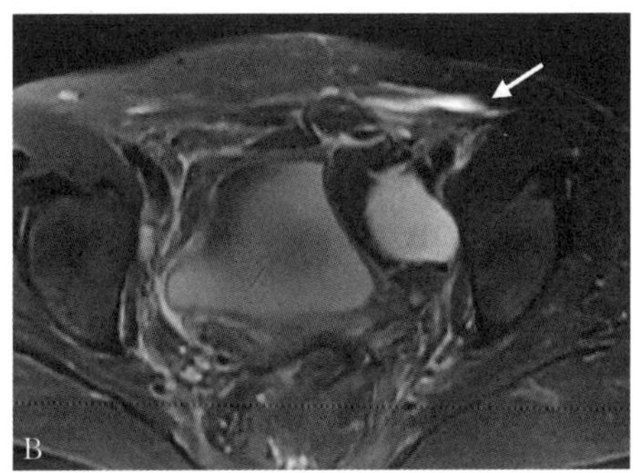

图 8-4-1　左下腹壁积液

注：患者，男性，64 岁，直肠癌术后。T_1WI(A)和 T_2WI 脂肪抑制(B)示左下腹壁内条状 T_1WI 低信号、T_2WI 高信号的积液(箭头)。盆腔脂肪间隙弥漫水肿，T_2WI 信号增高。

可见大量坏死细胞碎片。当血肿内及边缘成纤维细胞、毛细血管增生，形成肉芽组织时，表明血肿开始机化。

（3）临床

腹壁血肿可表现为急腹症。弓状线以上，腹直肌鞘内的腹壁血肿，通常为卵圆形，表现为疼痛和压痛。由于弓状线以下的腹直肌鞘后层仅有一层薄弱的腹横筋膜及腹膜替代，弓状线以下的腹壁血肿可越过中线，并可蔓延至腹膜后间隙、膀胱前间隙等，造成低血容量休克。

（4）MRI 表现

MRI 在显示腹壁血肿的演变过程具有优势。尤其在 CT 非特异性表现的情况下，MRI 对腹壁血肿的诊断非常有价值。腹壁血肿表现为腹壁椭圆形或梭形肿物。与肌肉相比，急性血肿在 T_1WI 上表现为等或稍低信号，在 T_2WI 上表现为低信号；亚急性血肿在 T_1WI 上为高信号，在 T_2WI 上为低或高信号（图 8－5－1），反复出血时 MRI 可显示液-液平面。

（5）诊断要点

外伤史或血流动力学不稳定史，T_1WI、T_2WI 信号随血肿不同时期而发生变化。

（6）鉴别诊断

1）腹壁脓肿：慢性血肿与脓肿均为厚壁囊性为主肿块，但脓肿壁更完整、光滑，且强化较慢性血肿明显。脓肿周围组织结构不清，邻近腹壁肿胀，与炎症渗出性反应有关。

2）腹壁假性动脉瘤：多由于外伤或者局部穿刺损伤动脉壁所致。病灶 T_1WI 呈低信号，T_2WI 呈高信号。增强扫描病变明显强化，强化程度与动脉相似，边界清晰，可发现病灶的载瘤动脉，DWI 未见明显弥散受限。

3）腹壁子宫内膜异位症：子宫内膜异位症的 MRI 信号随病灶组织内的间质功能、腺体、出血情况和周围炎性反应而变化，如以纤维组织为主，则 T_1WI 和 T_2WI 均呈等、低信号；病灶内出血灶，根据不同时期而表现不同；腺体成分则呈 T_1WI 稍低信号、T_2WI 高信号；实质部分增强可强化。

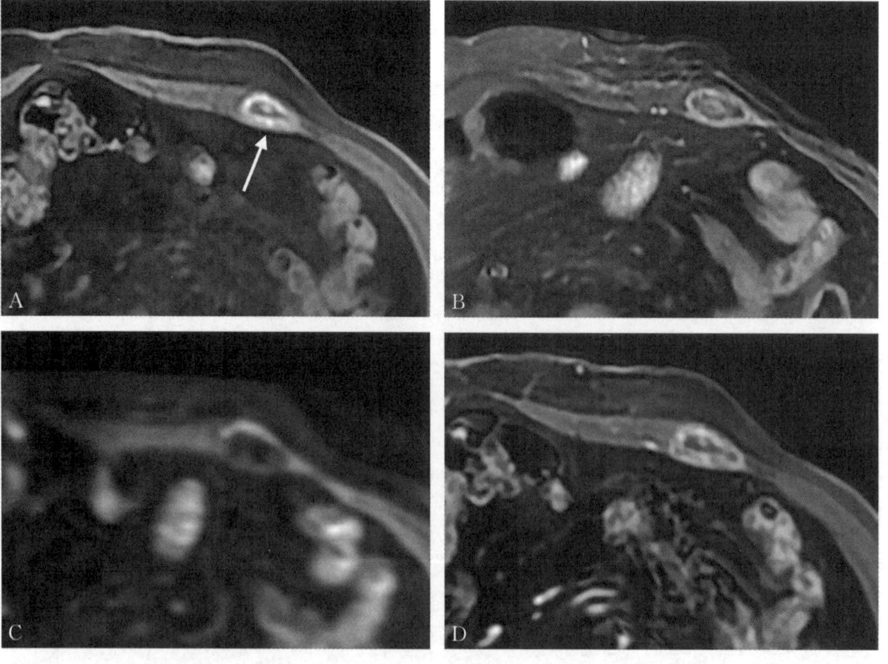

图 8－5－1　左侧腹直肌内血肿

注：患者，女性，66 岁，糖尿病史 10 余年。横断位 T_1WI 脂肪抑制（A）与 T_2WI 脂肪抑制（B）示血肿（箭头）呈主体低、外周高信号，中央见点状 T_1WI、T_2WI 高信号。DWI（C）示病灶呈低信号伴边缘少许高信号。横断位 T_1WI 增强（D）示部分边缘轻度强化。

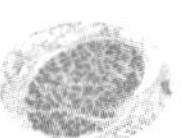

8.6 腹壁疝

（1）概述

疝是人体组织或器官借助先天或后天形成的薄弱点、缺损或孔隙，从其正常解剖部位进入另一部位。腹壁疝（abdominal wall hernia）是指发生在腹壁的腹外疝，包括脐疝、脐旁疝、半月线疝、切口疝、腰疝等。腹壁疝常见成因：腹壁强度降低（先天性薄弱区、手术切口愈合不良、腹壁外伤、肥胖、腹肌缺乏锻炼、老年肌肉萎缩、腹白线或半月线发育不良等）；腹腔内压力增高（慢性咳嗽、便秘、前列腺增生、妊娠晚期、重体力劳动、举重、腹水、婴幼儿哭闹等）。长期吸烟可导致慢性咳嗽，使腹腔压力增高，同时吸烟也是造成腹壁强度降低的危险因素之一。

（2）病理

腹壁疝的正确诊断通常建立在影像学检查和触诊的基础上。典型的腹壁疝由疝环、疝囊、疝内容物、疝被膜组成。疝环是指腹壁上薄弱点、缺损部分或孔隙，疝囊是腹膜壁层经疝环向往突出的囊袋结构，分为颈、体、底 3 部分。疝内容物最常见的是活动度较大的脏器，如小肠和系膜最多见，大网膜次之，少见的可为结肠、膀胱、腹膜外脂肪等。根据部位不同即有不同的组织疝出。

（3）临床

多数腹壁疝无临床症状，但可能逐步增大，出现下腹部坠胀、腹胀、腹痛、便秘等症状。还可能由于突然的腹压增高，导致腹腔内肠管或网膜过多地进入疝囊内，致使回纳困难，导致嵌顿疝，继而可能出现肠梗阻、肠坏死等危险情况。

（4）MRI 表现

影像学检查的目的在于协助确定疝的位置、大小，疝囊的容积及内容物，以及缺损周围腹壁的情况；特别是对于那些疝较大或较小，较为肥胖的患者等特殊情况下术前诊断，MRI 检查尤为重要。疝容物为肠管时，MRI 表现为疝囊内管形/不规则形肠管，内含液体，常伴气体或小气泡，其与腹腔内肠管相延续（图 8-6-1～3）。嵌顿疝还可见疝出肠管扩张伴积气、积液，甚至强化减弱（提

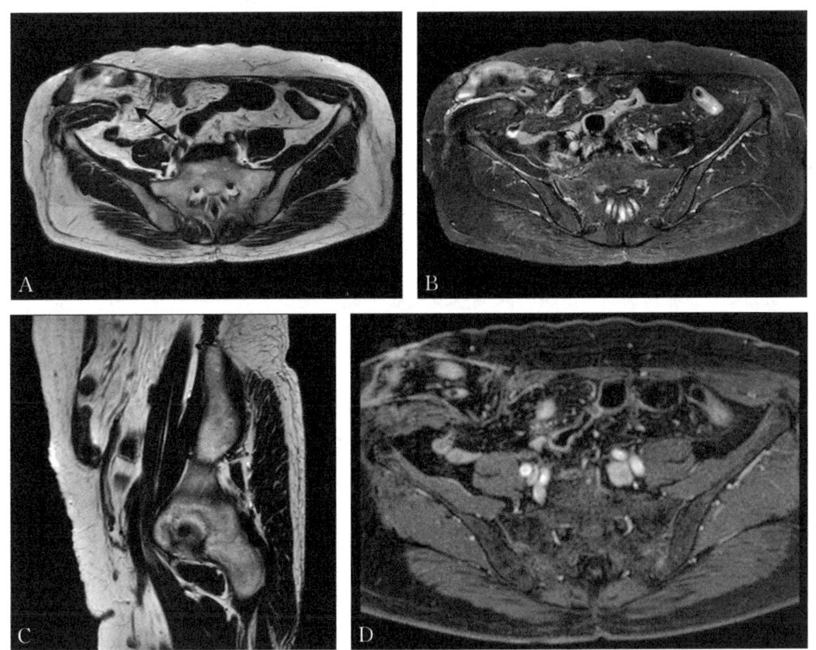

图 8-6-1　右下腹壁切口疝

注：患者，男性，65 岁，横结肠癌术后 11 个月。图 A～D 分别为横断位 T_1WI、T_2WI 脂肪抑制、矢状位 T_1WI、横断位 T_1WI 增强静脉期图像，图示右下腹壁切口处见肠管及其系膜疝入皮下（箭头）。

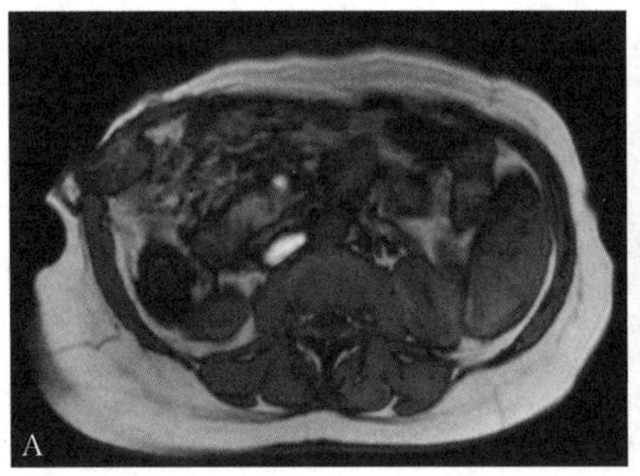
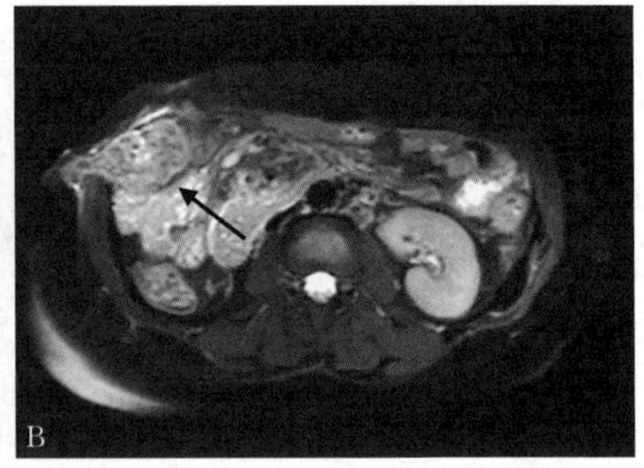

图 8-6-2　右下腹壁疝

注：患者，女性，74岁，肝硬化病史。横断位 T_1WI(A)与 T_2WI 脂肪抑制(B)示部分肠管经右下腹壁缺损处疝入皮下(箭头)。

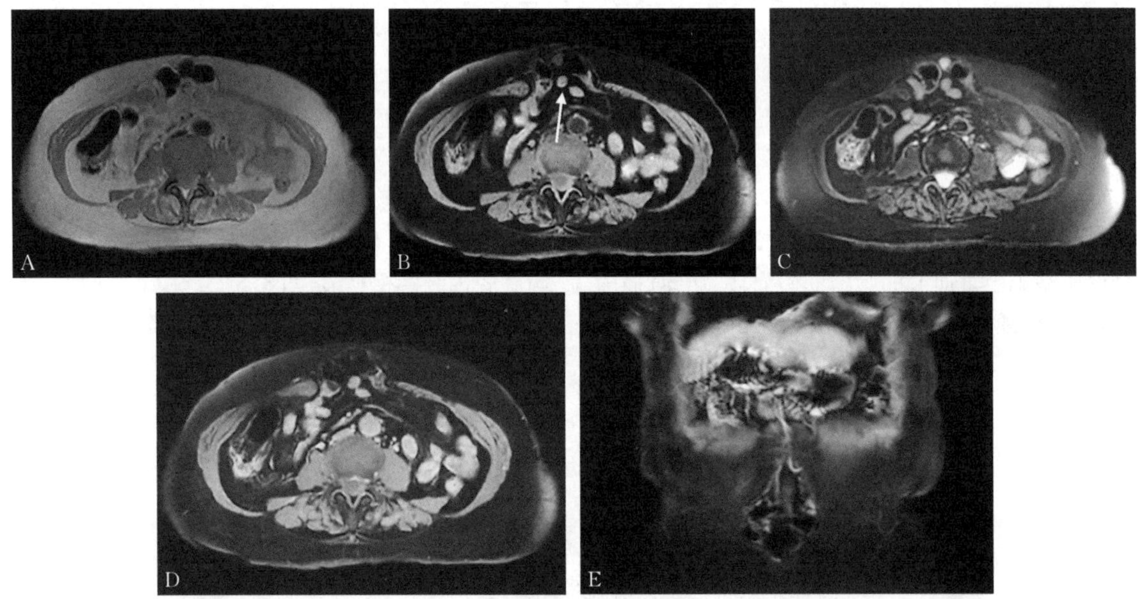

图 8-6-3　腹壁疝

注：患者，男性，78岁，因肝脏肿瘤行 MRI 检查，偶然发现腹壁疝。图 A～E 分别为横断位 T_1WI(A)、T_1WI 脂肪抑制(B)、T_2WI 脂肪抑制(C)、T_1WI 增强延迟期横断位(D)与冠状位(E)，见部分小肠及其系膜疝入皮下(箭头)。

示缺血)。

影像学检查需特别注意是否存在腹壁疝的并发症，如嵌顿、绞窄和肠梗阻。应仔细检查疝囊内是否有积液、肠壁增厚、肠壁不对称强化、血管充盈以及疝囊内脂肪滞留。

(5) 诊断要点

腹腔内容物通过腹壁先天或后天形成的薄弱点、缺损或孔隙向体表突出。MRI 可显示疝环的部位、疝囊及疝内容物突出的方向、部位和性质，寻找疝囊和疝内容物的移行带是否通过疝颈与腹腔相通。冠状位对于腹外疝所致肠梗阻，在显示肠梗阻点及梗阻部位判断更有价值。

(6) 鉴别诊断

根据体格检查，临床上可能将一些腹壁疾病误诊为腹壁疝，包括良性肿瘤(脂肪瘤、血管瘤等)和恶性肿瘤(转移瘤、原发性肉瘤等)。其他非肿瘤样疾病如腹壁血肿、腹壁积气、腹壁静脉曲张等也可能被误诊为腹壁疝。总体而言，腹壁疝 MRI 表现具有一定的特征性，鉴别较为容易。

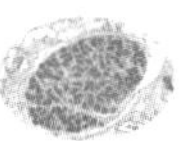

8.7　腹壁子宫内膜异位症

(1) 概述

子宫内膜异位症(endometriosis)是功能性子宫内膜组织在子宫腔以外的部位生长而引起的疾病，常见于年轻女性。子宫内膜异位症通常累及卵巢和盆腔腹膜。腹壁子宫内膜异位症发生率为0.03%～0.47%，常与剖宫产或子宫切除瘢痕有关。亦有罕见病例发生于无手术病史者。

(2) 病理

腹壁子宫内膜异位组织中镜下可见子宫内膜腺体细胞、子宫内膜基质细胞、含铁血黄素巨噬细胞等。由于病灶内部反复出血，病理表现为异位子宫内膜的不同时期出血，伴有周围组织的纤维化。

(3) 临床

50%的腹壁子宫内膜异位症患者有典型的临床表现：与月经周期相伴随的周期性腹痛，初诊触及剖宫产瘢痕周围的疼痛结节。

(4) MRI表现

病灶多为单发，边界不清，呈实性、囊实性或囊性，文献报道以囊实性最为多见。病灶可以位于皮肤、皮下组织、肌肉或腹膜。由于病灶内存在反复出血，MRI上信号多样。T_1WI脂肪抑制图像上可呈稍低、等或稍高信号，T_2WI上多呈高低混杂信号，部分边缘可见含铁血黄素沉积所致的低信号环，DWI上可呈高信号、低信号或高低混杂信号。增强后实性部分均可见明显强化(图8-7-1)。

(5) 诊断要点

结合子宫手术病史、典型临床症状与MRI上的腹壁强化结节，多可作出正确诊断。

(6) 鉴别诊断

腹壁子宫内膜异位症需与腹壁硬纤维瘤进行鉴别。二者的影像学表现有部分重叠，且后者亦常见于分娩后女性，病灶也可能与剖宫产或腹壁手术瘢痕有关，但硬纤维瘤无典型的周期性腹痛的症状。此外，加做盆腔MRI检查，发现盆腔内其他子宫内膜种植灶也可以支持子宫内膜异位症的诊断。

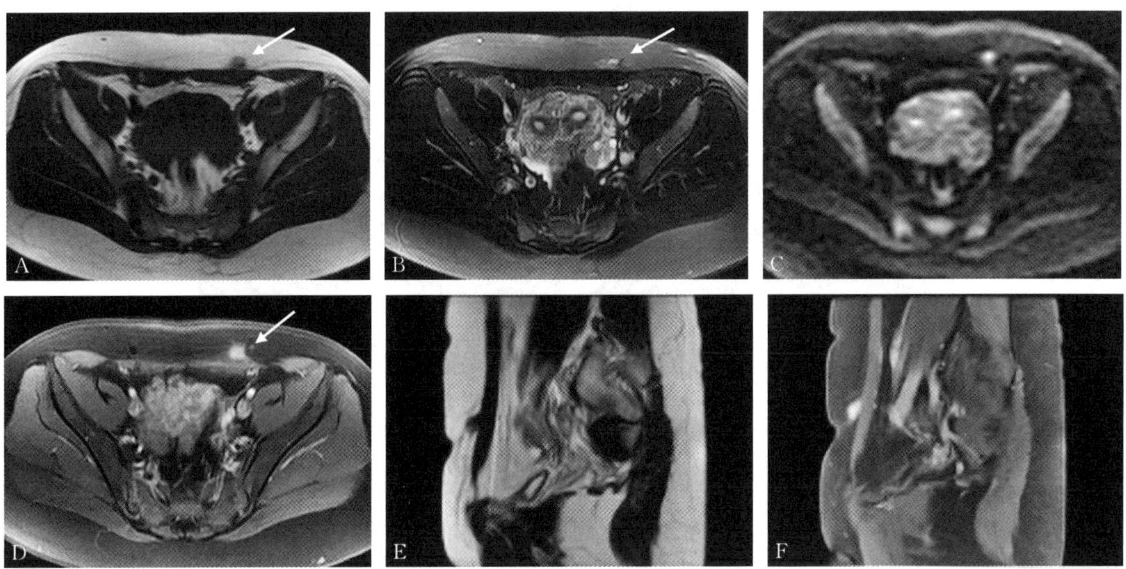

图8-7-1　腹壁子宫内膜异位症

注：患者，女性，34岁，剖宫产术后。横断位T_1WI(A)、T_2WI脂肪抑制(B)与DWI(C)示左下腹壁T_1WI低信号结节(箭头)，T_2WI与DWI呈高信号。横断位T_1WI增强(D)示病灶明显强化。E、F分别为矢状位T_2WI与T_1WI增强图像。

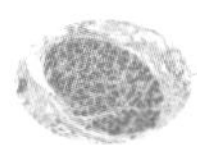

8.8 腹壁肿瘤

8.8.1 腹壁脂肪瘤

（1）概述

脂肪瘤是一种常见的良性肿瘤，约占所有软组织肿瘤的 50%，好发于背部、四肢、躯干。多见于 40～60 岁，儿童较少见。

（2）病理

脂肪瘤由正常脂肪细胞聚集而成，边界清楚，呈分叶状，质软，有薄层纤维性包膜，切面呈黄色油脂样。镜下见瘤细胞主要为成熟的脂肪细胞，偶见少数脂肪母细胞，有时可见灶性黏液变性、钙化或骨化。

（3）临床

为无痛性软组织肿块，多因体检发现，较大时压迫周围神经可引起疼痛。

（4）MRI 表现

皮下或肌层内边界较清楚的肿块（图 8-8-1），呈椭圆形、梭形或分叶状，表现为成分均匀、单一的脂肪信号，与皮下脂肪信号相同：T_1WI、T_2WI 呈高信号，脂肪抑制序列呈低信号（图 8-8-2）。病灶内可见纤细分隔（<2 mm），分隔呈轻度强化或无强化。约 1/3 病例可见增厚的或结节样分隔，此时与脂肪肉瘤鉴别困难。

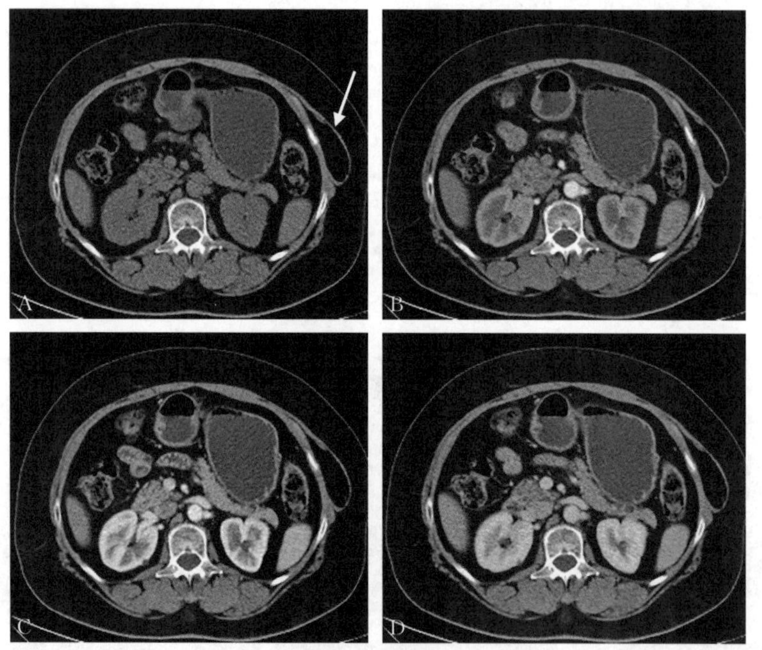

图 8-8-1 左侧腹壁脂肪瘤

注：患者，女性，63 岁。横断位 CT 平扫(A)及增强(B～D)示左侧腹壁肌肉内水滴状脂肪密度影（箭头），密度均匀，增强未见强化。

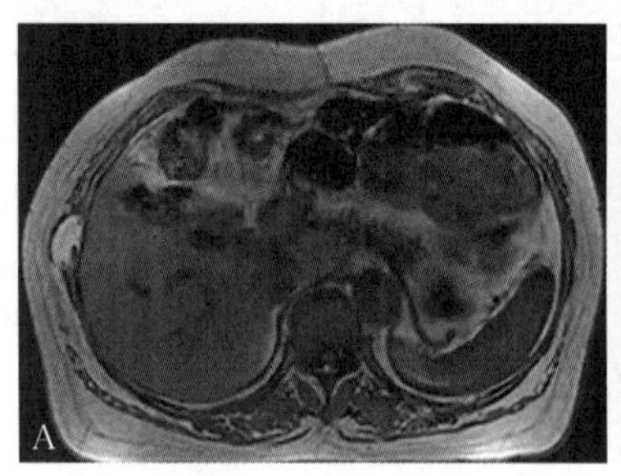

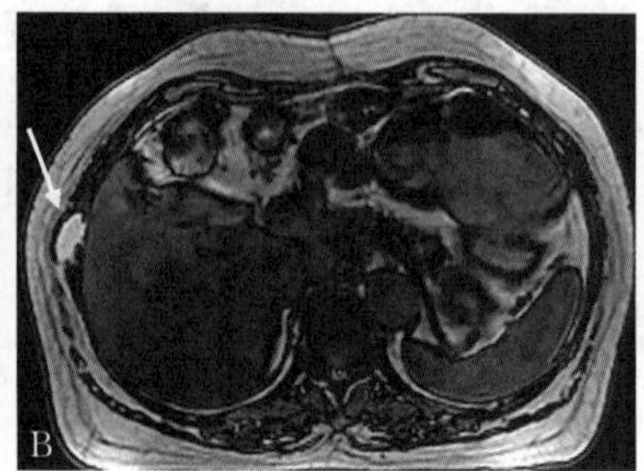

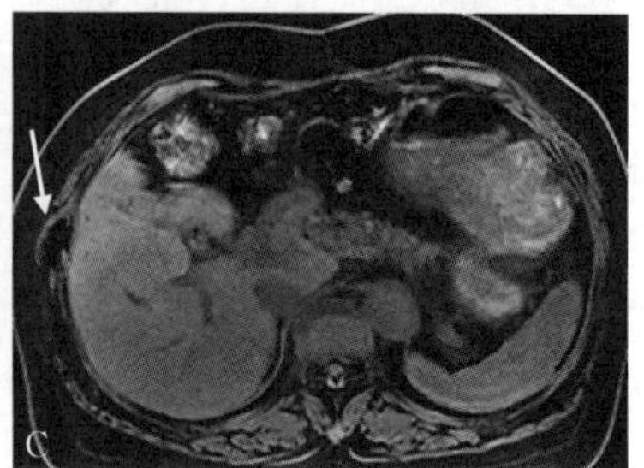

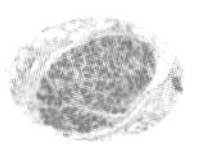

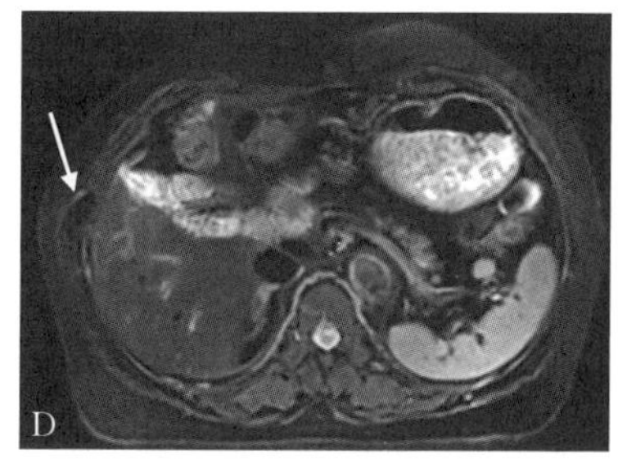

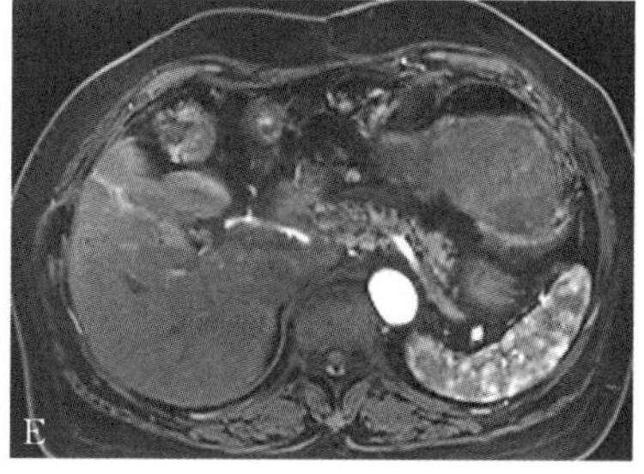

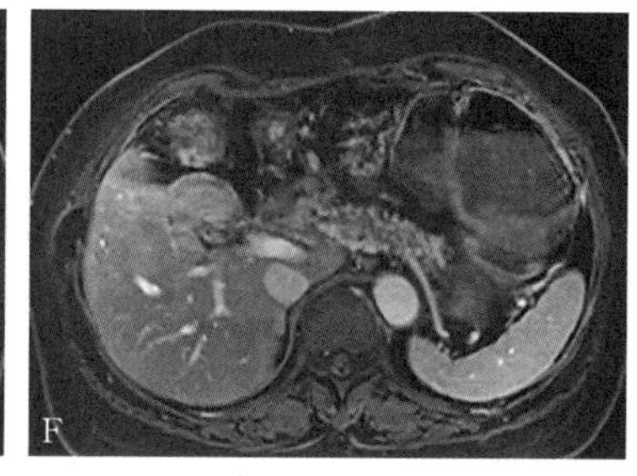

图 8-8-2 右侧腹壁脂肪瘤

注：患者，女性，70 岁，横断位 T_1WI 同相位(A)示右侧腹壁肌肉内类圆形高信号脂肪影，T_1WI 反相位(B)上未见信号衰减(箭头)，T_1WI 脂肪抑制(C)与 T_2WI 脂肪抑制(D)上均呈低信号，增强后(E、F)仅见边缘轻度强化。

(5) 诊断要点

成分均匀、单一的脂肪信号肿块，部分见细分隔，增强后呈轻度强化或无强化。

(6) 鉴别诊断

主要需与脂肪肉瘤鉴别，脂肪肉瘤常位于深部软组织，内部可见不均匀的厚分隔或强化的软组织成分，肿瘤呈侵袭性生长，易侵犯周围结构。

8.8.2 腹壁硬纤维瘤

(1) 概述

腹壁硬纤维瘤(desmoid tumor)是一种起源于筋膜和肌肉腱膜组织的少见软组织肿瘤，又称韧带样纤维瘤、带状瘤、侵袭性纤维瘤病、纤维组织瘤样增生、复发性纤维样瘤和成纤维瘤等。年平均发病率为(2～4)/100 万，可能与手术、创伤、妊娠、内分泌及家族性腺瘤性息肉等有关。家族性腺瘤性息肉病患者发病率可大大增高，易患多发、较大的硬纤维瘤。该病具有侵袭性，易复发，但不发生转移。

(2) 病理

大体上肿瘤呈椭圆形、梭形，质韧，切面灰白色或灰黄色。镜下肿瘤由排列成束的梭形成纤维细胞、肌成纤维细胞及大量胶原纤维间质组成，间质部分可见丰富的毛细血管，核分裂象少见。肿瘤边缘可见瘤组织侵入周围肌组织内，可累及腹膜。

(3) 临床

腹壁硬纤维瘤主要表现为无痛性、缓慢生长的肿块。多为单发，呈类圆形或梭形，也可为分叶状，呈中等硬度，小的浅在性肿瘤具有一定活动度。晚期形成红色突出的大肿物，瘤体可发生破溃及出血，甚至引起继发性贫血和感染，此时多有局部疼痛、发热以及体重减轻等症状。

(4) MRI 表现

腹壁硬纤维瘤可呈膨胀性或浸润性生长，呈类圆形或梭形，沿肌肉长轴生长。T_1WI 呈低或中等信号，在 T_2WI 上因病灶内胶原纤维、黏液成分、纤维细胞比例不同而表现多样，可呈低信号、中等信号或高信号。肿块在 T_2WI 上见条状、带状低信号的纤维分隔是硬纤维瘤的特征性表现。增强后多呈中等至显著强化，由于纤维间质的存在，肿块常表现为延迟性强化。肿块内部出血、钙化及坏死少见(图 8-8-3)。

(5) 诊断要点

发病高峰年龄为 20～40 岁，好发于有生育史、腹部手术史或外伤史的患者。MRI 显示腹壁内类圆形、梭形软组织病灶，T_2WI 呈现条状、带状低信号，出血、坏死少见，增强后呈渐进性强化。

(6) 鉴别诊断

1) 纤维肉瘤：生长速度较快，肿块多呈分叶状，病灶内常见坏死；而腹壁硬纤维瘤呈梭形或类圆形膨胀性生长，很少出血、坏死。

2) 腹壁血肿：育龄期女性且有手术史，发现近切口腹壁下肿块，需与腹壁血肿鉴别。腹壁血肿 MRI 信号可随时间改变而不同。

3) 腹壁子宫内膜异位症：患者常有与月经周期有关的疼痛，经期后疼痛缓解，病灶内出血多见；而腹壁硬纤维瘤常为无痛性包块，病灶内出血、坏死少见。

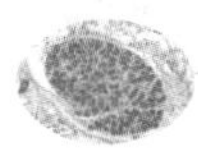

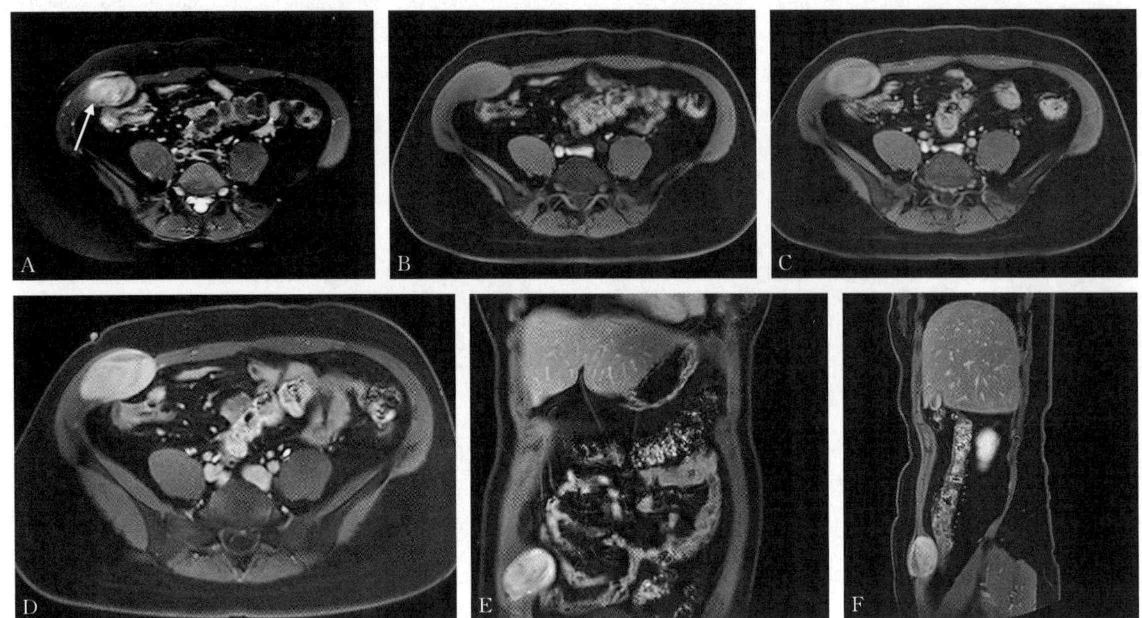

图 8-8-3　右下腹壁硬纤维瘤

注：患者，女性，36 岁，发现右下腹壁肿块 2 周余。横断位 T_2WI 脂肪抑制（A）示右下腹壁卵圆形肿块（箭头），边界较清晰，呈 T_2WI 不均匀明显高信号。横断位 T_1WI 增强动脉早期（B）、静脉期（C）、延迟期（D）与延迟期冠状位（E）、矢状位（F）示肿块不均匀、延迟性、明显强化。

8.8.3　腹壁血管瘤

（1）概述

血管瘤（hemangioma）是最常见的血管来源的良性肿瘤，主要由血管成分构成，并含有不定量的非血管成分，如脂肪、平滑肌、纤维组织等。血管瘤可发生于人体各处，常见部位为皮肤、皮下软组织、椎体、颅骨、脑内等。

（2）病理

血管瘤可分为毛细血管瘤、海绵状血管瘤、蔓状血管瘤和混合型血管瘤，以毛细血管瘤和海绵状血管瘤最常见。毛细血管瘤主要位于皮肤及皮下组织，病理为衬以扁平上皮细胞的小血管。海绵状血管瘤为充满血液的畸形血窦衬以扁平内皮细胞，多位于皮下及深层软组织内，也可发生于脊柱椎体及颅骨内，可并发动静脉瘘或静脉石。

（3）临床

临床表现差异较大，皮肤表面颜色取决于肿瘤的位置，可呈深红色至猩红色或蓝色，颜色可随时间改变，亦可无表面皮肤颜色改变。血管瘤的并发症包括溃疡、出血、高输出性充血性心力衰竭等。当肿瘤增大或伴自发性血栓形成时，可出现疼痛。患有多发性皮肤血管瘤者并发肝脏、肺部和胃肠道血管瘤的风险增加。

（4）MRI 表现

可为单发或多发的结节、肿块，T_1WI 上病变边界欠清，相对肌肉呈等低或稍高信号，内部信号不均匀，可见迂曲增多的血管流空区。T_2WI 上病变呈不均匀、明显高信号，内部可见条状低信号分隔。如病变内发现静脉石为较特征性的表现，这在 CT 上显示较为清楚。在 MRI 上，静脉石呈结节状 T_2WI 低信号。当血管瘤内伴有出血时，T_1WI 上局部呈高信号；病变内伴血栓时，T_2WI 见斑块状低信号。增强后，多数病灶可见明显强化。

（5）诊断要点

MRI 上 T_1WI 呈等低信号，T_2WI 呈不均匀、明显高信号，内见迂曲流空血管，增强后多数呈显著强化。

（6）鉴别诊断

软组织血管瘤是一种良性肿瘤，具有特征性，

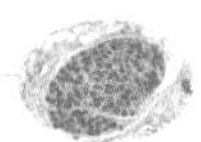

较易确诊。血管瘤有时需与淋巴管畸形相鉴别，平扫时淋巴管畸形与血管瘤的信号相似，增强后淋巴管畸形仅见囊壁与间隔强化，而血管瘤主体均可见强化。当软组织血管瘤内伴出血、栓塞、广泛纤维样变性时，MRI信号多样，有时易与横纹肌肉瘤等恶性软组织肿瘤相混淆，应注意鉴别。

8.8.4 转移瘤

腹壁的恶性肿瘤多为转移瘤。原发性恶性肿瘤较少见，以肉瘤为主；罕见原发于皮下软组织的淋巴瘤。腹壁软组织肉瘤位于皮下或肌层内。除个别肿瘤在影像上可以做出组织学诊断外，大多数肉瘤无法区分其组织学类型。本节主要介绍腹壁转移瘤与皮肤隆突性纤维肉瘤。

（1）概述

腹壁转移瘤（metastasis）主要有两个转移途径：①在原有手术或活检部位出现种植转移，此种相对多见，常见于组织学分化程度较低与位于包膜下的肿瘤；②原发恶性肿瘤经血行转移至腹壁，较罕见，可见于黑色素瘤、乳腺癌、胰腺癌、肺癌、胃肠道与泌尿生殖系统的肿瘤，以及淋巴瘤等。

（2）病理

腹壁转移瘤通常为腹部恶性肿瘤在腹壁切口或针道种植转移形成。一般恶性肿瘤无包膜，边缘不规则，呈蟹足状；质地坚韧如橡皮；切面灰白色，呈交错编织状。

（3）临床

临床上表现为腹壁内无痛性、卵圆形肿块，质地坚硬。大多数患者的肿瘤在直径达数厘米时被发现。当腹肌收缩时，仍能清楚地扪及肿瘤轮廓，借此可以与腹腔内肿瘤相鉴别。少数延误就诊者，肿瘤向四周呈片状浸润性生长，造成大片腹壁僵硬，直径可达十几厘米。

（4）MRI表现

影像学表现缺乏特异性，常表现为腹壁单发或多发的软组织结节，常见坏死。转移灶呈 T_1WI 等或稍低信号、T_2WI 不均匀稍高或高信号，增强扫描实性部分可见强化（图8-8-4、5）。黑色素瘤的转移灶易发生出血。

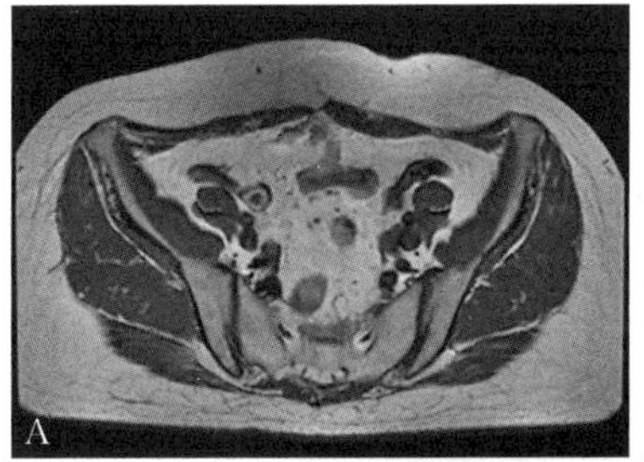

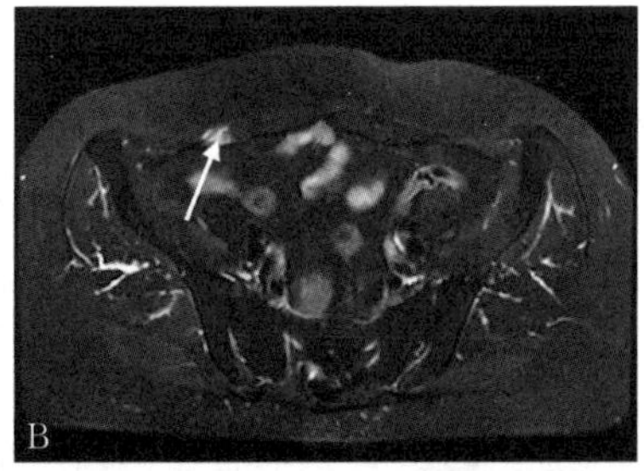

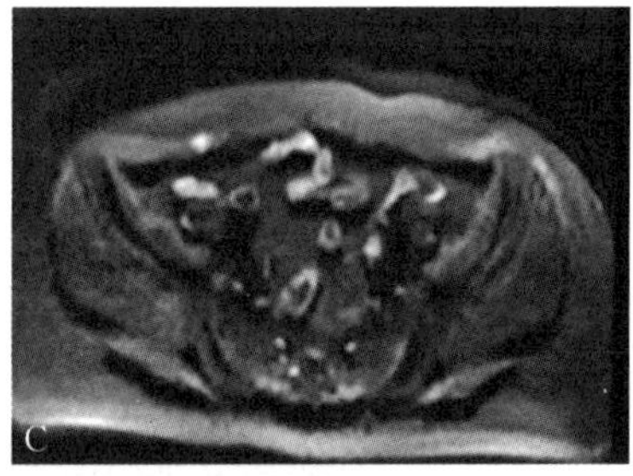

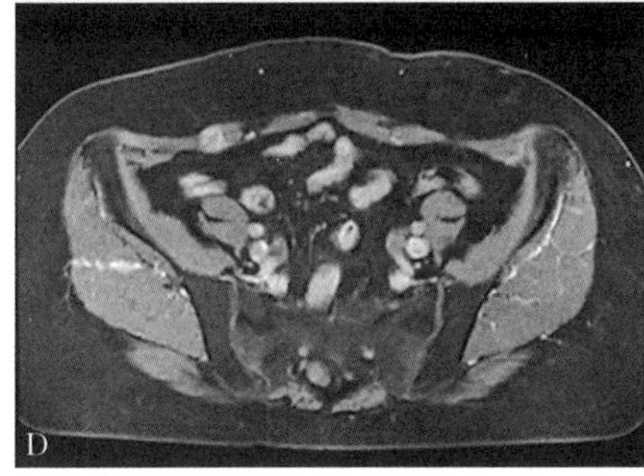

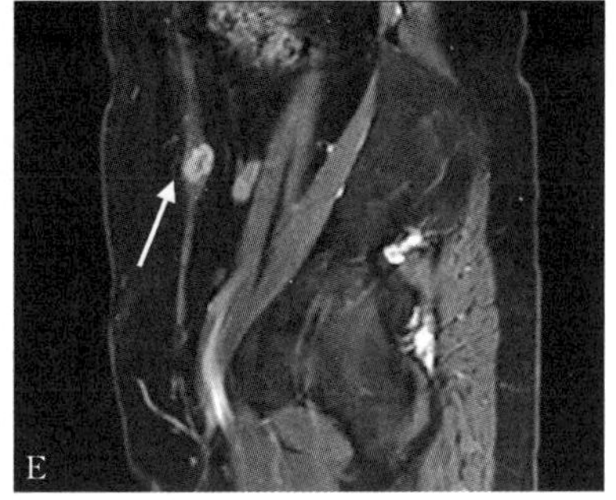

图8-8-4 右下腹壁直肠癌转移瘤

注：患者，女性，67岁，直肠癌术后1年。横断面 T_1WI(A)、T_2WI 脂肪抑制(B)与 DWI(C)示右下腹壁异常信号小结节，呈 T_1WI 等信号、T_2WI 与 DWI 高信号。T_1WI 增强横断位(D)与矢状位(E)示结节呈环形、明显强化，矢状位显示结节形态不规则，边缘多发纤细毛刺（箭头）。

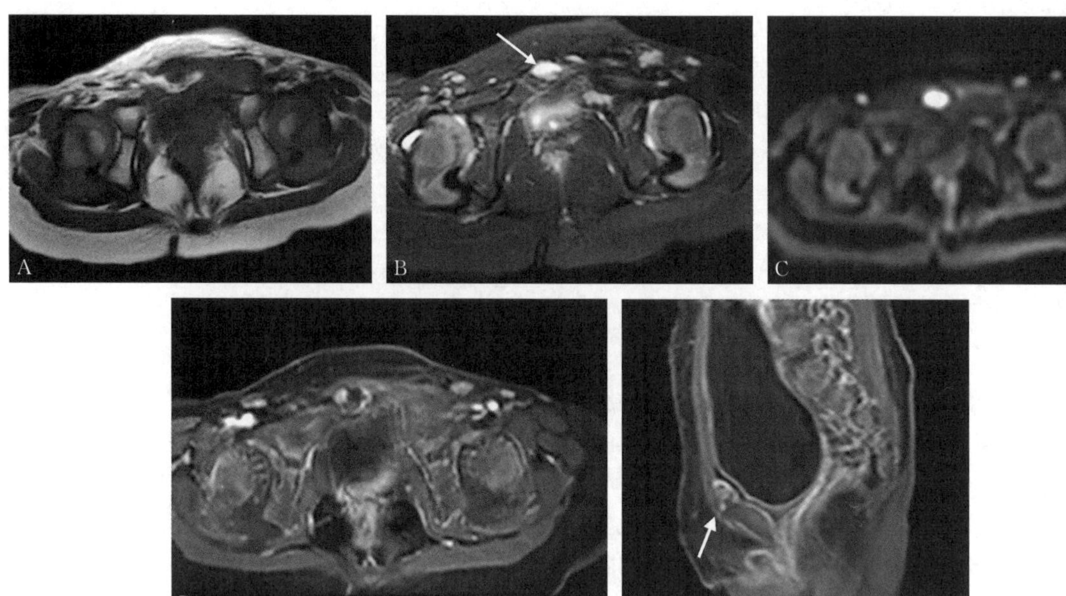

图 8-8-5 下腹壁转移瘤

注：患者，女性，1 岁 6 个月，差分化癌术后。横断面 T_1WI(A)、T_2WI 脂肪抑制(B)与 DWI(C)示下腹壁异常信号结节(B，箭头)，呈 T_1WI 等信号、T_2WI 与 DWI 高信号。T_1WI 增强横断位(D)与矢状位(E)示结节呈不均匀强化，边缘强化较显著(E，箭头)。

(5) 诊断要点

在全身广泛转移的背景下，腹壁出现单发或多发的强化结节，多可作出正确诊断。缺乏全身转移证据时，对于腹壁单发结节的诊断较为困难，确诊依赖于组织学检查。

(6) 鉴别诊断

需与腹壁硬纤维瘤、皮肤隆突性纤维肉瘤等鉴别。腹壁转移瘤生长速度较快，病灶内常见坏死区。腹壁硬纤维瘤多见于中青年女性，呈梭形或类圆形膨胀性生长，很少出血、坏死，增强后多呈中等至显著的延迟强化。皮肤隆突性纤维肉瘤，多见于青壮年患者，可见体表软组织结节；MRI 显示病灶位于皮下脂肪层内，结节边缘清晰、信号均匀，增强呈不同程度均匀强化。

8.8.5 皮肤隆突性纤维肉瘤

(1) 概述

皮肤隆突性纤维肉瘤(dermatofibrosarcoma protuberans，DFS)源于真皮内具有多种分化能力的原始间叶细胞，能向多种细胞方向分化。DFS 可发生于任何年龄，但以青壮年多见，无明显性别倾向。DFS 呈侵袭性生长，单纯切除后局部复发率约 20%。10%～15%的纤维肉瘤可进展，出现肺转移。WHO(2020 年)软组织肿瘤分类将其归为中间型肿瘤。

(2) 病理

光镜下病变无界限，在真皮和皮下组织内呈浸润性生长，部分病变可侵及骨骼肌。肿瘤由细长的梭形细胞排列成特征性的“席纹状”结构，血管增生不明显，但分布比较均匀。

(3) 临床

DFS 可发生于任何部位，最常见于躯干，其次为四肢、头颈部，腹侧多于背侧，近心端多于远心端。该病生长缓慢，但经数年或更久后可突然迅速增大，形成单个或多个结节。查体可见特征性的皮肤隆起，表面可有溃疡形成。

(4) MRI 表现

病变主要位于皮下脂肪层，与皮肤关系密切。可单发或多发，肿块边缘清晰，一般无钙化。5 cm 以下肿瘤多呈均质，体积大者可以出现坏死、囊

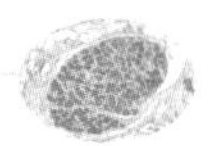

变。T_1WI 与 T_2WI 上肿瘤均呈等或稍高信号。病灶增强呈均匀强化，强化程度不一。最终诊断依赖于组织学检查，但影像学检查可以清晰、准确的显示病变范围；特别是向皮下与肌肉的浸润深度，为确定外科手术切除范围提供依据。术后定期复查有利于及早发现肿瘤复发。

（5）诊断要点

青壮年患者出现体表软组织结节，MRI 显示病灶位于皮下脂肪层内，结节边缘清晰、信号均匀，呈均匀强化时，应考虑到本病的可能。

（6）鉴别诊断

1）腹壁硬纤维瘤：多见于中青年女性，好发于有妊娠、生育史、腹部手术或外伤史者。MRI 显示腹壁内类圆形软组织病灶，边界较清，信号尚均匀，呈延迟的中等或显著强化。

2）皮肤癌、基底细胞癌及黑色素瘤：均为发生于皮肤的恶性肿瘤，影像学表现为皮肤不规则片状增厚，皮下脂肪层受侵时主要表现为脂肪间隙 T_2WI 信号增高，多无明显的软组织肿块形成。

3）其他皮下脂肪层肿瘤：血管肉瘤往往形态不规则，内部可见出血、坏死，增强后表现为早期边缘结节样强化伴渐进性、向心性填充。

（刘欢欢　汪登斌　王彦姝　李金凝　侯　亮）

参考文献

[1] 查勇，寸英丽，黄云超，等. 腹壁恶性肿瘤 61 例临床分析[J]. 腹部外科，2008，21(1)：44 - 45.

[2] 陈士超，何春年，张学东，等. 胸壁韧带样型纤维瘤病累及肋骨病例报告及文献复习[J]. 世界肿瘤杂志，2006(2)：110 - 113.

[3] 程瑞新，宋璟璟，黄俊，等. 盆腔卵巢外部位子宫内膜异位症 MRI 诊断[J]. 实用放射学杂志，2015(8)：1309 - 1311.

[4] DAHNERT W. 医学影像学诊断与鉴别诊断[M]. 梁长虹，曾辉，主译. 6 版. 北京：人民军医出版社，2013.

[5] 邓奇平，屈辉，董艳秋，等. 软组织血管瘤的影像学诊断[J]. 中国临床医学影像杂志，2002，13(5)：351 - 353.

[6] 范瑞芳，李文惠，顾树南，等. 12 例腹壁恶性肿瘤的诊断和治疗[J]. 西北国防医学杂志，2000，21(1)：46 - 47.

[7] 方三高，魏建国，陈真伟. WHO(2020)软组织肿瘤分类[J]. 临床与实验病理学杂志，2020，36(9)：1132 - 1134.

[8] 高志翔，周旭峰，何莎莎，等. 腹壁韧带样型纤维瘤病 CT 和 MR 表现及病理分析[J]. 中国 CT 和 MRI 杂志，2018，16(2)：44 - 47.

[9] 李鹍，丁莹莹，封俊. 皮肤隆突性纤维肉瘤的 CT 诊断[J]. 实用放射学杂志，2009，25(8)：1133 - 1134，1145.

[10] 刘庆余，陈建宇，梁碧玲，等. 软组织韧带样型纤维瘤病的影像表现及其病理特征[J]. 癌症，2008，27(12)：1287 - 1292.

[11] 吕桂坚，徐少杰. 左腹壁表皮样囊肿 1 例[J]. 中国医学影像技术，2001，17(2)：160.

[12] 马焕，吕玲，张大福，等. 体部表皮样囊肿的 CT 和 MRI 表现[J]. 实用放射学杂志，2014(11)：1861 - 1864.

[13] 王怀经. 局部解剖学[M]. 北京：人民卫生出版社，2005.

[14] 谢洁林，张国福，田晓梅，等. 39 例腹壁子宫内膜异位症的 MRI 表现[J]. 放射学实践，2017，32(11)：1161 - 1164.

[15] 杨吉龙，王坚，朱雄增. 韧带样型纤维瘤病的病理学和遗传学研究进展[J]. 中华病理学杂志，2005，34(8)：537 - 539.

[16] 杨敏星，高宝祥，陈鬻，等. 全身 MRI 在特发性炎性肌病中的应用[J]. 中国医学影像学杂志，2015，23(5)：383 - 387.

[17] 杨正汉，冯逢，王霄英. 磁共振成像技术指南：检查规范、临床策略及新技术应用[M]. 北京：人民军医出版社，2007.

[18] 于永梅，曹长勇，刘晓萌. 腹部侵袭性纤维瘤病的 CT 与 MRI 诊断价值[J]. 医学影像学杂志，2019，29(7)：1163 - 1166.

[19] AGUIRRE D A，SANTOSA A C，CASOLA G，et al. Abdominal wall hernias：imaging features，complications，and diagnostic pitfalls at multi-detector row CT [J]. RadioGraphics，2005，25(6)：1501 - 1520.

[20] BALLARD D H，MAZAHERI P，OPPENHEIMER D C，et al. Imaging of abdominal wall masses，masslike lesions，and diffuse processes [J]. Radiographics，2020，40(3)：684 - 706.

[21] BASHIR U，MOSKOVIC E，STRAUSS D，et al.

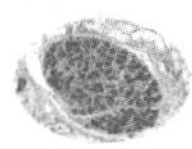

Soft-tissue masses in the abdominal wall [J]. Clinical Radiology, 2014,69(10): e422 - e431.

[22] BUSARD M P H, MIJATOVIC V, VAN KUIJK C, et al. Appearance of abdominal wall endometriosis on MR imaging [J]. European Radiology, 2010,20(5): 1267 - 1276.

[23] GNANNT R, FISCHER M A, BAECHLER T, et al. Distinguishing infected from noninfected abdominal fluid collections after surgery [J]. Investigative Radiology, 2015,50(1):17 - 23.

[24] MATALON S A, ASKARI R, GATES J D, et al. Don't forget the abdominal wall: imaging spectrum of abdominal wall injuries after nonpenetrating trauma [J]. Radiographics, 2017,37(4):1218 - 1235.

[25] RAI K, ANDERSON K, SYLVESTER J E. Use of more specific terminology may assist in better diagnosis of abdominal wall injuries [J]. American Family Physician, 2019,99(12):731 - 732.

[26] SHIAN B, LARSON S T. Abdominal wall pain: clinical evaluation, differential diagnosis, and treatment [J]. American Family Physician, 2018,98(7):429 - 436.

现代医学系列书目

《现代体部磁共振诊断学》（九个分册）	周康荣　严福华　刘士远　总主编
《现代卫生经济学》	胡善联　主编
《现代神经外科学》（第三版，上、下册）	周良辅　主编
《现代骨科运动医学》	陈世益　冯　华　主编
《现代健康教育学》	余金明　姜庆五　主编
《现代手外科手术学》	顾玉东　王澍寰　侍德　主编
《现代真菌病学》	廖万清　吴绍熙　主编
《现代胆道外科学》	顾树南　主编
《现代医学影像学》	冯晓源　主编
《现代呼吸病学》	白春学　蔡柏蔷　宋元林　主编
《现代计划生育学》	程利南　车　焱　主编
《现代临床血液病学》	林果为　欧阳仁荣　陈珊珊 王鸿利　余润泉　许小平　主编
《现代肿瘤学》（第三版）	汤钊猷　主编
《现代胃肠道肿瘤诊疗学》	秦新裕　姚礼庆　陆维祺　主编
《现代心脏病学》	葛均波　主编
《现代营养学》	蔡　威　邵玉芬　主编
《现代骨科学》	陈峥嵘　主编
《现代肾脏生理与临床》	林善锬　主编
《现代肝病诊断与治疗》	王吉耀　主编
《现代泌尿外科理论与实践》	叶　敏　张元芳　主编
《现代实用儿科学》	宁寿葆　主编
《现代法医学》	陈康颐　主编
《现代功能神经外科学》	江澄川　汪业汉　张可成　主编
《现代小儿肿瘤学》	高解春　王耀平　主编
《现代耳鼻咽喉头颈外科学》	黄鹤年　主编
《现代泌尿外科和男科学》	张元芳　主编
《现代外科学》（上、下册）	石美鑫　张延龄　主编
《现代内镜学》	刘厚钰　姚礼庆　主编
《现代皮肤病学》	杨国亮　王侠生　主编
《现代精神医学》	许韬园　主编
《现代糖尿病学》	朱禧星　主编
《现代神经内分泌学》	谢启文　主编
《现代医学免疫学》	余传霖　叶天星　陆德源　章谷生　主编
《现代妇产科学》	郑怀美　主编
《现代感染病学》	翁心华　潘孝彰　王岱明　主编

图书在版编目(CIP)数据

现代体部磁共振诊断学. 胃肠道及腹膜后分册/周康荣,严福华,刘士远总主编;汪登斌,张欢主编. —上海:复旦大学出版社,2023.10
ISBN 978-7-309-16469-5

Ⅰ.①现… Ⅱ.①周… ②严… ③刘… ④汪… ⑤张… Ⅲ.①胃肠病-磁共振成像-诊断②腹膜-腹腔疾病-磁共振成像-诊断 Ⅳ.①R445.2②R570.4

中国版本图书馆 CIP 数据核字(2022)第 194539 号

现代体部磁共振诊断学(胃肠道及腹膜后分册)
周康荣　严福华　刘士远　总主编
汪登斌　张　欢　主编
责任编辑/张　怡

复旦大学出版社有限公司出版发行
上海市国权路 579 号　邮编:200433
网址:fupnet@fudanpress.com　http://www.fudanpress.com
门市零售:86-21-65102580　团体订购:86-21-65104505
出版部电话:86-21-65642845
上海盛通时代印刷有限公司

开本 787 毫米×1092 毫米　1/16　印张 30.25　字数 813 千字
2023 年 10 月第 1 版
2023 年 10 月第 1 版第 1 次印刷

ISBN 978-7-309-16469-5/R·1989
定价:328.00 元